ICU／CCUの薬の考え方，使い方 ver.2

大野博司
洛和会音羽病院 ICU／CCU

中外医学社

謹告 本書記載の治療法，薬剤の投与量や投与方法などにつきましては最新かつ正確を期するよう努めておりますが，医学・医療は常に進歩しており，記載された内容が正しい内容でなくなることもございます．

　したがいまして，実際の治療に際しては常に細心の注意を払われるようお願いいたします．本書の記載内容がその後の医学・医療の進歩により本書刊行後に変更された場合，従来の治療法や医薬品による不測の事故に対し，著者ならびに出版社はその責を負いかねます．

この本を今まで多くのことを教えてくれた当院ICU/CCUに入室された患者さんたちに，そしてともに協力しベストを尽くしてきたICU/CCUナース，急性期リハビリテーションスタッフ，臨床工学技士に捧げる

推薦文

遂に大好評である,「ICU/CCUの薬の考え方,使い方」のversion 2がパワーアップされて出版される.Version 1の巻頭言を4年前に書いたことを思い出す.この書籍は,薬の考え方,使い方ということで,薬理学が中心と思われる方が多くいるのではないだろうか.今回のVersion 2の原稿を受け取り,私が米国の医師国家試験であるUSMLEを受験した時をふと思い出した.そのUSMLE基礎領域である薬理学の試験に臨床に直結した問題が組み込まれている.読者の立場に立ち,各章の頭出しに症例が記載されており,臨床の現場がイメージしやすい工夫を凝らしている.まさに,この書籍は,薬理学ではなく,臨床を十分に理解できる構成になっており,そこに薬理学,最新のエビデンス,薬剤投与方法などが簡潔に記載されている.多くのICUにおいて,また,医師や各科において,異なった薬の溶解方法が採用されている.このことにより,多くのインシデントやアクシデントが後を絶たない.まだ,院内の標準薬剤投与のプロトコールがない施設では,この書を参考に統一した院内の標準投与方法を作成されることを勧める.

大野氏の人生観などがコラムに散りばめられており,集中治療にかける人並みならぬ努力の結集を窺い知ることができる.あとがきにも記載があるが,大野氏の努力も然ることながら,大野氏とともに働いてきた,コメディカルを含めた仲間との共同作品でもある.そして,輸血管理,人工呼吸器管理,栄養管理なども含まれており,ICUマニュアルの側面を併せ持っている.それゆえ,読者対象は,幅広く医師のみでなく,看護師,コメディカルにも十分に理解できる内容であり,臨床の困った場面で役立てることができる.

Version 2の改良点の目玉は,薬物の相互作用の追加であろう.ICUにおいて,薬剤投与で見逃される項目として,薬物の相互作用があげられる.多くの薬剤が肝臓代謝であり,チトクロームに関連して,血中濃度の低下や上昇が予期せず起こり,臨床経過に影響を与えることがある.そのようなことも早見表的に付録となっており,忙しい臨床現場では嬉しい情報である.

最後に,この書籍を単独発行するためには寝食をICUでかなり過ごされたのではないだろうか.それだけ臨床に直結しており,私自身研修医指導をしている立場から,ベッドサイドでもすぐに使用できる実用書として自信を持って推薦できる書籍である.

2015年11月

東京ベイ浦安市川医療センターセンター長
聖マリアンナ医科大学救急医学臨床教授
藤谷茂樹

推薦文

　この本は大野先生の系譜そのものではないか.

　各章の構成がそう思わせるのかもしれない．冒頭にまず症例の抜粋が掲載され，「現場」へと読者の意識を引き寄せる．そしてその後に，大野先生が往時に苦心してまとめられたであろう生理学，病理学，そして薬理学の各分野から必須知識（エッセンシャルズ）が開示される．自分が想像するに，ここまでが「若かりし頃」の大野スタイルだったのではなかろうか.

　そして章の後半では，こうした土台となる知識を前提とした処方や対応の具体例が示される．注目すべきなのは，ここで，①エビデンスや現行のガイドラインとの摺り合わせが行われ，さらに，②うまくいかなかった場合を想定したフォローアップのプランまでが示されることである．これが「現在」の大野スタイルであろうと想像している．章の最後に，冒頭に提示された症例の帰結が示され，必ず患者レベルの目線に帰着するよう内容が整えられていることも大野先生の考え方をよく反映している．

　結局この本で踏襲されているのは，文中のコラムにもある通り，

　　　　「目の前の医療がどの程度世界標準から離れており」
　　　　　そして，「それが妥当なのか」

という問いかけへの真摯な解答である．大野先生の思考回路と系譜をなぞるようなその内容は，これから基礎を構築し，難解なICUやCCUの症例と向き合おうとする若手医師やナースの指針となってくれるだろう．この本は，まずガイドラインありきの本ではない．まず現場ありきで，そこの問題点を現在の病態生理やエビデンスを当てはめてどう解決していくか探るための本である．

　固く書いてしまったが，各章の内容は大野先生自身が理解し，さらに噛み砕いて書いてくれているのでわかりやすい．それが顕著であったのが呼吸管理の離脱のセクション（Wake Up and Breathe など各種プロトコルの説明や，離脱を成功させるための10のポイントなど）であった．また，EGDTの問題点の取り上げ方も理にかなったものであったし，循環器作動薬のチャプターもさりげなくアップデートがなされていた．そして，こうしたアップデートを踏まえたうえでさらに循環生理の捉え方を最後に見直していることも心憎い．

この本の類書としてはMarinoのICUブックがあげられる．単著である点も共通しているが，本書籍のほうが標準的な日本の医療によりマッチした内容となっている．例えば，NIV等の具体例であげられているのも日本で広く用いられているメーカーのもの(BiPAP Vision)である．

　読者に突きつけられているのは，この大野先生の系譜を辿った後に，さらに同じレベルの労力をかけて目の前の患者さんのケアを突き詰められるか？というところではないか．エビデンスが最大公約数的な解答を提示するのだとすると，この本はその個別化(あるいは応用)への道筋を開くものである．ICUやCCUの頂を目指そうとする意欲のある者が，そのベースキャンプとしてこの本を活用されることをお勧めしたい．

2015年11月

慶應義塾大学循環器内科
第一三共炎症学寄付講座
香坂　俊

推薦文

　大野博司先生との付き合いはかれこれ10年くらいになる．はじめは，感染症領域での活動を通じて相通ずるものを感じて意気投合したような気がする．あれから時が経ち，全く違う環境で異なる経験をしながら医師としての成長を遂げ，お互い指導医と自称しても叱られないような立場になった．しかも，申し合わせたわけでもないのに奇遇なことに，その後は，2人とも感染症に対する特別な興味は失っていないものの，感染症診療からは少し距離を置いて専ら集中治療を生業としている．

　ただし，大野先生と私とでは，医師としての歩み方は大きく異なっている．私が，ここ10年間で，海外留学をしたり，研究活動に従事したり，そして極近年では，管理職的業務に忙殺されるようになってきた一方で，彼は一貫して日本の市中病院でのベッドサイドにこだわってきたし今でもそうである．誤解のないように付け加えると，大野先生は，膨大な数の論文を日常的に読まれていて私よりも遥かに博学であるし，彼の能力からすれば，願望さえあったなら海外での成功もそれほど困難ではなかったであろうと思う．しかし，大野先生にとっては，そんな"ありきたり"な歩み方よりも，ベッドサイドで泥臭く毎日悪戦苦闘し続けることの方がよっぽどエキサイティングな毎日なのだろう．私はそんな臨床一筋の彼を心から尊敬している（実際，最近京都出張中に私自身が敗血症となりひどく体調を崩した際に，医師としてまず最初に頼ったのは大野先生である）．

　そんな大野先生の書かれる書籍はいつも，彼ならではの膨大な臨床経験に支えられた他書からでは得られない知恵に溢れている．それゆえ，本書『ICU/CCUの薬の考え方，使い方』も，同様のカテゴリーの書籍がありふれる中にあっても特別多くの人に愛読されるのではないだろうか．私も初版本から知恵を拝借することのある愛読者の一人であるが，過去5年間の新知見の反映された改訂版の登場は嬉しい限りである．私自身，臨床家としては下降線に向かいつつあるのではないかと一抹の不安を禁じ得ない昨今，折角の機会なので，大野先生の爪の垢を煎じて飲むつもりで，最初から最後まで精読してみようと思う．

2015年11月

医療法人鉄蕉会亀田総合病院集中治療科部長
クィーンズランド大学臨床研究センター名誉准教授
林　淑朗

第2版　はじめに

　2011年「ICU/CCUの薬の使い方，考え方」初版が世に出て，多くの方々に読んでいただき，新たな出会いもあり自分自身たくさんの扉を開いてきました．

　医師10年目，ICU 5年目として30代半ばのそのときの勢いだけで作った単著だったため，その後読み直してみると足りない部分や書き尽くされていない部分が気になっていました．そして2015年までの約5年間に，国内で使用可能となった新規薬剤が何種類かあります．また自分自身，心臓血管外科術後を含めた術後管理および内科系多臓器不全ケースのケアに多数関わるようになり，日々のクリティカルケアの現場で使い方が変わった薬剤があり，循環・呼吸を含めた全身管理の考え方も変わってきました．

　第2版は全身アセスメントを含む全身管理全般(輸液・人工呼吸器・栄養など)においてすべての面で見直すとともに新規薬剤追加と新たに2章(第14章 内分泌・抗炎症薬，第15章 気管支拡張薬)を付け加え，薬物相互作用の表を追加し，参考文献を最新のものとしました．前著同様，国内の一般市中病院でのICU/CCUで使用する薬剤について呼吸・循環管理を中心とした全身管理の中で，可能な限り病態に合わせて使用できることを目標にしています．

　レジデント，クリティカルケアナースの初心者にとってはクリティカルケアの導入として，そしてベテラン医師，ナース，コメディカルのみなさんには日々の臨床の確認として本書が役に立てばと思います．

　この第2版も，日々の臨床現場でのプラクティスと，クリティカルケアでの重症患者ケアにベッドサイドで8時間3交代制で24時間365日支え続ける当院のICU/CCUナース向けに行ってきた月1，2回の定期的な勉強会が本書の根幹となっています．また，縁あって2013年から行っている大阪府看護協会救急看護認定看護師教育課程での臨床薬理学の講義でのナースからの多くの質問・疑問も本書改訂に大きな役割を果たしました．

　臨床医としての15年間とクリティカルケアの現場に飛び込んだ10年間の中で実践してきたこと，そして執筆中に考えたことを本文および一部脱線するもののコラムに書き綴ってみました．前著同様，本書を手にしたあなたにとって，このささやかな本が今まで以上に日々のクリティカルケアでの診療に役に立ち，ひいては目の前の患者さんの改善につながることを祈って．

2015年11月

大 野 博 司

初版　はじめに

　この本は2010年私の勤務する一般市中病院のICU/CCUで行っている治療の中で頻繁に使われる薬剤を中心として，約5年の間に蓄積してきた知識や技術をまとめたものです．

　現在のICU/CCU着任時は，当科ローテートのレジデント対象に勉強会，抄読会をやっていましたが，ある日，とあることに気づきました．

　それはICU/CCU専属医と様々な他科のいわば"多国籍軍"が入り乱れるICU/CCUで，知識・技術の共有，ICU/CCUとしての安全性とクオリティの確保を考えたときに，最もこのような勉強会が必要なのは，実際の現場の中で8時間3交代制で24時間365日，常に患者のベッドサイドを支え続けるナースではないかと．そんなICU/CCUナースにこそ病態・使用している薬剤・治療内容を十分把握してもらうことが大切だと気づきました．そして3年程前からICU/CCUナース向けに月1，2回の勉強会を定期的に行ってきました．今まで続けてきたこれらの勉強会が本書の根幹となっています．

　当たり前のことですが，医療の中心は患者と患者の家族であることは疑問をはさむ余地はありません．それでは，"クリティカルケアの現場で患者を支える医療者の主役は誰か？"という視点から考えると，常に患者のベッドサイドにはりついている現場のナースが主役だと自分は思っています．ICU/CCU専属医は，そんなICU/CCUナースが十分な知識・技術をもとに自信と勇気をもって患者とその家族をケアするために，いわば道筋を立てるような(大きな方針を決定する)仕事，つまりサッカー，野球とかスポーツでいう監督みたいな(実際はそれほど偉くないのですが)，全体をコーディネートしていく立場だと思っています．

　ここでとりあげた薬剤は，内科・外科問わず現場で広く使われているものに限っています．読者の中には，あれがない，これがないと思われる方もいるかもしれません．それらについては疾患ごとに使われる薬剤として，今後機会があればとりあげてみたいと思います．

　本書は臨床医としての10年から学んできたこと，そしてクリティカルケアの現場で過ごしてきた5年ちょっとの中で実践してきたことを，本文にも，そして一部脱線するもののコラムにも書き綴ってみました．本書を手にしたあなたにとって，このささやかな本が日々のクリティカルケアの現場で役に立ち，ひいては目の前の患者さんの改善につながり，そして日本のこれからのクリティカルケアの発展に少しでも寄与することを祈って．

大　野　博　司

目次

略語集 ··· xx
クリティカルケアで重要な公式集 ··· xxix

総論

ICU 入室患者のアセスメント　　1

1. クリティカルケアでのルーチン"6" ·· 2
2. クリティカルケアでの一般原則 ·· 3
3. クリティカルケアのアセスメントはパーツに分けて行う ··············· 6
4. ケースをふりかえって ·· 19

各論

第1章　鎮痛薬　　25

1. クリティカルケアでの鎮痛薬の考え方 ··· 28
2. 鎮痛の評価 ·· 29
3. 痛みのメカニズムと鎮痛薬の作用部位 ··· 32
4. クリティカルケアでよく使われる鎮痛薬 ····································· 33
5. クリティカルケアでよく使われる鎮痛補助薬・硬膜外鎮痛法 ······· 37
6. 当院でよく用いられる鎮痛持続静注メニュー ······························ 41
7. 痛み，不穏，せん妄の評価・対応の流れと
   ケースによる鎮痛薬の実践的な使い分け ···································· 42

第2章　鎮静薬　　47

1. クリティカルケアでの鎮静："鎮痛第一"
   ―"鎮痛"と"鎮静"は異なることに注意しよう！ ······················· 50
2. クリティカルケアで使用される鎮静薬 ··· 51

3. 鎮静評価のためのスケール 65
   4. せん妄の分類 67
   5. せん妄評価のためのスケール 69
   6. クリティカルケアでの不穏・興奮状態および人工呼吸器管理中の
      不穏/興奮状態へのアプローチ 72
   7. せん妄の治療と予防 73

第3章 筋弛緩薬 　　79

   1. 筋弛緩薬の理解に必要な解剖・生理学，薬理学 81
   2. 筋弛緩薬のモニタリング 86
   3. 筋弛緩薬の拮抗―非脱分極性筋弛緩薬の拮抗①:
      抗コリンエステラーゼ薬 87
   4. 筋弛緩薬の拮抗―非脱分極性筋弛緩薬の拮抗②: スガマデクス 89
   5. 筋弛緩薬使用時の注意点 91
   6. 急性呼吸促迫症候群(ARDS)への筋弛緩薬使用について 92

第4章 ストレス潰瘍予防薬 　　94

   1. ストレス関連粘膜障害(SRMD)はどのようにして起こるか? 95
   2. ストレス関連粘膜障害(SRMD)予防は誰に行えばよいか? 96
   3. ストレス関連粘膜障害(SRMD)の予防にはなにがあるか? 97
   4. 胃酸分泌抑制薬の理解に必要な解剖・生理学，薬理学 98
   5. 胃酸分泌抑制薬使用時の注意点: その効果と合併症 102
   6. 実際にストレス関連粘膜障害(SRMD)・ストレス潰瘍からの
      活動性出血が起こった場合のアプローチ 103

第5章 輸液管理 　　109

   1. クリティカルケアでの水の出し入れ:
      ①蘇生期，②安定・利尿期のタイミングをつかむ 112
   2. クリティカルケアで用いられる輸液 117
   3. 従来のStarlingの法則とDonnan平衡 131
   4. 病態に応じた輸液・初期蘇生輸液の選び方 134
   5. 輸液製剤をめぐる最近の流れ: 蘇生輸液は晶質液か膠質液か 135

6. 改定Starlingの法則―血管内皮細胞間tight junction,
　　　血管内皮表層glycocalyxの重要性 ·· 136
　　7. 輸液・血液製剤の投与ルート，輸液負荷・輸液ボーラスを
　　　行うべきか？ ·· 140
　　8. 輸液負荷の目標をどこに設定するか？ ·· 142

第6章　輸血管理　　154

　　1. ヘモグロビン解離曲線・末梢組織の酸素化 ······································ 156
　　2. 止血メカニズムと凝固系検査値の考え方 ·· 163
　　3. 輸血のための血液型判定と交差適合試験 ·· 166
　　4. 輸血製剤の分類 ·· 168
　　5. 赤血球を含めた輸血による合併症 ·· 173
　　6　止血に用いられる薬剤 ·· 177
　　7. 外傷性出血性ショックの生体反応と"死の三徴（＋α）" ·············· 181
　　8. 外傷性出血性ショックでの治療プロトコル ···································· 183
　　9. クリティカルケアでの輸血目標 ·· 186
　　10. クリティカルケアでの血小板減少・凝固異常 ································ 188

第7章　人工呼吸器管理　　195

　①：気道確保，気管挿管，気管切開術 ·· 195
　　1. 気道確保とマスク換気 ·· 196
　　2. 気管挿管の適応・喉頭展開 ·· 198
　　3. 困難気道 ·· 202
　　4　迅速気道確保（RSI）の流れ ·· 206
　　5. 迅速気道確保（RSI）で用いられる薬剤 ··· 210
　　6. 病態に応じた気管挿管 ·· 214
　　7. 気管挿管に伴う合併症 ·· 214
　　8. 外科的手技による気管挿管・気管切開術 ·· 215
　②：初期設定，基本的なモード ·· 220
　　1. 人工呼吸器基本モード：総論 ·· 221
　　2. 人工呼吸器による合併症 ·· 222
　　3. 圧換気，量換気の違い ·· 224
　　4. 肺保護目的の人工呼吸器管理 ·· 228
　　5. 人工呼吸器の代表的なモード ·· 229

6．人工呼吸器の基本設定 ………………………………………… 234
　　7．代表的な病態による人工呼吸器基本設定の仕方 …………… 238
　　8．人工呼吸器のアラーム設定と確認項目 ……………………… 241

③：人工呼吸器ウィーニング，離脱 …………………………………… 245
　　1．クリティカルケアでの人工呼吸器ウィーニング，離脱の考え方 … 247
　　2．ウィーニングと平均的な再挿管率 …………………………… 249
　　3．早期人工呼吸器離脱のために：SAT，SBT ………………… 250
　　4．鎮静薬と人工呼吸器離脱 ……………………………………… 257
　　5．SBT失敗ケースへの対応 ……………………………………… 258
　　6．抜管困難ケースへの対応：
　　　　カフリークテストと抜管後喉頭浮腫の予防・治療 ………… 259
　　7．抜管後の2つの観察ポイント ………………………………… 260
　　8．人工呼吸器離脱困難ケースへの対応：
　　　　①BNPと利尿薬，②NIV，③高流量鼻カニュラの使用 …… 261

④：非侵襲的人工呼吸器（NIV） ……………………………………… 266
　　1．非侵襲的人工呼吸器（NIV）とは …………………………… 267
　　2．NIVの適応とメリットとデメリット ………………………… 268
　　3．NIVのモード …………………………………………………… 269
　　4．NIVのインターフェース ……………………………………… 270
　　5．NIV開始時のプロトコール …………………………………… 272
　　6．NIV使用時のモニタリング …………………………………… 272
　　7．クリティカルケアでのNIV：COPD急性増悪 ……………… 273
　　8．クリティカルケアでのNIV：心原性肺水腫 ………………… 274
　　9．NIVを成功させるための10のポイント ……………………… 275

第8章　循環作動薬：血管収縮薬，強心薬　　278

　　1．クリティカルケアで循環作動薬を安全に使うために ……… 281
　　2．クリティカルケアに必要な循環生理：
　　　　前負荷，後負荷，心収縮力，心拍数 ………………………… 282
　　3．心筋収縮と血管収縮のメカニズム …………………………… 287
　　4．交感神経刺激：アドレナリン受容体の作用 ………………… 294
　　5．循環作動薬：強心薬と血管収縮薬 …………………………… 295
　　6．循環作動薬：各論 ……………………………………………… 296
　　7．クリティカルケアでのショックへのアプローチ …………… 309
　　8．クリティカルケアでのショックの治療 ……………………… 313

9. 高用量血管作動薬に反応しない難治性ショックへの対応 ……………… 323
10. 生理学の視点：Guyton静脈還流量曲線，Frank-Starling心拍出量曲線
    から循環管理，そして循環不全・ショックを見直す ………………… 325

第9章　血管拡張薬　　346

1. ICU/CCUで血管拡張薬を安全に使うために ……………………………… 349
2. 心機能および血管トーヌスに影響を与える因子 ………………………… 350
3. クリティカルケアでの血管拡張薬，降圧薬 ……………………………… 356
4. クリティカルケアでの降圧のスピード …………………………………… 375
5. クリティカルケアでの高血圧への対応 …………………………………… 377

第10章　抗血小板薬　　385

1. 止血のメカニズム：とくに一次止血に注目しよう！ …………………… 387
2. 使用可能な抗血小板薬 ……………………………………………………… 389
3. 抗血小板薬：各論 …………………………………………………………… 391
4. 現在開発中の新規抗血小板薬 ……………………………………………… 404
5. DES，BMS留置と抗血小板薬の重要性 …………………………………… 404
6. 周術期の抗血小板薬の考え方
   ―手術前に抗血小板薬をいつ中止するか？　継続するか？ ………… 407
7. 抗血小板薬内服中に出血した際の対応 …………………………………… 412

第11章　抗凝固薬，血栓溶解薬　　419

1. 止血のメカニズムの確認 …………………………………………………… 423
2. 抗凝固薬の作用機序 ………………………………………………………… 426
3. 抗凝固療法で用いられる薬剤：各論 ……………………………………… 427
4. 血栓溶解薬の作用機序と使い方 …………………………………………… 446
5. 抗凝固薬をどのように使い分けるか ……………………………………… 451
6. ヘパリン起因性血小板減少症（HIT）への対応 ………………………… 460
7. 抗凝固薬内服中の出血への対応 …………………………………………… 463
8. 出血後の抗凝固薬の再開タイミング ……………………………………… 468
9. 周術期の抗凝固薬の考え方，使い方 ……………………………………… 472
10. クリティカルケアでの深部静脈血栓症（DVT）予防 ………………… 476

第12章 抗不整脈薬　488

1. クリティカルケアで不整脈が起こる原因と初期評価 …… 491
2. クリティカルケアでの不整脈 …… 492
3. 心筋電気活動とチャネル（Na^+, Ca^{2+}, K^+）：
抗不整脈薬の作用機序を理解するために …… 500
4. 頻拍性不整脈の発生機序：
リエントリー，自動能，triggered activity …… 506
5. クリティカルケアでの抗不整脈薬：総論 …… 508
6. クリティカルケアでの抗不整脈薬：各論 …… 513
7. クリティカルケアでの徐脈へのアプローチ …… 525
8. クリティカルケアでの頻脈へのアプローチ …… 527
9. クリティカルケアでの心房細動（AF） …… 529

第13章 利尿薬　536

1. クリティカルケアでの体液コントロールを理解するための生理学 … 538
2. クリティカルケアでの"蘇生期"，"安定・利尿期"と
利尿薬の位置づけ …… 546
3. 利尿薬の分類と作用機序 …… 549
4. クリティカルケアでの浮腫のメカニズム …… 566
5. 利尿薬のうまい使い方：ループ利尿薬を軸としたアプローチ …… 567
6. クリティカルケアでの利尿薬使用中の注意点① …… 569
7. クリティカルケアでの利尿薬使用中の注意点② …… 571

第14章 内分泌・抗炎症薬（ステロイド，抗甲状腺薬，甲状腺ホルモン，オクトレオチド，スタチン）　576

1. クリティカルケアでの副腎機能 …… 579
2. クリティカルケアでの副腎不全，
重症疾患関連コルチコステロイド不全（CIRCI） …… 580
3. ストレスドースでのステロイド投与法
―とくに周術期での使い方について …… 586
4. 甲状腺ホルモンの作用とクリティカルケアでの
甲状腺機能検査の解釈 …… 587
5. 甲状腺クリーゼの診断・治療 …… 591

- 6. 粘液水腫性昏睡の診断・治療 ·· 598
- 7. 食道・胃静脈瘤破裂による消化管出血での血管収縮薬 ········ 601
- 8. スタチンの分類と多様な作用機序 ······································· 604

第15章 気管支拡張薬　611

- 1. 喘息重積，COPD急性増悪の病態生理 ································ 613
- 2. クリティカルケアで使用される気管支拡張薬と
  気管支拡張作用のある薬剤 ·· 616
- 3. COPD急性増悪の治療 ·· 622
- 4. 喘息重積の治療 ·· 625
- 5. 人工呼吸器，非侵襲的人工呼吸器（NIV）での
  気管支拡張薬のうまい使い方 ··· 625
- 6. 気管支拡張薬の治療効果判定 ··· 628
- 7. 気管支拡張薬の長時間作用型への移行 ······························ 630
- 8. COPD・喘息があればβ遮断薬は禁忌か？
  —COPD急性増悪に心不全合併ケースをどのように対応するか ······ 633

第16章 抗痙攣薬　638

- 1. ミニマムてんかん発作分類と用語のまとめ ······················· 640
- 2. てんかん重積状態（SE）治療のポイント ··························· 642
- 3. てんかん重積状態（SE）の病態生理 ··································· 643
- 4. てんかん重積状態（SE）への抗痙攣薬の使い方：
  時間軸によるアプローチ ·· 646
- 5. クリティカルケアでてんかん重積状態（SE）を見逃さないために ····· 647
- 6. クリティカルケアでのてんかん重積状態（SE）へのアプローチ ········· 648
- 7. クリティカルケアでのてんかん重積発作治療に用いられる薬剤 ········ 650
- 8. 難治性てんかん重積（RSE），超難治性てんかん重積（SRSE）の
  考え方 ··· 661
- 9. クリティカルケアでのてんかん重積（SE）モニタリング ·········· 662
- 10. てんかん重積状態（SE）の合併症 ······································· 663
- 11. てんかん重積状態（SE）の治療：
  点滴静注薬をどのように減量するか ··································· 663
- 12. てんかん重積状態（SE）の治療：経口内服薬の選択 ············ 664

第17章 抗菌薬　670

1. クリティカルケアで問題となる微生物とグラム染色での所見 … 673
2. クリティカルケアでの抗菌薬：総論—作用機序 … 675
3. クリティカルケアでの抗菌薬：各論 … 676
4. クリティカルケアで問題となる耐性グラム陽性菌をカバーする抗菌薬 … 689
5. クリティカルケアで問題となる耐性グラム陰性菌をカバーする抗菌薬 … 691
6. クリティカルケアで問題となる嫌気性菌をカバーする抗菌薬 … 692
7. クリティカルケアで問題となるその他の微生物をカバーする抗菌薬 … 694
8. クリティカルケアでの発熱へのアプローチ … 694
9. クリティカルケアでの代表的な重症感染症（市中，病院内）と抗菌薬選択のためのヒント … 702
10. ペニシリンアレルギーの際のクリティカルケアでの抗菌薬の選択 … 712
11. クリティカルケアではどれだけの抗菌薬を使いこなせればよいか？ … 712

第18章 抗真菌薬　725

1. 抗真菌薬の分類 … 726
2. 抗真菌薬の作用機序 … 727
3. 抗真菌薬：各論 … 728
4. 抗真菌薬の感受性・投与量・投与間隔 … 734
5. クリティカルケアでの深在性真菌感染症
　—とくに侵襲性カンジダ症へのアプローチ … 736

第19章 抗ウイルス薬　743

1. ウイルスはどのように宿主細胞に感染し増殖していくか？ … 745
2. 抗ウイルス薬の作用機序 … 747
3. 抗ウイルス薬：各論 … 747
4. インフルエンザ感染に対する抗インフルエンザ薬の選択 … 756
5. クリティカルケアで用いる抗ウイルス薬の腎機能低下時の投与量調整 … 758

第20章　クリティカルケアでの栄養管理　762

- ①：原則 ……………………………………………………………… 762
    1. クリティカルケアでの重症患者の栄養法の7大原則 …………… 764
    2. 最近の大規模スタディでわかってきたこと ……………………… 783
    3. クリティカルケアでの栄養療法のピットフォール ……………… 787
- ②：腸管栄養(EN)，静脈栄養(TPN/PPN)の実践的な組み方 …… 794
    1. 急性期の栄養管理の実践：原則 ……………………………… 796
    2. 腸管栄養(EN)のための製剤をまずは理解しよう ……………… 797
    3. TPN/PPNのための製剤をまずは理解しよう …………………… 799
    4. 腸管栄養(EN)，静脈栄養(PN)の適応と合併症 ……………… 804
    5. 末梢静脈栄養(PPN)でどこまで栄養サポートが可能か ……… 806
    6. 急性期の栄養サポートプランニングの流れ …………………… 806
    7. 栄養サポート—とくに静脈栄養(TPN/PPN)施行中の
       モニタリング …………………………………………………… 816

付録：クリティカルケアで重要な薬物相互作用 ………………………… 827
あとがき ……………………………………………………………………… 839
事項索引 ……………………………………………………………………… 842
薬剤名索引 …………………………………………………………………… 859

column

15年	23
臨床医	106
これから医療現場へ向かうあなたへ	382
Keep hope alive.	534
クリティカルケアと向き合う姿勢	668

■略語集■

2,3-DPG	2,3-diphosphoglyceric acid	2,3 ジホスホグリセリン酸
AAA	abdominal aortic aneurysm	腹部大動脈瘤
A/C	assist control	アシストコントロール（補助 / 調節）
A/C PC	assist control pressure control	補助 / 調節 圧換気
A/C VC	assist control volume control	補助 / 調節 量換気
ACEI	angiotensin-converting enzyme inhibitor	アンギオテンシン変換酵素阻害薬
ACh	acetylcholine	アセチルコリン
ACS	abdominal compartment syndrome	腹部コンパートメント症候群
ACS	acute coronary syndrome	急性冠症候群
ACT	activated clotting time	活性凝固時間
ACTH	adrenocorticotropic hormone	副腎皮質刺激ホルモン
ADH	antidiuretic hormone	抗利尿ホルモン
ADP	adenosine diphosphate	アデノシン二リン酸
AF	atrial fibrillation	心房細動
AFL	atrial flutter	心房粗動
AIFR	adequate initial fluid resuscitation	
AKI	acute kidney injury	急性腎傷害
AMPA	α-amino-3-hydroxy-5-methyl-4-isoxazole propionic acid	α-アミノ -3- ヒドロキシ -5- メチル -4- イソキサゾールプロピオン酸
ANP	A-type natriuretic peptide	A 型ナトリウム利尿ペプチド
aPCC	activated prothrombin complex concentrates	活性型プロトロンビン複合体濃縮製剤
APD	action potential duration	活動電位持続時間
APRV	airway pressure release ventilation	
aPTT	activated partial thromboplastin time	活性化部分トロンボプラスチン時間
AQP2	aquaporin 2	アクアポリン 2
ARB	angiotensin II receptor blocker	アンギオテンシンII受容体拮抗薬
ARDS	acute respiratory distress syndrome	急性呼吸促迫症候群
AS	aortic stenosis	大動脈弁狭窄症
ASA	American Society of Anesthesiologists	アメリカ麻酔学会
AT	atrial tachycardia	心房頻拍
AT1	angiotensin 1	アンギオテンシン 1
ATIII	antithrombin III	アンチトロンビンIII
ATP	adenosine triphosphate	アデノシン三リン酸
AVNRT	atrioventricular nodal reentrant tachycardia	房室結節リエントリー性頻拍
AVRT	atrioventricular reciprocating tachycardia	房室回帰性頻拍

BAL	bronchoalveolar lavage	気管支鏡下洗浄液
BBB	blood-brain barrier	血液脳関門
BCAA	branched-chain amino acid	分枝鎖アミノ酸
BCV	biphasic cuirass ventilation	陽陰圧体外式人工呼吸器
BEE	basal energy expenditure	基礎エネルギー消費量
BIS	bispectral index	
BMS	bare-metal stent	金属ステント（ベアメタルステント）
BNP	B-type natriuretic peptide	B 型ナトリウム利尿ペプチド
BOOP	bronchial obstruction with organizing pneumonia	器質化肺炎を伴う閉塞性細気管支炎
BP	blood pressure	血圧
BPS	Behavioral Pain Scale	
BPS-NI	Behavioral Pain Scale-non intubated	
BRTO	balloon-occluded retrograde transvenous obliteration	バルーン閉塞下逆行性静脈塞栓術
BSI	bloodstream infection	血流感染
BT	body temperature	体温
BURP	B(backward), U(upward), R(rightward), P(pressure)	
CABG	coronary artery bypass graft	冠動脈バイパス術
CAG	coronary angiography	冠動脈造影
CAM-ICU	Confusion Asssessment Method in the ICU	
cAMP	cyclic adenosine monophosphate	サイクリック AMP
CaO_2	arterial oxygen content	動脈血酸素含量
CAP	community-acquired pneumonia	市中肺炎
CAUTI	catheter-associated urinary tract infection	カテーテル関連尿路感染症
CCr	creatinine clearance	クレアチニンクリアランス
CDI	*Clostridium difficile* infection	*Clostridium difficile* 感染症
cGMP	cyclic guanosine monophosphate	サイクリック GMP
CHDF	continuous hemodiafiltration	持続的血液濾過透析
CI	cardiac index	心係数
CI	cerebral infarction	脳梗塞
CICV	cannot intubate, cannot ventilate	挿管不能，換気不能
CIN	contrast induced nephropathy	造影剤腎症
CIP/CIM	critical illness polyneuropathy/critical illness myopathy	
CIRCI	critical illness-related corticosteroid insufficiency	重症疾患関連コルチコステロイド不全
CKD	chronic kidney disease	慢性腎臓病
CLABSI	central line-associated bloodstream infection	中心ライン関連血流感染
CLFM	conservative late fluid management	
CMV	cytomegalovirus	サイトメガロウイルス

CO	cardiac output	心拍出量
COPD	chronic obstructive pulmonary disease	慢性閉塞性肺疾患
COX	cyclooxygenase	シクロオキシゲナーゼ
COX-Ⅱ	cyclooxygenase-Ⅱ	シクロオキシゲナーゼⅡ
CPAP	continuous positive airway pressure	持続陽圧気道圧
CPK	creatine phosphokinase	クレアチンホスホキナーゼ
CPOT	Critical-Care Pain Observation Tool	
CPP	cerebral perfusion pressure	脳灌流圧
CRBSI	catheter-related bloodstream infection	カテーテル関連血流感染
CRH	corticotropin-releasing hormone	副腎皮質刺激ホルモン放出ホルモン
CRRT	continuous renal replacement therapy	持続的腎代替療法
CSE	convulsive status epilepticus	痙攣性てんかん重積状態
CSS	Churg-Strauss syndrome	チャーグ・ストラウス症候群
$C\bar{v}O_2$	oxygen content in mixed venous blood, mixed venous oxygen content	混合静脈血酸素含量
CVP	central venous pressure	中心静脈圧
CVVH	continuous venovenous hemofiltration	持続的血液濾過
DA	dopamine	ドパミン
DAD	delayed after-depolarization	遅延後脱分極
DAG	diacylglycerol	ジアシルグリセロール
DAPT	dual antiplatelet therapy	抗血小板薬2剤併用療法
DBP	diastolic blood pressure	拡張期血圧
DDAVP	desmopressin	デスモプレシン
DES	drug-eluting stent	薬剤溶出性ステント
DIC	disseminated intravascular coagulation	播種性血管内凝固
DIS	daily interruption of sedation	1日1回鎮静中断
$\dot{D}O_2$	oxygen delivery	酸素運搬量
DS	degree of substitution	置換度
DVT	deep venous thrombosis	深部静脈血栓症
EAD	early after-depolarization	早期後脱分極
EBV	Epstein-Barr virus	エプスタイン-バーウイルス
ECF	extracellular fluid	細胞外液
ECG	electrocardiogram	心電図
ECUM	extracorporeal ultrafiltration method	体外式限外濾過法
EDV	end-diastolic volume	拡張末期容積
EF	ejection fraction	心駆出率
EGDT	early-goal directed therapy	早期目標指向型治療
EN	enteral nutrition	腸管栄養,経腸栄養
ENaC	epithelial Na^+ channel	内皮 Na^+ チャネル
EPA	eicosapentaenoic acid	エイコサペンタエン酸
EPAP	expiratory positive airway pressure	
ESL	endothelial surface layer	血管内皮表層
ESP	end-systolic pressure	収縮末期圧
ESPVR	end-systolic pressure-volume relationship	収縮末期圧-容積関係

ESV	end-systolic volume	収縮期末期容積
ET	endothelin	エンドセリン
EVL	endoscopic variceal ligation	内視鏡下結紮術
EVLW	extra-vascular lung water	血管外肺水分量
f	frequency	呼吸数
FDP	fibrin degradation product	フィブリン分解産物
FE_{Na}	fractional excretion of sodium	ナトリウム排泄率
FE_{UN}	fractional excretion of urine nitrogen	尿素排泄率
$FEV_{1.0}$	forced expiratory volume in one second	1秒量
FFP	fresh frozen plasma	新鮮凍結血漿
F_IO_2	fractional concentration of oxygen in inspired gas	
FPS	Faces Pain Scale	
FRC	functional residual capacity	機能的残気量
FVC	forced vital capacity	努力肺活量
GABA	gamma-aminobutyric acid	γ-アミノ酪酸
GCS	Glasgow coma scale	グラスゴーコーマスケール
G-CSF	granulocyte colony-stimulating factor	顆粒球コロニー刺激因子
GEB	gum-elastic bougie	ガムエラスティックブジー
GFR	glomerular filtration rate	糸球体濾過率
GLA	gamma linolenic acid	γリノレン酸
GMP	guanosine monophosphate	グアノシン一リン酸
GP	glycoprotein	糖タンパク
GRV	gastric residual volume	胃残量
GVHD	graft-versus-host disease	移植片対宿主病
H2RA	histamine H_2 receptor antagonist	ヒスタミンH_2受容体拮抗薬（H_2ブロッカー）
HAP	hospital-associated pneumonia	病院内肺炎
HD	hemodialysis	血液透析
HDL	high-density lipoprotein	高密度リポタンパク質
HES	hydroxyethyl starch	ヒドロキシエチルでんぷん
HF	hemofiltration	血液濾過
HFNC	high flow nasal cannula	高流量鼻カニュラ
HHV	human herpesvirus	ヒトヘルペスウイルス
HIT	heparin induced thrombocytopenia	ヘパリン起因性血小板減少症
HMG-CoA	3-hydroxy-3-methylglutaryl-CoA	ヒドロキシメチルグルタリル CoA
HPA	hypothalamus-pituitary-adrenal	視床下部-下垂体-副腎連関
HR	heart rate	心拍数
HSV	herpes simplex virus	単純ヘルペスウイルス
HTS	hypertonic saline	高張食塩水
HUS	hemolytic-uremic syndrome	溶血性尿毒症症候群
IABP	intraaortic balloon pump	大動脈内バルーンポンプ
IBW	ideal body weight	理想体重
IC	indirect calorimetry	間接熱量計

ICDSC	Intensive Care Delirium Screening Checklist	
ICF	intracellular fluid	細胞内液
ICP	intracranial pressure	頭蓋内圧
ICS	inhaled corticosteroid	吸入ステロイド薬
ICUAW	ICU-acquired weakness	ICU無力症，ICU筋力低下
IL-6	interleukin-6	インターロイキン6
INR	international normalized ratio	国際標準化比
IP_3	inositol 1,4,5-trisphosphate	イノシトール1,4,5-三リン酸
IPAP	inspiratory positive airway pressure	
IPPV	invasive positive pressure ventilation	侵襲的陽圧換気
IRRT	intermittent renal replacement therapy	間欠的腎代替療法
ISF	interstitial fluid	間質液
IVC	inferior vena cava	下大静脈
IVR	interventional radiology	
JCS	Japan Coma Scale	
JGA	juxtaglomerular apparatus	傍糸球体装置
LABA	long-acting beta 2 agonist	長時間作用型β_2刺激薬
LAMA	long-acting muscarinic antagonist	長時間作用型抗コリン薬
LDL	low-density lipoprotein	低密度リポタンパク質
LDUH	low dose unfractionated heparin	低用量未分画ヘパリン
LMA	laryngeal mask	ラリンジアルマスク
LMWH	low-molecular-weight heparin	低分子ヘパリン
LR	leukocytes reduced	白血球除去製剤
LST	late stent thrombosis	遅発性ステント血栓症
LTRA	leukotriene receptor antagonist	ロイコトリエン受容体拮抗薬
LVAD	left ventricular assist device	左心補助人工心臓
LVEDP	left ventricular end-diastolic pressure	左室拡張末期圧
MAP	mean arterial pressure	平均動脈圧
MAT	multifocal atrial tachycardia	多源性心房頻拍
MCA	middle cerebral artery	中大脳動脈
MCT	medium chain triglyceride	中鎖脂肪酸
MDI	metered-dose inhaler	定量噴霧式吸入器
MDMA	N-methyl-3,4-methylenedioxy-amphetamine	N-メチル-3,4-メチレンジオキシアンフェタミン
MI	myocardial infarction	心筋梗塞
MLCK	myosin light chain kinase	ミオシンL鎖キナーゼ
MLCP	myosin light chain phosphatase	ミオシンL鎖ホスファターゼ
MODS	multiple organ dysfunction syndrome	多臓器機能不全症候群
MR	mitral regurgitation	僧帽弁閉鎖不全症／僧帽弁逆流症
MRSA	methicillin-resistant *Staphylococcus aureus*	メチシリン耐性黄色ブドウ球菌
MSSA	methicillin-sensitive *Staphylococcus aureus*	メチシリン感受性黄色ブドウ球菌

MW	molecular weight	分子量
NAPA	N-acetylprocainamide	N-アセチルプロカインアミド
NCC	Na^+-Cl^- cotransporter	Na^+-Cl^-共輸送体
NCSE	non-convulsive status epilepticus	非痙攣性てんかん重積状態
NCX	Na^+-Ca^{2+} exchanger	Na^+-Ca^{2+}交換系
NINPV	noninvasive negative pressure ventilation	非侵襲的胸郭外陰圧人工呼吸器
NIV	noninvasive ventilation	非侵襲的人工呼吸器
NKCC2	Na^+-K^+-$2Cl^-$ cotransporter	Na^+-K^+-$2Cl^-$共輸送体
NMDA	N-methyl-D-aspartate	N-メチル-D-アスパラギン酸
NO	nitric oxide	一酸化窒素
NOAC	novel oral anticoagulant	新規経口抗凝固薬
NOMI	non-occlusive mesenteric ischemia	非閉塞性腸管虚血
NPC	non-protein calorie	非タンパクエネルギー量
NPPV	noninvasive positive pressure ventilation	非侵襲的陽圧人工呼吸器
NRS	Numerical Rating Scale	
NS	nosocomial sinusitis	院内副鼻腔炎
NSAIDs	nonsteroidal anti-inflammatory drug	非ステロイド性抗炎症薬
NSTEMI	non-ST elevation myocardial infarction	非ST上昇型心筋梗塞
NTI	nonthyroidal illness	非甲状腺疾患
O_2ER	O_2 extraction ratio	酸素摂取率
OT	occupational therapy/therapist	作業療法(士)
PAD	peripheral arterial disease	末梢動脈疾患
PAF	paroxysmal atrial fibrillation	発作性心房細動
PAH	pulmonary arterial hypertension	肺動脈性肺高血圧症
PAP	pulmonary arterial pressure	肺動脈圧
PAR-1	protease-activated receptor 1	プロテアーゼ活性化受容体1
PB	phospholamban	ホスホランバン
PC	platelet component	濃厚血小板
PCC	prothrombin complex concentrate	プロトロンビン複合体濃縮製剤
PCI	percutaneous coronary intervention	経皮的冠動脈インターベンション
PCP	*Pneumocystis* pneumonia	ニューモシスチス肺炎
PCPS	percutaneous cardiopulmonary support	人工心肺
PCR	polymerase chain reaction	ポリメラーゼ連鎖反応
PCV	pressure-controlled ventilation	圧制御換気
PCWP	pulmonary capillary wedge pressure	肺動脈楔入圧
PDE	phosphodiesterase	ホスホジエステラーゼ
PDT	percutaneous dilatational tracheostomy	経皮的気管切開術
PE	pulmonary embolism	肺塞栓症
PEA	pulseless electrical activity	
PEEP	positive end-expiratory pressure	呼気終末陽圧
Pi	inspiratory pressure	1回吸気圧
PIP	peak inspiratory pressure	吸気ピーク圧
PIP_2	phosphatidylinositol 4,5-bisphosphate	イノシトール 4,5-二リン酸
PKA	protein kinase A	プロテインキナーゼA

PLR test	passive leg raising test	下肢挙上テスト
PN	parenteral nutrition	静脈栄養
POBA	percutaneous old balloon angioplasty	経皮的冠動脈形成術
PONV	postopeative nausea and vomiting	術後の嘔気・嘔吐
PPI	proton pump inhibitor	プロトンポンプ阻害薬
PPN	peripheral parenteral nutrition	末梢静脈栄養
PPV	pulse pressure variation	脈圧変動
PRES	posterior reversible encephalopathy syndrome	
PRIS	propofol infusion syndrome	プロポフォール注入症候群
PRSP	penicillin-resistant *Streptococcus pneumoniae*	ペニシリン耐性肺炎球菌
PS	pressure support	圧支持
PSVT	paroxysmal supraventricular tachycardia	発作性上室性頻拍
PT	physical therapy/therapist	理学療法（士）
PT	prothrombin time	プロトロンビン時間
PT-INR	prothrombin time-international normalized ratio	プロトロンビン時間国際標準比
PTGVHD	post transfusion graft-versus-host disease	輸血後移植片体宿主病
PTP	post-transfusion purpura	輸血後紫斑病
PTSD	post-traumatic stress disorder	外傷後ストレス障害
PVC	premature ventricular contraction	心室性期外収縮
PVI	pleth variability index	脈波変動指標
P-V loop	pressure-volume loop	圧-量曲線
RAA	renin-angiotensin-aldosterone	レニン-アンギオテンシン-アルドステロン
RAI	relative adrenal insufficiency	相対的副腎不全
RASS	Richmond Agitation-Sedation scale	
RBC	red blood cell component	赤血球液
RCT	randomized controlled trial	ランダム化比較試験
REE	resting energy expenditure	安静時エネルギー消費量
rFVIIa	recombinant factor VIIa	遺伝子組換え活性型第VII因子製剤
ROMK	rat outer medullary K^+ channel	
RR	respiratory rate	呼吸数
RRT	renal replacement therapy	腎代替療法
RSBI	rapid shallow breathing index	
RSE	refractory status epilepticus	難治性てんかん重積状態
RSI	rapid sequence intubation	迅速気道確保
RVEDP	right ventricular end-diastolic pressure	右室拡張末期圧
RyR-2	ryanodine receptor	リアノジン受容体
SABA	short-acting beta 2 agonist	短時間作用型吸入β_2刺激薬
SAMA	short-acting muscarinic antagonist	短時間作用型吸入抗コリン薬
SaO_2	arterial oxygen saturation	動脈血酸素飽和度

SAS	Sedation-Agitation Scale	鎮静・興奮状態評価スケール
SAT	spontaneous awakening trial	自発覚醒テスト
SBP	spontaneous bacterial peritonitis	特発性細菌性腹膜炎
SBP	systolic blood pressure	収縮期血圧
SBT	spontaneous breathing trial	自発呼吸テスト
$ScvO_2$	central venous saturation	中心静脈血酸素飽和度
SE	status epilepticus	てんかん重積状態
SERCA	sarcoendoplasmic reticulum Ca^{2+} ATPase	筋小胞体 Ca^{2+} ポンプ
SGA	supraglottic airway	喉頭上部気道確保
SID	strong ion difference	強イオン差
SIMV	synchronized intermittent mandatory ventilation	同期式間欠的強制換気
SIRS	systemic inflammatory response syndrome	全身性炎症反応症候群
SLED	sustained low efficiency dialysis	緩徐低効率血液透析
SO_2	oxygen saturation	酸素飽和度
SpO_2	oxygen saturation of peripheral artery	末梢動脈血酸素飽和度
SRMD	stress-related mucosal disease	ストレス関連粘膜障害
SRSE	super-refractory status epilepticus	超難治性てんかん重積状態
SSI	surgical site infection	手術創部感染症
SSRI	selective serotonin reuptake inhibitor	選択的セロトニン再取り込み阻害薬
SSSI	skin and skin structure infection	皮膚軟部組織感染
ST	sinus tachycardia	洞性頻脈
ST	speech therapy/therapist	言語療法(士)
ST	stent thrombosis	ステント血栓症
S/T	spontaneous/timed	
STEMI	ST-elevation myocardial infarction	ST上昇型心筋梗塞
SV	stroke volume	1回拍出量
SVI	stroke volume index	1回拍出量係数
$S\bar{v}O_2$	mixed venous oxygen saturation	混合静脈血酸素飽和度
SVR	systemic vascular resistance	全身血管抵抗
SVRI	systemic vascular resistance index	全身血管抵抗係数
SVT	supraventricular tachycardia	上室性頻拍
SVV	stroke volume variation	1回拍出量呼吸性変動
T_3	triiodothyronine	トリヨードサイロニン
T_4	thyroxine	チロキシン
TACO	transfusion-associated circulatory overload	輸血関連循環血液量過剰
TAL	thick ascending limb	太い上行脚(ヘンレループ)
TBI	traumatic brain injury	外傷性脳損傷
TDM	therapeutic drug monitoring	薬物血中濃度モニタリング
TF	tissue factor	組織因子
TFPI	tissue factor pathway inhibitor	組織因子経路インヒビター

TgAb	antithyroglobulin antibody	抗サイログロブリン抗体
Ti	inspiratory time	吸気時間
TIPS	transjugular intrahepatic portosystemic shunt	経頸静脈肝内門脈体循環シャント術
TMA	thrombotic microangiopathy	血栓性微小血管症
TNF-α	tumor necrosis factor-alpha	腫瘍壊死因子α
TOF	train of four	4連刺激
t-PA	tissue-plasminogen activator	組織型プラスミノーゲン活性化因子
TPE	therapeutic plasma exchange	単純血漿交換
TPN	total parenteral nutrition	高カロリー輸液, 完全静脈栄養
TPOAb	anti-thyroid peroxydase antibody	抗甲状腺ペルオキシダーゼ抗体
TRALI	transfusion-related acute lung injury	輸血関連急性肺傷害
TRH	thyrotropin-releasing hormone	甲状腺刺激ホルモン放出ホルモン
TRIM	transfusion-related immunomodulation	輸血関連免疫修飾
TSH	thyroid-stimulating hormone	甲状腺刺激ホルモン
TSOAC	target specific oral anticoagulant	目標特異的経口抗凝固薬
TTP	thrombotic thrombocytopenic purpura	血栓性血小板減少性紫斑病
TxA$_2$	thromboxane A$_2$	トロンボキサン A$_2$
UA	unstable angina	不安定狭心症
UFH	unfractionated heparin	未分画ヘパリン
u-PA	urokinase-type plasminogen activator	ウロキナーゼ型プラスミノーゲン活性化因子
V-A ECMO	veno-arterial extra-corporeal membranous oxygenation	静脈脱血動脈送血体外式膜型人工肺
VAP	ventilator-associated pneumonia	人工呼吸器関連肺炎
VAS	Visual Analog Scale	視覚アナログスケール
$\dot{V}_E$	minute ventilation	分時換気量
VC	volume control	量制御
VCV	volume controlled ventilation	量制御換気
VF	ventricular fibrillation	心室細動
VILI	ventilator-induced lung injury	人工呼吸器誘発性肺傷害
VIP	ventilation, infuse, pump	換気, 輸液, 強心薬
VLST	very late stent thrombosis	超遅発性ステント血栓症
$\dot{V}O_2$	O_2 consumption	酸素消費量
V_T	tidal volume	1回換気量
VT	ventricular tachycardia	心室頻拍
VRE	vancomycin-resistant *Enterococcus*	バンコマイシン耐性陽球菌
VTE	venous thromboembolism	静脈血栓塞栓症
V-V ECMO	veno-venous extra-corporeal membranous oxygenation	静脈脱血静脈送血体外式膜型人工肺
vWF	von Willebrand	フォン・ヴィレブランド因子
VZV	varicella-zoster virus	水痘・帯状疱疹ウイルス
ZEEP	zero end-expiratory pressure	ゼロ PEEP

■クリティカルケアで重要な公式集■

● 循環動態 / 組織酸素化

公式	正常値
心拍出量(CO)(L/分),心係数(CI)(L/分/m²)	
$CO = SV \times HR$	4〜8
$CI = \dfrac{CO}{BSA}$	2.2〜4.0
1回拍出量(SV)(mL),1回拍出量係数(SVI)(mL/m²)	
$SV = \dfrac{CO}{HR} \times 1000$	60〜100
$SVI = \dfrac{SV}{BSA}$	33〜47
平均動脈圧(MAP)(mmHg)	
$MAP = DBP + \dfrac{(SBP - DBP)}{3}$	70〜100
全身血管抵抗(SVR)(dynes/秒/cm²)	
$SVR = \dfrac{(MAP - CVP)}{CO} \times 80$	800〜1200
動脈圧酸素含量(CaO_2)(mL/dL)	
$CaO_2 = (1.34 \times Hb \times SaO_2) + (0.0031 \times PaO_2)$	17〜20
酸素運搬量($\dot{D}O_2$)(mL O_2/分)	
$\dot{D}O_2 = CaO_2 \times CO \times 10$	950〜1150
酸素消費量($\dot{V}O_2$)(mL O_2/分)	
$\dot{V}O_2 = (CaO_2 - C\bar{v}O_2) \times CO \times 10$	200〜250(安静時の酸素消費量)
混合静脈血酸素飽和度($S\bar{v}O_2$)(%)	
$S\bar{v}O_2 = \dfrac{(\dot{D}O_2 - \dot{V}O_2)}{\dot{D}O_2} \times 100$	70〜80

BSA:体表面積,HR:心拍数,DBP:拡張期血圧,SBP:収縮期血圧,CVP:中心静脈圧,Hb:ヘモグロビン値,SaO_2:動脈血ヘモグロビン酸素濃度,PaO_2:動脈血酸素分圧

● 人工呼吸関連

公式	正常値
理想体重 ideal body weight(IBW)(kg) ＜男性＞50＋0.91×(身長 cm－152.4) ＜女性＞45.5＋0.91×(身長 cm－152.4)	
酸素化 P/F ratio(mmHg) $\dfrac{PaO_2}{F_IO_2}$	350〜450
1回換気量(V_T)(mL/回)	5〜7mL/kg IBW
分時換気量($\dot{V}_E$)(L/分) $V_T \times RR$	5〜8
肺-動脈血酸素圧較差(A-aDO$_2$)(mmHg) $P_AO_2 － P_aO_2$	＜25mmHg(年齢, 酸素投与量により変化)
静的コンプライアンス(mL/cmH$_2$O) $\dfrac{V_T}{(プラトー圧－PEEP)}$	＞60
動的コンプライアンス(mL/cmH$_2$O) $\dfrac{V_T}{(ピーク圧－PEEP)}$	40〜50
肺胞換気 $(V_T － V_D) \times RR$	
RSBI(回/L) $\dfrac{RR}{V_T(L)}$	≦105

F_IO_2：酸素濃度, RR：呼吸数, P_AO_2：肺胞気酸素圧, P_aO_2：動脈血酸素圧, V_D：死腔換気量

● 腎機能

クレアチニンクリアランス(CCr)推算式(Cockcroft & Gault の式)

【男性】　$CCr(mL/min) = \dfrac{(140－年齢) \times 体重(kg)}{72 \times 血清 Cre 値(mg/dL)}$

【女性】　$CCr(mL/min) = \dfrac{(140－年齢) \times 体重(kg)}{72 \times 血清 Cre 値(mg/dL)} \times 0.85$

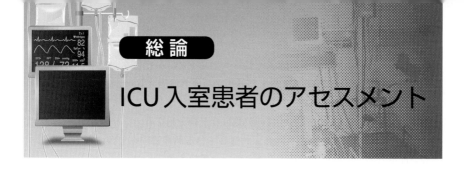

総論
ICU入室患者のアセスメント

ケース

Case

糖尿病，高血圧，脂質異常症，末梢動脈疾患，肺気腫/COPDのあるADL自立した75歳男性．内服薬はCa拮抗薬ノルバスク®（アムロジピン），スタチンでリピトール®（アトルバスタチン），血糖降下薬メデット®（メトホルミン），抗血小板薬バイアスピリン®（アスピリン腸溶錠），気管支拡張薬スピリーバ®（チオトロピウム）吸入．165cm，50kg．

1週間前からの労作時呼吸困難，喀痰，咳嗽でER受診．酸素10L/分でSpO$_2$ 90%，血圧110/60，心拍数110，呼吸数20，体温39.5℃．両肺野喘鳴著明．粘稠な喀痰あり．心音はギャロップリズム．四肢は浮腫および冷汗あり．胸部X線で左肺野浸潤影およびバタフライシャドーあり．心エコーでは下大静脈径（IVC）18mmで呼吸性変動消失，心臓壁運動はびまん性に低下し心駆出率（EF）35%．

肺炎，心不全の診断でICU入室となった．ICU入室後に利尿薬ラシックス®（フロセミド）静注，血管拡張薬ミオコール®（ニトログリセリン），抗菌薬ピシリバクタ®（アンピシリン・スルバクタム），ジスロマック®（アジスロマイシン）投与開始．

血圧低下および呼吸不全が進行したため，気管攣縮予防で2%リドカイン静注の上，鎮痛薬レペタン®（ブプレノルフィン），鎮静薬ミダゾラム®（ミダゾラム）を静注し気管挿管．挿管後に血圧低下あり，血管収縮薬ノルアドリナリン®（ノルアドレナリン）を開始した．

人工呼吸器管理中の鎮痛・鎮静としてフェンタニル®（フェンタニル），プレセデックス®（デクスメデトミジン）を使用し，人工呼吸器設定：A/C（assist control）VC（volume control）- V$_T$（1回換気量）450，f（呼吸数）12，F$_i$O$_2$（酸素濃度）0.6，PEEP 5とした．深部静脈血栓症（DVT）/肺塞栓症（PE）予防のため，弾性ストッキング着用，間欠的空気圧迫法（フットポンプ）を使用しヘパリンカルシウム皮下注．ストレス潰瘍予防でガスター®（ファモチジン）を静注し，病院内肺炎（HAP）/人工呼吸器関連肺炎（VAP）合併予防で歯科医による口腔ケア対診オーダーし，ショック状態改善し次第ギャッジアップ30度以上の指示を出した．

著者は1次から3次救急まで幅広く受け入れるERのある急性期総合病院のICU/CCUで，内科系多臓器機能不全および外科系多発外傷患者管理および心臓血管外科を含めた周術期管理について，各科専門医と連携し仕事をしています．

　内科疾患の特異性や術後ならではの特殊性など細分化を考えるときりがないのですが，本書では内科系・外科系を問わず共通している循環管理を土台にして呼吸管理，体液管理を含めた全身管理の基本を考えたいと思います．

　最初にこの章では内科系，外科系を問わず，ICU入室患者をどのように評価し，ルーチンとしたオーダーをどのようにしたらよいのかについて一緒に考えていきましょう．

ICU入室患者のアセスメントの考え方

1 クリティカルケアでのルーチン"6"

　ICU/CCUセッティングでは，外科・内科を問わずルーチンに行うことがあります．ルーチン3〔ストレス潰瘍予防，深部静脈血栓症(DVT)/肺塞栓症(PE)予防，病院内肺炎(HAP)/人工呼吸器関連肺炎(VAP)予防〕に，人工呼吸器ウィーニングプロトコル，発熱時対応，早期栄養プロトコルの3つを加えて，クリティカルケアでのルーチン"6"をまずは確認しましょう(表1)．

表1　クリティカルケアでのルーチン"6"

① ストレス潰瘍予防
② 深部静脈血栓(DVT)/肺塞栓(PE)予防
③ 病院内肺炎(HAP)・人工呼吸器関連肺炎(VAP)予防
④ 人工呼吸器ウィーニングプロトコル
⑤ 発熱評価："Fever workup"
⑥ 早期栄養開始プロトコル(経静脈，経腸，経口)

　まずは，ショック・循環不全，48時間以上の人工呼吸器管理や出血傾向がしばらく持続する可能性を考慮して，ストレス潰瘍予防の適応があるかどうか検討し，適宜スクラルファート，H_2ブロッカー(ラニチジン，ファモチジン)，プロトンポンプ阻害薬(ランソプラゾール，オメプラゾール)を投与します(第4章参照)．

　次にDVT/PE予防をどうするか検討し，ヘパリンや低分子ヘパリン，フォンダパリヌクス皮下注，間欠的空気圧迫法(フットポンプなど)，弾性ストッキング着用を選択します(第11章参照)．

　病院内肺炎(HAP)と人工呼吸器関連肺炎(VAP)の予防で，口腔ケアおよびショッ

ク状態でないケースでは常にギャッジアップ30〜45度以上を保ちます．

また挿管・人工呼吸器管理中の患者では，どの段階で抜管に向けて人工呼吸器離脱を行うかについてプロトコルを施設ごとに可能な限り統一することも重要です．早期人工呼吸器離脱によりICU入室期間の短縮・生命予後改善が示されているため，1日1回の鎮静薬中断や適切な鎮静レベルに保つよう鎮静薬・鎮痛薬が調整しているか確認します．科によって，疾患によって，ときには主治医・担当医によって，人工呼吸器離脱までの期間・プロセスにばらつきがあるのはあまりよいことだとは思いません（第7章③参照）．

ICUでは患者が常に重症感染症のリスクにさらされているため，ICUでの発熱評価の標準化・ルーチン化も大切です．それには"Fever workup"として，①血液培養2セット，②尿一般・培養，③胸部X線（場合によっては胸部CT），④感染源と考えている部位のグラム染色・培養，を行います．

最後に，重症患者であるほど早期の栄養投与（ICU入室24〜48時間以内）─可能な限り腸管を使用すること─の重要性が指摘されており，早期の栄養開始プロトコルにしたがって，経静脈，経腸，経口摂取のタイミングを常に考慮することが必要になります（第20章参照）．

2 クリティカルケアでの一般原則

ルーチン"6"の次に全体の評価を表2の通り一般原則に従って行います．

表2 クリティカルケアでの一般原則

- 患者の身長・体重を測定し，理想体重（IBW）を求める
- 入室時の病名・治療内容の確認，入室後の合併症の確認
- その日の目標とアクションプランを立てる（どうしたらICU/CCU退室可能か？の視点で）
- 現在の投薬内容（静注，内服すべて），適切な投与量（腎障害，肝障害時）であるかの確認
- 現在挿入されているルート類（末梢ルート，尿カテーテルなど）の位置および挿入・交換日をすべてチェックする
- 現在の安静度，褥瘡の有無をチェックする．早期離床に向けリハビリテーションオーダーを行う
- 患者，家族との毎日のコミュニケーション
- 現在の治療内容が，"救命"なのか"延命"なのか，常に患者の"End of Life"を考慮する

まずは入室患者の身長・体重を測定します．わかる範囲で本人・家族からふだんの体重を聴取しておくとよいでしょう．性別・身長から理想体重（IBW）を求めておきます．IBWはとくに人工呼吸器管理を行う場合に1回換気量をIBWあたり6〜8mL/kgで設定するのに必要となります．

> **理想体重（IBW）の求め方**
> - 男性：50＋0.91×(身長cm－152.4)　kg
> - 女性：45.5＋0.91×(身長cm－152.4)　kg

　次に入室時の病名について確認します．また一般病棟からのICU転棟のケースでは入院後の合併症（例：心不全で入院したが，入院後肺炎を合併し低酸素血症が進行）についての確認も必要です．それぞれに対して入室時点でどのような治療がされているのか，薬剤の投与量，投与間隔などが適切であるかどうかを確認します．また入室時点で挿入されているルート類やドレーンチューブなどをすべて確認し，最終交換日にも注意を払います．

　また治療内容の確認のときに，それぞれの薬剤が肝代謝なのか腎排泄なのかを考え，投与量を調整します．

　入室の時点から「ICUでのゴールはどこになるか？」を意識して，ICUでの治療のプランを前もって立てておくとよいでしょう．その上で，逆算してその日になにをしなければいけないのかを考える習慣をつけると効率よくマネジメントできます．

　例えば，消化管出血による出血性ショックで，緊急内視鏡止血術後の呼吸・循環管理目的でのICU入室し，2日目にICU退室を目標とするケースについて考えてみましょう．

　以下のようになります．

> **ICU Day1**
> 　酸素投与しながら，止血のために貧血・凝固異常を改善させるため，Hb/Ht＞10/30，血小板＞10万，フィブリノーゲン＞100，aPTT/INR＜1.5倍を目標にRBC/FFP/PC投与を行う．
>
> **ICU Day2**
> 　凝固異常がないことを確認し酸素を減量し中止する．血管内ボリュームの評価を行い，Day1での負荷の分が多いようならば適宜利尿薬を投与する．そして日中にフォローアップの内視鏡を行い，止血に問題ないことを確認し一般病棟に転棟予定とする．

　当院のレジデントにも話すことですが，常に「ゴールはどこにあるのか，何日後にICUを退室することを目指すのかを意識してプランを立てる」ようにすることはICUという限られた資源を有効に利用するために非常に重要なことだと思います．

　また現在の投薬内容については，静注，内服すべてを確認する必要があります．その上で，適切な投与量であるか，薬物相互作用はどうであるかを毎日チェックする必要があります．とくにクリティカルケアではリアルタイムで腎障害，肝障害が変化するため使用薬剤が至適投与量となっているか，腎・肝機能障害により使用禁忌となっていないかどうかを毎日確認します．

現在挿入されているルート類(末梢ルート・中心静脈カテーテル,尿カテーテル,術後では創部ドレーン,挿管チューブも含める)についてもすべて書き出し,①どの位置に入っているか,②挿入・交換日はいつか,③感染徴候(発赤,腫脹,熱感)はないか,を常にチェックします.そして常に"不要なルートは抜去できないか"を考慮します.とくにクリティカルケアを含め,病院内で発生する感染症は医療行為—とくにルート類に関するもの—が多くを占めるため(表3),日々ルート類を確認し不要ならば迅速に抜去することが大切です.

表3　挿入されたルートに関係する感染症

- **末梢ルート→末梢ライン感染**
  とくに末梢ルートから静脈栄養を行う場合,稀に*Bacillus*による血流感染症の報告があります.
- **中心静脈カテーテル→中心ライン関連血流感染(CLABSI)**
  中心静脈カテーテル留置に関連して,局所所見なく全身性の血流感染症を起こします.
- **尿カテーテル→カテーテル関連尿路感染症(CAUTI)**
  長期の尿カテーテル留置および逆流により,CAUTIを起こします.
- **創部および創部ドレーン→外科創部感染症(SSI)**
  創部ドレーン留置長期にわたる場合,異物感染としてSSIを起こします.
- **挿管チューブ→人工呼吸器関連肺炎(VAP)**
  挿管チューブ周囲からの細菌落下により肺炎を起こします.
- **経鼻挿管チューブ・経鼻胃管→院内副鼻腔炎(NS)**
  経鼻でのチューブ留置は副鼻腔と鼻腔の交通を遮断し院内副鼻腔炎を起こします.

またその日の時点での安静度と褥瘡の有無をチェックし,ICU入室前のADLと同様なレベルに戻すことを前提にし,早期離床・廃用予防のために必要に応じて理学療法(PT),作業療法(OT)を含めたリハビリテーションのオーダーも行います.

クリティカルケアでは日々状態が慌ただしく変化するため,可能な限り患者さんと毎日コミュニケーションをとれるように努め,そして家族との話し合いも重要になります.とくに現在行っている治療内容が,"救命"目的であって"延命"になっていないかを常に確認します.高齢者で心血管系,呼吸器系の基礎疾患をもつ患者のICU入室が増えている現状では,いくら医療が進歩してどれだけ集学的治療を行っても残念ながら救命できないことがあります.そのため,重症の状態になる前の患者本人の治療意思はどうであったか,どの程度までの侵襲的な検査・治療,人工呼吸器・血液浄化療法などの機械的サポートがその患者に許容されるかについて,患者本人・家族への病状説明とともに必要になります.クリティカルケアに関わる医師として,常に患者の"End of Life"を考慮します.

3 クリティカルケアのアセスメントはパーツに分けて行う

次にクリティカルケアでのアセスメントに移りますが，図1の通り各臓器・パーツごとに，①診察・身体所見，②血液検査・画像所見，③その他・臓器特異的所見，の3つに分けると複雑なケースでも非常にわかりやすくなります．

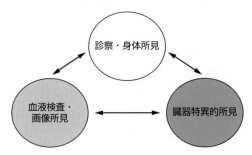

図1 クリティカルケアでのアセスメントには3つの指標を用いる

集中治療のセッティングでは疾患を問わず，肺・呼吸器および心臓・循環器といった全身の血行動態・組織酸素化に必須の臓器からアセスメントを行います．適切な循環・呼吸管理なしには全身状態の改善につながらないことを頭に入れてください．

表4 クリティカルケアでのアセスメントすべき臓器

① 心臓・循環器	② 肺・呼吸器
③ 腎・電解質	④ 血液・感染症
⑤ 消化管・栄養	⑥ 代謝・内分泌
⑦ 神経系(鎮痛・鎮静含む)	

表4で示した7つの中で最も重要な臓器は"心臓・循環器"であり，すべての土台になります．そのため，心臓・循環器—つまり循環管理を安定させることを第一に考えます．そして"心臓・循環器：循環管理"をベースにして，"肺・呼吸器：呼吸管理"，"腎・電解質：体液管理"を考えるとよいでしょう．逆にいうと，循環・血行動態が不安定なままでは，酸素化が良好でも人工呼吸器離脱は避けたほうがよいということになります．

そのため，"心臓・循環器"を第一にアセスメントし血行動態を安定させることを優先させます．次に"肺・呼吸器"，"腎・電解質"の2つについてアセスメントします．そして残りの4つ"血液・感染症"，"消化管・栄養"，"代謝・内分泌"，"神経系(鎮痛・鎮静含む)"を考えます．これら4つそれぞれをどのようにしたら"心臓・循環"，

"肺・呼吸器","腎・電解質"の改善につながるかを考えながらアセスメントすると,重症患者の全体像がつかめ,スムーズに理解できると思います(図2).

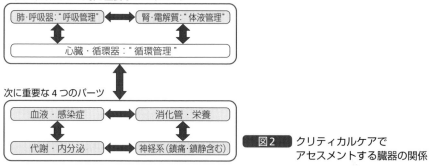

図2 クリティカルケアでアセスメントする臓器の関係

そしてなによりもこれら7つすべては相互に関わり合っていることを理解することも重要です.
それでは各臓器のアセスメントするポイントを考えていきます.

心臓・循環器でのアセスメント

- **診察・身体所見**
    - 心拍数,血圧,不整脈の有無,四肢の温かさ,末梢の浮腫,循環動態の把握(尿量など),頸静脈怒張・PLRテスト,輸液ミニチャレンジでバイタルサインの変動
- **血液検査・画像所見など**
    - 前負荷(PCWP,CVP,心エコー,SVV,PLRテストでのSV・COの変化),後負荷(SVR,MAP),心拍出量・心機能(EF,SV/SVI,CO/CI),虚血の評価と調整(CPK/CPK-MB,12誘導ECG),組織酸素化(乳酸値,$ScvO_2$,$S\bar{v}O_2$)
- **その他・臓器特異的所見のチェックポイント**
    - 使用している輸液製剤:乳酸加リンゲル液 / 0.9%食塩水,アルブミン製剤,維持液
    - 血管作動薬・強心薬,血管拡張薬,抗不整脈薬の調整
    - DVT/PE予防(フットポンプ,弾性ストッキング,未分画・低分子ヘパリン,フォンダパリヌクス)
    - ショック,播種性血管内凝固(DIC)のケースを除き,心不全・心筋虚血の既往のある患者ではICU入室中は可能な限りβ遮断薬,抗血小板薬を継続

心臓・循環器については，常に心機能を規定する4つの因子：①前負荷，②後負荷，③心筋収縮能，④心拍数，を意識したアセスメントが必要です(図3)．

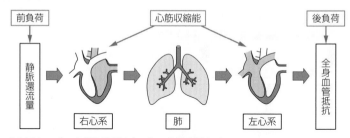

"血圧(MAP)＝末梢血管抵抗(SVR)×心拍出量(CO)"
※ 心拍出量(CO)＝1回拍出量(SV)×心拍数(HR)
※ SVは心収縮力と前負荷である静脈還流量，後負荷である血管抵抗で決まる

図3 心機能を規定する4つの因子：前負荷，後負荷，心筋収縮能，心拍出量

診察・身体所見ではバイタルサインである心拍数，血圧の推移を24時間チャートで確認し，セントラルモニターで不整脈が出ていないかどうかフォローします．また頸静脈怒張での前負荷の評価と受動的下肢挙上(PLR)テスト，または輸液ミニチャレンジで輸液反応性fluid responsivenessの判断を行います．末梢循環・体液バランスとして四肢の温かさや橈骨・膝窩・足背動脈の触知を行い，末梢浮腫・チアノーゼの有無を確認します．過去4，8，12，24時間ごとの尿量のトレンド(増えている，減っている)も含め，末梢循環を確認します．

血液検査・画像所見では，前負荷の指標として，中心静脈・肺動脈カテーテルでのPCWP(左室前負荷)，CVP(右室前負荷)をみます．心エコーでのIVC径・呼吸性変動の有無，IVC呼吸変動率を，そしてFloTrac®を使用していればSV値，SVV値を確認します．これらの静的／動的な血行動態の評価については第5章で詳しくとりあげます．後負荷の指標として平均動脈圧(MAP)や四肢の冷汗の有無をみます．心拍出量・心機能として，心エコーで心駆出率(EF)，肺動脈カテーテルでの1回拍出量(SV)／1回拍出量係数(SVI)，心拍出量(CO)／心係数(CI)をみます．虚血の評価については心筋逸脱酵素CPK/CPK-MB値と12誘導心電図でのST変化を経時的にモニタリングします．

クリティカルケアでは末梢組織の酸素化を維持させることが治療目標になるため，末梢組織全体の酸素化の指標として乳酸値や中心静脈血酸素飽和度($ScvO_2$)／混合静脈血酸素飽和度($S\bar{v}O_2$)を確認します．

また組織の酸素化を考える上で重要なパラメータである酸素含量(CaO_2)，酸素運搬量($\dot{D}O_2$)，酸素消費量($\dot{V}O_2$)，混合静脈血酸素飽和度($S\bar{v}O_2$)については第6章を参照して下さい．

とくに$S\bar{v}O_2$が50％以下になると組織酸素化としてクリティカルな状態になっていると判断します．

その他・臓器特異的所見のチェックポイントとしては，使用している輸液製剤：乳酸加リンゲル液/0.9％食塩水，アルブミン製剤，維持液の種類と時間当たりの投与量を確認し，患者の循環動態が常に"蘇生期"なのか"安定期・利尿期"にいるのかを判断し，漫然と同じ輸液を続けないように注意しなければいけません．また血管作動薬・強心薬，血管拡張薬，抗不整脈薬（β遮断薬，アミオダロンなどとくに心室性不整脈，心房細動に用いる薬剤）を使用している場合は，投与量が増量しているのか減量しているのか，中止可能かどうかについて考慮します（第5，8，9，12章を参照）．

またルーチン3での，DVT/PE予防ではフットポンプ（間欠的空気圧迫法），弾性ストッキングに加えて，未分画・低分子ヘパリン，フォンダパリヌクス皮下注が可能かどうかについてアセスメントします（第11章参照）．

ショック，播種性血管内凝固（DIC）のケースを除き，心不全・心筋虚血の既往のある患者ではICU入室中も心血管イベント発生を抑える目的で，可能な限りβ遮断薬，抗血小板薬を継続する必要があります．とくに虚血性心疾患の既往があり薬剤溶出性ステント（DES）が挿入されているケースでは，抗血小板薬2剤併用療法（DAPT）継続が重要になります（第10章参照）．

肺・呼吸器でのアセスメント

▶ 診察・身体所見
- 喘鳴やラ音，自発呼吸，気道分泌物吸引の頻度，気管支拡張薬が必要かどうかの評価

▶ 血液検査・画像所見など
- SpO_2，動脈血液ガス分析，胸部X線，気管チューブの深さ，チェストチューブの位置の確認
- 呼吸器設定・モード（A/C，SIMV，CPAP±PS），酸素濃度，ピーク・プラトー圧，動的・静的コンプライアンス，auto-PEEPのチェック

▶ その他・臓器特異的所見のチェックポイント
- ARDS患者での1回換気量を低くし，高PEEPによる人工呼吸器管理"open lung approach"，腹臥位，リクルートメント，短期間筋弛緩薬使用
- 意識清明であり$F_IO_2<0.5$，PEEP<5の場合，人工呼吸器離脱考慮
- 長期呼吸器管理が必要な患者で気管切開が必要かどうかの評価："7 day rule"
- 非侵襲的人工呼吸器（NIV）では，モード（PCV，S/T，CPAP），酸素濃度，マスクフィッティングのチェック
- ギャッジアップ30～45度以上でのHAP/VAP予防

肺・呼吸器についてのポイントは，診察・身体所見では喘鳴やラ音・呼吸音の左右差がないか，頻呼吸かどうか，シーソー呼吸や口すぼめ呼吸など自発呼吸パターンを十分観察します．

気道分泌物吸引の頻度として2時間以内に繰り返し施行する必要がある場合，分泌物増加と考え，挿管・人工呼吸器管理中では挿管チューブ抜去後の誤嚥のリスク・再挿管のリスクが上がることに注意しましょう．また喘息，肺気腫／COPDではβ_2刺激薬および抗コリン薬の気管支拡張薬吸入が必要かどうかの評価を行います．

血液検査・画像所見としては，酸素飽和度（SpO_2）のモニタリング，動脈血液ガス分析での動脈血PaO_2／$PaCO_2$値の推移，そして胸部X線では肺野浸潤影・気胸の有無，挿管・人工呼吸器管理および胸腔ドレーン留置中では気管チューブの深さ，チェストチューブの位置の確認を行います．

人工呼吸器管理中の場合，呼吸器設定：モード（A/C，SIMV，CPAP±PS），酸素濃度，ピーク・プラトー圧，動的・静的コンプライアンス，喘息，肺気腫／COPDのケースではauto-PEEPの有無をチェックします．

人工呼吸器管理では超急性期は可能な限り自発呼吸を抑え，人工呼吸器によるフルサポートの状態にします．人工呼吸器との同調性を含め，適切に鎮痛・鎮静および状況に応じて筋弛緩薬投与がされているかを検討します．

人工呼吸器設定の3つのポイント：①1回換気量（V_T）は10mL/kg IBWを超えない，②プラトー圧が30以上にならない，③48〜72時間以内に酸素濃度（F_IO_2）50%以下（可能なら21%まで）を目指すこと，を心がけます．

また急性呼吸促迫症候群（ARDS）で人工呼吸器管理中では，V_Tを低くし，高PEEPによる"open lung approach"を行っているか，そして腹臥位やリクルートメント・筋弛緩薬使用が必要かどうかを判断します（第7章②参照）．

人工呼吸器管理中では毎日人工呼吸器離脱・挿管チューブ抜去が可能かどうかを考えなければいけません．そして原疾患が改善しており意識清明であれば，$F_IO_2 < 0.5$，PEEP<5と呼吸状態が安定していることを確認し，人工呼吸器離脱が可能かどうかを自発呼吸テスト（SBT）を用いて行います．

一方で，長期呼吸器管理が必要なケースでは，発症前の患者のADLおよび原疾患の改善の有無にもよりますが，7日間を目安として，気管切開が必要かどうかの評価を行います．

非侵襲的人工呼吸器（NIV）を使用中のケースでは，モード（PCV，S/T，CPAP）および酸素濃度，使用しているマスクが患者にフィットしているかどうかをアセスメントします．

ショック状態や安静臥床が不要なケースでは，HAP/VAP予防で頭部挙上30〜45度，そして歯科医による口腔ケアオーダーを行います．

腎・電解質でのアセスメント

- 診察・身体所見
  - 体重，IN-OUTバランス，尿量
- 血液検査・画像所見など
  - BUN/Cre，電解質評価(Na, K, Mg, Ca, P)
- その他・臓器特異的所見のチェックポイント
  - 腎排泄型の薬剤の調整
  - 利尿期の場合，蘇生期での総輸液量をみながら適宜利尿薬使用を考慮する
  - 急性血液浄化療法(IRRT, CRRT)必要時の腎臓内科コンサルト："renal indication"
  - 造影剤腎症予防のための0.9%食塩水・炭酸水素ナトリウム負荷，N-アセチルシステイン

腎・電解質では，投与している輸液製剤の種類・時間投与量から，毎日の体重の変化，IN-OUTバランスの評価が必要になります．その上で，腎機能・電解質(とくにK, Mg, Ca, P)のモニタリングを行い，呼吸・循環管理の視点から利尿薬での血管内容量コントロール困難な場合は，急性血液浄化法などの適応があるかどうかを常に検討します．

急性血液浄化療法の開始・中止のタイミングについての標準的な基準は存在しないため，適応としてはいわゆる"AIUEO"で覚えておくと困らないでしょう．

- ① Acidosis　代謝性アシドーシス
- ② Intoxication　薬物中毒
- ③ Uremia　尿毒症
- ④ Electrolyte　電解質異常：高カリウム血症
- ⑤ Overload　溢水：うっ血性心不全

また急性血液浄化療法を24時間以内に終了する間欠的腎代替療法(IRRT)で行うか，24時間以上かけて行う持続的腎代替療法(CRRT)で行うかについては，どちらを選択しても予後は変わらないため，患者の血行動態を判断基準にして選択します(図4)．

- 血行動態安定→IRRT：血液透析(HD)や緩徐低効率血液透析濾過(SLED-f)
- 血行動態不安定→CRRT：持続的血液濾過透析(CHDF)，持続的血液濾過(CVVH)

血液浄化療法には①血液濾過(HF)，②血液透析(HD)があります(図5)．

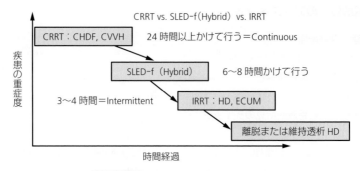

図4 急性血液浄化療法の選び方

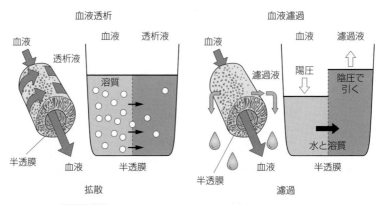

図5 血液透析(HD，左)と血液濾過(HF，右)の原理

- **血液濾過＝"convection"**：血液側に陽圧，排液(濾過液)側に陰圧をかけて，圧で物質を移動させる
- **血液透析＝"拡散diffusion"**：血液と透析液を反対方向に流して濃度勾配で物質を移動させる

　病院内での急性腎傷害(AKI)の原因として重要な造影剤腎症(CIN)の予防のため，0.9%食塩水や炭酸水素ナトリウム負荷およびN-アセチルシステイン投与などを造影剤検査(造影CT，血管造影など)前後で考慮します．CIN予防の実際として，①造影剤使用後6時間は150mL/時以上の尿量を目標とした輸液負荷，②等浸透圧造影剤の使用，③100mL以下で可能な限り少量の造影剤使用，④2回以上検査する場合，造影剤使用を10日間あける，⑤N-アセチルシステイン投与，のオプションがあります．CIN予防の0.9%食塩水，炭酸水素ナトリウム，N-アセチルシステイン投与法については表5の通りです．

表5 造影剤腎症(CIN)予防のための0.9%食塩水，炭酸水素ナトリウム，N-アセチルシステイン投与法

	組成	投与法
0.9%食塩水	0.9%(Na154mEq/L)点滴静注	12時間前に1mL/kg/時または1時間前に3mL/kg/時で開始し，検査後に1mL/kg/時で6時間続ける
炭酸水素ナトリウム(NaHCO₃)	150mEq/L点滴静注	12時間前に1mL/kg/時または1時間前に3mL/kg/時で開始し，検査後に1mL/kg/時で6時間続ける
N-アセチルシステイン	1,200mgを12時間ごと経口	検査24時間前から開始，検査12時間後で終了

　尿量とともに血液検査・画像所見でBUN/Cre値の推移および電解質(Na，K，Ca，Mg，P)・酸塩基平衡の評価を行いながら，急性腎傷害(AKI)を起こしているかどうか監視しながら(図6)，循環管理として腎血流を維持できるよう有効循環血液量を最適化できるように前負荷，後負荷を調整します．また腎排泄型の薬剤を使用中の場合，腎機能に合わせた投与量・投与間隔の調整および腎機能に関係のない肝排泄型の薬剤に変更可能かどうかを検討します．

　またICU入室中に急性腎傷害(AKI)を合併すると死亡率が上昇するため常にAKI合併の有無について検討する必要があります．

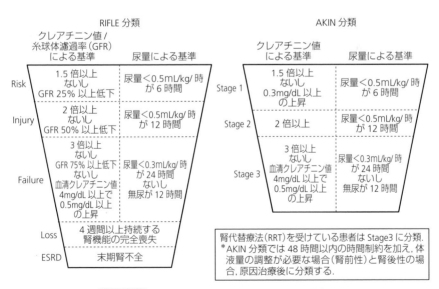

図6 急性腎傷害(AKI)でのRIFLE/AKIN分類：
"血清クレアチニン値"と"時間尿量"で分類

血液・感染症でのアセスメント

- **診察・身体所見**
  - 体温，出血部位の確認，四肢の腫脹の有無
- **血液検査・画像所見など**
  - 血算と分画，出血時間・凝固能の確認
  - 培養結果と感受性の確認，"Fever workup"
- **その他・臓器特異的所見のチェックポイント**
  - 採血を最小限にする，輸血の必要性の評価（RBC/FFP/PC："制限輸血conservativeを心がける"）
  - ビタミンK欠乏の確認
  - 患者診察の前後での手洗いの励行
  - ライン刺入部およびその周囲の観察，挿入日の確認，抜去可能かどうかの評価
  - 投与している抗菌薬の種類・投与量・投与間隔，耐性菌の可能性の把握
  - 濃度依存性（キノロン，アミノ配糖体），時間依存性（βラクタム）に基づく抗菌薬投与

診察・身体所見では24時間チャートで体温―とくに原因不明の38℃以上の発熱および35℃以下の低体温には注意します．またクリティカルケアでは凝固異常からの出血および血栓形成の両方が起こりうるため，出血については各ルート・ドレーン刺入部からの出血の有無の確認を行い，また静脈血栓・動脈血栓については四肢の脈拍（橈骨，大腿，膝窩，足背動脈）および四肢の腫脹の有無を確認します．

血液検査・画像所見では，血算と分画，出血時間・凝固能の確認を行います．とくに血小板数減少には注意し，薬剤性血小板減少やヘパリン起因性血小板減少症（HIT）の可能性がないかどうか考えます．また感染症に対する抗菌薬を投与中の場合は，毎日培養結果・感受性を確認しde-escalation可能かどうかを常に検討します．

体温異常を含め"Fever workup"の適応（表6）があれば，速やかに血液培養2セットを中心にワークアップを行います．

その他としてクリティカルケアでの貧血の原因として採血（動脈血液ガス分析含む）による医原性が多くを占めるため，状態安定とともに採血回数を意識して減らしていく必要があります．輸血といえどもミニ移植であるので，輸血の副作用が最近強調されており，輸血必要性の評価を常に行い，可能な限り"制限輸血conservative"を心がけます（第6章参照）．

ビタミンK欠乏による出血傾向の場合，日常臨床においてはビタミンK投与によってしか判断できないため，ビタミンK欠乏の可能性があれば積極的に投与します（低栄養，肝疾患ケースなど）．

感染予防としては，標準予防策standard precautionとして患者診察の前後での手洗

表6 ICUでのFever workupの適応：Fever workupの適応となる状態＝重症感染症の可能性がある場合

- 発熱，悪寒戦慄(shaking chill)があるとき
- ICUのよくわからない意識障害・せん妄
- ICUのよくわからない血圧低下
- ICUのよくわからない代謝性アシドーシス
- ICUのよくわからない心不全
- ICUのよくわからない呼吸不全
- ICUのよくわからない肝不全
- ICUのよくわからないDIC
- ICUのよくわからない腎不全
- ICUのよくわからない横紋筋融解症
- ICUのよくわからない低体温
- ICUのよくわからない白血球異常高値・異常低値
- ICUのよくわからないCRP異常高値・プロカルシトニン異常高値
- ICU入室後にやむを得ず広域抗菌薬に変更せざるをえない場合

いの励行を行うとともに，病院内感染の中でライン・ルート・ドレーン類に関連したものが大部分であるためライン刺入部およびその周囲の観察，挿入日の確認，抜去可能かどうかの評価について毎日検討する必要があります．

感染症に対して，投与している抗菌薬の種類・投与量・投与間隔を毎日腎機能に合わせた調整を行い，耐性菌の可能性の把握がないか・治療効果判定はどうなっているかについても検討します．

抗菌薬の中でも，とくに濃度依存性(キノロン，アミノ配糖体)，時間依存性(βラクタム)の抗菌薬では投与設計に注意します(第17章参照)．

消化管・栄養でのアセスメント

> **診察・身体所見**
> - 胃管逆流量，腸蠕動音，腹部膨満，嘔吐，下痢，便秘の評価
>
> **血液検査・画像所見など**
> - 電解質の評価(K, Ca, P, Mg)，アルブミン値・リンパ球数など栄養評価
>
> **その他・臓器特異的所見のチェックポイント**
> - 栄養サポート：経口？ 経腸？ 経静脈？―投与経路，投与量，栄養剤組成
> - "If the gut works, use it!"：アルブミン＜2.5ならば半消化態栄養素投与
> - ICU入室24〜48時間以内に可能な範囲で経腸栄養を開始
> - ショック状態，人工呼吸管理および出血傾向のある患者でのストレス潰瘍予防
> - 腸管蠕動薬(モサプリド，大建中湯，エリスロマイシン)，下剤(刺激性＋ラクツ

ロース）および制吐薬（メトクロプラミド）の使用
- refeeding症候群 ± Wernicke脳症への注意："permissive underfeeding"

　クリティカルケアでの重症患者ケアでは腸管の早期使用が最終的な状態改善には欠かせません．そのため，消化器・栄養の面から，常に腸管の状態を評価し，ICU入室24時間以内の早期栄養（経腸・経口）開始が可能かどうかを判断します．すぐに末梢静脈栄養（PPN），高カロリー輸液（TPN）を投与する必要はありません．

　診察・身体所見では腸蠕動音，腹部膨満，下痢，便秘の評価を行い，腸管が使用可能かどうかを検討します．血液検査・画像所見では電解質評価（K，Ca，P，Mg）を行い，低K・低P・低Mg血症の場合にrefeeding症候群を疑うことが重要になります．アルブミン値やリンパ球数など栄養のモニタリングを検討します．

　栄養サポートとして，投与経路（経口，経腸，経静脈），投与量，栄養剤組成（カロリー，タンパク，脂質，糖質）を毎日確認します．腸管の早期使用が重要であり，"If the gut works, use it!"の心構えで少しでも腸管栄養を考慮します．また，アルブミン<2.5ならば消化吸収の面から，半消化態栄養素の投与を検討します．

　またショック状態，人工呼吸器管理および播種性血管内凝固（DIC）で出血傾向のある患者でのストレス潰瘍予防薬〔H_2ブロッカー（H2RA），プロトンポンプ阻害薬（PPI）〕投与を検討するとともに，すでにストレス潰瘍予防薬投与中では継続すべきかどうか・中止可能かどうかを判断します．

　腸管蠕動薬としてモサプリド，メトクロプラミド，大建中湯，エリスロマイシンの投与，そして下剤として刺激性下剤，ラクツロース投与の必要性についても検討します．

　栄養投与については，"蘇生期"をのりきれたら早期経腸栄養を中心として，クリティカルケアでは過剰栄養ではなくあくまで"過小栄養許容permissive underfeeding"での栄養投与を心がけます（第20章参照）．

代謝・内分泌でのアセスメント

▶ 診察・身体所見
- なし

▶ 血液検査・画像所見など
- 血糖値モニタリング

▶ その他・臓器特異的所見のチェックポイント
- 敗血症性ショックでの相対的副腎不全のチェック〔輸液負荷±カテコラミン（ノルアドレナリン，アドレナリン）±バソプレシンへの反応不良例〕
- 重症患者でのインスリンを使った"中等度"血糖コントロール

- 長時間作用型インスリン，インスリン皮下注は超急性期には禁忌
- 経口血糖降下薬は急性期全般においていったんやめておいたほうが無難
- バイタルサインの異常での甲状腺チェック："低体温，徐脈，心房細動"，"高熱，頻脈，心房細動"
- もともとスタチン内服中の場合，可能な限り継続する

　代謝・内分泌について血液検査では状況に応じた時間間隔での血糖値モニタリングが必要となります(絶食中・ICU入室初日2〜4時間ごと，食事・経腸栄養開始後6時間ごと).

　臓器特異的所見のチェックポイントとしては，敗血症性ショックを含めたクリティカルケアでの相対的副腎不全チェック：輸液負荷＋強心薬・血管作動薬(ドブタミン，ノルアドレナリン，アドレナリン，バソプレシン)を使用するも血行動態不安定が続くケースでは，ヒドロコルチゾン投与を検討します．

　またクリティカルケアでの患者では，インスリンを使ったそれほど厳格ではない"中等度"血糖コントロール：140〜180mg/dLでコントロールします．

　またもともと経口血糖降下薬および長時間作用型インスリン皮下注射は超急性期は禁忌であり使用を中止します．超急性期はあくまで"インスリン持続静注"での血糖コントロールが大切です．

　また頻度は少ないもののバイタルサイン異常で甲状腺機能のチェックを行うようにしましょう．

- "低体温，徐脈，心房細動"→甲状腺機能低下症
- "高熱，頻脈，心房細動"→甲状腺機能亢進症

　もともと脂質異常治療薬としてスタチンを内服中の場合は，スタチンによる抗炎症・動脈硬化安定化作用があるため，横紋筋融解症や肝機能障害がなければ可能な限り継続することが大切です(第14章参照)．

神経系でのアセスメント

▶ 診察・身体所見
- 神経脱落症状，意識レベル，鎮静深度，痙攣のチェック
- 不穏状態・せん妄状態の把握，昼夜逆転，睡眠時間のチェック

▶ 血液検査・画像所見など
- 鎮痛：NRS，BPS，CPOT，鎮静：RASS，せん妄：CAM-ICU，ICDSCでの評価，BISモニター(筋弛緩薬使用時は必須)

> **その他・臓器特異的所見のチェックポイント**
> - 客観的スコアに基づいた鎮痛,鎮静の維持・テーパリングの把握,または1日1度鎮静を止めて意識レベルの評価を行う(DIS)
> - 心肺停止直後なら低体温〜常温管理を考慮する
> - refeeding症候群が想定されるケースでは潜在性Wernicke脳症があると考える
> - ベンゾジアゼピンを避けて,睡眠にトラゾドン,せん妄にハロペリドール・オランザピン・リスペリドン・クエチアピン

診察・身体所見では瞳孔サイズ・眼球運動,上下肢左右差など神経脱落症状,意識レベル,鎮静深度,痙攣のチェックを行います.また不穏状態・せん妄状態の把握,昼夜逆転,睡眠時間のチェックも大切になります.

また客観的なスコアによって,鎮痛(NRS, BPS, CPOT),鎮静(RASS),せん妄(CAM-ICU, ICDSC)の評価を行い,鎮痛・鎮静薬の適切な投与量調整が必要になります.また筋弛緩薬使用時はBISモニターを鎮静深度として参考にするとよいでしょう(第3章参照).

適切な鎮痛・鎮静深度が得られれば必ずしも行う必要はありませんが,1日1回鎮静を止めて意識レベルの評価を行う〔daily interruption of sedation(DIS)という〕ことで人工呼吸器離脱までの期間短縮,ICU入室期間短縮,入院期間短縮が指摘されているので,DISを考慮してもよいでしょう.

とくに心室性不整脈による心肺停止直後なら低体温〜常温管理を考慮した脳保護を目的とした治療方針も検討します.

"消化管・栄養"でとりあげた,refeeding症候群疑いや高リスク群では潜在性Wernicke脳症があると考え,ビタミンB_1を中心とした大量ビタミン投与を検討します.

せん妄のリスクファクターとしてベンゾジアゼピン使用があるため,可能な限りベンゾジアゼピンを避けるか短期間投与とし,睡眠誘導にトラゾドンやせん妄治療にハロペリドール,非定型抗精神病薬(オランザピン,リスペリドン,クエチアピン)を使

表7 疼痛,不穏,せん妄のケアバンドル

	疼痛	不穏	せん妄
評価	NRS, BPS, CPOT	RASS, SAS	CAM-ICU, ICDSC
治療	オピオイド 硬膜外鎮痛法 リラクゼーション	適正な鎮静レベル設定 ベンゾジアゼピン使用を控える	ベンゾジアゼピン使用を控える
予防	鎮痛第一,次に鎮静	人工呼吸器管理でのSBT 早期離床	早期離床 環境整備 ベンゾジアゼピン使用を控える

うことを検討します．

痛み，不穏，せん妄に対し，2013年に米国から，そして2014年に国内でPAD（pain, agitation, delirium）ガイドラインが発表され，評価・治療・予防についてまとめられています（表7）（第1, 2章参照）．

4 ケースをふりかえって

今回のケースをパーツごとにアセスメントすると以下のようになります．

▶ 全般

肺炎，心不全で入院．既往に糖尿病，高血圧，脂質異常症，末梢動脈疾患，肺気腫/COPD．肺炎への抗菌薬投与，心不全への血管拡張薬，利尿薬投与で対応．呼吸・循環を含めた全身管理を行う．また入院後の合併症はないが，呼吸不全が進行し人工呼吸器管理となっている．

ルートは挿管チューブ，経鼻胃管，末梢ルート×3，動脈ライン，尿カテーテル．ルーチン3としてストレス潰瘍予防でH2RA，DVT/PE予防でフットポンプ・弾性ストッキング・ヘパリン皮下注を行い，HAP/VAP予防で口腔ケアオーダーしている．ベッド上安静で，褥瘡は入院時点でなし．

▶ 心臓・循環器

最初に血管拡張剤（ニトログリセリン），利尿薬（フロセミド）を使用したが挿管・人工呼吸器管理となり，血圧低下し"蘇生期"であるため輸液を細胞外液に変更し，血管作動薬ノルアドレナリン使用．前負荷の指標としてPLRテストおよびSV値，SVV値を経時的にモニタリングする．平均動脈圧（MAP）でノルアドレナリン調整し，心エコーで心機能フォロー．肺炎治療中に心不全増悪や心筋虚血併発しないか注意する．

▶ 肺・呼吸器

人工呼吸器は呼吸筋疲労を考え最初の24～48時間は充分に鎮痛・鎮静を効かせて自発呼吸なしで補助呼吸モードとする．肺炎治療中のため，酸素濃度，PEEP値，動的・静的コンプライアンスをフォロー．ARDS併発に注意しながら，身長から理想体重61.5kgのため低1回換気（V_T）360mL（6mL/kg IBW）による人工呼吸器管理を意識する．

肺気腫/COPDがあるためCOPD急性増悪も考慮し，気管支拡張剤（短時間作用型β_2刺激薬，抗コリン薬）吸入を行う．

超急性期は連日胸部X線での心拡大・肺野浸潤影，挿管チューブ・胃管位置確認，気胸合併に注意する．

▶ 腎・電解質

IN-OUTバランスフォロー．"蘇生期"後の循環安定までは利尿薬（フロセミド）をいっ

たん中止し，"安定期・利尿期"となったら利尿を促す目的で適宜，利尿薬フロセミド，アセタゾラミドを投与予定とする．AKI合併のリスク高く，尿量に加えて，BUN/Cre値フォローとし，電解質K/Mg/Ca/P値フォロー．

血液・感染症

肺炎としてアンピシリン・スルバクタム，アジスロマイシン使用中．喀痰・血液培養結果待ち．喀痰グラム染色での菌消失の確認．

現時点ではDIC傾向なし．貧血なし．血小板減少をフォローする．

消化管・栄養

まずは絶飲絶食．2病日以降，呼吸・循環の安定を確認し次第，経鼻胃管からの経腸栄養GFO（グルタミン・ファイバー・オリゴ糖）開始を考慮．

内分泌・代謝

血糖降下薬は中止し，インスリン持続静注での血糖コントロールは140～180を目標とする．また輸液および血管作動薬を投与しても循環不安定ならば，相対的副腎不全を考慮してヒドロコルチゾン投与を行う．もともとスタチンを内服しており循環安定し次第再開予定とする．

神経系

フェンタニル，デクスメデトミジンで鎮痛・鎮静．BPSとRASSスコアで鎮痛・鎮静評価．循環安定し次第，2病日以降に日中1，2時間中止ないし減量し，意識レベル評価を適宜行う．

どうでしょうか？　一見すると心不全と肺炎合併の重症ケースもパーツごとに評価することで考えやすくなったのではないでしょうか．複雑なケース，合併症多数のケースであればあるほどパーツごとの評価と治療目標をはっきりさせることで日々のクリティカルケアの現場が生き生きとしてくるに違いないと思います．

これまでの各パーツごとのアセスメントを繰り返し用いて慣れるとともに，各論の第1～20章で詳しい内容について理解を深めてもらえればと思います．

最後に日々のICU回診時に確認すべきクリティカルケアでのチェックシートを示します．

ICU/CCUチェックシート

全般：
　診断名，合併症，過去24時間でのイベント
バイタルサイン：最高値・最低値・平均値
　体温，血圧（平均血圧MAP含む），心拍数，呼吸数，動脈血酸素飽和度（SaO_2）
　IN-OUTバランス―24時間in/out，24時間尿量，ドレーン排液量
　ICU入室からのトータルバランス

投与薬剤：
　挿入日時・部位―ルート（末梢・中心静脈・肺動脈），動脈ライン，尿カテーテル，
　胃管，ドレーン，その他
　血管作動薬，血管拡張薬，抗菌薬，鎮静薬，鎮痛薬，その他

ルーチン3：
　①ストレス潰瘍予防（PPI/H2RA）
　②DVT/PE予防（間欠的足圧迫，弾性ストッキング，抗凝固薬）
　③HAP/VAP予防（ギャッジアップ，口腔ケア）

人工呼吸器：
　モード（A/C，SIMV，PS，APRV），呼吸回数，1回換気量（V_T），分時換気量（$\dot{V}_E$），
　F_IO_2，PEEP，直近の動脈血液ガス分析

急性血液浄化療法：
　モード〔CRRT，IRRT（HD，SLED-f）〕，置換量，血液浄化フィルター種類，抗凝固薬，
　除水量，施行時間

その他のデバイス：
　体外心ペーシング，V-V ECMO，V-A ECMO

診察項目：
　心・血管―心音，心雑音
　肺・呼吸器―呼吸音左右差，喘鳴の有無
　腹部―膨満，圧痛（とくに右季肋部），経腸栄養剤の種類・投与量，逆流・嘔吐の有
　　　　無，排便の有無，下痢の有無
　神経―意識レベル（JCS/GCS），せん妄の有無，瞳孔サイズ・対光反射，眼球運動，四
　　　　肢の動き左右差の有無，深部腱反射
　皮膚・四肢―脈拍，発疹・褥創，ルート刺入部の発赤，腫脹，熱感

血液検査：
　血算（WBC，Hb/Ht，Plt），腎機能（BUN/Cre）・電解質（Na，K，Ca，Mg，P）
　グラム染色・培養結果（血液，喀痰，尿，創部，その他）

生理検査：
　12誘導心電図，心エコー，腹部エコー

画像検査：
　胸部X線，腹部X線，CT（頭部，胸部，腹部），MRI（頭部，その他）

✻ この章でのポイント ✻

- ☑ クリティカルケアでのルーチン"6"を常に行う．
- ☑ クリティカルケアでは全身のアセスメントはパーツに分けて行う．
- ☑ 忙しいクリティカルケアの現場では，体力，知力，そして患者を絶対によくするという情熱を大切にする．

📖 For Further Readings：さらに理解を深めるために

1. Vincent JL, De Backer D. Circulatory shock. N Engl J Med. 2013; 369: 1726.
2. Marik PE. Early management of severe sepsis. Chest. 2014; 145: 1407.
3. Guyatt GH, Aki EA, Crowther M, et al. Executive summary: antithrombotic therapy and prevention of thrombosis, 9th ed: American College of Chest Physicians evidence-based clinical practice guidelines. Chest. 2012; 141(2 Suppl): 7S.
4. Myburgh JA, Mythen MG. Resuscitation fluids. N Engl J Med. 2013; 369: 1243.
5. Hess DR. Approaches to conventional mechanical ventilation of the patient with acute respiratory distress syndrome. Respir Care. 2011; 56: 1555.
6. Koyner JL. Assessment and diagnosis of renal dysfunction in the ICU. Chest. 2012; 141: 1584.
7. John S, Eckardt KU. Renal replacement strategies in the ICU. Chest. 2007; 132: 1379.
8. Casaer MP, Van den Berghe G. Nutrition in the acute phase of critical illness. N Engl J Med. 2014; 370: 1227.
9. Reade MC, Phil D, Finfer S. Sedation and delirium in the intensive care unit. N Engl J Med. 2014; 370: 444.
10. Cook D, Rocker G. Dying with dignity in the intensive care unit. N Engl J Med. 2014; 370: 2506.

column
15年

　私はひとつの仕事を十分把握ししっかりやれるようになるには最低10年かかるものだと思っていた．

　医師になって15年，そして現在与えられたクリティカルケアの現場でがむしゃらにやって11年目になる．前著の際にはいろいろとわかった気になっていたが，やはり医師10年，クリティカルケア5年目では今思うとまだまだ混沌とした世界に迷い込んで，さらに背伸びしすぎて自分の考えと実際の臨床がついていっていなかったように感じている．

　そのギャップをどのように埋めればよいのか悩みながら，それからとことん日々の臨床に向き合ってさらに5年ほど経ち，ようやく医師としてまわりをみわたせる場所にたどりついた．でもまだ道半ばだ．無情にも年月だけは過ぎ，仕事をするには体力・知力・与えられた時間ともに人生のピークは過ぎようとしている．今まで培ってきた経験を糧にして力の入れ具合，ギアチェンジにさしかかってきた．

　経験を積んできてはいるものの今でもたくさんの知識・技術が自分自身には必要であり，まだまだ足りない．もっともっと上を目指したいと考えている．目の前で困っている患者さんの役に立てる医師になりたいと思う．

　クリティカルケアの現場に踏み込んだ約10年前をふりかえってみると，集中治療専門医がいない一般市中総合病院の中で，当時，循環器，心臓外科，脳神経外科中心に各科なりのやりかたで運営されるICU/CCUに，「一般内科をメインとして横断的な視点からクリティカルケアに携われる立場をおく」という病院方針に，自分自身がチャレンジした格好でのスタートだった．

　当時一般内科メインの後期研修上がりの医師5年目なりたての自分には，与えられた仕事はほぼゼロであった．肩書きのみ与えられ仕事のお膳立てはなく，自分で仕事を探すことからはじめた．そう"ゼロからの出発"である．

　自分なりに当時，一般内科をやめて集中治療に向き合うからには，「いい加減な気持ちで引き受けてはいけない」，「ほかの医師，施設で助けられない患者を助けたい」，そして結果として「とことんやって京都で，そして国内で有数のICU/CCUにしたい」，という夢をもち．日々のクリティカルケアに飛び込んでいった．

　各科専門医の信頼を勝ちとるためにはどうしたらよいかを常に考えた．

　世界標準に近い全身管理を一般市中病院で展開するにはどうしたらよいかを常に考えた．

　周術期管理をした経験がそれまでなかったので，外科医の信頼を勝ちとるべくベッドサイドで輸液管理に夜通し延々と悩んだ．

　そして呼吸，循環，体液管理をはじめ，ひたすら患者をみて，ひたすら調べ，ひたすらベッドサイドにこだわり続けた．

　年々少しずつ評価され，現在ではER・病棟急変からの急性期内科系疾患をはじめ，多発外傷・急性腹症，心臓血管外科術後など外科系疾患，内科合併症多数の外

科系周術期など広い分野にわたって内科・外科系専門医と協力して診療にあたれるようになってきた．そして任されるようになってきた．信頼関係，そして結果を残すこと，クリティカルケアでのプロフェッショナルとしてこの2つを意識し，それに向かって陰でこつこつと努力を続けてきた．現在の自分がまっとうな集中治療医の道を進んでいるかどうかは，あくまで他人が判断することであるのでわからない．ひとついえることは，クリティカルケアの泥臭い現場にこだわり続け，患者の全体像・病態生理を意識し，全体をみながら適切にモニタリングの上で薬剤，人工呼吸器，血液浄化療法などを組み合わせて治療を繰り返し繰り返し行ってきたということだ．

私は自分自身，以下のことを当院ICU/CCUの品質保証として掲げて仕事をしている．
① 目の前で展開している医療内容（診断・治療）が世界標準の治療と比べて侵襲度・治療成績の面からどの程度離れているのか，そしてそれが妥当なのかどうかを意識しているか．
② 昨年まで，前回まで，そして今まで救命困難だったケース（知識・技術・スピード）を救命できるよう意識しているか．
③ （誰が担当しても）よくなっていくであろうケースについては，1日でも，1時間でも，1分でも早くよくなるよう，そしてより侵襲が少ない医療内容で改善するよう意識しているか．
④ 他科からのケースでは，自分の担当ケース以上に入念な治療計画の下，他科主治医と異なる視点から付加価値があり，今まで以上に他科から信頼を得られるよう意識しているか．

月日はあっという間に過ぎていく毎日であるが，もっと上へ，もっと遠くへ，まだまだ自分自身を追い込みながらチャレンジし続ける日々が続く．

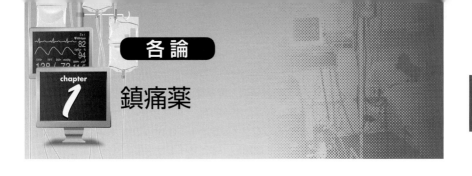

各論

Chapter 1 鎮痛薬

この章でとりあげる薬剤

フェンタニル，モルヒネ，レミフェンタニル，ブプレノルフィン，ペンタゾシン，ナロキソン，ケタミン，アセトアミノフェン，イブプロフェン，ガバペンチン，カルバマゼピン

ケース

Case1

冠動脈3枝病変のある75歳男性．冬のある日に自宅風呂場で倒れているところを発見．心肺停止状態で救急隊覚知し現着．ERに搬送され，心肺蘇生処置され胸骨圧迫，気管挿管，アドレナリン投与で自己心拍再開．蘇生まで約15分．ドパミン5μg/kg/分で開始され，バイタルサインは血圧90/60，心拍数70．自発呼吸なし．蘇生後の常温〜準低体温療法目的でICU入室となった．輸液および抗痙攣・鎮静でミダゾラム，鎮痛でフェンタニル持続静注（フェンタニル® 0.1mg/2mL 10A / 0.9%食塩水30mLで2mL/時），筋弛緩でロクロニウム使用し，ルーチン3：深部静脈血栓症（DVT）予防，ストレス潰瘍予防，人工呼吸器関連肺炎（VAP）予防を行い，36℃体温維持療法開始となった．

Case2

下部消化管穿孔術後の60歳男性．術後挿管ICU帰室．人工呼吸器管理中であり，鎮痛でフェンタニル持続静注（フェンタニル® 0.1mg/2mL 10A / 0.9%食塩水30mLで2mL/時），鎮静でプロポフォール使用している．夜間BPS（Behavioral Pain Scale）で4点（表情1，上肢2，同調性1）で経過しフェンタニル流量変更なし，フラッシュなしで経過した．

2病日日中にプロポフォールoffで人工呼吸器離脱予定のためプロポフォールoff後もBPS 4点以上になるならば鎮痛フェンタニル投与量増量およびアセトアミノフェン併用も考慮する方針とした．

Case3

多発外傷（腹腔内出血，外傷性脾損傷，腎損傷，左大腿骨骨折，骨盤骨折）による出血性ショックで緊急手術となった35歳男性．術後挿管ICU帰室となったが，2病日に人工呼吸器離脱．鎮痛としてフェンタニル® 0.1mg/2mL 10A / 0.9%食塩水30mL組成2mL/時で持続静注を使用し，オピオイド使用量を減らすためにケタラール®原液（ケタミン）50mg/5mL 5A（250mg/25mL）2mLフラッシュし1.5mL/時併用とアセリオ®点滴静注（アセトアミノフェン）1,000mg/100mL 10分を6時間あけて屯用使用した．

Case4

大腿骨頸部骨折で大腿骨頭置換術術後の76歳男性．慢性腎臓病，肺気腫/COPDの既往があり，術後ICU管理となった．疼痛が強くフェンタニル持続静注（フェンタニル® 0.1mg/2mL 10A / 0.9%食塩水30mL組成1mL/時）を行っていたが，夜間に2回創部痛がありNRS（Numerical Rating Scale）5点となり，1回目はフェンタニル1mLフラッシュ，それでも改善乏しく屯用でアセリオ®（アセトアミノフェン）1,000mg/100mL静注を行いNRS 2点となった．

Case5

ADL自立した50歳男性．頭痛，意識障害でER来院．
酸素10L/分でSpO$_2$ 95%，血圧220/140，心拍数130，呼吸数12，体温35.5℃，GCS：E1V1M4，いびき様呼吸．くも膜下出血の診断でICU入室．上気道閉塞，呼吸不安定なため，術前に気管挿管，人工呼吸器管理となった．
①2%リドカイン100mg 1/2A，②レペタン®（ブプレノルフィン）0.2mg 1A，③ミダゾラム10mg 1A，④ロクロニウム50mg 1V静注し挿管．人工呼吸器管理開始となり，2病日に緊急手術となった．

クリティカルケアでの鎮痛薬の考え方

クリティカルケアで最も重要な治療はなんでしょうか？

疾患自体の治療を行い救命を目指すこと―確かに大切な治療です．しかし，クリティカルケアで対応する患者すべてにとって最も大切なことは「痛みをとる」ということです．

そのため，本書で一番最初に鎮痛薬をとりあげ，その使い方と鎮痛の評価の仕方について考えてみたいと思います．

とくにクリティカルケアでは，疾患自体に痛みが伴います．また疾患への治療（挿管・人工呼吸器管理，外科的処置など）にも痛みが伴います．また原疾患がなんであれ多臓器機能不全症候群（MODS）に陥った状態では，インフルエンザに罹患したとき

にふだん我々が経験するような全身筋痛・倦怠感と同様の体の置き所のないような痛みに苦しむといわれています．

またICU入室患者の不穏・せん妄の原因として，不十分な鎮痛がとくに多い原因といわれています．

そのため，ICU入室患者ケアではいつでも「患者の痛みはコントロールされているか」，「鎮痛薬は十分量投与されているか」について検討する必要があります．

> POINT！
> - ICU入室患者は常に疾患自体の痛み，治療に伴う痛み，日常ケアに伴う痛みを感じている．
> - ICU入室患者が不穏・せん妄となった場合，「鎮痛が不十分ではないか」の視点を大切にする．

クリティカルケアでは常にバイタルサインを大切にし，バイタルサインの異常がないかどうかに注意します．クリティカルケアでのバイタルサインには基本の5つ—①血圧，②体温，③心拍数，④呼吸数，⑤酸素飽和度（SpO_2）があります．

さらに6，7番目のバイタルサインとして，⑥痛み，⑦覚醒・意識レベル，不穏・せん妄，についてルーチンに評価することが大切です．

> POINT！
> - クリティカルケアでは5つのバイタルサイン（血圧，体温，心拍数，呼吸数，酸素飽和度）に加えて，痛みおよび覚醒・意識レベル，不穏・せん妄評価を6番目，7番目のバイタルサインとしてルーチンに評価する．

また日常的なルーチンケアにおいても痛みが伴うことがわかっています（表1）．そしてこれらICUでのルーチンケアについて25％以下でしか鎮痛が行われていないこともわかっています．そのため，ふだんから処置前後での十分な鎮痛を行うことは大切だと考えます．

表1 ICUでの処置に伴う痛みの強度
（0：痛みなし，10：最も痛い）

処置内容	痛みの強さ
体位変換	4.93
ドレーン抜去	4.67
創傷処置・ガーゼ交換	4.42
気管内吸引	3.94
中心静脈ライン挿入	2.72
大腿動脈シース挿入	2.65

❶ クリティカルケアでの鎮痛薬の考え方

鎮痛薬と鎮静薬について混同することが多いので，まずその違いについて再度確認しましょう．

> ▸ **鎮静薬と鎮痛薬：大原則その1**
> - 鎮静薬には鎮痛効果がない！（例外あり！）
> ▸ **鎮静薬と鎮痛薬：大原則その2**
> - 鎮痛薬には鎮静効果があるが健忘効果はない！
> ▸ **鎮静薬と鎮痛薬：大原則その3**
> - クリティカルケアでは鎮痛を優先させる！
> ▸ **鎮静薬と鎮痛薬：大原則その4**
> - クリティカルケアの鎮痛＝基本はオピオイド麻薬のフェンタニルを用いる！

痛みをコントロールするために鎮痛薬を用い，健忘作用を期待して鎮静薬を併用する形でクリティカルケアでは「鎮痛薬＋鎮静薬」を組み合わせて使います．また痛みで興奮状態やせん妄状態になっているケースも多く，鎮静薬のみでせん妄状態になっているケースでは，やみくもに鎮静薬投与を増やすのではなく，鎮痛が必要ではないかというアセスメントが大切です．常に"鎮痛第一"の視点をもつことは重要です．

クリティカルケアでの鎮痛の目的はなんでしょうか？

身体面への影響として，疼痛刺激は交感神経刺激となり，クリティカルケアで循環動態が不安定な場合，血行動態の悪化，組織酸素消費量の増加の可能性があります．そして適切な鎮痛を行うことで回避できると考えられます．また精神面については十分な鎮痛をかけることでICU退室後の外傷後ストレス障害（PTSD）を減らす可能性や不安・せん妄を減らします．疾患自体からの疼痛刺激，そして治療や処置に伴う疼痛刺激も患者自身の生理的状態（ホメオスタシス）を乱します．

> **POINT！**
> - **痛みの身体面への影響：**
>   ストレス応答増強，不安定な血行動態，高血糖，免疫異常，酸素消費量増大
> - **痛みの精神面への影響：**
>   不安，せん妄，外傷後ストレス障害（PTSD）

また後述しますが，クリティカルケアでの疾患自体・処置自体の強い痛みに対してはオピオイド麻薬であるフェンタニルを鎮痛薬の基本として用いることも重要です．

鎮静薬は一般的に鎮痛効果がありませんが，NMDA受容体拮抗薬のケタミンとα_2受容体作動薬のデクスメデトミジンは鎮痛作用もあるため，副作用でフェンタニ

ルが増量できない場合に併用して使用されることがあります．

2 鎮痛の評価

患者本人の意識あり，コミュニケーション可能な場合

　疼痛の評価にあたり，患者とコミュニケーションがとれる場合は，視覚アナログスケールVisual Analog Scale（VAS；図1：10cmの長さで痛みなしからの長さcmを測定する）やフェーススケールFace Pain Scale（FPS；図2）があり痛みの強さを指さしてもらいます．また数値評価スケールNumeric Rating Scale（NRS）として数字で聞く方法（無痛0点～最も痛い10点の11段階評価）があります．

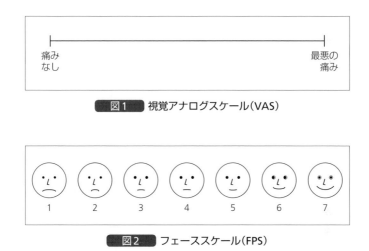

図1　視覚アナログスケール（VAS）

図2　フェーススケール（FPS）

　これらのうちNRS＞3点，VAS＞3点は患者に痛みがあることを示すため，痛みに対する治療介入をする必要があります．

人工呼吸器管理中などコミュニケーション困難な場合

　一方，クリティカルケアで患者とコミュニケーションが十分とれない場合，とくに人工呼吸器管理中などではBPS（Behavioral Pain Scale；図3，表2），CPOT（Critical-Care Pain Observation Tool；表3）により評価します．BPSについては挿管・人工呼吸器管理の場合と非挿管でコミュニケーション困難な場合についても評価可能な変法BPSスケール（BPS-NI；図3）があります．

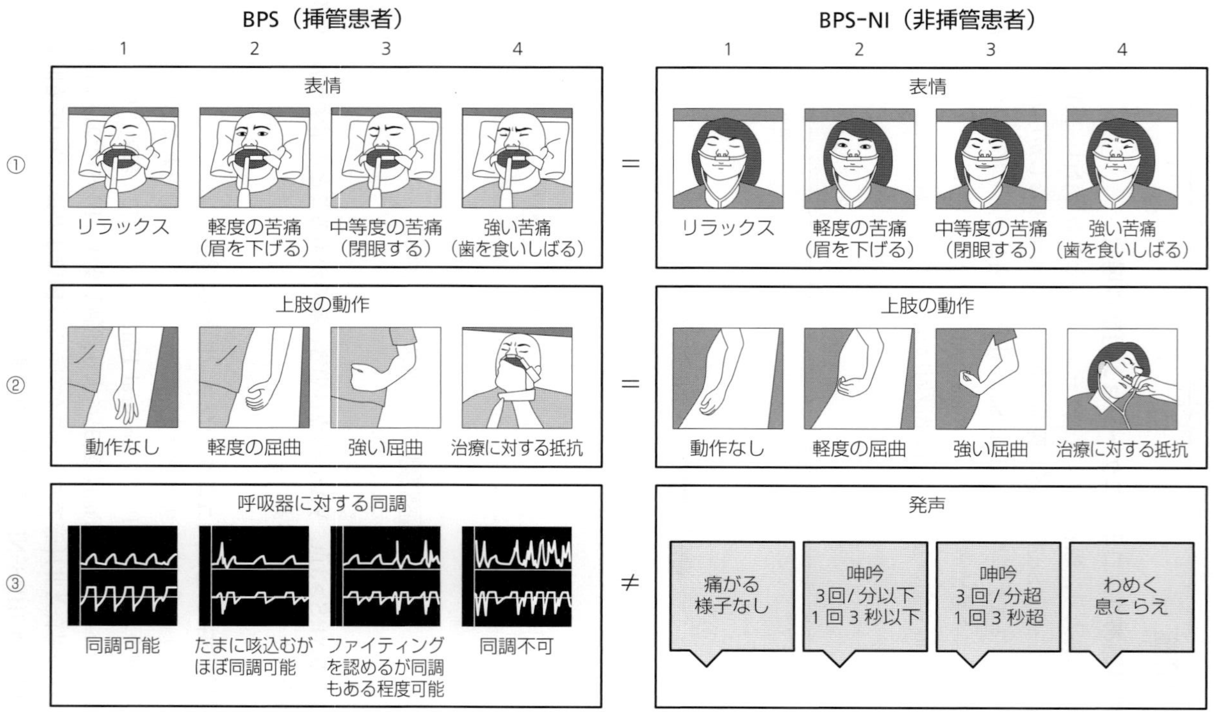

① ②、③の項目で評価、加点する（合計 3〜12 点）

図3 BPS と BPS-NI（文献10より）

表2 BPS(Behavioral Pain Scale)でのスコアリング(合計：3〜12点)

項目	内容	スコア
表情	穏やかな	1
	一部硬い(例えば，まゆが下がっている)	2
	全く硬い(例えば，まぶたを閉じている)	3
	しかめ面	4
上肢の動き	全く動かない	1
	一部曲げている	2
	指を曲げて完全に曲げている	3
	ずっと引っ込めている	4
人工呼吸器との同調性	同調している	1
	時に咳嗽	2
	呼吸器とのファイティング	3
	呼吸器の調節がきかない	4

表3 CPOT(Critical-Care Pain Observation Tool)でのスコアリング(合計：0〜8点)

指標	状態	具体的な説明
① 表情	0 リラックスした状態	筋緊張なし
	1 緊張状態	眉を寄せる，顔をしかめる
	2 顔をゆがめる	強く閉眼
② 四肢の動き	0 動きなし	全く動かない
	1 防御	疼痛部位に触れる
	2 興奮	ベッドから起き上がる，暴力，チューブ抜去
③ 筋緊張(上肢を屈曲伸展させ評価する)	0 緊張なし	緊張なし
	1 軽度緊張	屈曲伸展に対して抵抗あり
	2 強い緊張	極度に屈曲伸展に対して抵抗あり
④-1 人工呼吸器への同調性	0 呼吸器に同調	アラームが鳴らない
	1 咳こむも同調可能	ときどきアラームが鳴る
	2 ファイティング	同調せず頻回にアラームが作動する
④-2 非挿管患者では発声	0 会話可能	普通に落ち着いて会話可能
	1 ため息・うめき声	ため息・うめき声
	2 泣き叫ぶ・すすり泣く	泣き叫ぶ・すすり泣く

　BPS＞5点，CPOT＞2点は患者に痛みがあることを示すため，痛みに対する治療介入をする必要があります．

　患者が感じる疼痛は自覚的であるため，NRS，VAS，BPS，CPOTを用い繰り返し疼痛の評価を繰り返すこと，そして医師・ナースがベッドサイドで"痛くないですか？"，"痛みは和らぎましたか？"の声かけや，患者の適切な姿勢の維持，カテーテルやドレーンチューブ類による不快感への注意深い観察など非薬物的治療が重要であ

り，適宜鎮痛薬の全身投与を追加で行うというアプローチが大切です．

> **POINT !**
> - 患者が応答可能ならばNRS，VAS，フェーススケールを用い，応答不可能な場合はBPS，CPOTで痛みを評価する．
> - NRS＞3点，VAS＞3点，そしてBPS＞5点，CPOT＞2点では痛みに対する治療介入を行う．

3 痛みのメカニズムと鎮痛薬の作用部位（図4，表4）

　クリティカルケアでの機械的刺激（外科的処置等）や炎症反応によるプロスタグランジン産生による化学刺激により末梢神経が活性化されると活動電位が発生し，脊髄後角に伝わります．

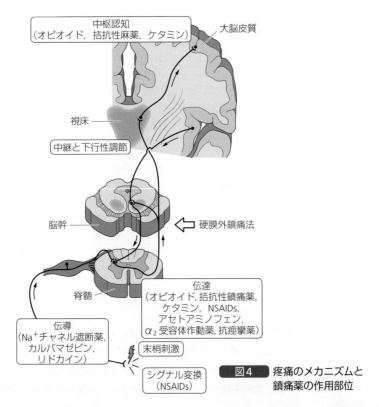

図4　疼痛のメカニズムと鎮痛薬の作用部位

表4 鎮痛薬の種類と作用部位

鎮痛薬の種類	作用部位
拮抗性麻薬・オピオイド麻薬	大脳・脊髄後角μ受容体刺激
アセトアミノフェン	中枢シクロオキシゲナーゼ阻害
NSAIDs	中枢・末梢シクロオキシゲナーゼ阻害
ケタミン	脊髄後角,大脳NMDA受容体遮断
デクスメデトミジン	脊髄後角α_2受容体刺激
抗痙攣薬(カルバマゼピン,ガバペンチン)	末梢・中枢神経伝導遮断

　この末梢神経をブロックする薬剤としてプロスタグランジン産生を抑制するNSAIDs,神経伝導に関わるNa^+チャネルを遮断するNa^+チャネル遮断薬で抗痙攣薬でもあるカルバマゼピンや局所麻酔薬リドカインがあります.

　脊髄後角からは中枢神経に伝達され脳へ痛みのシグナルが送られます.このとき脳にはオピオイド,オピオイド拮抗性鎮痛薬,ケタミンが作用し,また脊髄後角に作用する薬剤としてオピオイド,オピオイド拮抗性鎮痛薬,NSAIDs,アセトアミノフェン,ケタミン,α_2アドレナリン受容体作動薬(デクスメデトミジン),抗痙攣薬(ガバペンチン,カルバマゼピン)などがあります.

　また後述する硬膜外鎮痛法は,脊髄後角から脳への痛みシグナルを遮断することで鎮痛効果を発揮します.

4 クリティカルケアでよく使われる鎮痛薬(表5)

表5 クリティカルケアでよく使われる鎮痛薬

薬剤	投与量(mg)	作用発現(分)	持続時間(分)	持続静注量(mg/時)
モルヒネ	1~10	10~20	120~240	1~50
フェンタニル	0.025~0.25	1~2	30~60	0.025~0.25
レミフェンタニル	1.5μg/kg	1~3	3~10	0.5~15μg/kg/時
ペンタゾシン	30~60	15~30	120~180	—
ブプレノルフィン	0.15~0.3	<30	300~360	—

※レミフェンタニルは2017年12月現在手術室での全身麻酔時の鎮痛のみの適応である.

オピオイド拮抗性鎮痛薬: agonist-antagonist
ブプレノルフィン(レペタン®),ペンタゾシン(ペンタジン®)

　オピオイド拮抗性鎮痛薬は麻薬のような取り扱い上の煩雑さがないため,国内では頻用されています.代表的な薬剤としてブプレノルフィンとペンタゾシンがあります.

ペンタゾシンは交感神経刺激作用により，末梢血管収縮作用，血圧上昇，心筋酸素消費量を増加させるため，心疾患や脳出血・くも膜下出血での使用は奨められません．

一方，ブプレノルフィンはモルヒネの25〜40倍の力価があり，作用時間も6時間程度と長く，血管拡張作用があるためクリティカルケアではよく使われます．著者も麻薬のフェンタニルが使用できない場合や迅速に処置が必要なときに1回限り鎮痛を行う際，ブプレノルフィンを好んで選択しています．

しかし，オピオイド麻薬に比べ天井効果ceiling effect（鎮痛極量が存在する）があることや，オピオイド麻薬の効果に拮抗するため，多発外傷や緊急外科手術など大きな侵襲ストレスが予想される場合，当初からオピオイド麻薬を使用するほうがよいでしょう．

モルヒネ，フェンタニルに対するブプレノルフィンとペンタゾシンの力価の換算は以下のように考えるとよいでしょう．

> **力価**：モルヒネ10mg＝フェンタニル0.1mg＝ブプレノルフィン0.2mg
> 　　　＝ペンタゾシン30mg

■**使い方**

気管挿管や創傷処置など1回のみ緊急で鎮痛したい場合，
- ブプレノルフィン（レペタン®）0.2mg/1mL 1Aを1/2〜1A静注

POINT！
- オピオイド拮抗性鎮痛薬は事務処理が容易であるが，鎮痛に天井効果およびオピオイド麻薬拮抗作用があるため，クリティカルケアではあまり使われない．
- ペンタゾシンは交感神経刺激作用があり，心血管疾患・脳血管疾患では使いにくい．
- ブプレノルフィンは血管拡張作用があるため，使用時には血圧低下に注意する．

オピオイド麻薬：μ受容体にアゴニストとして作用
モルヒネ（塩酸モルヒネ®），フェンタニル（フェンタネスト®，フェンタニル®），レミフェンタニル（アルチバ®）

オピオイド麻薬としてモルヒネとフェンタニルがあります．それ以外に超速効型短時間作用型のレミフェンタニルが国内では使用可能ですが手術室での全身麻酔時の使用に限られており，現時点ではクリティカルケアでは使用できないためここではとりあげません．

拮抗性麻薬との大きな違いは，オピオイド麻薬（モルヒネ，フェンタニル）には天井効果がないことがあげられます．つまり，痛みが強い場合に増量することが可能で極

量がないことを意味します．そのため，強い痛みが問題となるクリティカルケアではオピオイド麻薬が鎮痛の基本薬として用いられます．

モルヒネは作用時間が長く間欠的投与され，しばしば癌性疼痛などで一般病棟では使用されている薬剤ですが，クリティカルケアの現場では以下の2つの理由でフェンタニルより劣ります．

> **モルヒネがクリティカルケアで用いられない理由**
> ① 血管拡張作用があり，血行動態不安定な場合使いにくい．
> ② 半減期が長く，腎機能障害でさらに作用が遷延する．

一方，フェンタニルは速効性があり，作用時間が短いためふつう持続静注（スタッフに余裕があれば1, 2時間ごとに静注のオプションがある）で用います．血管拡張作用が少ないため循環動態が不安定なケースで使いやすいメリットがあります．

オピオイド拮抗性鎮痛薬，オピオイド麻薬ともに副作用として呼吸抑制，腸管蠕動低下，嘔気・嘔吐があります．

呼吸抑制にはナロキソン，腸管蠕動低下には下剤・ナロキソン持続静注，また国外では経口末梢オピオイド拮抗薬であるアルビモパン，メチルナルトレキソンが使用可能です（2017年12月の時点で国内では未発売）．しかし一般的にナロキソンを使用する必要があるケースはICUではきわめて稀です．

オピオイド麻薬使用時には効果が強いと縮瞳がみられるため，瞳孔径のフォローを定期のバイタルサインチェックのときに同時に評価していきます．

またフェンタニルの副作用として大量急速静注（0.1～0.2 mg以上）で呼吸筋の筋強直があげられます．そのためフェンタニルを静注する場合は2分程度時間をかけて静注することが重要です．また筋強直により換気不全となる場合は筋弛緩薬を使用して挿管・人工呼吸器管理を行います．

> **フェンタニルの副作用ケース**
> 意識障害でER搬送となった45歳男性．疼痛刺激で暴れるも，少しすると舌根沈下あり．
> 気道確保目的で挿管の方針．フェンタニル（フェンタネスト®）0.1 mg 2A静注しミダゾラム（ドルミカム®）10 mg静注したところ，アンビュバッグで換気できなくなった．
> 慌てて筋弛緩薬ロクロニウム（エスラックス®）50 mg 2V追加し換気可能となった．

■使い方

静注でオピオイド麻薬を使用する場合，

- フェンタニル0.1 mg/2 mL 1Aを1/2～1A静注　2分かけて静注　30分～2時間ごとに適宜追加静注　※フェンタニル持続静注メニューは後述します

Chapter 1 鎮痛薬

> **POINT！**
> - 速効性があり血行動態に作用しないフェンタニルがクリティカルケアでの鎮痛の第一選択である．
> - 副作用として鎮静，呼吸抑制，腸管蠕動低下，嘔気・嘔吐があり，とくに呼吸抑制が出るときには縮瞳しているため，フェンタニル使用時には瞳孔径計測を行う．
> - 適宜静注でも持続静注でも用いられる．

MEMO　天井効果なし＝極量のないオピオイド麻薬の"実際の最大投与量"

　オピオイド麻薬であるフェンタニルは天井効果がないためクリティカルケアでは鎮痛の基本薬です．しかし，実際の現場では極量がないからといってフェンタニルを短期間に大量投与することはありません．

　実は，副作用である"腸管蠕動抑制"により鎮痛でのフェンタニルを増量したくても増量できないことが頻繁にあります．

　腸管蠕動による経腸栄養や食事摂取が進まないととくに多臓器機能不全症候群（MODS）に陥ったケースでは救命困難・全身状態の改善が見込めません．

　そのため，フェンタニルを使用しているケースではとくに栄養管理をする際に腸管蠕動および排便の有無，嘔気・嘔吐および胃管からの逆流量のモニタリングが大切になります．

　腸管蠕動抑制によってフェンタニルが増量できないケースでは，腸管蠕動薬・下剤を適宜併用したり，オピオイド麻薬以外の鎮痛薬をうまく併用することで対応します．

MEMO　オピオイド麻薬の拮抗

　クリティカルケアでの鎮痛目的でフェンタニルを使用する際に，意識障害，呼吸抑制が問題になることはほとんどありません．しかしオピオイド中毒への拮抗薬であるナロキソンの使い方を理解することは重要であり，ここでとりあげます．

　ナロキソンはオピオイド麻薬および拮抗性麻薬が作用するμ受容体を拮抗することにより，オピオイド麻薬および拮抗性麻薬の効果を減弱させます．また95％が肝代謝され腎排泄されます．

　副作用として，急激な鎮痛消失による激痛，高血圧，不整脈，肺水腫，せん妄，オピオイド離脱症候群があります．また作用時間が短いため（20〜60分），モルヒネ中毒の場合はオピオイド中毒症状が再発する可能性があります．

■使い方

ナロキソン（ナロキソン®）0.2mg/1mL 1A　0.05〜2mg静注，2〜20分ごと

5 クリティカルケアでよく使われる鎮痛補助薬・硬膜外鎮痛法（図5）

非オピオイド性鎮痛補助薬

　前述のオピオイド麻薬，オピオイド拮抗性鎮痛薬以外の鎮痛補助薬は，効率よく疼痛緩和を行い，オピオイドの副作用である腸管蠕動抑制や呼吸抑制，鎮静作用を減少させるために使用されます．ケタミン，非ステロイド性抗炎症薬（NSAIDs），アセトアミノフェン，抗痙攣薬（カルバマゼピン，ガバペンチン）などがあります．

　フルルビプロフェン（ロピオン®）は最もよく使われる非経口のNSAIDsです．国外ではketorolacがあり，6時間ごとに15〜30mgの投与量です．一般的に，NSAIDsの副作用には胃潰瘍，腎障害，血小板凝集抑制があり，クリティカルケアの現場では循環不安定，腎機能障害，出血傾向のケースが多く，使いにくいのが現状です．

　シクロオキシゲナーゼII（COX-II）阻害薬のセレコキシブ（セレコックス®）は，消化器系への副作用を最小限に抑えた選択的NSAIDsですが，腎機能障害の頻度は今までのNSAIDsと変わりないため，クリティカルケアでの使用頻度はほとんどありません．

　またアセトアミノフェン静注が国内で使用可能となり，腎機能障害の副作用がありません．しかし，NSAIDsと異なり末梢での炎症反応に関わるプロスタグランジン抑制作用がない＝抗炎症作用がないこと，そしてクリティカルケアでの肝機能障害がどの程度問題になるのか不明な点もあり，ルーチンに使用することは奨められません．

　そのため，NSAIDs，アセトアミノフェンについては適宜屯用での使用が現時点では妥当だと考えます．

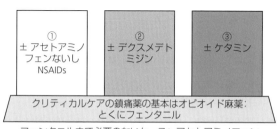

図5　クリティカルケアの鎮痛の基本（とくに非神経障害性疼痛）：フェンタニル±α

一方で，ケタミンは鎮痛作用があり，呼吸抑制を起こさずに鎮静作用もあるため，オピオイド使用量が多い場合で呼吸抑制の副作用を減少させる効果があります．ER・救急の現場では処置時に静注で使用されることもありますが，鎮痛でケタミンを使用する場合はクリティカルケアではオピオイド麻薬と併用して用います（超難治性てんかん重積状態でのケタミンの使い方については第16章を参照）．
　そのため，非神経障害性疼痛の場合，フェンタニル持続静注での鎮痛効果が不十分な場合は，適宜，①ケタミン持続静注，②デクスメデトミジン持続静注（軽度鎮痛効果を期待して），③アセトアミノフェン屯用，④NSAIDs屯用を併用します．
　また明らかな神経因性疼痛の患者〔クリティカルケアでは糖尿病性足病変や末梢動脈疾患（PAD）での下肢感染合併例の切断術後，多発外傷で脊髄損傷・四肢切断による全身管理など〕では，抗痙攣薬のガバペンチンやカルバマゼピンを静注オピオイドに併用して用いることがあります．

POINT！

オピオイド静注のみで鎮痛効果が不十分な場合の対応
- 非神経障害性疼痛では：
  オピオイド静注＋非オピオイド鎮痛薬（ケタミン，デクスメデトミジン，アセトアミノフェン，NSAIDs）併用
- 神経障害性疼痛では：
  オピオイド静注＋抗痙攣薬（ガバペンチン，カルバマゼピン）併用

　ケタミンは中枢神経NMDA受容体を遮断することで鎮静薬でありながら，鎮痛効果もあることが特徴です．解離性麻酔薬と呼ばれ，大脳皮質（知覚や運動）は抑制し大脳辺縁系（呼吸，循環）を活性化するため，鎮静・除痛効果がありながら，呼吸や循環動態を抑制しません．
　つまり，ケタミンは鎮静薬でありながら自発呼吸温存ができ鎮痛効果があります．そして循環・呼吸が不安定になりません．
　ケタミンが呼吸・循環に与える効果としては，

- **咽頭・喉頭反射維持，自発呼吸温存**：挿管していないケースでも使用できます．
- **循環への影響**：交感神経賦活作用により血圧上昇，頻脈．血行動態が不安定なケースでも使用できます．
- **呼吸への影響**：気道抵抗低下，動的コンプライアンス改善，機能的残気量・分時換気量・1回換気量維持．そのため喘息重積やCOPD急性増悪など閉塞性障害ケースで効果が期待できます．

　ケタミンの副作用として，悪夢，唾液分泌亢進があります．

副作用への対応としては，

- 唾液分泌亢進⇒アトロピン0.25〜0.5mg静注
- 悪夢⇒ミダゾラム2.5〜5mg静注

を行います．

　以前は頭蓋内圧亢進も副作用であり，脳血管障害や頭部外傷ケースでは禁忌とされてきました．しかし最近では否定的な報告が多く，実際に頭蓋内圧亢進のケースでもケタミンを安全に使用できたとする報告があります．実際に頭蓋内圧亢進ではケタミンの適応があれば注意して使うことが重要です．また交感神経賦活作用による血圧上昇，頻脈があるため，低心機能による心不全や虚血性心疾患での使用では注意が必要です．

　ケタミンの薬物乱用により現在国内ではケタミンは麻薬と同様の扱いですが，オピオイド麻薬とはまったく異なる作用機序で鎮痛効果をもつ鎮静薬であると理解することが大切です．

　ケタミンによる鎮痛では鎮静効果もあり呼吸抑制がないため，自発呼吸があるケースではケタミン単独で使用することがあります．また腸管蠕動抑制の副作用からフェンタニル使用量を減らしたい場合にケタミンを併用することもあります．ケタミン持続静注はフェンタニルおよびデクスメデトミジンと同一ルートでも使用可能です．

■使い方

① **ケタミン持続静注**　ケタミン（ケタラール®）50mg/5mL 1A
　作り方：ケタミン10mg/1mL

ケタラール®（50mg/5mL）	5A	250mg

　使い方：精密持続点滴0.5〜2mL フラッシュし0.25〜1mL/時
　　50kgでローディング0.1〜0.5mg/kg　維持0.05〜0.4mg/kg/時
　　※ケタミン持続静注は単独またはフェンタニルと併用して使用する．
　　ケタミン持続静注はフェンタニルおよびデクスメデトミジンと同一ルートでも使用可能です．

② **アセトアミノフェン静注**
　・アセトアミノフェン（アセリオ®）1,000mg/100mL 1V　10〜15分で点滴静注，適宜．最大量4,000mg/日

③ **NSAIDs静注・経口**
　・フルルビプロフェン（ロピオン®）50mg/5mL 1A　1分以上かけて1A静注，適宜
　・イブプロフェン（ブルフェン®）400mg屯用4時間あけて，適宜．最大量2,400mg/日

④ 抗痙攣薬
- ガバペンチン（ガバペン®）100mg，8時間ごとで開始，維持量900〜3,600mg/日
- カルバマゼピン（テグレトール®）50〜100mg 12時間ごとで開始，維持量100〜200mg 6時間ごと，最大量1,200mg/日

硬膜外鎮痛法

　局所麻酔薬やオピオイドの硬膜外投与は体幹部の手術に対する全身麻酔中に併用して広く用いられており，とくに予定手術の術後ケアでの局所鎮痛法として有用な面が多数あり，術後患者の鎮痛法として非常に優れています．とくに腹部大動脈手術，胸腹部手術，整形外科手術を受けた患者に適しています．クリティカルケアセッティングでは胸部硬膜外鎮痛法により腹部大動脈手術や肋骨骨折でのオピオイド静注よりも鎮痛に優れていることが示されています．

　術後疼痛管理で優れている点として，①意識レベルを落とさない，②呼吸抑制が少ない，③オピオイド麻薬の全身投与に伴う腸管機能障害がないなどがあげられます．また特にハイリスク患者において術後の心血管，肺，消化器，免疫，止血機能を改善すると報告されています．術後疼痛はストレス反応を引き起こし，自律神経系を活性化します．硬膜外鎮痛は疼痛緩和をもたらすだけでなく，外科手術に対する各臓器の反応を抑えることがわかっています．硬膜外オピオイド投与により，運動神経ブロック，交感神経系ブロックを起こさずに鎮痛効果を得ることができます．

　局所麻酔薬は通常，相乗効果を期待して硬膜外オピオイド注入に併用されることが多く，硬膜外オピオイドに局所麻酔薬を加えることで腹部手術患者の入院期間を短縮できることもわかっています．そのため，禁忌のない予定手術の周術期管理では持続硬膜外鎮痛を適切に使いこなす必要があります．

　ブピバカイン0.0625〜0.1％が最もよく使用される局所麻酔薬です．ブピバカインは，フェンタニル（4〜10μg/mL），モルヒネ（0.1mg/mL）などのオピオイドと併用されます．

表6　硬膜外鎮痛法の合併症

① 硬膜穿刺後頭痛
② 感覚異常や神経損傷
③ 硬膜外血腫や硬膜外膿瘍による対麻痺
④ 硬膜外血管穿刺
⑤ 局所麻酔薬による合併症：予期せず麻酔薬がクモ膜下腔や血管内に注入されたときに起こる．高位脊髄ブロック，不整脈，痙攣，ショックなど
⑥ オピオイドの副作用：呼吸抑制，搔痒感，悪心，排尿障害など．オピオイドの副作用の頻度は，モルヒネで最も高く，フェンタニルで最も低いことがわかっている

局所麻酔薬の硬膜外注入による副作用は，低血圧，しびれ感，排尿障害などがあります．下位胸部硬膜外および腰部硬膜外ブロックでは，下肢の運動神経ブロックが出ることもあります．

また硬膜外鎮痛の合併症としては，カテーテルの挿入時，および局所麻酔薬・オピオイド注入時に起こり，表6のようなものがあります．

他の局所ブロックなどはクリティカルケアの現場ではそう頻繁に行われる手技ではないためここでは触れません．

6 当院でよく用いられる鎮痛持続静注メニュー

① ミダゾラム・ブプレノルフィンメニュー（鎮静・鎮痛）

■作り方：ドルミカム®1mg/ 1mL．レペタン®0.008mg/ 1mL

ドルミカム®（10mg/ 2mL）	5A	50mg
レペタン®（0.2mg/ 1mL）	2A	5mg
0.9%食塩水（20mL）	1.9A	38mL

■使い方：精密持続点滴1〜3mL/時でスタート

以前はミダゾラム，ブプレノルフィンを混合させ持続静注で鎮痛と鎮静を行っていました．しかしミダゾラムによる長期の鎮静による副作用・せん妄誘発のリスク，およびオピオイド拮抗性鎮痛薬であるブプレノルフィンによる天井効果があるため，現在では用いられていません．事務上麻薬処理が必要ないため比較的使いやすい鎮痛・鎮静メニューかもしれません．

② フェンタニルメニュー（鎮痛）

■作り方：0.02mg/ 1mL（1mg/ 50mL）

フェンタニル®（0.1mg/ 2mL）	10A	1mg
0.9%食塩水（20mL）	1.5A	30mL

■使い方：1〜5mLフラッシュし精密持続点滴1〜5mL/時でスタート

※レペタン®，ペンタジン®と異なり，天井効果なし．極量なし．

鎮痛のみを持続静注にて行うメニューです．フェンタニルでの鎮痛持続静注に適宜，プロポフォール，デクスメデトミジン，ミダゾラムを用いた鎮静を併用することがクリティカルケアではオーソドックスな鎮痛・鎮静メニューと考えられます．

7 痛み，不穏，せん妄の評価・対応の流れとケースによる鎮痛薬の実践的な使い分け

6，7番目の痛み，不穏・せん妄の評価の実際の流れとしては以下のように考えるとよいでしょう．

> **痛み，不穏，せん妄の評価・対応：実際の流れ**
> ① **痛み**：評価—話せる⇒NRS，FPS，話せない⇒BPS，CPOT
>   NRS/FPS＞3点，BPS＞5点，CPOT＞2点で治療介入
>   屯用：ブプレノルフィン（1，2時間以内に2回以上必要ならば持続静注考慮）
>   持続静注：フェンタニル（少量持続静注＋適宜フラッシュ）
>   適宜，アセトアミノフェン，NSAIDs，デクスメデトミジン，ケタミンを併用
>   外科術後で硬膜外鎮痛があれば有効に使う
> ② **不穏**：評価—RASSを用い，0〜−1点でコントロール
>   過鎮静⇒鎮静薬減量，鎮静不十分⇒鎮静薬増量
>   ベンゾジアゼピン：ミダゾラム
>   非ベンゾジアゼピン：プロポフォール，デクスメデトミジン，ケタミン
> ③ **せん妄**：評価—CAM-ICU，ICDSC
>   薬物的治療：ハロペリドール，非定型抗精神病薬，デクスメデトミジン
>   非薬物的治療：昼夜判別，早期離床，騒音対策，日時オリエンテーション

最後に鎮痛薬を実際にどのように使い分けていくかについてケースでみていきましょう．

> **鎮痛薬の使い分け：ケース①**
>   細菌性髄膜炎の23歳男性．抗菌薬投与，全身麻酔下で副鼻腔ドレナージ後．状態安定し抜管．暴力行為・不穏となり，プロポフォールを使用するも1時間ごとにフラッシュしてどうにか安静維持．
>   鎮痛考慮してブプレノルフィン（レペタン®）0.2mg 1A／0.9%食塩水20mLで5mL静注し安静が保てるようになった．
> **解説**
>   不穏・せん妄の場合，鎮静薬増量で対応することではなく，最初に痛みを評価した上で，鎮痛薬を使うことが大切であることを示すケースです．痛みの評価・介入なしに不穏およびせん妄を評価してはいけないことを示しています．

> **鎮痛薬の使い分け：ケース②**
>   低心機能による慢性心不全，肺気腫/COPDのある75歳男性．左大腿骨頸部骨折

に対して観血的骨接合術ITST後．循環・呼吸モニタリング目的で術後ICU入室．
　疼痛に対してアセトアミノフェン（アルピニー®）坐薬200mg 2個，効果なければブプレノルフィン（レペタン®）0.2mg 1A / 0.9％食塩水20mL 5mL静注の指示に従い，アルピニー坐薬，レペタン適宜使用しICU入室中はNRS 2点で経過．

▶解説
　侵襲度が高くない術後ケースでの鎮痛設計では，とくに虚血性心疾患や心不全の既往がある場合，NSAIDsは使いにくいため，アセトアミノフェン屯用で対応します．アセトアミノフェンのみで効果が不十分な場合，使用手続きが煩雑でない拮抗性麻薬を少量適宜屯用静注で使用しています．

▶鎮痛薬の使い分け：ケース③
　喘息重積で非侵襲的人工呼吸器（NIV）装着しICU入室となった55歳女性．2週間前の顔面骨折でNSAIDs服用，抑うつで抗精神病薬処方あり．意識状態は清明．60kg．
　NIV：S/Tモード装着継続し，気管支拡張薬サルブタモール（アイロミール®）吸入継続，ステロイド：プレドニゾロン内服．
　鎮静・鎮痛および気管支拡張作用を期待してケタミン（ケタラール®）50mg/5mL 10Aで3mLフラッシュし2mL/時で継続．夜間不穏にならず経過．

▶解説
　ケタミンは自発呼吸温存可能であり気管支拡張作用があるため，喘息重積でNIV管理の場合，選択すべき鎮静薬です．骨折による鎮痛でNSAIDs内服は喘息重積を悪化させる可能性があるため，ケタミンの鎮痛効果も期待した使い方になっています．

▶鎮痛薬の使い分け：ケース④
　右腎細胞癌に対して腹腔鏡下腎摘出術後．術中出血量多く，挿管ICU管理．術中硬膜外鎮痛使用．
　術後止血・循環確認できる4～6時間は人工呼吸器管理とし，硬膜外鎮痛およびフェンタニル持続静注で鎮痛．術後4時間で抜管しフェンタニルoffとした．人工呼吸器離脱後は硬膜外鎮痛適宜フラッシュで対応とした．

▶解説
　硬膜外鎮痛法はあくまで手術創部痛への対応であり，挿管・人工呼吸器管理による挿管自体の鎮痛効果がないため，挿管・人工呼吸器管理されている間に限ってフェンタニル持続静注による鎮痛が行われています．
　人工呼吸器離脱・抜管後は，硬膜外鎮痛法のみで創部痛を管理しています．

鎮痛薬の使い分け：ケース⑤

腹部大動脈瘤（AAA）に開腹Yグラフト置換術後の70歳男性．挿管ICU帰室．硬膜外鎮痛術中挿入されている．70kg．

術後3時間で，止血・循環確認し抜管．抜管後腹痛の訴えあり，硬膜外鎮痛漏れあり抜去となった．そのため，鎮静でフェンタニル（フェンタニル®）0.1mg 10A / 0.9％食塩水30mL 1mLフラッシュし0.5mL/時で開始し，フェンタニル投与量を抑える目的で，ケタミン（ケタラール®）50mg/5mL 10Aで3mL/時を併用した．

解説

当初AAA術創部痛に対して硬膜外鎮痛法で対応を検討しましたが，漏れたために抜去となっています．

そのため，侵襲度が高い術創部痛に対してオピオイド麻薬のフェンタニルを用いて鎮痛を行っています．しかし，フェンタニルの腸管蠕動抑制の副作用を最小限にするため，鎮痛補助目的でケタミンを併用しています．

これらのケースでみてきたように，実際のクリティカルケアでの鎮痛薬の使い分けをまとめると以下のようになります．

鎮痛薬を使い分けよう！

- 侵襲度が高くない術後やICUルーチンとしての鎮痛指示：
  ① アセトアミノフェン，NSAIDs屯用⇒② ブプレノルフィン屯用
- 開腹・開胸・四肢切断など侵襲度が強い術後，挿管・人工呼吸器管理：
  フェンタニル持続静注±アセトアミノフェン，NSAIDs併用
- フェンタニル持続静注のみでは対応困難，副作用で増量できない場合：
  a）鎮静の必要なし：
    ① 腎機能悪い：アセトアミノフェン屯用併用
    ② 肝機能悪い：NSAIDs屯用併用
    ③ 神経障害性疼痛：抗痙攣薬（カルバマゼピン，ガバペンチン）併用
  b）自発呼吸温存で軽度鎮静：デクスメデトミジン，ケタミン，少量プロポフォール
    ※虚血性心疾患，COPD急性増悪/喘息重積で使い分ける
  c）人工呼吸器管理で確実な鎮静：プロポフォール，ケタミン，ミダゾラム

ケースの解説

Case1

低酸素脳症に対する体温維持管理を行う場合，抗痙攣作用・脳保護作用を期待した

十分な鎮静およびシバリングへの筋弛緩，疼痛刺激による交感神経刺激への十分な鎮痛を目的として，オピオイド麻薬であり循環変動をきたさないフェンタニルによる疼痛管理を行っています．

Case2
下部消化管穿孔術後で挿管・人工呼吸器管理のため，BPSで痛みのスコアリングを行い，鎮痛・鎮静併用⇒鎮痛のみとなる日中にBPSのスコアに注意しながら，鎮痛で用いているフェンタニル持続静注を適宜調整しようとしています．

Case3
多発外傷のケースでストレス侵襲が大きいため，オピオイド麻薬のフェンタニル持続静注を行いながらも大量投与にならないようにケタミンでオピオイド使用量を減らし呼吸抑制が起こらないようにし，作用機序の異なるアセトアミノフェン静注を併用しています．

Case4
大腿骨頸部骨折術後で応答可能なためNRSで痛みのスコアリングを行い，鎮痛でフェンタニル持続静注にアセトアミノフェン静注を適宜屯用で用いています．

Case5
くも膜下出血など頭蓋内病変の場合，気管挿管は交感神経系の緊張を高めることなくスムーズに行う必要があります．気管支攣縮予防・頭蓋内圧亢進予防でのリドカイン静注に加え，鎮静前に鎮痛薬を投与した上で，挿管時の迅速な処置のみのためオピオイド拮抗性鎮痛薬のブプレノルフィンを使用し，また筋弛緩薬でファイティングを起こさずにスムーズに挿管操作を行うことが可能となります．

この章でのポイント

- ☑ 代表的なオピオイド鎮痛薬であるフェンタニル，モルヒネおよびオピオイド拮抗性麻薬であるブプレノルフィンの使い方について理解する．
- ☑ クリティカルケアでの鎮痛の客観的評価のスケールとしてVAS，NRS，BPS，CPOTを十分に理解した上で使いこなせるようにする．
- ☑ クリティカルケアでの不穏・せん妄ケースでは，バイタルサインが安定していたら，鎮静の前に鎮痛が十分効いているかを確認する．
- ☑ 鎮痛補助薬である非オピオイド鎮痛薬であるアセトアミノフェン，NSAIDs，ケタミンおよび抗痙攣薬（ガバペンチン，カルバマゼピン）を適宜静注オピオイド薬に併用して鎮痛コントロールを目指す．
- ☑ 常にICU入室患者では疾患自体および治療内容，そして日常ルーチンケアにおいて，「痛みがコントロールされているか」，「痛みがあるのではないだろうか」という視点を大切にする．

For Further Readings: さらに理解を深めるために

1. Jacobi J, Fraser GL, Coursin DB, et al. Clinical practice guidelines for the sustained use of sedatives and analgesics in the critically ill adult. Crit Care Med. 2002; 30: 119.
2. 日本呼吸療法医学会人工呼吸中の鎮静ガイドライン作成委員会. 人工呼吸中の鎮静のためのガイドライン. 人工呼吸. 2007; 24: 146.
3. Barr J, Fraser GL, Puntillo K, et al. Clinical practice guidelines for the management of pain, agitation, and delirium in adult patients in the intensive care unit. Crit Care Med. 2013; 41: 263.
4. 日本集中治療医学会J-PADガイドライン作成委員会. 日本版・集中治療室における成人重症患者に対する痛み・不穏・せん妄管理のための臨床ガイドライン. 日集中医誌. 2014; 21: 539.
5. Puntillo KA, White C, Morris AB, et al. Patients' perceptions and responses to procedural pain: results from Thunder Project II. Am J Crit Care. 2001; 10: 238.
6. Payen JF, Chanques G, Mantz J, et al. Current practices in sedation and analgesia for mechanically ventilated critically ill patients: a prospective multicenter patient-based study. Anesthesiology. 2007; 106: 687.
7. Devlin JW, Roberts RJ. Pharmacology of commonly used analgesics and sedatives in the ICU: benzodiazepines, propofol, and opioids. Crit Care Clin. 2009; 25: 431.
8. Panzer O, Moitra V, Sladen RN. Pharmacology of sedative-analgesic agents: dexmedetomidine, remifentanil, ketamine, volatile anesthetics, and the role of peripheral mu antagonists. Crit Care Clin. 2009; 25: 451.
9. Sessler CN, Mary Jo Grap MJ, Ramsay MAE. Evaluating and monitoring analgesia and sedation in the intensive care unit. Crit Care. 2008; 12(Suppl 3): S2.
10. Chanques G, Payen JF, Mercier G, et al. Assessing pain in non-intubated critically ill patients unable to self report: an adaptation of the Behavioral Pain Scale. Intensive Care Med. 2009; 35: 2060.

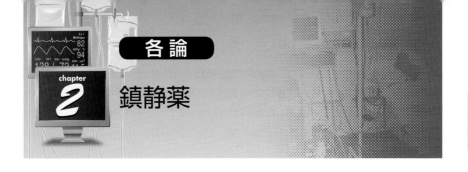

各論

Chapter 2 鎮静薬

> **この章でとりあげる薬剤**
>
> ミダゾラム，ジアゼパム，フルニトラゼパム，プロポフォール，デクスメデトミジン，ケタミン，ハロペリドール，オランザピン，クエチアピン，リスペリドン

ケース

Case1

ADL自立した50歳男性．頭痛でER救急搬送．頭部CTでくも膜下出血の診断．脳動脈瘤クリッピング術前にICU入室となった．ICU入室後に嘔吐とともに意識レベル低下あり．気管挿管，人工呼吸器管理となった．

①2%リドカイン®（リドカイン）100mg/5mL 1/2A，②フェンタニル®（フェンタニル）0.2mg/1mL 1A，③ドルミカム®（ミダゾラム）10mg/2mL 1Aを静注し挿管した．挿管後にフェンタニル持続静注およびプロポフォール持続静注で鎮痛・鎮静を行った．

Case2

骨盤骨折，両下腿骨折の多発外傷でER救急搬送となった55歳男性．緊急IVRとなり術後ICU入室となった．赤血球液（RBC）/ 新鮮凍結血漿（FFP）を投与し，IVRで止血は確認できている．両下腿骨折に対して牽引処置が必要であり，フェンタニル®（フェンタニル）0.1mg/2mL 10A / 0.9%食塩水 30mLで2mL適宜フラッシュし2mL/時で持続静注し，処置前にケタラール®（ケタミン）50mg/5mL 2Aを静注し，自発呼吸を残しながら鎮痛・鎮静を行った上で処置を行った．

Case3

S状結腸穿孔による腹膜炎，敗血症性ショックで緊急手術となった75歳男性．術後挿管されICU帰室．人工呼吸器管理，血行動態不安定であり，フェンタニルで鎮痛し，適宜ミダゾラム静注で鎮静を行った．3病日に人工呼吸器離脱を考え，過鎮静にならないよう考慮し，血行動態が安定した2病日よりフェンタニル持続静注に加え，ミダゾラムからプレセデックス®（デクスメデトミジン）200μg/2mL /

0.9％食塩水48mLで4mL/時で持続静注での鎮静へと変更した．

人工呼吸器設定をA/C PCで開始し酸素濃度を徐々に下げ，自発呼吸が間もなく誘発されCPAPに変更した．3病日朝にデクスメデトミジンを使用しながら午前に無事抜管．

Case4

重症肺炎による敗血症性ショック，急性呼吸促迫症候群（ARDS）合併で気管挿管，人工呼吸器管理となった75歳男性．

A/C VCで管理開始となったがファイティング頻繁で酸素化改善せず，鎮静としてプロポフォール使用したが血圧低下が頻繁に起こった．血行動態不安定であるため，フェンタニル®（フェンタニル）0.1mg/2mL 10A / 0.9％食塩水30mLで2mL適宜フラッシュし2mL/時とドルミカム®（ミダゾラム）10mg/2mL 10A / 0.9％食塩水30mLで1mL/時持続静注による鎮痛・鎮静を行った．2病日以降に呼吸状態徐々に安定し血行動態も安定したため，ミダゾラムから，自発呼吸温存および鎮静深度をコントロールしやすいプロポフォール原液500mg/50mL 5mL/時へ変更して，フェンタニル・プロポフォールで鎮痛・鎮静を継続した．

Case5

呼吸困難でER救急搬送となった70歳女性．体重55kg．肺気腫/COPDの既往あり．急性上気道炎からのCOPD急性増悪・CO_2ナルコーシスの診断でフルフェイスマスクで非侵襲的人工呼吸器（NIV）：S/Tモード装着となった．β_2刺激薬サルブタモール吸入，ステロイド全身投与を行い，鎮静でケタラール®（ケタミン）50mg/5mL 10A 0.5mLを静注し1mL/時で開始し，NIVへの同調性も問題なく導入できた．

Case6

ST上昇型心筋梗塞（STEMI）にて緊急入院となった81歳男性．1病日に緊急PCIを行い，ICU入室．準夜初めにそわそわしていた．2病日未明から「家に帰る」「朝なので散歩に出かける」と言ってベッドから立ち上がろうとする．

バイタルサイン：血圧140/70，体温37.2℃，心拍数110，呼吸数20．自分の名前は言えるが，「ここは息子の家だから自宅に戻りたい」と言う．血糖120，胸部不快感の訴え，右鼠径シース刺入部位を痛がることはない．不安で寝れないわけでもない．

セレネース®（ハロペリドール）5mg 1Aを静注し，20分後にさらに2A静注したところで不穏状態が改善し穏やかな状態となった．その後，0.5A静注4回/日を行い，全身状態の改善とともに穏やかな状態が持続するようになった．

クリティカルケアでの鎮静薬の考え方

　ICU/CCU入室中の患者の不快なことの第一は痛みだとされています．クリティカルケアでの痛みには，①疾患自体の痛み・苦しみ，に加え，②治療に伴う多くのルート類挿入や採血，③診断・治療目的の手技：気管挿管・人工呼吸器管理，気管切開，胸腔穿刺などがあり，ICU/CCUで過ごすことは病気だけでなく治療や処理においても常に侵襲にさらされているという現実を考えなければいけません．そのためクリティカルケアでは適切な鎮痛・鎮静を行うためにルーチンに評価を行うことが重要です．

　最近のクリティカルケアでの鎮静および不穏への対応については，「痛みへの鎮痛を優先させる」ことがあげられます．痛みが持続することで短期間的にはエネルギー消費量上昇や免疫抑制の問題が指摘され，長期的にはICU退室後の外傷後ストレス障害(PTSD)のリスク上昇があげられています．そのため，2013年に米国集中治療医学会よりPADガイドライン，そして2014年日本集中治療医学会よりJ-PADガイドラインが出され，

- クリティカルケアでの中枢神経臓器不全としてのせん妄が短期的・長期的に患者の生命予後に関わること
- せん妄への予防・治療が重要であること
- せん妄予防の最も重要なポイントとして痛みの適切な評価と治療があげられること
- せん妄予防の最も重要なポイントとして必要以上の深い鎮静を行わないこと
- クリティカルケアでの重症患者でのせん妄の予防・治療，適切な痛み・鎮静の評価・治療について，医師−ナース−臨床工学技士−リハビリテーションなど他職種間での共通理解に基づいて絶えず評価と介入を繰り返すこと

の重要性が指摘されています．

　クリティカルケアで鎮静を行うことの意味として，「健忘を伴う鎮静によりICU/CCUでの治療を快適に行うことが可能となる」ことがあげられます．そして適切な鎮静がもたらすこととして，①不安とせん妄の治療で血行動態が安定，②呼吸，循環，精神面の安定からくるメリットおよび治療期間・コスト面でのメリット，③健忘による人道的な対応，④重症疾患から回復した患者でのPTSDの頻度低下，があげられます．しかし④については，鎮静以上に鎮痛が十分されてきたかどうかが大切であり，深い鎮静よりも浅い鎮静でかつ十分な鎮痛がなされていることが重要です．

　その一方で，不適切な鎮静による合併症としては，過剰な鎮静がもたらすこととして，①人工呼吸器離脱の長期化，ICU滞在期間延長，②過鎮静による血圧低下や徐脈などの循環抑制，③意識レベル，中枢神経障害の評価困難，④安静臥床長期化による廃用症候群，があげられます．また，不十分な鎮静がもたらすこととして，①血圧上

昇，心拍数増加，心筋酸素消費上昇での循環の不安定化，②気管チューブ，ルート類の事故抜去，③痛みや恐怖感を伴う処置・治療での精神的後遺症，興奮・不穏状態の誘発，④睡眠障害やサーカディアンリズム変調によるせん妄の誘発，があります．

そのため，現時点では"痛み"に対して適切な鎮痛を行った上で，不穏・せん妄の評価を行い，適切な鎮静およびせん妄の予防・治療を行うことが大切です．

とくに，"痛みpain"と"不穏agitation"と"せん妄delirium"の3つは互いに関連し合っているため，これら3つについて順番に適切に評価し治療的介入を行っていく必要があります（図1）．

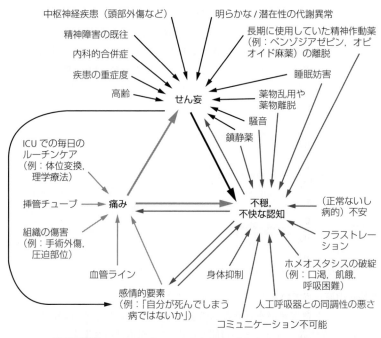

図1 痛み，不穏，せん妄の原因と相互関係（文献9より）

❶ クリティカルケアでの鎮静："鎮痛第一"
― "鎮痛"と"鎮静"は異なることに注意しよう！

第1章 鎮痛薬でとりあげたとおり，鎮静薬と鎮痛薬は似て非なるものであることを確認しましょう．

▶ 鎮静薬と鎮痛薬：大原則その1
　● 鎮静薬には鎮痛効果がない！
▶ 鎮静薬と鎮痛薬：大原則その2
　● 鎮痛薬には鎮静効果があるが健忘効果はない！

　上記の理由で鎮痛薬と鎮静薬はしばしば併用して用いられます．そのため，鎮静薬を使用する際には，常に鎮痛が十分に行われている状態でないかどうかといったアセスメントが大切です．
　第1章でとりあげた鎮静効果をもつ鎮痛薬であるオピオイド麻薬：フェンタニル（クリティカルケアでは最も使用される），モルヒネおよびNMDA受容体拮抗薬で鎮痛・鎮静作用のあるケタミンについては，鎮痛薬であると同時に鎮静作用もあるため，重症患者の状態に応じて鎮痛薬のみ使用し鎮静薬フリーまたは屯用での鎮静薬追加で痛みおよび不穏へ対応する方法があります．これを鎮痛優先鎮静："analgesia-based sedation"，"analgosedation"，"analgesia-first sedation"と呼びます．

> **POINT !**
> ● 鎮静薬には鎮痛効果がない．
> ● 鎮静薬使用前に痛みを評価し鎮痛優先鎮静："analgesia-based sedation"，"analgosedation"，"analgesia-first sedation"を心がける．

2 クリティカルケアで使用される鎮静薬

　クリティカルケアでよく使われる薬剤は以下のようになります．ここではこれら7種類の薬剤の特徴について考えてみたいと思います（表1）．最後に経口抗精神病薬についても簡単にとりあげます．

A． $GABA_A$受容体作動薬
　1．ベンゾジアゼピン
　　① ミダゾラム
　　② ジアゼパム
　　③ フルニトラゼパム
　2．プロポフォール
B． α_2受容体作動薬
　デクスメデトミジン

C. NMDA受容体拮抗薬
　ケタミン
D. 抗精神病薬: ブチロフェノン
　ハロペリドール

※とくに持続静注で使用する場合，ミダゾラム，プロポフォール，デクスメデトミジン，ケタミンを使いこなせるようにするとよい．

表1　持続静注で用いられる鎮静薬

	ローディング投与量	持続静注量	作用発現	持続時間	副作用
ミダゾラム	0.01〜0.05mg/kgを1分以上かけて，トータル0.3mg/kgまで	0.02〜0.1 mg/kg/時	2〜5分	1〜3時間（長期間使用でさらに延長）	呼吸抑制，血圧低下
プロポフォール	0.2〜2mg/kgを5分かけて	0.3〜3 mg/kg/時	1分以内	10〜20分（長期間使用でさらに延長）	血圧低下，呼吸抑制，高中性脂肪血症，膵炎，アレルギー反応，プロポフォール注入症候群（PRIS），刺入部痛
デクスメデトミジン	6μg/kg/時を10分（または1μg/kg/時を1時間）	0.4〜1.5 μg/kg/時	15分	2時間	徐脈，血圧低下，急速静注で高血圧
ケタミン	0.1〜0.5mg/kg	0.05〜0.4 mg/kg/時	30〜40秒	2〜3時間	幻覚，精神症状悪化

A. $GABA_A$ 受容体作動薬

1. ベンゾジアゼピン（図2）

① ミダゾラム（ドルミカム®，ミダゾラム®サンド）10mg/2mL 1A

　ベンゾジアゼピン系鎮静薬は大脳皮質・脳幹 $GABA_A$ 受容体に細胞内へのCl⁻イオン流入が促進され神経抑制が働き鎮静効果を発揮します．ベンゾジアゼピン系には内服薬と静注薬含め多数の種類があり，

- $GABA_A$ 受容体の20％占有で抗不安作用
- 30〜50％で鎮静作用
- 60％以上で睡眠作用

を起こします．

　ミダゾラムは超短時間作用型の静注ベンゾジアゼピンであり鎮静と前向性健忘を起こしますが，鎮痛作用はないこと，また作用発現が早く持続時間も短いものの数時間以上投与（とくに36〜48時間以上では著明）で中止後も鎮静効果遷延することに注意

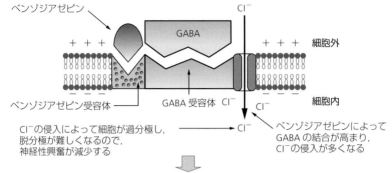

図2　ベンゾジアゼピンの作用機序

が必要です．CYP3A4による肝代謝であり，ミダゾラム代謝物質にも中枢神経抑制作用があり腎機能低下で蓄積します．またベンゾジアゼピン全般にいえることですが長期間投与で耐性ができます．

　副作用としては，①低血圧，呼吸抑制，過鎮静（フェンタニルと併用するととくに呼吸抑制が強い），②ベンゾジアゼピン離脱症候群（不安，不穏，発熱，頻脈，幻覚，痙攣など）があり，また薬物相互作用にも注意します．

　持続静注で用いられることが多い薬剤ですが，長時間投与で蓄積性・作用遷延するため，間欠的投与も考慮すべきです．

　36〜48時間以上の長期間持続投与で大量投与の際には，突然の中止でベンゾジアゼピン離脱症候群が起こる可能性があり，クリティカルケアでは敗血症などショックをきたす他の疾患との鑑別が困難であるため，大量投与かつ長期間投与の際の減量は25%/24時間ずつとすべきです．

　クリティカルケアで人工呼吸器管理中の鎮静で，ミダゾラムを使用したほうが，プロポフォールやデクスメデトミジンと比べ深い鎮静となり，人工呼吸器管理の延長やICU入室期間延長が示されています（死亡率は変わりません）．またミダゾラムも含めベンゾジアゼピン系鎮静薬使用がせん妄発症のリスクファクターであるため，最近では使用頻度が低くなってきています．

　ミダゾラムはてんかん発作・てんかん重積状態（SE）でも使用されますが，鎮静で用いる場合，投与量が少ないことに注意します．

　以上より，ミダゾラムを鎮静薬として使用する際には，呼吸抑制が強いため気道確保・気管挿管を行い，病態として深い鎮静が必要な場合に限って使用し，使用する際は可能な限り短期間として，大量・長期間投与の際には突然中止するのではなく漸減していくことが大切です．

■使い方
① 持続静注

0.01～0.05mg/kgで1分間ローディング，持続静注量：0.02～0.1mg/kg/時

作り方：ミダゾラム（ドルミカム®）2mg/1mL

| ドルミカム® (10mg/2mL) | 10A | 100mg |
| 0.9%食塩水（20mL） | 1.5A | 30mL |

50kgで15～75mL/時で1分間，その後，精密持続点滴0.5～2.5mL/時でスタート

② 蓄積性・作用遷延を考慮して間欠的静注

鎮痛薬補助として，1～5mg1分間かけて30分～6時間ごと，適宜

MEMO　ベンゾジアゼピンの注意すべき薬物相互作用

① ベンゾジアゼピンの作用増強
- Ca拮抗薬：ジルチアゼム，ベラパミル
- H_2ブロッカー：シメチジン，ラニチジン
- プロトンポンプ阻害薬：ランソプラゾール，オメプラゾール
- 抗菌薬：エリスロマイシン
- 抗真菌薬：イトラコナゾール

② ベンゾジアゼピンの作用減弱
- テオフィリンで作用拮抗

　※テオフィリン投与でベンゾジアゼピンの鎮静からの覚醒を促進

POINT！

- ベンゾジアゼピンのミダゾラムは超短時間作用型であり，速効性であり，効果持続も短い．
- しかし36～48時間以上持続静注で使用した場合は鎮静作用が遷延する．
- フェンタニルと併用して使用すると呼吸抑制が強い．
- 人工呼吸器管理でミダゾラムを使用すると，プロポフォールやデクスメデトミジンと比べ離脱まで時間がかかり，ICU入室期間延長につながる．
- ベンゾジアゼピン全般がクリティカルケアでのせん妄発症のリスクファクターであり可能な限り避けるか短期間の使用にする．
- 大量・長期間投与の際は25%/日の量で徐々に漸減していく．

> **MEMO**　ベンゾジアゼピン拮抗薬
>
> ● フルマゼニル（アネキセート®，フルマゼニル®）0.5mg/5mL 1A
>
> 　　フルマゼニルはベンゾジアゼピン拮抗薬であり，大脳皮質，脳幹のGABA$_A$受容体に競合的に拮抗します．
>
> 　　使用にあたっては，作用時間が短時間（30～60分程度）のため，再鎮静に注意する必要があります．またベンゾジアゼピン大量服薬による薬物中毒のケースや長期間ベンゾジアゼピン内服中のケースでは，痙攣発作を誘発するため使用してはいけません．
>
> 　■使い方
> 　　フルマゼニル（アネキセート®）0.25mgずつ静注，最大2～3mgまで

ミダゾラム投与による鎮静薬長時間投与のケースで，フルマゼニルとテオフィリン製剤で鎮静作用を落とし人工呼吸器離脱を行ったケースを紹介します．

> **Case**
>
> 　S状結腸穿孔による腹膜炎で緊急手術となった76歳男性．術後挿管され人工呼吸器管理．鎮静目的でドルミカム®（ミダゾラム）10mg 5A / 0.9%食塩水40mLで5mL/時で持続静注．鎮痛にはフェンタニル持続静注を使用していた．
>
> 　3病日未明にミダゾラム持続静注中止，朝にネオフィリン®（アミノフィリン）250mg/10mL 1A / 0.9%食塩水100mL 1時間で点滴し，アネキセート®（フルマゼニル）5mg 1/2A静注を2回行い，午前11時に無事抜管．

② ジアゼパム（セルシン®）5mg/1mL 1A

　作用機序，副作用はミダゾラムと同様ですが，半減期が長く持続静注には用いられません．また血管刺激性が強く静脈炎の副作用があります．鎮静目的でICUで鎮静薬としてジアゼパムが使用されることはほとんどありません．効果発現は2～5分ですが，半減期が長く，呼吸抑制には注意が必要です．

■使い方
　0.05～0.1mg/kg2～5分以上かけて静注，30分～6時間ごと．
　例：50kgでジアゼパム（セルシン®）0.5A～1A静注

③ フルニトラゼパム（サイレース®，ロヒプノール®）2mg/1mL 1A

　作用機序，副作用はミダゾラムと同様ですが，半減期が長く持続静注には用いられません．むしろ，半減期の長さから内服困難なケースでの不安・不眠・不穏時に使うことがあります．しかしベンゾジアゼピンはせん妄発症のリスクファクターなので使

用の際にはメリット・デメリットを考慮します．
■使い方
　フルニトラゼパム（ロヒプノール®）2mg/1mL 1A ／ 0.9%食塩水100mLを30分．寝たら終了．

2．プロポフォール（ディプリバン®，プロポフォール®）500mg/50mL 1V

　ベンゾジアゼピン同様に大脳皮質・脳幹$GABA_A$受容体に働き，鎮静と健忘を起こすが，鎮痛作用はありません．またプロポフォールにはさらには神経興奮に関わるグルタミン分泌によるNa^+受容体，Ca^{2+}受容体遮断作用もあるといわれています．

　副作用としては末梢血管拡張および心抑制による血圧低下が強く出るため，循環不安定なケースでは導入時には注意が必要です．しかし長時間投与しても中止後10〜15分程度と短時間で覚醒するため，長時間（48〜72時間以上）にわたる鎮静が必要なケースでは頻繁に使用される鎮静薬です．

　プロポフォールはダイズ油で作られているため，1mL＝1.1kcalであり長期使用時は栄養管理で考慮しなければいけません．また脂質製剤であるため最低12時間ごとに交換が必要となること，感染予防には単独ルートで使用し，プロポフォールで使っているラインの感染に対しては十分すぎるほど注意を払わなければいけません．

　その他の副作用としては，高中性脂肪血症，汚染による敗血症，横紋筋融解症，急性膵炎，稀にプロポフォール注入症候群があります．48時間以上の長期間使用のときは血液検査でCPK，コレステロール・中性脂肪，膵酵素をモニタリングします．

　またプロポフォールには制吐作用があり，特別な使い方として術後の嘔気・嘔吐 postopeative nausea and vomiting（PONV）では鎮静と制吐作用の両方を期待して持続静注で使用することがあります．

■使い方
　0.2〜2mg/kgで5分かけてローディングし，持続静注0.3〜3mg/kg/時
　作り方：10mg/1mL．原液で用いる　［ディプリバン®（500mg/50mL）］
　　　　　　50kgで12〜120mL/時で5分，その後，精密持続点滴1.5〜15mL/時でスタート
　※術後嘔気・嘔吐（PONV）での使用：プロポフォール原液500mg/50mL 1mL/時

MEMO　プロポフォール注入症候群（PRIS）とは

　プロポフォールを高用量・長時間（＞4mg/kg/時，＞48時間）使用している中で，原因不明の著明な代謝性アシドーシス，血中乳酸高値，横紋筋融解症，高カリウム血症，高中性脂肪血症，急性腎傷害，肝腫大，循環不全（心不全，徐脈）のときにプロポフォール注入症候群 propofol infusion syndrome（PRIS）を疑います．
　PRISの原因としてはミトコンドリアでの遊離脂肪酸代謝障害の可能性が示唆さ

れていますが，まだ病態には不明な点が多くあります．

　PRISの鑑別としては，代謝性アシドーシスを起こす他の疾患，横紋筋融解症を起こす他の疾患，ショックを起こす他の疾患(敗血症，急性膵炎，消化管出血，多発外傷，副腎不全，肺塞栓，急性心筋梗塞)と鑑別する必要があります．とくに敗血症との鑑別では，PRISは高中性脂肪血症と徐脈による心不全を合併する点が大きく異なります．

　治療としては早期にPRISを疑い，プロポフォール投与中止とともに呼吸・循環管理を中心とした対症療法を行います．具体的には，プロポフォールを中止し他の鎮静薬に変更の上，低血圧・ショックに対して，輸液負荷を行い血管収縮薬および強心薬を投与し，状態によっては体外式呼吸・循環補助として人工心肺VA-ECMOや，急性腎傷害および代謝性アシドーシスに対して急性血液浄化療法が必要になります．

　PRISを一度発症すると合併症・死亡率が高いため，予防が大切です．鎮静でプロポフォールを使用する際にも，さらにはてんかん重積状態(SE)で比較的大量のプロポフォールを必要とする場合も，まず投与量4mg/kg/時以上で48時間以上のプロポフォール投与を避けることが重要です．またプロポフォール持続投与されている患者では，①持続心電図モニタリング，②血清中性脂肪値(2日以上投与する場合)，③クレアチニンキナーゼ値をフォローしながら，原因不明の代謝性アシドーシス，血中乳酸値上昇，クレアチニンキナーゼ・ミオグロビン値上昇，高中性脂肪血症が出現した時点でPRISを疑わなければいけません．

> **POINT !**
> - プロポフォールは効果発現が速く，長期間使用しても鎮静効果の遷延は少ない．
> - 血圧低下が強く出るため，血行動態不安定なケースでは血管作動薬を準備した上で使用する．
> - ダイズ油であり，ルート感染に注意を払い，単独ルートで12時間ごとの交換を行う．
> - 長期投与では，プロポフォールをカロリーとして考慮することと，稀ではあるがプロポフォール注入症候群(PRIS)には注意を払う．

B． α_2 受容体作動薬

デクスメデトミジン（プレセデックス®）200μg/2mL 1V

　α_2 受容体作動薬のデクスメデトミジンは，ベンゾジアゼピン，プロポフォールが大脳皮質・脳幹のGABA$_A$受容体刺激の作用機序とは異なり，脳幹青斑核 α_{2A} 受容体

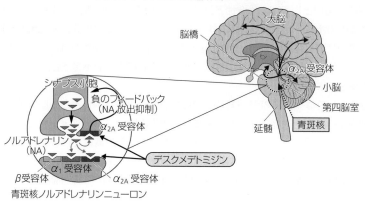

・デスクメデトミジンの鎮静作用のメカニズム

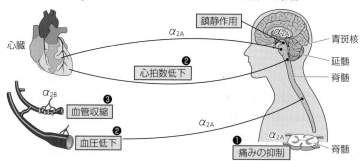

・α_2 受容体を介したデスクメデトミジンの生体への影響

❶ 痛みの抑制：脊髄に分布する α_{2A} 受容体を刺激して痛みの伝達を抑制する
❷ 血圧・心拍数低下：孤束核等に分布する中枢性 α_{2A} 受容体を刺激して交感神経系の反応を抑制する
❸ 末梢血管収縮：末梢血管に存在する α_{2B} 受容体を刺激することにより血管を収縮させる（投与開始直後にみられる一過性の反応）

図3 デクスメデトミジンの鎮痛・鎮静の作用機序

に作用し鎮静作用を，そして脊髄後角 α_{2A} 受容体に作用し，鎮痛作用を起こします（図3）．

またデクスメデトミジンは脳幹孤束核などの α_{2A} 受容体刺激により交感神経抑制により徐脈，血圧低下を起こします．とくに短時間ローディングし血中濃度が急激に上昇した場合，末梢血管の α_{2B} 受容体刺激による血管収縮から血圧上昇を起こします．

デクスメデトミジンは鎮静と健忘を起こし，またミダゾラム，プロポフォールと異なり軽度鎮痛効果もあります．しかし鎮痛作用は弱いため，一般的に十分な鎮痛のためにフェンタニルやケタミンとの併用が必要になります．また鎮静作用も弱く，不穏

が強い場合には鎮痛薬の調整とともに適宜ハロペリドール，プロポフォール，ミダゾラム追加静注での対応が必要です．

デクスメデトミジンの大きなメリットはとくに呼吸抑制・せん妄が少ないところであり，最近の自発呼吸を温存した人工呼吸器管理では鎮痛薬フェンタニルに併用する形で頻用される薬剤となってきています．

呼吸抑制がこないため，また挿管・人工呼吸器管理以外でも，①非侵襲的人工呼吸器(NIV)，②高齢・認知症ケースのせん妄治療，③アルコール離脱予防，④侵襲的な手技(気管支鏡，消化管内視鏡など)のときの鎮静などにも用いられています．

副作用としては，高血圧，低血圧，徐脈といった循環変動があります．6 μg/kg/時を10分間ローディングしなければこれらの副作用は臨床現場で大きく問題にはなりません(図4)．徐脈が出た場合はアトロピンで対応します．

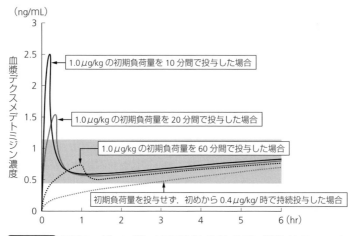

図4 初期ローディングによるデクスメデトミジン濃度 (文献16より)
※グレーの帯の範囲(有効濃度の範囲)が鎮静・鎮痛治療効果があるとされる濃度

標準的な使い方として，①6 μg/kg/時を10分間ローディング(徐脈著明となるため臨床現場では行わないことが多い)，②持続静注量：0.2〜1.5 μg/kg/時，となります．
この使い方をすると，

例)50kgで，プレセデックス®(デクスメデトミジン) 200 μg/2mL 1V / 0.9%食塩水48mL

① 75mL/時で10分間ローディング
② その後，2.5〜19mL/時で持続静注

となります．しかしこの方法だとローディング中に「徐脈，血圧上昇→血圧低下」がほぼ必発します．

ローディングなしだと濃度上昇まで3～4時間かかりデクスメデトミジンの効果発現まで時間がかかり，他の鎮静薬でつなぐ必要が出てきます．

そこで，「1μg/kg/時を1時間ローディング」する方法（図4）を用いると，徐脈や血圧上昇・低下の副作用が出ずに比較的短時間でデクスメデトミジンの鎮静・鎮痛効果を得ることができます．

また他の鎮痛薬・鎮静薬含め多くの薬剤と同一ルートで使用可能であることも大きな特徴です（フェンタニル，ミダゾラム，ケタミンなど．プロポフォールは避ける）．

> **副作用を減らしながら，デクスメデトミジンの速効性を期待する使い方：**
> プレセデックス®（デクスメデトミジン）200μg/2mL 1V/0.9%食塩水48mL
> - 1μg/kg/時で1時間ローディング
> - 持続静注：0.4～1.5μg/kg/時
>
> ※簡単な目安：体重×0.2～0.3mL/時で1時間，その後に体重×0.1～0.2mL/時で開始

■使い方

1μg/kg/時を60分間ローディングし持続静注0.4～1.5μg/kg/時

作り方：4μg/1mL

プレセデックス®（200μg/2mL）	1V	200μg
0.9%食塩水（20mL）	2.4A	48cc

50kgで12.5mL/時で1時間，精密持続点滴5～19mL/時でスタート

※ローディング中の1時間で不穏が続く場合は鎮痛薬を調整するか他の鎮静薬（ミダゾラム静注）で対応する

> **POINT！**
> - デクスメデトミジンは自発呼吸温存ができる軽度の鎮痛・鎮静作用のある鎮静薬である．
> - 1μg/kg/時で1時間，その後0.4～1.5μg/kg/時で用いると，徐脈，血圧上昇・低下の副作用が出にくい．
> - せん妄治療や非侵襲的人工呼吸器（NIV）管理での鎮静薬としても用いられる．
> - フェンタニル，ミダゾラム，ケタミンや他の循環作動薬と同一ルートから投与可能である．

C. NMDA受容体拮抗薬

ケタミン（ケタラール®）50mg/5mL 1A

　ケタミンは鎮痛・鎮静作用のある薬剤です．昔からある薬剤でしたが，中枢神経毒性や他の鎮静薬なしでは精神状態の悪化・解離性鎮静（意識下であるが鎮静がかかった状態），口腔内・気道分泌物亢進，頭蓋内圧亢進の副作用が指摘され，救急での処置時のみしか使われませんでした．

　しかし，最近では頭蓋内圧亢進でも安全使用可能や他の鎮静薬なしで使用可能の報告があり，またケタミン使用時に交感神経賦活作用により血圧低下がないこと，そして自発呼吸温存が可能であること，なによりも鎮静と鎮痛の両方の効果があることから持続静注で使用することがあります．

　作用機序としてNMDA受容体拮抗作用による鎮静と鎮痛効果があります．鎮痛効果はオピオイド麻薬の作用部位であるμ受容体刺激とは異なるため，フェンタニル使用量が多くとくに腸管蠕動低下の副作用が問題となる場合，ケタミン持続静注併用によりフェンタニル投与量を減らすことができます．

　また呼吸器系として呼吸抑制がなく，気管支拡張作用があること，循環器系として交感神経刺激作用による頻脈，高血圧があるため，自発呼吸を温存した人工呼吸器管理や喘息重積・COPD急性増悪での人工呼吸器管理・非侵襲的人工呼吸器（NIV）管理，血行動態不安定な敗血症性ショック・出血性ショックでの鎮静・鎮痛に用いることができます．

　副作用は一般的に稀ですが，可能性は低いものの頭蓋内圧亢進，外傷性脳損傷，眼外傷では注意して使用します．また高血圧緊急症，低心機能によるうっ血性心不全，心筋梗塞，頻脈では交感神経賦活作用による不整脈誘発のリスクもあり使わないほうがよいでしょう．

■使い方

ケタミン持続静注メニュー

　　原液で用いる

　作り方：ケタミン（ケタラール®）10mg/1mL

ケタラール®（50mg/5mL）	10A	500mg/50mL

体重50kgで0.5～2.5mL静注，精密持続点滴0.2～2mL/時でスタート
（0.1～0.5mg/kg静注し，持続静注0.05～0.4mg/kg/時）

POINT !

- ケタミンには鎮痛・鎮静作用がある．
- 自発呼吸温存・気管支拡張作用，交感神経賦活による循環作動薬としての特徴があり，閉塞性肺疾患や循環動態不安定なショック状態での鎮痛・鎮静薬とし

て使用できる.
- オピオイド麻薬と併用で鎮痛薬を大幅に減量できる可能性がある.

D. 抗精神病薬：ブチロフェノン

ハロペリドール（セレネース®）5mg/1mL 1A

　中枢神経系ドパミン受容体を遮断することで鎮静・抗精神病効果をもたらします. 静注後15～30分で鎮静効果が発現するため, ミダゾラムやプロポフォール, ケタミンに比べて速効性はありません. 不穏/興奮状態で時間に余裕がない場合は, ハロペリドール投与と同時にやむを得ずベンゾジアゼピン（ミダゾラム, ジアゼパム）を併用することがあります.

　ハロペリドールは呼吸抑制作用がなく, 血圧低下も起こりにくいため, 以前はICUでのせん妄治療の第一選択薬といわれていましたが, 実際には効果があるかどうかはっきりしていません. ハロペリドールを使用する際は, 効果発現に時間がかかるため, せん妄が疑われる早期に投与することがポイントです. 実際の使い方はp.73を参照してください.

　また現在は, デクスメデトミジンや非定型抗精神病薬も使用可能であり, ケースごとに使い分けることも大切です.

　副作用として, ①悪性症候群, ②薬剤性パーキンソン症候群, ③QT延長症候群があり, クリティカルケアではとくにQT延長症候群に注意する必要があります. とくに他のQT延長をきたす薬剤と併用すると*Torsades de pointes*のリスクが上がることに注意します（表2）.

表2　QT延長を起こす薬剤

抗菌薬	マクロライド（エリスロマイシン, クラリスロマイシン, アジスロマイシン）, フルオロキノロン（レボフロキサシン, モキシフロキサシン）, アゾール系抗真菌薬（フルコナゾール, ボリコナゾール）, 抗HIV薬（プロテアーゼ阻害薬）, ペンタミジン
抗不整脈薬	ジソピラミド, プロカインアミド, フレカイニド, アミオダロン, ソタロール, ベプリジル
中枢神経作用薬	抗精神病薬：ハロペリドール, フェノチアジン, リスペリドン, クエチアピン, 三環系抗うつ薬, SSRI：フルオキセチン, セルトラリン
その他	ドロペリドール, ホスフェニトイン, インダパミド

POINT！

- ハロペリドールは呼吸・循環動態を悪化させない鎮静薬であり, 効果発現に15～30分かかる.

- 効果発現に時間がかかるため不穏・せん妄では早期に用いる．
- 副作用の悪性症候群，薬剤性パーキンソン症候群，QT延長のうち，クリティカルケアではQT延長が最も重要であり，他のQT延長を起こす薬剤が入っていないか必ず確認する．

クリティカルケアで用いられる経口抗精神病薬によるせん妄への対応

せん妄治療で，第1世代抗精神病薬（ハロペリドール，レボメプロマジンなど）が静注・筋注で使用されるのに対して，非定型抗精神病薬である第2世代抗精神病薬は内服で使用されます．

非定型抗精神病薬ならではの副作用があり，よく使われるオランザピン，クエチアピン，リスペリドンの副作用について，第1世代抗精神病薬と比較します（表3）．

表3 抗精神病薬の副作用の比較

副作用	レボメプロマジン	ハロペリドール	非定型抗精神病薬		
			オランザピン	クエチアピン	リスペリドン
抗コリン作用	+++	+	+	+	0
脂質異常症	++	+	+++	++	+
錐体外路症状	+	+++	+	0	++
高プロラクチン血症	++	+++	+	0	+++
悪性症候群	+	+	+	+	+
起立性低血圧	+++	+	+	++	++
QT延長	+	+	+	+	+
鎮静	+++	+	++	++	+
痙攣	+				
性欲減退	+++	++			
体重増加	++	+	+++	++	+
II型糖尿病	+		++		+

非定型抗精神病薬全般の特徴としては，ハロペリドールに比べ錐体外路症状は少なく，鎮静効果が強く，心室性不整脈や死亡のリスクが上がるといわれています．そのため，せん妄治療に用いる場合は，非薬物的治療に反応しない場合に必要最少量を短期間に限って使用するという使い方が大切です（実際の使い方はp.74参照）．

病態に合わせた鎮静薬の使い分け

よく用いられる鎮静薬であるミダゾラム，プロポフォール，デクスメデトミジン，ケタミンの長所・短所を考慮して，クリティカルケアで想定されるケースごとの鎮静

薬の使い分けについて考えてみます．

① 緊急で処置が必要な場合：挿管，創部処置など

挿管後の陽圧換気による血行動態不安定が考慮される場合，ミダゾラムやケタミンでの鎮静を選択します．プロポフォールでは血圧低下が著明に起こる可能性があります．またとくに気道確保せずに多発外傷患者での創部処置を行う場合は鎮痛・鎮静作用のあるケタミンを用いることは理にかなっています．

② 24時間以内の短時間の人工呼吸器管理での鎮静：外科術後，急性薬物中毒

外科術後や急性薬物中毒で短時間の人工呼吸器管理中の鎮静では，フェンタニルなどオピオイドでの鎮痛のみ，または鎮痛を行いながら，プロポフォールやミダゾラム，デクスメデトミジンのどれを使ってもよいでしょう．急性薬物中毒の場合にケタミンを使用すると精神状態が悪化する可能性があるため注意が必要です．

③ 血行動態不安定：敗血症性ショック

敗血症性ショックで人工呼吸器管理を行う場合は十分に鎮痛を行い，適宜ミダゾラム，ケタミンを併用して鎮静を行います．肺炎からの敗血症性ショックで長期人工呼吸器管理が必要な場合は，血行動態が安定したら，自発呼吸温存でデクスメデトミジン，ケタミンや鎮静深度がコントロールしやすいプロポフォールを用います．一方で，挿管・人工呼吸器管理を行わずに敗血症性ショックで不穏へ対応する場合，呼吸抑制のないデクスメデトミジンやケタミンが選択肢になります．

④ 血行動態不安定：心原性ショック

心原性ショックでは鎮静にケタミンは使用すべきではありません．またプロポフォールも心抑制があるため，超急性期には使いづらいと思います．そのため，心原性ショックではフェンタニルでの鎮痛に加え，血行動態不安定な時期にはミダゾラムでの確実な鎮静を行い，状態の改善とともにデクスメデトミジンでの自発呼吸を温存する方法や鎮静深度がコントロールしやすいプロポフォールでの鎮静を行うという選択肢があります．

⑤ 重症急性呼吸不全―ARDS

ARDSの人工呼吸器管理は長期化するため，血行動態が不安定な初期は十分な鎮痛に加え，ミダゾラムでの鎮静を行います．長期人工呼吸器管理を考慮して，血行動態が安定した場合，浅い鎮静や鎮静深度をコントロールしやすいデクスメデトミジン，プロポフォールへと変更して使用します．

⑥ 重症急性呼吸不全—COPD,喘息重積

　COPD急性増悪・喘息重積で挿管・人工呼吸器管理となった場合は鎮痛・鎮静を十分に効かせることが大切であり,呼吸筋疲労および気管支攣縮が改善するまでは気管支拡張作用のある鎮静薬としてプロポフォール,ケタミンの使用を考慮します.またCOPD,喘息重積を非侵襲的人工呼吸器(NIV)で管理する場合,呼吸抑制のないデクスメデトミジンや鎮痛効果・気管支拡張作用も期待してケタミンを使用します.

⑦ 中枢神経系疾患:頭蓋内圧亢進,てんかん重積状態

　十分な鎮静および脳保護が必要になります.そのため,ミダゾラム,プロポフォールでの鎮静が妥当と考えられます.またてんかん重積状態(SE)ではミダゾラム,プロポフォールは第三選択薬です.難治性てんかん重積状態refractory SEや超難治性てんかん重積状態super refractory SEではケタミン併用も考慮します(第16章参照).頭蓋内圧亢進の際にも必ずしもケタミンの使用は禁忌ではありません.

　以上をまとめると,鎮静薬であるミダゾラム,プロポフォール,デクスメデトミジン,ケタミンは表4を参考にして使い分けるとよいでしょう.

表4 鎮静薬の特徴とその使い分け

薬剤	挿管・処置時	鎮痛効果	確実な鎮静	自発呼吸温存	循環不安定時の使用	心筋虚血時の使用	PONV,制吐作用	気管支拡張作用	抗痙攣作用
ミダゾラム	+	−	+	−	±	±	−	−	+
プロポフォール	−	−	+ 高用量	± 低用量	−	±	+	+	+
デクスメデトミジン	±	±	−	+	±	±	+	−	−
ケタミン	+	+	±	+	+	−	−	+	±

+:使用できる, ±:使用してもよい, −:使用を奨めない

3 鎮静評価のためのスケール

　鎮静薬を適切に用いるために,医師,ナース,臨床工学士,リハビリテーションスタッフらコメディカルの間での共通した鎮静スケールが必要になります.

　Riker鎮静・興奮状態評価スケール(SAS;表5),Richmond Agitation-Sedationスケール(RASS;表6)の2つがガイドラインで推奨されています.

　RASSスケールは,①見て観察⇒②声掛け⇒③刺激を与える順番で評価を行う方法であり,頭部外傷など意識障害で用いられるJCS(Japan Coma Scale)に類似した評価法のため使いやすいと思います.またRASSスコアはせん妄の評価でのCAM-ICUスコアとのつながりから最近注目されている鎮静スコアです.RASSスコアは−5〜

表5　Rikerの鎮静・興奮状態評価スケール（SAS）

スコア	状態	臨床症状
7	緊急状態（危機状態）	事故抜管，抜針しようとしている，ベッド柵を乗り越えようとする，医療スタッフを叩く
6	高度の興奮状態	身体拘束を要する，頻繁な口頭注意が必要である，気管チューブを噛む，ベッドの中を動き回る
5	不穏状態	身体的に興奮状態である，起き上がろうとする，注意すれば静かになる
4	鎮静，協力的	静穏，覚醒している，指示に従える
3	過剰鎮静状態	覚醒が困難，会話ができない，指示に従えない
2	高度の過剰鎮静状態	強い刺激でのみ覚醒する
1	覚醒不能状態	いかなる刺激でも覚醒しない

Riker SASスコアは1〜7点からなり，3点以下で深い鎮静，4点が安静が保て協力的であり，5点以上が不穏です．とくに人工呼吸器管理では3〜4点を目標にします．

表6　Richmond Agitation-Sedationスケール（RASS）

スコア	状態	臨床症状
＋4	闘争的，好戦的	明らかに好戦的，医療スタッフに対する差し迫った危険がある
＋3	非常に興奮した，過度の不穏状態	攻撃的，チューブ類またはカテーテル類を事故抜去する
＋2	興奮した，不穏状態	頻繁に非意図的な体動があり，人工呼吸器に抵抗性を示しファイティングが起こる
＋1	落ち着きのない，不安状態	不安で絶えずそわそわしている，しかし動きは攻撃でも活発でもない
0	覚醒，静穏状態	意識清明で落ち着いている
−1	傾眠状態	完全に清明ではないが，呼びかけに10秒以上の開眼およびアイコンタクトで応答する
−2	軽い鎮静状態	呼びかけに開眼し10秒未満のアイコンタクトで応答する
−3	中等度鎮静状態	呼びかけに体動または開眼で応答するが，アイコンタクトなし
−4	深い鎮静状態	呼びかけに無反応，しかし身体刺激で体動または開眼する
−5	昏睡	呼びかけにも身体刺激にも無反応

RASSの使い方：
① 患者を観察する（0〜＋4の判定）
　－30秒間，患者を観察，視診のみでスコア0〜＋4を判定
② 呼びかけ刺激を与える（−1〜−3の判定）
　－大声で名前を呼ぶか，開眼指示を言う
　－話し相手を見るように指示し，10秒以上アイコンタクトできなければ繰り返す
　－呼びかけ刺激に対する反応のみでスコア−1〜−3を判定
③ 身体刺激を与える（−4〜−5の判定）
　－呼びかけ反応がみられなければ，肩を揺するか胸骨を摩擦
　－身体刺激に対する反応により，スコア−4〜−5を判定
※RASSが−4または−5の場合，評価を中止し後で再評価する
※RASSが−4より上（−3〜＋4）の場合，せん妄評価（CAM-ICU）を行う

＋4点からなり，−1点以下で深い鎮静，＋1点以上で不穏を示します．とくに人工呼吸器管理では−2～0点を目標にします．

> **POINT !**
> - 鎮静の評価にRiker Sedation-Agitation Scale（SAS）とRichmond Agitaiton-Sedation Scale（RASS）が用いられる．
> - 人工呼吸器管理も含め，クリティカルケアではSAS 3～4点，RASS −2～0点を目標に鎮静深度を考える．

4 せん妄の分類

せん妄deliriumはクリティカルケアでよくみられる状態であり，とくに重症患者では35～60％に起こるといわれています．また人工呼吸器管理中の患者では81.7％もの頻度で起こっていたという報告もあります．そして診断されずに気づかれないことが多いことも指摘されており，66％以上の患者でせん妄は診断されていなかったという報告もあります．

せん妄をただの不穏行動や興奮状態といったとらえ方ではなく，中枢神経系の臓器不全としてとらえることが重要であり，適切な診断と治療そして予防を行う必要があります．その理由として，せん妄になることで①人工呼吸器管理中の患者の死亡率が3倍になること，②人工呼吸器管理期間の延長，ICU入室期間の延長，ICUコストの上昇，といった患者自身にとってもICUにとっても大きな問題となるからです．

> **POINT !**
> - せん妄は多臓器機能不全症候群の一つとされ，中枢神経の臓器障害と考えられている．
> - 以前はせん妄は一過性の病態で予後良好とされていたが，現在ではせん妄になるとICU入室期間延長，入院期間延長，生命予後悪化に関わるといわれている．
> - せん妄は積極的に予防する必要がある．

せん妄を含めた用語の定義およびせん妄の診断基準について確認します．

> ▶ 不安 anxiety
>   - 生命の危機に対する心理的，身体的反応．
> ▶ 不穏 agitation
>   - 過剰な精神運動興奮によって引き起こされる非合理的な動作．

> **健忘 amnesia**
> - 記憶の形成の欠如または記憶の欠落.
>
> **せん妄 delirium**
> - 失見当識や短期記憶の障害,注意力の欠如,思考回路の異常などを伴う可逆的な認知過程の障害.活発型,不活発型,混合型がある.
> - 活発型せん妄の一部に不穏 agitation が含まれる.

> **米国の DSM-5 によるせん妄の診断基準**
> ① 注意力の障害(すなわち,注意の方向づけ・集中・維持・転換を行う能力の低下)および意識の障害(環境に対する見当識の低下):<u>注意を集中できない</u>.
> ② その障害は短期間のうちに出現し(通常数時間〜数日),元となる注意および意識水準からの変化を示し,さらに1日の経過中で重症度が変動する傾向がある:<u>日内変動,時間での変動がある</u>.
> ③ さらに認知の障害を伴う(例:記憶欠損,失見当識,言語・視空間認知・知覚の低下):<u>環境・周囲の認知ができない</u>.
> ④ 基準①,③に示す障害は,ほかの既存の,確定した,または進行中の神経認知障害ではうまく説明できず,昏睡のような覚醒水準の著しい低下という状況下で起こるものではない:<u>他の中枢神経系疾患が原因ではない</u>.
> ⑤ 病歴,身体診察,臨床検査所見から,その障害がほかの医学的疾患,物質中毒または離脱(すなわち,乱用薬物や医療品によるもの),または毒物への曝露,または複数の病因による直接的な生理学的結果により引き起こされたという証拠がある:<u>原因がある</u>.

ポイントとして,せん妄と不穏状態は同じではないということです.不穏状態はせん妄に含まれますが,DSM-5 の診断基準のとおり,①注意の集中困難,②環境・周囲の認知困難,③日内変動,時間での変動,④他の中枢神経系疾患以外の原因があること,がせん妄の診断には重要です.この中でも注意の集中困難がせん妄の病態の中心に位置します.

また,以前使われていた ICU 症候群,ICU 精神病という用語は旧名であり,"場所"という環境要因のみに重みが置かれており不正確かつ不適切であるため,現時点では使用されません.

> **POINT!**
> - せん妄の病態の中心は注意の集中困難であり,活発型,不活発型,混合型がある.
> - 活発型せん妄の中に不穏が含まれる.
> - ICU 症候群,ICU 精神病の用語は今使われない.

せん妄のリスクファクターとしては，①患者要因，②原疾患要因，③医原性要因があります(表7)．これらの要因が多いほど，ICU入室後のせん妄を起こす可能性が高いため，入室早期からのせん妄評価と予防を行っていく必要があります．

表7 せん妄のリスクファクター

患者要因	重症疾患要因	医原性要因
年齢(高齢)	アシドーシス	不動/安静強要(例：カテーテル留置，抑制)
アルコール依存	貧血	
アポリポタンパクE4(APOE4)遺伝子多型	発熱/感染症/敗血症	薬剤(例：オピオイド麻薬，ベンゾジアゼピン)
	低血圧	
認知障害	代謝異常(例：Na, Ca, BUN, ビリルビン)	睡眠障害
うつ病		
高血圧	呼吸器疾患	
喫煙	疾患の重症度	
視覚/聴覚障害		

せん妄の分類としては，①活発型，②不活発型，③混合型の3種類があります．ふだんICUでルート類の事故抜去などで抑制の適応となる"不穏状態"である活発型はせん妄の一部に過ぎないことに注意します．

- **活発型 hyperactive delirium**
  - 幻覚，妄想，精神運動興奮，不穏，不安など情動変化
  - 即座に認識されるため，予後良好
  - 興奮型のみのエピソードの頻度は1.6%
- **不活発型 hypoactive delirium, "quiet" delirium**
  - 覚醒状態保てず傾眠がち，注意や集中ができない
  - しばしば認識されず，診断にいたらない
  - 活動低下型のみのエピソードの頻度は43.5%
- **混合型 mixed/ hypo & hyperactive delirium**
  - ICU患者で最もみられる(54.9%)
  - 予後が最も悪い

5 せん妄評価のためのスケール

米国DSM-5のせん妄診断基準は精神科医向けに作られており使いにくいのが弱点です．そのため，ICU医師およびナース・コメディカルにとって容易に使用できるせん妄スケールが必要であり，ICUでのせん妄の評価として，CAM-ICU(Confusion

Asssessment Method in the ICU；図5）とICDSC（Intensive Care Delirium Screening Checklist；表8）の2つのせん妄評価方法があります．

CAM-ICUはRASSスケールでの意識状態の評価と組み合わせて評価する方法です．とくにCAM-ICUは鎮静スケールのRASSと組み合わせて使用できることでピンポイントにすぐに評価でき手順が具体的であるものの，一方で所見3をとるために患

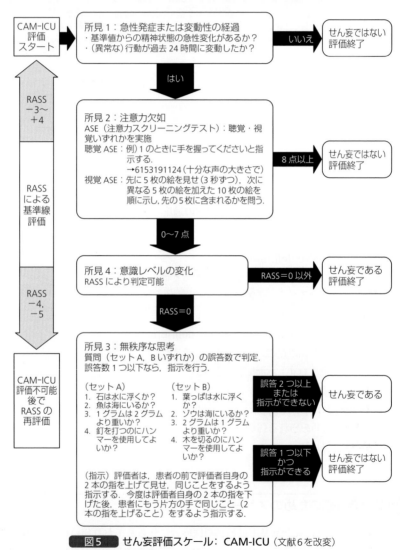

図5　せん妄評価スケール：CAM-ICU（文献6を改変）
①急性発症・変動性あり，②注意力欠如，③意識レベル変化ないし，④無秩序な思考を組み合わせて診断する．

表8　せん妄評価スケール（ICDSC）（文献6より）

このスケールはそれぞれ8時間のシフトすべて，あるいは24時間以内の情報に基づき完成される明らかな徴候がある＝1ポイント：アセスメント不能，あるいは徴候がない＝0ポイントで評価する．

1. 意識レベルの変化 （A）反応がないか，（B）何らかの反応を得るために強い刺激を必要とする場合には評価を妨げる重篤な意識障害を示す．もしほとんどの時間（A）昏睡あるいは（B）混迷状態である場合，ダッシュ（−）を入力し，それ以上評価を行わない． （C）傾眠あるいは，反応までに軽度ないし中等度の刺激が必要な場合は意識レベルの変化を示し，1点である． （D）覚醒，あるいは容易に覚醒する傾眠状態は正常を意味し，0点である． （E）過覚醒は意識レベルの異常と捉え，1点である．	0, 1
2. 注意力欠如 会話の理解や指示に従うことが困難．外からの刺激で容易に注意がそらされる．話題を変えることが困難．これらのうちいずれかがあれば1点．	0, 1
3. 失見当識 時間，場所，人物の明らかな誤認，これらのうちいずれかがあれば1点．	0, 1
4. 幻覚，妄想，精神障害 臨床症状として，幻覚あるいは幻覚から引き起こされていると思われる行動（例えば，空を掴むような動作）が明らかにある．現実検討能力の総合的な悪化，これらのうちいずれかがあれば1点．	0, 1
5. 精神運動的な興奮あるいは遅滞 患者自身あるいはスタッフへの危険を予測するために追加の鎮静薬あるいは身体抑制が必要となるような過活動（例えば，静脈ラインを抜く，スタッフをたたく），活動の低下，あるいは臨床上明らかな精神運動遅滞（遅くなる），これらのうちいずれかがあれば1点．	0, 1
6. 不適切な会話あるいは情緒 不適切な，整理されていない，あるいは一貫性のない会話，出来事や状況にそぐわない感情の表出．これらのうちいずれかがあれば1点．	0, 1
7. 睡眠/覚醒サイクルの障害 4時間以下の睡眠，あるいは頻回な夜間覚醒（医療スタッフや大きな音で起きた場合の覚醒を含まない），ほとんど1日中眠っている，これらのうちいずれかがあれば1点．	0, 1
8. 症状の変動 上記の徴候あるいは症状が24時間の中で変化する（例えば，その勤務帯から別の勤務帯で異なる）場合は1点．	0, 1
合計点	

質問に対して「0点」または「1点」の点数をつけて，その合計点が4点以上の場合，せん妄と評価する．

者の協力および覚醒が必要であること，質問内容が国内ではあまり聞きづらい内容であることから使いにくいかもしれません．

　一方，ICDSCでは4点以上をせん妄とし，せん妄前の状態（1〜3点）を作っていること，24時間の経過を総合的に判断した連続的な評価であること，点数増加とともに重症度が高くなることを意図していることが特徴です．しかしCAM-ICUと異なり，各項目で手順（具体的な評価方法）がはっきりしておらずバイアスが入る可能性があります．

6 クリティカルケアでの不穏・興奮状態および人工呼吸器管理中の不穏/興奮状態へのアプローチ

実際にクリティカルケアでの不穏・興奮状態と人工呼吸器管理中の不穏/興奮状態へのアプローチについて考えてみましょう(表9, 10).

表9 クリティカルケアでの不穏・興奮状態へのアプローチ

Step1 緊急事態の評価,原疾患の増悪・治療不十分の評価
  - バイタルサイン(HR, BT, BP, RR, SpO_2)と血糖チェック
  - ABC(気道,呼吸,循環)チェック,酸素投与,モニター心電図チェック

Step2 疼痛の評価
  - 疼痛について質問し,拮抗性麻薬(ブプレノルフィン),オピオイド麻薬(フェンタニル,モルヒネ)使用

Step3 不安および不穏評価
  - 恐怖と不安について質問し,ミダゾラム,プロポフォール,デクスメデトミジン使用.また適宜ハロペリドール,非定型抗精神病薬を使用

※ハロペリドール±ベンゾジアゼピン各種を用いたせん妄への対応はあるが,ベンゾジアゼピン単独使用ではせん妄への効果が乏しく混乱を助長する可能性がある.

表10 人工呼吸器管理中の不穏/興奮状態へのアプローチ

Step1 バイタルサインチェックと声かけによる状況説明
  - バイタルサイン(HR, BT, BP, RR, 血糖値, SpO_2)とABC(気道,呼吸,循環)
  - 挿管・人工呼吸器管理されている理由・現状について声かけで説明

↓不穏状態持続

Step2 人工呼吸器,ルート類,体位の確認
  - ルート,挿管チューブの位置,安楽なポジショニングができているか
  - 人工呼吸器回路,呼吸器設定などを再度確認

↓不穏状態持続

Step3 疼痛の評価
  - 疼痛に対してフェンタニル,モルヒネ

↓不穏状態持続

Step4 不安およびせん妄/興奮の評価
  - 恐怖や不安が疑われる:ミダゾラム,プロポフォール,デクスメデトミジン
  - 不安よりも不穏/興奮状態といったせん妄が疑われる:ハロペリドール,デクスメデトミジン

ポイントはどちらの場合も,低血糖および低酸素血症がないかを含めたバイタルサインの異常の把握をした上で,①非薬物的アプローチ,②薬物によるアプローチ:鎮痛評価を第一に行い鎮痛薬を適切に用いた上で鎮静薬・抗精神病薬を併用するという系統だったアプローチを行うことにあります.

7 せん妄の治療と予防

せん妄予防

せん妄を予防する薬剤はありません．非薬物的アプローチとしては，日時・場所を繰り返し説明し見当識を保つこと，騒音回避，認知刺激，視力・聴力補助でメガネや補聴器の使用，脱水予防，鎮静薬中断による早期離床が非薬物的な予防として重要であり，原疾患の改善を目指すとともにとくに低酸素血症や疼痛への対応をしっかり行うこともせん妄予防・せん妄治療において重要です（表11）．

表11　せん妄の誘因と予防・対応方法

- 原因疾患の改善
- 薬剤調整〔睡眠薬，鎮静薬，ステロイド，循環器作動薬（カテコラミン），薬物離脱にも注意が必要〕
- 代謝性要素（低酸素，血糖コントロール，電解質異常の補正）
- 疼痛管理
- 環境調整：昼夜リズムの維持，騒音の管理

※とくに低酸素血症と疼痛はせん妄増悪の重要な要因である．

またベンゾジアゼピンに比べ，デクスメデトミジンを使った鎮静ではせん妄発症率が低かったという報告があるため，ベンゾジアゼピンでの鎮静を可能な限り短期間にするか，または避けることも重要です．

せん妄治療

活発型・混合型せん妄の治療としては，ハロペリドール（セレネース®）や非定型抗精神病薬，そしてデクスメデトミジンが使われます．

ハロペリドールは，①抗コリン作用の副作用がないこと，②過剰な鎮静や低血圧を起こさないことから第1世代抗精神病薬によるせん妄治療によく使われます．

> **ハロペリドールのせん妄での使い方**
> - ハロペリドール（セレネース®）5mg/1mL 1A
>   ① 2.5〜5mg静注を2〜4時間ごとに増やしていく
>   ② 高齢者では1〜2mgを8時間ごとに静注
>   ③ 不穏・興奮状態が強い場合：
>   　2.5〜5mg静注を20〜30分ごとに2倍量に上げていく
>   　→落ち着くまで5〜10mg/時の持続静注のオプションあり
>   　→落ち着いたら，最終使用量の1/4量を6〜8時間ごと定期静注

上記のようにハロペリドールには3つの使用法があります．

副作用の中でもクリティカルケアでは，QT延長にとくに注意する必要があります．そして，高用量使用時は心電図モニタリング，K値，Mg値モニタリングを行い，QTc＞450msないしは錐体外路症状（パーキンソン病様症状）が出れば中止します．

また内服でせん妄を治療する場合，非定型抗精神病薬を用います．非定型抗精神病薬は鎮静効果が強く，副作用として長期使用により心室性不整脈や突然死のリスクが高いことが報告されています．せん妄の症状が強いごく短期間に限って使用するべきです．

> **非定型抗精神病薬のせん妄での使い方**
> - リスペリドン（リスパダール®）1mg/1錠，内用液 1mg/1mL
>   1〜2mg　12時間ごと
> - クエチアピン（セロクエル®）25mg/1錠
>   12.5〜25mg　8〜12時間ごと
> - オランザピン（ジプレキサ®）2.5mg/1錠
>   2.5〜5mg　12時間ごと

とくに不穏状態も含めた活発型せん妄では，安易にベンゾジアゼピン系鎮静薬が使用される傾向にあります．ベンゾジアゼピン系（ジアゼパム，ミダゾラム，フルニトラゼパム）鎮静薬は，とくに①アルコール離脱や②ベンゾジアゼピン離脱による不穏・興奮状態である活発型せん妄には効果的であることが証明されています（アルコール，ベンゾジアゼピンともに大脳皮質・脳幹$GABA_A$受容体に作用し交叉耐性をきたすため）．

しかし，ベンゾジアゼピンには抗コリン作用があり，さらにせん妄を誘発する可能性，せん妄自体への治療には効果がないことから，上記の2つの場合を除き，可能な限り使用を最小限にする，ないしは避けるほうが妥当です．

そう考えると，人工呼吸器管理中の患者で，鎮静目的で長期にベンゾジアゼピン系を使用することで薬剤性せん妄誘発のリスクが高いことや人工呼吸器離脱までの期間が延長することも理解できるでしょう．

一方，不活発型せん妄の治療としては，クリティカルケアでの治療成績を示すデータはありませんが，環境調整に加えおそらく非定型抗精神病薬は効果があると考えられています．そのため，興奮型せん妄と同様の治療を行いながら，せん妄を起こした原疾患や治療内容の見直し，環境改善や早期のICU退室も同時に検討していくことが大切です．

最後に痛みpain，不穏agitation，せん妄deliriumの包括的なアプローチ（図6）とPADガイドラインで提唱されているケアバンドル（表12）をみて終わりにしましょう．

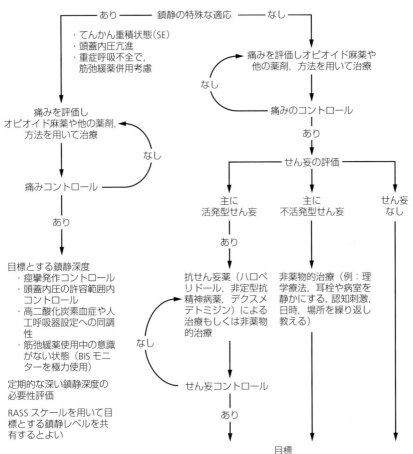

図6 痛み，不穏，せん妄への包括的なアプローチ（文献9より）

表12　PADケアバンドル（文献5, 6より）

	痛み	不穏	せん妄
評価	各勤務帯ごと4回以上＋随時 評価ツール ・NRS ・BPS ・CPOT 疼痛大：NRS≧4, BPS＞5, CPOT≧3	各勤務帯ごと4回以上＋随時 評価ツール ・RASS ・SAS ・脳機能モニター（筋弛緩薬中） 評価 ・不穏：RASS＋1〜＋4, SAS 5〜7 ・覚醒（安静）：RASS 0, SAS 4 ・浅い鎮静：RASS−1〜−2, SAS 3 ・深い鎮静：RASS−3〜−5, SAS 1〜2	各勤務帯ごと＋随時 評価ツール ・CAM-ICU ・ICDSC せん妄あり ・CAM-ICU陽性 ・ICDSC≧4
治療	30分以内に治療し再評価 ・非薬物治療とリラクゼーション ・薬物治療 　—オピオイド静注＋/−非オピオイド鎮痛薬（非神経因性疼痛） 　—ガバペンチンorカルバマゼピン＋/−オピオイド（神経因性疼痛） 　—硬膜外鎮痛（胸部外傷・腹部術後）	目標鎮静レベルor毎日の鎮静中止（不穏なく従命OK）：RASS−2〜0, SAS 3〜4 ・鎮静浅い：痛み評価・治療→鎮静薬（ベンゾジアゼピン以外, アルコール依存ではベンゾジアゼピン考慮） ・鎮静深い：適正レベルまで鎮静薬中断, 再開は50％量より	・適宜鎮痛 ・患者へのオリエンテーション（眼鏡や補聴器を） ・薬物治療 　—ベンゾジアゼピン薬を避ける 　—リバスチグミンを避ける 　—QT延長リスクあれば抗精神病薬を避ける
予防	・処置前に鎮痛＋/−非薬物治療 ・鎮痛優先（その後鎮静）	毎日SBT, 早期離床と運動（適切な鎮静レベル, 禁忌なし）	・せん妄リスク（認知症, 高血圧, アルコール依存, 重症度, 昏睡, ベンゾジアゼピン投与中） ・ベンゾジアゼピンを避ける ・早期離床と運動療法 ・睡眠コントロール ・抗精神病薬の再投与

ケースの解説

Case1

くも膜下出血など頭蓋内病変の場合，気管挿管は交感神経系の緊張を高めることなく迅速に行う必要があり，気管支攣縮予防・頭蓋内圧亢進予防でのリドカイン静注に加え，鎮痙前に鎮痛薬フェンタニルおよび鎮静薬としてミダゾラムを投与した上でスムーズに挿管操作を行っています．

Case2

多発外傷の処置では疼痛が強く，血行動態も不安定になる可能性があります．その

ため，フェンタニルで鎮痛しながら，呼吸抑制の予防と鎮静効果と鎮痛相乗効果を期待して，ケタミンを併用しています．

Case3
敗血症性ショックのケースで，血行動態が不安定な時期はフェンタニルでの鎮痛と血圧低下を起こしにくいミダゾラムで確実に鎮静を行います．血行動態の安定とともに人工呼吸器離脱に向け，自発呼吸温存を目的としてミダゾラムからデクスメデトミジンへ変更しています．

Case4
重症の呼吸不全ケースでは鎮静のみでは呼吸困難がとれないことが頻繁にみられ，鎮静のみでうまく人工呼吸器に同調しないケースでは鎮痛の要素を考慮するだけでも同調性がよくなることはしばしば経験します．挿管・人工呼吸器管理による疼痛も強いため，オピオイド麻薬であるフェンタニルで鎮痛を行い，血圧低下を起こしにくいミダゾラムで確実に鎮静を行います．呼吸・循環安定とともにプロポフォールへ変更し鎮静深度をコントロールしやすくしています．

Case5
COPD急性増悪のケースであり，NIVでの管理となっています．自発呼吸を温存できる鎮静薬としてデクスメデトミジンとケタミンがあります．ここでは鎮痛効果および気管支拡張作用も期待してケタミンを用いています．

Case6
活発型せん妄が疑われ，早期にハロペリドールを使用し，不穏改善とともにハロペリドールを定時投与して安定したケース．ハロペリドールを使用するまでに，バイタルサイン，疼痛評価，不安評価を行っているところにも注意してください．

＊この章でのポイント＊

- ☑ 鎮静の前に必ず鎮痛が十分なされているかを検討する．
- ☑ 鎮静スケールであるSAS，RASSスケールを理解する．
- ☑ クリティカルケアでよく使用する鎮静薬であるミダゾラム，プロポフォール，デクスメデトミジン，ケタミンの作用機序，適切な使い方，病態に応じた使い分けを理解する．
- ☑ せん妄スケールであるCAM-ICU，ICDSCによるせん妄評価とせん妄で使うハロペリドール，非定型抗精神病薬の使い方を理解する．
- ☑ 痛みpain，不穏agitation，せん妄deliriumについて包括的なアプローチを理解する．

For Further Readings：さらに理解を深めるために

1. Jacobi J, Fraser GL, Coursin DB, et al. Clinical practice guidelines for the sustained use of sedatives and analgesics in the critically ill adult. Crit Care Med. 2002; 30: 119.
2. Riker RR, Shehabi Y, Bokesh PM, et al. Dexmedetomidine vs. midazolam for sedation of critically ill patients. JAMA. 2009; 301: 489.
3. Vasile B, Rasulo F, Candiani A, et al. The pathophysiology of propofol infusion syndrome: a simple name for a complex syndrome. Intensive Care Med. 2003; 29: 1417.
4. 日本呼吸療法医学会人工呼吸中の鎮静ガイドライン作成委員会. 人工呼吸中の鎮静のためのガイドライン. 人工呼吸. 2007; 24: 146.
5. Barr J, Fraser GL, Puntillo K, et al. Clinical practice guidelines for the management of pain, agitation, and delirium in adult patients in the intensive care unit. Crit Care Med. 2013; 41: 263.
6. 日本集中治療医学会J-PADガイドライン作成委員会. 日本版・集中治療室における成人重症患者に対する痛み・不穏・せん妄管理のための臨床ガイドライン. 日集中医誌. 2014; 21: 539.
7. Devlin JW, Roberts RJ. Pharmacology of commonly used analgesics and sedatives in the ICU: benzodiazepines, propofol, and opioids. Crit Care Clin. 2009; 25: 431.
8. Panzer O, Moitra V, Sladen RN. Pharmacology of sedative-analgesic agents: dexmedetomidine, remifentanil, ketamine, volatile anesthetics, and the role of peripheral mu antagonists. Crit Care Clin. 2009; 25: 451.
9. Reade MC, Phil D, Finfer S. Sedation and delirium in the intensive care unit. N Engl J Med. 2014; 370: 444.
10. Brush DR, Kress JP. Sedation and analgesia for the mechanically ventilated patient. Clin Chest Med. 2009; 30: 131.
11. Goodwin H, Lewin JJ, Mirski MA. 'Cooperative sedation': optimizing comfort while maximizing systemic and neurological function. Crit Care. 2012; 16: 217.
12. Cavallazzi R, Saad M, Marik PE. Delirium in the ICU: an overview. Ann Intensive Care. 2012; 2: 49.
13. Miller AC, Jamin CT, Elamin EM. Continuous intravenous infusion of ketamine for maintenance sedation. Minerva Anestesiol. 2011; 77: 812.
14. Cohen L, Athaide V, Wickham ME, et al. The effect of ketamine on intracranial and cerebral perfusion pressure and health outcomes; a systematic review. Ann Emerg Med. 2015; 65: 43.
15. Roberts DJ, Hall RI, Kramer AH, et al. Sedation for critically ill adults with severe traumatic brain injury: a systematic review of randomized controlled trials. Crit Care Med. 2011; 39: 2743.
16. 土井松幸. 徹底分析シリーズ. デクスメデトミジン. 可能性を広げるための使用上の注意点. LiSA. 2004; 11: 1094.

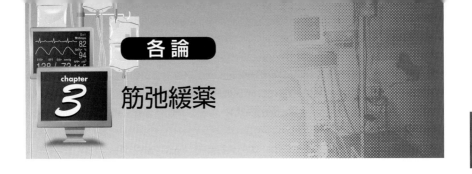

各論

Chapter 3 筋弛緩薬

この章でとりあげる薬剤
スキサメトニウム，ベクロニウム，ロクロニウム，スガマデクス

ケース

Case1

ADL自立した50歳男性．160cm，60kg．頭痛，意識障害でER救急搬送．
酸素10L/分でSpO₂ 95%，血圧 220/140，心拍数 130，呼吸数 12，体温 35.5℃，GCS：E1V1M4，いびき様呼吸．
頭部CTにてくも膜下出血の診断でICU入室．脳動脈造影検査後に舌根沈下にて上気道閉塞，呼吸不安定なため，術前に気管挿管，人工呼吸器管理となった．
2%リドカイン®(リドカイン)，レペタン®(ブプレノルフィン)，ミダゾラム®(ミダゾラム)静注後に，筋弛緩薬エスラックス®(ロクロニウム) 50mg/5mL 1V静注し問題なく挿管．
フェンタニル®(フェンタニル)，プロポフォール®(プロポフォール)を使用して鎮痛・鎮静を行い，術前のみ筋弛緩薬エスラックス®(ロクロニウム)原液50mg/5mL 10Vで2mL/時(20mg/時)併用しながら人工呼吸器管理開始となり，2病日に緊急クリッピング術となった．

Case2

冠動脈3枝病変のある75歳男性．冬のある日に自宅風呂場で倒れているところを発見．心肺停止状態で救急隊覚知し現着．ERに搬送され，心肺蘇生処置され胸骨圧迫，気管挿管，アドレナリン®(アドレナリン)投与で自己心拍再開．蘇生まで約15分．イノバンシリンジ®(ドパミン) 5μg/kg/分で開始され，バイタルサインは血圧90/60，心拍数70．自発呼吸なし．
蘇生後脳症全身管理目的でICU入室となった．輸液および抗痙攣・鎮静でミダゾラム®(ミダゾラム)10mg/2mL 20Aで4mL/時(20mg/時)原液持続静注し，鎮痛でフェンタニル®(フェンタニル) 0.1mg 10A / 0.9%食塩水 30mLを2mL/時，シバリ

ングし，体温維持困難な場合に筋弛緩薬エスラックス®（ロクロニウム）50mg/5mL を1V適宜静注使用し，ルーチン3：深部静脈血栓症（DVT）予防，ストレス潰瘍予防，人工呼吸器関連肺炎（VAP）予防を行い，常温〜準低体温療法開始となった．

Case3

糖尿病，高血圧，肺気腫/COPD，腹部大動脈瘤（AAA）のあるADL自立した84歳男性．165cm，50kg．AAAに対して血管内ステント内挿術（EVAR）が施行され，術直後に体動著明であったためミダゾラム®（ミダゾラム）10mg/2mLを1mL，エスラックス®（ロクロニウム）50mg/5mLを2mL静注し，プレセデックス®（デクスメデトミジン）を持続静注しながら挿管ICU帰室となった．止血・循環問題がないことを確認し50分後に人工呼吸器A/C VCからCPAP＋PSとするも自発呼吸が弱く，シーソー呼吸様の呼吸パターンであった．筋弛緩薬遷延を考慮し，ブリディオン®（スガマデクス）200mg/2mL 1Vを静注し1分ほどで自発呼吸十分となり，5分後に人工呼吸器離脱となった．

クリティカルケアでの筋弛緩薬の考え方

　クリティカルケアの現場での筋弛緩薬の主な適応となるのは，①人工呼吸器への同調性，②頭蓋内圧コントロール（てんかん重積状態時を含む），③破傷風での筋攣縮コントロール，④筋での酸素消費量減少を主な目的として使用されます．しかし最近のクリティカルケアの大きな流れとして，筋弛緩薬はやむをえない場合を除き，可能な限り使用しないようになっています．
　ここでとりあげる筋弛緩薬には鎮痛，鎮静作用はまったくありません．そのため筋弛緩薬を使用する際の大原則として，

- 必ず十分な鎮静・鎮痛のもとに併用すること（筋弛緩薬には鎮痛・鎮静作用はない．決して単独で筋弛緩を行わない！）
- 気道確保，静脈確保など十分な蘇生処置がすぐに可能な条件で行うこと
- 長時間使用する際（＞6〜12時間）は，筋弛緩の客観的モニタリングを行うこと

が重要です．意識があり痛みがあるのに動けないという状態を決して作ってはいけないと考えます．
　筋弛緩は主な適応で触れた人工呼吸器への同調性目的での使用は，最近の自発呼吸温存の人工呼吸器管理が好まれるため使用頻度が激減しました．しかし急性呼吸促迫症候群（ARDS）において早期の筋弛緩薬使用が生命予後改善につながる可能性が指摘されています．ARDSへの筋弛緩薬についてはこの章の最後にとりあげます．
　著者の勤務する病院では，クリティカルケアでの筋弛緩薬使用は，①てんかん重積

状態で脳波モニター装着のもと全身管理を容易にする目的(事故抜管，ルート事故抜去の予防)，②低体温療法でシバリングを抑制する目的，の2つが大部分です．これらを除いてまずルーチンで使用されることはなくなりました．

筋弛緩薬の使用頻度が高い施設では常に「このセッティングで筋弛緩薬は本当に必要だろうか？」，「十分な鎮痛，鎮静を行うことで筋弛緩薬使用を回避できないだろうか？」と考えてみることは大切だと思います．

1 筋弛緩薬の理解に必要な解剖・生理学，薬理学

神経筋接合部とは（図1）

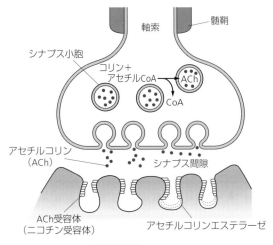

図1 神経筋接合部

神経筋接合部のシナプス前終末にはアセチルコリン(ACh)を含むシナプス小胞があり，活動電位に反応してシナプス間隙にAChを放出します．放出されたAChがシナプス後膜のニコチン受容体に結合し，脱分極が生じ筋収縮が起こります．ACh放出数ミリ秒後に，AChはアセチルコリンエステラーゼにより分解されます．

> **POINT！**
> - 筋肉への神経刺激⇒AChのシナプス間隙への放出⇒ニコチン受容体へ結合⇒筋収縮
> - ACh放出し数ミリ秒後にアセチルコリンエステラーゼによる分解⇒筋弛緩

アセチルコリンとコリン作動性受容体

　アセチルコリンは運動ニューロン以外に，自律神経系である交感神経・副交感神経節前ニューロンと副交感神経の節後ニューロンにも分布します．

　アセチルコリンが作用するコリン作動性受容体には，ニコチン受容体とムスカリン受容体があります（表1）．ニコチン受容体は神経筋接合部と自律神経節に存在します．またムスカリン受容体は副交感神経節後ニューロンのシナプス後膜に存在します．

表1　ニコチン受容体とムスカリン受容体の局在と機能

ニコチン受容体	ムスカリン受容体
① 神経接合部 　　シナプス前－アセチルコリン放出維持 　　シナプス後－脱分極 ② 自律神経節 　　交感神経と副交感神経	① 節後副交感神経 　　心臓－徐脈，房室ブロック 　　気管支と細気管支平滑筋－気管支収縮 　　消化管－蠕動亢進 　　泌尿生殖器－膀胱壁収縮，尿道括約筋弛緩 　　眼－縮瞳 　　分泌系－唾液腺，気管，気管支腺，涙腺， 　　　消化管腺，汗腺を刺激し分泌物増加

　筋弛緩薬はアセチルコリンに類似しこれらの受容体を遮断することで作用を発揮します．とくにニコチン受容体の遮断で筋弛緩を起こします．ニコチン受容体は神経筋接合部だけでなく，自律神経節にも存在するため一部の筋弛緩薬は交感神経および副交感神経に対する副作用を起こします．

POINT！

- 筋弛緩薬は神経筋接合部のニコチン受容体を遮断し筋弛緩を起こす．
- 一部の筋弛緩薬は自律神経節のニコチン受容体にも作用し，交感・副交感神経による副作用を起こす．

筋弛緩薬の作用機序

　筋弛緩薬は，神経筋接合部のシナプス後ニコチン受容体に結合して作用します．筋弛緩作用を得るために70％のニコチン受容体遮断が必要となります．しかし筋弛緩薬ごとにそれぞれ神経筋に対する特性，作用発現時間，神経筋遮断持続時間，代謝，心血管系への作用が異なります．

　結合後の作用機序によって2つに分類されます．脱分極性筋弛緩薬はアセチルコリンと同様に作用し，シナプス後膜を持続的に脱分極させ，その後筋収縮を遮断して筋弛緩効果をもたらします．つまり臨床的には最初に筋刺激が入ることで線維性攣縮 fasciculation が起こり，続いて筋弛緩の状態となります．

一方，非脱分極性筋弛緩薬はアセチルコリンによるシナプス後膜の脱分極を競合的に抑制することにより脱分極を起こすことなく筋弛緩効果をもたらすため，筋刺激なしに筋弛緩のみが起こることになります．

　また非脱分極性筋弛緩薬は4級アンモニウム化合物であり，構造的に①ステロイド系(パンクロニウム，ベクロニウム，ロクロニウム)，②ベンジルイソキノリン系(アトラクリウム，シスアトラクリウム)の2種類に分かれます(表2)．

　しかし2017年12月の時点で国内使用可能な筋弛緩薬は脱分極性のスキサメトニウムと非脱分極性のベクロニウム，ロクロニウムの3種類であり，非脱分極性筋弛緩薬でベンジルイソキノリン系は使用できません．

POINT !

- 筋弛緩薬は，①脱分極性筋弛緩薬，②非脱分極性筋弛緩薬の2種類に分かれる．
- 国内では，脱分極性筋弛緩薬でスキサメトニウム，非脱分極性筋弛緩薬でベクロニウム，ロクロニウムがある．

スキサメトニウム(スキサメトニウム®) 40mg/2mL 1A

　唯一の脱分極性筋弛緩薬ですが，クリティカルケアで使用されることは稀です．

　非脱分極性筋弛緩薬と比較して作用発現が速く，持続時間が最短であること，そして安全性が高いことが特徴です．つまり超短時間作用型で，気管挿管時に使用されます．1〜2mg/kgの静注で60秒以内に筋弛緩状態が得られ，効果は約10〜15分続きます．

　スキサメトニウムによる骨格筋細胞の脱分極により，筋細胞からのカリウム遊離が起こり，高カリウム血症を起こします．そのため，とくに頭部外傷，横紋筋融解症，出血性ショック，熱傷，長期臥床のケースでの使用は避けたほうが賢明です．また悪性症候群を起こす可能性がある薬剤です．副作用として他に頻脈，血圧上昇，また頭蓋内圧・眼内圧・胃内圧上昇があります．

POINT !

- スキサメトニウムは唯一の脱分極性筋弛緩薬である．
- 超短時間作用型(作用発現1分以内，持続時間10〜15分)で気管挿管時に用いられることがある．
- 気管挿管時：1〜2mg/kg静注．

表2 非脱分極性筋弛緩薬の特徴

	ベクロニウム	パンクロニウム	ロクロニウム	アトラクリウム	シスアトラクリウム
初回投与量（mg/kg）	0.1〜0.2	0.04〜0.1	0.6〜1.2	0.5〜0.6	0.15〜0.2
作用発現（分）	3〜5	3〜5	1〜1.5	2〜3	1.5〜2
作用持続（分）	45〜90	180〜240	30〜60	20〜30	30
持続静注（μg/kg/分）	1〜2	1〜2	10〜12	5〜10	1〜3
迷走神経遮断：頻脈	なし	＋	高用量で軽度増加	なし	なし
筋弛緩作用のある代謝産物	あり	あり	なし	なし	なし
代謝・排泄	腎10〜20％，胆汁排泄80％	腎70〜80％	主に尿中排泄	Hofmann反応，エステル加水分解	Hofmann反応，エステル加水分解
腎不全の影響	ベクロニウム代謝産物の作用が著明延長	パンクロニウムとその代謝産物の作用延長	わずかに作用延長	なし	なし
肝不全の影響	中等度作用延長	中等度作用延長	作用延長	なし	なし

※アトラクリウム，シスアトラクリウムはHofmann反応/エステル加水分解されるため，肝機能・腎機能と関係しない．
※2017年12月現在ベクロニウムとロクロニウムが国内では使用可能であり，パンクロニウム，アトラクリウム，シスアトラクリウムは使用できないが比較のために載せている．

パンクロニウム（ミオブロック®）

作用発現が遅く作用持続が比較的長く，迷走神経遮断作用（頻脈を起こす）があります．蓄積するため間欠的に静注での使用が推奨されていますが，実際の現場では持続静注で用いられていることが多いと思います．約80％は未変化体として腎臓から排泄され，10〜20％が肝臓で代謝されます．そのため，腎不全の場合は減量が必要です．頻脈と血圧上昇，不整脈など心血管系の副作用があり注意が必要です．

ロクロニウムが国内で使用頻度が高くなったことで，同じ製薬会社から販売しているパンクロニウムは2016年12月現在使用できなくなりました．

ベクロニウム（マスキュラックス®，マスキュレート®）10mg/1V

パンクロニウムのわずかな化学構造変化により，パンクロニウムの弱点であった心血管系副作用（頻脈，血圧上昇など），効果持続時間の大幅な短縮を克服したのがベクロニウムです．25〜50％が胆汁中に排泄され，30〜35％が未変化体として腎臓から排泄されます．代謝産物がベクロニウムの70〜80％の活性をもつため，肝機能・腎機能障害では作用時間が延長する欠点があります．

挿管時に使用する際は，0.1〜0.3mg/kg静注で用いますが，作用発現3〜5分，作用

持続45〜90分とスキサメトニウムに比較して作用発現が遅く，作用持続が長いことが特徴です．ロクロニウムほどではないですが，後述するスガマデクスで速やかに拮抗され筋弛緩回復が起こります．

> **POINT !**
> - ベクロニウムは非脱分極性筋弛緩薬である．
> - 心血管副作用がないが，作用発現が遅く，作用持続時間が長いため，気管挿管よりも筋弛緩を持続させる場面(シバリング予防，人工呼吸器管理中，全身麻酔など)で用いられる．
> - 気管挿管時：0.1〜0.3mg/kg静注．

ロクロニウム(エスラックス®) 50mg/5mL 1V

　作用発現が迅速で心血管系の副作用がありません．ロクロニウムはほとんどが胆汁中に排泄されるため，肝不全の場合は減量したほうがよいでしょう．
　挿管時に使用する際は0.6〜1mg/kg静注で用いますが，作用発現1〜1.5分，作用持続30〜60分とスキサメトニウムと作用発現はほぼ同等となっているものの，作用持続が長いことが特徴です．後述する筋弛緩作用拮抗薬であるスガマデクスにより拮抗され迅速に筋弛緩から回復します．

> **POINT !**
> - ロクロニウムは非脱分極性筋弛緩薬であり，心血管副作用がなく，作用発現が短いが，作用持続が長い．
> - スガマデクスで迅速に拮抗できる．
> - 気管挿管時：0.6〜1mg/kg静注．

　ロクロニウムはその速効性から2015年の時点で当院ICU/CCUで使用される頻度が高い筋弛緩薬であり，ロクロニウムの持続静注メニューを以下に示します．適応で触れたとおり，著者の病院では，①てんかん重積状態および頭蓋内圧コントロール，患者の安全確保目的，および②低体温療法時のシバリング予防で持続静注が行われます．

ロクロニウム持続静注メニュー

作り方：10mg/ 1mL．原液で用いる

エスラックス® (50mg/ 5mL)	10V (500mg/ 50mL)

使い方：2.5〜5mL静注し，精密持続点滴1〜3mL/時でスタート

これら以外に世界的には，ベンジルイソキノリン系のアトラクリウムやシスアトラクリウムといった非脱分極性筋弛緩薬があり，心血管系への作用が少ないこと，そして血漿中で分解されるため肝機能・腎機能障害がある場合でも筋弛緩作用が著明に延長することなく使用可能な筋弛緩薬があります．

❷ 筋弛緩薬のモニタリング

　クリティカルケアでの筋弛緩薬の簡易でかつ標準的なモニタリングの方法として4連刺激 train of four（TOF）があります．これは前腕の尺骨神経を4連刺激（2Hz，50〜90mA）し，母指の内転をみる方法です（図2〜4）．

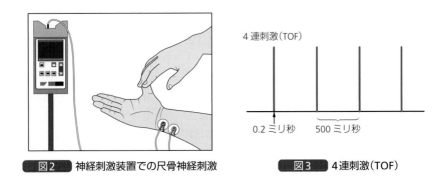

図2　神経刺激装置での尺骨神経刺激

図3　4連刺激（TOF）

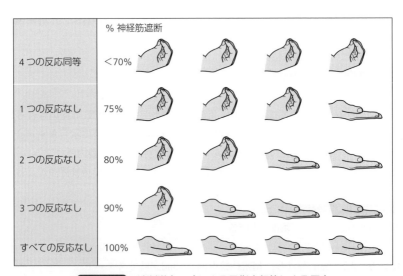

図4　4連刺激（TOF）による母指内転筋による反応

母指内転筋は，母指で尺骨神経によって支配される唯一の筋肉であり，単一筋の収縮を観察する点で有利であるため筋弛緩薬のモニタリングに使われます．筋弛緩薬の持続静注を行う際は，母指の内転の完全消失は神経筋遮断が過剰であることを意味し，1つまたは2つの動きが観察されるのが理想的で，この状態が得られるよう薬物の持続投与を調節します．

POINT !

- 筋弛緩薬の持続静注を行う際は，4連刺激（TOF）で1ないし2つの母子内転が観察されるよう筋弛緩薬投与量を調整する．

3 筋弛緩薬の拮抗―非脱分極性筋弛緩薬の拮抗①：抗コリンエステラーゼ薬

アセチルコリンエステラーゼを抑制する抗コリンエステラーゼ薬を使用することで，シナプス間隙のアセチルコリンの分解が遅れることで相対的にアセチルコリンの量が増えます．

分解されずに増えたアセチルコリンが筋弛緩薬と競合して神経筋接合部にあるニコチン受容体に作用するため，筋弛緩からの回復が促進されます．

しかし，抗コリンエステラーゼ薬を投与しても元々の神経筋接合部のアセチルコリンの量が少ないと筋弛緩拮抗が起こりません．また筋弛緩薬が大量投与されている場合も，競合するアセチルコリンの量が十分ではないため，いくら大量の抗コリンエステラーゼ薬を投与しても筋弛緩拮抗は起こりません．そのため，抗コリンエステラーゼ薬を筋弛緩拮抗目的で投与しても必ずしも効果的でないという欠点があります．

抗コリンエステラーゼ薬としてはエドロホニウム（アンチレクス®），ネオスチグミ

表3　抗コリンエステラーゼ薬

薬物	投与量	拮抗効果が最高になるまでの時間（分）	拮抗の持続時間（分）	排泄経路	アトロピン必要量（μg/kg）
エドロホニウム（アンチレクス®）10mg/1mL	0.5〜1mg/kg	1	40〜65	腎70% 肝30%	7〜10
ネオスチグミン（ワゴスチグミン®）0.5mg/1mL	0.03〜0.06mg/kg，最高5mgまで	7	55〜75	腎50% 肝50%	15〜30
ネオスチグミン・アトロピンキット（アトワゴリバース®）ネオスチグミン2mg・アトロピン1mg/6mL	1.5〜6mg，最高15mLまで	7	55〜75	腎50% 肝50%	―

ン(ワゴスチグミン®)があります(表3).これらはムスカリン,ニコチン受容体のどちらにおいてもアセチルコリンを増やすように作用します.

そのためニコチン受容体への筋弛緩の回復だけでなく,ムスカリン受容体刺激による唾液分泌増加,徐脈,流涙,縮瞳,気管支攣縮といった不適切な反応も同時に起こすことになります.

そのため,抗コリンエステラーゼ薬は徐脈や気管支喘息患者では相対的な禁忌となります(それぞれ徐脈,気管支攣縮を起こすため).抗コリンエステラーゼ薬によるムスカリン受容体刺激作用を抑えるために,抗コリンエステラーゼ薬投与時に抗ムスカリン作用薬であるアトロピン(硫酸アトロピン®)を静注することで,ムスカリン刺激作用を抑える方法をとります.

またネオスチグミンとアトロピンの合剤であるアトワゴリバース®があります.術後の筋弛緩薬による覚醒遅延・呼吸抑制でICU入室の場合にこの薬剤を使用することがあります.

POINT!

- 抗コリンエステラーゼ薬はアセチルコリンの分解を阻害し,神経接合部のアセチルコリン濃度を上げ,筋弛緩薬に拮抗する.
- 抗コリンエステラーゼ薬の筋弛緩拮抗効果は予測困難である(神経筋接合部のアセチルコリン濃度および筋弛緩薬濃度に左右される).
- 抗コリンエステラーゼ薬により,ニコチン受容体だけでなくムスカリン受容体刺激も起こるため,徐脈,気管支攣縮の副作用がある.
- 抗コリンエステラーゼ薬のムスカリン受容体刺激による副作用を減らすため,抗ムスカリン作用のあるアトロピンを用いる.

しかしネオスチグミン・アトロピン合剤による筋弛緩薬拮抗は,①効果発現まで10〜15分くらいかかる,②深い筋弛緩状態では抗コリンエステラーゼ薬であるネオスチグミンを増量しても効果が出ない(天井効果ceiling effectという),③筋弛緩からの自然回復が進んだ状態で高用量の抗コリンエステラーゼ薬であるネオスチグミンを投与するとかえって神経筋伝達が障害される(逆説的な筋力低下),という問題点があります.

また非脱分極性筋弛緩薬のロクロニウムが頻繁に使用されるようになり,その拮抗薬であるスガマデクスが使用可能なため,ロクロニウムの筋弛緩作用拮抗目的でネオスチグミン・アトロピン合剤が使われることはほぼなくなりました.

4 筋弛緩薬の拮抗―非脱分極性筋弛緩薬の拮抗②：スガマデクス

　非脱分極性筋弛緩薬のベクロニウム，ロクロニウムの開発によって迅速な筋弛緩作用発現が可能となったものの，作用持続時間を短縮させる薬剤の開発は進みませんでした．そのため，的確な筋弛緩効果を拮抗する薬剤が必要であり，前でとりあげた抗コリンエステラーゼ薬・ムスカリン受容体遮断薬（ネオスチグミン・アトロピン合剤）の組み合わせでは欠点がありました．この問題点を解決するために筋弛緩回復剤 selective relaxant binding agent であるスガマデクスが開発されました．
　スガマデクスは環状デキストリンと呼ばれる構造で，8個のグルコース分子が環状に結合しています．スガマデクスは血管内でロクロニウム，ベクロニウムと薬物同士が結合し複合体を作り（包接という），筋弛緩薬を神経筋接合部から速やかに除去します（図5）．

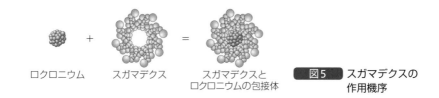

図5　スガマデクスの作用機序

　スガマデクスは主にロクロニウムを迅速に拮抗しますが，ベクロニウムにも効果があります．しかし，ロクロニウム拮抗よりも回復時間がかかるとされています．
　抗コリンエステラーゼ薬と異なり，天井効果がなく深い筋弛緩状態でも拮抗でき，酸塩基平衡・麻酔薬・低体温などの影響を受けにくく，作用発現まで1～2分程度と速やかです．またムスカリン受容体刺激作用がないため，抗コリンエステラーゼ薬使用の際に必要なアトロピンが不要です．また逆説的な筋力低下がないことも大きな特徴です．
　そのため，2017年の時点で著者の病院ではロクロニウムを筋弛緩薬として用い，拮抗・回復にはスガマデクスを使用することが多くなっています（表4）．

表4　スガマデクスの投与量

	浅い筋弛緩状態の拮抗	深い筋弛緩状態の拮抗	緊急時の拮抗*（ロクロニウム投与3分後）
ロクロニウム	2mg/kg	4mg/kg	16mg/kg
ベクロニウム	2mg/kg	4mg/kg	―

*緊張時の拮抗は，迅速気道確保（RSI）で気道確保困難となった場合の使用を指す．

スガマデクス(ブリディオン®)　200mg/2mL1V,　500mg/5mL1V

■**使い方**：50kgで1〜2mL静注し1〜2分後に筋弛緩から回復したかどうか観察する．

　今までは挿管時は超短時間作用型で作用持続が10〜15分と短い脱分極性筋弛緩薬のスキサメトニウムが用いられることがありました．しかし非脱分極性筋弛緩薬のロクロニウムを使用した挿管時でも，万一挿管に失敗しCICV(cannot intubate, cannot ventilate)となったとしてもスガマデクス(16mg/kg)を使用すると約6分ほどで筋弛緩の回復が得られるため，今後は挿管時の筋弛緩薬はロクロニウムが中心になると考えられます．

　またいったんスガマデクスを使用した後に再度筋弛緩としてロクロニウム，ベクロニウムを用いることが可能になるまでの時間は表5の通りです．

表5　腎機能正常(CCr＞80mL/分)患者でのロクロニウム，ベクロニウム再投与までの時間

以前のスガマデクス投与量(mg/kg)	ロクロニウム0.6mg/kg再投与までの時間(時間)	ロクロニウム1.2mg/kg再投与までの時間(時間)	ベクロニウム0.1mg/kg再投与までの時間(時間)
2	6	待ち時間なし	10
4	8	2	12
16	12	6	16

POINT！
- ロクロニウム，ベクロニウムによる筋弛緩の回復にスガマデクスが用いられる．
- 抗コリンエステラーゼ薬と比較して迅速に効果が発現する．
- 通常投与量は2〜4mg/kg．
- 気管挿管処置時でのロクロニウム投与直後など迅速な拮抗には16mg/kgを使用する．

　これらの筋弛緩薬拮抗薬を使用するしないにかかわらず，筋弛緩からの十分な回復は，①十分な自発呼吸と酸素化，②十分な握力の持続，③持続的に頭の挙上が可能(頭部挙上が5秒以上可能ならば筋弛緩薬による受容体遮断＜30%)，④四肢を脱力なしに動かせる，などを目安にして臨床的に判断します．また適宜4連刺激によるモニタリングも合わせて行うとよいでしょう．

5 筋弛緩薬使用時の注意点

筋弛緩薬がなぜ頻繁に使われなくなったかについて以下に述べていきます．

① 不十分な鎮静・鎮痛

筋弛緩薬使用中は鎮静・鎮痛のモニタリングが困難となります．そのため，必ず筋弛緩薬使用前には，十分な鎮静と鎮痛を行ってから筋弛緩を開始する必要があります．筋弛緩薬使用時のモニタリングとしてBISモニターの有用性が指摘されており，鎮痛・鎮静に加えて，筋弛緩薬を使用する際には積極的にBISモニターを使用するとよいでしょう（図6）．

- BIS：脳波モニタリングによる鎮静レベルの評価
  - 簡易型2チャンネルでの脳波モニタリングによる鎮静レベルの評価
  - ICUでの使用については，まだ不明な点が多い

- BISモニターでの鎮静スケール
  - 100〜80：覚醒状態ないし軽度の鎮静
  - 60〜80： 命令に応じるが患者は思い出せない
  - 40〜60： おそらく妥当と考えられる鎮静レベル
  - 40以下： 深昏睡
  - 0：バルビツレート昏睡療法や重症低体温時などの脳波出現なしの状態

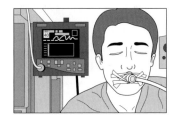

図6 BISモニター
筋弛緩薬を使用する場合は，BISモニタリングは必須．

筋弛緩薬には鎮痛作用も鎮静作用もないため，意識下に筋弛緩のみ行うことは人道的にも決して行ってはいけません．筋弛緩による麻痺状態は患者にとって非常に恐怖であり苦痛であるからです．

② 筋力低下の遷延，CIP/CIM

筋弛緩薬中止後に筋力低下が遷延する可能性や，クリティカルケアでの重症患者でのCIP（critical illness polyneuropathy）/CIM（critical illness myopathy）誘発の可能性が示唆されています．

とくに大量ステロイドを使用する場合（喘息重積，COPD急性増悪で挿管人工呼吸器管理のとき）にCIP/CIMを含めたICUでの脱力ICUAW（ICU-acquired weakness）の発生頻度が高くなるため，ステロイド使用時に筋弛緩薬をやむを得ず使用しなければいけない場合は必要最小限の投与にしなければいけません．

③ 誤嚥性肺炎

咳嗽反射の消失により気道分泌物排泄が困難となり，仰臥位では背側に貯留し誤嚥性肺炎を起こします．

④ **下肢静脈血栓症**

　筋弛緩により筋ポンプ作用がなくなり下肢静脈血栓症リスクが上がるため，筋弛緩薬使用時は適切な静脈血栓症予防が必要となります．

　つまり，筋弛緩薬のメリット以上にデメリットのほうが大きいためであることがわかるかと思います．

6 急性呼吸促迫症候群（ARDS）への筋弛緩薬使用について

　急性呼吸促迫症候群（ARDS）に対して初期48時間に非脱分極性筋弛緩薬であるシスアトラクリウムを持続静注することで，病院内死亡率が下がり，気胸などbarotraumaのリスクが下がるとした報告が最近出てきています．またARDS生存例において，筋弛緩非使用群と比較して人工呼吸器期間およびICUAWでの脱力の頻度に差がなかったとされています．筋弛緩薬を重症の呼吸不全に使用することで，人工呼吸器との同調性が上がり，人工呼吸器誘発性肺傷害（VILI）のリスクが低下する効果によると考えられています．

　国内では2017年12月の時点でベンジルイソキノリン系非脱分極性筋弛緩薬のシスアトラクリウムが使用できないこと，そしてベクロニウム，ロクロニウムに同様の効果があるか不明です．そのため，国内では鎮痛・鎮静を十分に行い，あくまで人工呼吸器との同調性が悪い場合に適宜静注でロクロニウムを用いるのみとして，ARDSへの積極的な筋弛緩薬の持続静注による使用は避けたほうが現時点ではよいと考えます．

ケースの解説

Case1

　くも膜下出血のケースであり，気道確保目的での気管挿管時は可能な限り1回で確実に，そして頭蓋内圧上昇を避ける形での気管挿管が要求されます．そのため，リドカインで頭蓋内圧亢進を予防した上で，鎮痛・鎮静・筋弛緩薬を使用して挿管し，また手術まで人工呼吸器とのファイティングを避けるために鎮痛・鎮静薬を使用した上で，適宜筋弛緩薬を使用しています．

Case2

　心原性の低酸素脳症に対する常温〜準低体温療法のケースですが，体温維持療法は可能な限り早急に目標とする深部温まで冷やすことが重要となります（体温を何度でコントロールするかについてはさまざまな意見があります）．体温維持療法で問題となるのは寒冷刺激に対してシバリングが起こることで体温維持が困難となることで

す．そのため，十分な鎮静・鎮痛を行った上で，シバリングが起こる，または体温維持困難な場合に適宜筋弛緩薬を静注し対応しています．

Case3
心臓血管外科術後のケースで出血・循環変動を考慮して挿管ICU帰室となり，術終了直後に鎮静・筋弛緩薬を使用したことで人工呼吸器離脱の際に筋弛緩薬が遷延したケースです．スガマデクス4mg/kg投与して筋弛緩薬を拮抗し無事抜管となっています．

＊この章でのポイント＊
- ☑ 代表的な筋弛緩薬であるスキサメトニウム，ベクロニウム，ロクロニウムの使い方について理解する．
- ☑ 筋弛緩薬の評価・副作用について理解する．
- ☑ 筋弛緩薬の拮抗について理解する．
- ☑ 本当に筋弛緩薬が必要な状況かどうかを判断する．

For Further Readings：さらに理解を深めるために

1. Murray MJ, Cowen J, DeBlock H, et al. Clinical practice guidelines for sustained neuromuscular blockade in the adult critically ill patient. Crit Care Med. 2002; 30: 142.
2. Hunter JM. New neuromuscular blocking drugs. N Engl J Med. 1995; 332: 1691.
3. Vender JS, Szokol JW, Murphy GS, et al. Sedation, analgesia, and neuromuscular blockade in sepsis: an evidence-based review. Crit Care Med. 2004; 32: S554.
4. Bennett S, Hurford WE. When should sedation or neuromuscular blockade be used during mechanical ventilation? Respir Care. 2011; 56: 168.
5. Papazian K, Forel JM, Gacouin A, et al. Neuromuscular blockers in early acute respiratory distress syndrome. N Engl J Med. 2010; 363: 1107.
6. Wilson J, Collins AS, Rowan BO. Residual neuromuscular blockade in critical care. Crit Care Nurse. 2012; 32: e1.
7. Steingrub JS, Lagu T, Rothberg MB, et al. Treatment with neuromuscular blocking agents and the risk of in-hospital mortality among mechanically ventilated patients with severe sepsis. Crit Care Med. 2014; 42: 90.
8. Rex C, Bergner UA, Puhringer FK. Sugammadex: a selective relaxant-binding agent providing rapid reversal. Curr Opin Anaesthesiol. 2010: 23; 461.
9. 徹底分析シリーズ：スガマデクス（基礎編）．LiSA. 2010; 17(3)．
10. 徹底分析シリーズ：スガマデクス（臨床編）．LiSA. 2010; 17(4)．

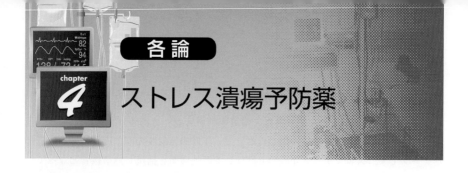

各論

chapter 4 ストレス潰瘍予防薬

この章でとりあげる薬剤

ファモチジン，ラニチジン，オメプラゾール，ランソプラゾール，ラベプラゾール，エソメプラゾール，スクラルファート

ケース

下記のケースでストレス潰瘍予防をどのように行えばよいでしょうか？

Case1
ADL自立した80歳女性．腎盂腎炎からの敗血症性ショックにてICU入室．輸液負荷，血管作動薬ノルアドレナリン，バソプレシンを使用するも血圧低い状態が続き，急性呼吸促迫症候群（ARDS）を合併し挿管・人工呼吸器管理となり，播種性血管内凝固（DIC）を合併の状態．

Case2
ADL自立した65歳男性．高血圧と糖尿病の既往がある．腰痛でNSAIDsを最近頻回服用していた．数日前からタール便あるも医療機関受診なく，大量吐血，ショック状態でER搬送．緊急内視鏡で露出血管を伴うNSAIDs潰瘍あり，クリッピングによる止血術施行され，循環不安定なため輸血含め全身管理目的でICU入室．

Case3
アルコール性重症膵炎で入院した55歳男性．既往に胃潰瘍がありファモチジンを内服していた．全身管理目的でICU入室．

Case4
既往に肺気腫/COPD，慢性心不全がある85歳女性．大腿骨頸部骨折予定手術を行い，内科的合併症あるため術後全身管理目的でICU入室．

クリティカルケアでのストレス潰瘍予防の考え方

ストレス潰瘍,消化管出血を含めたストレス関連粘膜障害(SRMD)はICUセッティングではよくみられる疾患です.SRMDから消化管出血が起こると合併症,死亡率が上昇することがわかっています.

ICU入室患者の大部分で内視鏡的な粘膜障害は1,2日で生じるとされており(いわゆる粘膜びらん;図1左),全身状態の改善とともに早急に治癒機転が働くため問題となりません.頻度としてはICU入室時には10～25%,そしてICU入室3日目には90%以上でみられるといわれています.

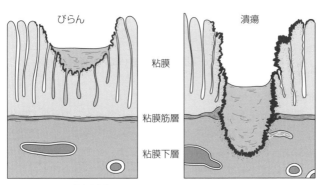

図1 びらんによる胃粘膜障害と潰瘍

びらんは粘膜表面の損傷であるが,潰瘍は粘膜筋層まで達するほど深く,血管が障害されると臨床的に問題となる消化管出血を起こす.

しかし循環動態が不安定(収縮期血圧低下,起立性低血圧,ヘモグロビン値＞2g/dLの低下を伴う)になったり,輸血を必要とするような臨床的に問題となる消化管出血を起こす潰瘍形成にいたるケースは全体の3～6%程度といわれています(図1右).

❶ ストレス関連粘膜障害(SRMD)はどのようにして起こるか？(図2)

重症患者では腸管内の循環不全により胃粘膜障害を起こします.腸管内循環不全の機序として,交感神経刺激によるカテコラミン分泌,強心薬・血管収縮薬による腸管内血管収縮,血管内ボリュームの低下,心機能低下,炎症性サイトカインによる微小循環での血流低下などが考えられています.腸管内循環不全により,胃粘膜の血流低下,胃粘膜への酸素供給低下となり,胃粘膜の脱落へとつながります.また胃粘膜への血流低下が脱落した胃粘膜の再生遅延を起こしたり,腸管蠕動低下からの胃内の胃酸停滞を起こすことも示唆されています.また全身状態改善からの腸管内循環の再灌

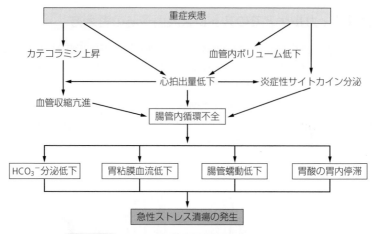

図2 ストレス関連粘膜障害(SRMD)の発生機序

流による胃粘膜障害に関連するといわれています.

そのため,腸管内循環不全 splanchnic hypoperfusion からの胃粘膜障害を素地として,胃酸分泌による粘膜障害のさらなる進行により臨床的に重要な消化管出血を伴うストレス潰瘍形成へとつながると考えられています.ストレス潰瘍の発生および症状を増悪させないために,循環・呼吸を中心とした適切な全身管理を行うことで腸管循環を改善させることが最も重要であり,分泌された胃酸によるさらなる粘膜障害を予防することが次に大切になります.

> **POINT!**
> ● ストレス関連粘膜障害(SRMD)発生には腸管内の循環不全による胃粘膜の虚血が重要であり,胃酸分泌はSRMDのさらなる増悪因子の1つである.

② ストレス関連粘膜障害(SRMD)予防は誰に行えばよいか?

ICU入室患者ならば全例ストレス潰瘍による出血予防を行えばよいわけではありません.

ICU入室患者で臨床的にとくに問題となるストレス潰瘍(輸血が必要,血行動態が不安定)のリスクファクターがわかっています.

ICU入室患者で,①人工呼吸器管理,②重篤な凝固異常(疾患自体だけでなく抗凝固療法も含め)がある場合には,薬物によるストレス潰瘍予防が推奨されます.

人工呼吸器管理はとくに48時間以上の長期にわたる場合であり,また凝固異常と

しては以下の場合です．

- PT-INR＞1.5倍
- aPTT＞正常上限の2倍
- 血小板数＜50,000/μL

また，表1のリスクファクターが2つ以上ある場合にも，薬物によるストレス潰瘍予防を考慮します．

表1　ストレス潰瘍のその他のリスクファクター

1. 敗血症，敗血症性ショック
2. 長期のICU滞在（＞7日）
3. 肝不全，腎不全
4. 頭部外傷でGlasgow Coma Scale＜10
5. 多発外傷
6. 広範囲の熱傷（＞体表面積の35%）
7. 臓器移植後早期（肝移植，腎移植）
8. 胃・十二指腸潰瘍の既往歴（ICU入室1年以内の）
9. 高用量ステロイド使用（ヒドロコルチゾン＞250mg/日）
10. 脊髄損傷

※2つ以上ある場合にストレス潰瘍予防を考慮する．

POINT！

- ①48時間以上の人工呼吸器管理，②凝固異常（PT-INR＞1.5倍，aPTT＞正常上限の2倍，血小板数＜50,000/μL）にあてはまる患者ではとくにストレス潰瘍予防を検討する．

3　ストレス関連粘膜障害（SRMD）の予防にはなにがあるか？

ストレス潰瘍の病態（図2）をふまえると，ストレス潰瘍予防として，①経腸栄養による腸管蠕動促進，胃酸停滞防止，②胃粘膜保護薬，③胃酸分泌抑制薬（H2RA，PPI）が考えられます．

経腸栄養については，ICUでの重症患者で早期に開始することで腸管粘膜へのエネルギー源供給による腸管免疫の賦活・胃腸粘膜バリア維持，腸管血流維持などのメリットが指摘されています．あくまで循環不全が改善しないと腸管内血流が維持されないため，早期に循環不全を改善させることが大切です．

そして早期の経腸栄養(24時間以内)を行うことで，ストレス潰瘍発症頻度は胃酸分泌抑制薬投与の有無で変わらなかった，つまり，早期経腸栄養がストレス潰瘍予防に重要であることが示されています．また胃酸分泌抑制薬投与によるストレス潰瘍予防の効果は絶飲食の患者でのみ頻度が下がっていて，経腸栄養している場合では差がないことが示されています．

　現在では早期経腸栄養可能な患者では早期経腸栄養こそがストレス潰瘍予防に重要であり，薬剤の副作用を考慮すると早期経腸栄養可能な患者では胃酸分泌抑制薬投与は必須ではありません．

　ストレス潰瘍予防の面からも，現在のクリティカルケアでは循環不全から改善したら早期に経腸栄養を行うという治療方針は重要な考え方です．

　薬物によるストレス潰瘍予防の②と③は後でとりあげます．

POINT !

- ストレス潰瘍からの出血予防では，循環管理を徹底し早期経腸栄養(ICU入室24時間以内)が可能な状態になるよう管理する．

4 胃酸分泌抑制薬の理解に必要な解剖・生理学，薬理学(図3, 表2)

　ストレス関連粘膜障害(SRMD)のストレス潰瘍予防で使用される胃酸分泌抑制薬を使いこなすためには，胃酸分泌のメカニズムを理解する必要があります．

　胃酸は，胃底部と胃体部にある壁細胞から分泌されます．胃酸分泌の調節には①ヒスタミン，②ガストリン，③アセチルコリンの3つがあり，これらが壁細胞の基底膜側にある受容体に結合して胃酸分泌を刺激します．壁細胞内のプロテインキナーゼが活性化され，最終的に胃粘膜表面にあるH^+-K^+ ATPase(いわゆるプロトンポンプ)を刺激することで細胞外(胃内)に水素H^+を排出し，胃内のK^+を細胞内へと取り込みます．この水素が塩酸となり胃酸を形成します．

　ヒスタミンH_2受容体拮抗薬(H2RA)はこの壁細胞基底膜側にあるヒスタミンH_2受容体を可逆的かつ競合的に阻害することで胃酸分泌を抑制します．ここで注意が必要なのは，H2RAはあくまでプロトンポンプによる胃酸分泌調節の3つのうちヒスタミン1つだけを阻害することです．またH2RA使用により胃酸分泌耐性が生じることがわかっており，早い場合，投与開始72時間程度で胃酸pHを高く維持することが困難となります．

　一方，プロトンポンプ阻害薬(PPI)は胃酸分泌の最終段階であるH^+-K^+ATPase，プロトンポンプを不可逆的に阻害することで胃酸分泌を抑制します．H2RAに比べ，PPIのほうが長時間にわたって胃内pHを高く保てること，長期間使用しても胃酸分

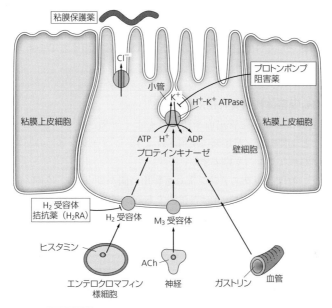

図3 胃酸分泌機序を胃酸分泌抑制薬の作用部位

表2 ストレス潰瘍からの消化管出血予防に用いられる薬剤

薬剤	投与経路	投与量
ヒスタミンH_2受容体拮抗薬(H2RA)		
ファモチジン(ガスター®, ファモチジン®)	経口 静注	20mg12時間ごと 20mg12時間ごと
ラニチジン(ザンタック®, ラニチジン®)	経口 静注	150～300mg12時間ごと 50mg8時間ごと ※腎機能低下時には減量必要
プロトンポンプ阻害薬(PPI)		
オメプラゾール(オメプラール®)	経口 静注	・20mg24時間ごと ・20mg24時間ごと
ランソプラゾール(タケプロン®)	経口 静注	・15～30mg24時間ごと ・30mg24時間ごと
ラベプラゾール(パリエット®)	経口	・20mg24時間ごと
エソメプラゾール(ネキシウム®)	経口	・20mg24時間ごと
粘膜保護薬		
スクラルファート(アルサルミン®)	経口	・1g6時間ごとに胃管から投与

※PPI静注(オメプラゾール, ランソプラゾール)の際に, 配合変化するため投与前後でルート内を0.9%食塩水または5%ブドウ糖10mLずつ程度で必ずフラッシュする.

泌の耐性が生じないことから，現在逆流性食道炎や胃・十二指腸潰瘍，NSAIDs潰瘍の治療ではPPIが第一選択薬となっています．

このことはおそらくSRMD，ストレス潰瘍の予防に使用する場合も当てはまる可能性があります．

ヒスタミンH_2受容体拮抗薬(H2RA)

ストレス潰瘍による消化管出血予防で最もよく研究されているのがH2RAです．ファモチジンとラニチジンが頻繁に使用されます．シメチジンはその薬物相互作用からほとんど使われなくなっています．

ファモチジンのほうがラニチジンよりも作用時間が長いため，2回/日投与でよいメリットがあります．またH2RAは腎排泄であり，腎機能に合わせ投与量を調整する必要があります(表3)．副作用として頻度は少ないものの血小板減少や，高齢者や腎機能低下時には中枢神経系副作用(興奮，せん妄，痙攣など)があり注意が必要です．

表3 腎機能低下時のヒスタミンH_2受容体拮抗薬(H2RA)の投与量

クレアチニンクリアランス(mL/分)	ラニチジン	ファモチジン
51～75	通常量の75%	通常量の50%
10～50	通常量の50%	通常量の25%
<10	通常量の25%	通常量の10%

プロトンポンプ阻害薬(PPI)

PPIは，プロドラッグであり胃の壁細胞内で活性型となり，水素イオンを分泌する壁細胞の膜ポンプに結合し胃酸分泌を遮断します．この水素イオンを分泌する膜ポンプに不可逆的に結合するため，完全に胃酸分泌を抑制することになります．この面で，胃内pH上昇においてはH2RAより有効であり，また長期に使用しても耐性が起こらないことが特徴です．また腎機能による投与量の調整は必要ありません．

薬物相互作用として，ベンゾジアゼピン，フェニトイン，ワルファリンの代謝・排泄を障害し，効果の遷延が起こります．また，テオフィリン血中濃度低下を起こすことも知られています．またクリティカルケアではチエノピリジン系抗血小板薬でプロドラッグのクロピドグレルと肝代謝経路CYP2C19が同様のため，PPI投与によりCYP2C19と競合し，プロドラッグのクロピドグレルの活性化が低下することでクロピドグレルの抗血小板作用が減弱する可能性があり，注意が必要です(とくにオメプラゾールがCYP2C19と親和性が高い)．また，PPI自体腎機能低下での調整は必要ありませんが，アレルギー性の機序で間質性腎炎の副作用があります．

ストレス潰瘍からの消化管出血予防においては，PPI経口投与はH2RA経口・静注と同等ないし優れていることを示す小規模のスタディはあります．しかし静注による

PPIの有効性を示すスタディはまだ存在しないこと，その一方，24時間以上人工呼吸器管理を必要とする患者にPPIとH2RAでストレス潰瘍予防を行ったところ，PPI投与群が院内肺炎，*Clostridium difficile*感染発症率が高いことを示すスタディも出ています．

H2RAもPPIも本来の消化管殺菌に重要な胃酸を抑えるために感染症合併のリスクが上がることが機序として考えられており，ストレス潰瘍予防として使用する場合は注意が必要です．そのため以前にも増して投与の適応があるかどうか熟考しなければいけません．

POINT !

- PPIの薬物相互作用として，肝臓でのCYP2C19を介して，抗血小板薬クロピドグレルの活性化が低下する可能性がある．
- 胃酸分泌抑制薬(H2RA，PPI)使用により院内肺炎，*Clostridium difficile*感染の発症率が上がる．

粘膜保護薬：スクラルファート

スクラルファートは硫酸スクロースのアルミニウム塩であり，胃粘膜を被覆して胃酸と胃の粘膜細胞の間に薄い膜を作り，粘膜保護薬として作用します．あくまで粘膜保護目的であり，H2RAやPPIのように胃酸pH上昇を起こしません．メリットとしては血中に吸収されないため，全身性の副作用を起こすことがありません．アルミニウムはリン吸着能があるため，低リン血症のケースでは使用する際には注意が必要です．

以前はスクラルファートが，リスクファクターがないケースでのストレス潰瘍予防の胃粘膜保護薬として使用されていましたが，

① 投与回数が頻回：6時間ごと
② 静注薬がなく胃管投与のため，胃管閉塞のリスクがある
③ 他の薬剤の吸収低下：ワルファリン，ジゴキシン，キノロン(レボフロキサシン，シプロフロキサシンなど)，テトラサイクリン(ドキシサイクリン，ミノサイクリン)，ケトコナゾール，フェニトイン，テオフィリン，甲状腺ホルモン，ラニチジン
※腸管内で上記薬剤とキレートして吸収を低下するため，スクラルファートと併用する場合，スクラルファート投与2時間前にこれら薬剤を経口投与する
④ H2RAに比べ予防効果が劣ること

上記の理由で，現時点ではストレス潰瘍予防として胃粘膜保護薬を著者は使っていません．

以上から，著者がICUでストレス潰瘍予防として使用する際は，①H2RAの場合，ファモチジン経口ないし静注20mg，12時間ごと，②PPIの場合，ランソプラゾール経口ないし静注30mg，24時間ごと，をルーチンにしています．当然のことですが，リスクファクターの改善やICU退室となった場合，ストレス潰瘍予防で使用していたH2RAおよびPPIは投与中止を考慮します．

ストレス潰瘍予防で用いたH2RA，PPIがICU退室後も約1/2のケースで漫然と点滴静注されており，また患者退院後も約1/3のケースで漫然と経口処方されていたというデータもあります．PPIについては長期投与でカルシウム吸収阻害による骨粗鬆症の進行および大腿骨頸部骨折の頻度が上がる可能性も指摘されており，投与開始の時点でどのタイミングで投与中止にするかも決めておくべきです．

5 胃酸分泌抑制薬使用時の注意点：その効果と合併症

最新のスタディによると胃酸分泌抑制薬（H2RA，PPI）を使用しても，最終的な死亡率改善，ICU入室期間短縮につながらないことが示されています．重度の消化管出血の頻度が低いため，胃酸分泌抑制薬投与により出血性合併症は減るものの，同時に院内肺炎や *Clostridium difficile* 感染の合併症の頻度を増やす可能性があるためと考えられます．

そのため，ルーチンでのストレス潰瘍予防薬投与はするべきではなく，高リスク群である①48時間以上の人工呼吸器管理，②播種性血管内凝固（DIC）など凝固異常があるケースに限ってのみ胃酸抑制薬（PPI，H2RA）でのストレス潰瘍予防投与を行い，明らかな消化管出血やヘモグロビンHb値が2g/dL以上低下する患者にPPIないしH2RAで治療開始し速やかに緊急上部内視鏡検査で診断をつけ，治療方針を決定することが妥当だと考えます．

またストレス潰瘍予防で，H2RAないしはPPIによる胃酸分泌抑制を行う場合，合併症について注意する必要があります（表4）．

表4 H2RA，PPIの注意すべき合併症

① *C. difficile* による偽膜性腸炎のリスク上昇（H2RA，PPI）
② 肺炎のリスク上昇（H2RA，PPI）：これらは胃酸分泌の長期抑制により胃酸の殺菌効果がなくなるためとされています
③ PPIにより大腿骨頸部骨折のリスク上昇：胃酸分泌抑制によるカルシウム吸収阻害からの骨粗鬆症進行によると考えられています
④ 薬物相互作用（とくにH2RA，チエノピリジン系抗血小板薬とPPI）
⑤ H2RAによる高齢者，腎機能障害時の中枢神経系副作用（意識障害，興奮，せん妄，痙攣など）のリスク上昇
⑥ コスト

そのため、常にストレス潰瘍予防の適応として妥当かどうか、ストレス潰瘍のリスクファクターがなくなり次第中止することを考えながら処方する必要があります。ICU退室後や場合によっては退院後も長期に処方されているケースがありますが、ストレス潰瘍予防としては適切ではありません。これは、胃・十二指腸潰瘍や逆流性食道炎の治療への適応とは区別しなければいけません。

6 実際にストレス関連粘膜障害（SRMD）・ストレス潰瘍からの活動性出血が起こった場合のアプローチ

ストレス関連粘膜障害（SRMD）は、びまん性の表層性粘膜びらんないし明らかに限局したストレス潰瘍のどちらも起こします。限局性のストレス潰瘍は胃体・胃底部によくみられますが、十二指腸に形成されることもあります。

ICU入室患者で、①胃管から黒色胃液・血性胃液であったり、黒色吐物、タール便がみられた場合、②原因不明の低血圧、ヘモグロビン（Hb）値2g/dL以上の低下があった場合はSRMDを疑い、輸液と血管作動薬での循環維持を行い、赤血球（RBC）輸血を準備しながら緊急上部内視鏡検査を行います。同時に胃酸分泌抑制薬（PPIまたはH2RA）の点滴静注を行います。

SRMDからの活動性出血の診断がついたらPPI治療投与量で継続します。H2RAよりもPPIのほうが①副作用が少ない、②胃酸抑制能が優れている、③長期間使用で耐性ができにくいことから治療としてはPPIを用いるとよいでしょう（表5）。

表5 ストレス関連粘膜障害（SRMD）による活動性消化管出血治療に用いられる薬剤

薬剤	投与経路	投与量
プロトンポンプ阻害薬（PPI）		
オメプラゾール（オメプラール®）	静注	20mg 12時間ごと
ランソプラゾール（タケプロン®）	静注	30mg 12時間ごと

ケースの解説

Case1

このケースでは、急性呼吸促迫症候群（ARDS）で48時間以上の人工呼吸器管理となる可能性と播種性血管内凝固（DIC）で凝固異常を伴うため、薬物によるストレス潰瘍予防を行います。血行動態不安定を考え静注とします。

〈例〉
- ラニチジン50mg静注 8時間ごと
- ファモチジン20mg/10mL静注 12時間ごと（腎機能にあわせ調整）

または腎機能障害および3日以上使用する可能性があり耐性を心配する場合，
- ランソプラゾール30mg / 0.9%食塩水20mL 静注 24時間ごと
- オメプラゾール20mg / 0.9%食塩水20mL 静注 24時間ごと

がありますが，静注PPIによるストレス潰瘍予防がH2RA以上の有効性を示すスタディがないことを知った上で使用しましょう．

また院内肺炎，*Clostridium difficile* 感染合併のリスクを考慮して短期間の使用に限定すべきです．

Case2

このケースではストレス潰瘍予防ではなく，NSAIDs潰瘍を形成しているため治療となります．治療ではH2RAよりもPPIが優れていることが示されているため，PPI静注を治療量で用います．

〈例〉
- ランソプラゾール30mg / 0.9%食塩水20mL 静注 12時間ごと
- オメプラゾール20mg / 0.9%食塩水20mL 静注 12時間ごと

Case3

このケースでは以前からファモチジンを内服していたため，H2RAを継続します．しかし重症膵炎で内服困難なため静注で用います．

〈例〉
- ファモチジン20mg 静注 12時間ごと，ないし，
- ラニチジン50mg/10mL 静注 8時間ごと（腎機能に合わせ調整）

Case4

このケースではリスクファクターがないため，ルーチンにストレス潰瘍予防として胃酸分泌抑制薬を処方する必要はありません．また大腿骨頸部骨折があるため，胃潰瘍からの出血など他の理由でPPI投与する場合には注意が必要です．「ICU入室＝全例胃酸抑制薬投与」と考えてはいけません．

あくまでケースごとにリスクファクターを考慮して，胃酸分泌抑制薬の副作用，薬物相互作用を十分に理解した上で，どの薬剤を使用するかを考えるべきです．

＊この章でのポイント＊

- ☑ ストレス関連粘膜障害（SRMD）の発生機序を理解する．
- ☑ ストレス潰瘍予防の対象となるSRMDのリスクファクターを理解する．
- ☑ ストレス潰瘍予防に使用される胃酸分泌抑制薬の作用機序と特徴を理解する．
- ☑ ストレス潰瘍予防として胃酸分泌抑制薬の適応があるかどうかを理解する．

For Further Readings: さらに理解を深めるために

1. Cook DJ, Fuller HD, Guyatt GH, et al. Risk factors for gastrointestinal bleeding in critically ill patients. Canadian Critical Care Trials Group. N Engl J Med. 1994; 330: 377.
2. American Society of Health-System Pharmacists Commission on Therapeutics. ASHP therapeutic guidelines on stress ulcer prophylaxis. Am J Health Syst Pharm. 1999; 56: 347.
3. Mutlu GM, Mutlu EA, Factor P. GI complications in patients receiving mechanical ventilation. Chest. 2001; 119: 1222.
4. Ali T, Harty RF. Stress-induced ulcer bleeding in critically ill patients. Gastroenterol Clin N Am. 2009; 38: 245.
5. Linsky A, Gupta K, Lawler E, et al. Proton pump inhibitors and the risk of recurrent *Clostridium difficile* infection. Arch Intern Med. 2010; 170: 772.
6. MacLaren R, Reynolds PM, Allen RR. Histamine-2 receptor antagonists vs proton pump inhibitors on gastrointestinal tract hemorrhage and infectious complications in the intensive care unit. JAMA Intern Med. 2014; 174: 564.
7. Herzig SJ, Howell MD, Ngo LH, et al. Acid-suppressive medication use and the risk for hospital-acquired pneumonia. JAMA. 2009; 301: 2120.
8. Ho PM, Maddox TM, Wang L, et al. Risk of adverse outcomes associated with concomitant use of clopidogrel and proton pump inhibitors following acute coronary syndrome. JAMA. 2009; 301: 937.
9. Madanick RD. Proton pump inhibitor side effects and drug interactions: much ado about nothing? Cleve Clin J Med. 2011; 78: 39.
10. Plummer MP, Blaser AR, Deane AM. Stress ulceration: prevalence, pathology and association with adverse outcomes. Crit Care. 2014; 18: 213.

column

臨床医

　医師として10年前後になると自分が今まで歩んできた道をふりかえる時期が訪れる．そしてこの先どのように道を切り開いていこうかと時間をかけて考える時期と重なる．

　ある人は臨床現場に将来フィードバックできるような臨床研究や基礎研究に身を置くため，大学や研究機関に所属する道を選ぶ．

　ある人は海外留学・研修を含め，先進国・発展途上国など日本と異なる医療の中に身を置き，国内にいただけでは得られない世界的な視野から臨床現場に関わる道を選ぶ．

　ある人は自分の生まれ育った地域医療に貢献できるよう，地元で開業独立し臨床現場に関わる道を選ぶ．

　ある人は市中病院の専門科の中で部長として管理職に身を置き，コンサルトや若手育成への教育・アドバイスとその部署の管理者として臨床現場に関わる道を選ぶ．

　ある人は臨床現場を離れ，公衆衛生など大きな見地から臨床現場にフィードバックできるよう役人や国内・国際的機関に所属する道を選ぶ．

　一般市中病院では年月とともに臨床医を続けるにしても公私ともに他にやらなければいけないことが増えてくる．それでもとことんベッドサイドの現場にこだわり続ける臨床医でいたいと自分は思う．

　医師という仕事のキャリア，主治医としての臨床医とはなにかと考えることがある．

　地域医療での小規模の病院では専門分化されていないため，一般内科としてさまざまな疾患を抱えた患者さんをトータルに診療していく姿勢が要求される．しかし多くは，医師不足も重なり，浅く広い知識・技術が必要とされる．超急性期の面からは特殊な治療，緊急処置を迅速に行うために人員，物品が充足している状態ではないことも多い．

　一方，大都市中心部での大規模な病院では専門性が進み，あらゆる専門医がコンサルトとして存在し，専門分化の中で各科コンサルトが日常的に必要となり，またさまざまな疾患を抱えた多くの患者さんをグループとして担当することとも重なり，主治医としての意識づけがややもすると薄くなることがある．

　専門科へのコンサルトをしながら自分に足りない部分を補い，またチーム医療の中でも自分が超急性期の患者さん全体のマネジメントについて責任感をもつ─臨床医として主治医としての意地，こだわりをもち続けながら超急性期の診療に関わるスタイルにずっと憧れていた．

　クリティカルケアは内科系，外科系さまざまな疾患の臓器不全が進行し循環・呼吸管理を必要とする特殊な分野だ．とくに私の勤務するICU/CCUでは病棟からの

定期手術術後，院内急変，ERからの内科・外科系救急とありとあらゆるケースが入室するため，到底一人の医師，ICU/CCU専属医だけでは超急性期医療を完結することができない．そのため，各科協力で各科乗り入れの状態で，循環・呼吸管理を中心とした全身管理や鎮痛・鎮静，循環作動薬，抗菌薬などさまざまな薬剤を使いこなし，人工呼吸器・急性血液浄化療法など各種デバイスを含めたICU/CCUとしての守備範囲を広げながら，内科・外科系専門医がそれぞれ得意とする診療を引き出すことを大切にしてきた．

つまり集中治療医・クリティカルケアの医師としてのプロフェッショナリズムである．自分のできることを増やしていくことと，その時点でできないこと・自分の限界を見極めて専門各科と協力して医療を行っていくことだと考えている．

できるならばとことん患者に付き合っていく，きつくつらくてもとことん関わっていく，そして自分のできない限界ならばその分野のプロである専門医に依頼し，専門医の視点を十分尊重しながら，超急性期の患者さんの全体をマネジメントしていく姿勢が大切だと思う．自分ができるのに相手に気をつかって踏み出さないのはいけないと思うし，また自分ができないのに変な意地で抱え込み続け，コンサルトのタイミングを失ってはいけないと思う．患者さんにとって利益になることをやらなければいけない．超急性期の患者さんに対して病院として最も適した医療を提供できるように，知識・技術を積み重ねて自分の能力を高めると同時に，他科専門医と円滑にコミュニケーションがとれる，コンサルトができる，メリット・デメリットをてんびんにかけた上で交渉できる能力が大切だと思う．

クリティカルケアに関わる医師ってなんだろうか？

生命の危機にある患者さんの人生の大きな転機を目の当たりにしながら，とくに超急性期においては，誤解を恐れず言うならば，神様の次に崇高でその命を握っている存在だと思う．その責任は重大だ．だから適切な治療のために全体像を把握し迅速に処置ができるよう，そして常に助かるよう冷静沈着にチームをまとめながら全力を尽くさなければいけない．

私は，ローテートしてくるレジデントやクリティカルケアを志す若者に，「目の前の患者さんを良くするためにはなにを今しなければいけないと思うか」ということをよく尋ねる．「この患者を良くするために君がなにもできなければ，論文での知識やエビデンスも，そして専門の資格をもっていても意味がないんじゃないか」と責めることもある．

医師という仕事，臨床医という仕事の本質は目の前の患者さんの全体像を把握しベストを尽くすことだとずっと信じてきた．それはこの15年まったく揺らいでいない．

確かに疲れる，そしてもうこれ以上自分はだめかな，と弱音を吐きたくなることもたくさんあったが，自分が選んだ道なので，ときに厳しく，つらい思いをすることもある．なんともいえない孤独に立ち向かわなければいけないこともある．それでも自分が選んだ道だから自分自身を信じて最後は笑って乗り越えていける気がする．

医師も職業である以上，いろんなスタイルがあり，いろんな価値観がある．そして医師も人である以上，それぞれの人生がある．あれもこれも年々できなくなっていく．あれかこれか優先順位をつけていかなくてはいけない．医師をしていても患者さんにとっても，そう誰にとっても人生は1回しかない．

　悔いのない人生とはなんだろう．自分は臨床医としての仕事を楽しむことだろうと思っている．自分がやりたいこと好きなことを今の仕事としてできていることを幸せに思う．それで生活を送っていけることにもとても感謝している．世の中，自分のやりたいことを仕事としているヒトはたぶん一握りだろう．自分のやりたいことを仕事にできて，そしてそれで生活できるのはとても素晴らしいことだ．

　どうしようもなく，手の施しようもなくなってしまった多臓器不全の患者に何日も付き添い，どうにかしてあげたいと思いながら仕事をしてきた．

　一般市中病院でそういった臨床医として社会に貢献したい，自分を育んでくれた土地，地域，国のために恩返ししたいと思ってきた．今までもそしてこれからも死の淵にいる患者さんの役に少しでも立てるよう臨床医として自分を磨いていきたい．

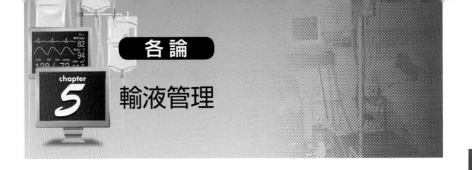

各論

chapter 5 輸液管理

この章でとりあげる薬剤

0.9%食塩水（等張食塩水），乳酸加リンゲル液，酢酸加リンゲル液，重炭酸加リンゲル液，0.45%食塩水（＋2.5%ブドウ糖），維持液（3号液），5%ブドウ糖液，アルブミン（5%，20%），人工膠質液（HES，デキストラン），高張食塩水（3%食塩水，7.5%食塩水）

ケース

Case1

夏の暑い日．土木作業をしていた45歳男性．熱中症でER搬送．来院時に血圧低下，頻脈．採血でCPK 50,000，BUN/Cre値も上昇．血液ガスでpH 7.26，HCO_3^- 15，K 5.2．脱水症による循環血液量減少性ショック，横紋筋融解症，急性腎傷害（AKI）の診断．ERで0.9%食塩水500mL投与で尿量20mL程度確認あり．全身管理目的でICU入室しラクテック®（乳酸加リンゲル液）500mL/時で投与開始した．

Case2

糖尿病，高血圧，高脂血症の既往があり，胸痛でER受診した60歳男性．
左回旋枝の虚血からの急性心筋梗塞．末梢冷汗強い．緊急PCIとなり，心疾患のため5%ブドウ糖液に輸液をつなぎかえた．適切な判断だっただろうか？

Case3

生来健康な45歳男性．急性腰痛症で10日前からNSAIDs服用中．昨日からの心窩部痛あり，新鮮血吐血およびタール便でER受診．血圧70台，心拍数130．18Gで末梢ルート2本確保し，ラクテック®（乳酸加リンゲル液）500mL×2負荷するも血圧70台，心拍数110．血液ガスで乳酸値70．赤血球液（RBC）輸血 4単位オーダーおよび消化器内科コンサルトし緊急上部内視鏡依頼するとともに，5%アルブミナー®（5%アルブミン製剤）250mL×2投与の指示を出した．

Case4

ADL自立した75歳の男性．糖尿病，肺気腫/COPDの既往がある．3日前からの

発熱，呼吸困難，咳嗽，粘性喀痰にてER受診．血圧80台と低く，胸部X線上，右上肺野の浸潤影あり．喀痰グラム染色でグラム陰性小桿菌多数．血液培養2セット，喀痰培養提出の上，肺炎からの敗血症性ショックの診断でICU入室加療となった．ERにてセフォタキシム2g，アジスロマイシン500mgを投与された．ICU入室後，輸液製剤はラクテック®（乳酸加リンゲル液）500mL×2を投与しても平均動脈圧（MAP）50台のため血管収縮薬ノルアドレナリン0.05μg/kg/分で開始．ICU入室5時間後に酸素化不良が進行し気管挿管の上，人工呼吸器管理となった．胸部X線では両肺野浸潤影著明であり，急性呼吸促迫症候群（ARDS）への進行が危惧された．人工呼吸器管理は低1回換気でPEEP 10cmH₂Oの肺保護換気とした．輸液反応性みるためにFloTrac®装着し下肢挙上（PLR）テストし1回拍出量（SV）50⇒60と反応があったため，アルブミナー®（5%アルブミン）250mL負荷を行った．

Case5

25歳男性．オートバイによる単独事故．頭部強打し急性硬膜外血腫で緊急血腫除去術後にICU入室．体温常温管理，頭部挙上を行い，脳浮腫にマンニトール，痙攣予防で抗痙攣薬フェニトイン投与．メインは脳浮腫改善までは0.9%食塩水150mL/時で開始となった．

Case6

肝硬変，腹水貯留の既往があり，食道静脈瘤破裂で出血性ショックの70歳男性．70kg．

赤血球液（RBC）/新鮮凍結血漿（FFP）を準備しながら，ラクテック®（乳酸加リンゲル液）500mLを負荷し，その後，5%アルブミン製剤250mL×8本投与．初日に1.5g/kgのアルブミン投与，3病日に1g/kgのアルブミン投与予定とした．血液培養採取し，特発性細菌性腹膜炎（SBP）予防で抗菌薬セフトリアキソン2gを投与開始した．

クリティカルケアでの輸液の考え方

輸液製剤の特徴と最近のクリティカルケアでの輸液管理の流れについてとりあげます．

「輸液製剤=薬剤」であること，そして「輸液負荷=薬剤投与」と考えることが重要になってきています．病態によって選択すべき輸液製剤が異なり，輸液負荷が必要ない場合に輸液の追加投与により末梢循環不全を増悪させ，生命予後に関わることもわかってきています．

国内では数多くの輸液製剤が入手可能ですが，大きく分けると晶質液crystalloid（0.9%食塩水，電解質混合バランス輸液），膠質液colloid（人工膠質液，ヒト膠質液），

高カロリー輸液（中心静脈栄養，末梢静脈栄養），血液製剤に分かれます（表1）．高カロリー輸液，血液製剤についてはまた別の章でとりあげます．

表1　クリティカルケアで使用される輸液・血液製剤の分類

分類	種類	目的
① 電解質輸液剤	細胞外液類似液（0.9％食塩水，乳酸加リンゲル液，酢酸加リンゲル液，重炭酸加リンゲル液），0.45％食塩水など 複合電解質補液：1〜4号液	水・電解質を投与する製剤
② 5％糖液	5％糖液	水分を投与する製剤
③ 高カロリー輸液用製剤	糖質輸液，高カロリー輸液用基本液，キット製品，アミノ酸製剤，脂肪製剤	栄養を投与する製剤
④ 電解質補正液	塩化ナトリウム，塩化カルシウム，リン酸2カリウム，塩化カリウム，硫酸マグネシウム，グルコン酸カルシウム	電解質濃度を補正する製剤
⑤ 人工膠質液	デキストラン，HES（ヒドロキシエチルスターチ），ゼラチン	循環血漿量を効率的に増加する製剤
⑥ アルブミン膠質液	5％アルブミン製剤，20，25％アルブミン製剤	血管内容量維持の製剤
⑦ 高張食塩水	3％食塩水，7.5％食塩水	低Na血症補正および循環血漿量を効率的に増加させる製剤
⑧ 赤血球	赤血球液（RBC）	血液酸素含有量増加
⑨ 保存血漿	新鮮凍結血漿（FFP）	凝固因子補充
⑩ 血小板	濃厚血小板（PC）	血小板数増加

さまざまな輸液製剤がありますが，クリティカルケアで必須となるものは，晶質液の①細胞外液類似液：0.9％食塩水，乳酸加リンゲル液，②維持輸液：いわゆる3号液，③カリウムフリー：0.45％食塩水（＋2.5％ブドウ糖）の3種類と，膠質液である④アルブミン（5％）と⑤アルブミン（20％）の2種類の合計5種類を十分理解し使いこなすことを目標にするとよいでしょう．

> **MEMO　晶質液と膠質液**
>
> ヒトの体液コンパートメントは①細胞内，②細胞外：血管内，③細胞外：血管外（間質）の3つに分かれます．膠質液colloidは血管内に長時間とどまる輸液製剤を指します．一方で，晶質液crystalloidは血管内にとどまらない輸液製剤全般を指します．さらに晶質液はNa濃度で規定される張度tonicityによって高張性，等張性，低張性に分類されます．
>
> 等張性であれば細胞外である血管内と間質に分布します．高張性であれば，細胞内から細胞外への水分移動が起こります．一方で低張性であれば細胞外のみならず細胞内まで広く分布します．

1 クリティカルケアでの水の出し入れ： ①蘇生期，②安定・利尿期のタイミングをつかむ

クリティカルケアでは高度ストレス侵襲，高サイトカイン血症による血管透過性亢進について理解することが大切です．現在は血管内皮細胞同士のtight junctionとglycocalyxが重要な働きをしていることがわかっています．血管内皮細胞でのtight junctionとglycocalyxについては後述します．

手術・外傷などの外科的ストレス，または重度敗血症，重症急性膵炎，消化管出血などの内科的ストレスといったあらゆるストレス侵襲にさらされたとき，生体は急性炎症を起こすことで対応します．この急性炎症反応は，物理的損傷，微生物・毒素などの体にとって好ましくないものが全身に広がらないように局所に閉じ込めておこうとする生体反応を指します．

そのためサイトカインが分泌され高サイトカイン血症となり「血管透過性亢進」の状態となり，白血球遊走・局所への滲出が起こります．また一方で凝固カスケードも作用し，血液凝固促進，微小血管閉塞が起こり，そのストレス侵襲の原疾患自体を可能な限り局所に閉じ込めるように働きます．

この血管透過性亢進により間質にナトリウムが漏れ出します．ナトリウム漏出により大量の水分が間質に貯留します．さらに普段は血管外に漏出しないはずの膠質浸透圧を形成しているタンパク成分(主にアルブミン)も漏出し水分漏出に拍車がかかります．その結果として体全身のむくみ―侵襲時の浮腫となります．

また生体は，炎症反応により間質への大量の水分漏出による血管内ボリュームの著明な減少に反応し，①交感神経系賦活による心拍数・心収縮亢進，末梢血管の収縮，②レニン-アンギオテンシン-アルドステロン(RAA)系賦活による腎臓でのナトリウム，水の再吸収亢進，抗利尿ホルモン(ADH)分泌亢進による尿中ナトリウム排泄低下を起こします．そのため，結果として尿量の著明な減少につながります．

しかし，これらは循環を維持するための生体の正常な反応であり，このストレス侵襲による高度炎症・高サイトカイン血症の極期に，"体がむくんでいる(全身性浮腫)から"といってむやみに利尿薬を使うと循環破綻につながることが理解できるでしょう．

しかし，ストレス侵襲による高度炎症・高サイトカイン血症による間質への大量の水分漏出も，原疾患に対する適切な治療が奏効すると，それ以上の進行が起こらなくなります．

そして早ければ約12〜48時間でプラトーとなります(早期診断・治療がカギといえます)．その後，48〜72時間の経過で間質に大量に貯留した水分がリンパ管から血管内へと戻ります．そして5〜7日程度で従来の状態に戻ると考えられています．

つまりクリティカルケアで輸液管理を考える際には，血行動態として3つの相を意

識します．①炎症・ストレス反応の極期（＝高サイトカイン血症）で血行動態が不安定であり，血管透過性亢進が起こり血管内⇒血管外への漏出が起きている相（いわゆる"引き潮 ebb"期）：蘇生期，②徐々に血管透過性亢進に改善がみられ血行動態が安定する時期：安定期，③炎症・ストレス反応改善，血管透過性亢進がなくなり間質からの水分が戻り利尿がかかる相：利尿期（②，③を合わせていわゆる"満ち潮 flow"期）です．

①，②，③それぞれの時期はお互いに重複する部分もありますが，とくに①から③にかけての流れは非常に重要です．そのため，治療開始時から低心機能・うっ血性心不全により明らかな溢水状態を除くと，輸液管理は血管内に残りやすい輸液製剤を選択投与していくことから治療を始めるという認識が大切です．

最近の話題として，クリティカルケアでの重症患者では，成人・小児を問わず，輸液負荷による体液過剰および輸液過小で循環破綻のどちらでも ICU 入室期間・入院期間，合併症発症率・死亡率が上昇することがわかっています（図1）．

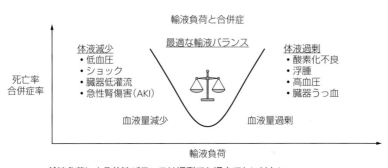

図1　輸液蘇生の目標

そのため，"適切な輸液製剤"を"適切な時期"に過剰でも過小でもなく"適切な量"を投与することが非常に重要です．

とくに重症敗血症，敗血症性ショックで血管収縮薬治療開始6時間以内に20mL/kgで十分量の初期輸液負荷群を"AIFR（adequate initial fluid resuscitation）"とし，そして，循環が安定し次第，7日間で2日連続マイナスバランスとした群を"CLFM（conservative late fluid management）"とします．このとき初期輸液を十分に行い，いったん血行動態が安定し次第，絞り気味でコントロールした群が，他の①初期輸液不十分かつ安定後絞り気味でコントロールした群，②初期輸液十分かつ安定後輸液を絞らなかった群，③初期輸液不十分かつ安定後輸液を絞らなかった群とを比較して，最も生存率が高いことが示されています（図2）．

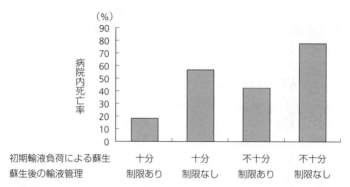

図2 敗血症性ショックでARDS合併症例における十分な初期輸液負荷による蘇生と後期の輸液過剰を制限した場合の死亡率に与える影響

そのため，一般病棟での「維持液500mL 2本と細胞外液500mL 1本で1日1,500mLの輸液」といった1日トータルでみていく考えではなく，ストレス侵襲による高サイトカイン血症で血管透過性亢進・血行動態不安定で輸液負荷をメインとしなければいけない時期（"蘇生期"），ストレス侵襲・高サイトカイン血症が落ち着き血管透過性亢進が改善した血行動態安定・利尿がかかる/利尿をかけなければいけない時期（"安定・利尿期"）を判断し，輸液処方をリアルタイムで行う習慣をつけることが大切です．

"蘇生期"には輸液量が足りないと循環不全・臓器虚血となるため，血管内に残る輸液製剤を適切な投与量で投与します．一方で，"安定・利尿期"には維持輸液で絞り気味ないしはまったく輸液なしで利尿薬（フロセミド，アセタゾラミド）を次々と静注・

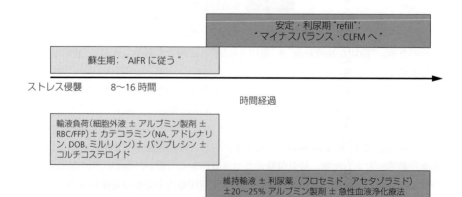

図3 クリティカルケアでの輸液管理の考え方①
低心機能うっ血性心不全以外の場合

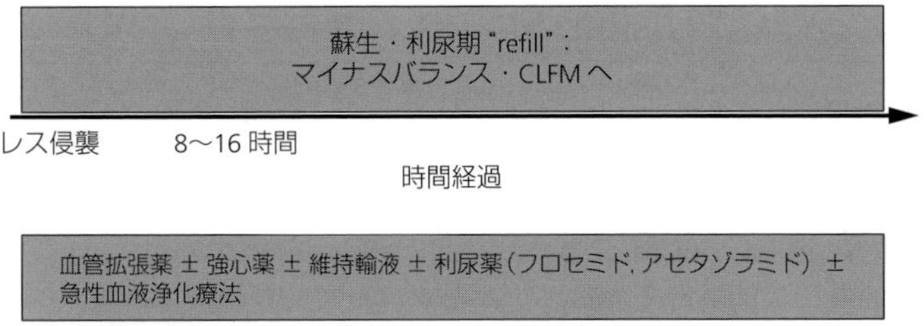

```
蘇生・利尿期 "refill":
マイナスバランス・CLFM へ
```

ストレス侵襲   8〜16 時間
                    時間経過

```
血管拡張薬 ± 強心薬 ± 維持輸液 ± 利尿薬(フロセミド, アセタゾラミド) ±
急性血液浄化療法
```

図4 クリティカルケアでの輸液管理の考え方②:
低心機能うっ血性心不全の場合

低心機能・うっ血性心不全がメインの病態では当初から体液
量はマイナスバランスでコントロールする

持続静注していくといった判断が求められます(利尿期に反応が悪ければ急性血液浄化療法が必要になるケースもあります)(図3, 4).

そのため,クリティカルケア超急性期の輸液管理を考える上で最も重要なことは,「蘇生期—とくに血管内ボリュームは多いのか少ないか」と「安定・利尿期—現在血管外へ漏れていっているのか戻ってきているのか」と時間経過の中で意識することです.

> ▶ **クリティカルケアでの輸液の大原則その1**
> ● 超急性期のケースでは,1日トータルの輸液量を前もって決めてはいけない!
> ▶ **クリティカルケアでの輸液の大原則その2**
> ● ①輸液負荷を行う蘇生期なのか,②輸液維持の安定・利尿期なのか,を常に意識する!

蘇生期⇒安定・利尿期に移行しない場合や"蘇生期"が起こった場合に考えること

実際のクリティカルケアの現場では,

① 高度ストレス侵襲・高サイトカイン血症の病態(重症敗血症,重度熱傷,多発外傷,大手術など)で蘇生期から安定・利尿期へ移行しない.
② 低心機能うっ血性心不全で安定・利尿期が続いていたが,輸液負荷が必要になる蘇生期になった.

という経験が多くみられるかと思います.

重要なポイントとして"蘇生期"から"安定・利尿期"へと循環管理を行う際に,利尿を促そうとしても反応しない場合があります.つまり,いつまでたっても"蘇生期"からの改善がみられない状況が続く場合です.また逆に"安定・利尿期"から再度"蘇生期"に戻ったり,心不全のケースで利尿期が止まり"蘇生期"になった場合もそうです.

原疾患治療開始後に"蘇生期"を過ぎて6〜24時間で訪れるべき,"安定・利尿期"が

表2 いわゆる"蘇生期"が続く場合にチェックすること

① 原疾患がコントロールされていない（再出血，感染症への誤った抗菌薬投与，手術なら創部離開など）
② ストレス過剰侵襲，"point of no return"
③ 呼吸の破綻（誤嚥，胸水，ARDS，肺塞栓，気胸など）
④ 循環の破綻（心不全，不整脈，心筋虚血，出血：消化管，創部など）
⑤ 感染症合併（とくに病院内感染症：CRBSI，HAP/VAP，CAUTI，SSI，CDIなど）

ARDS：急性呼吸促迫症候群，CRBSI：カテーテル関連血流感染，HAP：病院内肺炎，VAP：人工呼吸器関連肺炎，CAUTI：カテーテル関連尿路感染症，SSI：手術創部感染症，CDI：*Clostridium difficile*感染症

起こらなかった場合，なにを考えればよいでしょうか？　そのときは以下の4つを想定し原因を探していくとよいでしょう(表2).

① 原疾患のコントロールができていない可能性はないか？

手術の場合は創部リーク，ドレーン閉塞など，敗血症では局所コントロール不可能，消化管出血では再出血・止血処置不能などです．

まずは原疾患のコントロールなしには，血管透過性亢進の改善は見込めません．

② 気道・呼吸，循環のトラブルはないか？

意識レベル低下・覚醒遅延による誤嚥，心筋虚血・心不全，肺塞栓などです．

原疾患のストレス侵襲による高サイトカイン血症からの血管透過性亢進が改善しても，呼吸・循環が適切に維持されていないと，間質からの大量の水分が戻った際に適切に処理できなくなります．とくに間質への水分漏出が多ければ多いほど，原疾患の改善・全身状態の好転とともに間質からの大量の水分が戻るためうっ血性心不全となってしまうとまた逆戻り，さらには循環不全をきたして末梢臓器虚血を誘発し多臓器機能不全症候群(MODS)への進行が起こることもあり注意が必要です．

③ 病院内感染症を合併していないか？

病院内肺炎，人工呼吸器関連肺炎，カテーテル関連尿路感染症，カテーテル関連血流感染，創部感染症，*Clostridium difficile*感染症などです．

原疾患に対する炎症反応・高サイトカイン血症で大量の水分が血管外漏出し貯留した間質とは別に，新たなイベントによるストレス侵襲・高サイトカイン血症が起こった可能性を考えます．新たなイベントの原因として病院内感染症の合併がよくみられます．迅速かつ適切に診断・治療を行う必要があります．

④ 原疾患によるストレス侵襲が宿主である患者に対して過剰ストレスとなり，生体内で十分に対応できない場合―すなわち point of no return

たとえば，大量出血を伴う高エネルギー外傷，超高齢者での侵襲性肺炎球菌感染を伴う重症肺炎，治療が遅れMODSとなった黄色ブドウ球菌による急性心内膜炎などです．

> **POINT !**
> - 輸液管理において"蘇生期"が持続する場合には，①原疾患コントロール不良，②原疾患によるストレス侵襲に患者側が耐えられない，③呼吸の破綻，④循環の破綻，⑤病院内感染症の合併，を考える．

2 クリティカルケアで用いられる輸液

輸液のための基礎知識

輸液製剤をクリアカットに理解するためには，ヒトの体液分布の理解は必須です．男性では体重の60％，女性では体重の50％を体液が占めています．

その体液分画として，①細胞内液が約2/3，②細胞外液が約1/3となります．また細胞外液は血管内（細胞外液の約1/4）と間質（細胞外液の約3/4）にさらに分かれます．

▶ **総体液量**
男性：体重×60％，女性：体重×50％
▶ **体液は3つのパーツからなる！**
① 細胞内液（ICF）―約2/3
② 細胞外液（ECF）―約1/3
　②-a：血管内―ECFの約1/4，②-b：間質―ECFの約3/4

体重75kg男性と60kg女性では表3のようになります．

表3 成人の体液量

体液分布	男性		女性	
	mL/kg	75kg	mL/kg	60kg
体液全体	600	45L	500	30L
間質液	150	11.3L	125	7.5L
血液	66	5L	60	3.6L
赤血球（Ht40％）	26	2L	24	1.4L
血漿量	40	3L	36	2.2L

これら細胞内，細胞外(血管内，間質)の3つのパーツでの水のやりとりが問題となります．水自体はこれら3つのパーツを自由に行き来することができます．
　そのため，「細胞外液」に水を保持させる—とくにクリティカルケアでの循環管理で重要な「血管内」に水を保持させるにはどうすればよいかの視点でみることが重要です．
　ポイントは単純にすると，①細胞内液と細胞外液の間で水のバランスを決めるメインは主にナトリウム(細胞内は主にカリウム)，②細胞外液で血管内と間質の間で水のバランスを決めるメインは膠質(主にアルブミン)になるということです(後者については，従来のStarlingの法則の理解が必要です)(図5)．

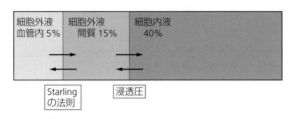

図5 従来のStarlingの法則による細胞内外の体液分布

　そのため，ナトリウムが多いと細胞外液に水の多くがシフトし，血管内の膠質が高いと水は血管内に維持されるということになります．このことは，輸液で使用されるナトリウムの多い輸液(血漿に近いNa濃度：0.9%食塩水，乳酸・酢酸・重炭酸加リンゲル液)は主に細胞外液にとどまり，アルブミン製剤は主に血管内にとどまることを意味します．

> ▶ 3つの各体液分画での水を保持する重要な因子
> 　① 細胞内液：主にカリウム—K！
> 　② 細胞外液—血管内と間質：主にナトリウム—Na！
> 　③ 細胞外液—血管内：主に血漿タンパク—アルブミン！
> ▶ 輸液でいうと……
> 　① アルブミン(5%，20%アルブミン)，人工膠質(HES，デキストラン)含む膠質液
> 　　→主に血管内にとどまる
> 　　※膠質浸透圧(従来のStarlingの法則)による水の移動
> 　② Naの多い輸液(細胞外液類似液：0.9%食塩水，バランス輸液)→主に細胞外(血管内と間質)にとどまる
> 　　※張度tonicity＝有効浸透圧effective osmolalityによる水の移動

> **MEMO**　osmolarity と osmolality と tonicity
>
> **容積モル浸透圧濃度 osmolarity**
> 　溶質 solute ＋溶媒 solvent 含めた 1L あたりでの溶質モル量．単位は mOsm/L．
>
> **容量モル浸透圧濃度 osmolality**
> 　溶媒の 1kg あたりでの溶質モル量．単位は mOsm/kg．血漿は 93％が水で脂肪とタンパクが残りを占めるため，浸透圧を表すときには脂肪とタンパクを除いた溶媒である水 1kg あたりでの容量モル浸透圧濃度 osmolality（mOsm/kg H_2O）のほうが使いやすいのですが，実際には osmolarity と osmolality は混同されて使われることも多いのが現状です．
>
> **張度 tonicity**
> 　細胞内と細胞外は半透膜である細胞膜で隔てられています．張度は有効浸透圧 effective osmolality を表し，細胞外からの水の移動を決める要因です．細胞外については主に Na 濃度（高血糖の場合はブドウ糖濃度も含まれます）によって決まります．
> 　〈例〉
> 　細胞外に等張性（Na濃度同じ）輸液をする⇒輸液水分は細胞外にとどまる
> 　細胞外に低張性（Na濃度低い）輸液をする⇒輸液水分は細胞外から細胞内へ移動する
> 　細胞外に高張性（Na濃度高い）輸液をする⇒輸液により細胞内から細胞外へ水が移動する

晶質液・膠質液の分類（表4，5，図6，7）

　クリティカルケアでよく使われ，必ず理解してほしい晶質液 crystalloid・膠質液 colloid を含む輸液製剤は以下のとおりです．

> - **晶質液**―細胞外液類似液：0.9％食塩水，乳酸加リンゲル液
>   　　　　その他〔0.45％食塩水（＋2.5％ブドウ糖），維持液3号液，5％ブドウ糖液〕
> - **膠質液**―ヒト膠質液である5％，20％アルブミン製剤
> - **高張食塩水**―3％食塩水，7.5％食塩水

輸液製剤を理解するポイントは以下の4点です．

> ① 膠質液は血管内に残り血漿増加作用のある輸液製剤である．
> ② 晶質液は細胞外（血管内，間質）を満たす輸液製剤である．ナトリウム含有量（とブドウ糖，カリウム）によって細胞内・細胞外に分布する量が決まる．
> ③ ナトリウムを含む0.9％食塩水は細胞外（血漿，間質）に均一に分布する．
> ④ ナトリウムをまったく含まない5％ブドウ糖は細胞内外に均一に分布する．

表4 輸液製剤の組成：晶質液 crystalloid

	浸透圧 (mOsm/L)	ブドウ糖 (g/L)	Na (mEq/L)	K (mEq/L)	Cl (mEq/L)	Ca (mEq/L)	乳酸 (mEq/L)
血漿（＝細胞外液）	290	—	135〜145	4.5〜5.0	94〜111	2.2〜2.6	1〜2, 重炭酸23〜27
5％ブドウ糖	252	50	—	—	—	—	—
1/2生理食塩水 （＋ブドウ糖） （デノサリン1®）	280	25	77	—	77	—	—
0.9％食塩水	308	—	154	—	154	—	—
乳酸加リンゲル液 （ラクテック®）	276	—	130	4	109	3	28
酢酸加リンゲル液 （ソルアセトF®）	276	—	131	4	109	3	酢酸28
重炭酸加リンゲル液 （ビカーボン®）	281	—	135	4	113	3	重炭酸25 ※Mg 1mEq/L
3号液（ソルデム3®）	260	27	50	20	50	—	20
3％食塩水	1,020	—	510	—	510	—	—
7.5％食塩水	2,550	—	1,275	—	1,275	—	—

表5 輸液製剤の組成：膠質液 colloid

	膠質浸透圧 (mmHg)	浸透圧 (mOsm/L)	Na (mEq/L)	K (mEq/L)	Cl (mEq/L)	初期血漿増 加量（％）	効果持続
5％アルブミン （アルブミナー®）	20〜29	275	148	—	128	80〜130	12〜16 時間
20％アルブミン （20％アルブミン®）	100〜120	230	—	—	19	200〜400	12〜16 時間
HES70/0.5 （サリンヘス®）	18.6	308	154	—	154	80〜90	不明
HES130/0.4 （ボルベン®）	36	308	154	—	154	100	24時間
デキストラン40 （低分子デキストラン糖注®）	40	308	—	—	—	200	6時間

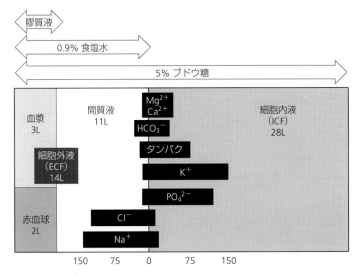

図6 体液分布と膠質液，晶質液の分布（体重70kg，男性）

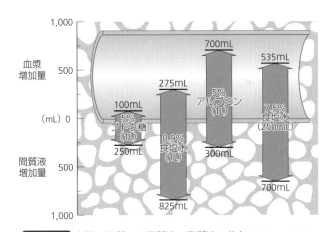

図7 血漿・間質への膠質液，晶質液の分布（文献37より）
5%ブドウ糖，0.9%食塩水，5%アルブミン1L，7.5%食塩水250mL投与した場合．

　膠質液colloidと晶質液crystalloidのメリット，デメリットは表6のようになります．

表6 膠質液と晶質液のメリット・デメリット（文献8を一部改変）

輸液	メリット	デメリット
膠質液	輸液量が少量 血漿増加延長 末梢浮腫低下 血管内皮保護	腎機能低下（デキストラン＞HES＞アルブミン） 凝固異常（古いHES＞テトラスターチ＞アルブミン） 肺水腫（毛細血管漏出症候群） 搔痒感（HES，デキストラン＞アルブミン） アナフィラキシー（デキストラン＞HES＞アルブミン） 高価（アルブミン＞他の人工膠質液）
晶質液	安価 尿量増加 間質液補充	短時間の血管内ボリューム増加 短時間の血行動態改善 間質液貯留

輸液①：細胞外液類似液〔0.9％食塩水，バランス輸液（乳酸，酢酸，重炭酸加リンゲル液〕（図8）

0.9％食塩水と電解質が混合されたバランス輸液（乳酸加リンゲル，酢酸加リンゲル，重炭酸加リンゲル液）のポイントは，細胞外（血管内＋間質）を満たすための道具であり，一般的に細胞内には水分は移動せず，すべて細胞外液全体へ分布する点です．

0.9％食塩水は，①血漿よりNa，Cl濃度が高い〔とくに輸液pHを決める強イオン差SID（strong ion difference）：Na－Clがゼロである点に注意〕，②大量輸液で高クロール性代謝性アシドーシスになる（SID＝0と関係）という特徴があります．とくに0.9％食塩水投与による代謝性アシドーシスが腎血流低下を起こし腎機能増悪の可能性が指摘されています．

バランス輸液製剤よりも0.9％食塩水を優先して蘇生輸液の晶質液として用いる場面は，表7となります．

表7 0.9％食塩水が蘇生輸液として優先される臨床状況

① 頭部外傷，頭蓋内圧亢進での蘇生輸液（血漿よりも浸透圧が高く脳浮腫を悪化させない）
② 低Na血症での蘇生輸液
③ 利尿薬などに伴うCl反応性代謝性アルカローシス補正での輸液
④ 無尿，高K血症での蘇生輸液－利尿があり，心電図変化を伴わない高K血症での蘇生輸液では電解質混合バランス輸液も使用可能

一般的には次のバランス輸液を蘇生輸液としては第一選択とすべきだと考えられます．

電解質が混合されたバランス輸液製剤は，①血漿中のイオン化濃度に近いカリウムとカルシウムを含む，②0.9％食塩水よりNa，Cl濃度が低く，血漿に近い，③輸血製剤と並列させるとカルシウム含有のため血液製剤のクエン酸抗凝固作用を失活させ

ルート内血栓形成(輸血と併用禁)の可能性があるという特徴があります.

乳酸加リンゲル液,酢酸加リンゲル液,重炭酸加リンゲル液は,緩衝液としてそれぞれ乳酸,酢酸,重炭酸が混合されています.

緩衝液としての乳酸: 乳酸加リンゲル液(ラクテック®)

末梢循環不全,肝不全で乳酸値上昇のリスクがあります.しかし,乳酸加リンゲル液による乳酸値上昇は乳酸クリアランスゼロの状態で3〜4L負荷して36〜45mg/dL上昇がいわれていますが,現実的には稀であり,乳酸加リンゲル液による乳酸負荷・乳酸値上昇が死亡率に関わるという報告はありません.酢酸・重炭酸加リンゲル液より安価です.

緩衝液としての酢酸: 酢酸加リンゲル液(ソルアセトF®)

乳酸アシドーシスや肝不全で輸液による乳酸値上昇が起こりません.しかし酢酸負荷による心機能抑制が指摘されています.また高価です.

緩衝液としての重炭酸: 重炭酸加リンゲル液(ビカーボン®)

より血漿組成に近づいたバランス輸液であり,以前は技術的に重炭酸を緩衝液に用いることが困難でしたが最近開発されました.しかし高価です.

以上より,現時点ではこれらの電解質混合バランス輸液製剤の中で,安価である乳酸加リンゲル液をまずは標準的な輸液製剤と考えるのが妥当だと思います.

注意点として,バランス輸液製剤は実際には浸透圧が血漿浸透圧よりも低いため,頭部外傷や頭蓋内圧亢進で用いる場合,脳浮腫を悪化させる可能性があり注意が必要です(表4,図8).

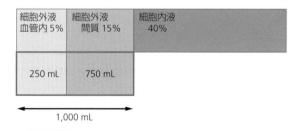

図8 0.9%食塩水,バランス輸液製剤の体内分布

POINT !

- 特殊なケースを除いて電解質を混合したバランス輸液製剤が蘇生に用いる初期輸液と考えられる.
- バランス輸液には緩衝液として乳酸,酢酸,重炭酸が混合されているが,現時

点ではどの製剤も合併症・死亡率に差があるという報告がなく，まずは安価である乳酸加リンゲル液を標準的な蘇生輸液として用いる．
- 輸血製剤と電解質輸液を並列させる場合は，0.9％食塩水のみを使用する！ バランス輸液（乳酸，酢酸，重炭酸加リンゲル液）はルート内血栓形成の可能性があり並列させてはいけない！
- 0.9％食塩水は，①頭部外傷・頭蓋内圧亢進，②低Na血症，③Cl反応性代謝性アルカローシス，④無尿・高K血症の場合に優先して蘇生輸液として用いる．

MEMO 生理食塩水 normal saline ではなく異常食塩水 abnormal saline

以前から0.9％食塩水は生理食塩水と呼ばれていました．しかし0.9％食塩水には9g/Lの食塩（NaCl）が含まれ，Cl 154mEq/Lは血漿よりもはるかに高濃度であり，決して生理的ではありません（表4）．

0.9％食塩水による輸液負荷で，血清Cl濃度上昇により代謝性アシドーシスが悪化します．0.9％食塩水2L負荷により腎血流低下の報告があり，0.9％食塩水使用については適応を限ったほうがよいと考えられます．

そのため，本書では生理食塩水ではなく0.9％食塩水（＝等張食塩水）と記載します．

MEMO 強イオン差（SID）とは？

晶質液による輸液負荷が酸塩基平衡にどのように影響を与えるかは，細胞外の強イオン差（SID）によって決まります．細胞外（血管内の血漿と間質液）で最も多い強イオンは陽イオンでNa^+，陰イオンでCl^-のため（HCO_3^-は弱イオン），SIDは大雑把には血清$[Na^+]-[Cl^-]$で求められます．血漿はpH7.40（$[H^+]=-40$）であるため，SID＝$-[H^+]$＝40となります．

そのため，輸液製剤も組成の$[Na^+]-[Cl^-]$が40に近い製剤ほど輸液負荷後に血漿中のpHに与える影響は少ないと考えられます．

〈例〉
- 0.9％食塩水，3％食塩水，7.5％食塩水⇒SID 0
- 乳酸加リンゲル液⇒SID 21，酢酸加リンゲル液⇒SID 22，重炭酸加リンゲル液⇒SID 22

輸液②：5％ブドウ糖液（図9）

ブドウ糖液は電解質フリーであり，輸液すると肝臓で糖は代謝されただの水となるため，総体内水分量全体を増やすよう，細胞内，細胞外へ均等に分布します．

ポイントとしては，①5％ブドウ糖は血漿量の増加には効果がない（＝血管内に約

10％）, ②循環不全の場合, 糖代謝が障害されているため, 糖投与は嫌気性代謝による乳酸上昇による代謝性アシドーシスを誘発する可能性があること, ③頭部外傷, 頭蓋内圧亢進の場合に細胞内に最も分布するため脳浮腫を増悪させることがあげられます.

これらを考慮すると, 基本的にはクリティカルケアでの5％ブドウ糖液の使い道はありません.

細胞内に2/3入るため, 高ナトリウム血症補正に用いますが, 高ナトリウム血症治療開始時で血行動態不安定な場合, まず血管内ボリュームを満たす目的で細胞外液（0.9％食塩水, バランス輸液）が優先されるため, 5％ブドウ糖液の出番は血行動態安定後に限られます.

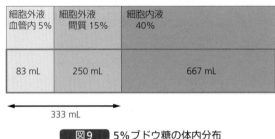

図9　5％ブドウ糖の体内分布

POINT !

- 5％ブドウ糖は肝臓で代謝されすべて水になり, 細胞内外に均等に分布する.
- クリティカルケアでは血行動態が安定した高Na血症治療の場合にしか用いられない.

輸液③: 0.45％生理食塩水（＋2.5％ブドウ糖）（デノサリン1®）（図10）

0.45％食塩水は, ①500mLの0.9％食塩水, ②500mLの5％ブドウ糖液を混ぜている

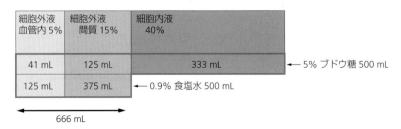

図10　0.45％食塩水（＋2.5％ブドウ糖）の体内分布

と考えると分布がわかりやすいと思います．カリウムが入っていないため，とくに腎機能障害のケースに好んで使われる輸液製剤です．

輸液④：維持液（3号液）（ソルデム3®）（図11）

3号液は，①333mLの0.9%食塩水，②667mLの5%ブドウ糖液を混ぜていると考えるとわかりやすいと思います（厳密にはカリウムも含まれているため実際は血管内分布量は増えます）．3号液は維持液と呼ばれており，その理由は，1日電解質・水分必要量がソルデム3×3〜4本で補えるからです．使い道としては血管内ボリュームも含め，循環が安定するも絶飲絶食が続くケースで考慮します．

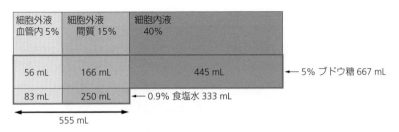

図11 維持液の体内分布

また術後や消化管のイレウスなどを含め，体液喪失が起こる病態では体の各体液の電解質バランスを理解することによって（表8），いままでの細胞外液類似液（0.9%食塩水，バランス輸液），0.45%食塩水，5%ブドウ糖液，維持液のどれを追加で補充すればよいかがわかります．

表8 体液中の電解質組成

	ナトリウム (mEq/L)	カリウム (mEq/L)	クロール (mEq/L)	重炭酸 (mEq/L)
汗	30〜50	5	50	—
胃液	40〜60	10	100	0
十二指腸液	90	10〜20	90	10〜20
小腸液	100	10	60	70
大腸液	130	20	20	30
胆汁	150	5	100	45
不感蒸散	0	0	0	0
血漿（＝細胞外液）	140	4	100	24

輸液⑤：5%アルブミン（アルブミナー®）（図12）

ヒト膠質液であるアルブミン製剤には5%と20，25%製剤があります．ヒトの血漿

成分から精製されるため,未知のウイルス感染などリスクが必ずしもゼロではないこと(現在までの感染症の報告はゼロです),そして人工膠質液よりも高価という欠点があります.

5%アルブミン製剤はヒト膠質液であり理論的には血管内を即座に満たすための道具です.①血漿浸透圧に等しい＝血管内をねらった輸液に最適であり,②輸液後数時間は投与量の約70%が血管内にとどまるため,不足している血管内ボリュームの一時的な維持(例:バランス輸液で間に合わない出血性ショックで止血処置・輸血投与までのつなぎ)といった特徴があります.

その一方で,アルブミン製剤は高価であり,また晶質液(とくに0.9%食塩水,バランス輸液)以上の生存率の改善は示されていないことにも注意して使用する必要があります.

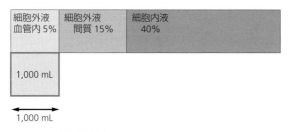

図12 5%アルブミンの体内分布

輸液⑥:20%アルブミン(p.120, 表5)

高い膠質浸透圧をもつヒト膠質液であり,血管内の高い膠質浸透圧維持により間質からの体液の移動(とくにリンパ管からの移動)を促進し血漿量を投与量の3～4倍に増加する作用があります.そのため,5%アルブミンと違って,出血の際など不足している血管内ボリューム・血漿量の維持ではなく,間質⇒血管内への体液の移動をしたいときだけに使用します.

例:重症低アルブミン血症による循環血液量減少,間質への水分貯留による浮腫.肝硬変の腹水減少目的で,利尿薬＋20%アルブミン,腹水穿刺＋20%アルブミンなど

> **POINT!**
> - ヒト膠質液のアルブミン製剤には血漿と同様の膠質浸透圧の5%製剤と高い膠質浸透圧の20,25%製剤がある.
> - 出血性ショックなどで血管内ボリューム維持が必要な場合は5%製剤を用いる.
> - 20,25%製剤は高い膠質浸透圧により間質からの水分の移動を促進するが,出血など血漿量の急激な低下時には用いてはいけない.

輸液⑦：人工膠質液—HES（ボルベン®），デキストラン（低分子デキストラン糖注®）（図13）

ヒト血漿成分から作られるアルブミン製剤はヒト膠質液ですが，人工膠質液としてヒドロキシエチルでんぷん（HES），デキストラン，ゼラチンがあります．国内ではHESとデキストラン製剤があります．アルブミンより安価です．約30mmHgの膠質浸透圧があり，5%アルブミン製剤と同様に血管内への水分の保持目的で血管内を即座に満たすための道具として使われます．

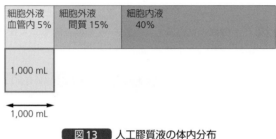

図13　人工膠質液の体内分布

HES製剤

HES（図14）は分枝しヒドロキシエチル化されたブドウ糖多量体からなる多糖類です．HESは血中アミラーゼで小分子に繰り返し分解され腎排泄されます．

HES製剤は，①分子量（MW），②置換度（DS）によって分類されます（表9）．

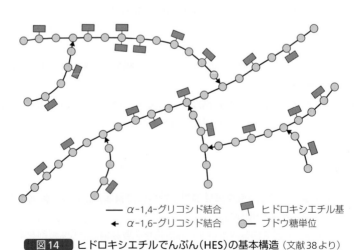

図14　ヒドロキシエチルでんぷん（HES）の基本構造（文献38より）

表9　HES製剤の特徴

名前	濃度	分子量(MW)	置換度(DS)
HES670/0.75(Hetastarch)	6%	670kD	0.7
HES200/0.5(Pentastarch)	6%, 10%	200kD	0.5
HES130/0.4(Tetrastarch)(ボルベン®)	6%	130kD	0.4
HES70/0.5(サリンヘス6%®)	6%	70kD	0.5

① **分子量(MW)**：高分子量670kD，中分子量130〜250kD，低分子量70kDに分類され，分子量が大きいほど毛細血管から漏出しにくいため，循環血液量を長時間維持できます(高分子量で24時間)．一方で，低分子量ではアミラーゼで分解され50kD以下の大きさで腎排泄されるため，血管外への漏出・腎排泄が速やかに起こり短時間で効果がなくなります．国内では70kDと130kDの製剤があります．

② **置換度(DS)**：DSはブドウ糖単位あたりのヒドロキシエチル化の割合を示し，まったく置換していない場合はDSは0，全部置換した場合はDSは1となります．DSが高いと，血中のアミラーゼによる分解が遅くなり，効果持続が長くなります．DSが高いと凝固障害が起こりやすいと考えられています．

　HES製剤の大部分は6%製剤で0.9%食塩水に溶解されています．
　6%HES製剤の血漿増加効果は5%アルブミン製剤と同様で，高分子量だと24時間効果が持続しますが，それ以外の分子量では6時間程度と考えられます．
　HES製剤分解のため血中アミラーゼがHES分子にくっつき腎排泄されなくなるため，正常値の2〜3倍の血清アミラーゼ値となります．血清リパーゼ値はHES製剤投与で影響を受けません．
　またDSが高いHES製剤だと第Ⅶ因子，von Willebrand因子阻害と血小板凝集阻害により出血傾向の副作用があります．
　とくに重症敗血症や循環不全のケースではHES製剤による急性腎傷害(AKI)合併リスクが上昇することが示されています．これはHES製剤の高い膠質浸透圧による腎傷害が原因と考えられています．重症度が高くないケースではHES製剤使用による腎傷害との関連はないといわれています．

デキストラン製剤

　デキストランはブドウ糖の重合体であり，乳酸菌によりスクロースから産生されます．国内では10%デキストラン40があり，糖液やバランス輸液に溶解した製剤です．
　5%アルブミン製剤や6%HES製剤よりも血漿増加量が大きいのが特徴です．世界では12時間以上効果が持続する6%デキストラン70もありますが，国内の10%デキストラン40は効果持続は6時間です(表5)．

副作用として出血傾向があり投与量に相関します．最大量はデキストランとして1.5g/kgです．血小板凝集阻害，第Ⅷ因子とvon Willebrand因子減少，線溶系亢進が出血傾向の原因です．またアナフィラキシー様反応やHES製剤同様に浸透圧性の腎傷害の副作用があります．

デキストラン製剤はHES製剤よりあまり研究されておらず，クリティカルケアの現場では現時点で人工膠質液であるデキストランは積極的には使用するメリットはないと考えられます．

輸液⑧：高張食塩水：3％食塩水，7.5％食塩水

輸液量を制限しながら血管内ボリュームを維持させる方法として高張食塩水を用いることがあります．

よく使われる高張食塩水としては，3％食塩水と7.5％食塩水があります．3％食塩水はとくに症状を伴う急性発症の低Na血症補正に用います．

一方，止血ができてない多発外傷・出血性ショック(とくに頭部外傷)で輸液負荷量を制限するために7.5％食塩水が用いられます．

7.5％食塩水250mL投与により約5倍の1,200mL血漿増加効果がありますが(図7)，実際の外傷性ショックや頭部外傷ケースで等張性の晶質液と比較して合併症および生存率改善は残念ながら認められませんでした．

3％食塩水の作り方
0.9％食塩水500 mLのうち400mLと10％食塩水120mL(20mL製剤6本)を加える．
- NaCl量：400mL×0.9/100＋120mL×10/100＝3.6g＋12g＝15.6g
- 水分量：400mL＋120mL＝520mL

したがって，15.6/520＝0.03⇒3％食塩水のできあがり

7.5％食塩水の作り方
10％食塩水120mL(20mL製剤6本)に蒸留水40mL(20mL製剤2本)を加える．
- NaCl量：120mL×10/100＝12g
- 水分量：120mL＋40mL＝160mL

したがって，12/160＝0.075⇒7.5％食塩水のできあがり

POINT！
- 高張食塩水には3％と7.5％がある．
- 3％食塩水は症状を伴う急性発症の低Na血症補正に用いる．
- 7.5％食塩水は外傷性出血性ショックや頭部外傷で用いることがあるが，等張性の晶質液に比べて優れた生存率は示されていない．

最後に輸液製剤のまとめを表10に示します．

表10 主な輸液製剤ごとのメリット・デメリット

輸液製剤	メリット	デメリット
等張食塩水：0.9％食塩水	安価，血液製剤と併用できる	高Cl性代謝性アシドーシス，血漿強イオン差（SID）を下げる
バランス輸液：乳酸，酢酸，重炭酸加リンゲル液	生理的な電解質が混合 腎臓，感染症，出血合併症を減らす	0.9％食塩水より高価 血漿浸透圧が低い
HES製剤	膠質液として5％アルブミンより安価．未知の感染のリスクなし	急性腎傷害（AKI） 出血リスク↑
5％アルブミン	血管内皮障害がなければ血漿増加に優れる	高価，ヒト由来であり未知の感染のリスク
高張食塩水	輸液制限，間質の浮腫減少	高Cl血症
20．25％アルブミン	輸液制限，間質の浮腫減少	高価，ヒト由来であり未知の感染のリスク

❸ 従来のStarlingの法則とDonnan平衡

　細胞外液である間質と血管内の水の移動を考える上で，生理学で出てくるStarlingの法則を理解することは重要です．

　毛細血管レベルでの濾過（毛細血管内と間質での水の移動）は，Starlingの法則に従います（図15）．血管壁の透過度permeability（Lp），表面積surface area（S），静水圧hydraulic pressure〔P；ここでは毛細血管圧（P_c）を使い，血管内から水を外の間質に押し出そうとする圧を指す，また間質血管圧（P_{if}）は逆に間質から水を血管内に押し出そうとする力を指す〕，膠質浸透圧effective osmotic pressure（π；πpは血漿膠質浸透圧，π_{if}は間質膠質浸透圧をそれぞれ指す），膜透過度（s）を用いて，毛細血管から間質への水の移動は，

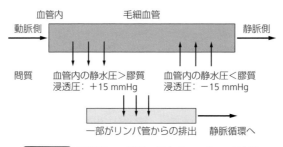

図15 血管内 vs. 間質：従来のStarlingの法則

正味の水の移動: $Lp \times S \times \{(P_c - P_{if}) - s \times (\pi_p - \pi_{if})\}$

で表されます〔$Lp \times S$を単純に毛細血管濾過係数（Kf）として表すこともある〕.
　式だけをみるとわかりづらいかもしれませんが，Starlingの法則では，静水圧（水を押し出そうとする力）と膠質浸透圧の血管内と間質の差のバランスで水の移動が決まることを示しています．このときの間質の膠質浸透圧（π_{if}）は無視できるほど小さいため，血漿膠質浸透圧（π_p）である血管内のアルブミンが水を保持するために重要になります．
　数字で表すと，毛細血管での水分の移動は毛細血管の膠質浸透圧が約30mmHg，毛細血管の動脈側と静脈側の静水圧がそれぞれ約45，15mmHgであるため，それぞれの差をとると，

- 毛細血管の動脈側では＋15mmHgで血管内から間質への水の移動が起こる．
- 毛細血管の静脈側では，逆に＋15mmHgで間質から血管内に水の移動が起こる．

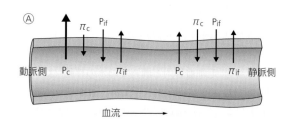

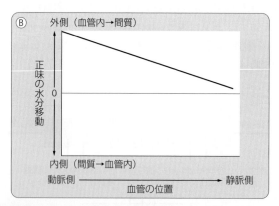

図16 毛細血管（動脈側，静脈側）での水分濾過（文献27より）
静水圧と膠質浸透圧のバランスで①動脈側：血管内⇒間質へ水が移動，②静脈側：動脈側での水分濾過による水喪失により静水圧↓，濃縮による膠質浸透圧↑が起こり，血管内＝間質と圧が一定となり水移動が起こらない．静脈側ではリンパ管から間質の過剰な水が吸収され静脈循環に戻ることがわかっている．

ことを指しています．つまり，従来のStarlingの法則では毛細血管内ではいったん動脈側で間質に漏れて，静脈側で血管内に引き込まれることで平衡状態が保たれていることになります（図15）．

また，わずかな間質膠質浸透圧を形成する間質アルブミン成分や間質の余分な水はリンパ管を通して静脈側に戻ることで，間質に水が貯留しないよう防御システムとして働いています．

しかし実際には静脈側では「血管内の静水圧＜膠質浸透圧」での理論的機序で，間質⇒血管内には水が戻らないことがわかっています．

つまり，動脈側で「血管内の静水圧＞膠質浸透圧」により血管内⇒間質へと移動した水の大部分はリンパ管から静脈還流に戻り，間質⇒血管内には移動しません（図16）．

そのため，従来の血管内および間質での①静水圧，②膠質浸透圧の2つの圧だけで水の移動を説明するStarlingの法則では，静脈側での水の移動が説明できません．

そのため血管内と間質の間に新たな要素を加えた改訂Starlingの法則が提唱されるようになりました（p.136，⑥ 改訂Starlingの法則－血管内皮細胞間tight junction，血管内皮表層glycocalyxの重要性で後述）．

どうして浮腫は起こるのか？

クリティカルケアの現場では，間質への余分な水分貯留は浮腫として認識されます．今までのStarlingの法則から浮腫が成立するためには，3つの病態があることがわかります．

> ① 血管内静水圧上昇：静脈還流障害，うっ血性心不全，肝硬変
> ② 血管内膠質浸透圧低下：ネフローゼ症候群，吸収不良，低栄養，肝硬変
> ③ リンパ管還流不全：いわゆるリンパ浮腫や稀なものとして悪性リンパ腫，フィラリア症

またこれらとは別に，クリティカルケアでもっともよく遭遇する血管透過性が亢進している場合（ストレス侵襲による炎症反応・高サイトカイン血症で起こる）は，血管内皮細胞障害が起こり浮腫が増悪します．しかし，この血管透過性亢進による浮腫の考え方については後述する改訂Starlingの法則の部分で再度とりあげます．

Starlingの法則とともに，Donnan平衡についても学習しましょう．血管内の膠質浸透圧の大部分を占めるのがアルブミンであり，アルブミンはマイナスイオンつまり陰性に荷電しています．そのため，細胞外液で最も多い陽イオンのナトリウムを血管内に引きつける働きがあり，間質にあるナトリウムを血管内に移動させて電気的に中和させることをDonnan平衡といいます．

Donnan平衡のため，本来は細胞外液である血管内，間質を自由に移動できるナトリウムイオンの濃度勾配ができ浸透圧差を生み出す結果となります．

理論上は細胞外液類似の輸液である0.9%食塩水，バランス輸液である乳酸加リンゲル液を輸液したときに血管内と間質に約1：3の割合で分布するとされていますが，実際には血管内により多く分布することが知られています（約1：2）．この血管内により多く分布する傾向は，とくに脱水や出血など急激に血管内ボリュームが不足する場合に顕著になるといわれており，これにはDonnan平衡も関わっていると考えられています．

❹ 病態に応じた輸液・初期蘇生輸液の選び方

脱水症

　脱水による循環血漿量減少性ショックでは細胞外液の低下が問題になるため，晶質液（0.9%食塩水，バランス輸液）を初期蘇生輸液として選択します．

　とくに無尿や心電図異常を伴う高K血症がなければバランス輸液（乳酸加リンゲル液）で開始するほうがよいでしょう．

頭部外傷

　脳浮腫のリスクを考慮して，血漿浸透圧より高い輸液製剤を選ぶ必要があり，0.9%食塩水を初期蘇生輸液として選択します．

心不全，急性冠症候群

　心不全，急性冠症候群といった心疾患であっても，5%ブドウ糖を反射的に選択してはいけません．循環不全が問題になるクリティカルケアで輸液を行う場合は常に血管内に残る輸液を準備しておく必要があります．明らかに体液過剰が示唆される低心機能のうっ血性心不全では初期輸液なしで経過をみる方法もあります．また急性冠症候群ケースの1/4では血管内ボリュームが少ないことがわかっています．そのため，バランス輸液（乳酸加リンゲル液）を準備しておくことが大切です．

消化管出血

　消化管出血で生命に関わる出血性ショックの際には輸血のオーダーとともに，血漿増加作用を期待して血漿と等しい膠質浸透圧である5%アルブミン製剤を選択します．

敗血症性ショック

　敗血症性ショックではHES製剤を使用してはいけません．また5%アルブミン製剤と晶質液でも合併症・生存率に差がないため，まずはバランス輸液（乳酸加リンゲル液）が第一選択となります．

　しかし重症敗血症に急性呼吸促迫症候群（ARDS）を合併した場合には輸液制限を行

うことで人工呼吸器管理期間の短縮につながるため適宜5%アルブミン製剤を併用します.

また腹腔内感染症からの重症敗血症で腹部コンパートメント症候群（ACS）を合併した場合にも腹腔内圧上昇を避けるため輸液制限を行う必要があり，適宜5%アルブミン製剤を併用します.

肝硬変での食道静脈瘤破裂

肝硬変ケースでは食道静脈瘤破裂での特発性細菌性腹膜炎（SBP）予防および肝腎症候群（HRS）予防でアルブミン投与することで生命予後改善が期待されます．そのため5%アルブミン製剤を選択します.

5 輸液製剤をめぐる最近の流れ：蘇生輸液は晶質液か膠質液か

最近の大規模試験による輸液製剤のRCT（表11）により，蘇生輸液を晶質液にするか膠質液にするかについてさまざまな点が明らかになりました.

表11 最近の輸液製剤についてのRCT

スタディ（年）	総数	患者群	輸液製剤の種類				結果	結論
			介入群	数	対照群	数		
CHEST (2012)	6,651	ICU入室患者	6%HES (130/0.4)	3,315	0.9%食塩水	3,336	90日死亡率, AKI, RRT	死亡率差なし，HES群でAKI/RRT上昇
6S (2012)	798	ICU入室患者, 重症敗血症	6%HES (130/0.42)	398	酢酸加リンゲル液	400	90日死亡率, RRT	HES群で90日死亡率上昇，RRT上昇
CRISTAL (2013)	2,857	ICU入室患者, 循環血液量減少性ショック	膠質液（ゼラチン，デキストラン，HES，4%・20%アルブミン）	1,414	晶質液（等張・高張食塩水，乳酸加リンゲル液）	1,443	28日，90日死亡率, RRT・MV・血管作動薬なしの日数	28日死亡率差なし，膠質液群で90日死亡率低下
ALBIOS (2014)	1,810	ICU入室患者, 重症敗血症, 敗血症性ショック	20%アルブミンと晶質液	903	晶質液	907	28日，90日死亡率, 臓器障害, ICU/入院期間	死亡率・そのほかに差なし

AKI：急性腎傷害，RRT：腎代替療法，MV：人工呼吸器

晶質液 vs. ヒト膠質液

0.9%食塩水と4%アルブミン製剤で比較すると，敗血症ではアルブミン製剤は効果があると考えられています．しかし生存率については大きな差はなく，また血管内に多く残り輸液量を大幅に減らせると考えられた膠質液の輸液量については，

> ● 0.9%食塩水1.4 対 4%アルブミン1

と0.9%食塩水の約70%程度という結果でした（理論的には1/4〜1/3）．これは重症敗血症，敗血症性ショックでは血管内皮細胞のtight junctionおよびglycocalyx破綻により膠質液の血管外漏出によるためと考えられています．

また頭部外傷については0.9%食塩水と比較して4%アルブミンで死亡率が上昇しており，これは4%アルブミンの血漿浸透圧が低いことと関係していると考えられます（表3, 4を参照）．

20%アルブミンについては晶質液と比較して血行動態の安定はあったものの死亡率は変わりませんでした．

そのため現時点では，一般的に蘇生輸液としてヒト膠質液であるアルブミンを積極的に選択するメリットはないと考えられます．

晶質液 vs. 人工膠質液

0.9%食塩水とHES製剤を比較したところ，HES製剤による急性腎傷害（AKI）および腎代替療法（RRT）導入率が高いことが示されています．

一方で，死亡率がHES製剤と晶質液で変わらないというスタディやメタアナリシスもありますが，ヒト膠質液のアルブミン製剤と同様，現時点では人工膠質液であるHES製剤を積極的に選択するメリットはないと考えられます．

6 改訂Starlingの法則—血管内皮細胞間tight junction，血管内皮表層glycocalyxの重要性

従来のStarlingの法則では，実は以下のことが説明できないことがわかっていました．

> ● 間質からの水分の移動の大部分はリンパ管を通してであり，毛細血管の静脈側での間質⇒血管内の水の移動は実際には起こっていないこと
> ● 低アルブミン血症を伴う循環不全の代表である重症敗血症・敗血症性ショックで蘇生に用いた晶質液と膠質液の投与量の差がほとんどなかったこと（0.9%食塩水1.4：4%アルブミン1，晶質液の約70%しか投与量が減らなかった）

このため，改訂Starlingの法則として血管内皮表層（ESL）にあるglycocalyxと血管内皮細胞同士をつなぐtight junctionの重要性が指摘されるようになりました（図17）．

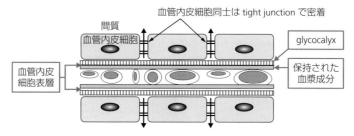

- 血管内皮細胞表面に血漿成分（血液の液体成分）をトラップして血管外に漏れないようにする機序がある＝glycocalyx
- また血管内皮細胞同士を接着する tight junction によっても間質に血漿が漏出せず，血管周囲直下に水分を保持

図17 血管内皮表層(ESL)のglycocalyxと血管内皮細胞同士をつなぐtight junction（文献32より）

血管内皮表層のglycocalyx自体が半透膜でありglycocalyxをはさんで膠質浸透圧を維持することがわかっています（図18）．そして間質の水分はリンパ管を通して血管内に戻り，glycocalyxと tight junctionを通して，間質⇒血管内への水の移動はありません．

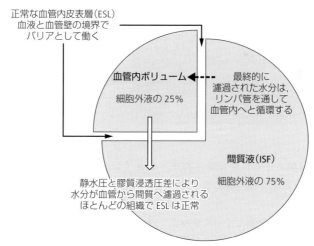

図18 正常な血管内皮表層(ESL)での細胞外の水分分布（文献36より）

そしてこのglycocalyxによる膠質浸透圧の維持はストレス侵襲（高血糖，大手術，敗血症，外傷など）による炎症反応・高サイトカイン血症で機能不全になることがわかっています．さらには輸液負荷・輸液ボーラスおよび血管内容量過剰でもglycocalyxが破綻することもわかってきています(図19). 不用意な輸液負荷・輸液ボーラスや輸液過剰によりglycocalyxが破綻し間質への水分漏出が進行し, 炎症反応・高サイトカイン血症による全身浮腫をさらに悪化させることにつながります.

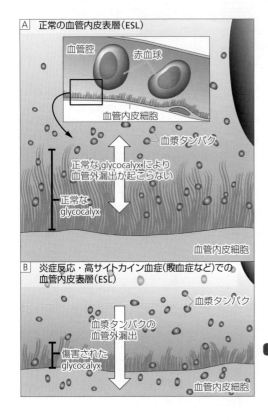

図19 炎症反応・高サイトカイン血症による血管内皮表層glycocalyxの破綻
(文献3より)

　ストレス侵襲による炎症反応・高サイトカイン血症はまた血管内皮細胞同士のtight junctionの破綻(図20)にもつながり, 最終的には間質への膠質液の漏出につながります(図21).
　つまり, ストレス侵襲による炎症反応・高サイトカイン血症の状態下では, 血管内皮表層のglycocalyxも血管内皮同士のtight junctionも機能が破綻するため晶質液と膠質液のどちらの輸液製剤を用いた初期蘇生での投与量が変わらないという結果につながることがわかりました.

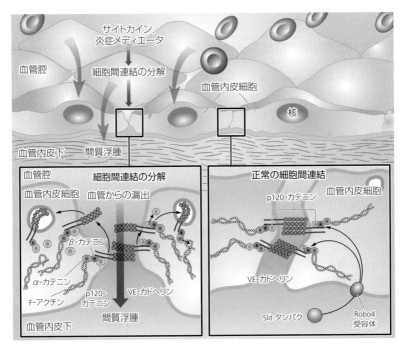

図20 炎症反応・高サイトカイン血症による血管内皮細胞間のtight junctionの破綻
（文献29より）

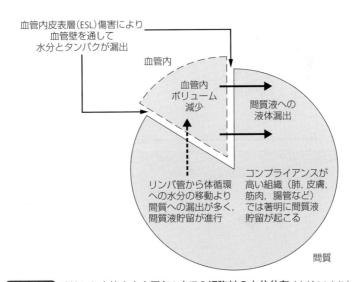

図21 破綻した血管内皮表層(ESL)での細胞外の水分分布 （文献36より）
炎症反応，高サイトカイン血症(手術，敗血症，外傷など)で血管内皮表層(ESL)が傷害され，血漿タンパク漏出が起こるため，膠質液も晶質液による輸液負荷のどちらも血行動態に与える影響はほぼ等しい．

7 輸液・血液製剤の投与ルート，輸液負荷・輸液ボーラスを行うべきか？

多発外傷や重度の脱水による循環血漿量減少性ショックや重症敗血症で相対的な脱水による血行動態不安定の際には，短時間で大量の輸液・血液製剤投与が必要になります．このときに中心静脈カテーテルが大量輸液・血液製剤投与に向いているでしょうか？

中心静脈カテーテルは末梢静脈ルートに比べて心臓に距離的に近く，大静脈に入っているためそのように考える人も多いかと思います．ここでは，いかに大量の輸液・血液製剤を速やかに投与できるかについて考えてみます．

電気でのオームの法則を思い出してみましょう．

- オームの法則：電圧＝抵抗×電流

オームの法則を電流＝輸液流量Q，抵抗＝輸液ルート抵抗R，電圧＝輸液ルート両端の圧差ΔPで置き換えてみると，

- 輸液流量Q＝圧差ΔP×1/輸液ルート抵抗R

となります．輸液ルートなど硬いチューブ内の流量Qは，チューブ内半径r，チューブ長さL，中を流れる液体の粘度μを用いて，

- 輸液流量$Q = \Delta P \times \left(\dfrac{\pi r^4}{8 \mu L} \right)$

と表すことができ，これをポアズイユの法則といいます(図22)．

つまり硬いチューブでの流量はチューブ内半径の4乗に比例し，チューブ長さと液体粘度に反比例することがわかります．

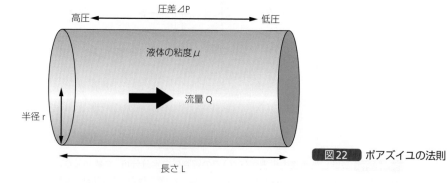

図22 ポアズイユの法則

そのためこのポアズイユの法則は輸液ルートにもあてはめることができます．
つまり，
- 輸液ルートの内径（r）が太く，
- 輸液ルートの長さ（L）が短く，
- ルート内に粘度（μ）が低い輸液製剤を流す，

ことで輸液流量Qを速くすることができます．

そう考えると，それぞれのルーメン内径が細く，ルートが長い中心静脈カテーテルではなく，16Gや18Gの内径が太く，短い末梢ルートから，血液製剤より粘度の低い晶質液や膠質液を投与することが輸液を迅速に大量に投与できることがわかります．当然，出血性ショックで血液製剤を速やかに投与する場合，粘度μを下げる目的で0.9%食塩水と並列させて投与する方法を用いることも理にかなっています．

> **POINT !**
> - 輸液を大量に速やかに投与するためには，①内径（r）が太く，②長さ（L）が短い末梢ルートから，③粘度（μ）の低い晶質液や膠質液を用いる．
> - 血液製剤を大量に投与する際には0.9%食塩水と並列させ，粘度（μ）を下げる．

輸液負荷・輸液ボーラスとは，短時間に輸液を投与することを意味します．具体的には晶質液30mL/kg 30〜60分投与や膠質液1L/時くらいの速度での投与を指します．血行動態が不安定で末梢循環不全が生じている大量出血や脱水に伴う循環血漿量減少性ショックでは輸液負荷・輸液ボーラスは非常に重要です．

しかし，必ずしも循環血漿量減少性ショックではない病態―たとえば相対的な循環血漿量減少が起きている重症敗血症や敗血症性ショックでは輸液負荷・輸液ボーラスは意味があるでしょうか？

アフリカの医療資源の乏しい地域でFEASTスタディという小児の熱性疾患において晶質液，膠質液の輸液負荷・輸液ボーラスとボーラス投与なしで維持輸液のみを行う群での48時間の死亡率を調べたものがあります．3つの群として，

① 0.9%食塩水ボーラス（20mL/kg 1時間）
② 5%アルブミンボーラス（20mL/kg 1時間）
③ 維持輸液（2.5〜4mL/kg/時）

を比較したところ，ボーラス群（0.9%食塩水，アルブミン）のどちらもがボーラス投与をしない維持輸液のみの群より死亡率が50%上昇しました．つまり，晶質液でも膠質液でも重症敗血症・敗血症性ショックでふだん私たちが何気なく行っている初期蘇生輸液の投与法として，輸液負荷・輸液ボーラスの正当性に疑問が投げかけられたのです．

輸液負荷・輸液ボーラスはなぜ死亡率を上昇させたのかについては2つの機序が考

えられています．

> **輸液負荷・輸液ボーラスによる死亡率上昇の想定される機序**
> ① 輸液負荷・ボーラスによる一過性の血管拡張が起こり，それまでの交感神経賦活が鈍化し血行動態が逆に不安定となった．
> ② 輸液負荷・ボーラスにより血管内皮表層glycocalyxの破綻が起こり間質への水分漏出が起こり血行動態がさらに不安定となった．

　そのため，本当に輸液負荷・輸液ボーラスが必要な病態かどうかを見極めた上での輸液投与法を考える必要があります．
　現時点では，血管分布異常性ショックdistributive shockに分類され，相対的な循環血漿量減少が起こる重症敗血症・敗血症性ショックのケースでは，

> **輸液本体として**
> 　晶質液（乳酸加リンゲル液）100〜150mL/時で開始し，
> 　次に取り上げる輸液反応性fluid responsivenessを判断した上で，適宜，以下の輸液負荷
> **輸液負荷**
> - 晶質液（乳酸加リンゲル液）250〜500mL（最大20mL/kgまで），30〜60分で投与または，ヒト膠質液5%アルブミン125〜250mL（最大10mL/kgまで），30〜60分で投与
> - また，最初の6時間トータル20mL/kgまでの輸液負荷とする

ことを提案したいと思います．
　そして，輸液反応性がないと判断したら，ノルアドレナリンなど血管作動薬を早期に開始することが重要だと考えます．

> **POINT！**
> - 多発外傷や著明な脱水による循環血漿量減少性ショックでは輸液負荷・輸液ボーラスは重要な治療である．
> - 一方で，血管分布異常性ショックによる相対的な循環血漿量減少の機序による重症敗血症・敗血症性ショックでの初期蘇生輸液の輸液負荷・輸液ボーラスの有効性には疑問が投げかけられている．

8 輸液負荷の目標をどこに設定するか？

　この章も輸液について，体液分布から始まり，輸液の種類，膠質液と晶質液，体液分布理解のための従来のStarlingの法則，改訂Starlingの法則，そして輸液負荷・輸

液ボーラスと輸液ルートの考え方についてみてきました．最後にクリティカルケアで輸液負荷・輸液ボーラスを含め，何を目標にして輸液を投与するべきかについて考えてみます．

輸液負荷・輸液ボーラスはクリティカルケアでの初期蘇生の治療法として重要です．血行動態が不安定なケースでは，「まずは晶質液の乳酸加リンゲル液500mLを30分投与」という指示はよく聞きます．

それでは，なぜ晶質液や膠質液を投与するのでしょうか？

血行動態が不安定で血圧を上げるため，頻脈だから，血管透過性が亢進しているから前負荷を維持するため晶質液・膠質液をまずは投与する，とみなさんは思うでしょう．

輸液を投与する根本的な理由はつまるところ，心臓に戻ってくる血液量である前負荷が1回拍出量につながるから，です．

つまり，

- 輸液負荷をする理由＝1回拍出量を増加させるため

ということです．外傷での出血性ショックが体液量減少性ショックの典型になるので，血液量喪失による分類をみてみます（表12）．

表12 血液喪失量による外傷性出血性ショックの分類

出血量	Class I 〜15%	Class II 15〜30%	Class III 30〜40%	Class IV 40%以上
脈拍数（回/分）	100未満	100以上	120以上	140以上
血圧（収縮期）	正常	正常	低下	低下
呼吸数（回/分）	14〜20	20〜30	30〜40	35以上
精神神経症状	軽い不安感	中程度の不安感	強い不安感 混乱	混乱 昏睡

外傷性出血性ショックの初期Class Iでは心拍数，血圧ともに正常です．このごく初期の変化を鋭敏に示すバイタルサイン，循環指標はなにになるでしょうか？

図23は循環血液量喪失時のバイタルサイン〔心拍数（HR），血圧（BP），1回拍出量（SV），心拍出量（CO）〕の時間的推移をみたグラフです．循環血液量喪失＝前負荷低下のため，最も鋭敏な指標は1回拍出量になります．

SVが低下しても交感神経賦活により心拍数上昇で心拍出量を維持するように作用します．そのためCOは遅れて低下します．さらに血圧は末梢血管抵抗が上昇し代償するため，さらに遅れて低下します．

ですので，前負荷が足りてないと考えて，輸液負荷・輸液ボーラスを行うためには輸液によるSVの上昇が最も鋭敏な指標となり，SVの変化が輸液反応性fluid responsivenessの指標になることが理解できると思います．

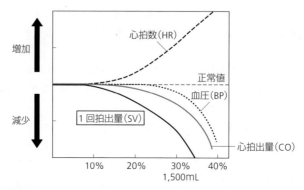

図23 循環血液量喪失時のバイタルサイン(HR, BP, SV, CO)の反応
循環血液量の10％前後の喪失に反応する最も鋭敏な指標はSVである.

　輸液反応性をCOやBPでの変化で考えることもありますが，心拍出量も血圧も前負荷以外の要素の影響を受けるため，輸液負荷・輸液ボーラスによる輸液反応性は最も鋭敏なSVの変化でとらえることが大切になります(図24, 25).
　輸液負荷による1回拍出量(SV)上昇と血管収縮薬による平均動脈圧(MAP)上昇が異なるパラメータであることを示す例として図25をみてください.
　敗血症性ショックのケースで輸液負荷と血管収縮薬ノルアドレナリンを使用していますが，輸液負荷による輸液反応性としてSVが最大となる点ではまだMAPが50台前半と低く，MAPを上げる目的でノルアドレナリン投与量を8⇒15⇒20μg/分と増量しています．ノルアドレナリンは軽度のβ刺激作用と強力なα刺激作用がある循環作動薬です．そのためノルアドレナリン増量により軽度心拍出量増加以上に末梢動脈・静脈収縮が起こり前負荷↑・後負荷↑となるため，MAPが上昇するもののSV

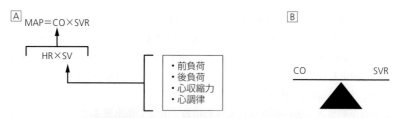

図24 MAP, CO, SVRに影響を与える因子

A: 平均動脈圧(MAP)は心拍出量(CO)と全身血管抵抗(SVR)の積で表される．COはSVとHRの積で表され，SVは①前負荷，②後負荷，③心収縮力，④心調律の影響を受ける．
B: 心拍出量(CO)と末梢血管抵抗(SVR)は一般的につりあい，平均動脈圧(MAP)を一定に保つ．そのため，片方が上がるともう一方が下がることになり，輸液負荷⇒1回拍出量増加⇒心拍出量増加により，末梢血管抵抗低下が起こり，想定されるほど血圧上昇が起こらない可能性がある．そのため血圧変動は輸液反応性の直接的な鋭敏な指標には使えない．

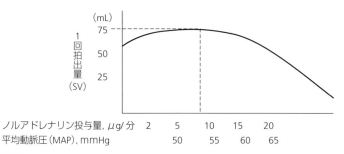

図25 ノルアドレナリン投与による1回拍出量(SV)と平均動脈圧(MAP)の関係

ノルアドレナリン8μg/分でSVは最大となるが，MAPを上げるために，ノルアドレナリンを増量すると後負荷がかかるためSVは低下する．

自体は下がっていることに注意します．

これはMAPを規定する因子が輸液負荷による前負荷のみでないことを示すよい例です．

1回拍出量(SV)をなにでモニタリングするか

以前はSVをモニタリングするために肺動脈カテーテル(PAC)が必要でしたが，現在は低侵襲なモニタリングとして，①Pulse contour法(FloTrac®, PiCCO®など)，②経食道ドプラー，③経皮ドプラー，④バイオインピーダンス(経皮，経挿管チューブ)，⑤バイオリアクタンス，⑥呼気終末CO_2などがあります．

著者の病院では，手術室で主に心臓血管外科手術においてPACや経食道ドプラー(Hemosonic 100®)，クリティカルケアではPulse contour法(FloTrac®)でモニタリングしています．

輸液反応性fluid responsivenessをなにで評価するか

前負荷の指標として以前は静的指標static indexである中心静脈カテーテルでの中心静脈圧(CVP)や肺動脈カテーテルでの肺動脈楔入圧(PCWP)を用いられていましたが，CVPやPCWPでは左室前負荷の輸液反応性の指標には残念ながらなりません．なぜならある一時点のCVPおよびPCWP値がそもそもFrank Starling曲線のどこに位置しているかわからず予測できないからです(図26のAとC点)．

このとき輸液反応性の有無について，輸液負荷に対する10%以上の1回拍出量(SV)増加が用いられます．つまり，

- 輸液負荷で1回拍出量SV＞10%増加・・・輸液反応性あり
- 輸液負荷で1回拍出量SV＜10%増加・・・輸液反応性なし

を目安とします．

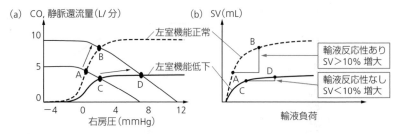

図26 心拍出量(CO)と静脈還流量の関係,1回拍出量(SV)と異なる心収縮力での輸液チャレンジの関係

(a)左室機能正常では,静脈還流曲線とFrank-Starling曲線の交差するA点で,心拍出量と静脈還流量が等しく,右房圧は0である.左室機能低下ではC点となる.輸液負荷により平均全身充満圧が上昇し,静脈還流曲線が右上方へシフトする.左室機能正常ではA→B点,左室機能低下ではC→D点にシフトする.左室機能正常では,右房圧上昇はわずかで,心拍出量が著明に増加する.左室機能低下では,心拍出量増加はわずかで,右房圧上昇が著明である.
(b)SVの変化をみると,同じ量の輸液チャレンジを行っても,左室機能が正常(A→B)と低下(C→D)で反応はまったく異なる.

　一方,動的指標dynamic indexであるSVV,PPV,PVIは心臓-肺連関に基づいた評価法です.右心が前負荷依存の状態ならば,吸気終末に静脈還流量が減少し,右心後負荷が増加するために右室拍出量が低下します.右室拍出量低下は,左室前負荷低下となり,2,3心周期後に左室1回拍出量(SV)低下につながります.前負荷低下が大きいと吸気終末と呼気終末での呼吸性変動幅が大きくなります.この呼吸性変動幅を1回拍出量の変化でとらえる方法がSVVであり(図27),脈圧の変化でとらえる方法がPPVであり,脈波の変化でとらえる方法がPVIということになります.
　しかし,吸気終末と呼気終末での明確に変動差が出るような大きな呼吸性変化が与えられないとこれらの動的指標の再現性が悪くなります.

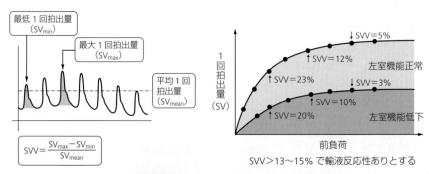

図27 1回拍出量呼吸性変動(SVV)
吸気終末と呼気終末での最大と最小の1回拍出量の変化率から輸液反応性を判断する.

とくに動的指標の限界として,①心房細動など不整脈がありSVの変化がとらえられないとき,②低1回換気量[1回換気量(V_T)＞8mL/kg IBWでないと優位な呼吸性変動を誘発できない]のとき,③自発呼吸(≒V_Tは5〜7mL/kg IBW程度である)のとき,④開胸により胸腔が開放され吸気・呼気で十分に血流量に変化を与えられないとき,⑤高PEEPがかかり十分な吸気時と呼気時の変化を与えられないときには,再現性が悪くなることがわかっています.

そのような場合には,実際の輸液チャレンジによるSVの変動をみることが最も輸液反応性の再現性が高いことがわかっています.

クリティカルケアでの血行動態が不安定な患者でも実際に輸液反応性があるのは50%といわれています.そして輸液反応性がない場合に輸液負荷・輸液ボーラスをすると循環血漿量過剰により血管内皮表層glycocalyxのさらなる破綻につながり間質の浮腫を悪化させます.具体的には血管外肺水分量(EVLW)増加による呼吸不全の進行につながります(図28).

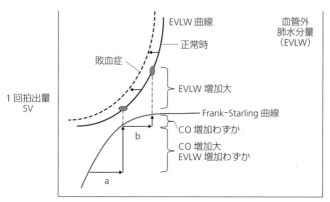

図28 Frank-Starling曲線の輸液反応の部分では輸液負荷により1回拍出量(SV)は増加し血管外肺水分量(EVLW)増加は少ない(a).一方,輸液反応性がない部分では1回拍出量は増加せずEVLWの増加が著明となる(b)(文献22より)

(a)輸液反応性あり.(b)輸液反応性なし.敗血症など炎症反応・高サイトカイン血症でEVLW曲線は左にシフトする.輸液反応性が低下するにつれ,EVLWと間質浮腫は増悪する.

そのため,実際の輸液チャレンジの方法として,①少量100mLを1〜2分で負荷する輸液ミニチャレンジと②下肢および腹腔内の自己体液による輸液チャレンジである受動的下肢挙上(PLR)テストの2つがあります.

PLRテスト(図29)では下肢挙上を戻せば,輸液負荷がなくなるため,クリティカルケアではPLRテストを優先させるとよいでしょう.一方,PLRテストができない場合(下肢を動かすことができない手術や下肢に各種デバイスが挿入されているとき

など）では，輸液ミニチャレンジで輸液反応性をみるとよいでしょう．

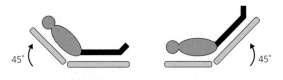

半坐位 45°　　　　　受動的下肢挙上 45°

図29 PLRテストのポイント

① 半坐位45°⇒下肢挙上45°で行う（速やかに行う，電動ベッドが望ましい）．
② 血圧ではなくリアルタイムで測定可能なSV，CIで判断（とくに開始2分での反応をみる．5分間まで行う）．
③ PLRテスト前後，終了後でのSV/CI変化を確認する．
④ 痛み，咳，興奮状態は可能な限り避け，交感神経賦活のない状態行う．

> **輸液反応性 fluid responsiveness の評価のまとめ（図30，31）**
> - 静的指標 static index〔中心静脈圧（CVP），肺動脈楔入圧（PCWP）〕は輸液反応性を反映しない
> - 限界に注意して動的指標 dynamic index をみる
>   ① 1回拍出量呼吸性変動（SVV）
>   ② 脈圧呼吸性変動（PPV）
>   ③ 脈波変動指標（PVI）
> - 動的指標 dynamic index による評価の限界
>   ① 不整脈，② 自発呼吸，③ 低1回換気，④ 開胸，⑤ 高PEEP
> - もっとも有効な方法は実際の輸液チャレンジによるSVの変化をみる
>   ① 輸液ミニチャレンジ
>   ② PLRテスト
> - 輸液反応性は血圧，心拍数，心拍出量ではなく，リアルタイムでのSVの変化（>10％）で判断する

　輸液ミニチャレンジ，PLRテストのどちらを行う場合でも，施行2分間でのSVの変化で判断します．SVの変動が10％以上あれば輸液反応性ありと考え，実際に輸液負荷として晶質液：乳酸加リンゲル液250～500mL，膠質液：5％アルブミン125～250mL投与を行います．

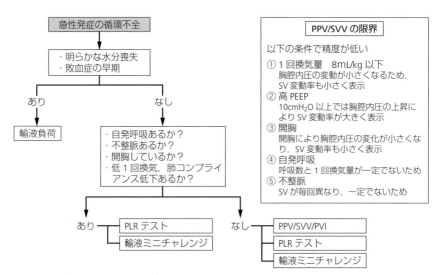

図30 輸液反応性 fluid responsiveness 評価のためのアルゴリズム（文献23より）

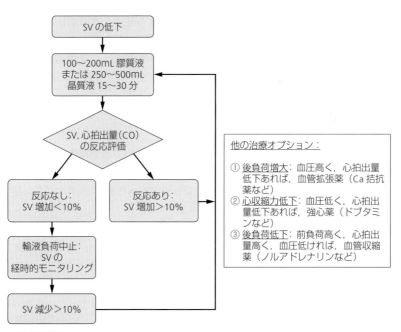

図31 1回拍出量（SV）の変動による輸液反応性 fluid responsiveness の見方

ケースの解説

Case1

　脱水症による循環血液量減少性ショック，横紋筋融解症，急性腎傷害（AKI）であり，脱水のときは細胞外液（血管内＋間質）の体液保持が重要であるため，晶質液である0.9％食塩水ないしは乳酸加リンゲル液による輸液負荷が選択すべき輸液製剤です．ここでは当初0.9％食塩水を使用していますが，尿量確保可能を確認し乳酸加リンゲル液に変更しています．これは0.9％食塩水の過剰投与により高Cl性代謝性アシドーシスが起こり，腎血流が低下しAKIのリスクが高くなること，そしてアシドーシスにより細胞内からのK移動が起こり高K血症の改善が起こりにくくなることがあげられます．そのため，0.9％食塩水を必ず選ばなければいけない場合（低Na血症，Cl反応性代謝性アルカローシス，頭蓋内圧亢進状態）を除くと，乳酸加リンゲル液を優先させるほうがよいと考えます．

Case2

　心疾患＝輸液は5％ブドウ糖液でなければいけない，と思い込んでいる人は多いかと思います．しかし，クリティカルケアでは常に血管内ボリュームを重視し，また治療開始前ではどのように循環が改善するのか，または破綻するのかわからない状況です．そのため，血管内ボリュームをすぐに維持できる輸液を準備することが大切です．0.9％食塩水や乳酸加リンゲル液といった血管内・間質を満たす晶質液から輸液を開始することが大切です．「心不全になったらどうするのか？」と思われるかもしれません．それならば細胞外液製剤を準備してもルートキープする（＝つまり大量に流さない）だけにしたらよいのです．
　「心疾患＝5％ブドウ糖液」という思い込みは今日で終わりにしましょう．

Case3

　上部消化管出血からの出血性ショックのため，晶質液（生理食塩水，乳酸加リンゲル液）ないしは膠質液（5％アルブミン）を使用します．とくに晶質液に反応せず，輸血の到着までの間は血管内に保持され血漿増量効果が認められる5％アルブミン製剤を使用することは理にかなっています．

Case4

　肺炎からの敗血症性ショックであり，SVの輸液チャレンジおよびPLRテストで輸液反応性をみています．また輸液反応性が乏しい場合は血管収縮薬ノルアドレナリンを使用し平均動脈圧（MAP）≧65mmHgとなるように循環管理が大切になります．また，肺炎からのARDS合併が示唆される場合，いったん循環が安定したら輸液を絞りながらの管理を行うほうが人工呼吸器管理期間の短縮が認められているため，5％アルブミンを使用して輸液過多にならないようにしています．

Case5
　頭部外傷のケースでは，頭蓋内圧亢進のため，脳浮腫完全で浸透圧利尿薬のマンニトール，体温管理，頭部挙上を行っています．脳浮腫が悪化しないように血漿浸透圧よりも高い0.9%食塩水を輸液製剤として用いています．

Case6
　肝硬変，食道静脈瘤破裂で出血性ショックのため，晶質液（0.9%食塩水，乳酸加リンゲル液）ないしは膠質液（5%アルブミン）を使用します．肝硬変患者で出血性ショックの場合，特発性細菌性腹膜炎（SBP）および肝腎症候群（HRS）を高率に合併します．SBPとHRSを合併した場合の死亡率は非常に高いため，これら患者群ではアルブミン製剤投与により死亡率減少が示されておりアルブミン製剤の積極的に使用します（SBP予防としては初日1.5g/kg，3病日1g/kgを目安に投与する）．またSBP予防として食道静脈瘤破裂後には3世代セフェム投与を行います．

＊この章でのポイント＊

- ☑ ヒトの体液分画について理解する．
- ☑ 有効浸透圧である張度tonicityについて理解する．
- ☑ 晶質液crystalloidと膠質液colloidの違いを理解する．
- ☑ 従来のStarlingの法則と血管内皮表層のglycocalyxを考慮した改訂Starlingの法則を理解し，血管内皮のglycocalyxやtight junctionの重要な役割を理解する．
- ☑ 代表的な輸液製剤である晶質液（0.9%食塩水，乳酸加リンゲル液），0.45%食塩水（＋2.5%ブドウ糖），維持液，5%と20%アルブミン製剤の違いと病態による使い分けを理解する．
- ☑ 輸液負荷・輸液ボーラスを行う際にどのような点滴ルートを選べばよいか理解する．
- ☑ 輸液投与が1回拍出量（SV）を増やす目的で行われること，そして輸液反応性fluid responsivenessの評価の仕方を理解する．

📖 For Further Readings：さらに理解を深めるために

1. Finfer S, Bellomo R, Boyce N, et al; SAFE Study Investigators. A comparison of albumin and saline for fluid resuscitation in the intensive care unit. N Engl J Med. 2004; 350: 2247.
2. Choi PT, Yip G, Quinonez LG, et al. Crystalloids vs. colloids in fluid resuscitation: a systematic review. Crit Care Med. 1999; 27: 200.

3. Myburgh JA, Mythen MG. Resuscitation fluids. N Engl J Med. 2013; 369: 1243.
4. Vincent JL, De Backer D. Circulatory shock. N Engl J Med. 2013; 369: 1726.
5. Vincent JL, Ince C, Bakker J. Clinical review: circulatory shock-an update: a tribute to Professor Max Harry Weil. Crit Care. 2012; 16: 239.
6. Severs D, Hoorn EJ, Rookmaaker MB. A critical appraisal of intravenous fluids: from the physiological basis to clinical evidence. Nephrol Dial Transplant. 2014; 0: 1.
7. Bartels K, Thiele RH, Gan TJ. Rational management in today's ICU practice. Crit Care. 2013; 17: S6.
8. Toyoda D, Shinoda S, Kotake Y. Pros and cons of tetrastarch solution for critically ill patients. J Intensive Care. 2014; 2: 23.
9. Rivers EP, Jaehne AK, Eichhorn-Wharry L, et al. Fluid therapy in septic shock. Curr Opin Crit Care. 2010; 16: 297.
10. Marik PE, Baram M, Vahid B. Does central venous pressure predict fluid responsiveness ? A systematic review of the literature and the tale of seven mares. Chest. 2008; 134: 172.
11. SAFE Study Investigators; Australian and New Zealand Intensive Care Society Clinical Trials Group; Australian Red Cross Blood Service; et al. Saline or albumin for fluid resuscitation in patients with traumatic brain injury. N Engl J Med. 2007; 357: 874.
12. Caironi P, Tognoni G, Masson S, et al; ALBIOS Study Investigators. Albumin replacement in patients with severe sepsis or septic shock. N Engl J Med. 2014; 370: 1412.
13. Myburgh JA, Finfer S, Bellomo R, et al; CHEST Investigators; Australian and New Zealand Intensive Care Society Clinical Trials Group. Hydroxyethyl starch or saline for fluid resuscitation in intensive care. N Engl J Med. 2012; 367: 1901.
14. Brunkhorst FM, Engel C, Bloos F, et al; German Competence Network Sepsis (SepNet). Intensive insulin therapy and pentastarch resuscitation in severe sepsis. N Engl J Med. 2008; 358: 125.
15. Perner A, Haase N, Guttormsen AB, et al; 6S Trial Group; Scandinavian Critical Care Trials Group. Hydroxyethyl starch 130/0.42 versus Ringer's acetate in severe sepsis. N Engl J Med. 2012; 367: 124.
16. Asfar P, Meziani F, Hamel JF, et al; SEPSISPAM Investigators. High versus low blood-pressure target in patients with septic shock. N Engl J Med. 2014; 370: 1583.
17. Annane D, Siami S, Jaber S, et al; CRISTAL Investigators. Effects of fluid resuscitation with colloids vs crystalloids on mortality in critically ill patients presenting with hypovolemic shock: the CRISTAL randomized trial. JAMA. 2013; 310: 1809.
18. ProCESS Investigators, Yealy DM, Kellum JA, et al. A randomized trial of protocol-based care for early septic shock. N Engl J Med. 2014; 370: 1683.
19. ARISE Investigators; ANZICS Clinical Trials Group; Peake SL, et al. Goal-directed resuscitation for patients with early septic shock. N Engl J Med. 2014; 371: 1496.
20. Maitland K, Kiguli S, Opoka RO, et al; FEAST Trial Group. Mortality after fluid bolus in African children with severe infection. N Engl J Med. 2011; 364: 2483.
21. Cherpanath TGV, Geerts BF, Lagrand WK, et al. Basic concepts of fluid responsiveness. Neth Heart J. 2013; 21: 530.

22. Marik PE, Lemson J. Fluid responsiveness: an evolution of our understanding. Br J Anaesth. 2014; 112: 617.
23. Monnet X, Teboul JL. Assessment of volume responsiveness during mechanical ventilation: recent advances. Crit Care. 2013; 17: 217.
24. Funk DJ, Jacobsohn E, Kumar A. The role of venous return in critical illness and shock-part I: physiology. Crit Care Med. 2013; 41: 255.
25. Funk DJ, Jacobsohn E, Kumar A. Role of the venous return in critical illness and shock: part II- shock and mechanical ventilation. Crit Care Med. 2013; 41: 573.
26. Henderson WR, Griesdale DEG, Walley KR, et al. Clinical review: Guyton-the role of mean circulatory filling pressure and right atrial pressure in controlling cardiac output. Crit Care. 2010; 14: 243.
27. Jacob M, Chappell D. Reappraising Starling: the physiology of the microcirculation. Curr Opin Crit Care. 2013; 19: 282.
28. Woodcock TE, Woodcock TM. Revised Starling equation and the glycocalyx model of transvascular fluid exchange: an improved paradigm for prescribing intravenous fluid therapy. Br J Anaesth. 2012; 108: 384.
29. Lee WL, Slutsky AS. Sepsis and endothelial permeability. N Engl J Med. 2010; 363: 689.
30. Becker BF, Chappell D, Bruegger D, et al. Therapeutic strategies targeting the endothelial glycocalyx: acute deficits, but great potential. Cardiovasc Res. 2010; 87: 300.
31. Kalantari K, Chang JN, Ronco C, et al. Assessment of intravascular volume status and volume responsiveness in critically ill patients. Kidney Int. 2013; 83: 1017.
32. Lira A, Pinsky MR. Choices in fluid type and volume during resuscitation: impact on patient outcomes. Ann Intensive Care. 2014; 4: 38.
33. Salerno F, Navickis RJ, Wilkes MM. Albumin infusion improves outcomes of patients with spontaneous bacterial peritonitis: a meta-analysis of randomized trials. Clin Gastroenterol Hepatol. 2013; 341: 403.
34. Ginès P, Cárdenas A, Arroyo V, et al. Management of cirrhosis and ascites. N Engl J Med. 2004; 350: 1646.
35. Ginès P, Schrier RW. Renal failure in cirrhosis. N Engl J Med. 2009; 361: 1279.
36. Raghunathan K, McGee WT, Higgins T. Importance of intravenous fluid dose and composition in surgical ICU patients. Curr Opin Crit Care. 2012; 18: 350.
37. Imm A, Carlson RW, Fluid resuscitation in circulatory shock. Crit Care Clin. 1993; 9: 313.
38. 山蔭道明. Hydroxyethyl starch(HES)製剤の現状と今後の展望. Anesthesia 21 Century. 2009; 11: 2032.

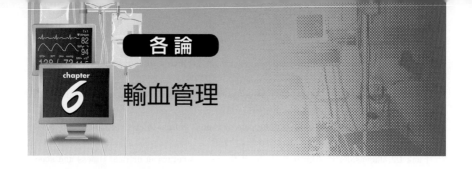

各論

chapter 6 輸血管理

この章でとりあげる薬剤

赤血球液，新鮮凍結血漿，濃厚血小板，カルシウム補正製剤（グルコン酸カルシウム，塩化カルシウム），トラネキサム酸，デスモプレシン，遺伝子組換え活性型第Ⅶ因子（rⅦa），活性型プロトロンビン複合体濃縮製剤（aPCC）

ケース

Case1

肝硬変の既往があり，食道静脈瘤破裂による出血性ショックでERに来院した70歳男性．酸素投与，末梢ルートを確保し乳酸加リンゲル液および5％アルブミン製剤を投与しながら，照射赤血球液（Ir-RBC-LR2）5本，新鮮凍結血漿（FFP-LR2）5本をオーダー．また特発性細菌性腹膜炎（SBP）予防で抗菌薬第3世代セフェムのセフトリアキソンを投与した．消化器内科オンコールコンサルトし，緊急上部内視鏡で内視鏡下結紮術（EVL）施行となった．

Case2

肺気腫/COPDの既往のある75歳男性．重症肺炎からの敗血症性ショック，急性呼吸促迫症候群（ARDS）で挿管・人工呼吸器管理となりICU入室．輸液負荷，血管作動薬ノルアドレナリンを使用し，相対的副腎不全の合併も考慮しヒドロコルチゾン投与．抗菌薬はセフトリアキソンにアジスロマイシン併用で使用した．動脈ラインから呼吸状態不安定のため頻回の動脈血液ガス分析を行った．

3病日に徐々に血行動態が安定したが，Hb 7.4 / Ht 23％と貧血が進行した．中心静脈カテーテルからの血液ガス分析でScvO$_2$ 65％であり，著明な低下なく貧血による組織の酸素化障害はないと判断し赤血球液（RBC）輸血は見送った．

Case3

糖尿病，高血圧，高脂血症の既往がある60歳男性．70kg．

自動車と歩行者の衝突事故でERに救急搬送．来院時ショック状態であり，末梢ルート18G 2本，中心静脈ライン確保．また気管挿管し，頭頸部・胸部・腹部造

影CTを撮影．頭部外傷（急性硬膜外血腫），胸部外傷（肺挫傷，肋骨骨折，外傷性血気胸），骨盤骨折の診断．放射線科で緊急動脈塞栓術．脳神経外科で緊急開頭血腫除去術の準備をしながら，乳酸加リンゲル液で輸液負荷し血管収縮薬ノルアドレナリン，トランサミン注®（トラネキサム酸）10% 1g 1A / 0.9% 食塩水50mLを10分投与し，メイン：乳酸加リンゲル液500mLに3A 3g溶解し24時間投与を開始した．Ir-RBC-LR2 10本，FFP-LR2 10本，濃厚血小板（Ir-PC-LR）10単位をオーダーした．また止血困難を予想し，ノボセブン®（エプタコグα）8mgを準備した．

Case4

心房細動，心原性脳梗塞，陳旧性心筋梗塞の既往があり，バイアスピリン®（アスピリン腸溶錠）100mg，ワルファリン 3mg内服中の75歳女性．体重50kg．

吐血，血圧低下でERに搬送．末梢ルート確保し，乳酸加リンゲル液500mL 1本および5%アルブミン製剤250mL 1本を使用した．血圧は徐々に改善し，ケイツーN® 10mg 2A（ビタミンK）/ 0.9%食塩水50mL，デスモプレシン注®（デスモプレシン）4μg 4A / 0.9%食塩水50mLをそれぞれ30分投与しながら採血および緊急内視鏡となった．上部内視鏡検査で動脈性の出血を伴う出血性胃潰瘍の診断でランソプラゾール投与．採血結果でHb 8.5g/dL，Ht 25%，血小板7.4万/μL，フィブリノーゲン280，aPTT 75秒，PT-INR 4.25と延長を認めた．Ir-RBC-LR2 3本に加え，FFP-LR2を3本，Ir-PC-LRを10単位オーダーし投与した．

クリティカルケアでの輸血の考え方

クリティカルケアで活動性の出血（周術期や多発外傷，消化管出血など）では，頻繁に赤血球，新鮮凍結血漿，濃厚血小板輸血が行われます．その一方で，ICU入室期間が長くなるにつれて貧血はほぼ必発であり（原因は採血による貧血と急性炎症による貧血が大部分），また多臓器機能不全症候群（MODS）ではなんらかの出血傾向が問題になり，凝固異常の補正をどのように考えるかも大切です．ここ数年の輸血管理において，「輸血＝ミニ移植」であることから輸血の副作用が強調され，厳格な輸血適応で可能な限り輸血を避けることが重要となってきています．一方で，外傷性出血性ショックでは早期に赤血球に加えて，凝固因子，血小板補充の重要性も指摘されてきています．ここでは輸血に必要な凝固検査・血液型，そしてクリティカルケアでの貧血および凝固異常へのアプローチおよび外傷性出血性ショックの考え方，輸血製剤の使用方法・副作用についてとりあげます．

1 ヘモグロビン解離曲線・末梢組織の酸素化

血液中のヘモグロビン(Hb)濃度上昇により組織の酸素化を改善する目的で赤血球輸血は行われます.

ヘモグロビンの酸素化はヘモグロビン酸素飽和度(SO_2)で表されます. 動脈血ではSaO_2, 混合静脈血では$S\bar{v}O_2$とそれぞれ表します. 全体のヘモグロビンに対する酸素化ヘモグロビンの割合を示します.

- SO_2＝酸素化Hb/全体Hb(%)

SO_2と血中酸素分圧(PO_2)の関係はヘモグロビン酸素解離曲線で表されます. ヘモグロビン酸素解離曲線は"S状"の形をしています(図1).

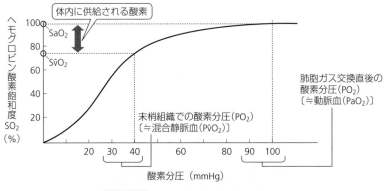

図1 ヘモグロビン酸素解離曲線

とくに酸素分圧90～100mmHgの部分が動脈血(≒肺胞でガス交換された肺静脈血)であり, この部分の曲線の傾きはなだらかになっており, 酸素分圧が60mmHg以下になるまでSO_2値にほとんど変化はありません. これは肺胞レベルでちょっとした低酸素があってもヘモグロビンに十分量酸素が吸着できる状態を示しています.

一方で, 酸素分圧30～40mmHgの部分が静脈血(≒末梢組織, 肺胞ガス交換前の肺動脈血)であり, この部分の曲線の傾きは急峻になっています. 少しの酸素分圧差によりSaO_2が低下するようになっており, これは末梢組織でのちょっとした低酸素でヘモグロビンから酸素放出しやすい状態を示します.

このヘモグロビン酸素解離曲線はさまざまな生体の状態で"右方偏位"または"左方偏位"します(図2).

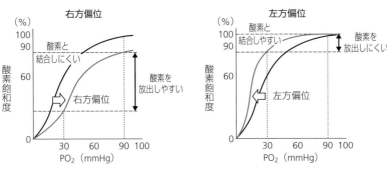

みるポイントは2つ!: PaO_2 が30と90の部分. 組織血(=混合静脈血)と動脈血を反映!

図2 ヘモグロビン酸素解離曲線の右方偏位と左方偏位

① ヘモグロビン酸素解離曲線の"右方偏位"

　発熱,アシドーシス,高CO_2と貧血による2,3-DPG(2,3ジホスホグリセリン酸)上昇で右方偏位します.2,3-DPGは赤血球内にあり,とくに貧血や末梢組織での酸素需要が増加すると2,3-DPGが上昇します.

　右方変異することで,ヘモグロビンは末梢組織で酸素放出がしやすい状態となります.

② ヘモグロビン酸素解離曲線の"左方偏位"

　低体温,アルカローシス,低CO_2と2,3-DPG低下で左方偏位します.

　左方偏位することで,ヘモグロビンは末梢組織で酸素放出がしにくい状態となります.とくに日数の経過した赤血球(RBC)輸血製剤では2,3-DPGが低下することがわかっています.そのため,日数の経過したRBC輸血を,"組織の酸素化改善"目的で使用してもヘモグロビン酸素解離曲線が左方偏位することで期待される組織の酸素化が得られない可能性があります.

> **POINT!**
> - ヘモグロビン酸素飽和度と血中動脈圧の関係はヘモグロビン酸素解離曲線で表される.
> - 発熱,アシドーシス,高CO_2と貧血による2,3-DPG(2,3ジホスホグリセリン酸)上昇で右方偏位し,ヘモグロビンは末梢組織で酸素放出がしやすくなる.
> - 低体温,アルカローシス,低CO_2と2,3-DPG低下で左方偏位し,ヘモグロビンは末梢組織で酸素放出がしにくくなる.

組織の酸素化

末梢組織への酸素供給について考えてみます．酸素運搬量 oxygen delivery($\dot{D}O_2$) は1分間に運搬される酸素の量(mL/分)です．$\dot{D}O_2$ は心拍出量(CO)と動脈血酸素含量 O_2 content(CaO_2)の積で表され，

- $\dot{D}O_2$(mL/分)＝CO(L/分)×CaO_2(mL/dL)×10

となります．このときの10をかけるのは/dLを/Lに補正するためです．
動脈血酸素含量(CaO_2)は血液100mL中に含まれる酸素の量(mL/dL)です．CaO_2 はヘモグロビン酸素飽和度および血液中に溶解した酸素量からなり，

- CaO_2＝(1.34×Hb(g/dL)×SaO_2)＋(0.003×PaO_2)

このとき，動脈血液中に溶解した酸素量はヘモグロビンでの酸素量に比べ非常に小さい値のため，CaO_2 は，

- CaO_2≒1.34×Hb×SaO_2

と近似できます．そうすると酸素運搬量($\dot{D}O_2$)は，

- $\dot{D}O_2$＝CO×CaO_2×10
  ＝CO×{(1.34×Hb×SaO_2)＋(0.003×PaO_2)}×10
  ≒CO×1.34×Hb×SaO_2×10

となります．
この式をみるとわかるように全身への酸素運搬に関わる因子が，①心拍出量，②ヘモグロビン値，③酸素化(＝ヘモグロビン酸素飽和度)の3つによって規定されることを意味しています．
単純にするため，「心拍出量5L/分，Hb 15mg/dL，動脈血ヘモグロビン酸素飽和度1.0(＝100％)」で計算してみると，

- $\dot{D}O_2$＝5×1.34×15×1.0×10≒1000mL/分

となります．つまり，1分間に全身へ酸素は1L運搬されることになります．
全身組織での酸素消費量 O_2 consumption($\dot{V}O_2$)は安静時には約200〜250mL/分であることがわかっています．
そのため，酸素摂取率 O_2 extraction ratio(O_2ER)は，

- O_2ER＝$\dot{V}O_2$/$\dot{D}O_2$

で表され，0.2〜0.25が正常範囲となります．100をかけるとパーセントで表され，20〜25％となります．つまり，安静時には全身への酸素運搬の20〜25％の酸素が消費

され，右心へは残りの75〜80%の酸素が戻ってくることを表しています（混合静脈血酸素量は750〜800mL/分となります）（表1）．

表1 酸素運搬・消費パラメータ（安静時）

パラメータ	正常値
心拍出量(CO)	5L/分
酸素運搬量($\dot{D}O_2$)	1,000mL/分
酸素消費量($\dot{V}O_2$)	200〜250mL/分
酸素摂取率(O_2ER)	0.2〜0.25

それでは，同じように心臓に戻り肺胞でのガス交換直前の肺動脈血（＝混合静脈血）での酸素含量（$C\bar{v}O_2$）について考えてみます．

混合静脈血酸素含量（$C\bar{v}O_2$）は血液100mL中に含まれる酸素の量（mL/dL）であり，混合静脈血ヘモグロビン酸素飽和度（$S\bar{v}O_2$）および混合静脈血中に溶解した酸素量からなり，

- $C\bar{v}O_2 = (1.34 \times Hb \times S\bar{v}O_2) + (0.003 \times P\bar{v}O_2)$

このとき，混合静脈血液中に溶解した酸素量はヘモグロビンでの酸素量に比べ非常に小さい値のため，混合静脈血酸素含量は，

- $C\bar{v}O_2 \fallingdotseq 1.34 \times Hb \times S\bar{v}O_2$

と近似できます．そうすると混合静脈血に戻る酸素量は，

- 混合静脈血酸素量 $= CO \times C\bar{v}O_2 \times 10$
  $= CO \times \{(1.34 \times Hb \times S\bar{v}O_2) + (0.03 \times P\bar{v}O_2)\} \times 10$
  $\fallingdotseq CO \times 1.34 \times Hb \times S\bar{v}O_2 \times 10$

となります．単純にするため，「CO 5L/分，Hb 15mg/dL，混合静脈血酸素量750〜800mL/分」で計算してみると，750〜800＝$5 \times 1.34 \times 15 \times S\bar{v}O_2 \times 10$ですので，

- 混合静脈血ヘモグロビン酸素飽和度（$S\bar{v}O_2$）＝ (750〜800) ÷ $(5 \times 1.34 \times 15 \times 10)$
  $\fallingdotseq 0.75 \sim 0.8$

100をかけるとパーセントで表され，75〜80%となります．1分あたり混合静脈血酸素量は750〜800mL/分を表しています．

右房直前の中心静脈血のヘモグロビン酸素飽和度（$SC\bar{v}O_2$）は混合静脈血より5%程度低いため，

- 混合静脈血酸素飽和度（$S\bar{v}O_2$）　75〜80%
- 中心静脈血酸素飽和度（$ScvO_2$）　70〜75%

が正常値となります（図3）．

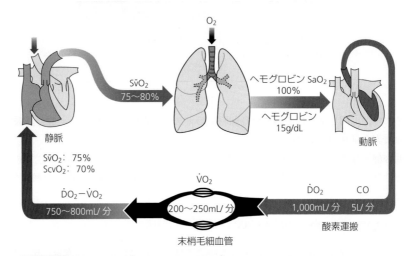

図3 酸素運搬量（$\dot{D}O_2$）と酸素消費量（$\dot{V}O_2$）と混合静脈血酸素飽和度（$S\bar{v}O_2$）・中心静脈血酸素飽和度（$ScvO_2$）の関係

また一方で，酸素消費量（$\dot{V}O_2$）は動脈血の酸素運搬量（$\dot{D}O_2$）から混合静脈血の酸素量を引いたものであるため，

- $\dot{V}O_2 = CO \times \{(1.34 \times Hb \times SaO_2) + (0.003 \times PaO_2)\} \times 10$
  $\quad - CO \times \{(1.34 \times Hb \times S\bar{v}O_2) + (0.003 \times P\bar{v}O_2)\} \times 10$
  $= CO \times \{1.34 \times Hb \times (SaO_2 - S\bar{v}O_2) + (0.003 \times (PaO_2 - P\bar{v}O_2))\} \times 10$
  $\fallingdotseq CO \times 1.34 \times Hb \times (SaO_2 - S\bar{v}O_2) \times 10$

となり，酸素摂取率（O_2ER）は，

- $O_2ER = \dot{V}O_2 / \dot{D}O_2 = \dfrac{CO \times 1.34 \times Hb \times (SaO_2 - S\bar{v}O_2) \times 10}{CO \times 1.34 \times Hb \times SaO_2 \times 10}$
  $\quad = \dfrac{SaO_2 - S\bar{v}O_2}{SaO_2}$

で表されます．動脈血（ヘモグロビン）酸素飽和度が1.0（＝100%）だとすると，

- $O_2ER = 1 - S\bar{v}O_2$

となります．そのため，動脈血の酸素化が十分にされている場合には酸素摂取率は混合静脈血（ヘモグロビン）酸素飽和度のみで求めることができることを示しています．
　混合静脈血酸素飽和度（$S\bar{v}O_2$）と酸素運搬量（$\dot{D}O_2$），酸素消費量（$\dot{V}O_2$）との関係は図4のように理解するとよいでしょう．

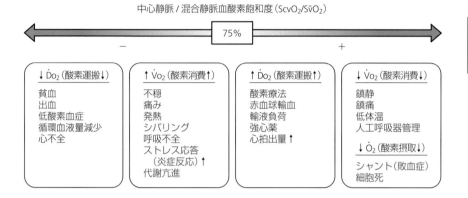

図4 混合静脈血酸素飽和度（$S\bar{v}O_2$）と酸素運搬量（$\dot{D}O_2$），酸素消費量（$\dot{V}O_2$）との関係

POINT！

- 全身の末梢組織への酸素運搬は①心拍出量，②ヘモグロビン値，③酸素化の3つによって規定される．
- 正常安静時には酸素運搬量（$\dot{D}O_2$）は約1,000 mL/分である．
- 正常安静時には酸素消費量（$\dot{V}O_2$）は約200〜250 mL/分である．
- 正常安静時には末梢組織での酸素摂取率（O_2ER）は20〜25％になる．
- そのため，混合静脈血酸素飽和度の正常値は75〜80％になる．
- 動脈血の酸素化が十分にされている場合には酸素摂取率は「$O_2ER = 1 - S\bar{v}O_2$」となり，混合静脈血酸素飽和度のみで求めることができる．

貧血では酸素運搬量（$\dot{D}O_2$）と酸素消費量（$\dot{V}O_2$），酸素摂取率（O_2ER）はどうなるか

　貧血が進行するとヘモグロビン（Hb）値が下がるため酸素運搬量（$\dot{D}O_2$）全体が減ります．最初の生理的な反応としては，下がったHb値の分，心拍出量を上げることで$\dot{D}O_2$が減らないように生体は反応します．次に$\dot{D}O_2$が減ったとしても全身の末梢組織では酸素摂取率（O_2ER）を上げて末梢組織での酸素消費量（$\dot{V}O_2$）を一定に保つように働きます（$\dot{V}O_2 = \dot{D}O_2 \times O_2ER$）（図5）．

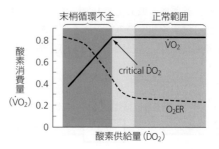

図5 酸素運搬量($\dot{D}O_2$),酸素消費量($\dot{V}O_2$),酸素摂取率(O_2ER)の関係

$\dot{D}O_2$がある範囲内にあれば$\dot{V}O_2$はほぼ一定の値で維持される(正常状態).
$\dot{D}O_2$がある程度減少しても酸素摂取率(O_2ER)が高まって$\dot{V}O_2$は維持されるが,$\dot{D}O_2$が
さらに減少し,ある臨界点(critical $\dot{D}O_2$:O_2ER約50%)以下になると,$\dot{V}O_2$も低下し,
組織は低酸素状態になる(嫌気性代謝).

しかしO_2ERを上げても全身の末梢組織への酸素が不十分になると$\dot{V}O_2$も下がらざ
るを得なくなります.$\dot{D}O_2$を臨界点critical $\dot{D}O_2$といい,O_2ERが最大の50%の状態
といわれています.

十分に酸素化された動脈血の場合,$O_2ER=1-S\bar{v}O_2$ですので,混合静脈血(ヘモグ
ロビン)酸素飽和度が0.5(=50%)をきったときに全身の末梢組織では循環不全が起こ
り,好気性⇒嫌気性代謝へ移行したことを示します.

正常な$\dot{D}O_2$と$\dot{V}O_2$の関係と比較し,①心不全の場合,②心不全に貧血を合併した
場合,③心不全・貧血・多臓器機能不全症候群(MODS)を合併した場合にDO_2-VO_2
曲線は図6のようになります.正常と比較し,critical DO_2の閾値が低いことがわか
ると思います.

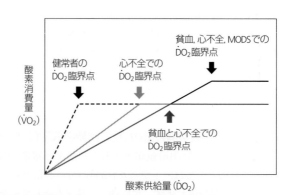

図6 心不全,貧血,多臓器機能不全症候群(MODS)での
酸素運搬量($\dot{D}O_2$)と酸素消費量($\dot{V}O_2$)の関係

2 止血メカニズムと凝固系検査値の考え方

止血メカニズム

止血時の血小板と凝固因子による止血メカニズムについて考えてみます．

出血した場合に体内では，①一次止血，②二次止血の機序が働き，出血部位が止血されます．

一次止血は，血小板を中心として，von Willebrand因子，トロンビンが関係し一時的に出血部位を塞ぎます．二次止血は，凝固因子の凝固カスケードに沿って一時止血された部分を補強する形でフィブリン塊ができます（図7）．

とくに外因系の経路では，第Ⅶ因子と組織因子tissue factor(TF)が反応し，共通系のⅩa因子，Ⅱa因子（トロンビン）へとつながり，最終的にフィブリノーゲンがフィブリンになりフィブリン塊形成になります．このとき，Ⅹa因子とⅡa因子は凝固カスケードがきちんと作用するために重要な凝固因子となっています．とくにⅡa因子であるトロンビンはフィブリノーゲンをフィブリンに活性化させるだけではなく，血小板凝集をも促進します．そのため，トロンビンは一次止血，二次止血のどちらでも非常に重要な役割があります（このように活性化されたトロンビンをトロンビンバーストという）．また補助因子としてカルシウムイオン（Ca^{2+}）があることも凝固カスケードにとって大切です．

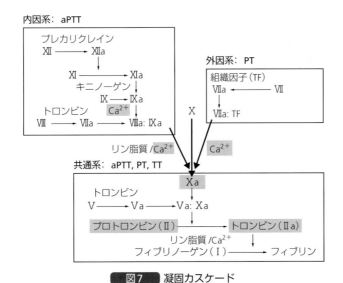

図7 凝固カスケード

凝固カスケードではとくにⅩa因子，Ⅱa因子（トロンビン）と補助因子であるCa^{2+}が重要．

> **POINT！**
> - 凝固カスケードでは，①Xa因子，②Ⅱa因子（トロンビン），③補助因子としてのカルシウムイオンが重要であり，これらのどれかを拮抗させると抗凝固ができる．

　複雑にみえる凝固カスケードですが，Xa因子とⅡa因子が最も重要であり，この2つをまず押さえると理解しやすくなります．
　凝固カスケードが活性化すると，過剰に凝固が進行しないように凝固阻害・線溶系が活性化し止血が完了します．

> ▶凝固進行阻害
> 　①アンチトロンビンⅢ→トロンビン，第X因子をブロック
> 　②活性型プロテインC/プロテインS→第Ⅴ，Ⅷ因子をブロック
> 　③組織因子経路インヒビター（TFPI）→組織因子（TF）をブロック
> ▶線溶系：プラスミン

　凝固進行阻止には3つの機序としてアンチトロンビン，活性化プロテインC/S，TFPIがあります．また，できあがったフィブリン塊が過剰にならないように過剰分を溶かす線溶系であるプラスミンが作用します．

凝固系検査結果の読み方

　凝固因子欠乏状態，プロトロンビン時間（PT）や活性化部分トロンボプラスチン時間（aPTT）などの凝固検査の異常を伴う大量出血では凝固能を維持するために血液製剤投与が必要になります．ここではこれらの凝固検査について考えてみます．

① フィブリノーゲン

　フィブリノーゲンは凝固カスケードの最終段階で，フィブリン塊を形成し止血を完了するときに必要です（二次止血）．止血の際の"糊"の働きがあり，大量出血や播種性血管内凝固（DIC）による消費亢進によって血中濃度が下がります．出血量の多い手術や多発外傷での大量輸血のときは100〜150mg/dL以上を維持するようにします．

② 活性化部分トロンボプラスチン時間（aPTT）

　aPTTは血液検体に内因系凝固経路を活性化する物質を加えて測定します．aPTTの延長は鋭敏に内因系凝固因子活性低下を反映し，とくにヘパリン投与で延長します（＝ヘパリンのモニタリングに使用）．また抗凝血素（たとえば，抗リン脂質抗体症候群でのループスアンチコアグラント，第Ⅷ因子インヒビターなど）が血中に存在すると延長します．
　しかし，活動性の出血や他の凝固能異常を伴わず，aPTTのみの異常が必ずしも臨

床的な出血に関係しないので，常に他の検査値や臨床的な出血傾向など総合的に判断します．

③ プロトロンビン時間（PT）

PTは血液検体に外因系凝固経路を活性化する物質を加えて測定します．PTとaPTTは，第V，X因子，プロトロンビン，フィブリノーゲンの活性に影響を受けますが，PTはとくに第Ⅶ因子欠乏を鋭敏に反映します．

PTでよく使われる国際標準化比（INR）は，検査室間による差や同一の検査室でも異なった時期の測定値を標準化するために使用されます．国際標準試薬を用いて測定した場合の対照PT値と，患者PT値の比で表されます．とくにワルファリンなどクマリン系抗凝固薬内服中のモニタリングに使用されます．

④ 活性凝固時間（ACT）

血液検体に内因系凝固経路を活性化する珪藻土を加えて検体が凝固するまでの時間を測定します．ACTの正常域は90～130秒です．ACTは操作が簡便であり，迅速な測定結果が得られるためヘパリン投与のモニターとして使用されます．迅速に結果が得られますが，再現性がaPTTより乏しいという欠点があります．

⑤ 出血時間

出血の際に，まず血小板が止血に作用します（一次止血）．その後，各種凝固因子により止血が完成します（二次止血）．出血時間は，とくに血小板が関わる一次止血をみる検査です．しかし測定値は手技に大きく左右され再現性にも乏しいため，周術期の止血状況と関連しません．そのため出血時間測定は現在推奨されていません．

⑥ フィブリン分解産物（FDP）

重合したフィブリン，単一のフィブリン（フィブリンモノマー），余ったフィブリノーゲンからなるフィブリン塊ができると，凝固が過剰にならないようプラスミンなどの線溶系がフィブリン塊の一部を溶かすように働きます．このときにフィブリンモノマー，フィブリノーゲンがプラスミンで分解されたときにできる分解ペプチドがフィブリン分解産物（FDP）です．線溶系の亢進状態やDICのときに陽性となります．

⑦ D-ダイマー

FDP同様に，フィブリン塊を形成する重合フィブリンがプラスミンで分解されたときにできるのがD-ダイマーです．とくに肺塞栓，DIC，術後48時間以内の患者でD-ダイマーは上昇します．

> **POINT！**
> - 凝固系検査では，①血小板数，②フィブリノーゲン，③aPTT，ACT，④PT-INRを確認する．
> - フィブリノーゲンは止血の"糊"であり，外傷・手術など出血時の止血の指標として重要である．

- aPTT, ACTは内因系経路, とくにヘパリン投与時のモニタリングに使われる.
- PT-INRは外因系経路, とくにワルファリン投与時のモニタリングに使われる.
- 線溶系亢進の際にはFDPやD-ダイマーが上昇する.

③ 輸血のための血液型判定と交差適合試験

　輸血製剤を使用するにあたり, 供血者(ドナー)と受血者(レシピエント)の血液の赤血球表面抗原のABOとRh(D)血液型をまず判定します. そして血清中に他のマイナー抗原に対する抗体(不規則抗体)がないかどうかをスクリーニングします.
　交差適合検査は, 患者の血液とドナーの赤血球を直接混合して, ドナーの赤血球を溶血させる抗体が存在しないことを確認する検査です.
　ヒトの赤血球上には, 血液型を決めるA, B, AB抗原(マーカー)が存在するか, またはこの3つが存在しないか(=O型)かのどれかです.
　そしてAまたはB抗原をもたない場合, それぞれに反応する抗体が自然に血清中に存在することになります.

- A型のヒト: A抗原を赤血球表面にもつ. Bへの抗体をもつ(=B, AB型血液に反応)
- B型のヒト: B抗原を赤血球表面にもつ. Aへの抗体をもつ(=A, AB型血液に反応)
- AB型のヒト: AB抗原を赤血球表面にもつ. A, Bの抗体はない(=どの血液にも反応しない)
- O型のヒト: 赤血球表面にAB抗原なし. A, Bへの抗体をもつ(=A, B, AB型血液に反応)

　上記より, AB型のヒトは, いずれの抗原に対しても抗体をもたないため, すべての血液型のヒトからの輸血が可能です. 反対に, O型のヒトは, いずれの抗原ももたないため, すべてのドナーに血液を提供できます(=universal red cell donorといいます).
　次に, Rh(D)抗原については, もつヒト(Rh陽性)ともたないヒト(Rh陰性)に分かれます.
　Rh陽性が大部分ですが, Rh陰性のヒトがRh陽性の血液を輸血されると, 体内にRh抗原への抗体を産生します(A, B抗体と違って最初からあるわけではありません). そのため, 最初の輸血では問題ありませんが, 2回目以降にRh(D)陰性のヒトにRh(D)陽性の血液を輸血すると溶血反応が起こります(=1回目の血液曝露で産生されたRh抗体が輸血血液を溶血させます).
　Rh(D)への抗体はIgGであり胎盤を通過するため, とくにRh陰性の母親がRh抗体をもっている場合に, 胎児の血液型がRh陽性だった場合に問題になります. このと

表2 輸血適合性：赤血球と新鮮凍結血漿で異なることに注意！

		供血者（レシピエント）					
		A	B	O	AB	Rh＋	Rh－
ドナー（患者側） 赤血球（RBC）	A	○		○			
	B		○	○			
	O			○			
	AB	○	○	○	○		
	Rh＋					○	○
	Rh－						○
新鮮凍結血漿（FFP）	A	○			○		
	B		○		○		
	O	○	○	○	○		
	AB				○		
	Rh＋					○	○
	Rh－					○	○

○：適合血

きには抗D（Rh）ヒト免疫グロブリンを投与して予防することになりますが，詳細は成書にゆずります．

　以上のABOおよびRhをもとに，レシピエント（＝輸血を受ける患者）とドナー（供血者）の輸血の適合性は**表2**のようにまとめられます．

　また日本麻酔科学会，日本輸血・細胞治療学会の緊急時の適合血の選択についてのガイドラインを**表3**に示します．

表3 危機的出血への対応ガイドライン

患者血液型	赤血球液	新鮮凍結血漿および血小板濃厚液
A	A（A型がない場合O型）	A（A型がない場合AB型，次にB型，O型は使用不可）
B	B（B型がない場合O型）	B（B型がない場合AB型，次にA型，O型は使用不可）
AB	AB（AB型がない場合A型またはB型，その次にO型）	AB（AB型がない場合AないしB型，O型は使用不可）
O	O（O型以外は使用不可）	O（O型がない場合A，B，AB型いずれも使用可能）

輸血準備にかかる時間

多発外傷や手術時の大量出血の際に輸血の準備に実際どのくらい時間がかかるかを知っておくことは大切です．血液型を合わせない場合，血液型・RhDのみ合わせる場合，交差適合試験も含める場合の3つの場合に分かれます．

① 緊急O型赤血球輸血

	必要時間	経過時間
O型RBC記録・照合し出庫	1～2分	2分

② ノークロスマッチ輸血

	必要時間	経過時間
採血管の患者血液を遠心分離	5分	
ABO式血液型ウラ・オモテ（試験管法），同時にRhD因子の有無（試験管法）	2～3分	
ABO型一致RBCを記録・照合し出庫	1～2分	8～10分

③ 生食法交差試験実施輸血

	必要時間	経過時間
生食法交差適合試験	2～3分	
生食法済みRBCを記録・照合し出庫	1～2分	11～15分

4 輸血製剤の分類

国内で頻繁に使用される輸血製剤は，①赤血球液，②新鮮凍結血漿，③濃厚血小板の3つです．

赤血球液 red blood cell component(RBC)

末梢組織への酸素運搬能を改善する目的でRBC輸血を行います．最も使われている製剤は，照射赤血球液-LR「日赤」(Ir-RBC-LR)です．「照射」は放射性照射済みであることを示しています．放射線照射によりリンパ球の免疫反応を落とす目的で行われます．この放射線照射により輸血後移植片体宿主病（GVHD）を予防できるようになりました．

またLRは「leukocyte reduced＝白血球除去」の意味であり，白血球を前もって除去しておくことで輸血後発熱反応，アナフィラキシー反応，輸血関連急性肺傷害（TRALI）を予防します．

RBCの製造過程は以下の通りです．

①採血された血液400mLを抗凝固剤CPD入りの空きバッグに入れる．
②白血球除去フィルターを通し，遠心分離で血漿と赤血球液に分離する．

③遠心分離された血漿240mLを確保し冷凍6カ月管理⇒新鮮凍結血漿FFP-LR2「日赤」，有効期限は採血後1年，融解後3時間以内に使用する．
④残った赤血球液に抗凝固剤MAPを加え約280mL⇒赤血球液-LR2「日赤」，有効期限は採血後21日間．

　国内ではRBCとして2種類あり，照射赤血球液(RBC)-LR1，-LR2です．RBC-LR1は血液200mLに由来し1パック約140mL，Hb 26.5gを含有します．RBC-LR2は血液400mLに由来し1パック約280mLで，Hb 53gを含有します．ヘマトクリット(Ht)値は約70％程度です．

　とくに赤血球輸血の場合，21日間の有効期間があり，放射線照射3日目以降ではカリウム値が上昇することがわかっているため，高カリウム血症を避けたい場合は，放射線照射後3日目までの製剤をオーダーします．

　赤血球輸血として，RBC-LR2を1パック投与することで，止血されていてとくに出血していないケースでの貧血の改善の目安として「Hb値1g/dL，Ht 3%上昇」があります．

　赤血球輸血による副作用については後述します．

　RBCを輸血する際はABO型，Rh(D)型が同じものを用います．しかし同型の血液型が入手できず，緊急で輸血する必要がある場合には，O型Rh陰性の血液をまずは輸血しますが，このような超緊急事態は稀であり，緊急時でも最低限ABO・Rhの血液型を一致させた血液製剤を使用すべきです．

> **MEMO**
>
> 輸血製剤によく出てくるCPDとMAPは抗凝固剤の名称であり，
> - CPD：クエン酸，ブドウ糖，リン酸二水素ナトリウム
> - MAP：D-マンニトール，アデニン，リン酸二水素ナトリウム，クエン酸，ブドウ糖，塩化ナトリウム
>
> をそれぞれ含んでいます．

新鮮凍結血漿 fresh frozen plasma(FFP)

　FFPには血小板を除くすべての凝固因子(とくにフィブリノーゲン)が含まれ，著明な出血の際には膠質液負荷としても選択されます(FFPにはアルブミンが含まれ約4g/dL，Na約150mEq)．FFP製剤は−20℃以下で保存され，保管期限は6カ月間です．

　ほとんどの凝固因子は正常値の30％あれば止血機能が働くとされ，FFP-LR2の1パックが240mL(正確には，血液200mLに由来するFFP-LR1「日赤」120mL，血液

400mLに由来するFFP-LR2「日赤」240mLがあります)であり，標準的な成人の場合2〜3パック(10〜15mL/kg)補充します．大量出血時にはさらに倍となる30mL/kgを目安として投与します．

副作用として，とくに①大量投与のときにはクエン酸中毒，低カルシウム血症，②ナトリウム負荷によるうっ血性心不全，③アレルギー反応，④輸血関連急性肺傷害(TRALI)があります．またFFPは非加熱製剤のためウイルスの不活化が行われていないため，ウイルスなどの感染症を伝播する可能性があります．

使用時は30〜37℃のぬるま湯にビニール袋などで覆って間接的に溶かすため30分程度かかります．また3時間以内に使用しないと凝固因子が失活するため融解後は早期に使用しなければいけません．

凍結された状態から迅速に解凍する目的で，ぬるま湯でなくお湯や電子レンジなどを使用すると製剤袋が割れて破損するため決してお湯や電子レンジで直接解凍してはいけません．

FFPの適応としては，

> ① 大量出血への大量輸液による希釈性凝固異常
> ② 肝不全，播種性血管内凝固(DIC)で大量出血時の凝固異常(フィブリノーゲン>100mg/dLでもPT活性30%以下，PT-INR 2.0以上，aPTT 2倍以上の延長)
> ③ 抗凝固薬ワルファリン内服中の緊急補正
> ④ 大量出血，DICなどの低フィブリノーゲン血症(<100mg/dL)
> ⑤ 血漿交換：肝不全，血栓性血小板減少性紫斑病(TTP)/溶血性尿毒症症候群(HUS)

があります．

血漿交換時はFFP-LR「日赤」480mLをまとめて使用します．

抗凝固薬ワルファリン内服中でINR 3.0，体重70kgの脳出血のケースでのFFPの使い方を考えてみます．

まずはビタミンK(ケイツーN®) 10mg投与とともに，FFP投与量は体重×15mL/kgとして，「15×70=1050mL≒FFP-LR2 240mL 4本」となります．ショック状態でなく循環血液量が足りている状態として投与まで，そしてすべて投与終了までにかか

表4 脳出血ケースでのFFP投与にかかる時間

	必要時間	経過時間
採血管の患者血液を遠心分離	5分	
ABO式血液型	3分	
ABO型一致RBCを記録・照合し出庫	2分	
FFP融解	30〜45分	40〜55分
FFP-LR2 1本あたり，循環血液量過剰に注意しながら投与	30分×4本	

る時間は表4のようになります．

　投与まで約40～55分，そして1本当たり心不全に注意しながらの投与となるため，投与開始から終了まで約2時間かかることになります．

　そのため，緊急で止血目的で凝固因子投与が必要な状態ではFFPはかなりの時間がかかることになります．緊急での止血目的でワルファリンを拮抗する他の方法としてプロトロンビン複合体濃縮製剤(PCC)が最近注目を集めています．

濃厚血小板 platelet component(PC)

　血小板製剤には濃厚血小板とHLA適合血小板があります．HLA適合血小板はドナーと患者のHLAを合わせ，血小板輸血繰り返し投与による無効例に用いられます．一般的に使われているのは照射濃厚血小板-LR「日赤」10単位(Ir-PC-LR10)です．

　血小板数が5,000～1,0000/μL以上あれば自然出血は稀ですが，術後および多発外傷で活動性の出血がある患者では，可能な限り血小板数を5～10万/μL以上を保つように，適宜血小板輸血を行います．

　とくに抗血小板薬(アスピリン，シロスタゾール，チエノピリジン系など)が投与されている患者では，血小板機能不全のため，たとえ10万/μL以上でも持続的な出血があれば血小板輸血を行うという選択肢も視野に入れておきます．

　しかしDICも含め，クリティカルケアで活動性の出血を認めなければ，血小板数は2～3万/μL以下に低下しなければ血小板輸血の適応はありません．

　またHt値が30％以下に低下すると血小板機能も低下することがわかっています．

表5　血小板輸血の閾値

- 活動性出血がある場合

出血時の状態	血小板輸血の閾値
頭蓋内出血，頭部外傷および出血傾向(凝固異常)	＜100,000/μLで開始
頭蓋内出血のリスクなし，凝固異常なし	＜50,000/μLで開始

- 出血がない場合

状態	血小板輸血の閾値
出血のリスクがない場合	＜10,000/μLで開始
出血のリスクがある場合(消化管出血の既往)	＜20,000/μLで開始

- 処置・手技

処置・手技	血小板輸血の閾値
開頭術	＞70,000/μLを維持
開心術，開腹術，気管切開術，肝生検，内視鏡処置(気管支鏡・上下部内視鏡)	＞50,000/μLを維持
腰椎穿刺	＞20,000/μLを維持
中心静脈カテーテル挿入	＞10,000/μLを維持

そのため，活動性の出血がある患者では，血小板輸血以上にHtを30％以上にするよう赤血球輸血も同時に行います．

RBC，FFPと異なり，ABO適合は血小板輸血でも望ましいものの必ずしも必須ではありません．

出血時および処置に伴う血小板輸血の閾値は表5を参考にしてください．

照射濃厚血小板は使用直前まで20～24℃で震盪により管理され，有効期限は採血後4日間です．国内では単一のヒトからの成分採血として，アフェレーシスで血小板を分離濃縮しています．

副作用は血液製剤の中で最も多く，とくに蕁麻疹などアレルギー反応があります．これは血小板製剤が血漿成分を分離できないため，製剤の白血球や血漿タンパクへの抗体反応と考えられています．

血栓性血小板減少性紫斑病(TTP)，溶血性尿毒症症候群(HUS)では一般的に血小板輸血の適応はありません．またヘパリン起因性血小板減少症(HIT)では血小板輸血は禁忌です．

濃厚血小板内の血小板総数と増加予想血小板数は以下のとおりであり，一般的に「10単位の濃厚血小板輸血により約3万/μL増加」します．

単位	容量	含まれる血小板総数
10単位	約200mL	2.0×10の11乗個以上（～14単位まで）
15単位	約250mL	3.0×10の11乗個以上（～19単位まで）
20単位	約250mL	4.0×10の11乗個以上

- 増加予想血小板数÷循環血液量×2/3（脾臓での捕捉を考慮）
  ※循環血液量は70mL/kgないしは，体重の1/13で計算する

また血小板輸血後の効果判定は，血小板輸血1時間後または24時間後に行います．補正血小板増加数(CCI)は以下の式で求めます．

効果の評価

- 血小板数の増加の評価は，血小板輸血後約1時間または翌朝か24時間後の補正血小板増加数(corrected count increment：CCI)により行います．CCIは次式により算出します．

$$CCI(/\mu L) = \frac{輸血血小板増加数(/\mu L) \times 体表面積(m^2)}{輸血血小板総数(\times 10^{11})}$$

- 通常の合併症などのない場合には，血小板輸血後約1時間のCCIは，少なくとも

7,500/μL以上です．また，翌朝または24時間後のCCIは通常4,500/μL以上です．
- 引き続き血小板輸血を繰り返し行う場合には，臨床症状と血小板数との評価に基づいて以後の輸血計画を立てるようにし，漫然と継続的に血小板輸血を行うべきではありません．

5 赤血球を含めた輸血による合併症

赤血球を含め輸血を行う際に輸血ルートはあらかじめ0.9％食塩水を通しておきます．乳酸加リンゲル液などバランス輸液はカルシウムを含み，理論的にはチューブ内に凝血塊ができるため使用してはいけません．また5％ブドウ糖液は低張液であり，著明な赤血球溶血がみられるため使用してはいけません．

POINT !
- 輸血を行うときは，ルートまたは側管に0.9％食塩水を流す．

赤血球を含め輸血に伴う合併症として感染症と非感染症に分かれます．

- 感染症
  ウイルス感染：HIV，HBV，HCV，HTLV1/2など，細菌感染（とくに *Yersinia enterocolitica*）
- 非感染症
  免疫機序による
  ・急性溶血性反応
  ・非溶血性発熱反応
  ・過敏反応，アレルギー反応，アナフィラキシー
  ・輸血関連急性肺傷害（TRALI）
  ・輸血後紫斑病
  ・輸血関連GVHD
  非免疫機序による
  ・輸血関連循環血液量過剰（TACO）
  ・高カリウム血症（とくに大量輸血による）
  ・低カルシウム血症，低体温（とくに大量輸血による）
  ・希釈性凝固異常，血小板減少（とくに大量輸血による）

輸血による感染性合併症はスクリーニングが進歩したため稀な頻度となっています（それでも潜伏期window periodがあるためゼロではありません）．一方で，最近では

輸血による非感染性合併症が注目されるようになってきています.
　輸血による非感染性合併症は，①免疫機序，②非免疫機序によるものの2つに分かれます.
　ここでは免疫機序による，①急性溶血性反応，②非溶血性発熱反応，③過敏反応・アレルギー反応・アナフィラキシー，④輸血関連急性肺障害（TRALI），⑤輸血後紫斑病，⑥輸血関連GVHD，そして非免疫機序による⑦輸血関連循環血液量過剰（TACO）についてみていきます.

急性溶血性反応

　ABO型違いの血液を輸血することで起こり，輸血直後に突然の発熱，呼吸困難，胸痛，背部痛などで発症します．そして低血圧，凝固異常，多臓器不全へと進行します．急性溶血性反応を疑ったときには以下のように対応します.

① 輸血を即座に中止する.
② 残った輸血製剤と患者血液を輸血室へ送り，再度クロスマッチ（交差適合試験）を行う.
③ 患者血液で，ヘモグロビン，ハプトグロビン，直接クームステスト，凝固検査（フィブリノーゲン，aPTT，PT活性，PT-INR）とDICパネル（FDP，D-ダイマー）を提出する.
④ 低血圧に対しては輸液負荷および必要に応じてカテコラミン（ノルアドレナリン，アドレナリン）を使用する.
⑤ コルチコステロイド使用も検討する.
⑥ 腎機能を維持するために十分な尿量を確保するようにする（輸液負荷，重炭酸ナトリウム，フロセミド，マンニトールなど）.
⑦ DICのモニタリングを行う.

非溶血性発熱反応

　以前に輸血されたことがある患者で輸血後1～6時間以上経過してから起こる非溶血性発熱反応を指します．以前の輸血により輸血製剤の白血球への抗体が産生され，輸血製剤の白血球や血漿タンパクへの抗体反応と考えられています．発熱に加えて，悪寒戦慄，皮膚紅潮，蕁麻疹，頻脈などを伴うことがあります．輸血を中止して，まず溶血性反応と同様の対応を行い，溶血性反応と菌血症・敗血症の除外を行います．国内では白血球除去製剤（LR）のため非溶血性発熱反応の頻度は低くなっています.
　いったん非溶血性発熱と判断したら輸血を中止し対症療法を行います.
　残念ながら輸血前予防投与によって非溶血性発熱反応のリスクを下げることはできませんが，次回輸血前に解熱薬（アセトアミノフェン400～600mg）と抗ヒスタミン薬

(ジフェンヒドラミン25〜50mg静注)使用を検討してもよいでしょう.

過敏反応,アレルギー反応,アナフィラキシー

　輸血開始1時間以内に起こる反応で,以前の輸血製剤の血漿タンパクに感作されたことが原因です.そのため血漿タンパクが含まれる血小板輸血および新鮮凍結血漿(FFP)の使用の際に多くみられる合併症です.IgEを介するアレルギー反応であり,軽度な蕁麻疹から喉頭浮腫・気管支攣縮,低血圧といったアナフィラキシーショックまで症状は多彩です.

　とくにIgA欠損症の患者では初回輸血時にもみられます.これは厳密にはIgEによるI型アレルギーとは異なります.IgA欠損症患者では抗IgA抗体が高力価であるため,血液製剤の血漿タンパクにより補体が活性化しIgEを介さないアナフィラキシー様反応を起こします.蕁麻疹,アナフィラキシーに分かれ,I型アレルギーであるアナフィラキシーに準じた治療を行います.

　軽度の発疹・掻痒感であれば投与速度を落とすとともに,抗ヒスタミン薬(ジフェンヒドラミン)投与を行うことで投与継続ができることがあります.

　アナフィラキシーでは輸液負荷を行うとともに早急にアドレナリン投与を行います.

- アドレナリン(ボスミン®)1mg/1mL 1A / 0.9%食塩水9mLで10倍希釈し3mL(0.3mg)筋注

　さらにアレルギー反応への対応として,抗ヒスタミン薬(H_1ブロッカー,H_2ブロッカー)とステロイドの投与を開始します.

- ジフェンヒドラミン(ポララミン®)1A / 0.9%食塩水50mL 30分
- ファモチジン(ガスター®)20mg/20mL静注
- メチルプレドニゾロン(ソルメルコート®)125mg 1V / 0.9%食塩水50mL 30分
など

　輸血によるアナフィラキシーが起こったケースではIgA欠損症の有無を検索します.また次回以降の赤血球輸血では洗浄赤血球製剤を使用しますが,可能な限り輸血を避けるほうが妥当です.

輸血関連急性肺傷害 transfusion-related acute lung injury(TRALI)

　TRALIは輸血後1〜6時間以内(とくに1時間以内)に急激な肺水腫,低酸素血症,頻脈,低血圧を起こす呼吸障害であり,急性呼吸促迫症候群(ARDS)に類似します.赤血球(RBC),新鮮凍結血漿(FFP),血小板(PC)輸血のどれでも起こる可能性があり,死亡に関わる重篤な輸血関連合併症です.病態はまだ不明な点もありますが,血

液製剤の抗白血球抗体と患者側の好中球が反応することで起こると考えられています．とくに妊娠歴のある女性からの血液製剤とTRALIとの関連が指摘されており，妊娠歴のない女性および男性供血者からの輸血によりTRALI発生頻度が下がるといわれています．

急激な呼吸器症状(頻呼吸，呼吸困難な，低酸素血症など)と発熱で発症し，胸部X線上では両肺野浸潤影がみられます．とくに輸血による循環血液量過剰(TACO)によるうっ血性心不全と鑑別する必要があり，胸部X線，心エコー，採血でBNP測定などを行います(図8)．

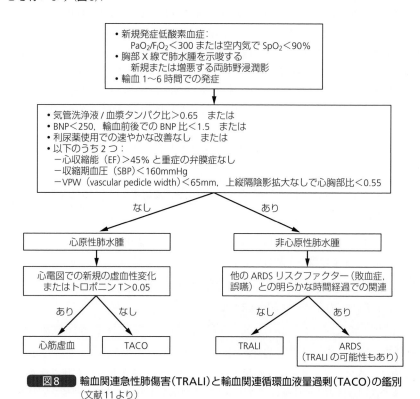

図8 輸血関連急性肺傷害(TRALI)と輸血関連循環血液量過剰(TACO)の鑑別
(文献11より)

死亡率は5%程度といわれ，治療では挿管・人工呼吸器管理が必要となりARDSに準じた肺保護目的での呼吸管理・全身管理を行います．保存的加療で約1週間以内に軽快します．

輸血後紫斑病 post-transfusion purpura (PTP)

PTPでは，輸血5〜7日後に紫斑，鼻出血，消化管出血，血小板減少が起こります．

濃厚血小板製剤または自己の血小板に対する抗血小板抗体によると考えられています．治療はガンマグロブリンを用います．

輸血後移植片対宿主病 post transfusion graft-versus-host disease(PTGVHD)

リンパ球を含む血液製剤が輸血された患者で，生体内にT細胞が生着し移植片となって宿主である患者の皮膚，骨髄，肝臓などの組織が傷害される疾患です．輸血後1〜2週間で発熱，紅斑が出現し，下痢，肝機能障害，好中球減少症が続いて起こり，20日くらいで死亡します．血液製剤の放射線照射および白血球除去により輸血後GVHDの報告はゼロとなってます．

輸血関連循環血液量過剰 transfusion-associated circulatory overload(TACO)

血液製剤の急速投与により循環血液量が過剰となり心原性肺水腫が起こります．これをTACOといいます．呼吸困難，頻呼吸，経静脈怒張，血圧上昇の症状があり，輸血関連急性肺傷害(TRALI)との鑑別が必要です．緩徐な輸血速度での投与や輸血時の利尿薬使用による予防および心疾患，腎疾患，重症疾患のケースではTRALIと並んでTACOのリスクが高いと認識し，輸血製剤を注意深く使用しなければいけません．

これらの輸血に伴う合併症以外に，とくに大量輸血時にみられる合併症としては高カリウム血症，低カルシウム血症，低体温，希釈性凝固異常，血小板減少があります．

「輸血＝ミニ移植」であるため，輸血製剤の使用により炎症性メディエータやサイトカインが分泌され免疫抑制が起こり〔これを輸血関連免疫修飾(TRIM)といいます〕，創部感染や敗血症，病院内感染症，悪性腫瘍再発のリスクが上昇することが指摘されています．これらの感染症および悪性腫瘍再発が輸血と関係しているのか，または輸血が必要な重症度を反映しているのかはまだ議論されているところです．感染性合併症は減少したものの，非感染性合併症が問題となるため，血液製剤の使用は適応を厳密にするとともに可能な限り避ける方向で対応すべきだと考えます．

6 止血に用いられる薬剤

グルコン酸カルシウム（カルチコール®8.5％），塩化カルシウム

イオン化カルシウム(Ca^{2+})は凝固因子の補助因子として重要です．そのため，赤血球液(RBC)，新鮮凍結血漿(FFP)，濃厚血小板(PC)ではクエン酸を加えて凝固しないようにしています．RBC-LR2，FFP-LR2ともに約3gのクエン酸が含まれていますが，正常の肝臓はクエン酸3gを5分で代謝できます．5分より短い時間での投与や低体温や肝疾患により肝機能が低下している場合，肝代謝能が低下しているためク

エン酸中毒として低カルシウム血症になります．低カルシウム血症により低血圧（心収縮力抑制，末梢血管抵抗低下），PEA（pulseless electrical activity）による心停止のリスクがあり，また低カルシウム血症自体が凝固異常を遷延させます．

とくに大量輸血ではRBC，FFP中のクエン酸により低カルシウム血症となります．またクエン酸は血中のマグネシウムをキレートするため低マグネシウム血症にもなります．

そのため，大量輸血が必要なケースではCa^{2+}濃度モニタリングで正常範囲内にコントロールする必要があります．

カルシウム製剤は塩化カルシウムとグルコン酸カルシウムがあり，浸透圧比よりグルコン酸カルシウムは末梢ルートから投与可能ですが，塩化カルシウムは中心静脈カテーテルから投与する必要があります．

製品	組成	容量	浸透圧比
カルチコール8.5% 5mL	グルコン酸カルシウム425mg カルシウム38.2mg（1.95mEq）	5mL	約0.9
塩化カルシウム20mEq	塩化カルシウム1.47g Ca^{2+} 20mEq，Cl^- 20mEq	20mL	約5

■使い方
- カルチコール®8.5%（グルコン酸カルシウム）5mL 10A / 5%ブドウ糖100mL 60分
 ※適宜，血液ガス分析でCa^{2+}濃度をモニタリングする

トラネキサム酸（トランサミン注®10%）1g/10mL 1A

抗プラスミン作用がありプラスミノーゲンからプラスミンへの変換を阻害します（図9）．とくに外傷性出血性ショックで受傷後3時間以内に投与開始し，その後24時間投与することで全死亡率，出血死低下の報告があります．とくに1時間以内の投与でより効果的ですが，受傷3時間以降の投与では出血死のリスクが上昇するといわれ

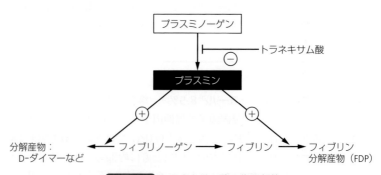

図9　トラネキサム酸の作用部位
トラネキサム酸はプラスミンを抑制し，フィブリンの分解を防ぐ．

ています.

副作用として悪心・嘔吐,下痢といった消化器症状と痙攣の報告があります.

■使い方
- トランサミン®10% 10mL / 0.9%食塩水100mLを10分以上かけてローディング,その後,
- トランサミン®10% 10mL 3A / 0.9%食塩水500mLを24時間(1g 8時間かけて)

※外傷性出血性ショックの早期(3時間以内)に投与し,24時間続けることがポイントです.

遺伝子組換え活性型血液凝固第Ⅶ因子製剤(rFⅦa):
エプタコグα(ノボセブン®) 1, 2, 5, 8mg

もともと血液疾患(第Ⅷ因子欠乏の血友病A,第Ⅸ因子欠乏の血友病B,また先天性第Ⅶ因子欠乏症,グランツマン血小板無力症など)の治療薬ですが,さまざまな重篤かつコントロール不能な凝固障害をきたした患者の止血に効果を発揮します.とくに国内ではアプロチニンが使用不可能となったため,今後この製剤が出血コントロールが困難な外傷性出血性ショックや大出血をきたした産婦人科手術,心臓血管外科手術ケースでは頻繁に使われるようになるかもしれません(著者の病院でも抗凝固薬内服中の致死的出血や心臓血管外科術後で使用経験があります).

活性型第Ⅶ因子製剤であるため,組織因子と結合してXa因子を活性化し外因系の凝固機能を活性化します.これによってⅡa因子(トロンビン)が生成され,直ちにプロトロンビン時間が改善します.また血小板活性化作用もあり,rFⅦaは組織傷害部位での限局性の止血を促進します(図10).

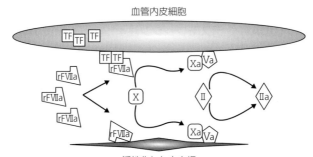

図10 遺伝子組換え活性型第Ⅶ因子製剤(rFⅦa)の作用機序　TF: 組織因子

■使い方
初回：ノボセブン® 20〜90μg/kg．止血確認まで2〜3時間ごとに投与検討
例：体重70kg，ノボセブン® 2mg(≒29μg/kg)　2〜3時間ごと

海外で承認されている手術時の用法用量は，
「90μg/kgのrFVIIaを手術直前，さらに2時間後に投与し，その後24〜48時間は2〜3時間ごとに投与する．大手術後には，最初の6〜7日間は2〜4時間ごとに投与する．その後2週間は投与間隔を6〜8時間ごとに延長することができる．大手術を行った場合，治癒するまで2〜3週間の治療を行うことができる」
という記載になっています．

■副作用
副作用は，過凝固に伴う血栓形成が問題となります．血栓形成として①動脈性(心筋梗塞，脳梗塞)，②静脈性(深部静脈血栓症，肺塞栓)があり，メタアナリシスではrFVIIa使用ケースの11.1%に血栓形成の報告があり，

- 静脈性：rFVIIa製剤使用群5.3% vs. 非使用群5.7%
- 動脈性：rFVIIa製剤使用群5.5% vs. 非使用群3.2%

であり，とくに動脈性血栓症リスクが上昇することが示されています．
　また敗血症の場合，全身に組織因子が発現するため，播種性血管内凝固(DIC)を誘発する可能性があり，原則禁忌となっています．
　しかし，赤血球液(RBC)，新鮮凍結血漿(FFP)，濃厚血小板(PC)，プロトロンビン複合体濃縮液(PCC)の血液製剤と異なり，ヒト遺伝子組換え型製剤であり，感染症伝播のリスクがない製剤です．

デスモプレシン(DDAVP；デスモプレシン注4® 4μg / 1mL 1A)

バソプレシン誘導体のデスモプレシンには血管収縮作用はなく，血管内皮細胞に作用してvon Willebrand因子遊離により第VIII因子活性を促進させます．そのため，von Willebrand病，血友病Aでの止血および尿毒症や抗血小板薬(アスピリン，チエノピリジン)内服中の止血目的で使用されます．

■使い方
デスモプレシン注4®(デスモプレシン)4μg/1mL 5A / 0.9%食塩水50mL 15〜30分
※体重70kgで0.3μg/kg

■副作用
集合管での水再吸収↑↑による急激な低ナトリウム血症があるため，頭部外傷，脳出血ケースで頭蓋内圧上昇が示唆される場合，ナトリウム値をモニタリングしながら使用することが重要です．

ヒト血液凝固因子抗体迂回活性複合体（ファイバ®FEIBA®）
500単位/10mL，1,000単位/20mL

　ヒト血液凝固因子抗体迂回活性複合体とは，活性型プロトロンビン複合体濃縮製剤 activated prothrombin complex concentrates（aPCC）のことであり，本来，血友病AおよびBで第Ⅷ因子や第Ⅸ因子に抗体ができた場合および第Ⅷ因子インヒビターができる後天性血友病のケースに，ビタミンK依存性因子であるプロトロンビン複合体のプロトロンビン（第Ⅱ因子），第Ⅵ因子，第Ⅸ因子，第Ⅹ因子とその活性型を投与することで止血能を維持させる血液製剤のことです．

　作用機序として，aPCCを投与すると，プロトロンビンが第Ⅴ因子を活性化し，第Ⅹa因子，第Ⅴa因子およびCa^{2+}の複合体を形成し，プロトロンビンからトロンビン（第Ⅱa因子）の産生を促進し，フィブリン形成で止血効果が得られると考えられています．

　aPCCはビタミンK依存性因子をすべて含んでいるためワルファリン内服中の緊急拮抗および止血に効果があること，そして最近では新規経口抗凝固薬 novel oral anticoagulant〔NOAC，または target specific oral anticoagulant（TSOAC）〕である直接トロンビン阻害薬ダビガトラン，第Ⅹa因子阻害薬リバーロキサバン，アピキサバン，エドキサバン内服中の致死的大量出血への緊急拮抗および止血に効果があるという報告も出てきています．

　aPCCの止血効果は，第Ⅷ因子と第Ⅸ因子の経路をバイパスして作用するので，これら2つの凝固因子の活性に関係なく作用することになります．

■使い方
　25〜100単位/kg　8〜12時間ごとに静注
　※60kgでファイバ®1,500単位/30mL〜6,000単位/120mL

■副作用
　血栓形成およびヒト血漿を原料としているため感染性合併症のリスクがあります．

　①インヒビターのない患者，②播種性血管内凝固（DIC）の両方の患者では一般的に禁忌となっており，その理由として凝固亢進・血栓形成促進のリスクが指摘されています．

7　外傷性出血性ショックの生体反応と"死の三徴（＋α）"

　多発外傷では頻繁に外傷性出血性ショックを合併します．大量出血による血管内ボリュームの喪失により局所血管収縮および神経内分泌系応答（交感神経系賦活とレニン-アンギオテンシン-アルドステロン系活性化）が起こります．心臓での静脈還流量低下—前負荷の低下は1回拍出量の低下につながります．心臓は交感神経系賦活によ

り頻脈および心収縮力増加で心拍出量を一定に保とうとしますが，出血量に対して代償の限界を超えると，貧血とともに心拍出量低下により酸素供給量($\dot{V}O_2$)低下が起こります．一方，末梢組織では局所の血管収縮により重要臓器(脳，冠動脈)への血流を維持させるように作用するものの，皮膚・筋肉・消化管では虚血が進行します．重要臓器での細胞レベルで虚血による細胞死が進行します．輸液・輸血などでいったん虚血に陥った組織が再灌流されるようになると虚血によって起こった炎症性メディエータが全身循環に広がり(＝いわゆる再灌流障害)，全身の多臓器機能不全症候群(MODS)の原因となります．

また多発外傷での大量出血，出血性ショック時には早期から凝固異常が起こります．外傷急性期は，全身性の低灌流による臓器虚血に関係した凝固異常であり，凝固因子消費亢進による抗凝固状態と線溶系亢進が特徴です．

以前は外傷性出血性ショックの蘇生輸液としては等張性輸液(0.9%食塩水)と赤血球輸血による治療がメインであったため，希釈性・消費性凝固異常がさらに進行し，低体温，アシドーシス，肝機能障害や組織障害による播種性血管内凝固(DIC)での出血持続といった悪循環になっていました．

とくに出血がコントロールできない状態となると，最終的には低体温，凝固異常，アシドーシスの3つがそれぞれを増悪させるように作用し"死の三徴"が進行し最終的には死に至ります(図11)．

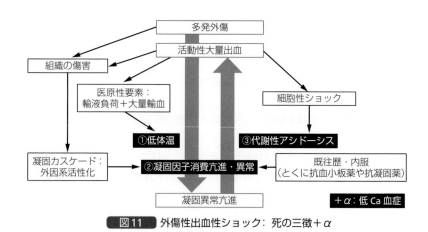

図11　外傷性出血性ショック：死の三徴+α

現在は蘇生輸液としてバランス輸液および早期に血液製剤を用いた循環管理が大切と考えられており，外傷早期の凝固異常に対応するために，赤血球輸血のみでなく，早期から血小板(PC)，新鮮凍結血漿(FFP)の輸血も行うことが推奨されています．

また低体温に対しては積極的な患者保温，輸液・血液製剤の加温投与が重要です．

赤血球（RBC）およびFFPの大量輸血ではクエン酸による低カルシウム血症による凝固異常が起こるため，外傷性出血性ショックでの死の三徴である"低体温，凝固異常，アシドーシス"に加えて"低カルシウム血症"の4つに迅速に対応することが重要です．

> **POINT！**
>
> - 外傷性出血性ショックではアシドーシス，低体温，凝固異常に大量輸血に伴う低カルシウム血症を加えた，"死の三徴"＋αにいかに迅速に対応できるかが治療の上で重要と考えられている．
> - ①アシドーシス⇒バランス輸液および早期の血液製剤による蘇生，②低体温⇒患者保温および輸液・血液製剤の加温，③凝固異常⇒赤血球に加えて早期からの血小板（PC），新鮮凍結血漿（FFP）の使用，④低カルシウム血症⇒カルシウム補正，で対応する．

8 外傷性出血性ショックでの治療プロトコル

　現在の外傷性出血性ショックおよび早期外傷性凝固異常への治療で，迅速な出血のコントロールとともに循環・凝固異常に対する治療・全身管理が重要です．
　ここでは循環管理および凝固異常の治療のポイントについて考えてみます（図12）．

外傷性出血性ショックの循環管理
① 輸液管理
　輸液管理としては輸液制限を行うこと，一般的には電解質混合バランス輸液を用いることが大切です．外傷性脳損傷（TBI）の場合は血漿浸透圧を考慮して0.9%食塩水を用います．外傷性出血性ショックでは急性腎傷害（AKI），多臓器機能不全症候群（MODS）のリスクが高く，膠質液colloidであるHESの使用は推奨されません．MODSのケースでのHES使用はAKI，RRT率上昇のリスクがあるためです．

> **MEMO　外傷性出血性ショックでの大量輸液の弊害**
>
> 　血液製剤がまだ準備されず，外科的・経動脈的止血術前の段階で大量輸液を行うことにより，
> 　① 血圧上昇⇒再出血を誘発
> 　② 低体温悪化⇒凝固異常進行
> 　③ 希釈性血小板減少⇒再出血を誘発，凝固異常進行
> 　④ 血液粘稠度低下⇒再出血を誘発

⑤ 凝固異常進行⇒再出血を誘発，凝固異常のさらなる進行

といった悪循環を起こす可能性が高いと考えられます．そのため，「大量輸液をしない輸液制限＋血管作動薬の早期使用＋低血圧許容」により再出血予防と血小板低下・凝固異常・血液粘稠度低下阻止が，血液製剤投与および外傷性出血性ショックでの止血術前までの目標になります．

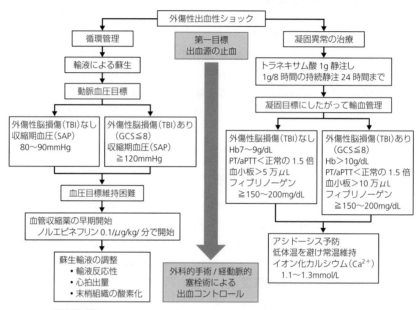

図12 外傷性出血性ショックの初期治療のポイント（文献21より）
外傷性脳損傷(TBI)合併では血圧高めを維持し，輸血目標値も高く設定する．

② **血管作動薬**

血管作動薬であるノルアドレナリンはα作用による末梢細動脈の血管収縮で後負荷維持および細静脈収縮での前負荷増加効果があり，β作用による強心作用もあります．そのため出血性ショックで晶質液crystalloidによる初期輸液の制限のためにも外傷性出血性ショックの早期から使用し血液製剤が準備できるまでの血圧維持に用います．とくに平均動脈圧を維持することが重要臓器血流維持に大切であり，「出血＝輸液・輸血」のみでなく，大量輸液による希釈性の凝固異常進行を起こさせないためにも早期に用います．また再灌流障害による炎症性メディエータからの末梢血管拡張に対してもノルアドレナリンを早期から用いることは理にかなっています．

③ 血圧管理

　TBIがない場合は，外科的・経動脈的な止血処置が得られるまでの間は，再出血の予防および輸液制限目的で"低血圧許容permissive hypotension"で管理します．血圧を低く抑えることで再出血予防につながるとともに，過剰な輸液を避けることができ希釈性の凝固異常進行を抑えることからの再出血予防効果があると考えられます．
　一方，TBIがある場合は，脳血管の自動調節能autoregulationを考慮し低血圧許容よりも高い血圧を維持するようにします．

外傷性出血性ショックの凝固異常の治療
① 抗線溶薬の早期投与
　受傷3時間以内，可能ならば1時間以内にトラネキサム酸投与を行います．
② 低体温予防
　体表の保温および輸液・血液製剤の加温投与により，低体温による凝固異常進行および末梢組織循環不全を予防します．
③ イオン化Ca濃度維持：1.1〜1.3mmol/L
　全身循環不全および大量輸血によるクエン酸大量投与からの低カルシウム血症は，心臓・循環不全，不整脈誘発，凝固障害持続の原因となるため積極的に補正します．
④ 止血・凝固系補正
　赤血球液(RBC)のみの輸血では希釈性凝固異常が改善せず，むしろ凝固異常が進行するため，早期から凝固異常への対応として一次止血で重要な濃厚血小板(PC)，二次止血で重要なフィブリノーゲンと凝固因子補充目的で新鮮凍結血漿(FFP)投与を心がけます．大量輸血massive transfusionとしては一般的にはRBC：FFP≦2：1での投与を行います．または血小板も含め，RBC：FFP：PC＝1：1：1(≒全血輸血に近い形)に近づけた血液製剤の投与を考慮します．

例：
- 照射赤血球液(Ir-RBC-LR2) 5本に対し，新鮮凍結血漿(FFP-LR2) 3〜5本を同時に準備
- Ir-RBC-LR2 10本，FFP-LR2 10本ごとに照射濃厚血小板(Ir-PC-LR) 10単位

　また，血液の粘度も止血に重要であるため，血小板数および凝固能および貧血改善の目標として，

- Hb≧10g/dL，Ht≧30%
- PT/aPTT＜1.5倍
- 血小板＞10万/dL
- フィブリノーゲン≧150〜200mg/dL

が維持できることを目標にし血液製剤を投与するようにします．

とくにフィブリノーゲンは外傷性出血性ショックの止血で最も重要な成分であり，PT/aPTTが2倍以内であってもフィブリノーゲンが100mg/dL以下または100〜150mg/dLならばフィブリノーゲン補充で積極的にFFP投与を行うべきです．

また大量輸血で凝固異常の改善が期待できず止血困難な場合は，遺伝子組換え活性型第Ⅶ因子（rFⅦa）製剤を考慮します．

大量輸血 massive transfusion の合併症とその対応

とくに多発外傷や心臓血管外科術後などで大量輸血を必要とする場合の輸血による副作用とその対応については表6を参照してください．

表6　大量輸血の合併症とその対応（文献17より）

合併症	リスクを減らすための対応
低体温	部屋を暖める．ブランケットなどで患者を保温する．人工呼吸器を加温・加湿する．すべての輸液・輸血製剤を温める
凝固異常，血小板減少	RBC：PC：FFPを1：1：1で投与．遺伝子組換え活性型第Ⅶ因子を使用する
電解質異常	カリウム，カルシウム，マグネシウム血中濃度をモニタリング
酸塩基異常	アシドーシスに対して重炭酸ナトリウム投与
多臓器不全	保存的治療：循環，呼吸状態の安定化
感染症（輸血による免疫不全）	早期の診断と治療（抗菌薬投与±デブリドメント）
急性肺傷害（TRALI）	出血がコントロールできれば輸血を最小限にする

⑨ クリティカルケアでの輸血目標

大量出血が進行している外傷性出血性ショックや産婦人科手術・心臓大血管手術の場合は早期の血液製剤投与が重要であることについて触れてきました．ここでは出血が進行していない状態でクリティカルケアでの貧血のケースへの赤血球輸血をどのように考えたらよいかについてみていきます（表7）．

赤血球輸血でどの数値〔ヘモグロビン（Hb）値，ヘマトクリット（Ht）値〕を輸血閾値

表7　クリティカルケアでの赤血球輸血の閾値

患者群	輸血閾値のヘモグロビン値（g/dL）	目標ヘモグロビン値（g/dL）
一般重症患者（活動性出血なし）	7	7〜9
敗血症性ショック患者	7	7〜9
慢性心疾患の一般重症患者	7	7〜9
急性心疾患の一般重症患者	8〜10	10

とするかは議論がさかんに行われてきました．2000年初めまではHb 10g/dL以下/Ht 30%以下が輸血閾値とされていましたが，その後のクリティカルケアでのスタディでヘモグロビンを7～9g/dLを維持するようにした輸血制限群のほうが，10～12g/dLに維持する以前からの輸血寛容群に比べ生存率の改善が示されました．

とくに輸血寛容群の高い死亡率の原因として，輸血の合併症でとりあげた非感染性合併症―とくに輸血関連免疫修飾（TRIM）の影響や病院内感染症合併などが考えられています．「輸血＝ミニ移植」であり輸血の合併症および副作用が重視される結果となりました．

現在では活動性の出血がある場合を除き，一般的には，

- Hb 10g/dL以上→輸血しない
- Hb 9～10g/dL→経過観察し医原性に貧血進行しないようにする
  （採血回数を減らすなど）
- Hb 8～9g/dL→経過観察し下がっていくようなら輸血を考慮
- Hb 7～8g/dL→輸血を準備しいつでも輸血できるようにしておく
- Hb 7g/dL以下→輸血する

を輸血の目安にします．その一方で，ヘモグロビン値以上に赤血球輸血を行う意義と

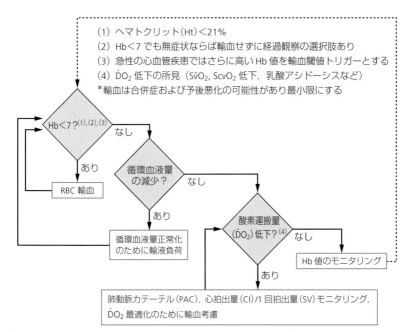

図13　Hb値と"生理的輸血トリガー"を考慮した赤血球輸血の考え方（文献16より）

して貧血の改善とともに組織の酸素化改善が大切であるため，混合静脈血酸素飽和度（$S\bar{v}O_2$）や中心静脈酸素飽和度（$ScvO_2$）の低下がみられる場合といった，より"生理的な輸血トリガー"を考慮することが重要だと考えます（図13）．

参考までに輸血すべき赤血球量を求める式がありますが，活動性の出血がある場合は必ずしも当てはまりません．

- 輸血量 = $\dfrac{[（目標とするHt）-（現在のHt）] \times 循環血液量（mL）}{赤血球（RBC）のHt}$

  成人の循環血液量は，体重の約7％，または体重kgあたり70mLで計算する

一般的には照射赤血球液（Ir-RBC-LR2）280mL 1パック投与でHb 1g/dL，Ht 3％上昇を目安とし，1パックずつ輸血し，輸血後に改善がみられたかどうかを判定するとよいでしょう．

外傷性出血性ショックでとりあげたように，活動性出血が術後および多発外傷でみられる場合には，

- Hb 10g/dL以上
- Ht 30％以上
- 血小板10万/μL以上
- フィブリノーゲン150mg/dL以上
- aPTT/PT-INRは1.5倍以下

を目標にした輸血を考えるべきです．

10 クリティカルケアでの血小板減少・凝固異常

クリティカルケアでは血小板減少，凝固異常はよくみられます．そして血小板減少，凝固異常は疾患の重症度に相関しICUでの死亡率に関係しています．

表8 血小板減少の原因

クリティカルケアでの重症全身疾患患者	心疾患患者
敗血症	ヘパリン起因性血小板減少症（HIT）
播種性血管内凝固（DIC）	冠動脈バイパス術
大量出血	薬剤性
血栓性微小血管症（TTP/HUS）	希釈性
薬剤性	
肝疾患	
ヘパリン起因性血小板減少症（HIT）	

血小板数15万/μL以下を血小板減少といい，とくに10万/μL以下のケースはクリティカルケアの30〜50%の患者でみられるといわれています．
　クリティカルケアで血小板減少，凝固異常がある場合，出血リスクが4〜5倍高くなります．また血小板減少は微小循環不全，臓器不全に関係し，凝固異常と炎症反応は密接な関わりがあり，第11章で詳しくとりあげます．クリティカルケアおよび心疾患のケースで血小板減少の原因としては表8のような疾患があります．
　クリティカルケアで血小板減少が起こる機序として，①骨髄での産生低下，②末梢での消費・破壊亢進，③脾臓・血管内皮での捕捉亢進が考えられます．
　これらクリティカルケアでよくみられる血小板減少の原因の鑑別診断は表9のようになります．

表9 クリティカルケアでの血小板減少（＜15万/μL）の主な原因と鑑別診断（文献24より）

鑑別診断	頻度	特徴と診断のための検査所見
敗血症	52.4%	培養陽性(血液)，敗血症診断基準満たす，骨髄穿刺で血球貪食あり
DIC	25.3%	aPTT/PT延長，FDP↑，ATIII/プロテインC↓
大量出血	7.5%	大量出血(消化管，外傷など)，Hb↓，aPTT/PT延長
血栓性微小血管症(TTP/HUS)(TMA)	0.7%	末梢血液像で破砕赤血球，クームス反応陰性溶血，発熱，中枢神経症状，腎機能低下
ヘパリン起因性血小板減少症(HIT)	1.2%	ヘパリン使用あり，静脈/動脈血栓，ヘパリン-血小板第IV因子抗体陽性(ELISA)，ヘパリン中止48〜72時間で血小板数上昇
免疫性血小板減少症	3.4%	抗血小板抗体，骨髄穿刺で巨核球正常〜増加，トロンボポエチン(TPO)低下
薬剤性血小板減少症	9.5%	骨髄穿刺で巨核球減少，薬剤性抗血小板抗体あり，薬剤中止で血小板数増加

　また血小板減少を考えるにあたって二次止血の凝固能を同時に検討することが大切であり，凝固能をみる凝固検査でとくにPT-INR，aPTT値の異常による鑑別診断は表10のようになります．

表10 凝固検査異常と鑑別診断（文献24より）

検査結果	鑑別診断
PT延長，aPTT正常	第VII因子欠損，軽度ビタミンK欠乏，軽度肝障害，ビタミンK拮抗薬投与中
PT正常，aPTT延長	第VIII，IX，XI因子欠損，未分画ヘパリン投与中，抗リン脂質抗体症候群，後天性第VIII因子インヒビター
PT延長，aPTT延長	第X，V，II，フィブリノーゲン欠損，重症ビタミンK欠乏，ビタミンK拮抗薬過剰効果，全身性凝固因子欠損(合成：肝障害，喪失：大量出血，消費：DIC)

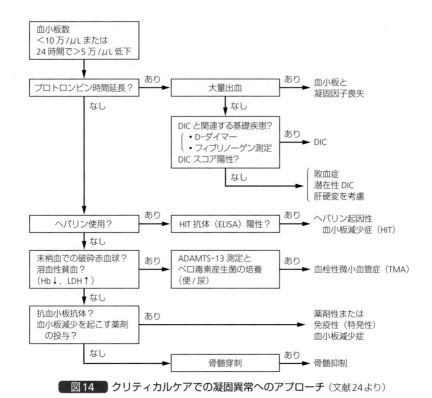

図14 クリティカルケアでの凝固異常へのアプローチ（文献24より）

　これらをもとにした鑑別のためのアルゴリズムを図14に示します．
　クリティカルケアでの血小板減少，凝固異常では，①敗血症，②播種性血管内凝固（DIC），③大量出血が原因として最多であるため，血小板数低下とともにPT値/PT-INRの外因系凝固異常の有無をまずチェックします．PT値/PT-INR延長があればこれら3疾患を疑い，敗血症は①感染症＋②全身性炎症反応症候群（SIRS）/臓器障害/循環不全で，大量出血は多発外傷，消化管出血の有無で鑑別します．またDICはフィブリノーゲン，FDP/Dダイマー測定とともに2001年国際血栓止血学会（International Society on Thrombosis and Haemostasis：ISTH）の「ISTH DIC診断基準」，2014年日本血栓止血学会の「DIC診断基準暫定案」，2005年日本救急医学会の「急性期DIC診断基準」を用いて診断基準を満たすかどうか検討します．
　PT値/PT-INR延長がなければ，ヘパリン起因性血小板減少症（HIT）（p.460，第11章⑥参照）および血栓性微小血管症（TMA）を考えます．TMAは①微小血管性溶血性貧血，②破壊性血小板減少，③細血管内血小板血栓を特徴とする病態で，採血で溶血性貧血（Hb↓，LDH↑）と末梢血液像目視で破砕赤血球の所見を確認し診断します．とくに血栓性血小板減少性紫斑病（TTP）が疑われる場合は，早急に単純血漿交換

(TPE)を行わないと予後不良であるため，早期診断・治療が重要となります．
　薬剤性血小板減少症は表11を参考にし，時間経過の中で被疑薬開始と血小板数低下のタイミング，被疑薬中止と血小板数回復がみられるかどうかで診断します．

表11　血小板減少を起こす薬剤

- 抗菌薬・抗真菌薬・抗ウイルス薬
  ペニシリン，バンコマイシン，リネゾリド，ダプトマイシン，メロペネム，ST合剤，リファンピシン，フルコナゾール，ガンシクロビル
- ヘパリン(未分画，低分子)
- 抗血小板薬
  アスピリン，チエノピリジン系(チクロピジン，クロピドグレル，プラスグレル)
- NSAIDs
- H_2ブロッカー
  シメチジン，ラニチジン
- 抗不整脈薬
  プロカインアミド，アミオダロン
- 抗痙攣薬
  バルプロ酸，カルバマゼピン，フェニトイン
- その他
  ジゴキシン，ハロペリドール，フロセミド，サイアザイド

　これらの検索を行っても原因が明らかにならない場合，免疫性血小板減少症・特発性血小板減少症の可能性も考慮し骨髄穿刺を行います．
　クリティカルケアでよく用いられる薬剤でとくに血小板減少を起こすものを表11にまとめます．とくに抗腫瘍薬・抗癌剤は骨髄抑制による血小板を起こしますが，クリティカルケアでの使用頻度は低いためここには入れていません．

ケースの解説

Case1
　肝硬変での食道静脈瘤破裂による出血性ショックでは，①迅速な止血術，②一時的ですが大量出血時のプロトコルにちなんだ貧血および凝固異常・血小板数の補正，③合併症の予防(とくに特発性細菌性腹膜炎および肝腎症候群)があり，このケースでも緊急上部内視鏡と同時に十分量の赤血球液(RBC)，新鮮凍結血漿(FFP)を早期にオーダーしています．

Case2
　ICU入室3日目には90％以上の患者でHb低値となります．急性炎症反応による貧血と頻回の採血による貧血が原因と考えられています．赤血球輸血の適応として貧血の補正と組織の酸素化改善目的がありますが，このケースでは"蘇生期"をのりきれて

おり，Hb 7台と低値ながらも末梢組織の酸素化障害を示唆する所見として中心静脈血（ヘモグロビン）酸素飽和度（ScvO₂）65％と著明な低下がないため，赤血球輸血による輸血関連急性肺傷害（TRALI）などのリスクも考慮して輸血をしないという選択をしています．

Case3

多発外傷による大量出血に対して細胞外液の輸液とともに早期の血管作動薬を使用し，①外科的・放射線科的止血，②血液製剤：大量輸血の場合は赤血球：新鮮凍結血漿：血小板を1：1：1に近づける，③呼吸・循環管理を中心とした集学的治療が重要になります．また外科的止血で止められない全身性の出血傾向に対しては，①アシドーシス，②低体温，③希釈による凝固異常，④大量輸血による低カルシウム血症を改善させるとともに，ケースによっては遺伝子組換え活性型第Ⅶ因子製剤を使用することがあります．

Case4

ワルファリン内服中の活動性出血の場合，迅速に凝固能を正常化する必要があり，ビタミンK投与とともに赤血球液輸血とともに新鮮凍結血漿（FFP）10〜15mL/kgの投与を行っています．また抗血小板薬も内服しているためデスモプレシンで拮抗し濃厚血小板輸血も行っています．最近では，ビタミンK拮抗薬であるワルファリンの迅速な拮抗と止血目的でFFPの代わりに遺伝子組換え活性型第Ⅶ因子製剤（rⅦa）や活性型プロトロンビン複合体濃縮製剤（aPCC）を用いることも話題となっています．

＊この章でのポイント＊

- ☑ 全身の末梢組織酸素化における赤血球，ヘモグロビンの重要性を理解する．
- ☑ 輸血のために必要な血液・凝固検査値の異常を理解する．
- ☑ 血液製剤（赤血球液，新鮮凍結血漿，濃厚血小板）および止血に用いられる薬剤（カルシウム，トラネキサム酸，デスモプレシン，遺伝子組換え活性型第Ⅶ因子製剤，活性型プロトロンビン複合体濃縮製剤）の適応・使い方・副作用について理解する．
- ☑ 外傷性出血性ショックでの循環管理，凝固異常の治療について理解する．
- ☑ クリティカルケアでの貧血への赤血球液輸血閾値の考え方を理解する．
- ☑ クリティカルケアでの凝固異常の鑑別を理解する．

For Further Readings: さらに理解を深めるために

1. Loiacono LA, Shapiro DS. Detection of hypoxia at the cellular level. Crit Care Clin. 2010; 26: 409.
2. MacIntyre NR. Tissue hypoxia: implications for the respiratory clinician. Respir Care. 2014; 59: 1590.
3. Budinger GR, Mutlu GM. Balancing the risks and benefits of oxygen therapy in critically ill adults. Chest. 2013; 143: 1151.
4. 大久保光夫. 血液製剤の考え方, 使い方. 東京: 中外医学社; 2008.
5. Lelubre C, Vincent JL. Red blood cell transfusion in the critically ill patient. Ann Intensive Care. 2011; 1: 43.
6. Mirski MA, Frank SM, Kor DJ, et al. Restrictive and liberal red cell transfusion strategies in adult patients: reconciling clinical data with best practice. Crit Care. 2015; 19: 202.
7. Du Pont-Thibodeau G, Harrington K, Lacroix J. Anemia and red blood cell transfusion in critically ill cardiac patients. Ann Intensive Care. 2014; 4: 16.
8. Hebert PC, Tinmouth A, Corwin HL. Controversies in RBC transfusions in the critically ill. Chest. 2007; 131: 1583.
9. Hendrickson JE, Hillyer CD. Noninfectious serious hazards of transfusion. Anesth Analg. 2009; 108: 759.
10. Shander A, Javidroozi M, Ozawa S, et al. What is really dangerous: anaemia or transfusion? Br J Anaesth. 2011; 107 Suppl 1: i41.
11. Gilliss BM, Looney MR, Gropper MA. Reducing noninfectious risks of blood transfusion. Anesthesiology. 2011; 115: 635.
12. Valet B, Robin E, Lebuffe G. Venous oxygen saturation as a physiologic transfusion trigger. Crit Care. 2010; 14: 213.
13. Tinmouth AT, McIntyre LA, Fowler RA. Blood conservation strategies to reduce the need for red blood cell transfusion in critically ill patients. CMAJ. 2008; 178: 49.
14. Goodnough LT. A reappraisal of plasma, prothrombin complex concentrates, and recombinant factor VIIa in patient blood management. Crit Care Clin. 2012; 28: 413.
15. Dutton RP. Current concepts in hemorrhagic shock. Anesthesiol Clin. 2007; 25: 23.
16. Sihler KC, Napolitano LM. Massive transfusion. Chest. 2009; 136: 1654.
17. Sihler KC, Napolitano LM. Complication of massive transfusion. Chest. 2010; 137: 209.
18. Rice TW, Wheeler AP. Coagulopathy in critically ill patients: part 1: platelet disorders. Chest. 2009; 136: 1622.
19. Wheeler AP, Rice TW. Coagulopathy in critically ill patients: part 2-soluble clotting factors and hemostatic testing. Chest. 2010; 137: 185.
20. Pham HP, Shaz BH. Update on massive transfusion. Br J Anaesth. 2013; 111 Suppl 1: i71.
21. Bouglé A, Harrois A, Duranteau J. Resuscitative strategies in traumatic hemorrhagic shock. Ann Intensive Care. 2013; 3: 1.
22. Spahn DR, Bouillon B, Cerny V, et al. Management of bleeding and coagulopathy following major trauma: an updated European guideline. Crit Care. 2013; 17: R76.

23. Parker RI. Etiology and significance of thrombocytopenia in ciritically ill patients. Crit Care Clin. 2012; 28: 399.
24. Levi M, Opal SM. Coagulation abnormalities in critically ill patients. Crit Care. 2006; 10: 222.
25. Levi M, Schultz M, van der Poll T. Coagluation biomarkers in critically ill patients. Crit Care Clin. 2011; 27: 281.

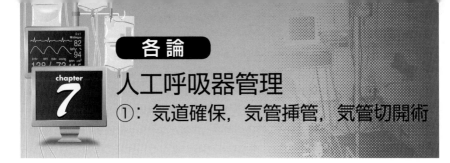

各論

chapter 7 人工呼吸器管理
①：気道確保，気管挿管，気管切開術

> **この章でとりあげる薬剤**
>
> ミダゾラム，プロポフォール，ケタミン，フェンタニル，ブプレノルフィン，リドカイン，ロクロニウム，スキサメトニウム，ナロキソン，フルマゼニル，スガマデクス
>
> ※第1～3章も参照

ケース

> **Case1**
>
> ADL自立した50歳男性．頭痛，意識障害でER来院．身長165cm，体重65kg．
> 酸素10L/分でSpO₂ 95％，血圧220/140，心拍数130，呼吸数12，体温35.5℃，GCS：E1V1M4，いびき様呼吸．くも膜下出血の診断でICU入室．上気道閉塞，呼吸不安定なため，術前に気管挿管，人工呼吸器管理となった．
> ①2％リドカイン100mg 1A，②ブプレノルフィン0.2mg 1A，③ミダゾラム10mg 1A，④ロクロニウム50mg 1V静注し挿管．人工呼吸器管理開始となり，2病日に緊急手術となった．

> **Case2**
>
> ADL自立した45歳男性．転落による多発外傷でER来院．身長170cm，体重100kg．
> 酸素10L/分でSpO₂ 95％，血圧140/60，心拍数80，呼吸数12，体温35.5℃，GCS：E1V1M3，いびき様呼吸，四肢麻痺，直腸診で肛門括約筋反射消失．頭部外傷による舌根沈下，頸椎損傷からの横隔神経麻痺からの呼吸抑制により呼吸不安定なため，①2％リドカイン100mg 1/2A，②フェンタニル0.1mg 1A，③プロポフォール50mg，④ロクロニウム50mg 2V静注し，ビデオ付喉頭鏡（Pentax AWS-S100®）を使用し気管挿管．挿管チューブは7.5mm 22cmで固定し，人工呼吸器管理となった．

> **Case3**
> ADL自立していた70歳女性．身長140cm，体重70kg．ICU入室の上，嘔吐によ
> る誤嚥・Mendelson症候群で挿管・人工呼吸器管理をされていた．
> 　状態改善したため3病日に人工呼吸器離脱・抜管となった．抜管3時間後まで循
> 環・呼吸状態は良好であったが，喀痰排出困難であり，再挿管の方針となった．
> 乳酸加リンゲル500mL 1時間で負荷し，体位ベッドアップ20度とした．トータル
> フェイスマスクを用いてNIV： S/Tモード(f 12, IPAP 10, EPAP 4, F_IO_2 1.0)で3
> 分間前酸素化(pre-oxygenation)を行った．ケタミン50mg 3Aとロクロニウム
> 50mg 1V静注し，Sellick法でMcGRATH®ビデオ喉頭鏡で間接的に喉頭部観察し，
> ガムエラスティックブジー®ガイド下に7.5mm 22cmで挿管チューブ固定を行っ
> た．挿管後にノルアドレナリン再開し血圧維持させ，CPAP 40cmH$_2$O, F_IO_2 1.0,
> 40秒のリクルートメントを行い，人工呼吸器管理を再開した．

クリティカルケアでの気道確保，気管挿管，気管切開術の考え方

　クリティカルケアでは気道確保と気管挿管はとても重要な手技です．とくに気道確
保困難ケースでの低酸素血症と不安定な循環動態は生命の危機に直結するため，確実
な気道確保およびとくに困難気道difficult airwayへの対応は必須となります．ここで
は救急での一般的な気道確保・気管挿管処置からクリティカルケアでの重症ケースで
の安全な気道確保，そして気管切開術までとりあげます．

1 気道確保とマスク換気

　自発呼吸がある患者の気道確保の方法として，①頸部をやや伸展，②下顎を挙上，
③開口，の3つの気道操作からの"トリプルウェイマニューバー triple way maneuver"
(図1)が基本となります．

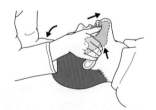

図1 トリプルウェイマニューバー
頸部伸展し舌根を持ち上げるよう下顎の両側
に手を添え，利き手の母指，示指で開口する．

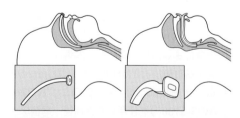

図2 鼻咽頭エアウェイ"鼻エアウェイ"(左図)と口咽頭エアウェイ"口エアウェイ"(右図)

また自発呼吸のある患者での気道確保の方法として，鼻咽頭エアウェイや口咽頭エアウェイを用いることもあります(図2)．

鼻咽頭エアウェイは経鼻から挿入し舌を避けて気道を確保する器具です．サイズは鼻孔から鼻咽頭へと容易に通すことができる最大径の太さのものを選びます．頭蓋底骨折や血液凝固障害が疑われる場合は禁忌です．

一方，口咽頭エアウェイは経口から挿入し舌根部を歯列前方に固定し，舌根沈下を予防します．気道反射(咳嗽反射，嘔吐反射)が保たれている場合は悪心・嘔吐，喉頭痙攣のリスクがあるため口咽頭エアウェイは避けたほうがよいでしょう．

> **POINT！**
> - 自発呼吸がある場合，手動による"トリプルウェイマニューバー"，鼻咽頭エアウェイ，口咽頭エアウェイによる気道確保がある．

マスク換気については，1人で行う"片手法"と2人で行う"両手法"があり，両手法のほうが片手法に比べマスクの確実な密着が可能となります(図3)．

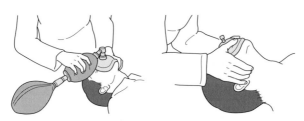

図3　マスク換気での"片手法"(左)と"両手法"(右)

片手法

患者の頭部側に立ち，開口した状態でマスクをフィットさせます．マスクを左手で顔面に固定し，母指と示指の間でマスクとバッグ接続部を挟むようにし保持します．

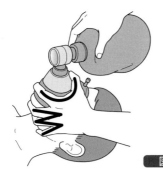

図4　"片手法"での"WCサイン"

左手の第3, 4, 5指で下顎の左側に沿って顔にしっかり密着させます．このときの左手の指の形から"WCサイン"を作るようにするとよいでしょう(図4)．

両手法
患者の頭部側に立ち，開口した状態でマスクをフィットさせます．術者は，両手の第3, 4, 5指を下顎の両側に沿うように当て，母子はマスク先端，示指はマスク底部におきます．下顎を両手第3, 4, 5指で挙上し，介助者が必要に応じてバッグを加圧，換気補助を行います．

2 気管挿管の適応・喉頭展開

適応
一般的な気管挿管の適応には，
① 低酸素血症および高二酸化炭素による呼吸不全
② 気道防御機能の破綻(咳嗽反射消失，舌根沈下など)
③ NIV(非侵襲的人工呼吸器)で改善しない呼吸不全
の3つがあげられます．

また，臨床所見からの気管挿管の適応としては，
① 呼吸補助筋使用による呼吸
② 一文をすべて話しきることができないこと
③ 早く浅い呼吸
④ 十分な酸素投与にかかわらず低酸素血症が進行
⑤ 意識障害
の場合に考慮しなければいけません．

準備
標準的な気管挿管の準備には，

① 挿管チューブ(男性7.5〜8mm，女性7〜7.5mm)
② 挿管チューブのイントロデューサ：スタイレットやガムエラスティックブジー®
③ 10mLシリンジ
④ マッキントッシュ型(曲型)・ミラー型(直型)ブレード
⑤ 喉頭鏡/ビデオ付喉頭鏡(Pentax AirwayScope®，AIRTRAQ®，McGRATH®など)
⑥ 固定テープ
⑦ リドカインゼリー，リドカインスプレー
⑧ 吸引チューブ

⑨ Magill 鉗子
⑩ カプノメータ，カプノグラフィ（EtCO₂モニター）
⑪ 鼻咽頭エアウェイ・口咽頭エアウェイ
⑫ 輪状甲状間膜穿刺キット：14 ゲージ針やジェットベンチレーション
⑬ バイトブロック
⑭ 気道確保・挿管時に用いる薬剤：鎮痛薬，鎮静薬，筋弛緩薬，血管作動薬，拮抗薬など（後述）

を用意します．
　施設ごとに救急カートないしは気道確保カートを常に確認しておくとよいでしょう．

喉頭展開

　喉頭展開・挿管時に理解すべき口腔・咽頭・喉頭の解剖は図 5, 6 のようになります．

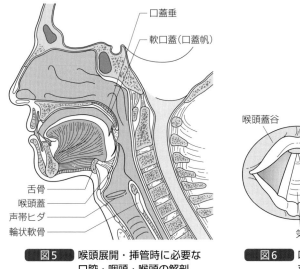

図5　喉頭展開・挿管時に必要な口腔・咽頭・喉頭の解剖

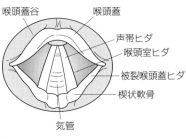

図6　喉頭展開・挿管時に必要な声門の解剖

　頭部に枕ないし円座を入れ（首の後方ではない！），頭部を挙上させ，いわゆる"においをかぐ姿勢 sniffing position"にすることで，口腔軸，咽頭軸，喉頭軸が一直線上になり，喉頭鏡を用い，まっすぐ上方に挙上させると声門部が見えます（図7）．
　声帯・声門が直視できたら，気管チューブを丁寧に声帯を通過させ，前歯で男性

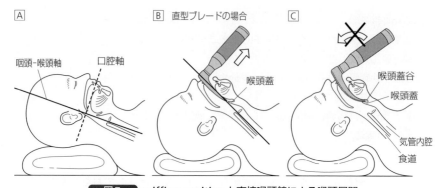

図7 sniffing positionと直接喉頭鏡による喉頭展開
喉頭鏡はまっすぐ上方に挙上させる．決してひねってはいけない．

23cm，女性21cmを目安として進め，スタイレット，喉頭鏡を抜去し，気管チューブを固定します（図8）．

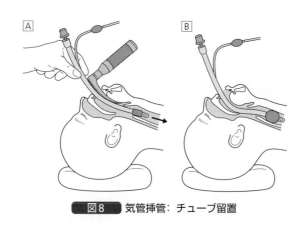

図8 気管挿管：チューブ留置

挿管確認

挿管確認ではカプノメータ，カプノグラフィを使用します．気管挿管できた場合と食道挿管の場合は図9，10のように表示されます．

挿管に使用する薬剤

気管挿管時に一般的に使用する薬剤としては，頭蓋内圧・気管攣縮予防薬，鎮痛薬，鎮静薬，筋弛緩薬があります〔p.206，迅速気道確保（RSI）の項で詳細に述べます〕．

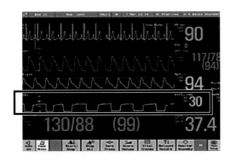

図9 気管挿管が気管内に入った場合（黒枠）

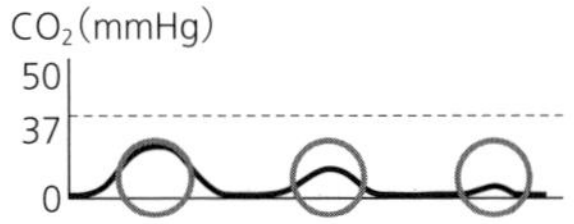

図10 挿管チューブが食道挿管となった場合

・食道挿管では CO_2 はほとんど呼出されない
・ICU/CCU での挿管時には基本的にカプノグラフィを装着する

カプノグラフィの波形が出ず，カプノメータの数値表示しない．

① 気管攣縮予防・頭蓋内圧亢進予防
　リドカイン 1.5mg/kg
② 鎮痛薬
　拮抗性麻薬ブプレノルフィン 0.2mg ないし，
　麻薬へのアクセスがしやすい場合，フェンタニル 0.05～0.5mg
③ 鎮静薬
　ミダゾラム 5～10mg ないしプロポフォール 50～100mg ないしケタミン 100mg を挿管直前に静注します．

迅速気道確保 (RSI) を考慮する場合，これらに，

④ 筋弛緩薬
　ロクロニウム 50～100mg (またはスキサメトニウム)

を併用します (脱分極性筋弛緩薬のスキサメトニウムのほうが超短時間作用のため好まれますが，非脱分極性筋弛緩薬のロクロニウムもリバースとしてスガマデクスが使用可能となっており緊急気道確保に使用可能と考えられます)．

　しかし，患者の意識レベルが悪かったり，血行動態が不安定な場合，そして迅速気道確保 (RSI) の適応がない場合は，awake での気管挿管も十分ありうる選択肢です．また①～④を適宜組み合わせて，「リドカイン＋ブプレノルフィン」，「リドカイン＋フェンタニル＋ミダゾラム＋ロクロニウム」などのオプションもあります．

　ここで注意が必要な点として，筋弛緩薬を挿管前に使用した場合，気道確保が確実にできないと CICV (cannot intubate, cannot ventilate) の状態となるため十分な注意が必要です．そのため，換気ができない，または換気困難が予想されるケースでは，決して筋弛緩薬を使用してはいけません！（どうしても筋弛緩薬が必要な場合はロクロ

ニウムを用い，CICVでいざという場合に備えスガマデクスを拮抗量で事前に用意しておきます）

　そのため気道確保については十分慣れておくこと，および普段用いる直型・曲型喉頭鏡での喉頭展開以外に，他のラリンジアルマスクやビデオ喉頭鏡も含めた喉頭展開・挿管手技などオプションを広げておくとよいでしょう．

　また，通常の曲型であるマッキントッシュ型喉頭鏡下で喉頭展開するも声門が見えない場合には以下の順番で喉頭展開を行います．

> ① 吐物・異物の場合，吸引ないしはMagill鉗子などで除去する．
> ② 喉頭部が前に見える場合，甲状軟骨・輪状軟骨を体外から押さえるか—Sellick法（図11）やBURP法〔甲状軟骨をB(backward)，U(upward)，R(rightward)，P(pressure)，後ろ→上→右に動かし圧迫する方法〕—．直型ブレードに変更する．
> ③ 頭部前屈を深くする．
> ④ バッグ・マスク換気しながら救援を呼ぶ．

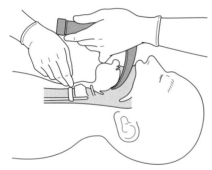

図11 Sellick法
甲状軟骨を圧迫し胃内容物の誤嚥を予防する．

3 困難気道

困難気道の評価

　挿管困難なケースとは，挿管経験豊富な医師が3回以上の喉頭鏡操作によっても挿管ができない場合を指し，これらの評価と困難気道 difficult airwayへの対応を理解することは重要です．

　困難気道の評価として，CormackとLehaneの喉頭鏡での喉頭展開時の分類（図12）および開口したときのMallampatiスコア（図13）があります．

　とくに臨床的には，妊婦，顔面外傷，下顎が小さい患者，口腔・咽頭内病変（破傷風，開口障害，深頸部感染症や口腔・咽頭・喉頭腫瘍など）の患者，そして関節リウマチや頸髄損傷など頸椎病変のある患者では挿管困難が予想されます．

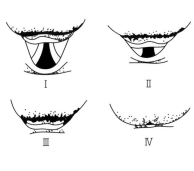

図12 CormacとLehane分類

Class I： 声門が見える
Class II： 声門が部分的に見える
Class III： 喉頭蓋だけ見える
Class IV： 喉頭蓋が見えない

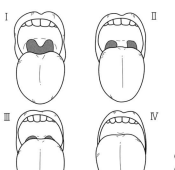

図13 Mallampatiスコア

Class I： 軟口蓋，口蓋垂，口峡，口蓋弓が見える
Class II： 軟口蓋，口蓋垂，口峡が見える
Class III： 軟口蓋および口蓋垂の基部のみ見える
Class IV： 硬口蓋しか見えない

クリティカルケアでの気道評価：MACOCHAスコア

最近クリティカルケアで挿管処置が難しいケースをみつけるためにMACOCHAスコアが開発されました．①患者側の要因，②病態，③手技者の要因の3点から点数をつけ，3点以上の場合，挿管処置が難しいケースと判断します（表1）．

表1 MACOCHAスコア（文献14より）

	点数
患者側要因	
Mallampatiスコア III ないし IV	5
閉塞性睡眠時無呼吸症候群	2
頸椎可動性制限あり	1
開口障害＜3cm	1
病態	
昏睡	1
重度低酸素血症(SpO_2＜80%)	1
手技側要因	
麻酔科医ではない	1
総数	12

0〜12点で評価し，0＝挿管容易，12＝挿管とても困難

困難気道で用いられる挿管手技

直視型の喉頭鏡で喉頭展開して気道確保・気管挿管する標準的な処置ができない困難気道のケースで用いられる挿管手技についてイラストをみながら説明していきます．

① ラリンジアルマスク（LMA）（図14）

いわゆる喉頭上部気道確保（SGA）として用いられ，容易に挿入できます．ポイントは硬口蓋，軟口蓋に沿わせて頭側に圧迫しながら挿入し抵抗を感じるまで進めます．

しかし，ラリンジアルマスク（LMA）は胃内容の逆流誤嚥を予防できません．そのためLMAは一時的に使用しLMAの導管内に気管チューブイントロデューサを使用して気管チューブ挿管に利用することもできます．

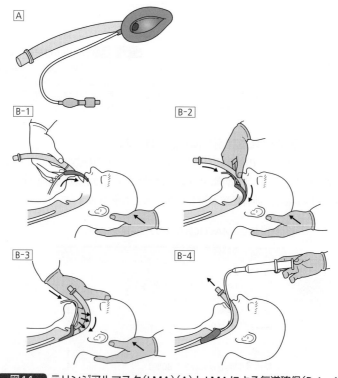

図14 ラリンジアルマスク（LMA）（A）とLMAによる気道確保（B-1～4）

② 気管チューブイントロデューサ（図15）

　気管チューブイントロデューサとしてガムエラスティックブジー gum-elastic bougie（GEB）があります．喉頭展開し，GEBを喉頭蓋下面をこすらせながら気管内に挿入します．気管内では「コツコツ」した感触があります．喉頭鏡を保持しながらGEBに沿って気管チューブを挿入します．

　気管チューブを進める際に抵抗を感じる場合，GEBと気管チューブ先端が声門の披裂部にひっかかっているため，気管チューブを反時計回りに90度回転してみます．

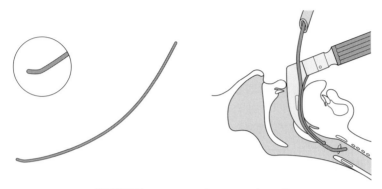

図15　気管チューブイントロデューサ
ガムエラスティックブジー先端部が挿入しやすいように曲がっていることに注意．

③ ビデオモニタ装備による間接視型喉頭鏡（いわゆるビデオ喉頭鏡）

　喉頭鏡ブレード先端部にCCDカメラが付属し，カメラでとらえた声門部をモニター画面で観察しながら気管挿管操作を行うようにできています．つまり直視型喉頭鏡と異なり，声門部を直視できなくてもブレード先端部のカメラで声門を確認できれ

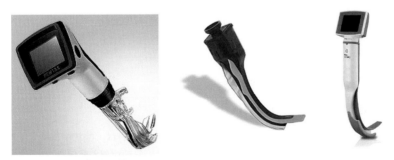

図16　ビデオ喉頭鏡：気管チューブガイドあり
左からAirway scope®（HOYA株式会社），Airtraq®（泉工医科工業株式会社），Kingvision®（アコマ医科工業株式会社）

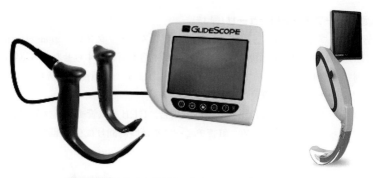

図17 ビデオ喉頭鏡：気管チューブガイドなし
左からGlidescope®(ベラソンメディカル株式会社)，McGRATH®(コヴィディエンジャパン株式会社)

ば気管チューブを気管に誘導できます．

　間接視型喉頭鏡は，ブレードに気管チューブを誘導・ガイドする機能があるもの（図16），と気管チューブ誘導機能がないものに分かれます（図17）．

困難気道でのアルゴリズム

　困難気道への対応として，アメリカ麻酔学会American Society of Anesthesiologists(ASA)で困難気道アルゴリズム(2013)としてプロトコルが示されていて，手術室のみならず，ICU/CCUなどでも応用できます（図18）．

> **POINT !**
> - クリティカルケアでの挿管困難ケースをみつけるために，"MACOCHAスコア"を用いる．
> - MACOCHAスコア3点以上では挿管困難が予想されるため，困難気道として対応する．
> - とくに気管チューブイントロデューサ，間接視型喉頭鏡(ビデオ喉頭鏡)はクリティカルケアで挿管困難なケースでは使いこなせるようにしておくとよい．

4 迅速気道確保(RSI)の流れ

　急速挿管・迅速気道確保rapid sequence intubation(RSI)は，輪状甲状軟骨圧迫(いわゆるSellick法)を行いながら麻酔導入薬，速効性の筋弛緩薬を使用することで意識消失と筋弛緩を速やかに起こして気管挿管を容易にするとともに，胃内容物の誤嚥リスクを減らす意図をもつ，換気なしに即座に気管挿管を行う手技です．

米国麻酔科学会困難気道管理アルゴリズム

1. 基本的な気道管理上の問題発生の可能性と臨床上の重要度の評価
   ・協力や承諾を得るのが困難な患者かどうか
   ・マスク換気困難
   ・声門上エアウェイ困難
   ・喉頭展開困難
   ・気道挿管困難
   ・外科的気道確保困難

2. 困難気道管理時は継続して積極的に補助酸素投与を継続する

3. 選択した管理方法の利点と実効性を考える
   ・意識下挿管 vs 全身麻酔導入後の挿管
   ・初回気道確保での非侵襲的手段 vs 侵襲的手段
   ・初回気道確保でのビデオ喉頭鏡
   ・自発呼吸温存 vs 自発呼吸消失

4. 最初の方針とそれがうまくいかない場合の代替の方針

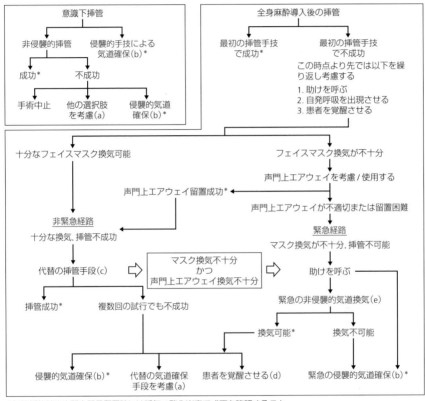

*気管挿管時や声門上器具留置時には呼気二酸化炭素で成否を確認すること.

(a) 他の選択肢には(制限される訳ではないが), マスクまたは声門上エアウェイ(ラリンジアルマスクや挿管用ラリンジアルマスク)を用いた全身麻酔下, あるいは局所浸潤麻酔や区域麻酔下での手術施行がある. これらの選択肢を実施する背景にはマスク換気が問題なく行えるという前提がある. そのため, アルゴリズムの中で緊急経路に入った場合, これらの選択肢は制限される.

(b) 侵襲的気道確保には, 外科的または経皮的な気道確保やジェット換気, 逆行性挿管が含まれる.

(c) 困難気道管理の代替手段には(制限される訳ではないが), 以下のものが含まれる. ビデオ喉頭鏡, 異なる種類の喉頭鏡ブレードの使用, (ファイバースコープを使用に関わらず)挿管補助器具としての声門上器具(例えば, ラリンジアルマスクや挿管用ラリンジアルマスク), ファイバー挿管, 挿管用スタイレットやチューブエクスチェンジャー, ライトワンド(先端部ライト付スタイレット), 盲目的経口・経鼻挿管がある.

(d) 意識下挿管を再度試みるか, 手術中止を考慮する.

(e) 緊急の非侵襲的な換気は声門上エアウェイで行う.

図18 ASA困難気道アルゴリズム2013 (文献9より)

誤嚥リスクが高く（胃内容物の充満，疼痛，胃食道逆流など），挿管困難を示唆する所見がない場合に選択する方法です．一方で，挿管困難が予想されるケースではRSIは行うべきではありません．
　一般的なRSIの流れは表2のようになります．

表2　迅速気道確保（RSI）の流れ

事前の準備：
- RSIカートの用意，困難気道の評価，血管確保と昇圧薬（エフェドリン，ノルアドレナリンなど）の用意
- 100%酸素でバッグ/バルブ/マスク換気（アンビュバッグ）
- 鎮痛薬：フェンタニル，ブプレノルフィンないしケタミン，気道攣縮・頭蓋内圧予防：リドカイン

RSI開始時：
- プロポフォールないしミダゾラム，Sellick法での輪状軟骨圧迫．適宜，筋弛緩薬追加（スキサメトニウムないしロクロニウム）

RSI開始30〜45秒：
- 気管挿管，声門部がみえない場合，BURP手技

RSI気道確保後：
- 聴診にて胸部左右差，胃内，胸郭の動きの監察
- カプノグラフィ波形確認し，挿管チューブ固定．その後，血液ガス分析・胸部X線

クリティカルケアでの気道確保・挿管の一連の流れ（図19）

　それでは実際のクリティカルケアでの気道確保・挿管の一連の流れはどのように考えたらよいでしょうか．クリティカルケアの患者で気道確保・挿管が必要なケースの大部分は，

- 急性呼吸不全で酸素化不良であること
- 血行動態不安定であること

が特徴としてあげられます．そのため，①気道確保・挿管の前での十分な前酸素化を行うこと，②処置前後で血行動態悪化をきたさない薬剤を用いること，③気道確保・挿管後の酸素化維持を行うこと，の3つがとくに重要になります．そのため，

① **気道確保・挿管前の十分な前酸素化**
⇒非侵襲的人工呼吸（NIV）または高流量鼻カニュラ（HFNC）（37℃，60L/分，100%）3分間施行

② **処置前後で血行動態悪化をきたさない薬剤を用いる**
⇒挿管前の輸液負荷，挿管手技時にケタミン，スキサメトニウム，ロクロニウム，挿管後にノルアドレナリン使用

③ **気道確保・挿管後の酸素化維持**
⇒リクルートメントを行う

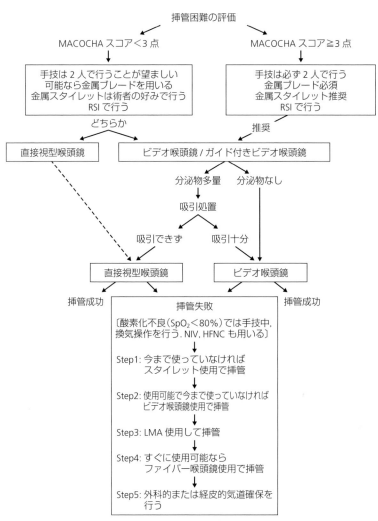

図19 クリティカルケアでの挿管困難ケースでの気道確保・挿管の全体を通してのアルゴリズム（文献14より）

がとくに大切です．

　これらに注意した実際のクリティカルケアでの気道確保・挿管の一連の流れは**表3**のようになります．

表3　クリティカルケアでの気道確保・挿管の流れ（文献14より）

① 挿管前
- 基本的に2人で手技・処置を行う
- 心原性肺水腫の所見がなければ，輸液負荷として，①0.9%食塩水500mL，乳酸加リンゲル液500mL，②5%アルブミン250mL30分投与，を考慮する
- 鎮静薬持続静注の準備を行う
- とくに急性呼吸不全ケースでは，可能なら20度以上の半坐位とし非侵襲的人工呼吸器（NIV）で3分間前酸素化を行う（S/Tモード：F_iO_2 1.0，1回換気量（V_T）6〜8mL/kg IBWとなるようIPAP10〜20cmH$_2$O，EPAP（PEEP）5cmH$_2$O）

② 挿管時
- 迅速気道確保（RSI）を行う
  - ケタミン1.5〜3mg/kg静注
  - スキサメトニウム1〜1.5mg/kg静注（アレルギー，高カリウム血症，重度アシドーシス，熱傷患者，眼外傷がない場合）
  - スキサメトニウム禁忌の場合やICU長期入室や神経筋脱力リスクの場合，ロクロニウム0.6mg/kg静注
- Sellick法で誤嚥リスクを減らす

③ 挿管後
- カプノグラフィでチューブ位置の確認
- 拡張期血圧＜35mmHgが続くならばノルアドレナリンで血圧維持を行う
- 鎮静薬持続静注を開始する（ミダゾラム，プロポフォール，デクスメデトミジン，ケタミン）
- 肺保護に基づいた人工呼吸器設定を行う：1回換気量（V_T）6〜8mL/kg IBW，PEEP＜5cmH$_2$O，呼吸数10〜20回/分，F_iO_2 1.0（プラトー圧＜30cmH$_2$Oを目標とする）

5 迅速気道確保（RSI）で用いられる薬剤

RSI導入前に使用される薬剤（表4）

気道確保・挿管操作で喉頭鏡での喉頭展開の痛み刺激で交感神経が賦活されるため

表4　RSI導入前に使用される薬剤

薬剤	投与量	作用発現・持続	適応	注意点
フェンタニル（フェンタネスト®）0.1mg/2mL 1A	2〜3μg/kg　1〜2分かけて	発現：即座　持続：0.5〜1時間	鎮痛・鎮静作用があり血行動態安定のケースではRSI前処置標準薬	急速静注で咬筋・胸郭強直　低血圧
リドカイン（リドカイン®静注用2%）100mg/5mL	1.5mg/kg静注，挿管2〜3分前	発現：45〜90秒　持続：10〜20分	フェンタニルと併用とくに喘息・COPDや頭蓋内圧亢進のケース	低血圧
少量ロクロニウム（スキサメトニウムの脱分極性筋線維攣縮の予防）（エスラックス®）50mg/5mL 1V	0.06mg/kg静注	発現：1〜2分　持続：＜5〜10分	スキサメトニウムによる脱分極性筋線維攣縮予防	0.06mg/kg以上を用いると筋弛緩作用が著明になる

高血圧, 頻脈となります. とくに心血管予備能がない重症ケースや中枢神経系疾患では酸素消費量が上昇するため容易に血行動態の破綻につながります. そのため, RSI導入前の前処置として鎮痛薬や頭蓋内圧上昇を抑制する薬剤を使用します. 鎮痛薬としては血行動態不安定でも使用可能なフェンタニル(国内では即座に麻薬アクセスができない場合で血圧維持されている場合, ブプレノルフィンを用いることもあります), 頭蓋内圧亢進抑制・気管支攣縮予防でリドカイン, そして脱分極性筋弛緩薬スキサメトニウムによる筋攣縮予防で非脱分極性筋弛緩薬の少量ロクロニウムが用いられます.
　しかし, RSIでの筋弛緩薬でロクロニウムを使用する場合は, 前処置での少量ロクロニウムは必要ありません.

> **POINT！**
> ● RSI前処置では気道確保・喉頭展開による痛み刺激での交感神経賦活作用を減弱させるために鎮痛薬フェンタニル, 気道攣縮と頭蓋内圧亢進の予防でリドカインを用いる

RSI導入時に使用される薬剤 (表5)

　RSI導入時に用いられる鎮静薬としてはプロポフォール, ミダゾラム, チアミラール, ケタミンがあります. プロポフォール, ミダゾラム, チアミラールともに短時間

表5 RSI導入時に使用される薬剤

薬剤	投与量	作用発現・持続	適応	注意点
プロポフォール (ディプリバン®) 500mg/50mL	血行動態安定: 　2mg/kg静注, 不安定: 　0.5mg/kg静注	発現: 10〜50秒 持続: 3〜10分	頭部外傷, 痙攣重積のケース	低血圧に注意 レシチンアレルギー
ベンゾジアゼピン: ミダゾラム (ドルミカム®) 10mg/2mL 1A	0.05〜0.15mg/kg	発現: 0.5〜2分 持続: 1〜3時間	RSI導入の標準薬	呼吸抑制が強い
バルビツレート: チアミラール (イソゾール®) 0.5g/20mL チオペンタール (ラボナール®) 0.5g/20mL	血行動態安定: 　3mg/kg静注 不安定: 　1.5mg/kg静注	発現: 30〜60秒 持続: 5〜30分	血行動態安定し頭蓋内圧上昇のケース	ポルフィリアで禁忌 心疾患, ショック, 循環血液量減少時は注意して使用 動脈内投与禁忌, 血管外漏出で組織壊死
ケタミン (ケタラール®) 50mg/5mL 1A	2mg/kg静注	発現: 10分 持続: 2時間	喘息・COPDケース, 出血・脱水・ショックのケース	頭部外傷, 虚血性心疾患, 高血圧緊急症では注意して使用 交感神経賦活作用 (血圧↑, 心拍数↑, 頭蓋内圧↑, 眼圧↑)がある

作用型の鎮静薬ですが，呼吸抑制および循環動態が不安定になり低血圧になりやすい薬剤です．一方で，ケタミンは鎮静に加えて鎮痛効果もあり，交感神経賦活作用があり低血圧になりにくく，気管支拡張作用・気道反射保持の特徴があるため，とくに救急やクリティカルケアでの血行動態不安定，呼吸状態不安定なケースでのRSIには用いるべき薬剤です．

> **POINT！**
> - RSI導入時に用いられる薬剤では，①血圧低下・呼吸抑制を起こす薬剤（プロポフォール，ミダゾラム，チアミラール），②血圧上昇・自発呼吸維持する薬剤（ケタミン）に分けて理解する．
> - クリティカルケアではRSIでのケタミンを使いこなせるようにする．

RSIで用いられる筋弛緩薬（表6）

RSIで用いられる筋弛緩薬は速やかな効果が発現し持続時間が短い薬剤で望まれます．そのため，脱分極性筋弛緩薬のスキサメトニウムないし非脱分極性筋弛緩薬のロクロニウムが用いられます．とくに困難気道や気道確保・マスク換気困難なケースでは使用してはいけません．

表6　RSIで用いられる薬剤

薬剤	投与量	作用発現・持続	適応	注意点
スキサメトニウム（スキサメトニウム®）40mg/2mL 1A	1.5mg/kg静注	発現：30〜60秒 持続：5〜10分	RSIでの標準的な筋弛緩薬	悪性高体温，高カリウム血症，熱傷患者，アレルギー
ロクロニウム（エスラックス®）50mg/5mL 1V	1mg/kg静注	発現：45〜60秒 持続：45〜70分	スキサメトニウムが使用できない患者	アレルギー

> **POINT！**
> - 困難気道が疑われるケースでは，RSIとして筋弛緩薬を用いるべきではない．

RSIで用いられる薬剤の拮抗薬（表7）

RSIで用いられる鎮痛・鎮静でのフェンタニル，鎮静でのミダゾラム，筋弛緩でのロクロニウムについては拮抗薬があります．

とくにRSIで挿管不能・換気不能（CICV）になった場合の筋弛緩薬の拮抗薬であるスガマデクスの使い方には習熟しておく必要があります．

表7 RSIで用いられる薬剤の拮抗薬

薬剤	投与量	作用発現・持続	適応	注意点
ナロキソン（ナロキソン®）0.2mg/1mL 1A	0.2mg 静注2〜20分ごと	発現：即座 持続：20〜60分	フェンタニル拮抗	持続が短いため再鎮静・鎮痛に注意 長期オピオイド投与時ではオピオイド離脱（疼痛，高血圧，肺水腫，せん妄）
フルマゼニル（アネキセート®，フルマゼニル®）0.5mg/5mL 1A	0.2mg 静注20分ごと，最大2〜3mgまで	発現：1〜2分 持続：1〜2時間	ミダゾラム拮抗	持続が短いため再鎮静に注意 長期ベンゾジアゼピン投与時ではベンゾジアゼピン離脱症候群を起こす
スガマデクス（ブリディオン®）200mg/2mL 1V，500mg/5mL 1V	16mg/kg	発現：1〜2分 約6分で最大	ロクロニウム拮抗	副作用にアレルギー反応，嘔気・嘔吐，咳があるが稀

> **POINT !**
> - RSIで気道確保・挿管ができなかった場合，とくに筋弛緩薬ロクロニウム拮抗薬であるスガマデクスを使いこなせるようにする．

RSIでの筋弛緩薬第一選択はスキサメトニウムか？

　効果発現が速やかであり持続時間10〜15分と短時間であることから脱分極性筋弛緩薬であるスキサメトニウムがRSIで用いる筋弛緩薬の第一選択と考えられています．

　しかし，脱分極性筋弛緩薬の欠点（高カリウム血症，横紋筋融解症，頭蓋内圧亢進・眼圧亢進など）によりクリティカルケアではスキサメトニウムは使いづらい薬剤です．

　一方で，非脱分極性筋弛緩薬のロクロニウムを使用した挿管時でも，万一挿管に失敗しCICVとなったとしてもスガマデクス（16mg/kg）を使用すると1〜2分，最大効果が得られるまで約6分ほどで筋弛緩回復となるため，今後はRSIでの気道確保・挿管時の筋弛緩薬としてロクロニウムも十分第一選択になると考えられます．

> **POINT !**
> - 従来からRSIでは効果発現が速やかで持続時間が短いスキサメトニウムが筋弛緩薬の第一選択であった．
> - しかし，ロクロニウムについても拮抗薬であるスガマデクスを用いると効果持続をスキサメトニウム以上に短縮（1〜2分，最大で約6分）できるため，RSIでロクロニウムの選択肢も考えられる．

6 病態に応じた気管挿管

胃内容物充満，嘔吐のケースではどうするか？

挿管時に誤嚥を起こす危険性が高いため，経鼻胃管を吸引のために挿入してからRSIを準備します．しかし，挿管前に経鼻胃管を留置・吸引することで胃内容が空になるわけでないため，RSI手技で迅速に気道確保を行います．

頭蓋内圧亢進のケースではどうするか？

疼痛や気管への刺激により頭蓋内圧が上昇する危険性があり，挿管時の刺激を減らすために局所麻酔薬による気道反射消失，超短時間作用型β遮断薬（エスモロール，ランジオロール）による交感神経抑制，リドカイン静注，バルビツレート，麻薬による深い麻酔，筋弛緩薬の使用を考慮します．

心筋虚血，最近の心筋梗塞後のケースではどうするか？

挿管手技による心拍数や血圧の変動を少なくするために，麻薬による深い麻酔，局所麻酔薬による気道反射消失，超短時間作用型β遮断薬（ランジオロール，エスモロール）を使用します．また血圧低下時にはエフェドリンやノルアドレナリン，血圧上昇時はニトログリセリンを用意します．

頸椎損傷のケースではどうするか？

頭部の前屈など前方への頸椎の動きが脊髄損傷を増悪させるため，頭部・頸部・胸部をまっすぐin-lineに保つよう介助者が牽引・頸椎固定を行い，喉頭鏡での喉頭展開やビデオ付喉頭鏡を使用して挿管を行います．

7 気管挿管に伴う合併症

挿管手技により，局所の傷害および血行動態の大きな変化および低酸素血症に伴う合併症が起こります．

喉頭展開および挿管手技による刺激により高血圧や頻脈はよくみられます．そのため，虚血性心疾患や頭蓋内圧亢進ケースでの喉頭展開・気道確保では超速効型β遮断薬持続静注（エスモロール，ランジオロール）が用いられることがあります．

逆に，低酸素による交感神経系賦活で高血圧だった場合には，挿管で呼吸困難が改善され低血圧になる場合もあります．とくにクリティカルケアでは気道確保・挿管前後での血圧低下に備え，輸液負荷（0.9%食塩水，乳酸加リンゲル液，5%アルブミン製剤）および血管作動薬（ノルアドレナリン，エフェドリン，フェニレフリン）を使用します．

挿管後の低血圧でとくに重要な原因として，常に，

① 食道挿管
② 血管内ボリュームが足りない状態での陽圧換気
③ auto-PEEP
④ 緊張性気胸

の4つの可能性は考えておく必要があります．また迷走神経刺激による徐脈や，胃内容物・口腔内分泌物の誤嚥で挿管後も低酸素血症が著明には改善しない場合もあります．

8 外科的手技による気管挿管・気管切開術

最後に外科的手技による気管挿管である逆行性気管挿管，輪状甲状間膜穿刺と気管切開術について簡単にとりあげます．

逆行性気管挿管（図20）

意識があり，気道開通・自発呼吸がある患者で行います．輪状甲状間膜の正中から18ゲージよりも太い針で穿刺し，ガイドワイヤを頭側に向け挿入します．喉頭鏡を使って咽頭部に出てきたワイヤを見つけ拾い上げます．これをガイドにして気管チューブを進め，声帯を通過させて固定します．

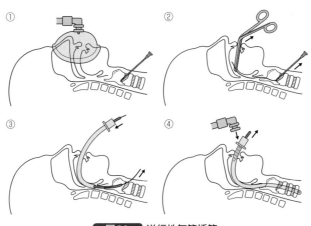

図20　逆行性気管挿管

輪状甲状間膜穿刺(図21)

　経皮的輪状甲状間膜穿刺は14〜16ゲージの太いサーフロー針で輪状甲状間膜(甲状軟骨と輪状甲状軟骨の間)の正中を貫き穿刺します．サーフロー針ごしにジェットベンチレーションを行うことが可能です．

　輪状甲状間膜穿刺後は速やかに気管切開術に移行し，確実な気道確保を行います．

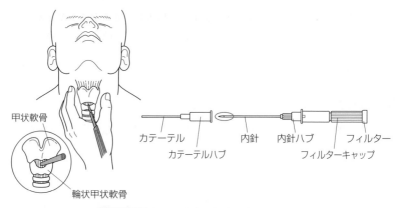

図21 輪状甲状間膜穿刺とサーフロー針

外科的気管切開術(図22)

　外科的に気管切開術を行う場合，輪状軟骨下に約3cmの縦切開を行い，筋層を左右に展開し正中に進みます．甲状腺を上方ないし下方によけるか，または縦切開します．輪状軟骨の第1，2の高さで気管切開を行います．このとき第2輪状軟骨でH型に気管切開展開する場合やU字型・逆U字型切開で展開する場合があります．

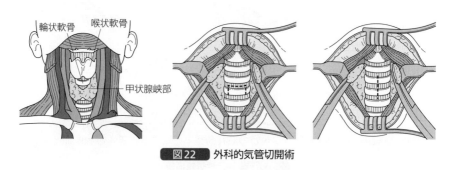

図22 外科的気管切開術

経皮的気管切開術(図23)

中心静脈カテーテル挿入と同様の手技により容易に気管切開術をすることが可能となりました．これを経皮的気管切開術(PDT)といいます．①セルジンガー法で気管にアクセスし，ガイドワイヤを留置します．②気切孔拡張キットとガイドとなるカテーテルをガイドワイヤに沿って挿入します．③ガイドとなるカテーテル，ガイドワイヤを留置したまま気切孔拡張キットを抜去します．④気管切開チューブとダイレータを組み合わせガイドとなるカテーテルに沿って挿入し，ガイドワイヤとカテーテルを抜去して終了します．

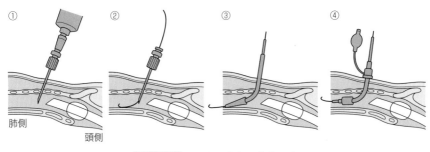

図23 経皮的気管切開術(PDT)

ケースの解説

Case1

くも膜下出血で意識障害での気道確保のため，頭蓋内圧上昇に注意した気道確保が必要となり，頭蓋内圧上昇予防・気道刺激予防でリドカイン，鎮痛で拮抗性麻薬，鎮静でミダゾラム，筋弛緩でロクロニウムが使用されています．

Case2

多発外傷(頭部・頸椎損傷)であり困難気道のため，気道確保に長けた医師(麻酔科医，救急医)によるRSIの適応となります．ここではビデオ喉頭鏡を使用した気道確保を行っています．

Case3

クリティカルケアでの誤嚥・Mendelson症候群による重症呼吸不全での再挿管ケースです．気道確保・再挿管処置前後での血行動態不安定に備えるため乳酸加リンゲル液による輸液負荷および血管作動薬ノルアドレナリンを使用しています．また，前酸素化として半座位としてNIV使用し，RSIで迅速に挿管した後にリクルートメントを行い，肺胞虚脱を予防しています．

＊この章でのポイント＊

- ☑ 気道確保について理解する．
- ☑ 気管挿管の適応・喉頭展開および使用薬剤について理解する．
- ☑ 迅速気道確保(RSI)の流れを理解する．
- ☑ 困難気道の評価を含め，クリティカルケアでの気道確保・気管挿管の流れを理解する．
- ☑ 外科的気道確保として逆行性気管挿管，輪状甲状間膜切開および気管切開術(経皮的，外科的)を理解する．

For Further Readings: さらに理解を深めるために

1. Roberts JT. Clinical management of the airway. Philadelphia, PA: Saunders; 1994.
2. Hurford WE. Orotracheal intubation outside the operating room; anatomic considerations and techniques. Respir Care. 1999; 44: 615.
3. Reynolds FS, Heffner J. Airway management of the critically ill patient: rapid-sequence intubation. Chest. 2005; 127: 1397.
4. Walz JM, Zayaruzny M, Heard SO. Airway management in critical illness. Chest. 2007; 131: 608.
5. Mace SE. Challenges and advances in intubation: rapid sequence intubation. Emerg Med Clin N Am. 2008; 26: 1043.
6. Butler KH, Clyne B. Management of the difficult airway: alternative airway techniques and adjuncts. Emerg Med Clin N Am. 2003; 21: 259.
7. lavery GG, McCloskey BV. The difficult airway in adult critical care. Crit Care Med. 2008; 36: 2163.
8. Crosby ET. Airway management in adults after cervical spine trauma. Anesthesiology. 2006; 104: 1293.
9. Apfelbaum JL, Hagberg CA, Caplan RA, et al; American Society of Anesthesiologists Task Force on Management of the Difficult Airway. Practice guidelines for management of the difficult airway: an updated report by the American Society of Anesthesiologists Task Force on Management of the Difficult Airway. Anesthesiology. 2013; 118: 251.
10. Durbin Jr CG. Techniques for performing tracheostomy. Respir Care. 2005; 50: 488.
11. Cheung NH, Napolitano LM. Tracheostomy: epidemiology, indications, timing, technique, and outcomes. Respir Care. 2014; 59: 895.
12. Mechlin MW, Hurford WE. Emergency tracheal intubation: techniques and outcomes. Respir Care. 2014; 59: 881.
13. McGrath BA, Bates L, Atkinson D, et al. Multidisciplinary guidelines for the management of tracheostomy and laryngectomy airway emergencies. Anaesthesia. 2012; 67: 1025.

14. De Jong A, Jung B, Jaber S. Intubation in the ICU: we could improve our practice. Crit Care. 2014; 18: 209.
15. Pacheco-Lopez PC, Berkow LC, Hillel AT, et al. Complication of airway management. Respir Care. 2014; 59: 1006.

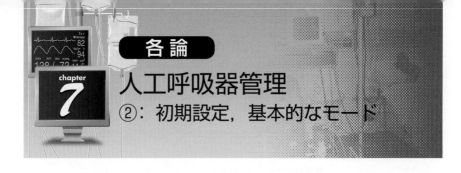

chapter 7 人工呼吸器管理
②：初期設定，基本的なモード

ケース

Case1

ADL自立した45歳男性．急性薬物中毒，意識障害でER来院．酸素10L/分でSpO_2 95%，血圧140/60，心拍数80，呼吸数12，体温35.5℃，GCS: E1V1M3，いびき様呼吸．

舌根沈下による上気道閉塞および不穏状態で呼吸不安定なため気管挿管，人工呼吸器管理となった．身長170cm，体重80kg（IBW 66kg）．

人工呼吸器 A/C VC―酸素濃度（F_IO_2）0.5，吸気時間（Ti）1.0〔プラトー時間（T_{PL}）0.5〕，呼吸数（f）12，1回換気量（V_T）530mL，PEEP 5の設定．この設定でピーク圧（P_{peak}）20，プラトー圧（P_{plat}）15，pH 7.42，PaO_2 250，$PaCO_2$ 38．

Case2

70歳男性．糖尿病，高血圧の既往．呼吸困難で当院ERに救急搬送．体重70kg（IBW 59kg），身長162cm．5日前から徐々に労作時呼吸苦あり．バイタルサイン：血圧210/145，体温35.8℃，心拍数120整，呼吸数25〜30，SpO_2 88%（RM15L/分），胸部は両肺野ら音，喘鳴著明．心音はギャロップリズム．四肢は浮腫および冷汗あり．X線でバタフライシャドー．

うっ血性心不全の診断でニトログリセリン持続静注を開始し，NIV―CPAP 10，F_IO_2 1.0着用するも不穏が強く，硫酸モルヒネで鎮痛，プロポフォールで鎮静の上，挿管・人工呼吸器管理となった．A/C PC―F_IO_2 1.0，Pi 15，f 15，Ti 1.2，PEEP 10とした．この設定でP_{peak} 25，V_T 480mL，pH 7.38，PaO_2 280，$PaCO_2$ 38．

Case3

肺気腫/COPD，重喫煙の既往のある75歳女性．150cm，40kg（IBW 43kg）．

4日前からの発熱，呼吸苦増悪，喀痰増加でER救急搬送．COPD急性増悪の診断．呼吸状態不安定・意識レベル低下のため気管挿管の上，ICU入室となった．気管支拡張薬β₂刺激薬サルブタモール吸入，抗コリン薬イプラトロピウム吸入を行い，抗菌薬セフトリアキソン投与，ステロイドでプレドニゾロン40mg経口投与を行った．そして人工呼吸器初期設定A/C VC―F_IO_2 1.0，Ti 1.2，f 10，V_T 320mL，

PEEP 3の設定で，P$_{peak}$ 35，P$_{plat}$ 12，pH 7.35，PaO$_2$ 350，PaCO$_2$ 48．

Case4
65歳男性．身長178cm，体重75kg（IBW 73kg）．右上葉肺炎，急性呼吸不全にて入院加療．2病日にリザーバーマスク10L/分で酸素飽和度（SpO$_2$）70％と著明な低酸素血症，胸部X線上両肺野浸潤影．肺炎に急性呼吸促迫症候群（ARDS）を合併し呼吸不全進行したため気管挿管の上，人工呼吸管理となった．このときの呼吸器設定は，SIMV―F$_I$O$_2$ 0.8，V$_T$ 800mL，f 15，Ti 1.5，PS 10，PEEP 5で，PaO$_2$ 120，pH 7.45，PaCO$_2$ 35，気道内圧60cmH$_2$O，プラトー圧40cmH$_2$O．
肺保護換気について相談された集中治療医は患者診察後に，フェンタニル・ミダゾラムで鎮痛・鎮静を行い，低1回換気量による人工呼吸器設定：A/C VC―F$_I$O$_2$ 1.0，V$_T$ 440mL，Ti 1.0，f 20，PEEP 10に変更した．

クリティカルケアでの人工呼吸器管理: 初期設定, 基本的なモード

　ここではクリティカルケアにおける人工呼吸器―とくに病態に合わせた初期設定，基本的なモードおよび圧・量換気の考え方・使い方についてとりあげます．人工呼吸器モードは当院で主に使っているCOVIDIEN社のPuritan Bennett 840のモードです．読者は各自の施設での機種でモードの用語など確認してください．

1 人工呼吸器基本モード: 総論

　挿管・人工呼吸器管理の適応は，①急性呼吸不全（肺炎，心不全など）および慢性呼吸不全急性増悪（COPD急性増悪，間質性肺炎など），②難治性低酸素血症（ARDSなど），③咳嗽反射消失などでの下気道保護困難（脳幹梗塞，急性薬物中毒など），④上気道狭窄・閉塞（喉頭蓋炎，顔面外傷など）の4つがあげられます．
　クリティカルケアでの人工呼吸器管理（図1）のポイントは，呼吸・循環が不安定な人工呼吸器開始時には人工呼吸器サポートを十分に行い，呼吸筋疲労を避け余分な呼吸仕事量を増やさないように可能な限り自発呼吸を出さない人工呼吸器管理を行います．一方で，挿管・人工呼吸器管理となった原因疾患が改善し，循環動態も安定し酸素化改善があれば速やかに自発呼吸による人工呼吸器管理とし離脱に向けた準備を行います．
　そのため，人工呼吸器サポートによる開始時には十分な鎮痛・鎮静（フェンタニル，プロポフォール/ミダゾラム）に適宜筋弛緩を用いて完全に人工呼吸器管理を行うことを目標とします．一方で，人工呼吸器離脱の時期には自発呼吸を温存する浅い鎮痛±鎮静へと変更します．

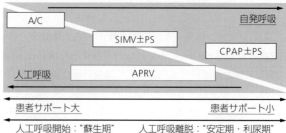

図1 クリティカルケアでの人工呼吸器管理

> **POINT！**
> - 挿管・人工呼吸器管理の適応は，①急性呼吸不全および慢性呼吸不全急性増悪，②難治性低酸素血症，③咳嗽反射消失などでの下気道保護困難，④上気道狭窄・閉塞の4つである．
> - 人工呼吸器管理中は，①人工呼吸器開始時と②人工呼吸器離脱直前の2つの時期に分けて考える．
> - 開始時：十分な鎮痛＋鎮静±筋弛緩を行い，完全に人工呼吸器サポートにのせる．
> - 離脱直前：自発呼吸を温存するよう，浅い鎮痛±鎮静で管理する．
> - 人工呼吸器開始時から離脱直前へのモード変更は，①原因疾患の改善，②酸素化改善，③血行動態の安定を目安にする．

2 人工呼吸器による合併症

　低酸素血症，高二酸化炭素血症や呼吸仕事量増大による呼吸停止のケースで，挿管・人工呼吸器管理を行うことは救命し生命維持するために重要な治療法です．しかし，人工呼吸器には多くの合併症があります．

- シャント，死腔の増大
- 心拍出量低下，腎血流低下
- 頭蓋内圧上昇

これらの他に最も重要な人工呼吸器の合併症として，人工呼吸器誘発性肺傷害（VILI）があり，急性呼吸促迫症候群（ARDS）と同様の病態と考えられます．また不適切な人工呼吸器管理でVILIが起こることが多臓器機能不全症候群（MODS）につながるため注意が必要です．そのため，挿管・人工呼吸器管理となった場合には，原因疾患の改善・酸素化・循環動態安定を確認し，早期に人工呼吸器離脱を行うことが大切です．また長期人工呼吸器管理となる場合には適切な人工呼吸器管理を行い，VILIを起こさないようにします．

VILIは，とくに1回換気量（V_T）およびプラトー圧（P_{plat}），経肺圧の異常高値が続くと起こるといわれており，発症メカニズムとして以下の5つが想定されています．

① 圧肺損傷 barotrauma
　　高い肺胞内圧，大きい1回換気量と関連．
② 酸素毒性 oxygen toxicity
　　F_iO_2はPaO_2を55〜75mmHgを保ちながら48〜72時間で0.5以下まで速やかに下げる（しかし低酸素血症を避けるためPaO_2 55〜75mmHg維持させる酸素を投与継続する）．
③ 量肺損傷 volutrauma
　　局所的な過膨張により，肺胞毛細血管透過性亢進，肺胞浮腫形成，好中球・タンパク成分漏出，肺サーファクタント破壊を起こし，ヒアリン膜の形成，最終的に肺胞コンプライアンス低下につながる：指標-肺胞内圧（人工呼吸器管理中はP_{plat} 30cmH₂O以上で起こると考えられている）．
④ 虚脱性肺損傷 atelectrauma
　　各換気サイクルでの肺単位でのリクルートメント（開放），デリクルートメント（虚脱）が繰り返されることで正常肺胞と虚脱肺胞に大きなストレスが生じることで起こる．PEEPを十分にかけ呼気終末で肺胞虚脱が起こらないように管理する．
⑤ 炎症性肺損傷 biotrauma
　　過膨張を起こす1回換気量と不安定な肺単位で繰り返されるリクルートメント（開放）とデリクルートメント（虚脱）によって，肺内炎症性メディエータが活性化し肺胞浮腫形成，好中球遊走，血管平滑筋弛緩を起こし，全身性の炎症を惹起する．

このため，人工呼吸器の誤った使用により，①圧肺損傷，②酸素毒性，③量肺損傷，④虚脱性肺損傷，⑤炎症性肺損傷が起こり，これらがVILIだけでなく，MODSの誘発や進展に影響を与えます（図2）．肺胞-毛細血管の破綻により，肺での炎症性メディエータが全身循環に広がることで起こると考えられています．

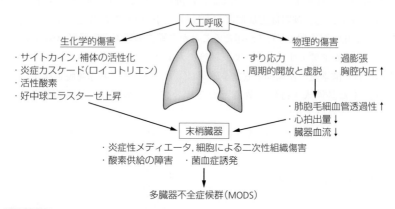

図2 人工呼吸器誘発性肺傷害(VILI)と多臓器機能不全症候群(MODS)との関連

3 圧換気，量換気の違い(表1)

量制御換気 volume controlled ventilation(VCV)

一定の1回換気量(V_T)で換気され，肺・胸郭コンプライアンス低下や気道抵抗上昇で最高気道内圧が上昇します．吸気流速が一定であるため，人工呼吸器と患者の同調性が悪くなる可能性があります．

表1 量制御換気(VCV)と圧制御換気(PCV)の比較

	圧制御 pressure control	量制御 volume control
1回換気量	状況により変化	一定
最高気道内圧	一定	状況により変化
プラトー圧	一定	状況により変化
吸気流量	漸減または状況により変化	一定
吸気時間	一定	一定
換気回数	最低限は設定(自発呼吸があると増加)	最低限は設定(自発呼吸があると増加)

吸気流速パターンとして矩形波型と漸減波型があります(図3)．

一般的には量制御換気(VCV)では，1回換気量，流速パターン，最大吸気流速，呼吸数，トリガーを設定します．1回換気量，流速パターン，最大吸気流速で吸気時間が決まります．一方で，吸気時間を決めることで最大吸気流速が決定される機種もあります．

決まった1回換気量を維持できるため，一定の分時換気量($\dot{V}_E$)が必要なケース(ほ

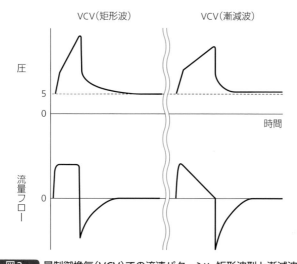

図3 量制御換気(VCV)での流速パターン：矩形波型と漸減波型
漸減波型のほうが圧上昇が少なく，人工呼吸器と患者の同調性がよい．また矩形波型に比べ吸気時間が長くなることに注意．

とんどの病態での人工呼吸器開始時)で用いられます．

またVCVでは吸気時に流量フローがゼロとなった後に吸気時間を延長し，吸気終末ポーズを作ると近位気道と肺胞内圧が平衡になります(図4)．このときの気道圧をプラトー圧といい，肺胞内圧を示します(図5)．プラトー圧が30cmH₂O以上になると人工呼吸器誘発肺傷害(VILI)のリスクが上がるためプラトー圧を30cmH₂O以下となるように呼吸器設定を行います．

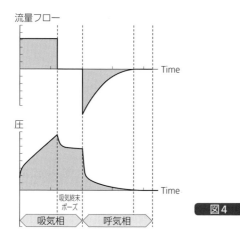

図4 吸気終末ポーズによりプラトー圧ができる

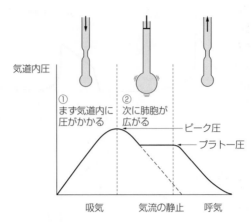

図5 量換気(VCV)でのピーク圧とプラトー圧：プラトー圧は肺胞内圧を示す
プラトー圧は肺胞内圧を示す．

圧制御換気 pressure-controlled ventilation(PCV)

　圧制御換気(PCV)では吸気時常に一定の圧が気道にかかります．PCVでは設定圧，吸気時間，呼吸数，トリガーを設定します．

　吸気流速は漸減波型ですが，設定圧，気道抵抗，肺・胸郭コンプライアンスによって決まります(図6)．

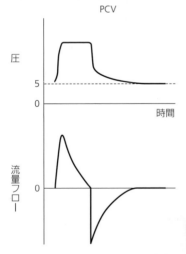

図6 圧制御換気(PCV)での流速パターン
PCVでは漸減波型のみである．

肺・胸郭コンプライアンスが低下している病態（ARDSや肥満，腹水など）では吸気流速は速やかに減少します（流量フローがゼロになる時間が短縮する）．一方で，気道抵抗が高い病態（気管支喘息，COPDなど）では吸気流速は緩やかに減少します（流量フローがゼロになる時間が延長する）．

　1回換気量（V_T）は肺・胸郭コンプライアンス，気道抵抗，設定圧によって決まります．また吸気終末でも流量フローがゼロにならない場合，さらに吸気時間を延長することで換気量が増加します．

　量制御換気（VCV）と異なり，吸気流速は決まっていないため，患者の吸気努力により換気量が増えるという特徴があります．吸気流速が患者呼吸努力で変化するため，人工呼吸器と患者との同調性がよくなります．

　そのため，人工呼吸器と患者との同調性については，

- 圧換気（PCV）＞漸減波型量換気（VCV）＞矩形波型量換気（VCV）

となります．

　1回換気量（V_T）は保証されませんが，吸気最大圧（ピーク圧），肺胞内圧（プラトー圧）が設定圧より高くならないため，PCVは肺胞過膨張が問題となるARDSではVCVと並んでよく使われます．しかし自発呼吸が強いと，経肺圧が上昇しVILIのリスクが高くなることには注意が必要です．

自発呼吸への圧支持 pressure support（PS）（図7）

　圧換気の中に，自発呼吸に対して圧をかける圧支持（PS）があります．PSは患者の自発吸気に対して設定圧を保つように人工呼吸器が吸気を補助します．

　圧制御換気（PCV）が吸気時間を設定したのに対して，PSでは吸気流速が最高吸気流速の25％まで低下すると吸気⇒呼気へと切り替わることが特徴です．最新の機種では最高吸気流速に対する割合％を適宜設定でき，吸気・呼気への切り替えを病態に合わせて変更できるようになっています．

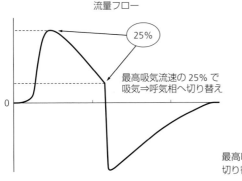

図7　圧支持（PS）
最高吸気流速の25％で吸気⇒呼気相へと切り替わる．

PSでは，1回換気量，吸気時間，呼吸数は患者の状態によって変化します．
PSでは，流速変化によって吸気・呼気への切換えが変わるため，気道・肺および人工呼吸器回路内のリーク（カフ破損，回路破損，気管支胸膜瘻など）があると吸気時間が延長します．

4 肺保護目的の人工呼吸器管理（図8）

不適切な人工呼吸器管理が人工呼吸器誘発性肺傷害（VILI）の原因となるため，①早期の人工呼吸器離脱，②肺保護目的の人工呼吸器管理の2つが重要になります．

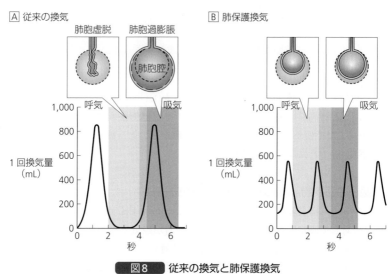

図8 従来の換気と肺保護換気

肺胞虚脱予防でPEEPを十分にかけて低1回換気で行う．

肺保護換気は，従来急性呼吸促迫症候群（ARDS）に用いられた人工呼吸器管理の1つですが，ARDS以外のケースでも肺保護換気を行うことでARDSへの進行を予防する可能性があるため，現在はとくに禁忌がなければ肺保護換気を第一とした人工呼吸器管理を行う必要があります．

肺保護換気は，肺の過膨張による正常肺の障害を避け肺を保護する目的で行われます（表2）．

4つからなり，①低1回換気量（6mL/kg以下）lower tidal volume ventilation，②肺胞内圧の指標となる吸気プラトー圧＜ 30cmH$_2$O，③吸気プラトー圧制限を優先し高二酸化炭素血症許容 permissive hypercapnea，④PEEPは呼気終末における肺胞の虚脱を防ぐ目的で高レベルに保ちます．

表2　肺保護戦略

① 低1回換気量（6mL/kg以下）lower tidal volume ventilation
② 吸気プラトー圧＜ 30 cmH2O
③ 吸気プラトー圧制限を優先し高二酸化炭素血症許容 permissive hypercapnea
④ PEEPは呼気終末における肺胞の虚脱を防ぐレベルで使用

これらは2000年にARDSネットワークによって実施された大規模RCTやその他の臨床試験の結果から得られたエビデンスに基づいて推奨されています．

5　人工呼吸器の代表的なモード

人工呼吸器モードの考え方として，気管挿管・人工呼吸器管理となった原疾患の状態から，

① 人工呼吸器管理の期間はどの程度か？
② 患者呼吸メインか人工呼吸メインか，つまりサポートをどの程度考えるか？

を考慮して決定します．

一般的には開始時には人工呼吸器サポートを十分に行い，離脱直前では自発呼吸温存による人工呼吸器管理を行います．

自発呼吸よりも人工換気を優先させたい（呼吸管理初期）場合は，補助・強制換気A/Cを選択し，自発呼吸を温存する（離脱直前）場合はCPAP±PSを選択します．SIMVについては補助換気と自発呼吸が混在するため急性期の人工呼吸器モードとしては使いにくい面があります．

ここでは臨床現場でよく用いられる4つのモードである，①A/C，②SIMV±PS，③CPAP±PS，④APRVについて，それぞれの特徴についてとりあげます．

A/C

アシストコントロール assist control ventilation（A/C；補助調節換気，図9）は，すべての吸気において設定した1回換気量，1回吸気圧を送り込むモードです．圧換気（PCV），量換気（VCV）の両方で用いることができます．設定された呼吸数の分だけ設定された1回換気量，1回吸気圧を送り込みます．

患者の自発呼吸が設定呼吸数以上の場合，すべての呼吸に対して設定1回換気量，1回吸気圧が送り込まれます．

A/Cの長所は，呼吸努力が減少することで呼吸補助を受け，呼吸筋疲労の改善が期待できます．一方，短所としては1回換気量が患者の要求量と適していないと，不適当な過換気や呼吸努力が増加する可能性があります．

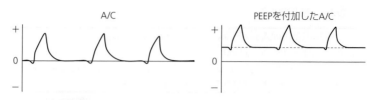

図9 A/C（assist control ventilation）：補助・調節換気

・すべての吸気において設定した1回換気量，1回換気圧を送り込む．
・長所：呼吸努力が減少することで呼吸補助を受け，呼吸筋疲労の改善．
・短所：VTが患者の要求量と適していないと，不適当な過換気や呼吸努力が増加する．

SIMV ± PS

SIMV（synchronized intermittent mandatory ventilation；同期式間欠的強制換気，図10）はA/CとCPAPの中間に位置づけられます．つまり，人工呼吸器による換気と自発呼吸の両方を温存した換気法です．

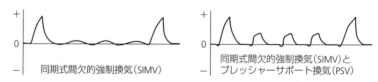

図10 SIMV（synchronized intermittent mandatory ventilation）：同期式間欠的強制換気

・SIMVはA/CとCPAPの中間．
・呼吸回数を多く設定→A/Cに近づく，少なく設定→CPAPへ近づく．
・SIMVだけで足りない場合，適宜PSを入れる．

SIMVによる人工呼吸器換気は量換気（VCV）と圧換気（PCV）の両方を選べますが，自発呼吸に対しては圧支持（PS）による圧換気補助を追加することができます．
　つまり，SIMVにおいては，
- 人工呼吸器による設定した呼吸数の換気⇒VCVまたはPCV
- 自発呼吸による換気⇒適宜，PSを追加

となります．
　自発呼吸がまったくない場合は，SIMVはA/Cとまったく同じで人工呼吸器が設定した呼吸数だけVCVまたはPCVを行います．
　自発呼吸が出た場合は，タイミングにより人工呼吸器によるVCV/PCVまたはPSによる換気の2つのパターンの呼吸が行われることになります．
　そのため，患者側からすると次の換気がこの2つのパターンのどちらかは判断できないため，人工呼吸器との同調性は悪くなります．

SIMVの長所として，正常の血行動態であれば循環への影響が少ないものの，短所としてはA/Cと比較して2つの呼吸パターンで換気が行われるため人工呼吸器との同調性が悪いことと呼吸仕事量が増加する点があげられます．

> **MEMO　人工呼吸器管理開始時モードとしてのSIMV＋PS**
>
> 　人工呼吸器管理で，換気保証のついた自発呼吸モードという認識で人工呼吸器管理開始時にSIMV＋PSを用いることも多くみられますが，A/Cでの開始と比較して考えてみます．
> 　挿管・人工呼吸器管理開始時の完全に鎮痛・鎮静をかけて人工呼吸器にのせる状況下では，SIMV＋PSを選んでも自発呼吸が出ないためA/Cと変わりません．
> 　一方で，鎮痛・鎮静を浅くして自発呼吸を出した場合はどうなるでしょうか？設定回数以上の自発呼吸にPSが入り，設定回数分はSIMVでのPCVかVCVが入るため，患者側からは次の吸気時にどちらが入るかわからず，さらに頻呼吸となり呼吸仕事量が増えるとともに人工呼吸器との同調性が悪くなります．
> 　そのため，血行動態が不安定な時期では自発呼吸を温存したSIMV＋PSは使いにくいモードだと考えられます．一方で，自発呼吸を抑えた鎮痛・鎮静を十分に行った場合はA/Cと変わらないため，一般的にはクリティカルケアでの人工呼吸器管理の開始時にはSIMV＋PSよりもA/Cを選ぶほうがベターだと考えられます．

CPAP±PS（図11）

　CPAP（continuous positive airway pressure；持続陽圧気道圧）は吸気・呼気を通じて気道に一定の陽圧がかかるだけで，すべて自発呼吸によるモードです．
　CPAPだけでは換気補助が足りない場合，圧支持（PS）として5〜10cmH₂Oを追加します．とくに挿管チューブの気道抵抗を考慮するとCPAPではなくCPAP＋PSが選ばれます．

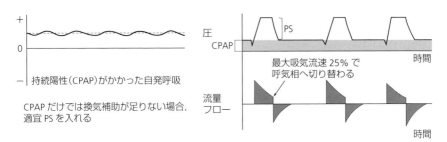

図11　CPAP（左）とCPAP＋PS（右）
CPAP＋PSでは吸気時に圧支持（PS）がかかり最大吸気流速の25％で吸気⇒呼気相へ切り替わる．

長所としては，自発呼吸で換気，人工呼吸器離脱直前の患者の人工呼吸器管理になりますが，短所としては自発呼吸が弱かったり，出ない患者では使用できません．

APRV（図12）

APRVは気道陽圧開放換気airway pressure release ventilationの略です．とくに肺胞虚脱が著明となるARDSでの肺保護戦略，オープンラングの1つとして用いられます．

高い圧のCPAPをかけておいて，一定時間毎に短時間，圧を下げるモードです．自発呼吸は温存されます．

自発呼吸と高圧のCPAPを維持させることで，虚脱し十分換気されていない肺胞をリクルートメントし酸素化を改善させます．また短時間の圧リリースでCO_2排出が行われます．

とくに圧リリース時間を短時間（<1秒）にすることで，呼気流速をゼロにしない＝内因性PEEPをかけ肺胞虚脱を防ぐことが特徴です．

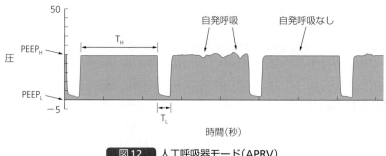

図12 人工呼吸器モード（APRV）

設定するパラメータとして，①酸素濃度（F_IO_2），②高圧（$PEEP_{High}$）と低圧（$PEEP_{Low}$），③高圧時間（T_{High}）と低圧時間（T_{Low}），④リリース回数f〔60÷（T_{High}＋T_{Low}）〕の4つがあげられます．

APRVでの設定パラメータ

① 酸素濃度（F_IO_2）

1.0で開始し，F_IO_2はPaO_2を55〜75mmHgを保ちながら48〜72時間で0.5以下で速やかに下げます．

② 高圧（$PEEP_{High}$）と低圧（$PEEP_{Low}$）

$PEEP_{High}$はA/C VCから移行する場合はプラトー圧とし，A/C PCから移行する場合は吸気圧（Pi）とします．一般的には20〜30cmH₂Oで設定します．

しかし肥満，胸壁・腹壁コンプライアンスが低い場合，35cmH$_2$O程度の高い圧で設定することもあります．

- PEEP$_{High}$ ↑ ⇒ 1回換気量(V_T) ↑，酸素化改善
- PEEP$_{High}$ ↓ ⇒ 1回換気量(V_T) ↓，酸素化悪化

低圧（PEEP$_{Low}$）は基本的に0（ゼロ）に設定し，低圧時間（T_{Low}）を短く設定することで肺胞虚脱させないことがポイントです．

- PEEP$_{Low}$ ↑ ⇒ 1回換気量(V_T) ↓
- PEEP$_{Low}$ ↓ ⇒ 1回換気量(V_T) ↑

③ 高圧時間（T_{High}）と低圧時間（T_{Low}）

高圧時間（T_{High}）は最低4.0秒以上を確保します．そして酸素化を指標にして10～12秒まで延長します．

- T_{High} ↑（→リリース回数↓）⇒ 肺胞開存↑，酸素化改善，CO_2上昇
- T_{High} ↓（→リリース回数↑）⇒ CO_2低下

低圧時間（T_{Low}）は肺胞虚脱しないよう短時間に設定します．とくに最大呼気流速の50～75%でPEEP$_H$に変わるように設定します．0.4～0.8秒くらいになります．

- T_{Low} ↑（→リリース時間延長）⇒ 酸素化悪化
- T_{Low} ↓（→リリース時間短縮）⇒ CO_2上昇

MEMO **TPEFR（termination peak expiratory flow rate）とは**

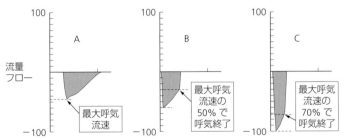

- 呼気流速が0（ゼロ）まで呼気時間を設定しない，"auto-PEEP"をわざと作る
- TPEFR：50～75% となる T_L を設定

図13 TPEFR（termination peak expiratory flow rate）

TPEFRは呼気終末時のフロー（%）を表し，ゼロにせず，わざと内因性PEEPを作り肺胞虚脱をさせないことがポイント．最大呼気流速の50～75%でPEEP$_H$に変わ

るように設定.
TPEFR↑(→75%)…T_L↓⇒酸素化改善
TPEFR↓(→50%)…T_L↑⇒CO_2貯留改善

④ リリース回数 f〔60÷(T_{High}＋T_{Low})〕

リリース回数は一般的に12回以下とし,高PEEPの効果を維持させるためにT_{High}を4秒以上確保できるようにします.

6 人工呼吸器の基本設定

人工呼吸器を動かすための設定には6つを決めます.

人工呼吸器基本設定で決める6つの項目
① モードの設定(A/C, SIMV, CPAP, APRV)
② 酸素濃度(F_iO_2)
③ 1回換気量(V_T), 1回吸気圧(Pi), 圧支持(PS)
④ 吸気時間(Ti), 呼吸数(f)
⑤ PEEP
⑥ トリガー(圧, フロー)

モードの設定(A/C, SIMV, CPAP, APRV)

人工呼吸器の換気方法としては

① 量換気(PCV)　　② 圧換気(VCV)

の2通りがあります.
また人工呼吸器のモードは,

① A/C(assist control)　　② SIMV±PS
③ CPAP±PS　　　　　　 ④ APRV

の4つがあります.
とくにA/CとSIMV±PS, CPAP±PSが頻繁に用いられる3つのモードになります.
これら3つのモードとVCV, PCVを代表的な人工呼吸器メーカーでの記載モードで表すと図14のようになります.

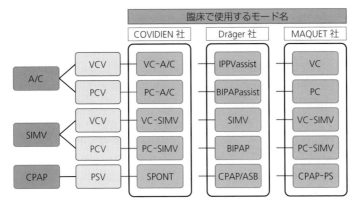

図14 実際の人工呼吸器モード（COVIDIEN社，Dräger社，MAQUET社）

酸素濃度（F_IO_2）

次に，酸素濃度（F_IO_2）の設定を行います．原則として低酸素は必ず避けなければいけないので1.0（＝100％）でスタートし，持続的な高濃度酸素暴露による肺傷害を予防するため48〜72時間以内にF_IO_2 50％以下を目指します．

1回換気量（V_T），1回吸気圧（Pi），圧支持（PS）

1回換気量（V_T），1回吸気圧（Pi），圧支持（PS）を決定します．
このとき重要な原則として，
「分時換気量 ＝V_T（肺胞換気量＋死腔換気量）×呼吸回数」
を考慮した上で，V_Tを6〜8mL/kgになるように設定します．
またV_Tを考えるときは，常に理想体重で計算します（巻頭「クリティカルケアで重要な公式集」参照）．
また圧換気（PCV）ではPiを上記V_Tになるように設定します．大部分のケースでPi 10〜15cmH₂Oで設定すると目標とするV_Tが得られると思います．
自発呼吸に対してPSを付加する場合はPS 5〜20cmH₂Oとして，自発呼吸時のV_Tおよび呼吸パターンを観察し適切な値に設定します．

吸気時間（Ti），呼吸数（f）

次に吸気時間（Ti），呼吸回数（f）の設定を行います．このときも
「分時換気量＝V_T（肺胞換気量＋死腔換気量）×呼吸回数」
の原則に従い，吸気時間と呼吸数は，吸気・呼気比を正常でのⅠ：Ｅ＝1：2を意識して設定し，このとき吸気時間0.8〜1.5秒，呼吸回数10〜20回／分とします．

PEEP

呼気終末陽圧（PEEP）は一般的に肺の虚脱を防ぐ，虚脱した肺を広げる目的で使用するため3〜5cmH$_2$Oで使用します．

うっ血性心不全では肺水腫を軽減する目的でPEEPを使用し10cmH$_2$O（CPAPモードとして）程度で用いられます．

一方，喘息重積・COPD急性増悪で内因性PEEP，auto-PEEPがある場合，人工呼吸器トリガーのための仕事量の軽減で使用することがありますが，内因性PEEPを相殺するPEEPを設定することは難しく3〜5cmH$_2$O程度とすることが多いです．

また，PEEPについて注意すべき点として，急性呼吸促迫症候群（ARDS）での肺胞虚脱を予防する目的で治療的PEEPとして10〜20cmH$_2$Oで用いている場合は，PEEPを下げる際には時間をかけて徐々に下げることを意識しなければいけません．

急いでPEEPを下げていくことで，いったん肺虚脱が起こると著明な低酸素血症につながり回復困難になることがあります．そのため，6〜8時間ごとに2〜3cmH$_2$Oずつ下げていくこと，そして下げてから数時間は酸素化および1回換気量，分時換気量，ピーク圧，プラトー圧の変化に注意を必要です．

トリガー（圧，フロー）

自発呼吸の吸気を感知するためのトリガーを設定します．圧トリガーとフロートリガーがあります．

① 圧トリガー（図15）

圧トリガーは患者の吸気に伴い回路内圧が低下したポイントで吸気を送り込みます．−2〜−3cmH$_2$Oで設定します．

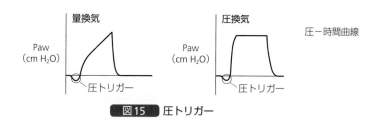

図15 圧トリガー

② フロートリガー（図16）

常に定常流を人工呼吸器回路内に流した状態で，患者の吸気により回路内の定常流が減少したポイントで吸気を送り込みます．1〜3L/分で設定します．

以上の6項目を設定した上で，とくに人工呼吸器誘発性肺傷害（VILI）の予防の視点から以下の3つの目標を明確にして人工呼吸器管理を行います．

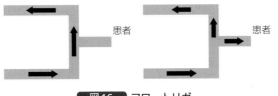

図16 フロートリガー

吸気側から呼気側に定常流が流れ，患者の吸気努力により呼気側の流速が落ちるのをトリガーする．

> ▶ **人工呼吸器管理中の3つの目標**
> ① 1回換気量(V_T)は10mL/kg IBW(正常：4〜8mL/kg)を超えないようにする．
> ② プラトー圧が30cmH$_2$O以上にならないようにする．
> ③ 48〜72時間以内に酸素濃度(F_IO_2)を50%以下になるように設計する．

人工呼吸器管理中の二酸化炭素貯留と酸素化改善への対応としては，二酸化炭素貯留を改善させるために，肺胞換気を増やす目的で，①1回換気量(V_T)↑，② 呼吸数(f)↑を行います．とくに低1回換気量での人工呼吸器管理では呼吸数↑でもCO$_2$貯留は著明に改善しない可能性があります．これは，

「V_T＝肺胞換気量＋死腔換気量」

であり，死腔換気量の割合が高いためです．

一方，酸素化を改善させるためには，①酸素濃度(F_IO_2)↑，②陽圧終末呼気圧(PEEP)↑，③換気不全で酸素化悪い場合，換気改善を行う，④体位ドレナージ，リクルートメント，腹臥位などオープンラングを行うことがあります．

またクリティカルケアで重要なポイントとして，実は酸素化の問題が循環不全による換気・血流不均等(V/Qミスマッチ)の場合，循環が改善するとともに酸素化もよくなることがあり，とくに敗血症性ショックの状態では適切な循環管理が重要になります(第8章参照)．

実際の病態ごとの設定法は後述します．

肺の状態による1回換気量(V_T)と呼吸数(f)の考え方(表3)

もともと正常肺の患者での人工呼吸器管理なのか，基礎疾患として閉塞性肺障害や

表3 肺の状態による1回換気量(V_T)と呼吸数(f)の初期設定

- 正常肺：V_T 6〜8mL/kg，f 15〜20回/分
- 閉塞性肺障害(肺気腫/COPD)：V_T 4〜8mL/kg，f 8〜12回/分
- 拘束性肺障害(ARDS)：V_T 4〜8mL/kg，f 20〜25回/分

拘束性肺障害のいずれかがある場合では初期設定で目標とする1回換気量と呼吸数が異なります。

肺気腫/COPDなどの閉塞性肺障害では，内因性PEEP，auto-PEEPが生じないように，可能な限り1回換気量(V_T)，呼吸回数(f)を抑え，吸気時間を短くすることが重要です。

一方，ARDSなどの拘束性肺障害では，肺コンプライアンス低下のため十分なPEEPをかけるとともに低1回換気量とし呼吸回数で分時換気量を維持するような呼吸器設定が必要になります。

閉塞性肺障害でも拘束性肺障害でも肺保護および病態に合わせた呼吸器管理を行うために血行動態が許す範囲での高二酸化炭素血症許容 permissive hypercapnea での人工呼吸器管理となることが頻繁です。

7 代表的な病態による人工呼吸器基本設定の仕方

実際の臨床現場で人工呼吸器を使用する場面として，①急性薬物中毒・術後覚醒遅延，②うっ血性心不全，③COPD急性増悪，④ARDSの4つの病態での実際の人工呼吸器初期設定とそのポイントについて考えてみます。

急性薬物中毒・術後覚醒遅延の場合(表4)

急性薬物中毒・術後覚醒遅延での気道確保目的での挿管・人工呼吸器管理は最も多い使用理由の1つです。とくに呼吸・循環に大きな問題がないケースの場合，人工呼吸器管理の目的は無気肺の予防です。

肺に疾患がない場合でも肺保護での換気を行うことでARDSへの進行予防に効果があると考えられており，1回換気量(V_T)としては，6～8mL/kg IBWとし，目標とするpH(7.35～7.45)，$PaCO_2$(35～45)は正常範囲，PEEP付加する場合は肺胞虚脱防止で3～5cmH$_2$O程度とします。

表4 急性薬物中毒・術後覚醒遅延など人工呼吸器ルーチン初期設定

- 開始時の人工呼吸器モード：A/C (assist/control)
- 呼吸数(f)：10～15回/分
- 量・圧制御換気：圧または量
- 1回換気量(V_T)：6～8mL/kg IBW，プラトー圧≦30cmH$_2$Oを目標とする
- 吸気時間(Ti)：1.0秒
- PEEP：5cmH$_2$O，肺胞虚脱による無気肺予防
- 酸素濃度(F_iO_2)：1.0でスタートし0.4以下
- 気道内圧：ガス交換能維持可能な範囲で最小圧を目指す

うっ血性心不全の場合(表5)

　重症の左心不全では低酸素血症，呼吸仕事量の増大，心筋酸素消費量の増大が問題となります．陽圧換気により低心機能の両心不全では前負荷・後負荷・心収縮力のすべてに陽圧換気，PEEPは有効に作用します．その一方で，人工呼吸器離脱の際には陽圧換気⇒陰圧換気となるため，離脱前までに前負荷・後負荷を最適化しておく必要があります．

表5　うっ血性心不全での人工呼吸器初期設定

- 開始時の人工呼吸器モード：A/C（assist/control）
- 呼吸数(f)：15〜20回/分
- 量・圧制御換気：圧または量
- 1回換気量(V_T)：6〜8mL/kg IBW，プラトー圧≦30cmH_2Oを目標とする
- 吸気時間(Ti)：≦1.0秒
- PEEP：5〜10cmH_2O，肺水腫改善目的
- 酸素濃度(F_iO_2)：1.0
- 気道内圧：ガス交換能維持可能な範囲で最小圧を目指す

COPD急性増悪の場合(表6)

　閉塞性障害のため，内因性PEEP，auto-PEEPを最少となるように人工呼吸器管理を行います．1回換気量(V_T)を8mL/kg IBWとして呼吸回数は少なく設定します．また吸気時間を短くし，呼気時間を十分確保するようにします．また閉塞性障害を改善するための気管支拡張薬，ステロイドおよび急性増悪の原因疾患に対する治療を行います(第15章参照)．人工呼吸器開始時には気道抵抗が著明に上昇していることがあり，圧肺損傷barotraumaを避けるために高二酸化炭素血症許容permissive hypercapneaで管理することもあります．呼吸困難が強く出ることもあるため，人工呼吸

表6　COPD急性増悪での人工呼吸器初期設定

- 開始時の人工呼吸器モード：A/C（assist/control）
- 呼吸数(f)：8〜15回/分
- 量・圧制御換気：圧または量
  ※気道抵抗が非常に高い場合は確実な1回換気量を保証するために量換気VCVを選択
- 1回換気量(V_T)：6〜8mL/kg IBW，プラトー圧≦30cmH_2Oを目標とする
- 吸気時間(Ti)：0.6〜1.0秒
  ※呼気時間が十分にとれるように気を付ける
- PEEP：3〜5cmH_2O，内因性PEEPを相殺する目的で使用
- 酸素濃度(F_iO_2)：≦0.5
  ※高い酸素濃度が必要な場合は心不全，肺炎，肺塞栓など他の疾患の合併を疑う
  気道抵抗上昇により最高気道内圧が40〜50cmH_2O程度まで許容することがある

器管理開始時には人工呼吸器との同調性を改善する目的で十分な鎮痛・鎮静を行います．

COPD急性増悪の人工呼吸器管理中のモニタリングとして，常に内因性PEEP，プラトー圧，最高気道内圧（ピーク圧），V_Tに注意し，内因性PEEPを相殺するために3〜5cmH$_2$O程度のPEEPをかけます．またCOPD急性増悪で挿管・人工呼吸器管理となった場合は呼吸筋疲労が強いため，24〜48時間は確実に人工呼吸器サポートを行う目的でA/Cモードとし呼吸筋疲労の回復を目指します．

また実際の人工呼吸器管理中は血液ガス分析でふだんのPaCO$_2$値をめざし，pH7.3以上となるようにするPaCO$_2$値を正常化すると腎での代償で上昇していたHCO$_3^-$値が低下し人工呼吸器離脱が困難となることに注意します．

急性呼吸促迫症候群（ARDS）の場合 (表7〜9)

ARDSでは肺内シャントによる著明な低酸素血症，呼吸仕事量増大，急性呼吸不全の状態に対して挿管・人工呼吸器管理となります．

表7　ARDSでの人工呼吸器初期設定

- 開始時の人工呼吸器モード：A/C（assist/control）
- 呼吸数（f）：20〜40回/分，内因性PEEPを避ける
- 量・圧制御換気：圧または量
- 1回換気量（V_T）：4〜8mL/kg IBW，プラトー圧≦30cmH$_2$Oを目標とする
- 吸気時間（Ti）：0.5〜0.8秒
- PEEP：10〜20cmH$_2$O，ARDS NETによる酸素濃度とPEEPについては表8を参照
- 酸素濃度（F$_i$O$_2$）：1.0でスタート，PaO$_2$ 55〜75mmHgになるように調整

表8　ARDS NETによる酸素濃度ごとのPEEP設定値

酸素濃度F$_i$O$_2$	0.3	0.4	0.5〜0.6	0.7	0.8	0.9	1.0
PEEP（軽症ARDS）	5	5〜8	8〜10	10〜12	12〜14	14〜18	20〜24
PEEP（中等〜重症ARDS）	12〜14	14〜16	16〜18	18〜20	20〜22	22〜24	24

表9　ARDSでの目標とする血液ガス分析，プラトー圧，1回換気量

PaO$_2$	55〜75mmHg，SpO$_2$ 88〜95%
PaCO$_2$	可能ならば40mmHg
pH	7.20〜7.40 高いプラトー圧を避けるため高二酸化炭素血症許容 permissive hypercapnea
PEEP	虚脱肺胞リクルートメント可能な圧（10〜20cmH$_2$O）
プラトー圧	≦30cmH$_2$O，胸郭コンプライアンス正常の場合 ※経肺圧 transpulmonary pressure で管理する方法もある
1回換気量	6mL/kg IBW（4〜8mL/kg IBW）

プラトー圧を30cmH$_2$O以下に保ち，十分なPEEPにより肺胞虚脱を改善させることで，人工呼吸器誘発性肺傷害（VILI）を避けるようにします．

肺保護換気：①低1回換気量（6mL/kg以下）lower tidal volume ventilation，②肺胞内圧の指標となる吸気プラトー圧＜30cmH$_2$O，③吸気プラトー圧制限を優先し高二酸化炭素血症許容permissive hypercapnea，④PEEPは呼気終末における肺胞の虚脱を防ぐ目的で高レベルに保ちます．

低1回換気および高二酸化炭素血症許容での管理となるため呼吸困難が強くなります．人工呼吸器管理開始時には人工呼吸器との同調性を改善する目的で十分な鎮痛・鎮静に適宜筋弛緩を必要とすることがあります．

A/Cモードで開始しても著明な低酸素血症が改善しない場合，APRVモードに変更することもあります．

8 人工呼吸器のアラーム設定と確認項目

人工呼吸器のアラーム設定では，

① 気道内圧上限・下限　　② 分時換気量上限・下限　　③ 無呼吸時間
④ 呼吸回数上限　　⑤ 1回換気量上限

を決めます．
よくあるアラーム音での原因と対応は以下のようになります．

よくあるアラームとその原因・対応

- **高圧アラーム**
  原因：① せき込み，患者・人工呼吸器非同調
  　　　② 挿管チューブの閉塞
  　　　③ 患者が挿管チューブをかんでいる，喀痰による気道閉塞，喘息発作，気胸
  注意点：圧上昇時は安全のため呼気バルブが開き，換気が止まります．そのため，放置してはいけません．アラームが鳴っている間は換気されません．

- **低圧アラーム**
  原因：① 呼吸器回路のリーク
  　　　② 患者の吸気努力が強い
  注意点：低1回換気量となっているか，または呼吸仕事量の増大を示しています．

- **呼吸数上昇アラーム**
  原因：① 呼吸窮迫
  　　　② 不穏

　　　　③ 換気量増大
　注意点：呼吸仕事量の増大または人工呼吸器サポートの必要性増大を示しています．
- **呼吸数低下アラーム**
　原因：① 呼吸ドライブ低下
　　　　② 呼吸努力低下
　注意点：換気不十分を示しています
- **1回換気量低下アラーム**
　原因：① 呼吸ドライブ低下
　　　　② 呼吸努力低下
　　　　③ 呼吸回路のリーク
　　　　④ 圧上限アラームによる1回換気量低下
　注意点：換気不十分を示しています

　また人工呼吸器管理中は6〜8時間ごとにモニタリング内容として以下の項目を必ず確認するようにしましょう．

人工呼吸器管理中のモニタリング項目
- モード：A/C，SIMV±PS，CPAP±PS，APRV
- 呼吸数(f)
- 1回換気量(V_T)：実測値，mL/kg IBWとして
- 分時換気量($\dot{V}_E$)
- 酸素濃度(F_IO_2)
- PEEP
- ピーク圧，プラトー圧
- トリガ：圧，フロー
- 直近の血液ガス分析
- 気道分泌物の吸引頻度(ふつう≧2時間)

ケースの解説

Case1

薬物中毒による意識障害で上気道閉塞があり気管挿管の適応です．とくに呼吸器疾患の既往がないため，ルーチンの人工呼吸器管理を行います．理想体重は66kgであり，意識障害のため開始時は人工呼吸器サポートを十分に行うため量換気のA/C VCで開始しています．1回換気量530mL（≒8.0mL/kg IBW）で妥当であり，ピーク圧，プラトー圧も許容範囲内であり，血液ガス分析データも正常です．酸素濃度を適宜PaO_2 55〜75mmHgになるように酸素濃度（F_IO_2）を下げていきます．

Case2

うっ血性心不全で不穏が強く，挿管・人工呼吸器管理となったケースです．呼吸困難が強い場合，頻呼吸となり呼吸筋へ全心拍出量の40％近くの血液が使われるため，挿管・人工呼吸器管理開始時には十分に鎮痛・鎮静を行い，人工呼吸器サポートを十分に行い呼吸仕事量を減らすことで全身末梢組織への血流維持に努めます．そのため圧換気のA/C PCで開始し，十分なPEEPをかけることにより前負荷・後負荷の解除を行っています．圧換気の場合，適切な1回換気量が得られるように吸気圧を設定する必要があります．このケースでは1回換気量480mL（≒6.9mL/kg IBW）で妥当です．適切な前負荷・後負荷・心収縮力・心拍数を維持できるように心不全治療を行い，心機能の改善が確認できたならば，鎮痛・鎮静解除し自発呼吸モードへ変更し人工呼吸器離脱を進めます．

Case3

肺気腫/COPD急性増悪のケースです．閉塞性肺障害の人工呼吸器管理では内因性PEEP（auto-PEEP）が問題になるため，1回換気量を減らし，呼吸数を減らし，吸気時間を減らし呼気時間を長くすることが大切です．このケースでは1回換気量320mL（≒7.4mL/kg IBW）で妥当です．吸気時間1.2秒，呼気時間4.8秒（60/10−1.2）で呼気時間を十分に確保しています．ピーク圧35と気道抵抗が高いため，適宜，抗菌薬，気管支拡張薬，ステロイドを用いてCOPD急性増悪の改善を待ちます．

Case4

重症肺炎からのARDSのケースです．ARDSでは肺胞虚脱が問題になり，肺保護換気が重要であるため，低1回換気で呼吸数を高く設定することで分時換気量を維持させます．またCO_2貯留があっても高二酸化炭素許容permissive hypercapneaでの管理を行います．肺胞虚脱に対しては適切なPEEPをかけリクルートメント効果を期待します．このケースでは当初SIMVで管理されていますが，1回換気量とピーク圧が高く人工呼吸器誘発性肺傷害（VILI）を誘発するため，重症呼吸不全であるため鎮痛・鎮静を十分に行った上で，1回換気量440mL（≒6mL/kg IBW）と低1回換気で内因性PEEPに注意しながら呼吸数20回，PEEP 10cmH_2Oとしています．

✴︎この章でのポイント✴︎

- ☑ クリティカルケアでの人工呼吸器モードを，血行動態・全身状態から①開始時，②離脱直前に分けて整理する
- ☑ 人工呼吸器誘発性肺傷害VILIの発生機序，リスクについて理解する
- ☑ 人工呼吸器の初期設定に必要な項目を理解する：①モード，②酸素濃度，③1回換気量，1回吸気圧，圧支持(PS)，④吸気時間，呼吸数，⑤PEEP，⑥トリガー
- ☑ 人工呼吸器のモードについて理解する：①A/C，②SIMV±PS，③CPAP±PS，④APRV
- ☑ 実際の①ルーチン，②うっ血性心不全，③COPD急性増悪，④ARDSで具体的な初期設定について理解する

📖 For Further Readings：さらに理解を深めるために

1. Chatburn RL. Classification of ventilator modes: update and proposal for implementation. Respir Care. 2007; 52: 301.
2. Rose L. Clinical application of ventilator modes: ventilator strategies for lung protection. Aust Crit Care. 2010; 23: 71.
3. Sutherasan Y, Vargas M, Pelosi P. Protective mechanical ventilation in the non-injured lung: review and meta-analysis. Crit Care. 2014; 18: 211.
4. Fugueroa MS, Peters JI. Congestive heart failure: diagnosis, pathophysiology, therapy, and implications for respiratory care. Respir Care. 2006; 51: 403.
5. Corredor C, Jaggar SI. Ventilator management in the cardiac intensive care unit. Cardiol Clin. 2013; 31: 619.
6. Peigang Y, Marini JJ. Ventilation of patients with asthma and chronic obstructive pulmonary disease. Curr Opin Crit Care. 2002; 8: 70.
7. Hess DR. Approaches to conventional mechanical ventilation of the patient with acute respiratory distress syndrome. Respir Care. 2011; 56: 1555.
8. The Acute Respiratory Distress Syndrome Network. Ventilation with lower tidal volumes as compared with traditional tidal volumes for acute lung injury and the acute respiratory distress syndrome. N Engl J Med. 2000; 342: 1301.
9. Slutsky AS, Ranieri VM. Ventilator-induced lung injury. N Engl J Med. 2013; 369: 2126.
10. Ware LB, Matthay MA. The acute respiratory distress syndrome. N Engl J Med. 2000; 342: 1334.

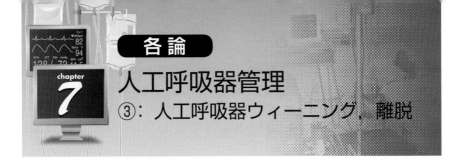

各論

chapter 7 人工呼吸器管理
③：人工呼吸器ウィーニング，離脱

この章でとりあげる薬剤

ミダゾラム，プロポフォール，デクスメデトミジン，ケタミン（第2章も参照），メチルプレドニゾロン

ケース

Case1

75歳男性が肺炎・呼吸不全，意識障害でICU入室．気管挿管，人工呼吸器管理となり，A/C VC—酸素濃度（F_iO_2）1.0，吸気時間（Ti）1.5，呼吸数（f）12，1回換気量（V_T）520（8mL/kg IBW），PEEP 5の設定で開始した．

抗菌薬投与，輸液負荷，カテコラミン使用し，徐々に全身状態改善した．鎮痛でフェンタニル，鎮静でデクスメデトミジン，ミダゾラム併用した．

呼吸状態改善し3病日抜管予定となり，2病日にミダゾラムoffとして利尿薬（フロセミド，アセタゾラミド）使用し利尿を促した．F_iO_2 0.3まで下げられ，モードSIMV+PS—F_iO_2 0.3，Ti 1.0，V_T 520，f 8，PEEP 5へ変更．その後，f 8→4へ減らした．

3病日朝にF_iO_2そのままで，CPAP 5+PS 8とした．抜管1時間前にCPAP 3+PS 5として，30分前よりインスピロンTピース50％5L/分で吹流し．その後，問題なく抜管した．デクスメデトミジンは継続した．

Case2

75歳男性が肺炎・呼吸不全，意識障害でICU入室．気管挿管，人工呼吸器管理となり，A/C VC—F_iO_2 1.0，Ti 1.5，f 12，V_T 520（8mL/kg IBW），PEEP 5の設定で開始した．

抗菌薬投与，輸液負荷，カテコラミン使用し，徐々に全身状態が改善した．鎮痛にフェンタニル，鎮静でデクスメデトミジン，ミダゾラムを併用した．

呼吸状態改善し3病日抜管予定となり，3病日未明にフェンタニル少量とし，デクスメデトミジン，ミダゾラムoffとし，利尿薬（フロセミド，アセタゾラミド）使

用し利尿を促した．自発呼吸出現確認しF_1O_2 0.3まで下げるとともに，CPAP 5＋PS 3．朝に抜管1時間前よりCPAP：ZEEP(ゼロPEEP)として，酸素化，血ガス，呼吸パターン確認し抜管．

※Case1とCase2がどのように違うか意識してください

Case3

心臓外科で冠動脈バイパス術された72歳男性．＋3,000mLで挿管ICU帰室．プロポフォール，デクスメデトミジンで鎮静され，人工呼吸器A/C VC―F_1O_2 1.0，Ti 1.0，f 15，V_T 500(8mL/kg IBW)，PEEP 5．輸液負荷せずに前負荷維持され，強心薬ミルリノン，血管拡張薬ニカルジピンを使用した．

利尿良好，止血・循環確認できたため，術後3時間でプロポフォールoffとして覚醒を確認し，A/C VC⇒F_1O_2 0.5，CPAP 5，PS 5とし人工呼吸器離脱．人工呼吸器離脱後の高流量鼻カニュラ(HFNC) F_1O_2 80％，加温37℃，流量60L/分使用し，とくに再挿管にならず3病日に一般病棟転棟となった．

Case4

認知症，低心機能・慢性心不全のある80歳女性．尿路結石陥頓による複雑性尿路感染症からの敗血症性ショックで緊急尿管ステント留置術後に全身管理目的で挿管・ICU入室．鎮静・鎮痛でフェンタニル，ミダゾラム適宜静注で対応した．前負荷維持で乳酸加リンゲル液負荷，血管作動薬ノルアドレナリンを使用し血圧維持させた．抗菌薬セフトリアキソン，アミカシン投与．人工呼吸器管理A/C VC―F_1O_2 1.0，Ti 1.0，f 12，V_T 280(6mL/kg IBW)，PEEP 5で開始した．循環動態安定しノルアドレナリンを減量し，呼吸状態に問題がなかったため2病日にF_1O_2 0.25，CPAP 5，PS 3として30分自発呼吸テスト(SBT)を行い人工呼吸器離脱した．抜管30分後に呼吸状態が悪化し，血圧180台となり血行動態不安定となり再挿管となった．人工呼吸器離脱時に入院時からの輸液量＋2,500mLであり，低心機能により心不全悪化が原因と考えられた．

Case5

S状結腸穿孔による腹膜炎で緊急手術となった84歳男性．既往に肺気腫/COPDがある．術後挿管され人工呼吸器管理．A/C VC―F_1O_2 1.0，Ti 1.0，f 12，V_T 350 (7mL/kg IBW)，PEEP 5で開始した．5病日に循環・呼吸が安定したため，フェンタニルで鎮痛，デクスメデトミジンで鎮静しカフリークテストを施行．カフリーク100mLであった．抜管後喉頭浮腫リスクありと判断し，抜管12時間前からメチルプレドニゾロン125mg / 0.9％食塩水20mLで5mL静注を4時間ごとに行った．デクスメデトミジンを終了し，CPAP―F_1O_2 0.3，PS 7，PEEP 5で120分自発呼吸テスト(SBT)を行い，少量フェンタニルを継続しながら6病日午前10時に人工呼吸器離脱．離脱直後から肺気腫/COPDを考慮し，NIV―S/Tモードを使用した．

※人工呼吸器はCOVIDIEN社のPuritan Bennett 840のモードです.

1 クリティカルケアでの人工呼吸器ウィーニング，離脱の考え方

　人工呼吸器管理の患者では，その多くの時間が人工呼吸器離脱にかかります．実際に人工呼吸器管理期間の約40%が人工呼吸器離脱にかかる時間といわれています．そのためこの"人工呼吸器離脱"にかかる時間を減らすことが全体の人工呼吸器管理期間を短縮するために重要になります．

　人工呼吸器離脱のプロセスを以前は「人工呼吸器ウィーニング」と言っていましたが，言葉として誤解を与えるため最近では使われなくなりました．"ウィーニングweaning"自体，徐々に下げていく，という意味があり，Case1のように，

① 酸素濃度(F_IO_2)を下げて，A/Cモードで呼吸数(f)を下げる
② モードをA/C→SIMV±PS→CPAP±PS→Tチューブ
③ そして無事抜管！

の流れは多くの患者では必要がないプロセスという認識が大切です．このように徐々に自発呼吸を出し人工呼吸器サポートを下げていく方法は「古い人工呼吸器ウィーニング」となっています．徐々に自発呼吸を出し人工呼吸器サポートを下げていく方法により人工呼吸器離脱の成功率が改善したというデータはなく，むしろ人工呼吸器管理時間の延長につながります．

　一例として以前までの人工呼吸器ウィーニング法を以下に示します．

A. まずは酸素投与量を減らしていく：F_IO_2を0.4以下まで
B. つぎに自発呼吸の回数を増やしていく：fを下げていく
C. ウィーニングでの呼吸器モードの流れ：
　① A/C：VCまたはPC…F_IO_2を下げていく
　　↓
　② SIMV：SIMV±PS…fを下げていく
　　↓
　③ CPAP+PS…PS/PEEPを下げていく（最終的にPS 7前後，PEEP 3〜5）
　　または
　④ インスピロンTピース，③と④のどちらかでSBT（自発呼吸テスト）を30分施行
　　↓
　⑤ 抜管

　クリティカルケアでの人工呼吸器管理が必要となる多くの患者では，①超急性期の

人工呼吸器サポート100%の時期, と, 原因疾患の改善に伴い②人工呼吸器離脱直前の自発呼吸100%の時期, の2つでよく, 以前からの"ウィーニングweaning"では誤解が生じます. そのため, 現在では多くの人工呼吸器患者では「人工呼吸器ウィーニング」ではなく, 「人工呼吸器離脱ventilator discontinuation」や「人工呼吸器解放ventilator liberation」と言われるようになりました.

このように人工呼吸器管理継続の必要性がなくなった時点で早期に人工呼吸器からの離脱を目指すようになった理由として,

- 人工呼吸器管理長期化でICU入室期間, 病院入院期間の延長
- 人工呼吸器管理長期化で人工呼吸器関連肺炎(VAP)発症率上昇, 死亡率上昇

があげられます. つまり, 人工呼吸器管理継続の必要性がなくなった時点で早期に離脱することで合併症, 死亡率, ICU入室・病院入院期間短縮につながります.

現在の「人工呼吸器離脱ventilator discontinuation」の流れは,

① F_iO_2 は下げていく
② (1)原疾患コントロール, (2)血管内ボリューム評価, (3)心筋虚血評価の上, (4)(鎮痛薬最少量, 鎮静止めて)覚醒させ自発呼吸温存可能か評価
③ 人工呼吸器開始：A/C(人工呼吸器100%サポート)から人工呼吸器離脱：CPAP±PSかTチューブ(自発呼吸100%)へモード変更
④ 抜管・人工呼吸器離脱

つまり, 以前までの, SIMV±PSを挟んだり, A/Cでも呼吸数(f)を徐々に下げるなど, 徐々に人工呼吸器サポート⇒自発呼吸へ変更していく過程をなくすことで人工呼吸器管理に費やす時間を短縮させることが大切になっています.

そのため, クリティカルケアで人工呼吸器管理が必要となる患者の多くは, 人工呼吸器開始時と終了時のモードしか存在しない, ということになります.

一方で, ARDS, COPD急性増悪, 頸髄損傷, 中枢神経系疾患のケースでは, 人工呼吸器管理自体長期化したり, 自発呼吸が出せないケース(とくに頸髄損傷や中枢神経系疾患)では人工呼吸器離脱の考え方が異なることにも注意が必要です.

POINT !

- クリティカルケアで人工呼吸器管理が必要になるケースの多くは, ①開始時A/Cによる100%人工呼吸器サポートと, ②離脱時CPAP±PS, Tチューブによる100%自発呼吸の2つの時期しかない.
- そのため, "人工呼吸器ウィーニングventilator weaning"ではなく"人工呼吸器離脱ventilator discontinuation"や"人工呼吸器開放ventilator liberation"という用語が適切である.

- 人工呼吸器管理継続の必要性がなくなった時点で早期に離脱することで，①VAPなど感染症の合併症減少，②死亡率減少，③ICU入室・入院期間短縮をもたらす．

2 ウィーニングと平均的な再挿管率

　ウィーニングは3つに分類され，またウィーニング失敗の定義は表1の通りです．

　つまり，初回の自発呼吸テスト(SBT)で人工呼吸器離脱が成功したらsimple weaningであり，SBT 3回以内または1週間未満に成功したらdifficult weaning，SBT 3回以上または1週間以上かかるとprolonged weaningと定義されています．

　この分類では一般的な頻度としてsimple weaningは全体の70%，difficult weaning 25%，prolonged weaning 5%といわれています．

　その上で，ウィーニング失敗weaning failureはSBT失敗または抜管後48時間以内の再挿管と定義されています．

　また人工呼吸器離脱・抜管全体の頻度については，全体の約80%が初回抜管で成功します．初回抜管で離脱できたケースでは死亡率は12%といわれています．

　一方で，再挿管は全体の20%であり，その1~4%で抜管後喉頭浮腫が原因とされています．再挿管のケースでは死亡率が43%と上昇します．しかし再挿管の原因として気道トラブルの場合の死亡率は17.4%，気道以外の原因で再挿管となった場合の死亡率は52.9%となっています．

　つまり，初回抜管と比較して，再挿管では明らかに死亡率が上昇することがわかります(図1)．

　再挿管になると死亡率，合併症のリスクが増大しますが，一方で抜管可能なケースを長期間挿管管理すること自体もまた人工呼吸器管理時間延長，ICU入室期間延長，入院期間延長および死亡率上昇につながることがわかっています．

表1　ウィーニング分類

- **単純なウィーニング simple weaning**
  とくに困難なく初回に人工呼吸器離脱できた場合
- **困難なウィーニング difficult weaning**
  初回の人工呼吸器離脱ができずSBTが3回，または初回SBTから7日までに人工呼吸器離脱できた場合
- **延長したウィーニング prolonged weaning**
  最低3回人工呼吸器離脱に失敗したか，初回SBTから人工呼吸器離脱まで7日間以上かかる場合
- **ウィーニング失敗 weaning failure**
  自発呼吸テストSBT失敗または抜管後48時間以内の再挿管

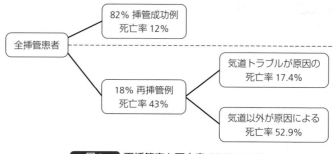

図1 再挿管率と死亡率（文献16より）

　一般的な再挿管率20％（10〜20％：外科系ICUだと10％前後，内科系ICUでは20％前後といわれている）であることを考えると，もしも再挿管率10％以下の施設の場合はSBTが遅れすでに抜管可能なケースを長期間人工呼吸器管理している可能性があり，逆に再挿管率20％以上の施設ではあまりにも抜管が早期である可能性があります．

> **POINT！**
> - ウィーニングには，①simple weaning，②difficult weaning，③prolonged weaningに分かれる．
> - 一般的な再挿管率は10〜20％であり，内科系ICUでは20％前後，外科系ICUでは10％前後といわれている．
> - 再挿管の場合，初回抜管成功例と比較し死亡率が上昇するが，再挿管の原因が①気道トラブル，②気道以外によって死亡率が異なる．

3 早期人工呼吸器離脱のために：SAT，SBT

　早期人工呼吸器離脱のためには，離脱の条件として次の4つをクリアする必要があります．

> **早期人工呼吸器離脱のための4つの条件**
> ① 人工呼吸器管理となった原因疾患の改善
> ② ガス交換能の改善
> ③ 自発呼吸が可能
> ④ 血行動態の安定

人工呼吸器管理となった原因疾患の改善

　人工呼吸器離脱にこだわる場合，単にガス交換能の改善のみに集中してしまい，原因疾患や循環動態のアセスメントがおろそかになるので注意が必要です．

　早期人工呼吸器離脱で最も重要なポイントは，やはり"人工呼吸器管理が必要となった原因疾患の改善"がみられるかどうかです．肺炎，腹膜炎などの感染ならば感染がコントロールされる必要がありますし，心不全では前負荷・後負荷・心収縮の改善が必要です．また原因疾患の改善には当然各臓器ごとの改善（肝機能，腎機能，電解質バランス，栄養状態など）も含まれます．

ガス交換能の改善

　早期人工呼吸器離脱のためのガス交換能の改善の目安としては，
① 酸素濃度（F_IO_2）50％以下，PEEP 8cmH$_2$O以下でPaO$_2$ 60mmHg以上
② pH 7.25以上
③ 死腔率（V_D/V_T）60％以下で分時換気量（$\dot{V}_E$）12L/分以下
とされています．

　またガス交換能以外のウィーニングパラメータとしてよく使われる指標として，①換気ドライブ評価，②換気筋力評価，③換気能評価の3つがあり，具体的には表2のようになります．

表2　人工呼吸器離脱予測のためのウィーニングパラメータ

パラメータ	数値
① 換気ドライブ評価	
$P_{0.1}$（0.1秒の気道閉鎖圧）	<6cmH$_2$O
② 換気筋力評価	
換気量（VC）	>10mL/kg
最大吸気圧	<−30cmH$_2$O
③ 換気能評価	
分時換気量（$\dot{V}_E$）	<10L/分
最大自発換気量	<1回呼気量×3倍
RSBI（rapid shallow breathing index）	<105
呼吸数	<30回/分

　表2にさまざまなパラメータが存在しますが，これらの中で最も人工呼吸器離脱のよい指標となるパラメータとしてRSBI（rapid shallow breathing index）があります．一般的に自発呼吸に耐えられない患者では，ウィーニングし自発呼吸を誘導するにつれて，速く浅い呼吸となります．この指標として，呼吸数と1回換気量〔RR/V_T(L)〕の比で表したものがRSBIとなり，正常は30～50となります．そのため，人工呼吸からのウィーニングの成否を判定するRR/V_Tは105とされ，

- RSBI＞105：ウィーニングに失敗する可能性が高い．SBT中止，抜管延期
- RSBI＜105：ウィーニングに失敗はしないが確実に成功するわけでもない

しかしその後の研究でRSBIの人工呼吸器離脱の精度が高くないことも指摘されており，現時点では，確実に人工呼吸器離脱成否を決めるパラメータは存在せず，実際に患者に対し自発呼吸テスト（SBT）を行うことで人工呼吸器離脱可能かどうかを判断することが最も重要であることがわかっています．

自発呼吸が可能

人工呼吸器離脱のためには，患者自身の自発呼吸が可能であることが大切です．そのため，「中枢性の換気ドライブに問題がないこと＝鎮静され呼吸抑制がかかっていないこと」が大切です．自発呼吸が可能かどうかについては，鎮静を切った状態での自発覚醒テスト（SAT）を行います．SATをパスしたら，次は自発呼吸テスト（SBT）に進みます．

血行動態の安定

早期人工呼吸器離脱のために血行動態が安定していることも大切になります．①不整脈がないこと，②血管内ボリューム過剰でないこと，③十分な心筋収縮力（または適切な前負荷・後負荷・心筋収縮の状態である）が得られていることを確認します．

不整脈については上室性不整脈—とくに心房細動でのレートコントロール（ランジオロールなど），心室性不整脈のコントロール（アミオダロンなど）を行います．血管内ボリューム過剰では人工呼吸器離脱・抜管による陽圧換気⇒自発呼吸による陰圧換気への変化によりうっ血性心不全を誘発する可能性があるため，可能な限り血管内ボリュームを減らしておく必要があります．とくに低心機能ケースでは，血管内ボリュームが過剰であると陽圧換気中止により容易にうっ血性心不全となるため注意しなければいけません．

以前には，血管収縮薬（ノルアドレナリン，ドパミン，バソプレシン）や強心薬（ドブタミン，ミルリノン）の血管作動薬は人工呼吸器離脱前に終了となっていることが離脱の条件でした．しかし，血管収縮薬，強心薬は重症患者全身管理の急性期には必須の薬剤であり，これら血管作動薬終了まで待ってからの人工呼吸器離脱では人工呼吸器管理時間が延長し，合併症，死亡率が上昇する可能性があります．現在では血管作動薬使用中でも安全に人工呼吸器離脱が可能であることが示されており，その条件として，①24時間以内の血管作動薬増量がないこと，②徐々に血管作動薬減量できており血行動態も安定してきていること，③ドパミン＜10μg/kg/分，ドブタミン＜10μg/kg/分，ノルアドレナリン＜0.5μg/kg/分であること，を目安として人工呼吸器離脱を考慮するとよいでしょう．

> **POINT !**
> - 人工呼吸器離脱のためには，①人工呼吸器管理となった原因疾患の改善，②ガス交換能の改善，③自発呼吸が可能，④血行動態の安定，が必要である．
> - 自発呼吸が可能かどうかを判断するために自発覚醒テスト(SAT)と自発呼吸テスト(SBT)がある．
> - 人工呼吸器離脱成否を決める確実なパラメータは存在しない．
> - 血行動態安定の目安として，①血管作動薬(強心薬，血管収縮薬)投与量が減量できていること，②過去24時間以内に増量されていないことがあげられ，必ずしも血管作動薬終了まで人工呼吸器離脱を待つ必要はない．

自発覚醒テスト(SAT)と自発呼吸テスト(SBT)

　SATとSBTは2008年にVanderbilt大学からプロトコルが出されています(図2)．これは"Wake Up and Breathe(目を覚まし息をする)"プロトコルといわれており，毎日の鎮静中断によるSATと毎日のSBTを合わせた形になっています．

　このSAT, SBTプロトコルを用いることで人工呼吸器離脱が3日間短縮され，ICUおよび入院期間が4日間短縮されたと報告されています．そして1年後の死亡率が32%減少しています．

　早期人工呼吸器離脱の条件である，①人工呼吸器管理となった原因疾患の改善，②ガス交換能の改善，③血行動態の安定が満たされたケースで，SATの禁忌:(1)コントロールできていないてんかん重積状態，(2)アルコール離脱症候群，(3)不穏，(4)筋弛緩薬使用中，(5)24時間以内の心筋虚血，(6)頭蓋内圧亢進，がないことを確認します(表3)．禁忌項目の(1)～(3)は鎮静薬を中止できないことを意味します．

　禁忌事項がなければ，鎮静を中止し(長期間鎮静薬投与の場合は自発呼吸温存可能なデクスメデトミジンやケタミンとして継続は可能)，鎮静効果が極端に出ないように必要最小限の鎮痛薬のみとします．

　SATを4時間まで施行し，その間に呼びかけで開眼できればSATパスとなります．SAT失敗項目として，①不安，不穏，疼痛で従命不可能，②呼吸数35回/分が5分以上，③SpO_2 88%以下が5分以上，④不整脈，⑤頻脈，徐脈，呼吸補助筋使用，奇異性呼吸，異常発汗，著明な呼吸困難など呼吸促迫のどれかがあればSATを中止し鎮痛に加え最初の半量の鎮静を再開し，原因を評価し治療的介入24時間後にSATを行います．

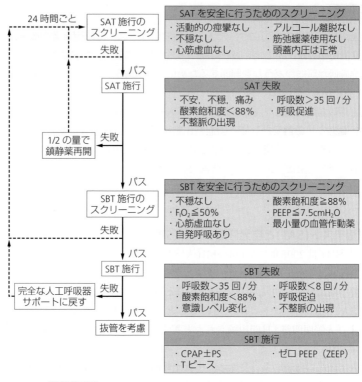

図2 "Wake Up and Breathe"プロトコル
〔自発覚醒テスト(SAT), 自発呼吸テスト(SBT)〕
(Vanderbilt大学, 2008による)

表3 SATの禁忌

(1) 活動性のてんかん重積状態
(2) アルコール離脱症候群
(3) 不穏で鎮静薬増量で対応
(4) 筋弛緩薬投与
(5) 24時間以内の心筋虚血
(6) 頭蓋内圧亢進

　SATをパスし，SBTを行う前に患者の状態が**表4**の条件を満たすことを再度確認します．
　SATに続いてSBTに移ります．自発呼吸を行い場合，以下の3つの方法で行います．

| 表4 | SBT前に確認する項目 |

- 人工呼吸器管理となった原因の改善
- 気道分泌物排出可能
- 十分な咳嗽
- $F_IO_2<0.5$，$PaO_2/F_IO_2>200$
- $PEEP≦7.5cmH_2O$
- 分時換気量（$\dot{V}_E$）<10L/分
- 鎮静薬中断（または少量のデクスメデトミジン，ケタミン投与）
- 血行動態安定（循環作動薬（強心薬，血管収縮薬）投与なしまたは24時間以内の増量なし）
- 24時間以内の心筋虚血なし
- 覚醒し従命が入る
- 酸塩基平衡異常がない
- 低K血症，低P血症，低Mg血症がない
- 輸液負荷が必要な時期から離脱している
- 24時間以内に全身麻酔予定がない

① CPAP±PS（CPAP 3〜5cmH$_2$O，PS 5〜7cmH$_2$O）
② 人工呼吸器回路装着した状態でゼロPEEP（ZEEP）
③ Tピース吹き流し

　どの方法を用いてもSBT成功率は変わらないことが示されていますが，著者としては①または②の方法をお勧めします．
　その理由として，Tピース吹き流しの場合は，①人工呼吸器回路を外さなければいけないためSBT失敗の場合再装着する手順が必要，②モニタリングできないため正確なF$_I$O$_2$，各種パラメータ（1回換気量，分時換気量，呼吸数，気道抵抗，動的・静的コンプライアンス）が計測できないこと，があげられます．
　とくに低心機能・慢性心不全ケースでSBTを行う場合は，②のゼロPEEP（ZEEP）でのSBTをお勧めします．なぜなら，心機能に予備能がないケースでは，

① 急激な陽圧換気⇒陰圧換気への変更による前負荷↑
② 意識改善に伴い交感神経の過緊張による後負荷↑
③ 肺うっ血および心機能の急激な低下を起こす

というメカニズムで人工呼吸器離脱後にうっ血性心不全惹起，循環破綻につながるリスクがあるためZEEPで前もって陽圧換気を解除した状態で呼吸パターンおよび循環動態がどうなるか確認することが大切です．このようなケースではSBT前に適切な前負荷・後負荷・心収縮能・心拍数を確保するために，十分に血管拡張薬，強心薬，利尿薬を用いる必要があります．

SBT実施時間としては30分でも120分でも差がないとされており，一般的には30分SBTを行います．

　しかし，明らかに原疾患の改善とともに呼吸改善が認められるケース（例：急性薬物中毒や全身麻酔手術覚醒遅延）では5分程度のSBTでも問題ありません．

　一方で，低心機能のケースや肺気腫/COPD，ARDS後のケースでは120分のSBTで十分に自発呼吸が問題なく行えるかどうかを判断する必要があります．

　SBT失敗基準(表5)に当てはまる場合，SBTを中止し鎮痛・鎮静を行い人工呼吸器サポートを行うとともに原因検索を行い，24時間後に再度SBTを行います．

表5　SBT失敗基準

- 呼吸数>35回/分
- 呼吸補助筋の使用，シーソー呼吸
- 呼吸困難，不安，発汗過多
- SaO_2<90%
- 心拍数>140回/分または20%以上の上昇
- 収縮期血圧(SBP)>180，拡張期血圧(DBP)>90mmHg

また，残念ながら早期人工呼吸器離脱が困難な高リスク群(表6)がわかっています．

表6　早期人工呼吸器離脱が困難な高リスク群

- 2回以上SBT失敗
- 慢性心不全，低心機能
- 抜管後$PaCO_2$≧45mmHg
- 心不全に加え，基礎疾患1つ以上〔肺気腫/COPD，肝硬変，慢性腎臓病(CKD)など〕
- 咳嗽が微弱
- 抜管後のstridor，上気道狭窄所見あり
- 65歳以上
- 呼吸不全の原因が肺炎

POINT！

- SBTには，①CPAP±PS，②ZEEP，③Tピース吹き流しの3つの方法があり，どれもSBT成功率に差がない．
- 人工呼吸器装着の上，各種パラメータを検討できるため，①CPAP±PS，②ZEEPの2つが使いやすい．
- とくに低心機能・慢性心不全ケースでは②ZEEPにより，陽圧換気を解除した状態でのSBTを行うことで，人工呼吸器離脱後の前負荷・後負荷・心収縮力・心拍数を適切に評価できる．

- SBTは一般的に30分から120分の間で行う．
- SBT失敗の場合，鎮痛・鎮静を再開し人工呼吸器サポートを行い，原因を検索するとともに24時間後にSBTを再度行う．

❹ 鎮静薬と人工呼吸器離脱

人工呼吸器ウィーニング・人工呼吸器離脱にあたってどの時点で鎮静薬を中止すればよいかについては，次の10のポイントを理解する必要があります．

▶ 人工呼吸器離脱のための鎮静薬についての10のポイント

① 人工呼吸器管理中は適切な鎮痛・鎮静が必要であるが，とくに鎮痛を第一にすることが重要である．
② 鎮痛薬として用いるフェンタニルなどオピオイド麻薬には鎮静作用があり，鎮痛薬のみで鎮痛・鎮静を行うことも可能である．
③ 鎮静薬であるミダゾラムは24〜48時間以上投与すると効果遷延し呼吸抑制が続く．
④ ミダゾラムを含むベンゾジアゼピン系の長期使用によりせん妄のリスクが高くなり，せん妄になると人工呼吸器管理期間が延長する．
⑤ 鎮静薬であるプロポフォールは36〜48時間程度使用しても数分以内に覚醒．
⑥ 呼吸抑制が強い/肺抑制がある鎮静薬は原則中止．
⑦ 呼吸抑制がこないデクスメデトミジン，ケタミンはウィーニング，抜管時も使用可能．
⑧ ミダゾラム長期使用ケースでは突然中断すると離脱症候群となり血行動態不安定となるため，原因疾患の改善とともに人工呼吸器離脱スケジュールを立て，ミダゾラム⇒プロポフォールへのstep-downを行う．
⑨ 鎮静深度を適切にする（RASS 0〜−1）ないしは1日1回中断daily interruption sedation（DIS）を行い，可能な限り過鎮静にならないようにする．
⑩ 高齢者，肝・腎疾患の患者では早めに鎮静薬をきるように意識する．

人工呼吸器管理中も鎮痛を第一に行うため，十分な鎮痛が得られるまでフェンタニル±アセトアミノフェン±ケタミンを持続静注で使用します．長期間人工呼吸器管理が必要な場合，鎮痛薬に適宜鎮静薬を併用する形になります．

人工呼吸器管理中の鎮静でよく使われるものに，ベンゾジアゼピンのミダゾラム，非ベンゾジアゼピンのプロポフォール，デクスメデトミジンがあり，また最近では鎮痛・鎮静を兼ねてのケタミンも使用されます．とくに人工呼吸器離脱を行う際には，

- ミダゾラムは中止

- プロポフォールは中止
- デクスメデトミジン，ケタミンは自発呼吸温存できるため使用しながらも可能となります(第1，2章参照).

5 SBT失敗ケースへの対応

自発呼吸テスト(SBT)が失敗した場合，人工呼吸器離脱失敗の病態生理として，①呼吸仕事量が増加した場合と，②呼吸筋機能が低下した場合が考えられます(図3).

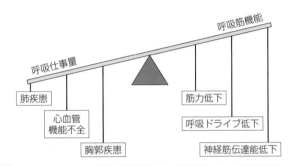

図3　呼吸仕事量増加と呼吸筋機能低下の不均衡による病的状態 (文献8より)

表7　呼吸仕事量と呼吸筋機能のアンバランスによるウィーニング失敗の要因 (文献10より)

● 呼吸仕事量の増加要因

気道抵抗上昇	胸郭コンプライアンス低下	肺コンプライアンス低下
気管支攣縮	胸水	内因性PEEP
気道浮腫，分泌物	気胸	肺水腫
上気道閉塞	フレイルチェスト	感染症
閉塞性睡眠時無呼吸	肥満	無気肺
挿管チューブのキンク	腹水	肺間質浮腫・炎症
気道分泌物による閉塞	腹部膨満	
人工呼吸器回路抵抗		

● 呼吸筋機能の低下要因

呼吸ドライブ低下	筋力低下	神経筋伝達能低下
薬物中毒	電解質異常(低K，低P，低Mg)	ICU筋力低下(ICU-associated weakness)
脳幹病変	低栄養	筋弛緩薬
睡眠不足	ミオパチー	アミノ配糖体
甲状腺機能低下症	内因性PEEPによる過膨張	ギランバレー症候群
飢餓，低栄養	薬剤，ステロイド	重症筋無力症
代謝性アルカローシス	敗血症	横隔神経麻痺
筋ジストロフィー		脊髄病変

表7に呼吸仕事量の増加の要因と呼吸筋機能の低下の要因をあげます．
　表7の中でもとくによくあるウィーニング失敗の原因を表8にあげます．これらを考慮し治療を行うことで，24時間後のSBTが成功するように努めます．

表8　ウィーニング失敗でよくみられる原因（文献10より）

① 原疾患が改善していない
　　対策：原疾患の治療内容の見直し，改善のパラメータの再検討
② 輸液過多
　　対策：輸液を絞る，利尿薬使用，BNP値による体液管理（後述）
③ 心筋虚血
　　対策：血管拡張薬±利尿薬±強心薬による前負荷・後負荷・心収縮力・心拍数の最適化
④ 呼吸筋疲労
　　対策：呼吸筋の安静，人工呼吸器との同調性チェック
⑤ 電解質異常（とくに低K血症，低P血症，低Mg血症）
　　対策：電解質補正
⑥ 甲状腺機能低下症・副腎不全など内分泌学的異常
　　対策：甲状腺ホルモン補充，ステロイド補充

6 抜管困難ケースへの対応：カフリークテストと抜管後喉頭浮腫の予防・治療

　いざ抜管というときに2点考慮するポイントがあります．
　1つは「気道を確保でき気道分泌物を排出できるか」であり，これについては咳・咽頭反射はあるか，咳が十分であるかで確かめます．目安としては，気管挿管チューブ吸引時の咳嗽反射の程度と，気道分泌物の量—とくに吸引回数が2時間以内に数回以上必要なときには気道分泌物が多いと考えなければいけません．
　またホワイトカードテストという検査があり，これは挿管チューブから1，2cm離して白紙を置き，患者がそれに気道分泌物をはき出せるかどうかをみるものです．
　2つ目は，「上気道閉塞を起こす喉頭浮腫がないか」の確認です．これを抜管前に確認するためにカフリークテスト（カフを虚脱させてリークがあるかどうかを調べる）が考慮されています．

カフリークテスト

　挿管チューブのカフの空気を抜くと，喉頭浮腫がない場合，カフ周囲からのエアリークがあります．一方で，喉頭浮腫が著明な場合，カフ周囲のカフリークが認められません．
　カフリークが110mL未満ないし24％未満の場合，抜管後喉頭浮腫の高リスク群とされ，再挿管の準備を入念に行ってから人工呼吸器離脱・抜管することと，抜管後喉

頭浮腫予防として離脱12時間前からのステロイド投与を検討します．
　実際のカフリークテストの方法は表9のようになります．

表9　カフリークテストの実際：人工呼吸器管理中のカフリーク量測定（文献16より）

① カフリークテスト前にまず口腔内，気管内吸引を行い，A/Cモードに変更する．
② カフをふくらませた状態で，吸気／呼気時の1回換気量（V_T）を測定し，等しい値であることを確認する．
③ カフの空気を抜く．
④ 2，3回の呼吸の後に呼気V_Tが落ちついたら，つづけて6回の呼吸サイクルでの呼気V_Tを記録する．
⑤ 6回のうち低値3つの平均を求める．
⑥ カフの空気を抜く前の吸気V_Tと平均した呼気V_Tの差をカフリーク量として求める．

抜管後喉頭浮腫予防

とくに，

① 長時間の気管挿管
② 挿管時に頻回の喉頭展開
③ 再挿管
④ 太いチューブでの挿管

といった抜管後喉頭浮腫のリスクファクターがあるケースや，36〜48時間以上の長期の人工呼吸器管理，カフリークテストでカフ周囲のエアリーク量が少ない場合ではステロイドを投与し抜管後喉頭浮腫予防を行うことがあります．
　これは，抜管12時間前からメチルプレドニゾロン20mg 4時間ごと静注することで，喉頭浮腫軽減，再挿管率減少の報告があります．実際には国内ではメチルプレドニゾロン125mg製剤となるため，以下のように使います．

抜管後喉頭浮腫予防メニュー
- メチルプレドニゾロン125mg／0.9％食塩水20mL　5mL静注×4　4時間ごと

7　抜管後の2つの観察ポイント

　人工呼吸器離脱・抜管後は，自発呼吸パターンと上気道閉塞徴候に注意を払います．とくに自発呼吸パターンでは，①穏やかな呼吸をしているか，②呼吸時の姿勢，吸気：呼気比，酸素投与量，呼吸数とSpO_2に注目します．その上で，呼吸が不安定な場合，SBT失敗の原因と同様に，①原疾患が十分に治っていない，②輸液過多，③抜管中のトラブル−無気肺，上気道閉塞，④痛み，⑤不安，⑥せん妄などを考え，原因検索を行う必要があります．

また上気道閉塞徴候の認識として，①stridorがあるか，②吸気や呼気に雑音があるかを確認するとともに，頸部，肺野：上・中・下・背側を十分聴診します．シーソー呼吸など上気道閉塞の呼吸パターンの認識も必要です．
　とくに呼吸不全を疑わせるエピソードとしては，①ガス交換ができない：呼吸数上昇（>20），呼吸補助筋（とくに胸鎖乳突筋）の使用，起坐呼吸，②換気ができない：呼吸数低下，呼吸が止まっている，シーソー呼吸，などに注意します．

8 人工呼吸器離脱困難ケースへの対応： ①BNPと利尿薬，②NIV，③高流量鼻カニュラの使用

BNPと利尿薬を用いた体液量最適化による人工呼吸器離脱

　輸液過剰は血管外肺ボリューム増加による胸郭・肺コンプライアンス低下を起こし酸素化の悪化につながります．そのため，人工呼吸器離脱で陽圧換気が外れることにより容易に機能的残気量（FRC）が減少し離脱困難となります．とくに低心機能・慢性心不全の場合はちょっとした輸液過多により人工呼吸器離脱が進みません．
　とくに血中BNP濃度（NT-proBNPも）上昇は血管内ボリューム過剰を示唆し，初回ウィーニング失敗のケースでは離脱成功ケースと比較して明らかにBNP値が上昇していました．
　そこで，BNP>200pg/mLのケースでは輸液を絞り，利尿薬フロセミド10～30mg 3時間ごとに投与し尿量>4.5～9mL/kg/3時間を目標とした場合，明らかに人工呼吸器離脱・抜管までの期間が短縮したという報告があります．
　そのため，体液量コントロールが難しいケースや低心機能・慢性心不全のケースで速やかな人工呼吸器離脱が困難な場合，BNP値をガイドとした輸液・利尿薬による体液バランス管理を行うことが大切です．
　BNP値による利尿薬を用いた体液管理での注意点としては，フロセミドの頻回投与により代謝性アルカローシスと低K血症，低Mg血症となりpH維持のためCO_2貯留傾向となる点，呼吸筋機能低下の可能性があがります．そのため，フロセミド使用による尿量確保の際には動脈血液ガス分析でpHのフォローを行い，適宜，アセタゾラミドを用いて代謝性アルカローシスを補正するとともに低K血症，低Mg血症に対しても積極的に電解質補正を行う必要があります（第13章参照）．

POINT！
- 人工呼吸器離脱の際のBNP値による体液量管理
  BNP値：>200pg/mLの場合，フロセミド10～30mg 3時間ごと静注
  目標尿量：>1.5～3mL/kg/時
  代謝性アルカローシスによるCO_2貯留あれば，適宜，アセタゾラミド125～

250mg静注
低K血症,低Mg血症あれば,適宜,電解質補正を行う

人工呼吸器離脱後の非侵襲的人工呼吸器(NIV)

とくに肺気腫/COPDなどCO_2貯留が起こる慢性呼吸器疾患の人工呼吸器管理のケースでは,人工呼吸器離脱時に非侵襲的人工呼吸器(NIV)を使用することで人工呼吸器管理期間の短縮およびウィーニング失敗を減少させることができます.人工呼吸器離脱後のNIVを使用する場合の注意点として,抜管時の2つのポイント:①上気道閉塞がないこと,②咳・咽頭反射があり気管分泌物排出可能であることが必須です.

またSBTを行う際にはCPAP±PS(CPAP3〜5,PS5〜10cmH_2O)で行い,離脱後にNIV:S/Tモードで同様の圧設定としてスムーズにのせかえます.

POINT!

- 肺気腫/COPDケースなどCO_2貯留が起こる慢性呼吸器疾患ではSBTをCPAP±PSで行う.
- SBT可能ならば,人工呼吸器離脱直後にNIVを使用することで,人工呼吸器管理期間の短縮,ウィーニング失敗を減らすことができる.

人工呼吸器離脱後の高流量鼻カニュラ(HFNC)(図4)

とくに高流量で十分に加温・加湿され正確な酸素投与が可能となる高流量鼻カニュラ(HFNC)を用いると,酸素マスクやベンチュリマスクよりも再挿管率が低下するこ

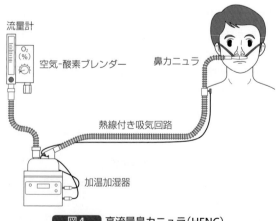

図4 高流量鼻カニュラ(HFNC)

とが示されています．そのため，再挿管高リスク群では，人工呼吸器離脱・抜管後にはHFNCの使用も検討します．NIVと同様，HFNCを使用する場合も抜管時の2つのポイントである①上気道閉塞がないこと，②咳・咽頭反射があり気管分泌物排出可能であることを確認しておくことが必須です．

ケースの解説

Case1

酸素濃度F_1O_2をまず下げて，モードをA/C→SIMV±PS→CPAP±PS→Tチューブの流れは多くの患者では必要がないプロセスであり，むやみに人工呼吸器管理時間を延長させている可能性があります．

Case2

原疾患である肺炎の改善とともに，人工呼吸器サポートの時期と自発呼吸によるSBT（この場合，CPAP+PSおよびゼロPEEP）の時期を明確に分けており，SBT行い人工呼吸器離脱可能と判断し速やかに人工呼吸器離脱を行っています．

Case3

心臓外科術後の早期人工呼吸器離脱のケースです．心臓外科術後では一時的に低心機能となっているため十分に強心薬を用い，前負荷・後負荷を最適化してから離脱を行います．A/C VCから自発呼吸テストCPAP+PSを行い，術後再挿管率を減らすことがわかっている高流量鼻カニュラ（HFNC）を使用しています．

Case4

低心機能・心不全ケースでさらに血管内ボリュームが多い状態で人工呼吸器離脱を行ったためにウィーニング失敗となっています．再挿管後に鎮静・鎮痛を行い，呼吸筋疲労を避けるために人工呼吸器サポートを十分とした上で，低心機能・心不全への治療（血管拡張薬や頻脈傾向であれば少量β遮断薬など）および血管内ボリュームを減らすために利尿薬（フロセミド）投与を考慮します．またウィーニング失敗の原因が改善した場合，再度24時間ごとに自発覚醒テスト（SAT）・自発呼吸テスト（SBT）を行い人工呼吸器離脱を目指します．認知症もあるため，場合によってはデクスメデトミジンを使用し，自発呼吸を温存した形でせん妄への対応を行いながらの人工呼吸器離脱も考慮します．

Case5

24～48時間以上の長期間の人工呼吸器管理のため，抜管後喉頭浮腫の可能性を考慮して十分な鎮痛・鎮静のもとカフリークテストを行い＜110mLでリスクありと判断し，ステロイドを離脱12時間前から投与して人工呼吸器離脱を行っています．また抜管後にNIVを使用することで，もともとの肺気腫/COPDの呼吸仕事量を減らすよう管理しています．

> ※この章でのポイント※
> ☑ 抜管前のポイント―①原疾患の改善，②呼吸・循環の安定，③RSBIを理解する．
> ☑ 抜管時のポイント―とくにスムーズに抜管する必要性を理解する．
> ☑ 抜管後のポイント―①呼吸パターンの認識，②上気道閉塞に注意する．

For Further Readings: さらに理解を深めるために

1. MacIntyre NR, Cook DJ, Ely EW Jr, et al. Evidence-based guidelines for weaning and discontinuing ventilatory support. Chest. 2001; 120: 375S.
2. Francois B, Bellissant E, Gissot V, et al. 12-h pretreatment with methylprednisolone versus placebo for prevention of postextubation laryngeal oedema: a randomized double-blind trial. Lancet. 2007; 369: 1083.
3. Girard TD, Kress JP, Fuchs B, et al. Efficacy and safety of a paired sedation and ventilator weaning protocol for mechanically ventilated patients in intensive care (Awakening and Breathing Controlled trial): a randomized controlled trial. Lancet. 2008; 371: 126.
4. Riker RR, Shehabi Y, Bokesch PM, et al. Dexmedetomidine vs. midazolam for sedation of critically ill patients: a randomized trial. JAMA. 2009; 301: 489.
5. Ely EW, Shintani A, Truman B, et al. Delirium as a predictor of mortality in mechanically ventilated patients in the intensive care unit. JAMA. 2004; 291: 1753.
6. Schweickert WD, Pohlman MC, Pohlman A, et al. Early physical and occupational therapy in mechanically ventilated, critically ill patients: a randomized controlled trial. Lancet. 2009; 373: 1874.
7. Epstein SK. Decision to extubate. Intensive Care Med. 2002; 28: 535.
8. McConville JF, Kress JP. Weaning patients from the ventilator. N Engl J Med. 2012; 367: 2233.
9. Blackwood B, Alderdice F, Burns K, et al. Use of weaning protocols for reducing duration of mechanical ventilation in critically ill adult patients: Cochrane systematic review and meta-analysis. BMJ. 2011; 342: c7237.
10. Heunks LM, van der Hoeven JG. Clinical review: The ABC of weaning failure – a structured approach. Crit Care. 2010; 14: 245.
11. Dessap AM, Roche-Campo F, Kouatchet A, et al. natriuretic peptide-driven fluid management during ventilator weaning. A randomized controlled trial. Am J Respir Crit Care Med. 2012; 186: 1256.
12. Ricard JD. High flow nasal oxygen in acute respiratory failure. Minerva Anestesiol. 2012; 78: 836.
13. Maggiore SM, Idone FA, Vaschetto R, et al. Nasal high-flow versus venture mask oxygen therapy after extubation. Effects on oxygenation, comfort and clinical outcome. Am J Respir Crit Care Med. 2014; 190: 282.

14. Keenan SP, Powers C, McCormack DG, et al. Noninvasive positive-pressure ventilation for postextubation respiratory distress: a randomized controlled trial. JAMA. 2002; 287: 3238.
15. Boles JM, Bion J, Connors A, et al. Weaning from mechanical ventilation. Eur Respir J. 2007; 29: 1033.
16. Wittekamp BH, van Mook WN, Tjan DH, et al. Clinical review: post-extubation laryngeal edema and extubation failure in critically ill adult patients. Crit Care. 2009; 13: 233.

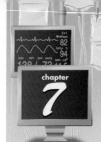

chapter 7 各論 人工呼吸器管理
④：非侵襲的人工呼吸器（NIV）

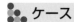

Case1

陳旧性心筋梗塞，慢性心不全のある75歳男性．3日前からの労作性呼吸苦あり，ここ2日で夜間発作性起坐呼吸，下肢の浮腫が強くなっていた．呼吸困難でERに救急搬送．

O_2 15L/分でSpO_2 90％，血圧180/85，心拍数110，呼吸数25，体温 36.5℃．両肺野喘鳴著明，両下肢浮腫．体重＋2kg．うっ血性心不全急性増悪でICU入室．血管拡張薬ニトログリセリン，利尿薬フロセミド静注を行い，フルフェイスマスク装着しNIV：CPAPモードでPEEP 10，F_iO_2 1.0で開始し徐々に呼吸状態安定した．

Case2

肺気腫/COPDのある81歳男性．ADLは自立．1週間前に感冒様症状，2日前からの発熱，労作時呼吸苦，喀痰，咳嗽でERに救急搬送．

O_2 10L/分でSpO_2 85％，血圧120/40，心拍数 120不整，呼吸数 25，体温 37.5℃．粘稠な喀痰あり．胸部X線上は浸潤影はっきりせず．COPD急性増悪の診断でICU入室．

ステロイド点滴静注，β_2刺激薬吸入の上，フルフェイスマスク装着しNIV：S/TモードでIPAP 8，EPAP 4，呼吸数(f) 20，F_iO_2 1.0で開始しNIVとの同調性をみながら，S/TモードIPAP 12，EPAP 4，f 16で徐々に呼吸状態安定し動脈血液ガス所見も改善した．

クリティカルケアでのNIVの考え方

ここでは人工呼吸器の中でも非侵襲的陽圧換気（NIV）についてとりあげます．クリティカルケアの現場で頻用されているフジレスピトロニクス社のBiPAP Visionでのモードで記載します．

1 非侵襲的人工呼吸器(NIV)とは

非侵襲的人工呼吸器noninvasive ventilation(NIV)とは，気管挿管および気管切開を行わず施行する人工呼吸器管理を指します．NIVには，①非侵襲的に胸郭外から陰圧で肺を膨らませるタイプ：非侵襲的胸郭外陰圧人工呼吸器noninvasive negative pressure ventilation(NINPV)，②挿管せずにマスク型人工呼吸器で気管内から陽圧で肺を膨らませるタイプ：非侵襲的陽圧人工呼吸器noninvasive positive pressure ventilation(NPPV)の2つがあります．

NINPVは1931年にポリオ大流行で呼吸不全患者に多く用いられ，"鉄の肺iron lung"で知られています(図1)．最近ではこれを応用し胸郭外に設置する非侵襲的な陽陰圧体外式人工呼吸器biphasic cuirass ventilation(BCV)(図2)があります．

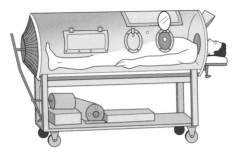

図1 鉄の肺 "iron lung"
頭部・頸部以外の体幹部と足全体を収容するタンク型の閉鎖式人工呼吸器に体を入れ陰圧で呼吸をサポートする．

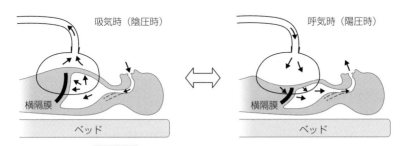

図2 陽陰圧体外式人工呼吸器(BCV)の原理
吸気時に陰圧をかけて吸気努力を緩和し，呼気時に陽圧をかけることで呼気努力を容易にする

現在のICUセッティングでは"鉄の肺"は用いられることはなく，またBCVも使用頻度は少ないため，ここではNIVは，NPPVと同じ陽圧での非侵襲的な人工呼吸器管理を指すと考えてください．

> **POINT !**
> - 挿管・気管切開を行わない人工呼吸器管理をまとめて非侵襲的人工呼吸器(NIV)という.
> - 使用頻度の多さから,非侵襲的陽圧人工呼吸器(NPPV)と非侵襲的人工呼吸器(NIV)は同義語で用いられる.

　クリティカルケアの現場では,人工呼吸器管理の大部分は気管挿管を伴う侵襲的陽圧換気invasive positive pressure ventilation(IPPV)で行われています.しかしCOPD急性増悪,心原性肺水腫,免疫不全患者,術後の呼吸不全(とくに肺気腫/COPDなどCO_2貯留が想定されるケース)ではNIVが推奨されています.今後,その他の病態でもNIVの適応が広がっていくでしょう.現在ではNIVの禁忌事項がなければ,呼吸不全のケースで挿管の上で人工呼吸器管理を行う前にまずNIVをチャレンジするという流れになってきています.

❷ NIVの適応とメリットとデメリット

　急性呼吸不全のケースを前にして,NIVの適応があるかどうかは以下のようにして判断するとよいでしょう.

- **Step1**:換気補助が必要であるかどうかを判断する
  - **急性呼吸不全の症状**:呼吸困難感,普段以上の呼吸苦進行,呼吸数>24,呼吸補助筋の使用,奇異呼吸・シーソー呼吸
  - **動脈血液ガス分析異常**:$PaCO_2$>45mmHg,pH<7.35,PaO_2/F_iO_2<200
- **Step2**:NIV使用が禁忌となる患者かどうかを判断する
  - 呼吸停止
  - 状態が不安定(低血圧,ショック,心筋虚血,コントロールできない不整脈)
  - 気道保護困難(咳嗽反射,嚥下反射の消失)
  - 口腔内・気道分泌物多量
  - 不穏,非協力的(呼吸不全自体の治療,自発呼吸を残した鎮静を行うことで不穏・非協力的が改善する可能性あれば必ずしも禁忌ではない)
  - 顔面外傷,熱傷,顔面術後,インターフェース装着困難な解剖学的異常
- **Step3**:Step1を満たし,Step2にあてはまらないケースならばNIVの適応ありと考えて,速やかに開始する

NIVの利点としては,
① 気管挿管に伴う合併症を避けられること

② 人工呼吸器関連肺炎(VAP)の予防
③ 装脱着が簡単にできること(開始,離脱が比較的容易)
④ 食事や会話が可能

があげられます.

NIVの欠点としては,
① 気道分泌の多い患者には使用困難
② 誤嚥のリスク
③ マスクの圧迫による発赤,潰瘍の形成
④ 患者の協力が必要不可欠

がありますが,NIVの適応を誤らなければ挿管・人工呼吸器管理よりも優れた呼吸管理法であるため,積極的に使用すべきです.

3 NIVのモード

NIVのモードには,①CPAP,②S/T,③PAV(proportional assist ventilation)/Tモードの3種類がありますが,最も頻用するのはCPAPとS/Tモードであり,この2つについて十分に理解する必要があります.PAV/Tモードは使用することはほとんどないのでここではとりあげません.

CPAPでは酸素濃度(F_1O_2)とCPAP(持続的陽圧気道)圧を決めます.自発呼吸の吸気・呼気全般において,気道に一定の圧をかけた状態を維持する方法で,強制換気はありません.

S/T(spontaneous/timed)モードは,自発呼吸を補助しながら,一定時間自発呼吸

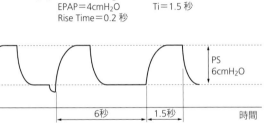

図3 BiPAP: S/Tモード

がない場合，設定回数に合わせてバックアップ呼吸が入るモードであり，人工呼吸器でのPCVによるバックアップつきプレッシャーサポートに似ていると考えると理解しやすいでしょう(図3)．このとき，吸気立ち上がり時間(Rise Time)，バックアップ換気の吸気時間(Ti)，バックアップ換気回数(Rate)，吸気圧(IPAP)，呼気圧(EPAP)，F_1O_2の設定が必要になります．「IPAP－EPAP」がプレッシャーサポート圧と同じになります．

例えば，IPAP 10cmH₂O，EPAP 4cmH₂O，Rate 10BPM，Ti 1.5秒，Rise Time 0.2秒のように設定します．

NIVのモニタリングとしては，とくに①1回換気量，②分時換気量，③マスクリークに注意します(図4)．

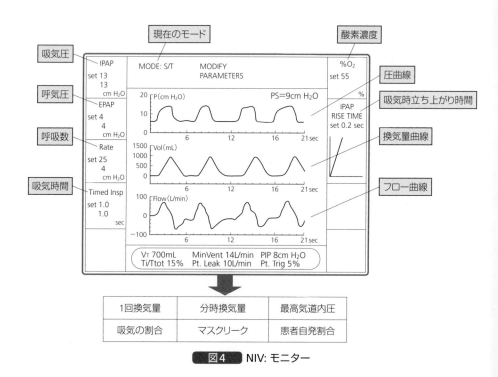

図4　NIV: モニター

4 NIVのインターフェース

またインターフェースとしては，①トータルフェイスマスク(図5)，②鼻マスク(図6)，③フルフェイスマスク(図7)，④ヘルメット(図8)，などがあります．それぞれメリット，デメリットがあり，クリティカルケアで急性期にNIV導入の場合はフル

フェイスマスクを基本的には選択します．

顔面全体を覆うマスク．
〈メリット〉
・マスクフィッティングが容易である．
・快適性が高い．

〈デメリット〉
・見た目による患者，スタッフの抵抗感．

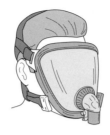

図5 トータルフェイスマスク

鼻用マスク．小型でさまざまなタイプ，サイズがある．
〈メリット〉
・生理的な気道の通過．
・患者が感じる違和感が少ない．
・会話が可能である．
・分泌物の排出が比較的容易である．

〈デメリット〉
・鼻から送り出されている換気ガスが口から漏れてしまう．

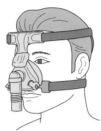

図6 鼻マスク

鼻と口の両方にアクセスするマスク．
〈メリット〉
・換気ガスが口から漏れるということがない．

〈デメリット〉
・サイズはS, M, Lの3種類のみである．

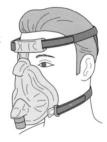

図7 フルフェイスマスク

頸部より上を覆うヘルメット．
〈メリット〉
・誰にでもフィットして使える．
・快適性が高い．

〈デメリット〉
・見た目による患者，スタッフの抵抗感．
・NIVとの同調性が悪い．
・騒音による聴力障害．
・吸入薬投与ができない．

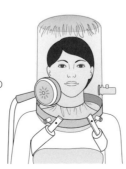

図8 ヘルメット

とくにフェイスマスク，鼻マスクでは鼻・頬の接触部位に発赤・表皮剥離ができることがあり，皮膚保護剤としてデュオアクティブ®などを用います．

5 NIV開始時のプロトコール

NIV開始時は，

① モニタリングを確認：パルスオキシメータ，心電図モニター．
② 患者へ治療内容の説明し，ベッド上30°以上に起こします．
③ 適切なマスクの選択(鼻マスク，フェイスマスク，フルフェイスマスクと大きさ)．
④ ヘッドギアのバンドをつけ，マスクを器械に接続しない状態で顔に当ててイメージしてもらいます．きつく締めず1，2本指が張るくらいストラップを緩めておくことがポイントです．
⑤ 初期設定(CPAP，S/Tモード)し，患者ないしケアする人の手で持ち運転開始．
⑥ 低圧で開始します．IPAP 8〜12cmH$_2$O，EPAP 4〜6cmH$_2$Oくらいで設定し，徐々に慣れてきたらIPAP 10〜20cmH$_2$Oくらいまで上げていき，1回換気量8〜10mL/kg IBW程度(リークを考慮)を目指します．
⑦ 患者の呼吸困難感，呼吸数，自発呼吸と器械の同調(胸の動き，呼吸パターンの入念な観察)の確認を行います．
⑧ エアリークが多いならばストラップを適宜調整し，呼吸が安定し患者が納得した上でマスクとヘッドギアのストラップバンドを固定します．
⑨ 加湿器を用いた加湿を行い，必要なら鎮静薬として少量プロポフォールやデクスメデトミジン，ケタミンを使用します(呼吸困難には，少量フェンタニル，ケタミンを用いる)．
⑩ 頻回に患者を激励し，安心感を与え，必要に応じて呼吸器設定やインターフェースとヘッドギアのストラップバンドを調整します(適宜，装着と脱着をくり返す)．

以上の順番で行うとよいでしょう．

6 NIV使用時のモニタリング

NIV使用時のモニタリングとしては，

① 意識状態(意識レベル低下の有無)
② 精神状態(不穏・錯乱の有無．場合によってはデクスメデトミジンやプロポフォール，ケタミンなどの使用)
③ 呼吸パターン：同調しているか，頻呼吸・低呼吸，努力性呼吸，奇異性呼吸，ファ

イティング，胸郭の動き
④ 気道クリアランス
⑤ 舌根沈下の有無
⑥ バイタルサイン，動脈血液ガス分析
⑦ マスク装着部の状態

を適宜観察します．

NIV使用時にはリークが多すぎることがよくあります．このときは，

① ヘッドギア(バンド)締め付けが緩い，または締め付けのバランスが悪い
② マスクサイズが不適切
③ マスク種類が不適切
④ 経鼻胃管チューブによる段差

などを考えて適宜補正します．

NIV導入したときに，あらかじめどの時点で気管挿管へ移行するかを決めておくとよく，呼吸数の上昇，呼吸パターンの悪化，換気量低下，意識レベル低下，原疾患の悪化など，導入1〜3時間程度(大部分が2時間)での治療への反応をみて，改善がなければ早期に気管挿管・人工呼吸器管理に変更します．

❼ クリティカルケアでのNIV：COPD急性増悪

COPD急性増悪は，感染や気胸，右心不全などの誘因により，気管支攣縮・気道分泌物増加・気道炎症による気道抵抗の上昇やエアトラッピングが起こることで，呼吸仕事量増加，呼吸筋疲労での$PaCO_2$上昇が考えられます．

NIVはこれらの病態に対して，IPAPをかけることで呼吸努力の軽減，EPAP(PEEP)でのエアトラッピングによる内因性PEEP解除の役割があり，COPD急性増悪に対してNIVを使用することで，呼吸困難感改善，血液ガス分析所見の改善，入院期間短縮，生命予後改善が示されており第一選択となります(図9)．

COPD急性増悪ではS/Tモードを使用し，Rateは8〜10，Ti 1.2〜1.5秒，F_1O_2は60〜100%程度で開始し，モニタリングとして呼吸パターン，動脈血液ガス分析での$PaCO_2$値を目安に変更します．EPAP/IPAPは以下のように設定します．

- **EPAP**：COPD急性増悪時は内因性PEEP増加のため，EPAP 4から開始し2cm-H_2Oずつ上げていきます．呼吸補助筋，呼吸苦改善を目安に調整します．大部分のケースで5〜8cmH_2O程度で落ち着くはずです．
- **IPAP**：プレッシャーサポート圧が高いほど換気効率がよいため，PS(IPAP－EPAP) 5〜8cmH_2Oから開始し徐々に上げていきます．

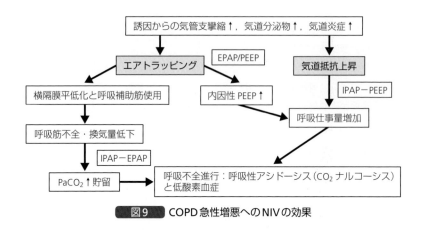

図9 COPD急性増悪へのNIVの効果

8 クリティカルケアでのNIV：心原性肺水腫

　高二酸化炭素血症を伴う低酸素血症の場合はS/Tモードで開始するとよく（CPAPモードで開始しても，機能的残気量（FRC）が確保できれば高二酸化炭素血症が改善するケースもよくみられます），低酸素血症のみではCPAPモードで開始します．CPAP 5cmH_2Oからはじめ，1～2cmH_2Oずつ上げていき，CPAP 10を目標とします．酸素濃度はF_1O_2 1.0で開始します．

　うっ血性心不全へのNIVが効果的であるメカニズムとして，
① 肺胞内圧↑⇒間質浮腫↓⇒シャント血流↓⇒酸素化改善
② 虚脱肺胞↓⇒機能的残気量↑⇒酸素化改善
③ 胸腔内圧↑⇒前負荷↓・後負荷↓・心収縮↑⇒心機能↑
などが考えられています（図10）．

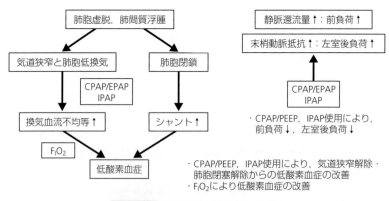

図10 心原性肺水腫のNIVの効果

❾ NIVを成功させるための10のポイント

最後に現時点でNIVをうまく使いこなすためのポイントを10個あげます.

① 圧換気の開始時は低い吸気圧/呼気圧で開始し, 徐々に上げていく(例: CPAPモード4〜5cmH$_2$O, S/TモードIPAP 8, EPAP 4cmH$_2$O).
② マスクフィットが大切であり, 最初に十分な説明と装着開始時は"わざと"リークを作るように軽めに鼻・口に当て, 慣れるまでの時間を作る. 最初からしっかり密着させない.
③ 血行動態不安定, 意識障害, 気道確保困難, 嘔吐・誤嚥, 呼吸停止寸前のケースではNIVは決して用いない.
④ NIV適応についてエビデンスがあるのは, (1)COPD急性増悪, (2)心原性肺水腫, (3)免疫不全患者の呼吸不全(とくに両肺野浸潤影を伴う), (4)術後換気不全(とくに肺気腫/COPD)であり, これらのケースでは迅速にNIV装着を行い, 治療を早期に開始する.
⑤ 低酸素血症による呼吸不全のケースでは, CPAPモード5cmH$_2$Oから開始し, 酸素化をみながら2cmH$_2$Oずつ上げていく.
⑥ 高二酸化炭素血症による呼吸不全のケースでは, STモード: IPAP 8, EPAP 4cmH$_2$Oから開始し, pH, 酸素化をみながらIPAP 2cmH$_2$Oずつ上げていく.
⑦ 低酸素血症と高二酸化炭素血症による呼吸不全のケースでは, STモード: IPAP 10〜13, EPAP 4cmH$_2$Oから開始して, pH, 酸素化をみながら調整する. 吸気ピーク圧20〜25cmH$_2$Oまでは胃拡張は起きにくいため, これらの範囲内で吸気/呼気圧を調整する.
⑧ NIV装着後1〜2時間でのバイタルサイン, 臨床症状, 呼吸状態, 血液ガス分析所見などをフォローし, 増悪傾向ならばNIVから気管挿管・人工呼吸器管理へ速やかに移行する. 改善がない場合, あまりねばらないことも重要.
⑨ NIVの効果が十分現れるまで, 呼吸不全のケースでは絶飲絶食で対応する.
⑩ NIV開始時はICUやそれに準じた呼吸・循環のモニタリングが可能な場所で治療を行う.

上記を理解しながら, NIVの経験をその施設・部署で増やしていくことがNIVを使いこなせるようになるための秘訣だと思います.

ケースの解説

Case1

慢性心不全急性増悪による心原性肺水腫でNIVを導入し, CPAPモードを使用し

改善しました．急性心原性肺水腫では，①CPAP 10cmH$_2$O，F$_I$O$_2$ 1.0で開始し，SpO$_2$，血液ガス分析，呼吸困難感をモニタリングしながらCPAP設定を下げていく方法，②CPAP 5cmH$_2$O，F$_I$O$_2$ 1.0で開始し，徐々にCPAP設定を上げていく方法がありどちらで行ってもよいでしょう．またCPAPで高二酸化炭素血症，呼吸困難感が改善しない場合，S/Tモードへ変更します．

効果判定としては，①PaO$_2$/F$_I$O$_2$が200を1，2時間程度で超える，②呼吸数が6時間以内に20回/分以下になる，③頻脈が6時間以内に改善する，などを指標とするとよいでしょう．とくに頻脈の改善が心原性肺水腫へのNIV成功のパラメータになることが示されており，NIV装着後のバイタルサイン，とくに心拍数に注意することが重要です．

Case2

COPD急性増悪でNIV導入を行いS/Tモードで改善がみられました．しかし，NIV開始後1〜2時間で，呼吸性アシドーシス進行，酸素化不良，意識レベル悪化・不穏がみられたり，もともと気道分泌物多く去痰・排痰不可能なケースでは挿管人工呼吸器管理へ速やかに移行します．

NIVの適応のあるケースでは，いかに迅速に導入できるかが治療への反応を決めることを意識する必要があります．

＊この章でのポイント＊

- ☑ NIVでのモード：とくにCPAPとS/Tモードの使い方に慣れる．
- ☑ とくにNIVの最もよい適応となるCOPD急性増悪，心原性肺水腫での使い方を理解する．
- ☑ NIV管理中のモニタリングを理解する．

📖 For Further Readings：さらに理解を深めるために

1. 石川悠加, 編. JJN SPECIAL83: これからの人工呼吸NPPVのすべて. 東京: 医学書院; 2008.
2. Mehta S, Hill NS. Noninvasive ventilation: State of the art. Am J Respir Crit Care Med. 2001; 163: 540.
3. Nava S, Hill N. Non-invasive ventilation in acute respiratory failure. Lancet. 2009; 374: 250.
4. Garpestad E, Brennan J, Hill NS. Noninvasive ventilation for critical care. Chest. 2007; 132: 711.
5. Barreiro TJ, Gemmel DJ. Noninvasive ventilation. Crit Care Clin. 2007; 23: 201.

6. Gray A, Goodacre S, Newby DE, et al. Noninvasive ventilation in acute cardiogenic pulmonary edema. N Engl J Med. 2008; 359: 142.
7. Ho KM, Wong K. A comparison of continuous and bi-level positive airway pressure non-invasive ventilation in patients with acute cardiogenic pulmonary oedema: a meta-analysis. Crit Care. 2006; 10: R49.
8. Ram FS, Picot J, Lightowler J, et al. Non-invasive positive pressure ventilation for treatment of respiratory failure due to exacerbations of chronic obstructive pulmonary disease. Cochrane Database Syst Rev. 2004; 3: CD004104.
9. Squadrone V, Coha M, Cerutti E, et al. Continuous positive airway pressure for treatment of postoperative hypoxemia; a randomized controlled trial. JAMA. 2005; 293: 589.
10. Hilbert G, Gruson D, Vargas F, et al. Noninvasive ventilation in immunosuppressed patients with pulmonary infiltrates, and acute respiratory failure. N Engl J Med. 2001; 344: 481.

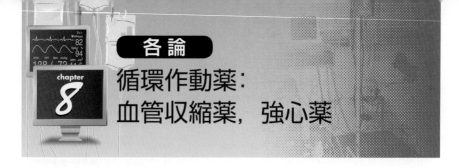

各論

chapter 8 循環作動薬：血管収縮薬，強心薬

> **この章でとりあげる薬剤**
> ドパミン，ドブタミン，イソプロテレノール，ノルアドレナリン，アドレナリン，バソプレシン，ミルリノン，フェニレフリン，ジゴキシン

ケース

Case1

　心不全，腎不全，高血圧，糖尿病のある90歳男性．自宅で入浴中に心肺停止状態で発見．心肺蘇生されながらERに搬送．ERでの波形は心静止asystole．アドレナリン®0.1%シリンジ（アドレナリン）1mg/1mL静注し，心室細動（VF）となったため電気的除細動するも，再度心静止となりアドレナリン® 1A 1回静注し0.9%食塩水500mL×1負荷，気管挿管，胸骨圧迫を行い約5分で自己心拍再開した．
　O_2 8L/分でSpO_2 99%，血圧50/30，心拍数100，自発呼吸なし，体温35℃．ノルアドリナリン®（ノルアドレナリン）1mg/1mL 5A / 0.9%食塩水45mLを3mL/時で開始．低酸素性脳症への体温管理，全身管理目的でICU入室．

Case2

　拡張型心筋症，慢性心不全のある85歳女性．ACE阻害薬エナラプリル，β遮断薬カルベジロール，アルドステロン拮抗薬スピロノラクトン，ループ利尿薬トラセミド，抗凝固薬ワルファリン内服中．3日前から労作時呼吸苦，2日前から夜間発作性起坐呼吸となりER搬送．下肢の浮腫も強くなり，体重＋3kg．
　O_2 15L/分でSpO_2 90%，血圧80/40，心拍数90，呼吸数25，体温36.5℃．両肺野喘鳴著明，両下肢浮腫．心エコーで心駆出率（EF）20%，びまん性に心機能低下．心不全急性増悪に心原性ショック合併の診断でICU入室．NIV：CPAP 5，F_iO_2 1.0開始．ループ利尿薬フロセミド40mg静注しフロセミド100mg/10mL / 0.9%食塩水40mLを4mL/時で持続静注開始．末梢冷汗強く血圧90台持続するため，低心機能による循環不全でドブポンシリンジ®（ドブタミン）150mg/50mLを5mL/時併用した．

Case3

高血圧，脂質異常症，糖尿病のある75歳男性．朝から胸部絞扼感，労作時呼吸苦増悪しER救急搬送．O_2 3L/分でSpO_2 96%，血圧80/40，心拍数50，体温35.5℃．12誘導心電図でⅡ，Ⅲ，aV_F，aV_RでST上昇，心エコーで下壁の壁運動低下あり，下壁のST上昇型心筋梗塞，右室梗塞，徐脈合併による心原性ショックの診断．乳酸加リンゲル液500mL負荷，ノルアドリナリン®（ノルアドレナリン）1mg/1mL 5A / 0.9%食塩水45mLを3mL/時で開始し緊急PCIとなった．

Case4

冠動脈3枝病変による虚血性心疾患，慢性心不全のある80歳男性．ARBカンデサルタン，β遮断薬ビソプロロール，抗血小板薬アスピリン内服中．2日前からの労作時呼吸苦あり，前日より夜間発作性起坐呼吸，下肢の浮腫増悪しERに搬送．

O_2 15L/分でSpO_2 90%，血圧70/40，心拍数130，呼吸数25，体温36.5℃．両肺野喘鳴著明，両下肢浮腫．体重＋3.5kg．心エコーでびまん性に壁運動低下あり，EF 25%．心原性ショック合併のうっ血性心不全急性増悪でICU入室．ループ利尿薬フロセミド40mg静注し，血管収縮薬ノルアドリナリン®（ノルアドレナリン）1mg/1mL 5A / 0.9%食塩水45mLを2mL/時と，強心薬ミルリーラ®（ミルリノン）10mg/10mL 2Aを1mL/時で開始した

Case5

前立腺肥大で経尿道的前立腺切除術（TUR-P）を施行された82歳男性．50kg．

術中の逆行性尿管造影後に著明な血圧低下，呼吸状態の悪化にて術後ICU入室．F_IO_2 60%でPaO_2 110，血圧180/90，心拍数120，呼吸数25，体温36.5℃．両肺野喘鳴著明．

ボスミン®（アドレナリン）1mg/1mL / 0.9%食塩水9mLを3mLで右大腿外側に再度筋注し，その後血圧低下しはじめたため，ボスミン®（アドレナリン）1mg/1mL 3A / 0.9%食塩水47mLを2mL/時〔＝0.12mg/時（0.04μg/kg/分）〕で開始し，徐々に血圧正常化，呼吸状態改善した．H_1ブロッカーのジフェンヒドラミン，H_2ブロッカーのファモチジン，ステロイド薬プレドニゾロン内服投与を開始した．造影剤によるアナフィラキシーの診断．

Case6

糖尿病，高血圧，肺気腫/COPDのある75歳男性．ADLは自立．1週間前に感冒様症状，2日前からの発熱，呼吸困難，喀痰増加でER搬送．O_2 10L/分でSpO_2 90%，血圧70/40，心拍数140不整，呼吸数25，体温39.5℃．右肺野喘鳴著明．粘稠な喀痰あり．肺炎による敗血症性ショックの診断でICU入室．ER，ICU入室後に乳酸加リンゲル液500mL×2本負荷，ノルアドリナリン®（ノルアドレナリン）1mg/1mL 5A / 0.9%食塩水45mLを5mL/時で，また抗菌薬セフトリアキソン，ア

ジスロマイシンを投与開始した．

Case7
大腸穿孔による汎発性腹膜炎術後の65歳男性．挿管ICU帰室．フェンタニルとプロポフォールで鎮静・鎮痛され，人工呼吸器管理A/C VC．ICU帰室後に抗菌薬メロペネムを継続した．また血圧70台，1回拍出量(SV) 30と低値のため輸液反応性あると判断し乳酸加リンゲル液500mL×2本負荷およびノルアドリナリン®（ノルアドレナリン）1mg/1mL 5A / 0.9%食塩水45mLを5mL/時で開始した．しかし血圧80台のため，追加でピトレシン®（バソプレシン）20単位/1mL 5A / 0.9%食塩水45mLを0.9mL/時(0.03単位/分)で併用した．

Case8
突然発症の呼吸苦でERに搬送されたADL自立した55歳．肥満で体重100kg．呼吸苦強く酸素15LでもSpO₂が90%程度であり，血圧70台であった．心エコーで右心負荷所見および心室中隔の左室偏位あり，ノルアドリナリン®（ノルアドレナリン）1mg/1mL 5A / 0.9%食塩水45mLを5mL/時(0.5mg/時)で開始し，胸部造影CT施行．

胸部CTで肺動脈本幹からの左右分枝に造影欠損像＋．緊急肺動脈造影の上，下大静脈フィルター留置および血栓溶解薬モンテプラーゼ投与し，全身管理目的でICU入室．

Case9
糖尿病，高血圧，高脂血症の既往がある60歳男性．70kg．

自動車と歩行者の衝突事故でERに救急搬送．来院時ショック状態であり，末梢ルート確保と気管挿管し，頭頸部・胸部・腹部造影CTを撮影．頭部外傷（急性硬膜外血腫），胸部外傷（肺挫傷，肋骨骨折，外傷性血気胸），骨盤骨折の診断．放射線科で緊急動脈塞栓術，脳神経外科で緊急開頭血腫除去術の準備をしながら，乳酸加リンゲル液500mL×2本で輸液負荷し，血管収縮薬ノルアドリナリン®（ノルアドレナリン）1mg/A 5A / 0.9%食塩水45mLを3mL/時で開始し血圧100台を維持した．止血目的でトラネキサム酸1g，照射赤血球液Ir-RBC-LR2 10本，新鮮凍結血漿FFP-LR2 10本，照射濃厚血小板Ir-PC-LR10単位をオーダーした．

Case10
70歳女性．高血圧に対してβ遮断薬メトプロロール内服中．前日からの労作時倦怠感，当日からの呼吸困難でER救急搬送．O₂ 3L/分でSpO₂ 96%，血圧140/70，心拍数30，Ⅱ～Ⅲ度房室ブロック．体温35.5℃．薬剤性徐脈を考慮し，アトロピン硫酸塩®（アトロピン）0.5mg 2A静注しプロタノール®（イソプロテレノール）0.2mg/1mL 5A / 0.9%食塩水45mLを3mL/時で開始となった．

クリティカルケアでの循環作動薬：血管収縮薬, 強心薬の考え方

　血圧低下を伴う循環不全・ショックのケースを多く扱うクリティカルケアの現場では血管収縮薬・強心薬といった循環作動薬はなくてはならない薬物です．しかし，血管収縮薬や強心薬の使用が生存率改善につながるかどうかは明らかではありません．むしろ循環作動薬の使用が必要なケースでは死亡率が高いということがわかっています．

　そのため，循環不全・ショックの原因疾患の治療を優先させるとともに，患者の全身状態が改善するまでの間のつなぎとして，そして緊急事態のその場をしのぐ薬剤として循環作動薬を必要最小限の投与量・投与期間で用いるという意識が大切です．

　循環維持の指標は1つではなく，循環モニタリングのさまざまなパラメータ（①心拍出量，②前負荷，③後負荷，④末梢組織の酸素化）を総合的に判断して，血管作動薬の必要最小限かつ最適な投与量・投与期間を決めていく必要があります．

　ここでは循環作動薬として，①主に心臓の収縮力・心拍数を増加させる薬剤：強心薬，②主に末梢細動脈・細静脈を収縮させる薬剤：血管収縮薬，の2つに分類し特徴や臨床での適応について考えていきます．

> ▶ クリティカルケアでの血管収縮薬・強心薬の大原則その1
> 　血管収縮薬，強心薬はその場をしのぐ薬剤である！
> ▶ クリティカルケアでの血管収縮薬・強心薬の大原則その2
> 　循環不全の原因疾患を常に治療すること！
> ▶ クリティカルケアでの血管収縮薬・強心薬の大原則その3
> 　循環不全では一般的に循環維持（末梢組織の酸素化維持）されていれば血管収縮薬，強心薬は早急にテーパリング・減量を行う！〔循環維持（末梢組織酸素化維持）＝血圧維持でないことに注意〕

❶ クリティカルケアで循環作動薬を安全に使うために

　実際の現場で循環作動薬（血管収縮薬・強心薬）を安全に使うためには，

① 太い末梢ルート，可能な限り中心静脈ルートから投与する（血管外漏出により効果が得られない，血管外漏出により皮膚の壊死を起こす可能性があるため）．
② 持続投与中やルート内を満たす，必要に応じてフラッシュしなければいけない場合は，十分なモニタリングを行う（心臓，血管に作用する薬剤はすべて催不整脈作用があるため）．
③ 可能な限り統一した持続静注メニューを施設ごとに作っておく（医療ミスを少なく

するために).

の3点に注意します.

❷ クリティカルケアに必要な循環生理:前負荷,後負荷,心収縮力,心拍数

　心臓から全身臓器へ血流が送り出されるためには,静脈系から心臓に十分量の血液が戻り(前負荷preload),そして肺で酸素化された血液は左心系に入り,左心系から十分な心収縮力で適切な血液量(心拍出量cardiac output)を,動脈抵抗に打ち勝って(後負荷afterload)大動脈に送り出されます.そして一定の血圧が維持されているもとで,各臓器の毛細血管レベルで栄養・酸素供給が行われます.そして各臓器の毛細血管レベルでの不要物・二酸化炭素を静脈系に戻すことで循環が成り立ちます.

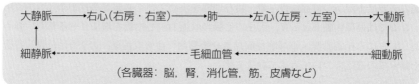

　心臓および抵抗血管である末梢動脈に作用する循環作動薬:血管収縮薬・強心薬を理解するためには,これら血圧および心機能を規定する因子について知っておく必要があります.
　とくに全身に血液を送り出すポンプとして機能する心臓の面から循環管理を考えると,重要なポイントは心拍出量を適切に保つことであり,心拍出量は心臓に戻ってくる静脈還流量と同じであるため,静脈還流量を適切に保つことにつながります.

● 心拍出量＝静脈還流量

　末梢組織循環の目安となる平均動脈圧(MAP)は心拍出量(CO)と全身血管抵抗(SVR)を用いて,

● MAP＝CO×SVR

で表されます.全身血管抵抗は"抵抗血管である末梢動脈の収縮の程度"を示します.
　またCO(L/分)は1回拍出量(SV)と心拍数(HR)を用いて,

● CO＝SV×HR

で表されます.
　SVは3つの要素:①心収縮力,②前負荷 preload,③後負荷 afterload, の影響を受けます.

このとき心収縮力はそれぞれ増加（陽性変力作用），低下（陰性変力作用）で表されます．当然ですが心筋の収縮力が強力であるほどSVは増加する（適切な後負荷のもとで）という原則があります．

心臓にとっての"前負荷preload"は「心室拡張末期容量」であり，心臓が十分に拡張しきったときに心室壁にかかるストレスを指します．つまり，心臓に"入る前"の部分―心臓に戻ってくる血液量である静脈還流量と同じと考えます．心臓ではなく，左室をとりだして考えると，左室にとって前負荷は「左室拡張末期容量」ということになります．前負荷が増大すればSVも増加し，一方前負荷が足りないとSVは低下します．

心臓にとっての"後負荷afterload"は「心室収縮末期抵抗」であり，心臓が十分に収縮しきったときに心室壁にかかるストレスを指します．つまり，心臓から"出た後"の部分―抵抗血管である細動脈の収縮の程度であり，収縮期血圧を目安と考えます〔全身血管抵抗（SVR）を測定するのは臨床では困難なため〕．後負荷が高すぎても（＝心臓から押し出せない），低すぎてもいけません（＝心拍出量が維持されていても全身循環が成り立たない）．

心拍数はそれぞれ増加（陽性変時作用），低下（陰性変時作用）で表されます．洞調律で心拍数90程度が循環不全時の適切な心拍数ですが，洞頻脈や頻脈性心房細動では十分な拡張末期容積が得られずSVの低下につながり，また徐脈でもSVが十分でも心拍出量として低下します．

そのため循環作動薬：血管収縮薬・強心薬が，①前負荷，②後負荷，③心収縮力，④心拍数をどのように変化させるかを分類して理解するとよいと思います．

> **POINT !**
> - 心拍出量（CO）は，①1回拍出量（SV），②心拍数（HR）で決められる．
> - 1回拍出量（SV）は，①前負荷，②後負荷，③心収縮力の3つで決められる．
> - 全身血管抵抗（SVR）≒後負荷，と考えると，平均動脈圧（MAP）は，①前負荷，②後負荷，③心収縮力，④心拍数の4つの因子で規定される．

以上より「循環維持ができている＝"十分に酸素化された血液"が"適切な血管内ボリューム・有効循環血液量"のもと"適切な血圧"が維持されている」ことを示しており，

> - 平均動脈圧（MAP）＝心拍出量（CO）×全身血管抵抗（SVR）
>   ・心拍出量＝"適切に心臓から血液が拍出されている"
>   ・全身血管抵抗＝"抵抗血管である末梢動脈が適切に締まっている"

で考えることが重要です．

そのため，とくに血圧低下を伴う循環不全のケースをみたときに，その循環不全が常に，

- 心拍出量に問題があるのか？
- 全身血管抵抗に問題があるのか？

に分けて考え，そして，"心拍出量に問題がある"ならば，①前負荷(静脈還流量)，②後負荷(抵抗血管である末梢動脈収縮)，③心収縮力，④心拍数のどこに問題があるのか，を検討していくことが大切です(図1)．

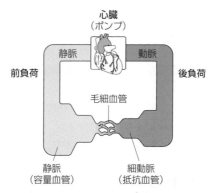

図1 1回拍出量(SV)を規定する3つの因子：前負荷(静脈還流量)，後負荷(抵抗血管による細動脈収縮)，心臓の心収縮力
これら3つに心拍数を加え，心拍出量(CO)，平均動脈圧(MAP)が決まる．

簡単に考えると，血圧低下で循環不全の患者をみたら……，

- 静脈還流量は適切か＝<u>前負荷</u>⇒動的指標：輸液反応性fluid responsiveness，静的指標：心エコー(下大静脈径)，中心静脈ライン(CVP)，肺動脈カテーテル(PCWP)
- 心収縮・拍出量は適切か＝<u>心収縮力</u>⇒心エコー(EF)，FloTrac®/肺動脈カテーテル(CO)
- 心拍数は適切か＝<u>心拍数</u>⇒心電図モニタリング
- 全身血管抵抗は適切か＝<u>後負荷</u>⇒末梢冷汗，動脈ライン(MAP)，肺動脈カテーテル(SVR)

の順番でモニタリングも含めて判断しなければいけません．そして，とくに心収縮力・心拍数および後負荷に問題がある場合には循環作動薬：血管収縮薬と強心薬が適応となります．

1回拍出量(SV)の考え方

　SVを理解するためには，横軸を左室容積，縦軸を左室圧とした左室圧-心拍出量曲線 left ventricular pressure-volume loop（P-Vループ）をみながら考えてみます（図2）.

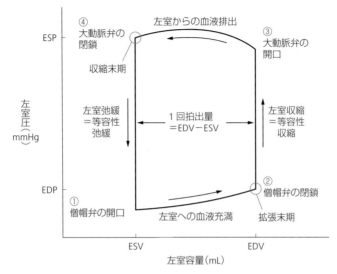

図2　左室圧-心拍出量曲線（P-Vループ）
"1回拍出量(SV)＝EDV－ESV"となる.

　左室が拡張，収縮をどのように行っているかをP-Vループでみてみると，
①⇒②
　まず僧帽弁開放が起こり左室拡張期に左室内へ血液が充満し左室容積が増加します．左室圧が左房圧を超えると僧帽弁が閉鎖し，右下の点が最も重要な前負荷を示す左室拡張末期となります．EDV：左室拡張末期容積
②⇒③
　次に，左室は容積を変えることなく左室圧を上げていきます．これを左室等容性収縮といいます．そして左室圧が大動脈圧を超える点で大動脈弁が開放されます．
③⇒④
　次に，大動脈弁開放が起こり血液が大動脈に送られる駆出が始まり，左室圧が大動脈圧を下回ると大動脈弁が閉鎖します．この左上の点が収縮末期を指し，最も重要な後負荷を示す左室収縮末期となります．ESP：左室収縮期末期圧，ESV：左室収縮期末期容積

④⇒①
　最後に，左室容積を変えることなく左室圧は低下していきます．これを左室等容性弛緩といいます．そして左室圧は低下し左室圧が左房圧より低くなると僧帽弁が開放します．

　以上より，左室拡張末期容積(EDV)と左室収縮末期容積(ESV)の差がSVということになります．

> **POINT!**
> P-Vループで，
> ● 1回拍出量(SV)＝左室拡張末期容積(EDV)－左室収縮末期容積(ESV)
> で求められる．

1回拍出量(SV)に影響を与える因子：前負荷，後負荷，心収縮力

　前負荷，後負荷，心収縮力はSVにどのように影響を与えるか．P-Vループをみながら考えてみます．

① SVと前負荷(図3A)
　前負荷が増大すると，左室心筋の伸展が起こり左室圧の上昇とともに左室拡張末期容積(EDV)が上昇し，SVの駆出が大きくなります(これをFrank-Starlingの法則といいます)．

② SVと後負荷(図3B)
　後負荷が増大すると左室収縮時の抵抗が上昇し(血管抵抗↑↑≒左室駆出インピーダンスという)，ESPとESVが上昇し，結果としてSV(EDV－ESV)が低下します．
　左室収縮末期とその時の左室容積には正比例の関係があり，この傾きを左室収縮末期圧－容積関係end-systolic pressure-volume relationship(ESPVR)といいます．
　図3A，Bからわかることは，血圧—とくにESPが低下した場合，前負荷が下がることでのESP低下ならばSVは低下します．一方，後負荷が下がることでのESP低下ならばSVは増加することがわかります．
　また血圧—とくにESPが上昇した場合，前負荷が上がることでのESP上昇ならばSVは増加します．一方，後負荷が上がることでのESP上昇ならばSVは低下することがわかります．

③ SVと心収縮力(図3C)
　陽性変力作用をもつ薬剤の投与や冠動脈血流量増加により心筋収縮能・収縮力が亢進すると，ESPVRは左上方に移行しSVが増加します．

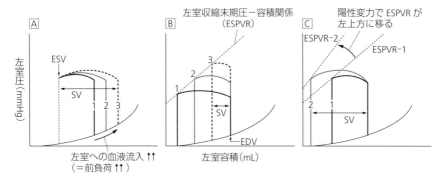

図3 SV：前負荷，後負荷，心収縮力による影響

3 心筋収縮と血管収縮のメカニズム

循環作動薬：強心薬・血管収縮薬が作用する心筋および血管平滑筋での収縮のメカニズムについて考えてみます．

心筋や平滑筋の収縮は，細胞質内のCa^{2+}濃度が上昇することで起こります（図4）．

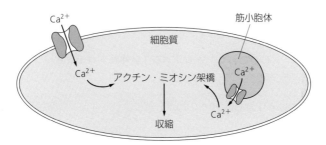

図4 心筋・平滑筋の収縮
細胞質内Ca^{2+}濃度上昇によって収縮が起こる．

心筋・平滑筋の収縮は以下の機序で起こります．

① 電位依存性L型Ca^{2+}チャネル開口
② 細胞質内Ca^{2+}増加〔Ca^{2+}チャネルからのCa^{2+}イオン流入および筋小胞体リアノジン受容体ryanodine receptor（RyR-2）によるCa^{2+}イオン放出〕
③ 収縮タンパク質活性化
④ アクチン–ミオシン相互作用による筋細胞収縮

心筋収縮・拡張のメカニズム

　心筋細胞は図5のように，筋線維鞘に囲まれた筋原線維とミトコンドリアからできています．そしてT管と呼ばれる導管からCa^{2+}イオンが流入します．この流入したCa^{2+}イオンが筋小胞体のリアノジン受容体（RyR-2）に結合し細胞質内にCa^{2+}放出が起こります．

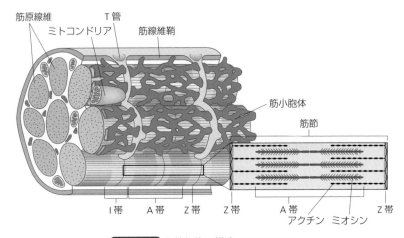

図5　心筋細胞の構造（文献35より）

　Ca^{2+}はトロポニンCと結合し，トロポニンIが外れトロポミオシンの構造変化が起こります（図6）．

① 心筋細胞収縮はATPからADPへの加水分解によりミオシン頭部が活性化され開始されます．
② 筋小胞体からのCa^{2+}イオンがトロポニンCに結合しトロポミオシンが構造変化を起こし，ミオシン-アクチン活性複合体が形成されます．
③ ADPがミオシンから解離すると，ミオシン頭部が滑りZ帯が引き寄せられ筋収縮が起こります（心筋収縮）．
④ 新しいATPがミオシンに結合すると，Ca^{2+}イオンがトロポニンCから外れるとともに，ミオシン-アクチン活性複合体が解離します（心筋弛緩・拡張）．

　心筋虚血などにより心筋細胞でのATP産生が不足すると，ミオシンとアクチンの解離が障害されるため，心筋弛緩が起こりにくくなり，結果として心筋収縮障害と拡張障害を生じます．

　心筋収縮終了後には，細胞質内Ca^{2+}イオンが①細胞内から細胞外への汲み出し，②筋小胞体内への取り込みの2つの機序によって細胞質内Ca^{2+}濃度が低下し元の状

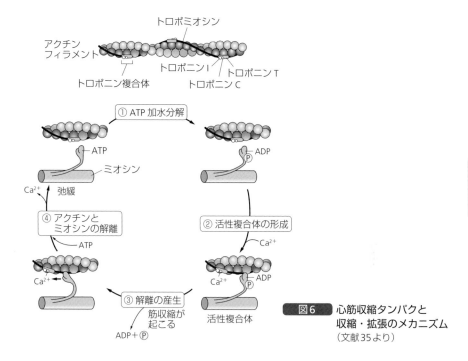

図6 心筋収縮タンパクと収縮・拡張のメカニズム
（文献35より）

態に戻ります（図7）．

　Ca^{2+}の心筋細胞内から細胞外への汲み出しには，Na^+-Ca^{2+}交換系 Na^+-Ca^{2+} exchanger（NCX）が細胞内外のNa^+イオン濃度差によりNa^+と交換でCa^{2+}が細胞外に出され，Na^+-K^+ATPaseにより細胞内で上昇したNa^+イオンが汲み出され平衡状態に戻ります．このNa^+-K^+ ATPaseが強心配糖体のジゴキシンの作用部位になります．

　筋小胞体内へのCa^{2+}の取り込みには，筋小胞体Ca^{2+}ポンプ sarcoendoplasmic reticulum Ca^{2+}ATPase（SERCA）によって起こります．SERCAはふだんホスホランバン phospholamban（PB）により阻害され，筋小胞体内へのCa^{2+}取り込みは起こりません．しかし細胞質内Ca^{2+}上昇により活性化されたプロテインキナーゼA（PKA）によるホスホランバンリン酸化が起こると，ホスホランバンがSERCAから外れSERCAの活性化が起こり筋小胞体内へのCa^{2+}取り込みが起こります．交感神経β_1刺激薬のドブタミンやホスホジエステラーゼ（PDE）阻害薬のミルリノンはPKA活性化を高め，SERCA活性化が起こり，Ca^{2+}の筋小胞体への取り込みを増加させ，心筋弛緩速度が速くなります．

　つまり，心筋収縮時には心筋細胞質内のCa^{2+}上昇が起こり，心筋拡張時には細胞質内のCa^{2+}低下が起こることになります．

　心筋細胞質内Ca^{2+}上昇には，①L型電位依存性Ca^{2+}チャネルによる取り込み，

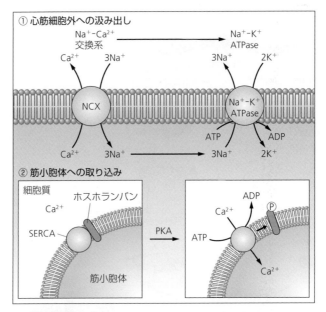

図7 心筋細胞弛緩時のCa²⁺イオン動態（文献35より）
① 細胞内から細胞外へのCa²⁺汲み出しに関わるNCX（Na⁺-Ca²⁺交換系），Na⁺-K⁺ATPase．
② 筋小胞体内へのCa²⁺取り込みに関わるSERCA（筋小胞体Ca²⁺ATPase）とホスホランバン．

②筋小胞体リアノジン受容体（RyR-2）によるCa²⁺放出が重要です．
　心筋細胞質内Ca²⁺低下には，①NCX，Na⁺-K⁺ATPaseによる細胞外への汲み出し，②SERCAによる筋小胞体への取り込みが重要です（図8）．

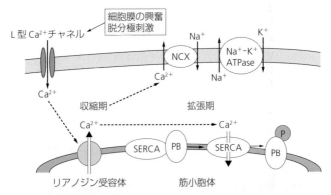

図8 心筋のカルシウム動態と心筋収縮・拡張
NCX：Na⁺-Ca²⁺交換系，PB：ホスホランバン，SERCA：筋小胞体Ca²⁺ATPase

> **POINT!**
> - 心筋収縮・弛緩には細胞質内Ca^{2+}上昇・低下が重要である.
> - ①Ca^{2+}チャネルによる取り込み,②筋小胞体からの放出(RyR-2)により細胞質内Ca^{2+}が上昇し心筋収縮が起こる.
> - ①NCX,Na^+-K^+ ATPaseによる細胞外汲み出し,②筋小胞体取り込み(ホスホランバンリン酸化で外れたSERCA活性化)の機序で,細胞質内Ca^{2+}が低下し心筋弛緩が起こる.

またβ_1受容体作動薬およびホスホジエステラーゼ(PDE)阻害薬による心収縮力がどのように調整されるかは図9のようになります.

β_1受容体刺激が入るとGタンパクによるアデニル酸シクラーゼ活性化が起こり,ATPからcAMPに変換されます.cAMPはプロテインキナーゼA(PKA)を活性化し,PKAにより①L型電位依存性Ca^{2+}チャネル活性化によるCa^{2+}取り込み促進と,②ホスホランバンリン酸化による筋小胞体Ca^{2+}ポンプSERCAの脱抑制,筋小胞体へのCa^{2+}取り込み促進,の2つの機序で心筋収縮力の増強と心筋弛緩の増強が起こりま

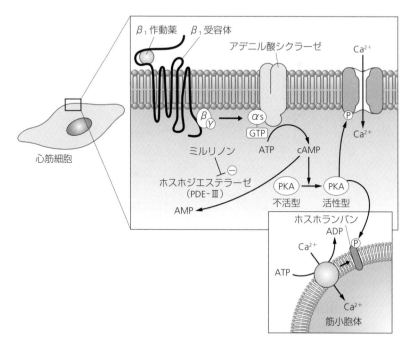

図9 β_1作動薬,ホスホジエステラーゼ(PDE)阻害薬と心収縮力の調整(文献35より)

す．PDEはcAMPをAMPに分解しβ_1作用が終了します．PDE阻害薬はこのcAMP分解を阻害することで心筋収縮力増強，心筋弛緩増強効果を起こします．これはβ_1作動薬とは別の機序になります．

> **POINT！**
>
> - 強心薬ドブタミン，ミルリノンによりそれぞれβ_1受容体刺激とホスホジエステラーゼ（PDE）阻害によるcAMP上昇からPKAを活性化し，①心筋収縮力増強②心筋弛緩増強作用を起こす．

血管平滑筋収縮のメカニズム（図10）

血管平滑筋収縮にも細胞質内Ca^{2+}濃度上昇が重要になります．L型電位依存性Ca^{2+}チャネルからのCa^{2+}取り込みと筋小胞体からのCa^{2+}放出によりカルモジュリンとの間にCa^{2+}-カルモジュリン複合体が形成され，ミオシンL鎖キナーゼ（MLCK）が活性化しミオシンL鎖のリン酸化を通してアクチン-ミオシン架橋形成により平滑筋収縮が起こります．

一方で，リン酸化ミオシンL鎖がミオシンL鎖に戻ると平滑筋が弛緩し，これはミ

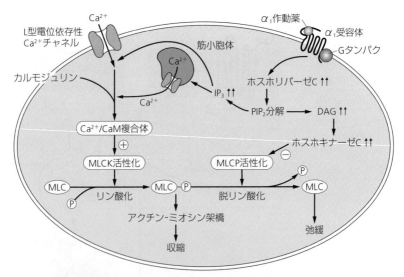

図10 血管平滑筋の収縮とα受容体刺激の関係（文献35より）
CaM：カルモジュリン，MLCK：ミオシンL鎖キナーゼ，P：リン酸，
PIP_2：イノシトール4,5-二リン酸，DAG：ジアシルグリセロール，
IP_3：イノシトール1,4,5-三リン酸，MLCP：ミオシンL鎖ホスファターゼ

オシンL鎖ホスファターゼ(MLCP)による脱リン酸化によって起こります.

α受容体刺激(ノルアドレナリン, アドレナリン, フェニレフリン)が起こると, Gタンパク共役型受容体によりホスホリパーゼC活性化が起こり, イノシトール4,5-二リン酸(PIP_2)を分解し, イノシトール1,4,5-三リン酸(IP_3)とジアシルグリセロール(DAG)が産生されます. IP_3は筋小胞体からのCa^{2+}放出とL型Ca^{2+}チャネルの取り込みを促進し, DAGはホスホキナーゼCを介してミオシンL鎖ホスファターゼを阻害し, ミオシンL鎖脱リン酸化を阻害することで平滑筋収縮を増強させます.

> **POINT!**
> - 血管平滑筋収縮・弛緩にも細胞質内Ca^{2+}上昇・低下が重要である.
> - α作動薬の作用点であるGタンパクを介したイノシトール三リン酸(IP_3)受容体による筋小胞体からのCa^{2+}放出も平滑筋収縮に重要な役割がある.

また血管平滑筋は$β_2$受容体刺激(ドブタミン, イソプロテレノール)で弛緩します(図11). $β_2$受容体もGタンパク共役体を介してアデニル酸シクラーゼを活性化し, ATPからcAMPが産生されます. cAMPはプロテインキナーゼA(PKA)を活性化し,

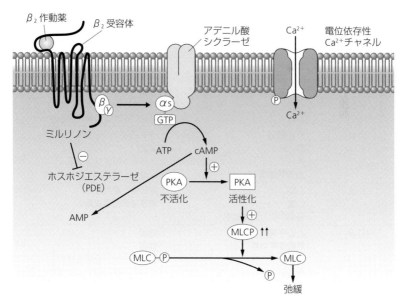

図11 血管平滑筋の弛緩と$β_2$作動薬, ホスホジエステラーゼ(PDE)阻害薬の作用機序(文献35より)

PKA: プロテインキナーゼA, MLC: ミオシンL鎖, P: リン酸,
MLCP: ミオシンL鎖ホスファターゼ

ミオシンL鎖ホスファターゼ(MLCP)によるミオシンL鎖の脱リン酸化が起こり弛緩します．ホスホジエステラーゼはcAMPをAMPに分解しβ_2作用が終了します．ホスホジエステラーゼ(PDE)阻害薬はこのcAMP分解を阻害することで血管平滑筋弛緩増強効果を起こします．これはβ_2作動薬とは別の機序になります．

4 交感神経刺激：アドレナリン受容体の作用

交感神経刺激によるα_1，α_2およびβ_1，β_2，β_3受容体の組織分布とその作用は表1のようになります．

循環作動薬の分類においては，

- 強心作用＝陽性変時(心拍数↑↑)，陽性変力(心筋収縮能↑↑)⇒β_1刺激，PDE阻害による
- 末梢血管(動脈・静脈)収縮＝"前負荷↑↑"，"後負荷↑↑"⇒α_1，α_2刺激による
- 末梢血管(動脈・静脈)弛緩・拡張＝"前負荷↓↓"，"後負荷↓↓"⇒β_2刺激，PDE阻害による

の3つを理解しておきましょう．

表1 アドレナリン受容体の作用：とくに太字の部分がクリティカルケアでは重要

受容体サブタイプ	組織	効果
① α_1	**血管平滑筋**	**収縮**
	尿生殖器の平滑筋	収縮
	腸の平滑筋	弛緩
	心臓	**収縮性と興奮性↑**
	肝臓	グリコーゲン分解と糖新生
② α_2	膵β細胞	インスリンの分泌↓
	血小板	凝集
	神経	ノルアドレナリン遊離↓
	血管平滑筋	**収縮**
③ β_1	**心臓**	**変時性と変力性↑**
	心臓	**房室結節伝導速度↑**
	腎臓の傍糸球体細胞	レニン分泌↑
④ β_2	**血管平滑筋**	**弛緩**
	気管支平滑筋	**弛緩**
	肝臓	グリコーゲン分解と糖新生
	骨格筋	グリコーゲン分解とK^+取り込み
⑤ β_3	脂肪	脂肪分解

5 循環作動薬：強心薬と血管収縮薬

循環作動薬には，①主に抵抗血管である末梢動脈・容量血管である末梢静脈の血管収縮により，前負荷・後負荷を上昇させ血圧を維持させる"血管収縮薬"と，②主に心筋自体に作用して心拍出量を増加させる〔心筋収縮能↑↑（陽性変力作用），心拍数↑↑（陽性変時作用）〕"強心薬"の2種類に分類されます．

α刺激により血管収縮作用が起こり，β_1刺激（PDE阻害）により強心作用，β_2刺激（PDE阻害）により血管拡張作用が起こります．

> **POINT !**
>
> 循環作動薬には大きく以下の2種類がある．
> - 血管収縮薬（α作動薬）：主に末梢血管を収縮させ後負荷・前負荷を増大して循環維持する薬剤
> - 強心薬（β_1作動薬，PDE阻害薬）：主に心収縮力＋心拍数を増やし心拍出量を上昇させ循環維持する薬剤
> - （血管拡張薬（β_2作動薬，PDE阻害薬）：主に末梢血管を拡張させ後負荷・前負荷を軽減する薬剤）

これからとりあげるクリティカルケアで使われる循環作動薬が，純粋にα作用，β作用をもつものからα，β作用の両方をもつもの，そして投与量によってα，β作用が異なるものに分かれます（図12）．

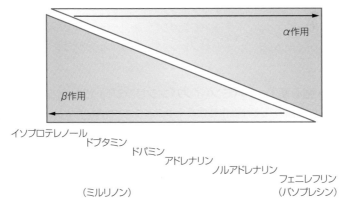

図12 カテコラミンα，β作用

ミルリノン，バソプレシンはα，β受容体に作用しないが，カテコラミン製剤との類似点に基づき加えている．

- 純粋にα作用をもつ⇒フェニレフリン
- 純粋にβ作用をもつ⇒イソプロテレノール
- α作用＞β作用⇒ノルアドレナリン
- β作用＞α作用⇒ドブタミン
- 投与量によりα，β作用が異なる⇒ドパミン

この中で，純粋にα作用のあるフェニレフリンは抵抗血管である細動脈収縮により血圧を上昇させますが，"末梢細動脈収縮による後負荷の増強"により心拍出量を減らし末梢組織循環を悪化させるため，心拍出量が維持された状況で血圧低値の稀な場面でしか使われません．また純粋にβ作用のあるイソプロテレノールは心拍出量を増加させることで臓器血流を増やしますが，心収縮能・心拍数を増加させるため心筋虚血のリスクが上昇し，血圧が維持された重度の徐脈の際以外にはまず用いられません．

POINT！

- 純粋にα，β作用のみの薬剤であるフェニレフリン，イソプロテレノールが使用されるセッティングは限られている．

6 循環作動薬：各論

循環作動薬として以下の9種類の薬剤について考えていきます．

- ドパミン
- ドブタミン
- イソプロテレノール
- ノルアドレナリン
- アドレナリン
- フェニレフリン
- ミルリノン
- バソプレシン
- ジゴキシン

血管収縮薬・強心薬①：ドパミン（イノバンシリンジ®）150mg/50mL 0.3%製剤

ドパミンは内因性の交感神経作動性カテコラミンでアドレナリン，ノルアドレナリンの前駆体です．

循環作動薬としては，用量依存性に作用が分かれます．少量：腎血流増加，少〜中等量：β刺激薬，高用量：α刺激薬としての作用が前面に出ます．

▶ ドパミンの心・血管への作用：まとめ（表2）

- 少量1〜3μg/kg/分：
  いわゆる"renal dose"．ドパミン受容体に作用して腎血流および腸管血流を増加し，またβ₂受容体にも作用するため末梢血管拡張作用があります．腎血流量

を増やすことで尿量確保の意味で以前は"renal dose"のドパミンを急性腎傷害（AKI）のケースに使用していましたが，クリティカルケアでの重症患者では腎機能・ICU滞在期間・生存率において臨床的には効果がないことがわかっています．

- 中等量3～10μg/kg/分：
  α受容体よりもβ受容体優位に作用するため末梢血管収縮以上に心筋収縮力および心拍数上昇の効果が前面に出ます．
- 高用量10～20μg/kg/分：
  β受容体よりもα受容体優位に作用するため抵抗血管である細動脈・肺動脈を収縮させるため心臓後負荷（平均動脈圧MAP ↑↑）および右心後負荷（肺動脈収縮による肺動脈圧PAP ↑↑）が増強し1回拍出量が低下します．

表2　ドパミンの心血管への作用のまとめ

投与量（μg/kg/分）	活性化される受容体	効果
1～3	ドパミン受容体（DA_1）	腎血流および腸血流の増加
3～10	$\beta_1 + \beta_2 (+DA_1)$	心拍数・収縮性・心拍出量の増加 体血管抵抗の低下
>10	$\alpha (+\beta + DA_1)$	体・肺血管抵抗増大，腎血流減少 心拍数増加，催不整脈作用，後負荷増大で心拍出量は減少

※臨床的にrenal doseのイノバン投与の効果は否定的

あらゆるショック患者において，ドパミンとノルアドレナリンを比較したRCTではどちらも全体として予後に差がなかったものの頻脈・不整脈の心副作用の頻度がドパミンで高かったこと，サブ解析で心原性ショックではノルアドレナリンのほうが有意に予後良好であったため，現時点ではドパミンをショックで積極的に第一選択として使用する場面は限られています．

またドパミンによる下垂体機能低下，リンパ球機能低下による内分泌機能障害や免疫抑制の報告があり，クリティカルケアではドパミンは使いにくいと考えます．

■使い方
- 精密持続点滴5mL/時でスタート（150mg/50mLキットでは体重×0.1mL/時，50kgで5μg/kg/分になる）

■使用する場面
- 心拍出量低下・体血管抵抗低下による低血圧，循環血液量回復までの一時的治療

■副作用
- 頻脈，心筋虚血

ドパミンメニュー
作り方：3mg/1mL，キットがある　　　イノバンシリンジ®（150mg/50mL）

使い方：精密持続点滴 <u>5mL/時</u> でスタート（＝体重×0.1mL/時：5μg/kg/分，50kg のとき）

※ 1～3μg/kg/分，3～10μg/kg/分，＞10μg/kg/分で使い分ける

> **POINT !**
> - ドパミンは，少量（＜3μg/kg/分），少量～中等量（3～10μg/kg/分），高用量（＞10μg/kg/分）で作用が異なる．
> - 腎血流維持での少量ドパミンは否定的である．
> - ドパミンは頻脈，催不整脈性および内分泌・免疫低下の点から血管作動薬として第一選択薬としては使われない．

血管収縮薬・強心薬②：ドブタミン（ドブポンシリンジ®）150mg/50mL 0.3%製剤

　ドブタミンは合成カテコラミンであり，2つの異性体（β_1 + α_1 刺激作用のある L-isomer と β_1 + β_2 刺激作用のある D-isomer）が混合しています．そのため，α_1 刺激と β_2 刺激が打ち消しあって，基本的には β_1 刺激をメインとした強心薬になります（図9）．そのため，心収縮力と心拍数を増やすことで心拍出量を上昇させ，軽度ですが末梢血管を拡げる作用があります．

■使い方
- 精密持続点滴 2.5mL/時でスタート（150mg/50mL キットでは体重×0.05mL/時：50kg で 2.5μg/kg/分）

■使用する場面
- 左心不全，両心不全．とくに体・肺血管抵抗の増大を伴う低心拍出量状態

■副作用
- 血圧低下，心筋酸素消費量を増やし虚血増悪

> **ドブタミンの心・血管への作用：まとめ**
> - 心拍数・心収縮性：増加
> - 心拍出量：増加
> - 血圧：通常は上昇するが，不変のこともある
> - 体・肺血管抵抗：低下
> - 前負荷：減少
> - 心筋酸素消費量：増加

ドブタミンメニュー
作り方：<u>3mg/1mL．</u>キットがある　　ドブポンシリンジ®（150mg/50mL）
使い方：精密持続点滴 <u>2.5mL/時</u> でスタート（体重×0.05mL/時：2.5μg/kg/分，

50kgのとき） ※2.5〜20μg/kg/分で使う

> **POINT !**
> - ドブタミンは合成カテコラミンであり，β_1刺激作用による強心薬である．
> - 心収縮力，心拍数増加により心拍出量を上昇させるため，低心機能のケースで使用される．
> - 強心作用があり，心筋酸素消費量が増えるため短期間の使用にとどめる．

血管収縮薬・強心薬③：イソプロテレノール（プロタノール®L）0.2mg/1mL 1A

イソプロテレノールは合成カテコラミンであり，純粋なβ（β_1，β_2）受容体刺激薬です．そしてα作用がないのが特徴です．

そのため，心収縮力と心拍数を増加させ心拍出量を上昇させるとともに細動脈を拡張させ後負荷を低下させます．

■使い方
- イソプロテレノール1mg / 0.9%食塩水50mLを3〜30mL/時でスタート（0.02〜0.2μg/kg/分）

※徐脈改善の面からは極量はない

■使用する場面
- アトロピンに反応しない徐脈・房室ブロック，肺高血圧・右心不全

■副作用
- 血圧低下，臓器低還流・虚血，不整脈

> ▶イソプロテレノールの心・血管への作用：まとめ
> - 心拍数・心収縮性：増加
> - 心拍出量：増加
> - 血圧：さまざま
> - 体・肺血管抵抗：低下（体血管抵抗は著明に低下，全血管床拡張は用量依存性）
> - 前負荷：減少
> - 心筋酸素消費量：増加

イソプロテレノールメニュー

作り方： 0.02mg/ 1mL（1mg/50mL）

プロタノール®（0.2mg/1mL）	5A	1mg
0.9%食塩水（20mL）	2.25A	45mL

使い方： 精密持続点滴3〜30mL/時でスタート（50kgで20〜200ng/kg/分）

※末梢血管へのβ_2刺激による血管拡張からの低血圧に注意

> **POINT !**
> - イソプロテレノールは純粋なβ(β_1, β_2)刺激薬であり，心収縮力と心拍数を増加させる．
> - イソプロテレノールは徐脈の際に一時的に用いられる．
> - 心筋酸素消費量が著明であり，心原性ショックでは用いられない．

血管収縮薬・強心薬④：ノルアドレナリン(ノルアドリナリン®) 1mg/1mL 1A

ノルアドレナリンは内因性カテコラミンであり，α作用とβ作用があります．β作用に比較して，とくに強力なα_1，α_2刺激による血管収縮作用があります．純粋なα刺激薬のフェニレフリンと異なりβ作用も若干あるため，①血管収縮による平均動脈圧MAP上昇とともに，②10〜15%心拍出量，1回拍出量が上昇します(フェニレフリンは後負荷増大のみで心拍出量，1回拍出量は低下する)．

ショックでの血管収縮薬としてノルアドレナリンが第一選択となります．

■**使い方**
- ノルアドレナリン5mg / 0.9%食塩水50mLを1.5〜9mL/時でスタート(50kgで0.05〜0.3μg/kg/分)

■**使用する場面**
- 敗血症およびあらゆるショック(心原性ショックも含む)

■**副作用**
- 腸管虚血，腎虚血(敗血症の場合は腎血流が保たれる)

> **ノルアドレナリンの心・血管への作用：まとめ**
> - 心拍数・心収縮性：軽度増加
> - 心拍出量：軽度増加または不変(体血管抵抗の変化による)
> - 血圧：上昇
> - 体・肺血管抵抗：増大．とくに体血管抵抗は著明に増大
> - 前負荷：末梢静脈収縮により増大
> - 心筋酸素消費量：増加

ノルアドレナリンメニュー

作り方：0.1mg/ 1mL（5mg/50mL）

ノルアドリナリン® (1mg/1mL)	5A	5mg
0.9%食塩水 (20mL)	2.25A	45mL

使い方：精密持続点滴1.5〜9mL/時でスタート(50kgで0.05〜0.3μg/kg/分)

> **POINT！**
>
> - ノルアドレナリンは α 刺激作用がメインで，軽度 β 刺激作用もある．
> - そのため，①血管収縮による MAP 上昇と②軽度心拍出量と1回拍出量が増加する．
> - ショックでの第一選択薬である．
> - とくに α 刺激は末梢静脈収縮により前負荷も増加させることも，敗血症性ショックや輸液量を減らしたい出血性ショックで使用される理由である．

血管収縮薬・強心薬⑤：アドレナリン（アドレナリン®，ボスミン®）1mg/1mL 1A

　アドレナリン（エピネフリン）は副腎髄質から放出される $α_1$，$α_2$ および $β_1$，$β_2$ 受容体刺激作用がある内因性カテコラミンです．心拍出量上昇と末梢血管収縮作用が著明なため，酸素運搬量を増加させると同時に酸素消費量も増加します．また $β_2$ 刺激作用により気管支拡張作用があります．アドレナリン使用中の乳酸上昇はよくみられ，末梢血管収縮による腸管の循環不全または筋肉での乳酸産生増加のどちらの機序もありうるため判断が難しいことがあります．ショックでは，アドレナリンの副作用である腸管の循環不全と頻脈・催不整脈作用，乳酸産生増加の面から，ノルエピネフリン（ノルアドレナリン）に反応が悪い場合の第二選択薬として用いられます．

　アナフィラキシーショックは過剰な IgE 抗体を介した I 型アレルギー反応であり，肥満細胞からのヒスタミンが分泌され，全身の蕁麻疹，末梢血管拡張による血圧低下や喉頭浮腫，気道攣縮が起こります．アドレナリンは α 刺激で末梢血管が収縮し血圧を維持させ，β 刺激により気管支拡張，心拍出量増加作用があります．またアドレナリン自体が肥満細胞からのヒスタミン遊離を抑制する作用があるため，アナフィラキシーショックではアドレナリンが第一選択になります．

　また心停止での心肺蘇生でもアドレナリンは強力な α，β 刺激があるため第一選択薬です．

　ケースを選択しての使用ですが，アドレナリンの気管支拡張作用から，喘息重積・COPD 急性増悪で右心不全合併例で循環動態不安定な場合に血管作動薬として用いることがあります．

■使い方

- アドレナリン 3mg / 0.9%食塩水 50mL　0.5〜8mL/時でスタート（50kg で 0.01〜0.16 μg/kg/分）
- アナフィラキシー：アドレナリン 1mg / 0.9%食塩水 10mL　1〜3mL 大腿外側に筋注
- 心停止：アドレナリン 1mg 静注

■使用する場面
- 心停止に静注，アナフィラキシーに筋注で使用（心停止，アナフィラキシーで第一選択）
- 人工心肺後の低心拍出量状態に持続静注
- 敗血症性ショックでの第二選択
- 喘息重積・COPD急性増悪に右心不全合併例で気管支拡張作用を期待した血管作動薬

■副作用
- 頻脈，不整脈，臓器虚血

> **アドレナリンの心・血管への作用：まとめ**
> - 心拍数・心収縮性：通常は不変．高用量で軽度増加
> - 心拍出量：増加
> - 血圧：上昇
> - 体・肺血管抵抗：上昇
> - 前負荷：末梢静脈収縮により増大
> - 心筋酸素消費量：増加

アドレナリンメニュー

作り方：0.06mg/1mL（3mg/50mL）

ボスミン®（1mg/1mL）	3A	3mg
0.9％食塩水（20mL）	2.35A	47mL

使い方：精密持続点滴0.5〜8mL/時でスタート（50kgで0.01〜0.16 μg/kg/分）

POINT !
- アドレナリンは心停止，アナフィラキシーショックでの第一選択薬である．
- 敗血症性ショック，ノルアドレナリンに反応しないショックでは第二選択薬である．
- 頻脈・催不整脈作用，腸管循環不全，乳酸値上昇の副作用がある．
- 気管支拡張作用があり，喘息重積・COPD急性増悪で右心不全合併例の血管作動薬として用いられることがある．

血管収縮薬・強心薬⑥：フェニレフリン（ネオシネジンコーワ®）
1mg/1mL 1A，5mg/1mL 1A

フェニレフリンは合成カテコラミンであり，純粋な α 刺激薬です．血管収縮作用のみあり，頻脈にせずに血圧を上昇させますが，後負荷増加によって心拍出量は減少し

ます．

　フェニレフリンは心拍出量が維持されている血圧低下のケースに限って用いられます．また末梢血管収縮作用を期待してノルアドレナリン，アドレナリンを使用したものの頻脈になってしまい循環不全が改善しないケースでもフェニレフリンの適応があります．

■使い方
- フェニレフリン5mg/0.9%食塩水50mL　1～30mL/時でスタート（50kgで0.05～1.5μg/kg/分）

■使用する場面
- 心拍出量が維持されている低血圧ケース
- 末梢血管収縮目的でノルアドレナリン，アドレナリン使用するも頻脈となり循環不全が改善しないケース

■副作用
- 腸管・腎虚血，心機能低下

> フェニレフリンの心・血管への作用：まとめ
> - 心拍数・心収縮性：不変または低下
> - 心拍出量：減少（体血管抵抗上昇による）
> - 血圧：上昇
> - 体・肺血管抵抗：増大．とくに体血管抵抗は著明に増大
> - 前負荷：不変
> - 心筋酸素消費量：不変

フェニレフリンメニュー

作り方：0.1mg/1mL（5mg/50mL）

ネオシネジンコーワ® (1mg/1mL)	5A	5mg
0.9%食塩水 (20mL)	2.25A	45mL

使い方：精密持続点滴1～30mL/時でスタート（50kgで0.05～1.5μg/kg/分）

血管収縮薬・強心薬⑦：ミルリノン（ミルリーラ®，ミルリノン®）10mg/10mL 1V

　ミルリノンは細胞内でのホスホジエステラーゼ（PDE）阻害薬であり，心筋細胞のcAMP上昇によりPKAを活性化することで心収縮・心拍出量を増やします．また血管平滑筋のcAMP上昇による末梢血管拡張作用があります（図9，11）．ドブタミンと作用が似ていますが，①ドブタミンほど心筋酸素消費量を増やさないこと，ドブタミンと比較して②肺動脈拡張作用が強いこと（右心不全に積極的に用いられる），③陽性変時作用が弱く頻脈になりにくい，④作用発現に時間がかかること（そのため初期ローディングし使用する），⑤作用持続時間が長いこと，⑥腎機能低下では用量調節

が必要なこと(カテコラミンは腎機能による調整が必要ない)(表3), ⑦血管拡張作用が著明に出ることが多く(とくに初期ローディングした場合)血圧低下例では使いにくいこと, などの特徴があります. しかしドブタミン以上の効果を示したというデータは残念ながらなく, 長期予後改善もありません.

表3 腎機能によるミルリノンの投与量

クレアチニン・クリアランス(CCr) (mL/分)	持続静注量(μg/kg/分)
50	0.43
40	0.38
30	0.33
20	0.28
10	0.23
5	0.20

　β遮断薬内服中の慢性心不全急性増悪で心原性ショックとなった場合に, β遮断薬によりドブタミンが作用するβ_1受容体刺激効果が不十分と考えられ, 作用機序の異なるミルリノンを強心薬として用いる方法があります.

　一般的には10分間50μg/kg初期ローディングし, 0.375〜0.75μg/kg/分で使用しますが, 血管拡張作用が強く出ることが多く, 使用する場合, ①ローディングせず0.1〜0.25μg/kg/分の少量で使用するオプションや②血圧が低い(SBP≦80)心不全ケースでは使用を避ける, ③腎機能に合わせて投与量を適切に調整することが大切です.

■使い方
- ミルリノン原液20mg/20mL 1〜2.2mL/時スタート(50kgで0.33〜0.75μg/kg/分)
- 最初10分のみ15mL/時(50kgで50μg/kg)でローディング
- 血圧低下を注意する場合, ミルリノン原液 0.3〜0.75mL/時 (50kgで0.1〜0.25μg/kg/分)

■使用する場面
- 左心不全, 両心不全, とくに右心不全で肺動脈拡張作用が強い.

■副作用
- 血圧低下, 不整脈

> ▶ミルリノンの心・血管への作用:まとめ
> - 心拍数・心収縮性:通常は不変. 高用量で軽度増加
> - 心拍出量:増加
> - 血圧:さまざま, 血管拡張作用が強くほとんどの例で低下する
> - 体・肺血管抵抗:低下, とくに肺血管抵抗低下が強い

- 前負荷：減少
- 心筋酸素消費量：変化なし，または軽度増加

ミルリノンメニュー

作り方：1mg/1mL．原液で用いる　　ミルリノン® (10mg/10mL)2V：20mg/20mL

使い方：精密持続点滴1～2.2mL/時でスタート (50kgで0.33～0.75μg/kg/分)．最初10分のみ15mL/時 (50kgで50μg/kg) でローディング

※血圧低下を考慮する場合，ミルリノン原液 0.3～0.75mL/時 (50kgで0.1～0.25μg/kg/分)

POINT！

- ミルリノンはホスホジエステラーゼ (PDE) 阻害により心筋細胞内cAMP濃度を上昇させ強心作用を発現する．
- ドブタミンほど心筋酸素消費量を増やさない．
- ドブタミンより肺動脈拡張作用が強い (右心不全に積極的に用いられる)．
- ドブタミンより陽性変時作用が弱く頻脈になりにくい．
- ドブタミンより作用発現に時間がかかる (速効性を期待する場合に初期ローディングする)．
- 作用持続時間が長い．
- 腎機能低下では用量調節が必要である．
- 血管拡張作用が著明に出ることが多く血圧低下例では使いにくい．
- 血管拡張作用を最小にして強心作用を期待し少量投与 (0.1～0.25μg/kg/分) することがある．
- β遮断薬内服中の心原性ショックのケースでは，ドブタミンと作用機序の異なるミルリノンを強心薬として用いることができる．

MEMO　ミルリノンとドブタミンの使い分け

表4　臨床状況によるドブタミンとミルリノンの使い分け

臨床状況	選択すべき強心薬
肺動脈圧上昇を伴う心不全 (右心不全)	ミルリノン
β遮断薬内服中	ミルリノン
頻脈合併	ミルリノン
徐脈合併	ドブタミン
低血圧合併	ドブタミン
腎機能低下	ドブタミン

Chapter 8　循環作動薬：血管収縮薬，強心薬

強心薬を使用する際の臨床状況に応じたドブタミンとミルリノンの使い分けは表4のように考えるとよいでしょう．

血管収縮薬・強心薬⑧：バソプレシン（ピトレシン®）20単位/1mL 1A

バソプレシンはV_1受容体（血管平滑筋），V_2受容体（腎集合管）に作用するため，カテコラミンやPDE阻害薬とは異なる機序（V_1受容体の末梢血管収縮作用）で昇圧作用があります（図13）．

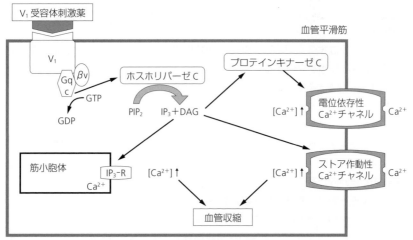

DAG：ジアシルグリセロール，IP_3：イノシトール三リン酸，
PIP_2：ホスファチジルイノシトール二リン酸

図13 バソプレシンの作用機序（文献28より）

バソプレシンは末梢血管収縮作用のみのため，フェニレフリン同様に低心機能で用いると心拍出量低下が著明となります．また副作用として冠血流量低下，腸管血流低下があるため，バソプレシン使用中の心筋虚血および腸管虚血出現に注意しなければいけません．

敗血症性ショックなどの"血管拡張性ショック"では相対的なバソプレシン低下が指摘されており，とくに敗血症性ショック治療初期のノルアドレナリン少量投与時にバソプレシンを併用することで血管感受性を高め，昇圧作用の増強，予後改善が示されています．

■使い方
- バソプレシン100単位 / 0.9%食塩水50mLを0.3〜1.2mL/時（0.01〜0.04単位/分）

■使用する場面
- 敗血症性ショックでノルアドレナリンと併用，その他の難治性血管拡張性ショック

■副作用
- 心筋虚血，不整脈，高血圧，腸管虚血

バソプレシンメニュー

作り方：2単位/1mL

ピトレシン®（20単位/1mL）	5A	100単位
0.9％食塩水（20mL）	2.25A	45mL

使い方：精密持続点滴：敗血症性ショック <u>0.3～0.9mL/時</u>，尿崩症 <u>1.2～5mL/時</u> でスタート

※敗血症性ショックでは0.03単位/分までで用いる

POINT！

- バソプレシンはV_1受容体を介して血管収縮作用がある．
- 強心作用はなく心拍出量が低下することと副作用として心筋虚血，腸管虚血がある．
- 敗血症性ショックでは相対的にバソプレシン低下があり，治療初期のノルアドレナリン少量投与時に併用すると昇圧作用増強，生命予後改善の可能性がある．
- とくに敗血症性ショックでの投与量は0.03単位/分までにする．
- とくに難治性の血管拡張性ショックで用いられる．

血管収縮薬・強心薬⑨：ジゴキシン（ジゴシン®）0.25mg/1mL 1A

　強心配糖体であるジゴキシンはドブタミン，PDE阻害薬ミルリノンとは異なる機序で強心作用を発揮します．

　心筋のNa^+-K^+ ATPaseを選択的に阻害します．細胞内のNa^+濃度増加でNa^+-Ca^{2+}交換系が抑制され，細胞外へのCa^{2+}排出低下により増加した細胞質内Ca^{2+}濃度がトロポニンCと結合し心筋収縮力が増強されます（図14）．

　ジギタリス製剤は慢性心不全治療において死亡率が上昇しない唯一の強心薬として使用され，とくにACEI/ARB，β遮断薬を十分量使用しても入退院を繰り返す心不全のケースで再入院率を下げることがわかっています．また心房細動のレートコントロールで唯一陽性変力作用があるため低心機能にも安心して使用することができます（他のβ遮断薬，Ca^{2+}拮抗薬は陰性変力作用があり，アミオダロンは心機能に影響を与えない）．

　しかしレートコントロールでは徐拍化に1～3時間，強心作用としても15～30分か

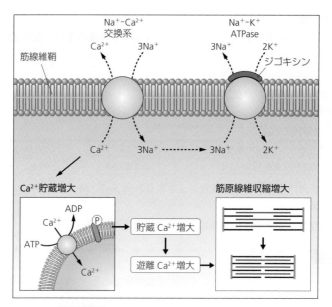

図14 ジゴキシンの作用機序（文献35より）

ジゴキシンはNa$^+$-K$^+$ ATPaseを阻害し細胞内Na$^+$濃度増加を起こす．Na$^+$増加によりNa$^+$-Ca^{2+}交換系が抑制され，細胞質内Ca^{2+}濃度上昇によりSERCAによって筋小胞体に運ばれ，トロポニンCと結合するCa^{2+}が増加することで心収縮力が増強する．

かること，そして治療域が狭くジギタリス中毒のリスクがためクリティカルケアではほとんど使われません．

とくに低心機能がわかっており頻脈性心房細動/心房粗動で血圧低下・循環不全をきたしている場合に限って使うことがあります．

■**使い方**
- 0.5mg静注，6，12時間後に0.25mg追加静注（トータル1mg）．その後，0.25mg×1回/日

※上記は頻脈性心房細動での急速飽和の場合の使い方である．
※著者は0.25〜0.5mg1回静注のみ行い，他のレートコントロールの薬剤（β遮断薬，ジルチアゼム）および血管収縮薬を併用することが多い．

■**使用する場面**
- 低心機能の頻脈性心房細動/心房粗動で血圧低下・循環不全がある場合に他の循環作動薬と併用

■**副作用**
- ジギタリス中毒（頭痛，とくに消化器症状（食欲不振，嘔気・嘔吐）），不整脈—ブロックを伴う心房頻拍や心室頻拍・心室細動

※とくに急性期では低カリウム血症，高カルシウム血症，低マグネシウム血症でジギタリス中毒が起こる．

最後にクリティカルケアでよく使われる強心薬・血管収縮薬の作用まとめを表5に示します．

表5 血管作動薬：強心薬，血管収縮薬の作用と特徴

血管作動薬	投与量	心収縮	心拍数	血管収縮	血管拡張
ドパミン	1〜3γ	0	0	0	1+
	3〜10γ	2+	2+	1+	0
	10〜20γ	2〜3+	2〜3+	3〜4+	0
ドブタミン	2〜20γ	3〜4+	1〜2+	0	2+
イソプロテレノール	0.01〜0.1γ	4+	4+	0	4+
ノルアドレナリン	0.04〜1γ	2+	1+	4+	0
アドレナリン	0.05〜2γ	4+	4+	4+	3+
フェニレフリン	0.1〜1.5γ	0	0	4+	0
バソプレシン	0.03単位/分	0	0	4+	0
ミルリノン	0.375〜0.75γ	4+	0	0	3+

γ：μg/kg/分

7 クリティカルケアでのショックへのアプローチ

血管作動薬を使用するショックについて考えてみます．

循環不全による組織の酸素化障害をショックといいます．クリティカルケアではショックはよくある病態で，ICU入室患者の約1/3でみられます．

ショックの3つの特徴は，①低血圧，②末梢組織循環不全，③高乳酸血症で表されます（図15）．

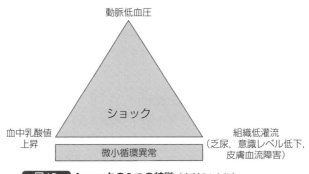

図15 ショックの3つの特徴（文献24より）

末梢循環不全については，①意識レベル低下（反応低下，見当識障害，昏睡），②網状皮疹，皮膚冷汗，チアノーゼ，③尿量低下（尿量≦0.5mL/kg/時）でみることができます．

ショックは病態生理学的に，①循環血液量減少性 hypovolemic，②心原性 cardiogenic，③閉塞性 obstructive，④血管分布異常性 distributive の4つに分類されます（表6）．

表6 ショックの4つの分類と代表的疾患

病態生理	代表的な疾患
循環血液量減少性	出血，外傷，脱水
心原性	心筋梗塞，心筋症，弁膜症，重症不整脈
閉塞性	肺塞栓，心タンポナーデ，緊張性気胸，大動脈解離
血管分布異常性	敗血症，非敗血症性（アナフィラキシー，脊髄性，副腎不全）

①循環血液量減少性，②心原性，③閉塞性の3つのショックでは低心拍出量による組織への酸素供給が低下するのが特徴（低心拍出量性ショック，いわゆるコールドショック）であり，④血管分布異常性ショックでは全身血管抵抗低下による組織での酸素利用障害によりむしろ正常～高心拍出量となるのが特徴です（高心拍出量性ショック，いわゆるウォームショック）．

ショックのケースでは病歴，身体診察，検査所見から4つのどのタイプの病態になるか，その原因はなにかを検索します．4つの病態が混合していることもあります．

> **例**
> - 外傷性出血性ショックで脊髄損傷を合併―出血による循環血液量減少性ショックと脊髄損傷による血管分布異常性ショックが混合
> - 食事摂取不良で誤嚥を繰り返し誤嚥性肺炎からの敗血症性ショック―敗血症性ショックによる血管分布異常性ショックと脱水による循環血液量減少性ショックが混合
> - 広範肺塞栓症で右心不全，頻脈性心房細動を合併―肺塞栓症による閉塞性ショックと不整脈，右心不全による心原性ショックの混合

アプローチ①：緊急事態の評価（図16）

まずはICU入室時疾患，入室後合併症の確認を行い，バイタルサイン（HR，BT，BP，RR，SpO_2）をチェックします．

診察では末梢循環不全として，①意識レベル，②皮膚：末梢冷汗，チアノーゼ，③尿量を確認し，四肢の浮腫や頸静脈怒張の有無をみて前負荷をおおよそ予測します．

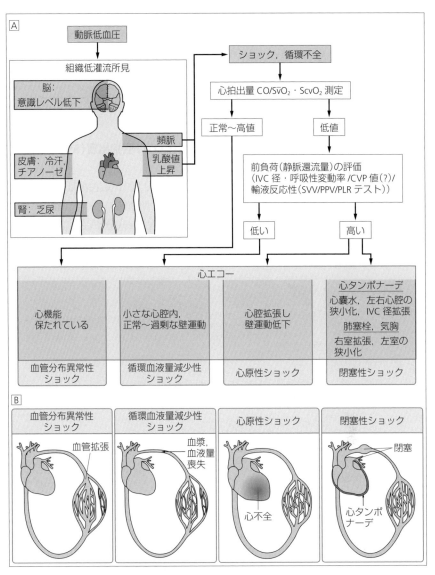

図16 ショックの評価（文献8より）

そしてABC（気道，呼吸，循環），動脈血液ガス分析，モニター装着・12誘導心電図，ベッドサイド心エコーを行います．

心エコーでの評価は非侵襲的であり非常に有用です（**表7**）．

表7 ショックでの心エコーでの評価するポイント

① 下大静脈径(IVC),IVC呼吸性変動⇒前負荷の評価
② 右心・左心収縮能⇒心収縮力の評価
③ 心囊水の有無,右室拡張・心室中隔の左室偏位⇒心タンポナーデ,急性右心不全の評価
④ 肺の気胸,腹腔内出血(ダグラス窩,脾周囲,モリソン窩)の有無

アプローチ②:平均動脈圧(MAP),心拍出量(CO)/1回拍出量(SV),乳酸値,$S\bar{v}O_2/ScvO_2$

 ショックの循環管理でとくに必要になる平均動脈圧(MAP),心拍出量(CO)/1回拍出量(SV),そして①循環血液量減少性,②心原性,③閉塞性ショックではとくに末梢組織酸素化の指標として乳酸値や中心静脈酸素飽和度($ScvO_2$)や混合静脈血酸素飽和度($S\bar{v}O_2$)のモニタリングが重要になります.

 これら循環管理の指標のモニタリングには以下のような機器を使用します.

① 適切な心収縮力・心拍数
- CO/SV(FloTrac®,経食道ドプラー,肺動脈カテーテル)
- EF(心エコー)
- 心拍数(心電図モニター)

② 適切な血管内ボリューム
- 静的指標:中心静脈圧(CVP;中心静脈ライン),肺動脈楔入圧(PCWP;肺動脈カテーテル)
  下大静脈径(IVC;心エコー)
- 動的指標:SVV,PPV
- 輸液反応性 fluid responsiveness—輸液ミニチャレンジ,受動下肢挙上(PLR)

③ 適切な血管収縮能
- 平均動脈圧(MAP;動脈ライン)
- 全身血管抵抗係数(SVRI;FloTrac®,肺動脈カテーテル)

④ 組織酸素化
- 乳酸(動脈ライン)
- $ScvO_2$(中心静脈ライン),$S\bar{v}O_2$(肺動脈カテーテル)

 ショックの4つの病態での血行動態がどのようになるかを表8に示します.

表8　ショックでの血行動態プロファイル

	MAP	CVP	PCWP	CO	SVR	$S\bar{v}O_2$	乳酸
心拍出量減少 hypodynamic							
循環血液量減少性 hypovolemic	↓	↓	↓	↓	↑	↓	↑
心原性 cardiogenic	↓	↑	↑	↓	↑	↓	↑
閉塞性 obstructive	↓	↑		↓	↑	↓	↑
心拍出量増加 hyperdynamic							
血管分布異常性 distributive	↓	↔↓	↔↓	↔↑	↓	↔↑	↑

MAP：平均動脈圧，CVP：中心静脈圧，PCWP：肺動脈楔入圧，CO：心拍出量，
SVR：全身血管抵抗，$S\bar{v}O_2$：混合静脈血酸素飽和度
※血管分布異常性ショックである敗血症性ショックではとくに$S\bar{v}O_2$が正常または
増加することに注意

8　クリティカルケアでのショックの治療

　ショックの初期治療では，まず酸素化を適切にするために酸素投与および必要に応じて挿管・人工呼吸器管理を行います．同時に血管内ボリューム確保・前負荷の維持目的で輸液反応性fluid responsivenessを評価しながら輸液負荷－大部分は晶質液の乳酸加リンゲル液500〜1,000mLを用います．さらに同時に血管作動薬を併用します．第一選択はノルアドレナリンです．これらを"VIPアプローチ"（V：ventilation十分な酸素化，I：infuse輸液，P：pump血管作動薬）といいます．
　その上で，ショックを起こしている病態に応じた対応を行います．

POINT !

- ショックではVIPアプローチとして，①適切な酸素化，②太い末梢ルート確保の上，晶質液（多くが乳酸加リンゲル液），③血管作動薬（ノルアドレナリンが第一選択）を開始する．
- ショックの原因検索を行う．

出血性ショック

　止血（外科的，血管内塞栓術）を優先させますが，確実な止血までに早期に輸血製剤の準備を行うとともに，蘇生として輸液に加え，輸液負荷のみによる希釈性凝固障害を防ぎ輸液量を減らす目的で早期からノルアドレナリンを使用します．輸血開始および止血までの輸液量は1,000〜2,000mL以内にします．詳細は第6章の「⑧外傷性出血性ショックでの治療プロトコル」（p.183）を参照してください．

閉塞性ショック

閉塞性ショックの代表疾患として肺塞栓症，緊張性気胸，心タンポナーデがあります．緊張性気胸，心タンポナーデは閉塞起点の解除が重要になります．また肺塞栓症では抗凝固・血栓溶解療法を行います．

とくに肺塞栓症など右心不全を合併するケースでは，右心不全ならではの循環管理の5つのポイントがあります．

① 右室の前負荷を適切に保つ

心エコーで右室拡張がないかどうかを確認し，輸液反応性fluid responsivenessに応じて晶質液250〜500mL負荷を行います（第5章）．右心不全での輸液チャレンジは1回250mLと少量で行うことが大切です．右心不全では輸液反応性がないことが多く，血管内ボリューム過剰ならば早期から利尿薬，腎代替療法（RRT）を用いマイナスバランスで管理します．

② 洞調律を維持する

とくにAFやMATなど頻脈性不整脈を合併した場合，レートコントロールのみでは不十分で，右心循環維持のためには可能な限り洞調律を維持することが大切です．AF/MATでは電解質補正とともに適宜アミオダロンや電気的除細動を行います．

③ 右室の後負荷を適切に保つ

低酸素血症では低酸素性肺血管攣縮が起こり肺動脈抵抗が上昇します．また高二酸化炭素血症やアシドーシスでも肺動脈抵抗上昇となるため，低酸素血症，高二酸化炭素血症，アシドーシスは補正します．

人工呼吸器管理では不適切に高い気道内圧上昇，高いPEEPは避けます（プラトー圧＜27，最少のPEEP，低1回換気による人工呼吸器管理とします）．

喘息重積・COPD急性増悪では気道抵抗上昇による右室後負荷上昇となるため，気管支拡張薬β_2刺激薬・抗コリン薬吸入，全身ステロイド投与および血管作動薬としてアドレナリン使用を考慮します．

閉塞性ショックで右心負荷がかかるケースでは深部静脈血栓（DVT）/肺塞栓（PE）を合併すると急激に循環動態が破綻するため，禁忌がなければ早期からDVT/PE予防としてヘパリンを用いた薬物的予防を開始します（第11章参照）．

④ 右室収縮能を適切に保つ

右室拡張能の維持で強心薬ミルリノン，少量ドブタミンを用います．
冠動脈血流の維持で低血圧は避け，ノルアドレナリンを早期から使用します．

⑤ 循環動態変化に伴い頻繁に心室間相互依存ventricular interdependenceを評価する（図17）

右室拡張が強いと心室中隔の左室偏位となり，1回拍出量が著明に低下するため，輸液負荷や利尿薬使用による右室前負荷の変化の際や，不整脈による心調律の変化，

人工呼吸器設定・血管作動薬調整の際には頻繁に心エコーでの評価を行い最適化するようにします．

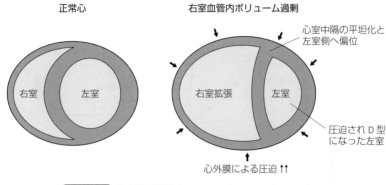

図17 心室間相互依存 ventricular interdependence

心原性ショック

　心原性ショックは，心不全に伴う末梢臓器の循環不全であり，血行動態として，

- 収縮期血圧（SBP）≦90mmHgまたは血管収縮薬を必要とする低血圧
- 心係数（CI）＜1.8L/分/m²（循環サポートなし），CI＜2.0～2.2L/分/m²（循環サポートあり）
- 左室・右室充満圧上昇：左室拡張末期圧（LVEDP）＞18mmHgまたは右室拡張末期圧（RVEDP）＞10～15mmHg

で表されます．

　心原性ショックの大部分は急性心筋梗塞に合併し心筋障害による収縮期・拡張期障害が起こります．心拍出量低下により全身臓器および冠動脈への血流低下につながります．冠動脈灌流低下による心筋虚血・梗塞範囲の増悪による心収縮力低下，そして全臓器血流低下で交感神経系賦活によるカテコラミン分泌から末梢血管収縮・後負荷増大となりさらに心機能低下につながります．

　また急性心筋梗塞自体によるIL-6，TNF-αなど炎症性サイトカイン分泌により全身性炎症反応症候群（SIRS）の状態となり，心筋抑制，全身の血管抵抗低下や腸管血流低下からのバクテリアルトランスロケーション，敗血症の合併も起こります（図18）．

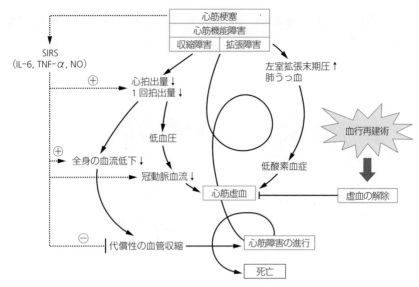

図18 心原性ショックの病態生理（文献19より）

心原性ショックのアプローチとしては，①急性心筋梗塞発症時の急性期の心原性ショックと②遅延性心原性ショックで対応が異なります．

① 急性心筋梗塞発症時の急性期心原性ショック

①酸素投与，②太い末梢ルート確保し輸液負荷，③血管収縮薬ノルアドレナリンの"VIPアプローチ"を行い，12誘導心電図，心エコーで急性心筋梗塞と診断したら迅速に心臓カテーテル検査を行い，速やかにPCIまたはCABGによる血行再建術が死亡率改善のためには最も重要になります．血行再建術までのつなぎとして大動脈内バルーンポンプ(IABP)を用いることがあります(図19, 20)．

> **MEMO** 大動脈内バルーンポンプ intraaortic balloon pump(IABP)
>
> IABPは先端に細長いバルーンのついた弾性カテーテルを下行胸部大動脈内に留置し，
> ① 心拡張期にヘリウムでバルーンを急速に拡張させ(拡張期圧上昇による冠血流量増大)，
> ② 心収縮期(心室等容性収縮)に入ると収縮させます(収縮期後負荷低下)．
> つまり，拡張期圧の上昇と収縮期後負荷の減少により，冠動脈血流増加と心筋酸素消費量の低下につながります．

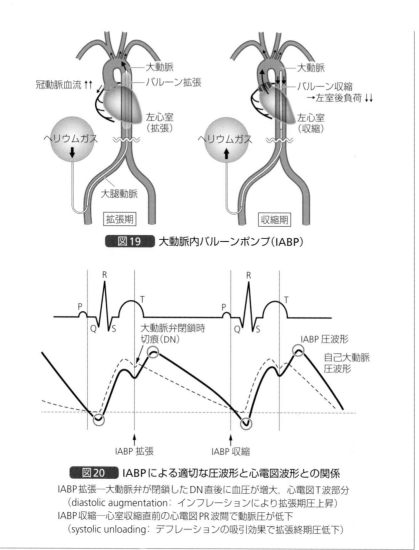

図19 大動脈内バルーンポンプ（IABP）

図20 IABPによる適切な圧波形と心電図波形との関係

IABP拡張—大動脈弁が閉鎖したDN直後に血圧が増大，心電図T波部分
（diastolic augmentation：インフレーションにより拡張期圧上昇）
IABP収縮—心室収縮直前の心電図PR間で動脈圧が低下
（systolic unloading：デフレーションの吸引効果で拡張終期圧低下）

② 遅延性心原性ショック

急性心筋梗塞後の早期CAG/PCIでの再灌流療法でいったん安定後の遅延性に起こる心原性ショックでは，

① 左室自由壁破裂
② 心室中隔穿孔
③ 乳頭筋断裂による僧帽弁閉鎖不全

の手術適応となる機械的合併症の有無の確認が重要になります(図21).

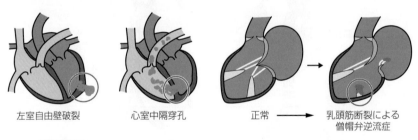

左室自由壁破裂　　心室中隔穿孔　　正常　→　乳頭筋断裂による
　　　　　　　　　　　　　　　　　　　　　　僧帽弁逆流症

図21 左室自由壁破裂，心室中隔穿孔，乳頭筋断裂による僧帽弁逆流症

　心筋梗塞範囲が狭いのに心原性ショック，心タンポナーデとなっている場合，左室自由壁破裂を疑います．心筋梗塞発症後5日前後で起こります．輸液，血管作動薬とともに心嚢穿刺を行い，緊急での外科的治療が必要になります．
　心室中隔穿孔は前壁の急性心筋梗塞に合併し閉鎖術が必要となります．内科的治療では死亡率は50%以上であり，早期診断・外科的治療により30日生存率70～100%といわれています．
　乳頭筋断裂や腱索断裂によって起こった急性僧帽弁逆流は下壁・後壁梗塞に合併し，血行再建後の再灌流障害により13時間程度で発症します．
　心筋梗塞血行再建後の遅延性心原性ショックでは，①酸素投与，②太い静脈ルート確保，③血管作動薬を開始し，心エコーで速やかに外科的治療が必要な機械的合併症でないかを判断するとともに大動脈内バルーンポンプや体外補助循環を用いた循環管理を行います．

> **POINT !**
>
> - 心原性ショックでは心筋障害による収縮能・拡張能障害に加えて，全身性炎症反応症候群(SIRS)の状態も病態増悪に重要な役割を果たしている．
> - 心原性ショックでは，酸素投与，太い末梢ルートからの輸液，血管作動薬(ノルアドレナリンが第一選択)とともに，
>   ① 心筋梗塞に合併した急性期心原性ショックでは迅速な血行再建術(PCI, CABG)
>   ② 心筋梗塞血行再建後の遅延心原性ショックでは外科的治療適応となる機械的合併症の検索
>   ③ 輸液，循環作動薬に加え，IABPサポート
>   が重要である(図22).

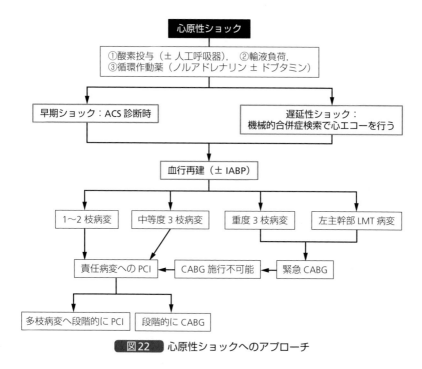

図22 心原性ショックへのアプローチ

血管分布異常性ショック
① 敗血症性ショック以外の場合

アナフィラキシーショック,脊髄性ショック,副腎不全は血管分布異常性ショックを起こします.

アナフィラキシーショックでは輸液負荷とアドレナリン投与を行います.

脊髄損傷による脊髄性ショックでは輸液負荷とノルアドレナリンによる循環サポートを行います.徐脈傾向の場合,適宜ドブタミンを併用します.

副腎不全では輸液負荷とノルアドレナリンによる循環サポートとともに必要ならばrapid ACTHテストを行った上で,速やかにヒドロコルチゾン50mg×4回/日または100mg×3回/日投与を行います(第14章参照).

② 敗血症性ショックの場合

重症敗血症,敗血症性ショックに対する循環管理として,診断後,6時間以内に次の目標達成を目指す,早期目標指向型治療Early Goal Directed Therapy(EGDT)がRiversらによって提唱されました(表9,図23).

EGDTは,心臓前負荷,後負荷,心収縮力を組織の酸素化の指標とともに安定化させることを診断後6時間以内という時間制限の中で目標とした循環管理の方法で

表9 EGDTの目標値

① 中心静脈圧(CVP)＞8〜12mmHg，人工呼吸管理中ならば12〜15mmHg
② 平均動脈圧(MAP)＞65mmHg
③ 中心静脈酸素分圧($ScvO_2$)ないし混合静脈血酸素分圧($S\bar{v}O_2$)＞70%
④ 尿量＞0.5mL/kg/時
　＊中心静脈酸素分圧($ScvO_2$)ないし混合静脈血酸素分圧($S\bar{v}O_2$)の代わりとして，
⑤ 乳酸クリアランス(%)＝(初回乳酸値－2回目乳酸値)/初回乳酸値×100
　2時間後10%以上，6時間後30%以上

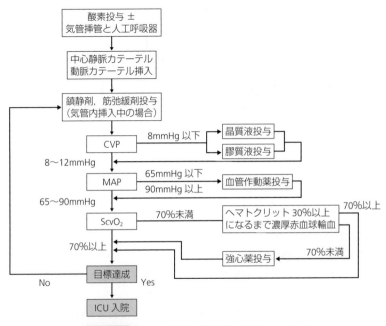

図23 EGDTのアルゴリズム（文献9, 10より）
救命救急部門で最初の6時間に行う治療．

す．このEGDTを用いることで，死亡率が46.5%から30.5%へと著明に低下したことが報告されました．

その後，Surviving Sepsis Campaign 2012の世界的なガイドラインも本邦の敗血症ガイドラインでもこのEGDTが踏襲されていますが，残念ながらEGDTには多くの疑問と現場での解離が存在するのも事実です．

ここでは問題点に触れながら，実際の現場での重症敗血症，敗血症性ショックの循環管理について考えていきます．

EGDTの問題点として**表10**に示す7点があげられています．

表10　EGDTの問題点

その①："中心静脈圧（CVP）"に潜む問題
　前負荷，輸液反応性fluid responsivenessをCVPで判断するか？　"50/50"の確率
　現在は動的指標dynamic indexのほうが輸液反応性をCVPより反映するといわれており，SVV（stroke volume variation）/PPV（pulse pressure variation），PLR（passive leg raising）テスト，下大静脈（IVC）径呼吸性変動率を主に使う．

その②："輸血"に潜む問題
　輸血は副作用が多く，重症敗血症，敗血症性ショックで頻繁には使用しない．

その③："輸液→血管収縮薬→強心薬"に潜む問題
　ER，クリティカルケアではfluid challengeとノルアドレナリンはほぼ同時に開始する．

その④："ScvO₂/SvO₂"に潜む問題
　心原性・出血性ショックと異なり，敗血症性ショックのScvO₂/SvO₂は当初から70％以上であることが大多数＝末梢組織での酸素消費障害が問題であるため，必ずしも70％以上を目指すことが妥当かどうか不明である．また，乳酸値のクリアランスでも代用可能であることがわかっている．

その⑤：　中心静脈カテーテルを容易にERで挿入することは，多忙なERでは時間・人手的に無理であること．

その⑥：　RiversらのスタディでＩコントロール群があまりに死亡率が高い．

その⑦：　企業献金の問題が指摘されていること．

　著者の勤務するICU/CCUでは，現在EGDTよりもdynamic indexと心エコーを駆使して，輸液負荷，強心薬・血管収縮薬投与の判断を行っています（図24）．

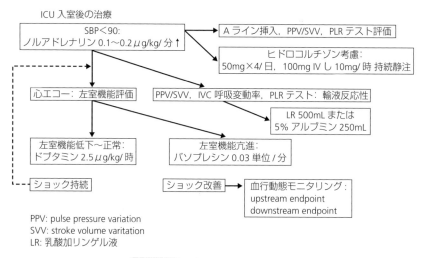

PPV: pulse pressure variation
SVV: stroke volume varitation
LR: 乳酸加リンゲル液

図24　現在のICUでの循環管理
動的指標dynamic index，PLRテストと心エコーを駆使する！

収縮期血圧（SBP）が90以下の場合，迅速に動脈ラインを挿入し，FloTrac®などでPPV/SVVといった動的指標dynamic indexや，PLRテストで1回拍出量（SV）の前後での変化を測定できるようにします．

またノルアドレナリンが0.1〜0.2μg/kg/分以上になるようならば，相対的副腎不全合併も考慮してヒドロコルチゾンを1日投与量300mg以上にならないよう投与します．

- ヒドロコルチゾン　50mg静注　6時間ごと　ないし，
- ヒドロコルチゾン　100mg静注し，10mg/時で持続静注

心エコーでの下大静脈（IVC）の吸気終末と呼気終末での呼吸性変動率が20%以上あるかどうか，およびPPV/SVVでの輸液チャレンジ前後での輸液反応性，PLRテスト前後での1回拍出量SVの変化の有無をみます．

ここで，輸液反応性があれば適宜，

- 乳酸加リンゲル液500mL　30分　または
- 5%アルブミン製剤250mL　30〜60分

の輸液負荷を継続します．

また心エコーでの左室収縮能をモニタリングし，ショックが遷延しているものの左室過剰運動を示すようならば，バソプレシンの早期投与を検討します．

- バソプレシン　0.03単位/分（＝1.8単位/時）

一方で，左室機能が正常〜低下している場合は，敗血症に伴う敗血症性心筋症septic cardiomyopathyを考え，強心薬であるドブタミン投与を検討します．

- ドブタミン　2.5μg/kg/分

血行動態が落ち着いてショック状態をのりきるまでこのような循環管理を行います．

特にモニタリングとしては，心臓の前負荷・後負荷・心収縮力をモニタリングする"upstream endpoint"と末梢組織の酸素化・循環をモニタリングする"downstream endpoint"に分けて考えます（図25）．一般市中病院で使用可能なdownstream endpointとしては，末梢組織全体を反映するScvO$_2$，base deficit，尿量，乳酸値であることが多く，必ずしも局所の末梢組織の酸素化・循環モニタリングには直結しないことが悩ましいところでもあります．

しかし，これらのdownstream markerは低心拍出量性ショック（コールドショック）では参考になりますが，敗血症性ショックなど高心拍出量性ショック（ウォームショック）では必ずしも参考になりません．

- 蘇生における"upstream endpoint"

平均動脈圧(MAP), PaO$_2$, 心拍出量(CO), Hb, CVP/PCWP, PPV/SVV

全身の循環不全 ← 重症敗血症, 外傷, 熱傷, 膵炎など

- 蘇生における"downstream endpoint"

global markers: $S\bar{v}O_2$, ScvO$_2$, BD, 尿量, 乳酸

distributive hypoxia
cytopathic hypoxia

downstream marker をガイドに upstream 治療を行う

・低心拍出量性ショック(循環血液量減少性, 心原性, 閉塞性)
　→CO, MAP, $S\bar{v}O_2$/ScvO$_2$
・高心拍出量性ショック(敗血症など)
　→CO, MAP

 蘇生における upstream endpoint と downstream endpoint

※ BD: base deficit

⑨ 高用量血管作動薬に反応しない難治性ショックへの対応(図26)

　高用量血管作動薬, カテコラミンを必要とする難治性ショックの評価と治療オプションについて考えてみます.

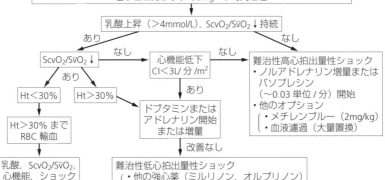

図26　難治性ショックへのアプローチ

循環維持目的でのノルアドレナリン，アドレナリンが0.5μg/kg/分以上の投与量が必要な場合に高用量血管作動薬と定義されます．高用量血管作動薬に反応しない難治性ショックの場合，死亡率は94％と非常に高いため，アプローチとしては，①前負荷は適切か，②心収縮力は適切か，③他のショック合併がないか，を順番に検討します．

① 前負荷は適切か

高用量血管作動薬を使用している際には，血管内ボリューム評価が適切にされていないことが多く，輸液チャレンジ，受動的下肢挙上（PLR）テストまたは動的指標：SVV，PPVでの輸液反応性fluid responsivenessがないかどうかを確認します．

② 心収縮力は適切か

とくに高用量血管作動薬を使用している際には，後負荷が強くかかるため低心機能の場合著明な心収縮力低下〔心拍出量（CO）↓/1回拍出量（SV）↓〕がみられることがあります．そのため，必要に応じて強心薬（ドブタミン，ミルリノン）および心拍数の適正化，不整脈がある場合は可能な限り洞調律維持を目標とします．またショック治療経過中に心筋虚血合併もありうるため緊急CAG/PCIの適応がないかも検討します．

③ 他のショック合併がないか

ショック状態が長時間遷延すると腸管血流低下によるバクテリアルトランスロケーションによる敗血症性ショック合併や多くのデバイスが使用されていることで病院内感染症合併のリスクが高くなります．また心タンポナーデや緊張性気胸，肺塞栓など治療可能な閉塞性ショックを合併していないかどうかの検索も重要です．

4つの病態生理によるショックの分類で，とくにショックが遷延した場合，全身性炎症反応症候群（SIRS）による血管分布異常性ショックを合併します．

とくにSIRSでの血管拡張性ショックでは，①高サイトカイン血症，②一酸化窒素NO，③相対的副腎不全，④血中バソプレシン低下による末梢血管拡張が病態に関与していると考えられています．

そのため，難治性ショックでの末梢血管拡張性ショックに対する対応として，

① コルチコステロイド

難治性ショックでは，相対的副腎不全・重症疾患関連コルチコステロイド不全（CIRCI）合併の可能性があり低用量ヒドロコルチゾン（50mg静注6時間ごと）を用います（第14章参照）．

② バソプレシン

難治性ショックでは，相対的バソプレシン欠乏の可能性があり，とくにコルチコステロイドと併用でショック初期に用いると循環動態改善の可能性があります．

③ NO阻害薬—メチレンブルー

　　難治性ショックでは一酸化炭素(NO)による炎症性血管拡張と心機能低下が指摘されており，NO阻害薬であるメチレンブルー 2mg/kg 1回静注や2mg/kg静注後に持続静注0.25mg/kg/時のオプションがあります．

がオプションとしてあります．
　また，心機能低下合併で強心薬(ドブタミン，ミルリノン)に反応しない場合の対応として，

④ GIK(glucose-insulin-potassium)療法

　　ブドウ糖，インスリン，カリウムを大量投与することで心筋代謝を活性化し心筋収縮力を改善させる効果があることがわかっています．とくに強心薬で反応しない低心機能状態の場合では，50%ブドウ糖/L，ヒューマリンR 80単位/L，KCl 100mEq/Lを混合し1mL/kg/時の投与を検討します．

補助的な治療としては，

⑤ 低温管理
⑥ 電解質異常補正(とくに低カルシウム血症，低リン血症)，アシドーシス補正
⑦ 急性血液浄化療法—大量置換液による血液濾過
⑧ 体外循環—VA-ECMO

があります．

10 生理学の視点：Guyton静脈還流量曲線，Frank-Starling心拍出量曲線から循環管理，そして循環不全・ショックを見直す

最後に生理学の視点から循環管理について考えてみます．
第5章でとりあげたオームの法則：「電圧＝電流×抵抗」とポアズイユの法則：

- 輸液流量 $Q = 圧差 \Delta P \times \dfrac{1}{輸液ルート抵抗 R}$
- 輸液流量 $Q = \Delta P \times \dfrac{\pi r^4}{8 \mu L}$

を循環にあてはめて考えると(図27)，
「平均血圧(MAP)＝心拍出量(CO)×全身血管抵抗(SVR)」
になることは本章の最初に触れました．
　もしも全身循環を「心臓(左心系)⇒動脈⇒毛細血管⇒静脈⇒心臓(右心系)」のルー

Chapter 8 循環作動薬：血管収縮薬，強心薬

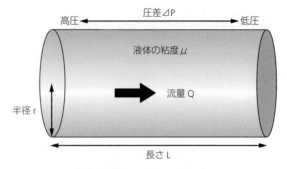

図27 ポアズイユの法則
流速Qは半径4乗に比例し，粘度μに反比例することに注意．
とくに粘度μ上昇⇒血管抵抗↑，粘度μ低下⇒血管抵抗↓となることに注意．

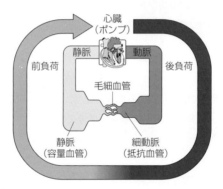

図28 全身循環：心臓を起点として動脈，静脈のループとしてとらえると……．始点：左室，終点：右房

プ・直列回路で考えると（図28，29），正確には動脈系（左室出口圧）は平均動脈圧（MAP），そして静脈系（右房）では右房圧（P_{RA}）があるため，

- 心拍出量（CO）= $\dfrac{平均血圧（MAP）−右房圧（P_{RA}）}{全身血管抵抗（SVR）}$

となります．

しかし，①動脈系と静脈系では血液の分布が異なる，②血管のコンプライアンスが異なる動脈系と静脈系では役割が異なることの2点から，上記のように動脈・静脈系を直列回路としてひとくくりに評価するのは無理があります．

実際，循環系の血液分布は表11のようになっています．

心拍出量（CO）は静脈還流量venous return（VR）に等しいことも考慮すると，動脈系と静脈系を分けて考えることが重要になります（図30）．

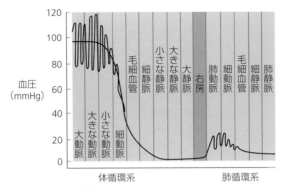

図29 全身の循環各部位の血圧

表11 循環系パーツごとの血液分布

	全血液量に対する割合(％)
全身静脈系	64
全身動脈系	13
毛細血管	7
肺循環系	9
心臓	7

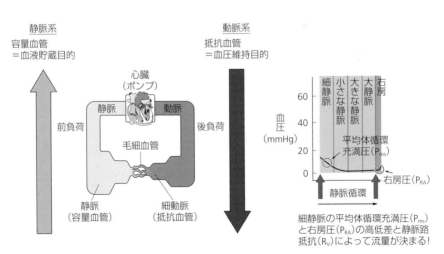

図30 動脈系と静脈系を分けて考える：動脈系−抵抗血管「重要臓器血圧維持」，静脈系−容量血管「血液貯蔵リザーバー」

静脈系は細静脈での平均体循環充満圧(P_{ms})と右房圧(P_{RA})，静脈路抵抗で静脈灌流量(VR)が決まることに注意

血圧分布・血液分布からわかることは，

- 動脈系には血流分布が少ないが，むしろ高い血圧を維持することが大切
  ⇒臓器血流の維持が第一の目的
- 静脈系には血流分布が多く（静脈壁抵抗が低くコンプライアンスが高いため），静脈系の圧は低い
  ⇒末梢組織から心臓へ血液を戻す導管であると同時に，<u>血液リザーバー機能が第一の目的</u>

ということです．

そのため，図30右からわかるように末梢組織の毛細血管後の圧は約17mmHgであり，細静脈の平均値をとると平均体血管充満圧（P_{ms}）といい約7〜10mmHg程度となります．

そうすると，心拍出量（CO）の式と同様に静脈還流量（VR）は，

- 心拍出量（CO）＝静脈灌流量（VR）
  $$= \frac{平均体循環充満圧（P_{ms}）－右房圧（P_{RA}）}{静脈血管抵抗（R_V）}$$

で求められます．

循環維持をするとはなにをすることか？

血圧—とくに平均血圧（MAP）が臓器血流の指標になることを，図31の式で考えてみます．

「循環維持＝組織灌流維持」ということを優先すると，心臓から血液が十分送られている前提があれば，平均血圧（MAP）が低い場合，全身血管抵抗（SVR）に問題があり，

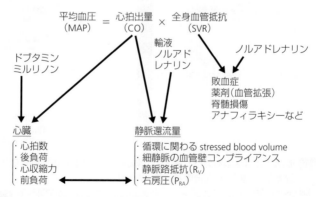

図31 平均血圧（MAP）：心拍出量（CO）と全身血管抵抗（SVR）に影響を与える因子

SVRに対する治療を行うことで組織灌流—とくに重要臓器は圧のautoregulationをしているため，MAP≧65mmHgを目標として血圧維持させることが大切になります．

つまり，心臓から血液が十分送られているならば，

> ① MAP≧65mmHg目標として，血管収縮薬を用いて後負荷を維持させる

ことがまずは大切になります．後負荷増大のためには動脈系血管を収縮させればよい（＝動脈系が抵抗血管といわれているゆえんです）ことになります．

それでは，心臓から血液が十分送られることを保証するためにはなにが必要でしょうか？

ここで重要になるのがFrank-Starlingの法則による心拍出量曲線です．横軸に左室拡張末期圧（＝右房圧でもよい），縦軸に心拍出量とすると図32のようになり，①心収縮力増加（陽性変時・陽性変力作用），②後負荷低下により上向きに移動します．一方，③心収縮力低下（陰性変時・陰性変力作用），④後負荷増大により下向きに移動します．また急性の虚血性心疾患による拡張不全や心嚢液貯留・胸腔内圧上昇により拡張障害〔＝有効心収縮のための心コンプライアンス低下（＝心臓が拡張しにくい，膨らみにくくなる）〕が起こると右方偏位します．

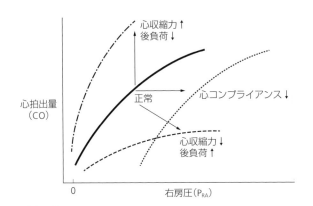

図32 Frank-Starlingの心拍出量曲線：心収縮力・後負荷・心コンプライアンスが心拍出量に与える影響

> ② 心拍出量は心収縮力（陽性変時・陽性変力，陰性変時・陰性変力），後負荷，心コンプライアンスによって変化する

しかし，最も注目すべき点は心収縮力・後負荷・心コンプライアンスが変化して心拍出量に影響を与えるとしても，その前提として，「心臓に戻ってくる血液—すなわ

ち静脈還流量が適切にある」ということが最も重要になります．なぜなら「心拍出量＝静脈還流量」であり，心臓から送り出す血液が十分量ないと，いくら心臓自体が収縮力を上げたり（陽性変時・陽性変力），後負荷を下げたり（末梢細動脈の拡張）しても意味がないからです．

つまり，心機能を規定する最も重要な因子は前負荷である静脈還流量ということになります．

> ③ 最適な心拍出量（CO）を規定する最も重要な要素は静脈還流量（VR）である

そう考えると，クリティカルケアで循環管理をするポイントとして，①前負荷，②後負荷，③心収縮力（1回拍出量，心拍数）の4つのパラメータをみる場合，

> ① 臓器血流維持のためのMAP維持：後負荷
> ② 適切な心拍出量達成目的の，"適切な静脈還流量"，"心収縮力維持：前負荷＋心収縮力"

の2つに分けることが大切です．
そして，

> ① 心臓が送り出すべき血液（心拍出量）が適切にあるか＝静脈還流量（＝前負荷）が適切か？：輸液反応性を考慮した輸液負荷の検討
> ② 前負荷が適切であると確認してから，次に心収縮：心収縮力自体と心拍数（不整脈も含む）を検討
> ③ 上記の①②とは別に臓器血流維持のMAP，適切な後負荷の検討

という思考回路が大切になります（図33）．

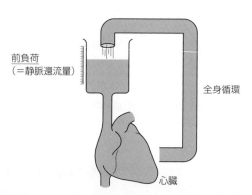

図33 心臓がはじまりではなく，心臓はあくまで前負荷である静脈還流量を全身に送り出すポンプとしての役割という位置づけが大切

とくに心収縮力では常に，

- 適切な前負荷になっているか？⇒適切な心収縮力が維持されているか？

の順番の流れで考えてください．
そこで心拍出量＝静脈還流量，そして静脈還流量を規定する因子について理解するためにFrank-Starlingの法則に続いて，Guytonの静脈還流量曲線について考えてみます．

Guytonの静脈還流量曲線

静脈還流量（VR）は，①始点の圧である細静脈での圧，すなわち平均体循環充満圧（P_{ms}），②終点の圧である右房圧（P_{RA}），③静脈路抵抗（R_V）の3つより規定されます（図34）．

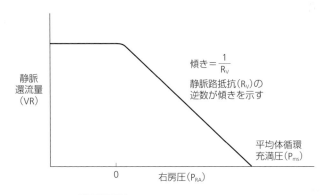

図34 Guytonの静脈還流量曲線

MEMO 平均体循環充満圧（P_{ms}）とは

静脈系は容量血管であり，伸展性に富んでいるため多くの血液を貯蔵するリザーバーとしての働きがあります．そのため，リザーバーとして貯蔵し循環に関わらない一定血液量：unstressed blood volume（V_0という）と静脈循環に関わる血液量：stressed blood volume（V_Sという）に分かれます．
バスタブで考えてみます（図35左）．
バスタブに水を注入します．排水管までたまった分と排水管より上にたまった分に分けると，排水管下の貯留分が循環に関わらないunstressed blood volumeであり，排水管より上の水stressed blood volumeが排水管（＝静脈路）を通して右房側に流れることになります．

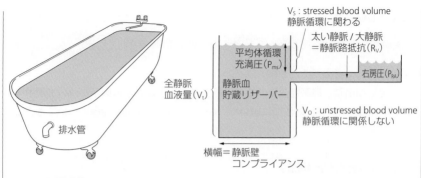

図35 バスタブ（左図）と静脈系のstressed blood volume/ unstressed blood volume（右図）の考え方（文献31, 33より）

そして静脈路の径の太さが静脈抵抗（R_V）を示し，静脈系貯蔵リザーバーの高さ〔＝平均体循環充満圧（P_{ms}）〕と右房の高さ〔＝右房圧（P_{RA}）〕の差で静脈還流量（VR）が決まることがわかります．

$$静脈灌流量(VR) = \frac{P_{ms} - P_{RA}}{R_V}$$

静脈貯蔵リザーバーの高さ（$V_t - V_0$が静脈駆出圧となる）および横幅（＝貯蔵スペースを決める）の変化，そして右房圧（P_{RA}），静脈路血管抵抗（R_V）が変化することで静脈還流量（VR）が変わり，病態および治療介入によりこれらのパラメータが変化します（図36）．

例：
- 出血性ショックでは，$V_t \downarrow \Rightarrow V_S \downarrow \Rightarrow P_{ms} \downarrow$となりVR $\downarrow$
- 輸液負荷をすると，$V_t \uparrow \Rightarrow V_0$は不変であり$V_S \uparrow \Rightarrow P_{ms} \uparrow$となりVR $\uparrow$
- 血管収縮薬—純粋なα刺激薬フェニレフリン，バソプレシンを使用すると，
  ① 静脈貯蔵リザーバーの横幅が狭くなる$\Rightarrow V_t$高さ$\uparrow$・V_S高さ$\uparrow \Rightarrow P_{ms} \uparrow$，
  一方，
  ② 静脈路も狭くなる$\Rightarrow R_V \uparrow$，
  静脈貯蔵リザーバーが十分ならば，全体として$P_{ms} - P_{RA}$のほうがR_Vを上回るので最終的にはVR $\uparrow$
- 低心機能で両心不全では，$P_{RA} \uparrow \Rightarrow P_{ms} - P_{RA} \downarrow$となりVR $\downarrow$

心臓へ流入する静脈還流量（VR）は，①平均体循環充満圧（P_{ms}）と右房圧（P_{RA}）の圧較差，②静脈路抵抗（R_V）で決まり，③P_{RA}が低下し胸腔内圧（$-2 \sim 4$mmHg程度）と同等になると静脈は虚脱しVRはそれ以上増加しないことがポイントです．また右房圧（P_{RA}）が上昇し$P_{ms} - P_{RA}$がゼロとなるとVRがなくなることにも注意します（図34）．

静脈路抵抗(R_V)と平均体循環充満圧(P_{ms})の変化による静脈還流量曲線の変化を図36に示します.

- 全血輸血で全血液量が増加するとV_t↑⇒V_0は変わらずV_s↑となり，P_{ms}↑のため右上向きに移動(①⇒②)
- 出血で全血液量が減少するとV_t↓⇒V_0は変わらずV_s↓となり，P_{ms}↓のため左下向きに移動(①⇒③)
- 静脈路抵抗(R_V)↑だと静脈系貯蔵リザーバーから右房に向かう血流が低下するため，P_{ms}は変わらないが(貯蔵リザーバーに影響がないため)，VRのプラトー部分のみ下がる(①⇒④)
- 静脈路抵抗(R_V)↓だと静脈系貯蔵リザーバーから右房に向かう血流が増加するため，P_{ms}は変わらないが(貯蔵リザーバーに影響がないため)，VRのプラトー部分のみ上がる(①⇒⑤)

ことになります．

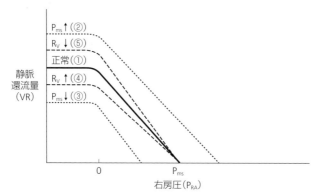

図36 静脈路抵抗(R_V)と平均体循環充満圧(P_{ms})による静脈還流量曲線の変化

静脈還流量(VR)と心拍出量(CO)は等しいため，Guytonの静脈還流量曲線とFrank-Starlingの心拍出量曲線は横軸：右房圧(P_{RA})〔＝左室拡張末期圧(LVEDP)〕，縦軸：心拍出量(CO)〔＝静脈還流量(VR)〕として重ねて表示可能となります．そして，静脈還流量曲線と心拍出量曲線の交点がその時点での心拍出量(CO)〔＝静脈還流量(VR)〕と右房圧(P_{RA})〔＝左室拡張末期圧(LVEDP)〕になります(図37)．

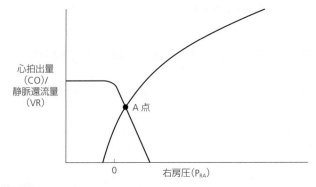

図37 Guytonの静脈還流量曲線とFrank-Starlingの心拍出量曲線を重ねた交点がその時点でのCO(=VR)とP_RA(=LVEDP)となる

病態によるGuytonの静脈還流量曲線とFrank-Starlingの心拍出量曲線の変化
① 循環血液量減少性ショック hypovolemic shock（図38）

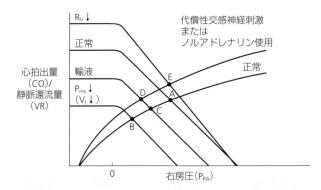

図38 循環血液量減少性ショックでのGuytonの静脈還流量曲線とFrank-Starlingの心拍出量曲線の変化（文献32より）

　急性に循環血液量減少が起こると，静脈血貯蔵リザーバー（V_t）とstressed blood volume（V_S）が低下するため平均体循環充満圧（P_{ms}）は低下し，静脈還流量曲線は左下に移動します：A点⇒B点.

　代償性の機序として，①間質から血管内への水分移動，②交感神経刺激・副腎髄質からの内因性カテコラミン分泌，の2つが起こります．代償機序①により一部体液が血管内に戻りB点⇒C点に移動し，また代償機序②により心拍出量曲線が上向きに移動するためC点⇒D点へと移動することになります．

　次に治療として晶質液による輸液負荷を行った場合はどうなるでしょうか？　上記

生理的代償よりも速やかに，輸液負荷でB点⇒C点への移動が起こり，内因性カテコラミンの影響でC点⇒D点に移ります．またもう一つ重要な点として，晶質液投与による血液粘稠度低下（血液粘稠度の大部分は赤血球成分のため，輸液でHt↓⇒粘稠度↓となる）の影響で静脈路抵抗（R_V）↓となります．R_V↓によりD点⇒E点へと移動します．

以上をまとめると，循環血液量減少性ショックで輸液負荷を行うと，①内因性カテコラミンによる心拍出量曲線の上向きへの移動，②輸液負荷による右房圧（P_{RA}）維持および血液粘稠度低下による静脈路抵抗（R_V）低下による静脈還流量曲線の上向きへの移動が起こり，結果として，＜15％の出血性ショックならば晶質液による輸液負荷による治療で心拍出量（CO）／静脈還流量（VR）増加が起こることになります．

② 心原性ショック cardiogenic shock（図39）

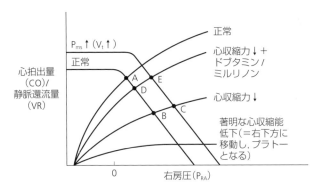

図39 心原性ショックでのGuytonの静脈還流量曲線とFrank-Starlingの心拍出量曲線の変化（文献32より）

うっ血性心不全や急性冠症候群（ACS）に伴う心原性ショックでは後負荷増大，心筋収縮力低下，不整脈，弁逆流により右房圧（P_{RA}）上昇が起こります．静脈還流量（VR）の駆動圧である$P_{ms}-P_{RA}$が低下するため，VR↓＝CO↓となります．

図39のように心拍出量曲線は右下向きに移動しA点⇒B点となります．B点ではP_{ms}は変わりないもののP_{RA}↑のため著明に静脈還流量（VR）／心拍出量（CO）が低下することがわかります．内因性カテコラミン分泌による静脈血貯蔵リザーバーからV_S↑によるP_{ms}↑や輸液負荷による静脈還流量曲線が右方向に移動しB点⇒C点となり上向きへの移動以上に右向きの移動となりますが，心拍出量曲線が早期に平坦化しているため（＝心収縮力の低下による），結果として心拍出量増加はわずかで，むしろP_{RA}↑となります．

強心・血管拡張作用のあるドブタミン，ミルリノンを使用すると心収縮力の改善お

よび後負荷解除により心拍出量曲線が上向きにB点⇒D点へと移動します．輸液負荷をすると上向きに移動し正常時と同様のCO/VRとなります：D点⇒E点．

しかし，正常時と同じCO/VRとなったもののP_RAが上昇していることに注意してください．一方，急激な左心機能低下は肺動脈圧上昇を起こし，右室後負荷を増強し，心拍出量曲線が右下方に移動し平坦化するとともに，P_{RA}の著明な上昇となりVRが著しく減少します．

③ 血管分布異常性ショック distributive shock（図40）

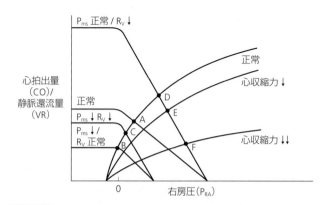

図40 血管分布異常性ショックでのGuytonの静脈還流量曲線とFrank-Starlingの心拍出量曲線の変化（文献32より）

血管分布異常性ショックは病態生理的には動静脈の拡張によって起こる低血圧を指します．重症敗血症・敗血症性ショックが代表的な疾患ですが，他に副腎不全，アナフィラキシー，血管拡張薬多量服薬，ビタミンB_1欠乏症，肝硬変も同様の病態を起こします．

敗血症性ショック初期では細静脈血管拡張による静脈血貯蔵リザーバー横幅↑（図35右）によりV_0（unstressed blood volume），V_S（stressed blood volume）の両方とも低下することと間質への水分の移動による循環血液量低下が起こり，平均体循環充満圧（P_{ms}）↓となります．そのため，静脈還流量曲線はA点⇒B点と移動します．また血管拡張は静脈路抵抗（R_V）↓にもつながるため，VRが増えB点⇒C点に移動します．この時点では心拍出量，右房圧ともに低く，治療を開始していない敗血症性ショックは低心拍出量性ショックの状態です．

晶質液による輸液負荷を行うとP_{ms}は正常値まで上昇しますが，R_V↓の状態であるためC点⇒D点へと移動します．VR↑＝CO↑となり，この時点で高心拍出量性ショックの状態となります．

また敗血症性ショックでは大部分が敗血症性心筋症による心収縮力低下が同時に起こるため，心拍出量曲線が右下方に移動し，D点⇒E点となります．重度の心収縮力低下を認めるケースではF点まで心拍出量曲線が低下するため，強心・血管拡張薬であるドブタミン・ミルリノンおよび血圧低下をきたす場合，強心作用ももつ血管収縮薬のノルアドレナリンを使用しなければいけません．

④ 閉塞性ショック obstructive shock（図41）

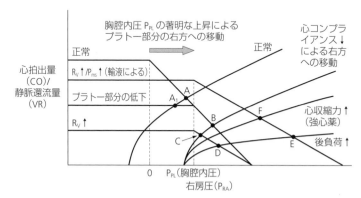

図41 閉塞性ショックでのGuytonの静脈還流量曲線とFrank-Starlingの心拍出量曲線の変化（文献32より）

閉塞性ショックの原因として緊張性気胸，心タンポナーデ，広範囲肺塞栓，腹部コンパートメント症候群などがあります．

ここでは緊張性気胸をモデルとして考えてみます．気胸による胸腔内圧（P_{PL}）上昇が起こり右房圧（P_{RA}）以上になると$P_{ms}-P_{RA}$から$P_{ms}-P_{PL}$が静脈還流量（VR）を規定する因子となります．そのためいくらP_{RA}が低下しても陽圧となったP_{PL}により，VRは増加しません．

もし平均体循環充満圧（P_{ms}）と静脈路抵抗（R_V）が変化しなければ，理論的には静脈還流量曲線はプラトー部分のみ低下しA点⇒A_1点へと移動します．しかしP_{PL}上昇により心コンプライアンス低下が起こるため，心拍出量曲線は右方に移動し，結果としてA点⇒B点に変わります．

またP_{PL}のさらなる上昇により胸腔内の上・下大静脈が圧迫されR_V↑となるため，静脈還流量曲線は下方に移動し，B点⇒C点に変わります．さらに右心後負荷も増大するため，心拍出量曲線（右心含む）はさらに右下方にC点⇒D点へと移動します．

生体の代償反応としては内因性カテコラミン分泌による静脈血貯蔵リザーバーからV_S↑によるP_{ms}↑が起こりますが，著明なR_V↑により打ち消されるため静脈還流量曲線としては大きな変化はありません．一方で，内因性カテコラミンにより心拍出量

曲線はわずかに上向きに移動します．

　緊張性気胸の治療として晶質液による輸液負荷を行うと，$R_V \uparrow$ となった静脈還流量曲線は $P_{ms} \uparrow$ により右上方のD点⇒E点に移動します．強心・血管拡張（＝後負荷軽減）作用のある薬剤：ドブタミン，ミルリノンを投与すると心拍出量曲線は左上向きのE点⇒F点に移動します．しかし正常曲線まで戻ることはありません．

　一方で，緊張性気胸を血管収縮薬：フェニレフリンやバソプレシンのみで治療を行った場合，$R_V \uparrow$ と肺動脈収縮による右室後負荷↑となり，もともとの $P_{PL} \uparrow$ と相乗的に作用し心拍出量（CO）／静脈還流量（VR）の著明な低下を起こすことになります．

　心タンポナーデの場合も緊張性気胸と同じで，P_{PL} 上昇の代わりに，心囊圧（P_{per}）が問題となり，P_{per} が P_{RA} よりも上昇することで，$P_{ms}-P_{RA}$ ではなく $P_{ms}-P_{per}$ が静脈還流量を規定する因子となります．静脈還流量曲線，心拍出量曲線に与える影響は緊張性気胸の場合と同様になります．

治療介入による Guyton の静脈還流量曲線と Frank-Starling の心拍出量曲線の変化

　次にクリティカルケアでの一般的な治療による循環動態に与える影響を，Guyton の静脈還流量曲線，Frank-Starling の心拍出量曲線で考えてみたいと思います．

① 人工呼吸器による陽圧換気（図42）

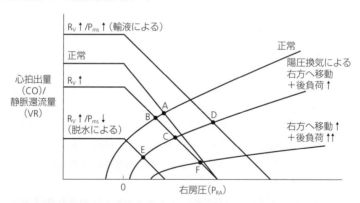

図42　人工呼吸器陽圧換気によるGuytonの静脈還流量曲線とFrank-Starlingの心拍出量曲線の変化（文献32より）

　人工呼吸器による陽圧換気も緊張性気胸と同様に考えればよく，胸腔内圧（P_{PL}）が陰圧から陽圧換気に代わることで胸腔内上下大静脈が圧迫され静脈路抵抗（R_V）↑となり，A点⇒B点へ移動します．また陽圧換気となるため，心コンプライアンスが低

下し，肺動脈圧↑による右心後負荷↑により心拍出量曲線は右側に移動し平坦化します：B点⇒C点．

陽圧換気による静脈還流量(VR)低下に対して晶質液による輸液負荷を行うため，静脈還流量曲線は上向きのC点⇒D点へと移動します．

一方で，著明な脱水状態で挿管・人工呼吸器管理となる場合は，静脈還流量曲線が著明に下向きのC点⇒E点に移動し心拍出量(CO)/静脈還流量(VR)が著明に低下することに注意しなければいけません．

また，喘息/COPD急性増悪での内因性PEEPで肺動脈圧↑↑により著明な右心後負荷がかかる場合には心拍出量曲線の右下方への移動，平坦化が著明になりC点⇒F点，右心負荷が強い状況での挿管・人工呼吸器管理の際には注意が必要になります．

② 輸液負荷・全血輸血投与（図43）

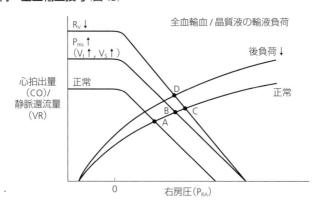

図43 全血・輸液負荷によるGuytonの静脈還流量曲線とFrank-Starlingの心拍出量曲線の変化（文献31より）

血液と粘稠度が同じ全血輸血をした場合は，静脈血貯蔵リザーバー自体の増加V_t↑とV_S↑により平均体循環充満圧(P_{ms})↑となり，静脈還流量曲線は右上方のA点⇒B点に移動します．心拍出量曲線では心拍出量(CO)の増加と右房圧(P_{RA})上昇につながります．

一方，赤血球を含まない晶質液を輸液負荷した場合の変化は，全血と異なり粘稠度が低いため静脈路抵抗(R_V)↓となり，静脈還流量曲線はB点⇒C点に移動します．また粘稠度が低いため右心後負荷の肺動脈抵抗も下げることにつながり，心拍出量曲線が左上方のC点⇒D点に移動します．

一方，赤血球液(RBC)輸血では粘稠度が全血以上に高く(Ht 60%程度)のため，R_V↑となり右心後負荷の肺動脈抵抗ともに上昇するため，晶質液の輸液負荷とは逆の方向に静脈還流量曲線・心拍出量曲線が移動することに注意が必要です．

③ 血管収縮薬—α刺激薬フェニレフリン，バソプレシン(図44)

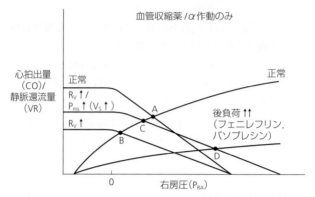

図44 血管収縮薬によるGuytonの静脈還流量曲線と Frank-Starlingの心拍出量曲線の変化（文献31より）

　末梢血管収縮作用のみをもつα刺激薬フェニレフリンやバソプレシンを投与した場合を考えてみます．太い静脈，大静脈の血管収縮により静脈路抵抗(R_V)↑となります：A点⇒B点．一方で細静脈での血管収縮により静脈血貯蔵リザーバーの横幅↓（図35右）となりV_S↑によるP_{ms}↑が起こります：B点⇒C点．また動脈収縮作用により後負荷↑↑となり，心拍出量曲線は右下方のC点⇒D点に移動します．そのため，末梢血管収縮作用のみの循環作動薬投与では，①心拍出量(CO)/静脈還流量(VR)の低下，②右房圧(P_{RA})の上昇が起こります．

　このことは，今まで考えられていた「中心静脈圧(CVP)〔＝右房圧(P_{RA})〕が前負荷を意味する」ことが不正確であることを示しています．

④ 強心薬—強心・血管拡張作用(図45)

　次に強心薬であるドブタミン，ミルリノンを投与するとどうなるでしょうか．ドブタミン，ミルリノンは強心作用に加え細動脈・静脈拡張作用があります．

　静脈路抵抗(R_V)↓により静脈還流量曲線はA点⇒B点に移動します．一方で細静脈拡張により静脈血貯蔵リザーバーの横幅↑（図35右）となりV_S↓によるP_{ms}↓が起こります：B点⇒C点．

　また強心作用および左室後負荷低下により心拍出量曲線は左上方のC点⇒D点に移動します．そのため，強心薬—強心作用＋血管拡張作用のあるドブタミン，ミルリノンの投与では，①心拍出量(CO)/静脈還流量(VR)の上昇，②右房圧(P_{RA})の低下が起こります．

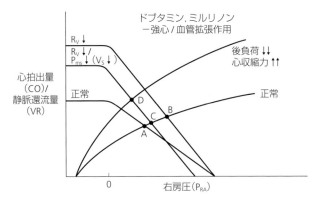

図45 強心・血管作用のあるドブタミン，ミルリノンによるGuytonの静脈還流量曲線とFrank-Starlingの心拍出量曲線の変化（文献31より）

⑤ 血管収縮薬—ノルアドレナリン（図46）

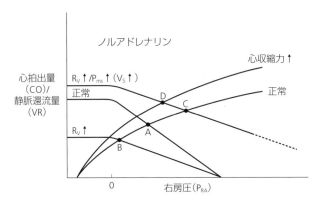

図46 血管収縮薬ノルアドレナリンによるGuytonの静脈還流量曲線とFrank-Starlingの心拍出量曲線の変化（文献31より）

　最後に強心作用もある血管収縮薬であるノルアドレナリンを投与する場合を考えてみます．

　血管収縮作用による静脈路抵抗（R_V）↑により静脈還流量曲線はA点⇒B点に移動します．一方で細静脈収縮により静脈血貯蔵リザーバーの横幅↓（図35右）となりV_S↑によるP_{ms}↑が起こります：B点⇒C点．

　また一部強心作用があるため心拍出量曲線はドブタミン，ミルリノンほどではないものの左上方のC点⇒D点に移動します．そのため，一部強心作用のある血管収縮薬のノルアドレナリンの投与では，①心拍出量（CO）/静脈還流量（VR）の上昇，②右房圧（P_{RA}）の軽度上昇が起こります．

以上みてきたように，Guytonの静脈還流量曲線とFrank-Starlingの心拍出量曲線を用いることにより，クリティカルケアで問題となる循環不全と治療介入による血行動態の変化を推察するためのツールとして有用であることがわかります．

ケースの解説

Case1
心肺蘇生ケースであり，心静止に対してアドレナリン，途中心室細動(VF)となったため電気的除細動を行っています．また自己心拍再開し血圧低下持続するためノルアドレナリン持続静注を行っています．

Case2
拡張型心筋症によるうっ血性心不全急性増悪，心原性ショック合併のケースです．利尿薬を用いながら低心機能に対して強心薬ドブタミンを用いています．

Case3
ST上昇型心筋梗塞(STEMI)で心原性ショックのケースであり，迅速に冠動脈インターベンションを行うことが生命予後改善に最も重要です．また心原性ショックの場合，ドパミンよりも頻脈・催不整脈作用が少なく死亡率の少ないノルアドレナリンを血圧低下のサポートで用います．

Case4
冠動脈3枝病変の低心機能うっ血性心不全急性増悪，心原性ショックを合併したケースであり，利尿薬を用いるとともに血圧維持でノルアドレナリン，強心作用でミルリノン少量持続静注を行っています．新規に心筋虚血のイベントが起こっていないかどうかの検索も必要になります．

Case5
術中造影剤使用によるアナフィラキシーショックのケースであり，第一選択薬のアドレナリンを用いています．また再増悪予防も含め，H_1/H_2ブロッカー，ステロイド投与を行っています．

Case6
肺炎からの敗血症性ショックのケースで，輸液負荷を行いながら，第一選択である血管収縮薬ノルアドレナリンを用いています．また敗血症性ショックでは適切な抗菌薬の迅速な投与が重要であり，市中肺炎に対して第3世代セフェムのセフトリアキソンとマクロライドのアジスロマイシンが投与されています．

Case7
下部消化管穿孔・汎発性腹膜炎からの敗血症性ショックのケースで，迅速な抗菌薬投与と感染源コントロール(この場合，外科的に穿孔部位を処理)を行い，人工呼吸器で呼吸管理，輸液および血管収縮薬・ノルアドレナリンで循環管理を行っています．

しかし，ノルアドレナリンへの反応が悪いため早期からバソプレシンを併用しています．

Case8
肺塞栓による閉塞性ショックのケースで抗凝固・血栓溶解療法とともに血圧維持でノルアドレナリンを用いています．肺塞栓によるショックでは輸液負荷により右心不全が進行し循環不全となるため，輸液チャレンジの際は晶質液100〜250mL程度とし心エコーで心室中隔の左室圧排所見がないかどうかを確認することが大切です．

Case9
多発外傷による出血性ショックのケースであり，細胞外液の輸液とともに輸液投与量を減らし希釈性凝固障害を予防するために早期の血管作動薬を使用します．その上で，①迅速な外科的・放射線科的止血，②血液製剤：大量輸血の場合は赤血球：新鮮凍結血漿：血小板を1：1：1に近づける，③呼吸・循環管理を中心とした集学的治療が重要になります．

Case10
薬剤性の房室ブロックによる心原性ショックのケースであり，イソプロテレノールのβ刺激による陽性変時作用を用いて徐脈に対応しています．イソプロテレノールへの反応が悪い場合，一時的な心ペーシングが必要になります．

＊この章でのポイント＊

- ☑ 循環管理に必要な①前負荷，②後負荷，③心収縮力，④心拍数について理解する．
- ☑ 心筋収縮，末梢血管収縮のメカニズムについて理解する．
- ☑ 代表的な強心薬，昇圧薬であるドパミン，ドブタミン，イソプロテレノール，ノルアドレナリン，アドレナリン，フェニレフリン，ミルリノン，バソプレシン，ジゴキシンの作用機序・使い方を理解する．
- ☑ とくに心原性ショック，敗血症性ショックでの循環管理について理解する．
- ☑ 高用量血管作動薬が必要な難治性ショックのアプローチを理解する．

📖 For Further Readings：さらに理解を深めるために

1. Homes CL. Vasoactive drugs in the intensive care unit. Curr Opin Crit Care. 2005; 11: 413.
2. Overgaard CB, Dzavik V. Inotropes and vasopressors: review of physiology and clinical use in cardiovascular disease. Circulation. 2008; 118: 1047.
3. Kellum JA, Pinsky MR. Use of vasopressor agents in critically ill patients. Curr Opin Crit Care. 2002; 8: 236-41.

4. De Backer D, Biston P, Devriendt J, et al. Comparison of dopamine and norepinephrine in the treatment of shock. N Engl J Med. 2010; 362: 779.
5. Russell JA, Walley KR, Singer J, et al. Vasopressin versus norepinephrine infusion in patients with septic shock. N Engl J Med. 2008; 358: 877.
6. Hollenberg SM. Inotrope and vasopressors therapy of septic shock. Crit Care Clin. 2009; 25: 781.
7. Holmes CL, Walley KR. Bad medicine: low-dose dopamine in the ICU. Chest. 2003; 123: 1266.
8. Vincent JL, De Backer D. Circulatory shock. N Engl J Med. 2013; 369: 1726.
9. Dellinger RP, Levy MM, Rhodes A, et al. Surviving sepsis campaign: international guidelines for management of severe sepsis and septic shock: 2012. Crit Care Med. 2013; 41: 580.
10. 日本集中治療医学会Sepsis Registry委員会. 日本版敗血症診療ガイドライン The Japanese Guidelines for the Management of Sepsis. 2012.
11. Joostern A, Alexander B, Cannesson M. Defining goals of resuscitation in the critically ill patient. Crit Care Clin. 2015; 31: 113.
12. Shah P, Cowger JA. Cardiogenic shock. Crit Care Clin. 2014; 30: 391.
13. Chockalingam A, Mehra A, Dorairajan S, et al. Acute left ventricular dysfunction in the critically ill. Chest. 2010; 138: 198.
14. Peterson JW, Felker GM. Inotropes in the treatment of acute heart failure. Crit Care Med. 2008; 36: S106.
15. François B, Ferhat M, Nicolas L, et al. Does vasopressor therapy have an indication in hemorrhagic shock? Ann Intensive Care. 2013; 3: 13.
16. Busse LW, Vourlekis JS. Submassive pulmonary embolism. Crit Care Clin. 2014; 30: 447.
17. Simons FE, Ardusso LR, Bilò MB, et al. 2012 Update: World Allergy Organization Guidelines for the assessment and management of anaphylaxis. Curr Opin Allergy Clin Immunol. 2012; 12: 389.
18. King C, May CW, Williams J, et al. Management of right heart failure in the critically ill. Crit Care Clin. 2014; 30: 475.
19. Reynolds HR, Hochman JS. Cardiogenic shock: current concepts and improving outcomes. Circulation. 2008; 117: 686.
20. Nativi-Nicolau J, Selzman CH, Fang JC, et al. Pharmacologic therapies for acute cardiogenic shock. Curr Opin Cardiol. 2014; 29: 250.
21. Thiele H, Zeymer U, Neumann FJ, et al; IABP-SHOCK II Trial Investigators. Intraaortic balloon support for myocardial infarction with cardiogenic shock. N Engl J Med. 2012; 367: 1287.
22. Cove ME, MacLaren G. Clinical review: mechanical circulatory support of cardiogenic shock complicating acute myocardial infarction. Crit Care. 2010; 14: 235.
23. Bouglé A, Harrois A, Duranteau J. Resuscitative strategies in traumatic hemorrhagic shock. Ann Intensive Care. 2013; 3: 1.
24. Vincent JL, Ince C, Bakker J. Clinical review: circulatory shock- an update: a tribute to

Professor Max Harry Weil. Crit Care. 2012; 16: 239.
25. Bendjelid K. Five recurrent misconceptions regarding cardiogenic shock management. Cardiol Rev. 2014; 22: 241.
26. Hollenberg SM. Vasoactive drugs in circulatory shock. Am J Respir Crit Care Med. 2011; 183: 847.
27. Sprung CL, Goodman S, Weiss YG. Steroid therapy of septic shock. Crit Care Clin. 2009; 25: 825.
28. Kampmeier TG, Rehberg S, Westphal M, et al. Vasopressin in sepsis and septic shock. Minerva Anestesiol. 2010; 76: 844.
29. Bassi E, Park M, Azevedo LC. Therapeutic strategies for high-dose vasopressor-dependent shock. Crit Care Res Pract. 2013; 2013: 654708.
30. Jang DH, Nelson LS, Hoffman RS. Methylene blue for distributive shock: a potential new use of an old antidote. J Med Toxicol. 2013; 9: 242.
31. Funk DJ, Jacobsohn E, Kumar A. The role of venous return in critical illness and shock- part I: physiology. Crit Care Med. 2013; 41: 255.
32. Funk DJ, Jacobsohn E, Kumar A. Role of the venous return in critical illness and shock: part II- shock and mechanical ventilation. Crit Care Med. 2013; 41: 573.
33. Henderson WR, Griesdale DEG, Walley KR, et al. Clinical review: Guyton- the role of mean circulatory filling pressure and right atrial pressure in controlling cardiac output. Crit Care. 2010; 14: 243.
34. Jacob M, Chappell D. Reappraising Starling: the physiology of the microcirculation. Curr Opin Crit Care. 2013; 19: 282.
35. Golan DE, Tashjian AH Jr, Armstrong EJ, et al. Principles of pharmacology. The pathophysiological basis of drug therapy. 3rd ed. Lippincott Williams & Wilkins; 2012.

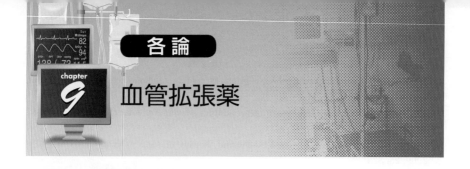

各論

chapter 9 血管拡張薬

> **この章でとりあげる薬剤**
>
> ニカルジピン，ジルチアゼム，ベラパミル，ランジオロール，エスモロール，ニトログリセリン，ニコランジル，ニトロプルシド，カルペリチド，エポプロステノール，アルプロスタジル，パパベリン

ケース

Case1

高血圧の既往のある80歳男性．右片麻痺でERに搬送．ER来院時，血圧230/120，心拍数80，呼吸数25，体温36.5℃．呂律難と右上下肢の麻痺．頭部CTにて左被殻出血．

脳神経外科オンコールコンサルトしICU入室の準備を行った．酸素3L/分投与し，ペルジピン®原液（ニカルジピン）50mg/50mL持続静注を7.5mL/時で開始し，血圧180台となった．

Case2

高血圧の既往のある55歳男性．突然の頭痛，その後徐々に意識レベル低下でERに搬送．

ER来院時，血圧220/120，心拍数120，呼吸数10，体温36.5℃．GCS：E3V3M4．呼びかけで頭痛の訴えあり．頭部CTでくも膜下出血．脳神経外科オンコールコンサルトしICU入室の準備を行った．フェンタニル持続静注で鎮痛を行い，ペルジピン®原液（ニカルジピン）50mg/50mL持続静注5mL/時開始し，頻脈傾向であるためオノアクト®（ランジオロール）150mg / 0.9%食塩水50mL持続静注を7mL/時で開始し，2時間後に血圧140/80，心拍数70台と安定した．

Case3

高血圧あるも未治療の50歳女性．1週間前から変動のある意識障害，2日前からの頭痛，嘔気，視力障害の訴えあり，当日になって意識レベル低下でERに搬送．

ER来院時，血圧286/168，心拍数110，呼吸数20，体温36.5℃．GCS：E2V2M5．

瞳孔不同なし，上下肢の左右差ははっきりしない．頭部CT出血なし，頭部MRIでT2 FLAIRで白質脳症．採血上，腎機能低下BUN/Cre 130/7.8，血小板3万台，Hb7台で貧血あり．posterior reversible encephalopathy syndrome（PRES）および血栓性血小板減少性紫斑病（TTP）の診断でICU入室の上，ペルジピン®（ニカルジピン）50mg/50mL 10mL/時，オノアクト®（ランジオロール）150mg / 0.9％食塩水50mLを10mL/時で降圧治療を開始し，単純血漿交換（TPE）を行った．

Case4

陳旧性心筋梗塞，慢性心不全のある80歳男性．

前日からの労作性呼吸苦あり，夜間発作性起坐呼吸，下肢の浮腫が強くなっていた．ERに搬送．O_2 8L/分でSpO$_2$ 93％，血圧150/40，心拍数120，呼吸数25，体温36.5℃．両肺野喘鳴著明，両下肢浮腫．体重＋2kg．心エコーでEF 45％，下壁に加え，側壁の動きが低下あり，ST変化ないがトロポニンI陽性．

非ST上昇型心筋梗塞（NSTEMI）にうっ血性心不全急性増悪合併の診断でICU入室．ミオコール®（ニトログリセリン）原液50mg/100mLを5mL/時，利尿薬フロセミド20mg 2A静注，およびヘパリン10,000単位/日での抗凝固療法および心筋酸素消費量を下げ，レートコントロール目的でオノアクト®（ランジオロール）150mg / 0.9％食塩水50mL持続静注を3mL/時で開始した．徐々に呼吸苦改善し酸素化改善した．

Case5

未治療の高血圧の既往がある55歳男性．

胸部から背部に広がる移動性の胸痛でER受診した．O_2 2L/分でSpO$_2$ 98％，血圧200/140，心拍数120，呼吸数18，体温36.5℃．大動脈解離Stanford B型と診断されICU入院となった．

ICU入室しフェンタニル持続静注で鎮痛を行い，β遮断薬オノアクト®（ランジオロール）150mg / 0.9％食塩水50mL持続静注を15mL/時で心拍数50～60台として，後負荷解除でCa拮抗薬ペルジピン®（ニカルジピン）50mg/50mL持続静注を10mL/時でSBP＜120を目標に降圧を開始した．

Case6

糖尿病，高血圧のある75歳男性．1カ月前の冠動脈造影（CAG）で正常であることがわかっている．ADLは自立．当日未明から増悪する労作時呼吸困難，発作性起坐呼吸で来院．O_2 10L/分でSpO$_2$ 90％，血圧250/150，心拍数140不整，呼吸数30，体温35.5℃．両肺野喘鳴著明．心エコーではEF 55％，IVC 12mm呼吸性変動良好．後負荷著明な増加によるうっ血性心不全の診断でICU入室．

ERでミオコール®（ニトログリセリン）原液50mg/100mLを15mL/時，ペルジピン®（ニカルジピン）原液50mg/50mL 15mL/時を使用するも改善せず，ICU入室後

も血圧200台持続し，ニトプロ®（ニトロプルシド）2A／デトキソール®（チオ硫酸ナトリウム）0.25A／0.9％食塩水35mLを2mL/時で開始し，速やかに血圧150台まで低下し，呼吸苦も改善．気管挿管を免れた．

Case7

冠動脈3枝病変，慢性心不全のある82歳女性．

3日前からの労作性呼吸苦あり，ここ2日で夜間発作性起坐呼吸，下肢の浮腫が強くなっていた．ERに搬送．O_2 15L/分でSpO$_2$ 90％，血圧80/40，心拍数90，呼吸数25，体温36.5℃．両肺野喘鳴著明，両下肢浮腫．体重＋2kg．心エコーでびまん性の心機能低下，EF 25％．IVC 25mm．

うっ血性心不全急性増悪および心原性ショック疑いでICU入室．シグマート®（ニコランジル）12mg 10V／0.9％食塩水60mLで4mLフラッシュし2mL/時，および強心薬ドブタミンシリンジ5mL/時にハンプ®（カルペリチド）1,000μg 2V／5％ブドウ糖40mL持続静注を1.5mL/時で開始した．

Case8

原発性肺高血圧症（PAH）の既往のある70歳男性．3日前からの感冒様症状，前日からの労作時呼吸困難でER受診．右肺野ラ音聴取し，血圧80/60，心拍数120不整，体温38.6℃．胸部X線で右肺炎像および心エコーで右心負荷，三尖弁逆流著明，左室圧排像著明の所見．今まで心房細動の既往なし．

肺炎からの重症敗血症，心房細動によるPAH急性増悪・右心不全の診断で挿管・人工呼吸器管理となり，ICU入室となった．フェンタニル，ミダゾラムで鎮痛・鎮静を行い，人工呼吸器はA/C VC，6mL/kg IBWで低1回換気，呼吸数25で気道内圧上昇を予防し，呼吸性アシドーシス，CO_2貯留を改善させた．血管作動薬ノルアドレナリン，AFに対してアミオダロン使用して洞調律に復帰させるとともに，ヘパリン10,000単位/日で抗凝固療法を開始した．抗菌薬はセフトリアキソン，アジスロマイシンを使用して市中肺炎（CAP）治療を行った．血圧維持可能，酸素化改善傾向も右心負荷著明であり，プロスタサイクリンであるフローラン®（エポプロステノール）0.5mg/50mL持続静注を1mL/時で導入した．

Case9

高血圧，末梢動脈疾患（PAD）の既往のある76歳男性．前日夜間からの左下肢痛でER受診．下肢血管エコーで左下肢大腿動脈以下での血流低下あり，緊急下肢動脈造影施行．

PAD急性増悪の診断で，血栓溶解薬ウロキナーゼを静注し，ICU入室の上，抗凝固薬ヘパリン15,000単位/日での抗凝固療法および下肢血流維持目的でプロスタンディン®（アルプロスタジル）（1500μg／0.9％食塩水50mL）を3mL/時で持続静注開始した．

> **Case10**
> 慢性心不全のある70歳女性．入院中に心不全の悪化および急激に腹部全体の痛みの訴えあり．O_2 3L/分でSpO$_2$ 94％，血圧 80/40，心拍数 130，呼吸数 25，体温 36.5℃．両肺野喘鳴，両下肢浮腫．腹部膨満著明．
> 胸部X線で肺野浸潤影，心拡大，バタフライシャドー．心エコーで心機能の低下．また腹部造影CTにて小腸血流低下所見．うっ血性心不全急性増悪および非閉塞性腸管虚血（NOMI）の診断でICU入室．輸液負荷しながら血管拡張薬ニコランジルおよび強心薬ドブタミンでうっ血性心不全管理を行い，プロスタンディン®（アルプロスタジル）（1500μg / 0.9％食塩水50mL）を2mL/時で持続静注スタートとなった．またヘパリン15,000単位/日での抗凝固療法も開始した．その後，腹部血管造影を行い，上腸間膜動脈に動注ポートを留置し，パパベリン12A/蒸留水38mL（480mg/50mL）を4mL/時で持続動注開始した．

クリティカルケアでの血管拡張薬，降圧薬の考え方

高血圧を伴う心不全，脳血管障害，急性腎傷害など高血圧緊急症に含まれるケースや肺動脈，腸管血流，冠動脈3枝病変での血流維持をさせなければいけない病態〔原発性肺高血圧症，非閉塞性腸管虚血（NOMI），3枝病変のあるうっ血性心不全など〕を多く扱うクリティカルケアの現場では血管拡張薬，降圧薬はなくてはならない薬物です．ここではとくに静注での血管拡張薬，降圧薬についてとりあげます．

1 ICU/CCUで血管拡張薬を安全に使うために

実際の現場で血管拡張薬，降圧薬を安全に使うためには，

> ① 太い末梢ルート，可能な限り中心静脈ルートから投与する〔血管外漏出により効果が得られない，静脈炎を起こす可能性（ニカルジピン，プロスタサイクリン，アルプロスタジル）〕
> ② 持続投与中やルート内を満たす，必要に応じてフラッシュしなければいけない場合は，十分なモニタリングを行う（心臓，血管に作用する薬剤はすべて血圧低下作用があるため）
> ③ 可能な限り統一した持続静注メニューを施設ごとに作っておく（医療ミスを少なくするために）

の3点に注意します．

② 心機能および血管トーヌスに影響を与える因子

血管拡張薬,降圧薬の作用を理解するために,まず心臓・動脈系・静脈系の一連の関連の中で「血管トーヌス＝血管の緊張」に影響を与える因子についてまとめます.

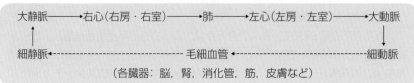

当然のことですが,心臓も血管の一部であり,心臓および血管：動脈,静脈はそれぞれ拡張・収縮し,静脈系から心臓に血液が戻り,そして肺で酸素化された血液が左心系から大動脈に送り出され各臓器の毛細血管レベルで栄養・酸素供給を行います.

そして全体の血液量の85%が静脈系に15%が動脈系にあり,絶対的な血流量は変わらなかったとしても各血管が拡張・収縮することで"心臓に入る血液量","心臓から出ていく血液量"の相対的な変化を起こします.また脳・腎臓・冠動脈では血圧に左右されずに一定の血流を常に維持されるように自己調節能autoregulationがあります.

> **心血管トーヌス調整**："血管内ボリュームの相対量"を変化させる
> ① 心臓
> - 陽性変力・変時（"たたく"）：β_1刺激
> - 陰性変力・変時（"ゆるめる"）：β_1遮断
> - 心収縮力↑↑（陽性変力作用）：冠動脈拡張
> ※心臓の変力・変時作用は,交感神経による調整が働く,冠動脈は血管平滑筋による調整が働く
> ② 静脈・動脈系
> - 血管拡張（"ゆるめる"）,血管収縮（"しめる"）
> - 静脈系は"血液量ボリューム"を調整することで心臓への前負荷を変化させる
> - 動脈系は"血管抵抗"を調整することで心臓への後負荷を変化させる
> ※静脈・動脈系の血管トーヌスは,①交感神経,②血管平滑筋,③内分泌による調整が働く

循環作動薬の章で触れたとおり,心機能を規定する因子として前負荷,後負荷,心収縮力,心拍数の4つがあります（図1）.

その中で血管拡張薬・降圧薬が,心筋酸素供給・消費に影響を与える因子として,①静脈拡張：主に前負荷に影響を与える,②動脈拡張：主に後負荷に影響を与える,③冠動脈拡張：主に心収縮力に影響を与える,の3つがあります.

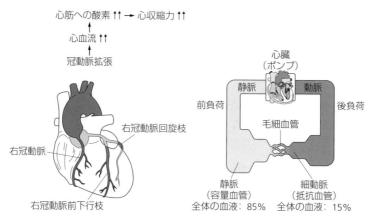

図1 心筋酸素供給と酸素消費のバランスを規定する因子：前負荷，後負荷，心収縮力

心臓にとっての"前負荷preload"は「心室拡張末期容量」であり，心臓が十分に拡張しきったときに心室壁にかかるストレスを指します．つまり，心臓に"入る前"の部分—心臓に戻ってくる血液量である静脈還流量と同じと考えてよいと思います．前負荷がかかっている状態—静脈還流量が多いと心筋が引き伸ばされるストレスが大きいため心筋酸素消費量は増します．

静脈を拡張させる薬剤は"前負荷を下げる"ことで心筋酸素消費量を下げます．

静脈拡張作用がメインの薬剤の代表には，硝酸薬のニトログリセリンがあります．

POINT！

- 前負荷増大⇒心筋酸素消費量↑↑
- 静脈拡張薬⇒前負荷↓↓⇒心筋酸素消費量↓↓

心臓にとっての"後負荷afterload"は「心室収縮末期抵抗」であり，心臓が十分に収縮しきったときに心室壁にかかるストレスを指します．つまり，心臓から"出た後"の部分—抵抗血管である細動脈の収縮の程度であり，収縮期血圧と同じと考えてよいと思います．後負荷がかかっている状態—血管抵抗が大きいと心筋が収縮時に血液を体中に送り出すために打ち勝たなければいけないストレスが大きいため心筋酸素消費量は増します．

動脈を拡張させる薬剤は"後負荷を下げる"ことで心筋酸素消費量を下げます．

動脈拡張作用がメインの薬剤にはCa拮抗薬のニカルジピン，硝酸薬のニトロプルシドがあります．

> **POINT！**
> - 後負荷増大⇒心筋酸素消費量↑↑
> - 動脈拡張薬⇒後負荷↓↓⇒心筋酸素消費量↓↓

　冠動脈が拡張すると冠動脈血流量が増加し，心筋酸素供給が増えるため，相対的に心筋酸素消費量が下がることになります．
　冠動脈拡張作用がメインの薬剤には硝酸薬のニコランジル，ニトログリセリン，ニトロプルシドがあります．

> **POINT！**
> - 冠動脈拡張薬⇒心筋酸素供給↑↑⇒相対的に心筋酸素消費量↓↓

　そのため，血管拡張薬，降圧薬が作用する部位が，静脈，動脈，冠動脈かを区別して整理することで以下のように理解できます．

> - 静脈の拡張⇒前負荷↓
> - 動脈の拡張⇒後負荷↓
> - 冠動脈の拡張⇒心収縮力↑

どれもが心筋酸素消費量を下げるように働くことを理解することも重要です．

　次に血管トーヌス調整に関わる，①交感神経系，②血管平滑筋，③内分泌系，について簡単にまとめたいと思います．

交感神経系による血管トーヌス調整

　交感神経刺激による α および β 刺激が入ります（図2）．血管トーヌスの調整には α_1 と β_1，β_2 刺激が重要です（p.294，第8章表1参照）．
- β_1 刺激：心筋に作用し，心収縮力増強（＝陽性変力作用），心拍数増加（＝陽性変時作用）
- β_2 刺激：末梢の抵抗血管に作用し，血管拡張作用（＝後負荷↓↓）
- α_1 刺激：末梢の抵抗血管に作用し，血管収縮作用（＝後負荷↑↑），容量血管である静脈血管に作用し，静脈還流量↑↑（＝前負荷↑↑）

　また α，β 刺激がどのように細胞内で作用するかついては循環作動薬の章（第8章）を参照してください．
　α_1 刺激メインで使用される薬剤ではノルアドレナリン，β_2 刺激（β_1 刺激も含む）メインで使用される薬剤ではドブタミンが代表的です．

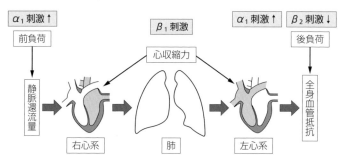

図2 交感神経による血管トーヌス調整

> **POINT !**
>
> 交感神経刺激では,
> - $α_1$刺激：血管収縮作用"前負荷↑↑","後負荷↑↑"
> - $β_2$刺激：血管拡張作用"後負荷↓↓"

血管平滑筋による血管トーヌス調整

次に血管平滑筋による血管トーヌス調整について考えたいと思います.

血管収縮は主に細胞内カルシウム濃度が上昇することによって血管平滑筋が収縮します. そして, 細胞内カルシウム濃度が上昇するためには2つの機序があります. 1つは細胞外から細胞内へカルシウムチャネルを通ってカルシウムが流入すること, 2つ目は細胞内の筋小胞体からカルシウムが放出されるという機序です.

細胞内のカルシウム濃度が上昇するとアクチンとミオシンが架橋して筋収縮が起こります.

血管収縮は筋収縮(心筋収縮含む)と同様, "血管平滑筋"が収縮することで起こるため, 上記と同様に細胞内カルシウム濃度が上昇することが必要になります(図3, 4).

一方, 血管弛緩は, "血管平滑筋"が弛緩することで起こります. これには一酸化窒素(NO)が関係しています.

NOが血管平滑筋細胞に入ると, グアニル酸シクラーゼを活性化してcGMP上昇が起こります. これが, 架橋ミオシンをほどいて(厳密にはリン酸化を解除して), 血管が弛緩することになります(図4).

そのため, 細胞膜の電位依存性L型Ca^{2+}チャネルを遮断することで細胞内のカルシウムイオン濃度上昇を抑え血管収縮を阻止し血管拡張を起こす薬剤がCa拮抗薬のニカルジピンということになります.

またNOを増加し, 細胞内cGMP上昇を起こすことで血管弛緩作用を起こす薬剤が

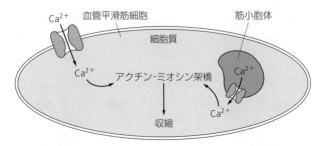

図3 カルシウムイオンによる血管平滑筋細胞の収縮

細胞外と細胞内筋小胞体の2つからカルシウムイオンが細胞質内に放出されることに注意.

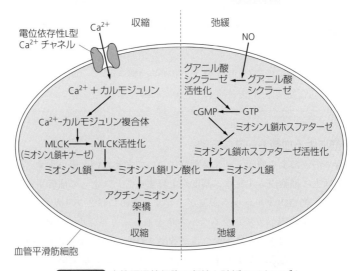

図4 血管平滑筋細胞の収縮と弛緩のメカニズム

細胞内cGMP上昇（硝酸薬，PDE V阻害薬による）とcAMP上昇（PDE III阻害薬による，p.293 図11）により，血管平滑筋細胞のミオシンL鎖リン酸化が脱リン酸化され弛緩する．

硝酸薬のニトログリセリン，ニコランジル，ニトロプルシドということになります．

細胞内cGMP上昇と同様に，細胞内cAMP上昇も血管平滑筋細胞弛緩作用があります（p.293図11）．

cGMPとcAMPはそれぞれホスホジエステラーゼ（PDE）Vとホスホジエステラーゼ（PDE）IIIによりGMPとAMPに分解され，血管平滑筋弛緩作用が消失します．

PDE V阻害薬のシルデナフィル，タダラフィルおよびPDE III阻害薬のミルリノンは，それぞれ細胞内cGMP，cAMP上昇を起こすことで血管平滑筋弛緩作用を起こし，抵抗血管である細動脈，容量血管である細静脈で血管拡張作用を起こします．

> **POINT！**
>
> 血管平滑筋については，
> - 細胞内のカルシウムイオン上昇で平滑筋収縮⇒血管収縮
> - 一酸化窒素（NO）による細胞内cGMP上昇で平滑筋弛緩⇒血管拡張
>
> が起こる．

内分泌系による血管トーヌス調整

血管トーヌス調整に関わる内分泌系の因子は多数あり簡単にとりあげます．

① アンギオテンシンⅡ

血管平滑筋のアンギオテンシン1（AT1）受容体に作用し血管収縮（抵抗血管，容量血管）を起こします．結果として，前負荷↑↑，後負荷↑↑が起こります．

アンギオテンシンⅡの作用に対して，アンギオテンシン変換酵素阻害薬（ACEI），アンギオテンシン受容体拮抗薬（ARB）によってアンギオテンシンⅡ産生抑制およびAT1受容体遮断で抑制することで，前負荷↓↓，後負荷↓↓となります．

② アルドステロン

腎集合管に作用してナトリウム貯留が起こります．結果として，前負荷↑↑が起こります．

アルドステロンの作用に対して，アルドステロン拮抗薬であるスピロノラクトン，エプレレノンによってナトリウム貯留抑制することで，前負荷↓↓となります．

③ ナトリウム利尿ペプチド

血管平滑筋と腎輸出・輸入細動脈に作用します．血管平滑筋に作用し血管拡張が起こり，腎ではナトリウム利尿を起こし，前負荷↓↓，後負荷↓↓となります．

遺伝子組換え型A型ナトリウム利尿ペプチドであるカルペリチドhANPで増強されます．

④ バソプレシン

V_1受容体に作用し抵抗血管の血管収縮が起こり，腎のV_2受容体に作用し抗利尿作用が起こり，結果として前負荷↑↑，後負荷↑↑となります．

バソプレシンで作用は増強され，V_2受容体拮抗薬のトルバプタンで水利尿からの前負荷↓↓が起こります．

> **POINT！**
>
> 4つの内分泌系による血管トーヌスの調整
> - アンギオテンシンⅡ：ACEI，ARBで遮断
>   ―AT1→血管収縮（末梢動脈）：後負荷↑↑

- **アルドステロン**：アルドステロン拮抗薬で遮断
  —腎Na貯留：前負荷 ↑↑
- **ナトリウム利尿ペプチド**：hANPで増強
  —血管平滑筋→血管拡張，腎Na利尿：前負荷 ↓↓，後負荷 ↓↓
- **バソプレシン**：バソプレシンで増強，トルバプタンでV_2遮断
  —V_1→血管収縮（末梢動脈），V_2→腎抗利尿：前負荷 ↑↑，後負荷 ↑↑

③ クリティカルケアでの血管拡張薬，降圧薬

クリティカルケアでよく使われ，必ず理解しておきたい血管拡張薬，降圧薬は以下のとおりです．

- **カルシウム拮抗薬：**
  <u>ニカルジピン</u>
  ジルチアゼム
  ベラパミル
- **β遮断薬：**
  <u>ランジオロール</u>
  エスモロール
- **硝酸薬：**
  <u>ニトログリセリン</u>
  ニコランジル
  <u>ニトロプルシド</u>
- **合成ナトリウム利尿ホルモン**
  カルペリチド
- **プロスタグランジン**
  エポプロステノール（プロスタサイクリン）
  アルプロスタジル（プロスタグランジンE_1）
- **その他**
  パパベリン

※下線は高血圧緊急症での確実な降圧が必要な際に絶対に使いこなせるようにすべき血管拡張薬

多数の薬剤がありますが，クリティカルケアの現場で使いこなす上で，ごくごく単純に分類すると，

> ① 静脈・動脈・（血管としての）心臓を拡張させることでとくに高血圧緊急症で確実な降圧を目的として使用する薬剤
> ② 降圧目的というよりも特定の血管拡張作用を期待して使用する薬剤

に分けて考えるとわかりやすいと思います．

① 高血圧緊急症で確実な降圧を目的として使用する血管拡張薬，降圧薬（図5，表1）

- 静脈系の拡張⇒ニトログリセリン，（ニトロプルシド）
- 動脈系の拡張⇒ニカルジピン，（ニトロプルシド）
- （血管としての）心臓を拡張（＝陰性変力・陰性変時）⇒ランジオロール，エスモロール

※ニトロプルシドは最近では降圧に対して頻繁に使われなくなってきています．
※Ca拮抗薬のベラパミル，ジルチアゼムは頻脈性不整脈での使用がメインであり，ここではニカルジピンとの比較のためとりあげます（p.360，361参照）．

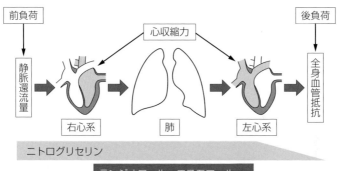

図5 高血圧緊急症に対して頻繁に使う血管拡張薬：まとめ

硝酸薬ニトログリセリン，β遮断薬ランジオロール，エスモロール，Ca拮抗薬ニカルジピンの守備範囲を理解する．

② 特定の血管拡張作用を期待して使用する薬剤

- 動静脈含む血管拡張薬および3枝病変など細い冠動脈末端部の血管拡張⇒ニコランジル
- 動静脈含む血管拡張薬および利尿薬の補助としてまんべんなくうっ血性心不全に使用⇒カルペリチド
- 肺毛細血管・肺動脈の血管拡張⇒エポプロステノール（プロスタサイクリン）

表1 高血圧緊急症に対して頻繁に使う血管拡張薬の投与量，作用発現・持続時間，副作用

薬剤	投与量	作用発現, 持続時間	副作用
Ca拮抗薬			
ニカルジピン	2.5〜15mg/時 持続静注	発現：10分 持続：2〜6時間	頻脈, 静脈炎
β遮断薬			
ランジオロール	0.125mg/kg 1分静注 10〜40μg/kg/分 持続静注 ※低心機能ではローディングなし 　で5μg/kg/分以下で用いる	発現：2〜3分 持続：20〜30分	徐脈
エスモロール	0.25〜0.5mg/kg 1分静注 50〜200μg/kg/分 持続静注	発現：2分 持続：10〜20分	徐脈
硝酸薬			
ニトログリセリン	10〜200μg/分 持続静注	発現：2〜5分 持続：5〜10分	反射性頻脈, 耐性
ニトロプルシド	1〜4μg/kg/分 持続静注	発現：1〜2分 持続：3〜4分	筋痙攣, シアン中毒

- 腸管血流維持目的での血管拡張⇒アルプロスタジル（プロスタグランディンE_1），パパベリン

血管拡張薬①：ニカルジピン（ペルジピン®，ニカルジピン®）10mg/10mL1A
■作用機序（図6）

ジヒドロピリジン系カルシウム拮抗薬に分類され，血管平滑筋に働き末梢動脈を拡張させますが，次に出てくる非ジヒドロピリジン系のジルチアゼム，ベラパミルと異なり心臓には作用しないため陰性変力・陰性変時作用はありません．主に動脈を開き後負荷を軽減し，また冠動脈拡張作用もあるため，これら2つの機序で心筋酸素消費量を下げます．

ニトロプルシドとの使い分けが問題となりますが，ニトロプルシドよりも副作用の面で使いやすいこと，ニトロプルシドで問題となる心筋虚血を起こす冠動脈スティール現象を起こさないという特徴があります．そのため，ニカルジピンは頻繁に使用されますが，ニトロプルシドの使用頻度は低いと思います．

> **ニカルジピンの効果**
> - 抵抗血管である細動脈拡張⇒後負荷↓↓
> - 冠動脈拡張⇒心収縮力↑↑

■使い方

ニカルジピン5A原液（50mg/50mL）　2.5〜5mg/時スタート．最大量15mg/時
体重による調整が必要ないこと，そして極量が存在することに注意．

■使用する場面
　術後高血圧，脳出血による高血圧，そして後負荷異常によるうっ血性心不全（冠動脈拡張薬と併用）に使用されます．

■副作用
　とくに血管内ボリュームが少ない場合に低血圧を起こすため，十分な心拍出量があることを確認して使用します．また急激な抵抗血管拡張による後負荷軽減により反跳性の頻脈を起こすことがあります．
　静脈炎を起こす頻度が高い血管拡張薬として有名であり，使用中は末梢ルートの静脈炎の有無を常に確認するようにしましょう．

ニカルジピンメニュー

作り方：1mg/1mL．原液で用いる

| ニカルジピン®（10mg/10mL） | 5A: 50mg/50mL |

使い方：精密持続点滴2.5〜5mL/時でスタート．最大量15mL（15mg）/時まで

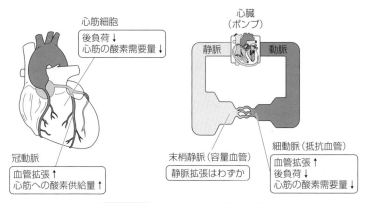

図6　ニカルジピンの作用部位

MEMO　第3世代ジヒドロピリジン系静注カルシウム拮抗薬clevidipine

　ジヒドロピリジン系カルシウム拮抗薬は第1世代（アムロジピン，ニフェジピン），2世代（ニカルジピン）そして第3世代としてclevidipineがあります（2017年12月現在国内未発売）．
　持続静注で用いられる降圧薬・血管拡張薬としては，①静脈拡張：ニトログリセリン，②心拡張：超即効型β遮断薬（ランジオロール，エスモロール），③動脈拡張：ニトロプルシド，ニカルジピンが国内では使用可能です．
　ニカルジピン以外の血管拡張薬は数分以内に効果があり効果持続も数分である

ことが特徴です．しかし，ニカルジピンは効果発現10分と短いものの作用持続が2時間以上あるため，理想的な動脈拡張薬ではありません．

世界的には第3世代ジヒドロピリジン系カルシウム拮抗薬としてclevidipineが使用可能であり，特徴として効果発現まで1〜2分，持続時間5〜15分と使いやすく，赤血球エステラーゼで分解されるため腎機能・肝機能低下でも気にすることなく使えます（ニカルジピンは肝代謝）．

clevidipineは脂質製剤であるため感染リスクから4時間ごとに交換が必要なこと，小麦・卵アレルギーでは使用できません．

超速効型静注ジヒドロピリジン系カルシウム拮抗薬として今後国内でも使用可能となることが期待されます．

血管拡張薬②：ジルチアゼム（ヘルベッサー®，ジルチアゼム®）50mg/1A
■作用機序（図7）

非ジヒドロピリジン系カルシウム拮抗薬に分類され，血管平滑筋に働き末梢動脈拡張を起こすとともに，心臓に作用し陰性変力・陰性変時作用がありますが，陰性変力より陰性変時作用が強い薬剤です（ベラパミルとの違い）．つまり心収縮力抑制は弱く．冠動脈拡張作用があり，後負荷軽減とともに心筋酸素消費量を下げます．

■使い方

ジルチアゼム5A / 0.9%食塩水50mL（250mg/50mL）

精密持続点滴1〜3mL/時でスタート（5〜15mg/時），最初に0.25mg/kg，効果なければ15分後に0.35mg/kgをそれぞれ2分ずつかけて緩徐静注を行った上で持続静注で用いることもあります．

■使用する場面

高血圧単独で用いられることは稀であり，心房細動（AF）など上室性の頻脈性不整脈のレートコントロールが迅速に行えることが特徴です．

とくに心収縮力抑制が少ないので，低心機能にも（それなりに）安全に用いることができます．

■副作用

とくに血管内ボリュームが少ない場合に低血圧を起こします．また徐脈を起こします．心抑制はベラパミルほどではないものの，十分な心拍出量があることを使用前に確認しなければいけません．

ジルチアゼムメニュー

作り方：5mg/ 1mL（250mg/50mL）

ジルチアゼム®（50mg/1A）	5A	250mg
0.9%食塩水（20mL）	2.5A	50mL

使い方：最初2分かけて0.25mg/kg，15分後に再度2分かけて0.35mg/kg緩徐に静注してから精密持続点滴1〜3mL/時でスタート（5〜15mg/時）

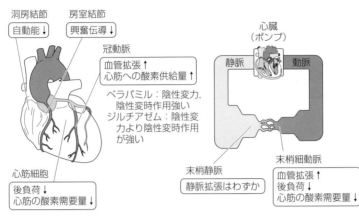

図7　ジルチアゼム・ベラパミルの作用部位

血管拡張薬③：ベラパミル（ワソラン®）5mg/2mL 1A
■作用機序（図7）

　非ジヒドロピリジン系カルシウム拮抗薬に分類され，血管平滑筋に働き末梢動脈拡張を起こすとともに，心臓に作用し陰性変力・陰性変時作用がともに強いのが特徴です．つまり心収縮力抑制が強く血圧低下が起こります．また冠動脈拡張作用があり，後負荷軽減とともに心筋酸素消費量を下げます．

■使い方

　2.5〜5mg 2分かけて静注（ベラパミル5mgを0.9%食塩水20mLで溶解して10〜20mLを2分以上かけて静注，または0.9%食塩水100mLに溶解して30分で緩徐に点滴静注），15〜30分ごとにトータル20mgまで．

■使用する場面

　高血圧単独で用いられることは稀であり，一般的には心房細動（AF）など上室性の頻脈性不整脈（しかし低心機能，血圧低下のAF症例には使いにくい）で使用されます．

■副作用

　低血圧と徐脈があります．とくに血管内ボリュームが少ない場合に著明な低血圧を起こします．

　血管拡張薬の降圧目的としてはニカルジピン点滴静注を選択すべきであり，比較のためにジルチアゼム，ベラパミルをとりあげました．点滴静注カルシウム拮抗薬であ

るニカルジピン，ジルチアゼム，ベラパミルの特徴について表2にまとめておきます．

表2 点滴静注カルシウム拮抗薬の比較

薬剤	冠動脈拡張	心収縮力抑制	洞房結節抑制	房室結節抑制	全身血管拡張
ジヒドロピリジン ニカルジピン	＋＋＋＋	－	－	－	＋＋＋＋
非ジヒドロピリジン ベラパミル	＋＋＋＋	＋＋＋＋	＋＋＋＋＋	＋＋＋＋＋	＋＋
非ジヒドロピリジン ジルチアゼム	＋＋＋	＋＋	＋＋＋＋＋	＋＋＋＋	＋

血管拡張薬④：ランジオロール（オノアクト®）50mg/1V，150mg/1V

現在使用可能である超短時間作用型静注β遮断薬にはランジオロールとエスモロールがあります．国内でこれらの静注β遮断薬が使用可能となるまでは，プロプラノロールを恐る恐る静注して使用していました（プロプラノロールは効果持続が2〜3時間と長い）．しかし，ランジオロールとエスモロールが使用可能となったことで持続静注として使用でき，甲状腺クリーゼ，大動脈解離，頭蓋内圧亢進状態や交感神経賦活による高血圧に対して，良好な血圧コントロールができるようになりました．ランジオロールもエスモロールも臨床効果はほとんど同等の薬効です．

■作用機序（図8）

β遮断薬であり，交感神経刺激作用の減弱により陰性変力作用，陰性変時作用で血圧を下げます．β_1選択性が高く心収縮力を低下させることで1回拍出量と心拍出量を減少させます．また洞房結節（SA node）を抑制して心拍数を下げます．

ランジオロールは心臓選択性が高く（＝β_1選択性），超速効性です．数分で効果が出現し，10〜20分程度で効果が消失します．

■使い方

ランジオロール150mg/0.9%食塩水50mL（150mg/50mL）

125mL/時1分間後に10〜40mL/時スタート（50kgで0.125mg/kg/分を1分，10〜40μg/kg/分）

※心機能低下の場合はローディングなし，5μg/kg/分以下（まずは1μg/kg/分から開始が無難）で用いる

■使用する場面

高心拍出量（とくに甲状腺クリーゼ）・拡張障害による心不全，急性冠症候群で高血圧の場合や，交感神経賦活が関与する高血圧，大動脈解離で用いられます．とくに急性大動脈解離では第一選択薬です．

■副作用

副作用としては低血圧と徐脈があります．超短時間作用型β_1遮断薬はまず血圧低

下してから徐脈になるので注意が必要です．

　作用機序から血圧低下，徐脈を起こすため適切なモニタリングが必須であり，とくに1回拍出量が低下している患者では心拍数を増やすことで血圧と心拍出量を維持している場合が多いため，ランジオロールを使用すると陰性変力作用が前面に出て血圧と心拍出量は低下し，心拍数はほとんど低下しないことがよくみられます．

ランジオロールメニュー

作り方：3mg/1mL（150mg/50mL）

オノアクト®（50mg/1V）	3V	150mg
0.9％食塩水（20mL）	2.5A	50mL

使い方：心機能低下の場合：精密持続点滴1～5mL/時でスタート
　　　　　（体重×0.02～0.1mL/時：1～5μg/kg/分，50kg）
　　　　　心機能正常の場合：精密持続点滴10～40mL/時でスタート
　　　　　（体重×0.2～0.8mL/時：10～40μg/kg/分，50kg）

血管拡張薬⑤：エスモロール（ブレビブロック®）100mg/10mL 1V

　エスモロールは超短時間作用型静注β遮断薬であり，ランジオロールとはほとんど効果に差がありません．しかし国内では手術中の上室性頻脈にしか適応がないため，手術室以外では2017年12月現在使用できない薬剤です．世界的には超短時間作用型静注$β_1$遮断薬としてさまざまな高血圧緊急症（甲状腺クリーゼや大動脈解離，頭蓋内圧亢進状態や交感神経賦活による高血圧）に使用されています．

■作用機序（図8）

　ランジオロールと同じで心臓選択性が高く，超速効性（数分で効果が出現し，10～

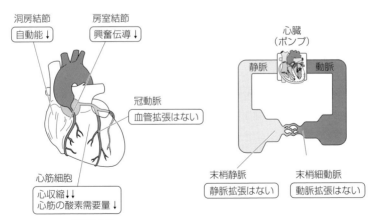

図8　ランジオロール・エスモロールの作用部位

20分程度で効果が消失)のβ遮断薬です．使用する場面，副作用もランジオロールと同様です．

■使い方
　エスモロール100mg/10mL
　75〜150mL/時で1分間，0.3〜1mL/時で持続静注スタート(50kgで0.25〜0.5mg/kgで1分静注し，50〜200μg/kg/分)

エスモロールメニュー
　作り方：10mg/1mL（300mg/30mL）

ブレビブロック®（100mg/10mL 1V）	3V	300mg/30mL

　使い方：0.25〜0.5mg/kgで1分静注し，50〜200μg/kg/分で持続静注スタート
　　　　（50kgで75〜150mL/時で1分，その後0.3〜1mL/時）

血管拡張薬⑥：ニトログリセリン（ミオコール®，ニトログリセリン®）
50mg/100mL 0.05％製剤

■作用機序（図9）
　硝酸薬は血管平滑筋細胞内で一酸化窒素（NO）を放出し，グアニル酸シクラーゼを活性化してcGMPの合成を起こします．cGMPはプロテインキナーゼGによりカルシウムイオンの細胞外への放出と筋小胞体への取り込みにより，細胞内Ca濃度を低下させ，血管平滑筋の弛緩を起こすことで作用します（後で触れるニトロプルシドの血管拡張作用も同様です）．
　ニトロプルシドと異なり，ニトログリセリンは細胞内還元酵素で分解されることでNOを放出するため，とくに容量血管の細静脈の末梢血管拡張作用があります．静脈血管拡張作用によって心臓への静脈還流量を相対的に減らし（＝前負荷↓↓），心筋酸素消費量を下げます．また冠動脈主幹部の拡張作用により心収縮力↑↑を起こし，抗血小板作用もあります．少量投与（＜40μg/分）で静脈拡張作用があり，大量投与（＞200μg/分）で動脈拡張作用（＝後負荷↓↓）がありますが，実際の臨床現場では抵抗血管の動脈拡張作用は硝酸薬のニトログリセリンにカルシウム拮抗薬のニカルジピンを併用することのほうが現実的です．
　ホスホジエステラーゼ（PDE）V阻害薬であるシルデナフィル（バイアグラ®，レバチオ®）と併用すると著明な血圧低下が起こるため決して併用してはいけません．

■使い方
　2mLフラッシュし精密持続点滴1〜3mL/時でスタート（8〜25μg/分）
　効果が出るまで5分ごとに0.5〜1mL/分ずつ投与速度を増やす

■使用する場面
　前負荷異常のうっ血性心不全，不安定狭心症など急性冠症候群

■副作用

　頭痛や悪心・嘔吐の訴えがあります．頭痛は静脈を開くため脳血流↑↑となることと関係しており，頭蓋内圧亢進の病態では使うべきではありません．また肺血管拡張作用により低酸素性肺血管攣縮が阻害され換気血流不均等が大きくなる結果，急性呼吸促迫症候群(ARDS)や急性呼吸不全では呼吸状態が悪化する可能性があります．

　また静脈拡張作用により前負荷を下げるため，とくに血管内ボリュームが少ない場合は血圧低下が著明に出ることがあります．

　静脈拡張による前負荷が急激に下がるため反跳性の頻脈を起こすことがあります．

　また使用開始48時間程度で耐性ができ効果が減弱することも重要なポイントです．ニトログリセリンは漫然と使用してはいけません．

　稀ですが，大量のニトログリセリン静注($10\mu g/kg/$分以上を数日間)や腎機能・肝機能障害がある場合，メトヘモグロビン血症による酸素運搬傷害を起こす可能性があります．チョコレート様の血液やパルスオキシメータでの酸素飽和度がPaO_2よりも低い場合に疑われ，メトヘモグロビン値上昇(総ヘモグロビンの1%以上)で診断します．

> ニトログリセリンの効果
> - 容量血管である細静脈拡張⇒前負荷↓↓
> - 大量投与で抵抗血管である細動脈拡張⇒後負荷↓↓(実際にはそこまで大量投与しない)
> - 冠動脈(主に主幹部)を拡張⇒心収縮力↑↑
> ※前負荷が足りないと血圧低下に加え，反跳性の頻脈が起こり心筋酸素消費量が上がる
> ※48時間程度で耐性が生じるため漫然と使用しない

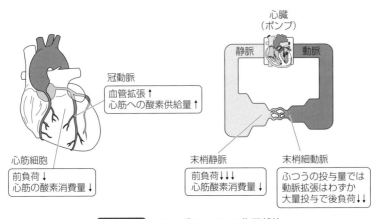

図9　ニトログリセリンの作用部位

> **ニトログリセリンメニュー**
> **作り方**：0.5mg/1mL．キットがある　　ニトログリセリン®（50mg/100mL）
> **使い方**：精密持続点滴1〜3mL/時でスタート
> （急性心不全，不安定狭心症：1mL/時（0.17μg/kg/分），降圧目的：3mL/時（0.5μg/kg/分））
> ※低用量（＜50μg/分）：静脈血管拡張，高用量（＞50μg/分）：動脈血管拡張

血管拡張薬⑦：ニコランジル（シグマート®，ニコランジル®）12mg/1V
■作用機序
　国内で開発された薬剤であり，硝酸薬から派生しKチャネルを開口するというプラスアルファの作用を含む薬剤です．2017年12月の時点で日本およびヨーロッパで使用されています．

　ニコランジルはまずNOを産生することによって容量血管の細静脈拡張作用（＝前負荷↓）があります．その一方で血管平滑筋のATP感受性Kチャネルに作用し細胞内Kの細胞外移動が起こり，細胞内がマイナスの深い方向に過分極となります．細胞内が過分極になると電位依存性L型カルシウム受容体（カルシウム拮抗薬ニカルジピンが作用する部位）が遮断されるため，抵抗血管である細動脈拡張作用（＝後負荷↓）をもたらします．しかしこの前負荷・後負荷を下げる作用はそれほど強くないとされています．

　また硝酸薬としての冠血管拡張作用（主に細動脈，ニトログリセリンなど硝酸薬は主に冠動脈主幹部）および冠攣縮予防効果もあるため，心収縮力・心拍出量を増やします．

　ニトログリセリンなど従来の硝酸薬との大きな違いは，冠血流量の増加に比べて，前負荷・後負荷を下げる作用が強くないため，血圧低下を起こさない（冠動脈拡張＞動脈・静脈拡張）ことです．またニトログリセリンと異なり長時間使用でも耐性が起こりにくいといわれています．

> **ニコランジルの効果**
> - 容量血管である細静脈拡張⇒前負荷↓
> - 抵抗血管である細動脈拡張⇒後負荷↓
> - 冠動脈（主に細動脈）を拡張⇒心収縮力↑↑
> ※細い血管に作用するためか，前負荷・後負荷の著明な低下を起こさないで（＝血圧を下げない），冠血流を増加させ心収縮力を改善させる．
> ※ニトログリセリンと異なり長時間使用でも耐性が起こりにくい．

■使い方
　ニコランジル 10V / 0.9%食塩水 60mL で 1.2〜5.0mL/時でスタート

■使用する場面
　狭心症，心筋梗塞など急性冠症候群および左心不全，両心不全．
　とくに血圧低下傾向の心不全の場合（ニトログリセリンを使うには血圧低下が不安な場合）によく使用されます．

■副作用
　極端に血管内ボリュームが少ない場合，血圧低下が起こります．また頭痛や悪心，反射性頻脈の報告もあります．

ニコランジルメニュー

作り方：2mg/1mL（120mg/60mL）

シグマート®（12mg/1V）	10V	120mg
0.9%食塩水（20mL）	3A	60mL

使い方：精密持続点滴 1.2〜5.0mL/時でスタート（50kgで 0.8〜3.3μg/kg/分）
　※①不安定狭心症 1〜3mL/時，②急性心不全 0.2mg/kg/時で開始し 0.05〜0.2mg/kg/時で調整

血管拡張薬⑧：ニトロプルシド（ニトプロ®）30mg/10mL 1A（図10, 図11）

■作用機序（図10, 11）
　動脈平滑筋に主に作用し強力な血管拡張（動脈≫静脈）を起こすことで降圧します．他の血管拡張薬に反応せずニトロプルシドでようやく降圧可能なケースも稀に経験します．

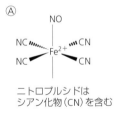

ニトロプルシドは
シアン化物（CN）を含む

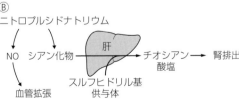

図10 ニトロプルシドの構造と代謝

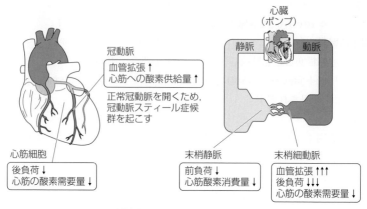

図11 ニトロプルシドの作用部位

ニトログリセリンと異なり，NO放出に還元酵素を必要としないため，ニトロプルシドには血管選択性（ニトログリセリンは静脈拡張がメイン）がなく抵抗血管である細動脈を優先して拡張するといわれています．

■使い方

ニトロプロ 2A / デトキソール（チオ硫酸ナトリウム）0.25A / 0.9％食塩水 35mL
精密持続点滴1〜6mL/時でスタート（50kgで0.3〜2.0μg/kg/分）

■使用する場面

とくに後負荷増大が病態の中心となる高血圧緊急症を起こす疾患，後負荷異常（アフターロードミスマッチ）がメインのうっ血性心不全，そして大動脈弁狭窄症による後負荷増大が著明な重症心不全でも適応となります．

■副作用

ニトロプルシドは代謝されてシアン化物となり，肝臓でチオシアン化物に変換されます．とくにシアンの肝臓での代謝が遅れると，シアン中毒が起こります．そのため投与量には注意が必要であり，ニトロプルシド使用中の原因不明の代謝性アシドーシスや混合静脈血酸素分圧（$S\bar{v}O_2$）の上昇があれば，積極的にシアン中毒を疑います．

肝臓で変換されたチオシアン化物は腎排泄となるため，肝機能が問題なくても腎機能が悪い患者ではこのチオシアンが蓄積してチオシアン中毒を起こします．

前もって解毒薬のチオ硫酸ナトリウムを混ぜておくことで肝機能が悪い場合のシアン中毒はある程度予防が可能ですが，腎不全患者ではチオシアン中毒は予防薬・解毒薬がないため，腎不全では使用を避けるべきです．副作用を考慮するとニトロプルシドは制約が多い薬剤です．

また冠動脈病変を伴う心筋虚血が疑われるケースでは，ニトロプルシドの使用は避けるべきです．なぜなら冠動脈の中でも正常血管が拡張し，虚血心筋からの血流を

シャントする冠動脈スティール現象（心虚血の悪化）を起こすことがあるからです．とくに虚血性心疾患の既往があり，高血圧緊急症としてうっ血性心不全のケースをニトロプルシドで降圧した場合，ニトログリセリンやニカルジピンなど他の血管拡張薬を用いた場合と比較して死亡率が上昇したという報告もあるため，心筋虚血が疑われるケースでのニトロプルシドの使用には注意が必要です．

前負荷がないケースでは著明な低血圧と反跳性の頻脈を起こすことがあります．そのため，ニトロプルシド使用中に血圧低下，頻脈があり心拍出量の維持が必要なケースでは，適度の輸液を行うことが大切です．

また使用する際の注意点としては，①代謝分解を避けるため，遮光して使用すること，そして前述したように，②腎不全患者ではチオシアン酸塩の蓄積を抑えるため1μg/kg/分以下で使用することがあげられます．

ニトロプルシドの効果

- 容量血管である細静脈拡張⇒前負荷↓
- 抵抗血管である細動脈拡張⇒後負荷↓↓↓
- 冠動脈（主に正常部位）を拡張⇒心収縮力↑↑

※正常冠動脈拡張作用が強く冠動脈スティール症候群を起こし心筋虚血を増悪させるため，冠動脈病変を伴う虚血性心疾患では用いてはいけない

※肝疾患ではシアン中毒の可能性があり，腎疾患では肝臓で代謝されたチオシアン中毒が起こる可能性がある

ニトロプルシドメニュー

作り方：1mg/1mL（60mg/60mL）

ニトプロ®（30mg/10mL）	2A	60mg
0.9%食塩水（20mL）	1.75A	35mL
デトキソール®（2g/20mL）	0.25A	500mg

使い方：精密持続点滴1〜6mL/時でスタート（50kgで0.3〜2.0μg/kg/分）

※デトキソール（チオ硫酸ナトリウム）を加えシアン化物の蓄積を抑え，また遮光して使用します．

※腎不全患者ではチオシアン酸塩の蓄積を抑えるため1.0μg/kg/分以下で使用します．

ニトログリセリン，ニコランジル，ニトロプルシドについて，最後に硝酸薬を使用する際の注意点についてまとめておきます．

> ❖ **硝酸薬(ニトログリセリン,ニコランジル,ニトロプルシド)を使いこなすためのTips**
> - **ポイント①**:頭蓋内圧亢進が疑われる場合,硝酸薬(ニトログリセリン,ニトロプルシド,ニコランジル)使用時は静脈拡張による頭蓋内圧亢進を増悪させるため使用すべきではない.
> - **ポイント②**:虚血性心疾患,急性冠症候群(ACS)が疑われる場合,ニトロプルシドは冠動脈スティール症候群を起こすため使用すべきではない.
> - **ポイント③**:肺炎,ARDSなど肺野病変による呼吸不全が疑われる場合,硝酸薬(ニトログリセリン,ニトロプルシド,ニコランジル)使用時は低酸素性肺血管攣縮を阻害し,換気血流不均等が増加し,酸素化が悪化する可能性があり,注意して使用する.

血管拡張薬⑨:カルペリチド(ハンプ®) 1,000μg/1V
■作用機序

　遺伝子組換えA型ナトリウム利尿ペプチド(ANP)で,主に非代償性心不全の患者に使用されます.心不全患者での交感神経刺激を抑制し,神経内分泌系の反応であるレニン-アンギオテンシン-アルドステロン系やエンドセリンの活性化などを阻害します.

　血管拡張薬として静脈,動脈を開き,前負荷および後負荷を軽減します.心拍数や心筋酸素消費量を増加させずに,間接的に心拍出量を増加させます.心臓の拡張機能改善作用があり,冠動脈を拡張させることも指摘されています.また腎臓の輸入・輸出細動脈を拡張し糸球体濾過を亢進します.それにより腎血流量を増加しループ利尿薬使用時に相乗効果を発揮し,利尿作用をもちます.血管拡張薬と利尿薬の2つの作用をもった薬剤です.

　海外ではカルペリチドは使用されておらず,遺伝子組換え型B型ナトリウム利尿ペプチド(BNP)であるネシリチドが汎用されています.しかし慢性心不全急性増悪に対して標準的治療(硝酸薬+利尿薬±強心薬)に追加してネシリチドを用いたスタディで死亡率や腎機能増悪はなかったものの有効性を示せませんでした.そのためコストも考えると慢性心不全急性増悪時の第一選択薬としての使用は推奨されなくなり,急速にBNP製剤は使用されなくなっています.

　類薬であるBNP製剤のネシリチドがループ利尿薬中心の治療と同等であったことを考えると,国内で頻用されているANP製剤であるカルペリチドが果たして慢性心不全急性増悪に対して標準的治療(硝酸薬+利尿薬±強心薬)より優れた治療であるかどうか注意深く検討する必要があります.

> **カルペリチドの効果**
> - 容量血管である細静脈拡張⇒前負荷↓↓
> - 抵抗血管である細動脈拡張⇒後負荷↓↓
> - 冠動脈を拡張⇒心収縮力↑↑
> - 腎臓の輸入・輸出細動脈を拡張⇒ループ利尿薬と併用で利尿増強作用

■使い方

ハンプ2V/5%ブドウ糖40mL(2000μg/40mL)

精密持続点滴3〜12mL/時(50kgで0.05〜0.2μg/kg/分),1時間ごとに3mL/時ずつアップ

■使用する場面

動脈,静脈をバランスよく拡張するといわれているため,前負荷・後負荷異常によるうっ血性心不全がよい適応となります.

■副作用

とくに血管内ボリュームが少ない場合は低血圧を起こすといわれています.

カルペリチドメニュー

作り方:50μg/1cc(2,000μg/40cc)

ハンプ®(1,000μg/1A)	2V	2,000μg
5%ブドウ糖(20mL)	2A	40mL

使い方:精密持続点滴3mL/時でスタート(50kgで0.05〜0.2μg/kg/分),尿量をみて1時間毎に3mL/時ずつアップ.

> **POINT!**
> - 海外ではBNP製剤であるネシリチドが慢性心不全急性増悪の標準的治療(硝酸薬＋利尿薬±強心薬)以上の優れた効果が示せなかったため,国内でも類似薬であるhANP製剤のカルペリチドの治療効果についても注意する必要がある.

うっ血性心不全では,血管拡張薬の役割は大きく,前負荷,後負荷のどちらの軽減をメインにするか,そして冠動脈拡張作用による心収縮力改善をどうするか,そして治療開始の時点で血圧が維持されているかどうかで今まで述べてきた後負荷改善のニカルジピン,ニトロプルシド,前負荷改善のニトログリセリン,血圧を下げずに心収縮力改善を目指すニコランジルを使いながら,適宜カルペリチドを併用する必要があるかどうかを考えることが大切です(図12).

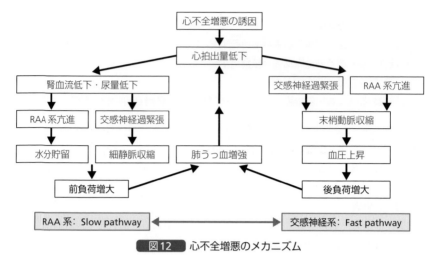

図12 心不全増悪のメカニズム

誘因によらず前負荷(ボリュームオーバーロード)・後負荷(アフターロードミスマッチ)の要素があり，分〜数時間単位で悪化する場合，Fast pathwayである交感神経系による後負荷異常がメインとなり，数日単位で悪化する場合，Slow pathwayであるRAA(レニン-アンギオテンシン-アルドステロン)系による体液量過剰・前負荷異常がメインとなる．前負荷軽減でニトログリセリン，後負荷軽減でニカルジピン，ニトロプルシドを使い分ける．

血管拡張薬⑩：エポプロステノール(フローラン®) 0.5mg/50mL 1V
■作用機序

　プロスタグランジン I_2 製剤であり，血管平滑筋に作用し血管拡張作用(全身・肺)を起こします．また抗血小板作用を併せもちます．

■使い方

　フローラン 0.5mg 1V/溶解液 50mL (500μg/50mL)

　0.6mL/時でスタートし15分ごとに1〜2ng/kg/分ずつ増量し3mL/時まで(50kgで2ng〜10ng/kg/分)

■使用する場面

　クリティカルケアでは肺動脈性肺高血圧症(PAH)急性増悪時に用いられます．

　肺動脈性肺高血圧症の病態(図13)としては，①アラキドン酸カスケード異常，②血管平滑筋内一酸化窒素(NO)異常，③血管平滑筋エンドセリン(ET)受容体異常が指摘されています．プロスタグランジン I_2 製剤のエポプロステノールはアラキドン酸カスケードに作用し肺血管拡張作用，抗血小板作用により効果を発揮します．PAH治療としては，②ホスホジエステラーゼ(PDE)V阻害薬のシルデナフィル(レバチオ®)，タダラフィル(アドシルカ®)のNO放出↑↑による肺血管平滑筋拡張や，③ET受容体阻害薬のボセンタン(トラクリア®)，アンブリセンタン(ヴォリブリス®)があります．

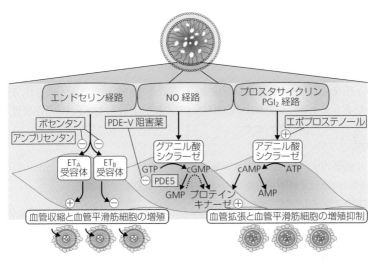

図13 肺動脈性肺高血圧症(PAH)の病態と治療薬の作用部位 (文献9より)

■副作用

とくに血管内ボリュームが少ない場合には低血圧になります．また消化管出血時に出血傾向が助長される可能性があり投与に注意が必要です．投与中の急激な減量・中止により肺高血圧症による右心不全が悪化する可能性があります．

エポプロステノールPGI₂メニュー

作り方：0.01mg/ 1mL（0.5mg/50mL）

フローラン®（0.5mg/1V）	1V	500μg(0.5mg)
専用溶解液（50mL）	1V	50mL

使い方：精密持続点滴0.6〜3mL/時でスタート（50kgで2ng〜10ng/kg/分）

POINT !

- プロスタグランジンI₂製剤のエポプロステノールは肺動脈性肺高血圧症(PAH)急性増悪で用いられる．

血管拡張薬⑪：アルプロスタジル(プロスタンディン®，アピスタンディン®) 500μg/1V

■作用機序

プロスタグランジンE₁製剤であり，血管平滑筋に作用し血管拡張作用（全身・肺）を起こします．また重要臓器(脳・心・腎)の血流は維持することと抗血小板作用を併せもちます．

■使い方

プロスタンディン3V/ 0.9%食塩水50mL（1,500μg/50mL）
1～3mL/時でスタート（50kgで0.01～0.03μg/kg/分）

■使用する場面

術中・術後高血圧，非閉塞性腸管虚血（NOMI），末梢動脈疾患（PAD）急性増悪，右心不全がありますが，当院ICU/CCUではとくにNOMIおよびPAD急性増悪では第一選択薬として使用しています．

■副作用

とくに血管内ボリュームが少ない場合には低血圧が起こります．また消化管出血時に出血傾向が助長される可能性があり投与に注意が必要です．

アルプロスタジルPGE₁メニュー

作り方：0.03mg/ 1mL （1.5mg/50mL）

プロスタンディン®（500μg/1V）	3V	1,500μg
0.9%食塩水（20mL）	2.5A	50mL

使い方：精密持続点滴1～3mL/時でスタート（50kgで0.01～0.03μg/kg/分）

POINT！

- プロスタグランジンE₁製剤のアルプロスタジルは，非閉塞性腸管虚血（NOMI）と末梢動脈疾患（PAD）急性増悪で用いられる．

血管拡張薬⑫：パパベリン 40mg/1mL 1A

■作用機序

血管平滑筋を含む各種平滑筋に作用し拡張作用，攣縮を抑制する作用があります．クリティカルケアでは腸管虚血〔上腸間膜動脈血栓塞栓症や非閉塞性腸管虚血（NOMI）〕で上腸間膜動脈（SMA）から動注ポート留置し持続動注する場合にしかまず用いられません．

■使い方

パパベリン12A / 蒸留水38mL（480mg/50mL）

■使用する場面

NOMI，上腸間膜動脈血栓塞栓症など腸管虚血でとくに上腸間膜動脈に動注ポートを留置した場合

■副作用

アレルギー反応，呼吸抑制が指摘されています．

パパベリンメニュー

作り方：9.6mg/1mL （480mg/50mL）．

パパベリン® (40mg/1mL)	12A	480mg
蒸留水(20mL)	1.9A	38mL

使い方：上腸間膜動脈動注ポートより精密持続点滴4mL/時でスタート

> **POINT !**
> - パパベリンは腸管虚血の際に上腸間膜動脈(SMA)に動注ポート留置の上で局所投与する．

④ クリティカルケアでの降圧のスピード

　クリティカルケアで，高血圧のケースで治療的介入が必要となる高血圧の目安は，収縮期血圧(SBP)＞180，拡張期血圧(DBP)＞110です．

　また血圧上昇している患者では臓器障害が出ているかどうかで緊急に処置が必要かどうかを判断します．臓器障害が出ている場合には高血圧緊急症，臓器障害が出ていない場合は高血圧切迫症に分類されます．

高血圧緊急症 hypertensive emergencies

　心臓，大血管，中枢神経，腎臓の臓器障害を伴った血圧高値(SBP＞180，DBP＞110)を高血圧緊急症といいます(表3)．

表3　高血圧緊急症に含まれる疾患

- 中枢神経：高血圧性脳症，脳梗塞，くも膜下出血，脳出血
- 心血管系：急性冠症候群，非代償性急性心不全，急性大動脈解離，腹部大動脈瘤切迫破裂
- 腎臓：急性糸球体腎炎(TTP/HUS含む)，腎血管性高血圧(腎動脈狭窄症)
- カテコラミン過剰：薬物中毒(アンフェタミン，カフェインなど)，褐色細胞腫
- 妊娠関連：子癇，前子癇

TTP：血栓性血小板減少性紫斑病，HUS：溶血性尿毒症症候群

　高血圧緊急症では厳重なモニタリングの上，点滴静注で血管拡張薬使用が必要となります．

高血圧切迫症 hypertensive urgencies

　心臓，大血管，中枢神経，腎臓の臓器障害のない血圧高値(SBP＞180，DBP＞110)を高血圧切迫症といいます．とくに臓器障害がない場合は24時間くらいかけて降圧し，β遮断薬，ACEI/ARB，Ca拮抗薬など内服降圧薬を用います．

高血圧緊急症での降圧目標

効果発現が速やかで，効果持続時間も短い，短時間作用型点滴静注降圧・血管拡張薬を用いた血圧コントロールを行います．静脈系：ニトログリセリン，心臓：エスモロール，ランジオロール，動脈系：ニカルジピン，ニトロプルシドが実際に用いられる持続静注での血管拡張薬です．

降圧の目標としては，

> - 1時間以内にSBP15%↓，2時間以内にSBP25%↓
> または
> - 1時間以内にDBP＜110mmHg，6時間でSBP 160/DBP 100〜110mmHg程度でコントロール

が目安となります．

血圧正常まで下げないことがポイントです．なぜなら脳血管，冠動脈，腎動脈では血管の自動調節能autoregulationが作用しているため，急激な降圧では臓器虚血・梗塞のリスクがあるためです(図14)．

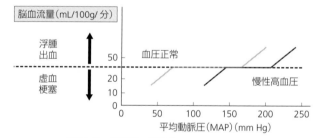

"脳血管，冠動脈，腎動脈のautoregulation"
・不十分な降圧：出血，臓器浮腫
・過剰な降圧：虚血，梗塞

図14 高血圧緊急症では迅速に降圧し，かつ急激な降圧は避ける

しかし，例外として，急性大動脈解離があります．急性大動脈解離では10分以内にSBP＜140mmHg，20分以内にSBP＜120mmHgまで下げることが重要になります．

POINT !

- 急激な高血圧をみたら臓器障害を伴う"高血圧緊急症"か臓器障害のない"高血圧切迫症"かを区別する．
- 降圧目標は，①1時間以内にSBP 15%↓，2時間以内にSBP 25%↓，または，②1時間以内にDBP＜110mmHg，6時間でSBP 160/DBP 100〜110mmHgとする．

- 急激な降圧，血圧正常化は血管の自動調節能破綻につながり，臓器虚血・梗塞のリスクがある．
- 例外として急性大動脈解離があり，10分以内にSBP＜140mmHg，20分以内にSBP＜120mmHgまで下げる．

5 クリティカルケアでの高血圧への対応

最後にクリティカルケアで急激な血圧上昇のケースに対して，血圧コントロールが必要な際のアプローチについて考えてみます．

血圧は，「オームの法則：電圧＝電流×抵抗」と同様に考え，
- 血圧＝心拍出量×全身血管抵抗

で表されます．とくに臓器血流の指標となる平均動脈圧でおきかえると，
- 平均動脈圧（MAP）＝心拍出量（CO）×全身血管抵抗（SVR）

となります．
- 心拍出量（CO）＝1回拍出量（SV）×心拍数（HR）

であるため，
- MAP＝（SV×HR）×SVR

となります．

1回拍出量は前負荷と心筋収縮力（と後負荷≒SVR）によって規定されるため，MAPを決定する因子としては，

- MAP≒[HR×（前負荷×心筋収縮力）]×SVR

となります．

この式から血圧が上昇する場合として，

① 心拍出量が上昇している場合〔心拍数×（前負荷×心筋収縮力）↑↑〕：
　血管内ボリューム増加（前負荷↑↑），交感神経系亢進による陽性変力・変時作用亢進↑↑
② 全身血管抵抗SVRが上昇している場合：
　低心機能や脳血管疾患による交感神経系過剰亢進による後負荷↑↑，代謝・内分泌系亢進による後負荷↑↑

の2つが考えられます．

そのため，クリティカルケアでの高血圧では，

- 血管内ボリュームが多い，正常心機能・頻脈⇒心拍出量上昇による高血圧

治療としては，利尿薬やβ遮断薬となります（前負荷著明な心不全の場合は硝酸薬ニトログリセリンもオプションです）．

● 心機能低下や全身血管抵抗上昇⇒交感神経系過剰亢進による後負荷からの高血圧

治療としてはβ遮断薬や後負荷軽減でのCa拮抗薬となります（心筋虚血や頭蓋内圧亢進には後負荷解除目的でのニトロプルシドは使いにくい）．

また血圧上昇の誘因となる低酸素血症や痛みなどの評価を行った上で，病態に応じて血管拡張薬を含めた治療介入を行います（表4, 図15）．

表4 クリティカルケアでの高血圧の原因

問題となる臓器	原因
一次性	
本態性高血圧	降圧薬の中止
二次性	
中枢神経系	痛み，不安・ストレス，せん妄，離脱症候群，頭蓋内圧亢進
腎臓	尿閉，腎機能低下，血管内ボリューム増加
呼吸器系	呼吸困難-低酸素血症，高二酸化炭素血症
代謝・内分泌	低血糖，ステロイド投与，褐色細胞腫，クッシング症候群，薬物中毒（コカイン，カフェイン，MDMAなど）

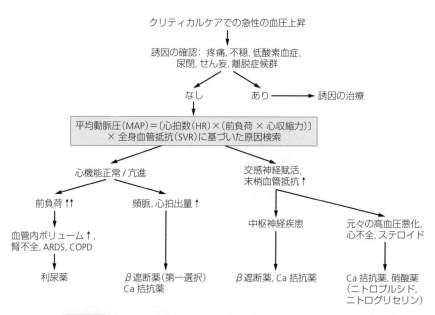

図15 クリティカルケアでの高血圧へのアプローチ（文献17より）

ケースの解説

Case1
脳出血の血圧コントロール目的でカルシウム拮抗薬のニカルジピンが使用されています．

Case2
くも膜下出血の血圧コントロールでまず鎮痛でフェンタニルを使用し，その後降圧でカルシウム拮抗薬のニカルジピンと交感神経賦活の要素を考慮してβ遮断薬のランジオロールを使用しています．

Case3
PRESは高血圧性脳症，子癇，免疫抑制薬投与に関連した後頭葉（視覚野）を中心とした左右対称性の白質脳症を指します．臨床的には，頭痛，嘔吐，意識障害，視力低下，痙攣などがあります．画像診断としてMRI：T2像，T2 FLAIR像で高信号となる特徴があり，病態として，脳血管のautoregulationが破綻し，血液脳関門（BBB）が機能せず細胞・間質性浮腫をきたした状態とされています．高血圧性脳症があり高血圧緊急症として降圧を行いながら，血栓性微小血管症（TMA）である血栓性血小板減少性紫斑病（TTP）が疑われるケースでは緊急で単純血漿交換も考慮する必要があります．

Case4
急性冠症候群（ACS）である非ST上昇型心筋梗塞（NSTEMI）にうっ血性心不全急性増悪合併のケースであり，前負荷軽減，抗血小板作用，冠動脈拡張作用をねらって血管拡張薬ニトログリセリンを使用し，前負荷軽減，利尿促進目的でフロセミドを使用しています．また心機能を確認し頻脈であることから，β遮断薬のランジオロールを使用することで心筋酸素消費量を下げる治療を同時に行っています．とくに心機能が維持されている虚血性心疾患，心不全には硝酸薬のニトログリセリンにβ遮断薬のランジオロールを組み合わせる治療を行うことは重要です．

Case5
大動脈解離では，心収縮力を下げることで大動脈壁にかかる動脈圧 $\Delta P/\Delta T$ を下げることが治療上大切であり，カルシウム拮抗薬単独での見た目の血圧低下だけでは根本的な治療とはならないことに注意が必要です．そのため，大動脈解離ではβ遮断薬が第一選択薬となりランジオロール，エスモロールに適宜カルシウム拮抗薬ニカルジピンで後負荷解除を行って治療します（図16）．超速効型β遮断薬を開始し心拍数50〜60台となるまで増量し，続いてカルシウム拮抗薬ニカルジピンで血圧120以下に下げていきます．β遮断薬が禁忌となるケースに限って，非ジヒドロピリジン系カルシウム拮抗薬のジルチアゼムを使用することもあります．

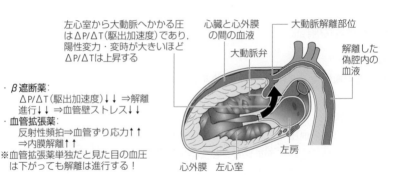

- β遮断薬:
  ΔP/ΔT(駆出加速度)↓↓ ⇒解離進行↓↓ ⇒血管壁ストレス↓↓
- 血管拡張薬:
  反射性頻拍⇒血管ずり応力↑↑
  ⇒内膜解離↑↑
※血管拡張薬単独だと見た目の血圧は下がっても解離は進行する！

図16 大動脈解離治療時に最初に使う薬剤はβ遮断薬である

Case6
前負荷以上に後負荷著明な亢進によるうっ血性心不全であり，前負荷軽減でニトログリセリン，後負荷軽減でニカルジピン使用されていました．しかし後負荷軽減が不十分との判断で後負荷のさらなる軽減をねらいニトロプルシドが使用されたケースです．シアン中毒予防でチオ硫酸ナトリウムが加えられています．またニトロプルシド使用中は心筋虚血に注意を払う必要があることと虚血性心疾患がわかっているケースでは使用を控えたほうが無難です．

Case7
虚血性心疾患によるうっ血性心不全急性増悪および心原性ショックのケースであり，血圧低くニコランジルでの冠血管拡張，前負荷軽減，強心薬としてドブタミン，血管拡張および利尿効果を期待して心房性利尿ペプチドであるカルペリチドを使用しています．

Case8
肺血管性肺高血圧症(PAH)急性増悪のケースであり，急性増悪の原因である肺炎への抗菌薬治療を行うとともに，ノルアドレナリンで循環維持をさせて右心不全急性増悪全般の治療：①右心の前負荷・後負荷の適正化(静脈還流量およびCO_2貯留・アシドーシス・低酸素の改善)，②洞調律維持，③抗凝固療法，を行うとともに，それでも右心負荷が改善しないためプロスタグランジンI_2製剤であるエポプロステノールを使用しています．

Case9
末梢動脈疾患(PAD)急性増悪のケースであり，ヘパリンで抗凝固を行いながら，下肢血流維持目的で血管拡張薬としてプロスタグランジンE_1製剤を使用しています．

Case10
心不全と非閉塞性腸管虚血のケースであり，ヘパリンで抗凝固を行いながら，血管拡張薬として全身性にプロスタグランジンE_1製剤とニコランジルを使用しています．

また上腸管膜動脈に動注ポートを留置したのでパパベリン動注も併用して治療を行っています．非閉塞性腸管虚血（NOMI）は死亡率が高い病態ですが，プロスタグランジンE_1製剤に適宜パパベリン，ヘパリンでの抗凝固，ニコランジル併用による治療で壊死範囲を最小にできる可能性があります．

＊この章でのポイント＊

- ☑ 血管拡張薬全般は血圧低下作用があるため厳重にモニタリングできるセッティングで使用する．
- ☑ 高血圧緊急症で用いられる代表的な血管拡張薬，降圧薬であるCa拮抗薬のニカルジピン，β遮断薬のランジオロール，エスモロール，硝酸薬のニトログリセリン，ニトロプルシドが拡張作用をもたらす血管（抵抗血管である細動脈，心臓自体，容量血管である細静脈）を整理して理解する．
- ☑ 血圧高値の患者の観察では常に，①前負荷増大，②後負荷増大，③心収縮増大などの要素で血圧が高いのか，循環不全をきたしているのかを意識する．
- ☑ ジヒドロピリジン系Ca拮抗薬のニカルジピンと非ジヒドロピリジン系Ca拮抗薬のジルチアゼム，ベラパミルの違いについて理解する．
- ☑ 降圧ではなく特異的な臓器血流維持目的で使用されるニコランジル，エポプロステノール，アルプロスタジル，パパベリンの使い方について理解する．
- ☑ 血管拡張作用と利尿作用をもつカルペリチドの使い方を理解する．

📖 For Further Readings： さらに理解を深めるために

1. Marik PE, Varon J. Hypertensive crises: challenges and management. Chest. 2007; 131: 1948.
2. Aronson S, Dyke CM, Stierer KA, et al. The ECLIPSE trials: comparative studies of clevidipine to nitroglycerin, sodium nitroprusside and nicardipine for acute hypertension treatment in cardiac surgery patients. Anesth Analg. 2008; 331: 1105.
3. Abernethy DR, Schwartz JB. Calcium-antagonist drugs. N Engl J Med. 1999; 341: 1447.
4. Marik PE, Rivera R. Hypertensive emergencies: an update. Curr Opin Crit Care. 2011; 17: 569.
5. Servillo G, Bifulco F, De Robertis E, et al. Posterior reversible encephalopathy syndrome in intensive care medicine. Intensive Care Med. 2007; 33: 230.
6. Neuenschwander II JF, Baliga RR. Acute decompensated heart failure. Crit Care Clin. 2007; 23: 737.
7. O'Connor CM, Starling RC, Hernandez AF, et al. Effect of nesiritide in patients with acute decompensated heart failure. N Engl J Med. 2011; 365.

8. King C, May CW, Williams J, et al. Management of right heart failure in the critically ill. Crit Care Clin. 2014; 30: 475.
9. Davies RJ, Morrell NW. Molecular mechanisms of pulmonary arterial hypertension. Chest. 2008; 134: 1271.
10. Mitchell J, Bogar L, Burton N. Cardiothoracic surgical emergencies in the intensive care unit. Crit Care Clin. 2014; 30: 499.
11. Kamalakannan D, Rosman HS, Eagle KA. Acute aortic dissection. Crit Care Clin. 2007; 23: 779.
12. Tsai TT, Nienaber CA, Eagle KA. Acute aortic syndromes. Circulation. 2005; 112: 3802.
13. Creager MA, Kaufman JA, Conte MS. Acute limb ischemia. N Engl J Med. 2012; 366: 2198.
14. Oldenburg WA, Lau LL, Rodenberg TJ, et al. Acute mesenteric ischemia. Arch Intern Med. 2004; 164: 1054.
15. Mitsuyoshi A, Obama K, Shinkura N, et al. Survival in nonocclusive mesenteric ischemia. Ann Surg. 2007; 246: 229.
16. Smithburger PL, Kane-Gill SL, Nestor BL, et al. Recent advances in the treatment of hypertensive emergencies. Crit Care Nurse. 2010; 30: 24.
17. Salgado DR, Silva E, Vincent JL. Control of hypertension in the critically ill: a pathophysiological approach. Ann Intensive Care. 2013; 3: 17.
18. Soto-Ruiz KM, Peacock WF, Varon J. Perioperative hypertension: diagnosis and treatment. Neth J Crit Care. 2011; 15: 143.

column
これから医療現場へ向かうあなたへ

　社会人として、医師としての15年、クリティカルケアでの10年ちょっとの経験を振り返って、これから医療現場に飛び込んでいくみなさんへ思うことを自分なりに自問自答の意味もこめて書いてみたい．

1. いつから準備したらいいのだろう？

　私は医学部2年まで自分がなぜ医学を勉強しなければいけないのか、その動機づけができなかった．どのように生きていけばよいのかさえわからず混乱していた．ただ定期的にやってくる試験に通ればよいという安直な考えをする自分自身にどうしようもない焦りややり場のない苛立ちを感じながら、嫌悪感をもっていた．

　2年の冬に出会った筋ジストロフィーの男の子と過ごした日々が、なぜ医師を目指したのかという初期衝動を、そして医師になるためになぜ勉強しなければいけないのかの理由を思い出させてくれた、気づかせてくれた．そして今の自分の医師としてのスタイルを作ってくれた．彼はもういない．

　自分が今何年目の学生なのか、または何年目の医師なのかというのはあまり重要

ではない．早すぎることもなければ，遅すぎることもない．一生医療に向き合っていく，医師として医療従事者として，医療現場に飛び込むにあたって，その時その瞬間でなにをすべきかを考えて，ベストを尽くすことが大切だ．

今あなたはベストを尽くしているだろうか？

2. どのように勉強したらいいのだろう？

現在，一般市中病院のクリティカルケアの現場を中心に働いている．クリティカルケアでの多臓器不全，複雑なケースをひも解くために，そしてケースごとの病態の診断・治療の過程には，（本書に目を通してもらえればわかる通り）「魔法の薬」もなければ，「奇想天外な診断や治療」も出てこない．最後のよりどころは，基本である「解剖学」と「(病態)生理学」だ．そして幅の広さをもたせるには「内科学」，そして治療の面から考えると「薬理学」だろう．正常を知らないと異常を理解できない，異常を理解できないと正常を理解できない．病気の名前を知らないとなにが起こっているのか気づけない．Frank-Starlingの心拍出量曲線（さらにはGuytonの静脈還流曲線も）が思った以上にクリティカルケアでの循環管理に大切であること，適切な輸液のためにはヒトの体液分布の理解が必須であること，中心静脈カテーテル挿入では内頸静脈がどう走行しているかもそうだ．15年くらい医者をやって，経験年数が上がるほどBack to basicを大切にするようになった．これらを一通りオーバービューする時期があってもいいんじゃないかと思うし，オーバービューしてみると，混沌としたクリティカルケアの現場で意外に見通しがつくようになる．臨床現場でリアルタイムに起こる疑問が自分にどのように勉強したらよいかを教えてくれる．そのためには自分の中で時間とこころの余裕をもち，臨床現場から吸収しようとする感受性が必要だ．

今あなたは時間とこころの余裕をもち感受性を磨いているだろうか？

3. どうして勉強してるのだろう？

医学は総論，医療は各論だ．臨床医は各論で生きている．各論だけだと独りよがりになることもあるだろう．かといって，総論ばかり突き詰めると，一人ひとりの患者の顔がみえてこない．

結局は，総論がわかっていないと各論に対応できない．レジデントになって，臨床医になってから各論の洪水の中で自分を見失わないためには学生時代（がベストだが，遅いことはない．気づいたときにはじめればいい）に総論を自分なりに消化させることだ．

その蓄えが自分の拠り所となって，医師になってからの加速につながって，日々の医療現場の中で何十例も何百例も何千例もクリティカルなケースを経験し，うまくいった場合でも，また逆に思い通りにならずつらい場面でも目を背けることなく直視することが今の仕事につながっていると感じている．今の自分を作ってくれていると感じている．臨床医は目の前の患者をどうにかしたいという気持ちで仕事をする．そのために勉強する，どう？　とても単純なことだよね．

今あなたには医療の現場に向かおうとする動機づけがあるだろうか？

4. **夢，目標をもっているか？　それに向かって自分自身をぎりぎりまで追い込んでいるか？**

　世の中には先生と周りから呼ばれる職業が3つ存在する．

　政治家は国と国民のため，国益のために命をかけて働く．教師は将来国を背負っていく学生のため，明日の日本を背負う若者の成長のために命をかけて働く．医師—とりわけ臨床医は目の前の患者のため，患者の利益のために命をかけて働く．

　誤解を恐れずに言えば，とくにクリティカルケアでは，目の前の患者にとって，臨床医は神様の次に偉い立場，そしてそれくらいその一人の人間の命に関わっている重い責任を背負った職業だと思っている．これらの職業には情熱，責任感，判断力の3つが必須であり，どれが欠けてもいけない．

　大きな夢を抱くこともあるだろう，情熱をもつこともあるだろう．しかし現実はその夢や情熱だけでは動かない．ときには患者との距離をあけて，なにがその患者のその時点での病態にベストかを考え，責任感をもって冷淡で無感情ともいえる的確な判断を下していくことにある．

　判断を下すには経験も必要だが，それと同時に基礎体力ともいうべき医学知識—とくに解剖学，（病態）生理学，内科学，薬理学—がないといけない．また最新の治療や大規模スタディに目を通し目の前の患者に施す治療に反映させなければいけない．思いつきだけで医療行為はできない．そうでないと夢だけもっていて口だけで偉そうなことを言っても，情熱を振りかざしても，誰も相手にしてくれない．患者をよくする—治すこと（は一部の患者だけかもしれないが），癒すこと，安楽を与えること（これはすべての患者にできることである）—という結果をまず出さなければいけない．そして患者にも，周囲のコメディカルにもこの医師についていきたいと思われるよう，結果を伴う努力をしなければいけない．そういう努力は惜しんではいけない．医師—とくに臨床医は厳しい仕事だが，そういうものだと信じている．

　今あなたは大きな夢，目標に向かって自分自身をぎりぎりまで追い込んでいるだろうか？

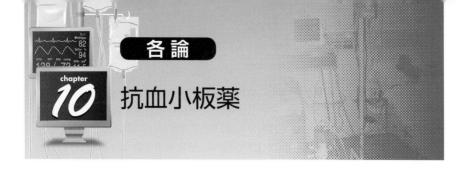

各論

chapter 10 抗血小板薬

この章でとりあげる薬剤

アスピリン，オザグレル，クロピドグレル，プラスグレル，チクロピジン，シロスタゾール，ジピリダモール

ケース

Case1

脂質異常症，高血圧のある55歳男性．4時間前からの胸痛でER受診．12誘導心電図で$V_2 \sim V_5$にかけてST上昇，Ⅱ，Ⅲ，aV_FでST低下あり，急性心筋梗塞の診断で，バイアスピリン®（アスピリン腸溶錠）100mg 2錠噛み砕き，ヘパリン4,000単位静注の上，酸素投与，ニトログリセリン1mL/時で開始し心臓内科医コンサルト．冠動脈インターベンション（PCI）施行が決まり，プラビックス®（クロピドグレル）75mg 4錠ローディングとして内服し緊急PCIとなった．2病日よりバイアスピリン® 100mg，プラビックス® 75mg内服継続となった．

Case2

ADL自立した65歳男性．糖尿病，高血圧，脂質異常症の既往あり．ST上昇型心筋梗塞（STEMI）で緊急冠動脈インターベンション（PCI）後にバイアスピリン®（アスピリン腸溶錠），プラビックス®（クロピドグレル）内服中．PCI 5日目に病棟モニターで心室性期外収縮（PVC）頻発および徐脈傾向となり，12誘導心電図でⅡ，Ⅲ，aV_FでST上昇あり．ステント血栓症（ST）疑いでエフィエント®（プラスグレル）20mg内服し再度緊急PCIとなった．PCI後はバイアスピリン® 100mg，エフィエント® 3.75mg内服継続となった．

Case3

高血圧，脂質異常症，末梢動脈疾患（PAD）の既往がある80歳女性．半日前から右手の動きが悪いためER受診．今までバイアスピリン®（アスピリン腸溶錠），リピトール®（アトルバスタチン）を内服していた．左視床周囲のラクナ梗塞にて入院．バイアスピリン内服中に悪化したため，カタクロット®（オザグレル）点滴 80mg×2回/日し，プレタール®（シロスタゾール）100mg×2内服へ変更した．

> **Case4**
> 　陳旧性心筋梗塞，末梢動脈疾患，脳梗塞後遺症がある85歳男性．2日前から食事摂取不良，脱水傾向であった．右下肢痛でER受診となり末梢動脈疾患（PAD）急性増悪で入院となった．今まで抗血小板薬バイアスピリン®（アスピリン腸溶錠），ACE阻害薬レニベース®（エナラプリル）内服中．脱水補正を行うとともに，抗凝固目的でヘパリン使用し，プレタール®（シロスタゾール）100mg×2内服を追加した．
>
> **Case5**
> 　陳旧性心筋梗塞で薬剤溶出性ステント（DES）を留置されており，高血圧，脂質異常症のある70歳男性．抗血小板薬バイアスピリン®，プラビックス®，β遮断薬メインテート®（ビソプロロール），スタチンでクレストール®（ロスバスタチン），PPIでタケプロン®（ランソプラゾール）内服中．血圧低下を伴う下血でER受診．貧血進行あり赤血球（RBC）輸血を行うとともに，血小板輸血20単位，デスモプレシン4μg 4A / 0.9％食塩水50mLの30分投与で抗血小板薬拮抗した．そして緊急下部内視鏡検査施行し憩室出血でクリッピング止血され入院となった．いったん内服中止となったが，貧血進行がないため24時間後にバイアスピリン®再開．DES留置し1年経過していたためプラビックス®は中止となった．

クリティカルケアでの抗血小板薬の考え方

　糖尿病，高血圧，脂質異常症などの慢性の経過による血管内皮細胞へのストレスによって起こる動脈硬化性病変は全身の血管—とくに動脈に障害を与えます．

　動脈硬化—すなわち血管での血栓形成が病態のメイン—と関連のある疾患群：①心臓なら急性冠症候群（ACS）および虚血性心疾患，②脳血管なら脳梗塞（とくに非心原性），③末梢血管なら末梢動脈疾患（PAD）や閉塞性動脈硬化症では，これら血管病変の進行を阻止するために，血管内皮細胞と血小板との接着をブロックする抗血小板薬が非常に重要です．

　ここではクリティカルケアで遭遇するこれら動脈硬化関連疾患での抗血小板薬の使い方，そして抗血小板薬内服中の周術期管理，抗血小板薬内服中の出血への対応についても考えてみたいと思います．

> **POINT！**
> - 動脈硬化による病変：①急性冠症候群，虚血性心疾患，②非心原性血栓性脳梗塞，③末梢動脈疾患は血管内皮細胞の障害によって起こる．
> - これらの"動脈"病変の病態生理に血小板が深く関わっており，抗血小板薬は動脈硬化病変の治療に重要な役割がある．

❶ 止血のメカニズム：とくに一次止血に注目しよう！

外傷による出血や，炎症・ストレス侵襲による血管内皮障害が起こったとき，止血・凝固のメカニズムが体内では働きます．

血管障害部位でまず血小板が活性化され，血管内皮に血小板がくっつきます．そしてさまざまな物質を放出し血小板同士が凝集し血栓形成が起こります（一次止血）．その後，血液中の凝固因子が活性化されてフィブリン塊を形成し血小板凝集を補強し障害部位をすっぽりと覆います（二次止血）．その後，過剰な血栓形成とならないように線溶系などが作用します．

POINT !

- 止血機序として，①一次止血，②二次止血がある．
- 一次止血は血小板により血管内皮細胞障害部位に血小板凝集による血栓形成が起こる．
- 二次止血は凝固因子によりフィブリン塊が追加され血栓による止血を強化する．
- 一次止血，二次止血は相互に作用し血栓形成効果を強化する．
- その後，過剰な血栓形成が起こらないよう線溶系が作用する．

この血管内皮障害部位での血小板の活性化についてもう少し詳しくみていきます．

血小板の表面には糖タンパク（GP）があり，これらの中で，①血管内皮のコラーゲンと接着するGPⅠb（血管内皮表面とはフォン・ヴィレブランド von Willebrand 因子を間においてくっつく），②血管内皮コラーゲンに直接接着するGPⅥ，③血小板同士を接着するGPⅡb-Ⅲa（血小板同士のGPⅡb-Ⅲaはフィブリノーゲンを間においてくっつく）が重要です．

血管内皮に付着した血小板は内部の顆粒を放出して活性化を進めます（図1, 2）．このとき放出される物質には，①トロンボキサンA_2（TxA_2），②アデノシン二リン酸（ADP），③カルシウムCa^{2+}イオン（二次止血でも重要な役割がある），④アデノシン三リン酸（ATP），⑤セロトニン，⑥フォン・ヴィレブランド von Willebrand 因子（vWF），⑦血小板第4因子などです．また二次止血で重要なⅡa因子であるトロンビンも血小板活性化に重要な働きがあります．

この中でも血小板を強力に凝集させるのは，①TxA_2，②ADP，③トロンビンの3つであり，これらが分泌され他の血小板の表面にある，①TxA_2受容体，②ADP受容体（とくに$P2Y_{12}$受容体），③血小板プロテアーゼ活性化受容体1（PAR-1）に作用し，最終的には血小板同士を接着するGPⅡb-Ⅲa発現を促進し，多数のGPⅡb-Ⅲa同士とその間をつなぐフィブリノーゲンによって血小板凝集が進行します（図3）．

そのためTxA_2産生・受容体，ADP（$P2Y_{12}$）受容体そしてPAR-1（そして二次止血

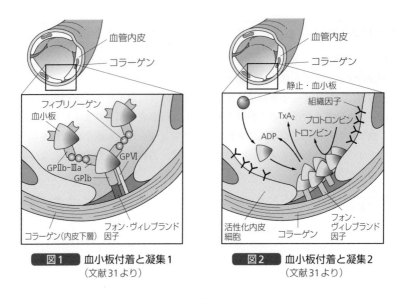

図1 血小板付着と凝集1
（文献31より）

図2 血小板付着と凝集2
（文献31より）

に関わるトロンビン）をそれぞれ阻害する薬剤は，最も抗血小板作用があります（とくにアスピリンやチエノピリジン系，PAR-1阻害薬は開発・スタディ中）．さらに血小板同士の凝集に関わるGPⅡb-Ⅲaを阻害する製剤も抗血小板作用をもちます．

また，①TxA_2産生・受容体阻害薬，②ADP（$P2Y_{12}$）受容体阻害薬，③GPⅡb-Ⅲa阻害薬ほどの著明な抗血小板作用はありませんが，血小板細胞内のサイクリックAMP（cAMP）からAMPの分解酵素であるホスホジエステラーゼ（PDE）Ⅲを阻害する薬剤，プロスタグランジン受容体に作用するプロスタグランジンE_2・プロスタサ

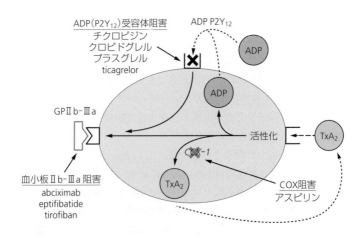

図3 世界的に使用されている3系統の抗血小板薬の作用部位（文献4より）

イクリン製剤や血小板からのセロトニン分泌阻害薬も弱いながらも抗血小板作用があります．

> **POINT!**
> - ①TxA$_2$産生↑↑・受容体刺激，②ADP(とくにP2Y$_{12}$)受容体刺激，③血小板プロテアーゼ活性化受容体1(PAR-1)刺激によって血小板は活性化し，④GPⅡb-Ⅲa連結によって血小板凝集が起こる．
> - これら4つの部位の阻害が最も抗血小板作用が強い．
> - 世界的には，①TxA$_2$産生抑制(アスピリン)，②P2Y$_{12}$受容体阻害(チエノピリジン系)，③GPⅡb-Ⅲa阻害による薬剤が使用されている(図3)．
> - 他に血小板ホスホジエステラーゼ阻害，プロスタグランジン刺激やセロトニン分泌阻害による抗血小板薬がある．

2 使用可能な抗血小板薬

表1(次頁)に使用可能な代表的な抗血小板薬の分類，作用発現時間，効果消失期間，術前中止期間をあげます．

これらの抗血小板薬の作用部位は図4のようになります．

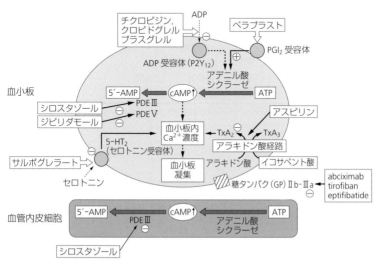

図4 国内で使用可能な抗血小板薬の作用部位
※血小板内cAMP↑↑で抗血小板凝集作用が起こる．

表1 使用可能な抗血小板薬

薬剤	作用機序	作用発現までの時間	中止して効果消失までの時間	術前中止期間
アラキドン酸代謝阻害				
アスピリン（バイアスピリン®，バファリン®）	COX阻害	20～40分（バファリン） 4時間（バイアスピリン）	7日	3～7日
オザグレル（キサンボン®，オザグレル®）	TxA$_2$合成酵素阻害	投与直後	3時間	4時間
ADP（P2Y$_{12}$）受容体阻害				
チクロピジン（パナルジン®）	ADP（P2Y$_{12}$）受容体阻害	24～48時間	7日	7日
クロピドグレル（プラビックス®）		4時間（ローディングすると2時間）	7日	5～7日
プラスグレル（エフィエント®）		4時間（ローディングすると30分）	7日	7日
ticagrelor		2時間（ローディングすると30分）	1～2日	5日
血小板ホスホジエステラーゼ阻害				
シロスタゾール（プレタール®）	血小板PDE Ⅲ阻害（血管内皮，血管平滑筋細胞も含む）	2～3時間	2日	2日
ジピリダモール（ペルサンチン®）	血小板PDE V阻害	30分～4時間	2日	2日
血小板Ⅱb-Ⅲa阻害				
tirofiban	Ⅱb-Ⅲa受容体阻害	投与直後	4～6時間	4時間
eptifibatide		投与直後	4～6時間	4時間
abciximab		投与直後	＞24時間	24時間
その他				
サルポグレラート（アンプラーグ®）	セロトニン受容体阻害	1～2時間	1日	2日
ベラプロスト（ドルナー®）	PGI$_2$受容体刺激	1時間	1日	2日
イコサペント酸（エパデール®）	TxA$_2$合成抑制	6時間	7日	7日

※ ticagrelor，tirofiban，eptifibatide，abciximabは2017年12月現在国内未発売であるが比較のために表中に記載した．

3 抗血小板薬：各論

抗血小板薬①：シクロオキシゲナーゼ(COX)阻害薬

アスピリン〔バイアスピリン®(腸溶錠) 100mg/1錠，バファリン® 81mg/1錠〕
オザグレル(キサンボン®，カタクロット®，オザグレル®) 20，40，80mg/1V

　血管内皮障害が起こり，血小板と血管内皮が活性化されると血小板表面の細胞膜リン脂質からアラキドン酸放出が起こります(ホスホリパーゼA_2の活性化による)．

　アラキドン酸からシクロオキシゲナーゼ(COX)によってプロスタグランジンG_2が産生され，トロンボキサンA_2(TxA_2)，プロスタサイクリン(PGI_2)，プロスタグランジンE_2ができます(図5)．とくに血小板内ではTxA_2産生が起こります．TxA_2は強力な血小板活性化物質であり血小板凝集と血小板顆粒放出反応を起こし，さらに局所の血管収縮作用もあります．

　一方，血管内皮細胞では，TxA_2ではなくPGI_2産生が起こり，局所の血管拡張作用，抗血小板作用があります．

　つまり，血管内皮障害時には血小板ではTxA_2による血小板凝集・血管収縮作用が起こり，血管内皮細胞ではPGI_2による抗血小板・血管拡張作用が起こります．TxA_2とPGI_2の作用は正反対です．そのため産生されるTxA_2とPGI_2のバランスにより局所での血管収縮および血栓形成傾向が決まることになります．

> **POINT！**
>
> ● 血管内皮障害時に，
>   ① 血小板ではTxA_2による血小板凝集・血管収縮作用が起こる(＝血栓形成)．
>   ② 血管内皮細胞ではPGI_2による抗血小板・血管拡張作用が起こる(＝抗血栓形成)．

　アスピリンはCOX阻害によりプロスタグランジンG_2産生そしてTxA_2産生抑制を起こします．

　アスピリンは血小板に不可逆的にくっつきCOX阻害をするので，血小板の寿命である7日は効果が持続します．また炎症に関わるアラキドン酸カスケードを阻害するため，大量投与で抗炎症作用もありますが，少量投与では抗血小板作用のみとなります(抗炎症作用を期待してアスピリンを使用するときは1回650mgを3～4回/日，抗血小板作用のときは81～150mgを1回/日)．

　つまり低用量アスピリンは血小板のTxA_2合成のみを有効に阻害します．しかし大量のアスピリンは血小板のTxA_2産生抑制のみならず，血管内皮のCOXも阻害し相対的に血小板凝集を抑制するプロスタサイクリンPGI_2の合成も抑制し血栓形成阻害作

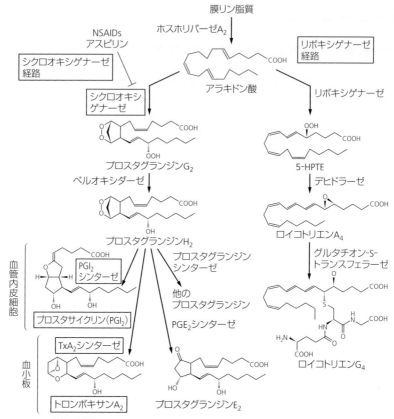

図5 アラキドン酸カスケード，プロスタグランジン合成

アラキドン酸は，2つの主な経路であるシクロオキシゲナーゼ経路あるいはリポキシゲナーゼ経路で代謝される．シクロオキシゲナーゼ経路（アスピリンと他の非ステロイド性抗炎症薬（NSAIDs）によって阻害される）は，アラキドン酸をプロスタグランジンとトロンボキサンに変換する．血小板はトロンボキサンA_2シンターゼを発現し，トロンボキサンA_2を合成する．血管内皮細胞はPGI_2シンターゼを発現し，プロスタサイクリンを合成する．リポキシゲナーゼ経路はアラキドン酸をロイコトリエンに変換する．
※シクロオキシゲナーゼ経路からのプロスタグランジンH_2より，血小板内では血小板凝集・血管収縮作用のトロンボキサンA_2（TxA_2），血管内皮細胞では抗血小板・血管拡張作用のプロスタサイクリンPGI_2が合成されることに注意．
※アスピリン，NSAIDsはシクロオキシゲナーゼ（COX）阻害で効果発現する．

用が相殺されます（いわゆるアスピリンジレンマ）．
　抗炎症・鎮痛薬として用いられるアスピリン以外のNSAIDs（イブプロフェン，ロキソプロフェン，ジクロフェナクなど）はアスピリンと異なり可逆的にCOX阻害により血小板TxA_2，血管内皮細胞PGI_2産生抑制の機序で，少量アスピリンと併用すると

抗血小板作用が相殺されます．実際に少量アスピリン投与中の患者でNSAIDs併用期間が長いケースで心血管イベントが増加することが報告されています．

そのため，可逆的なCOX阻害であるNSAIDsを鎮痛目的で使う場合，可能な限り屯用服用に限るか，服用する場合は8時間以上あけてからアスピリンを内服するか，アスピリン内服30分（腸溶錠なら4時間）以上あけてからNSAIDsを内服するようにします．

POINT！

- アスピリンはCOX阻害によりTxA_2産生抑制により抗血小板作用がある．
- **抗血小板作用目的**⇒アスピリン81〜150mg×1回/日
- **抗炎症・鎮痛目的**⇒アスピリン650mg×3〜4回/日
- 抗炎症・鎮痛目的での大量アスピリン投与は，血管内皮細胞のPGI_2阻害により抗血小板効果がなくなる（アスピリンジレンマ）．
- 少量アスピリン内服中に，その他のNSAIDsを併用する場合も同様の機序で心血管イベント増加が指摘されている．
- アスピリン内服中にNSAIDs併用が必要な場合，①NSAIDs服用から8時間以上あけてアスピリン内服，または②アスピリン内服から30分（腸溶錠なら4時間）以上あけてNSAIDs内服とする．

また現在国内で多く使用されているバイアスピリン®は腸溶錠であり吸収が遅延するため，急性冠症候群で急速に効かせる必要があるときは200〜300mgを噛んで内服しなければいけません（バイアスピリン®100mg 2〜3錠噛んで内服）．

アスピリンは脳梗塞，心筋梗塞，末梢動脈疾患などの血栓形成が問題となる動脈硬化の高リスク群で血管イベントを有意に減少させます．抗血小板薬としては，狭心症（慢性安定狭心症，不安定狭心症），心筋梗塞，虚血性脳血管障害（一過性脳虚血発作，脳梗塞），冠動脈バイパス術（CABG），冠動脈インターベンション（PCI）後の血栓形成抑制目的で使用されます．

副作用としては，出血（とくに消化管出血）があり，それ以外には消化器症状（悪心・嘔吐，腹痛など）があります．しかし，周術期の出血増加についてはアスピリン325mg/日以上でのデータであり，抗血小板作用を期待した少量アスピリン内服では周術期の出血増加には必ずしもつながらず，むしろ心血管保護作用を考慮すると欧米ではアスピリン内服継続が望ましいとされています．また100mg/日以上内服しているケースで消化器症状が強い場合，100mg/日以下に減量して継続するというオプションがあります．

重篤な副作用としては，胃・十二指腸潰瘍による消化管出血，喘息悪化があります．

とくに手術や消化管出血でいったんアスピリンを中止すると，血小板凝集能亢進，TxA_2産生亢進が起こり血栓形成傾向となるため，可能な限り継続投与するかいったん中止した場合，200〜300mgローディングの上，早期再開（術後24時間ないし出血の場合止血確認し次第）が望ましいとされています．

> **POINT !**
> - アスピリン腸溶錠のバイアスピリン®は初回200〜300mgを噛み砕いて服用する．
> - アスピリンの副作用は出血と消化器症状がある．
> - アスピリンの消化器症状にはまず投与量減量で対応できないか検討する．
> - アスピリン服薬中の出血には局所止血処置を優先し，心血管イベント予防効果のため可能な限りアスピリン投与継続する．
> - 出血などでアスピリン中止した場合，止血確認でき次第可能な限り早急に200〜300mgローディングの上で再開する．

また国内で脳血栓症治療薬として使用されているオザグレルは，点滴静注によりTxA_2合成酵素を選択的に阻害することで血栓形成進行を阻止します．とくに微小血管梗塞であるラクナ梗塞がよい適応となります．一方，非心原性脳梗塞でも太い血管である主幹動脈の狭窄，閉塞が原因であるアテローム血栓性脳梗塞ではヘパリンやアルガトロバンなどの抗凝固薬が選択されます．世界的には使われている薬剤でないためアスピリンなど経口抗血小板薬と比較してどれくらい効果があるのか，またアスピリン服用できない場合の点滴静注薬として代替薬になるかどうかについては不明な点があります．

では，抗血小板薬のアスピリンを使用して動脈硬化に対してどれくらいの効果があるのでしょうか？ 欧米のデータからはだいたい以下のようなことがわかっています．

> - アスピリンは，将来の心筋梗塞，脳梗塞，心血管死亡などの血栓イベントの発症を25％予防します．
> - アスピリン内服で，脳出血など重篤な出血イベントは年間0.2％起こります．
> - 心筋梗塞，脳血管障害の既往があるケースでの血栓イベント発症率が4％/年ですが，とくに心筋梗塞，脳血管障害の既往のないケースでの血栓イベント発症率は1％/年です．

そのため，欧米のデータをそのまま国内に適応するかどうかは別として，これらのデータからアスピリン服用により心筋梗塞，脳梗塞の既往のあるケースでは二次予防

として意味があると思われます．しかし，既往のないケースではアスピリンを服用することでのメリットは現時点では少ないかもしれません．

また注意しなければいけないのは，将来の血栓イベント（心筋梗塞，脳梗塞など）を25％予防するのであって，決して100％予防するのではないことも頭に入れておかなければいけません．

これと関連してアスピリン抵抗性が最近注目されています．アスピリンを内服していても血小板機能が抑制されない患者が20〜60％程度いるといわれています．しかし，アスピリン抵抗性の検出法はまだはっきりしておらず，アスピリン内服中の血小板機能検査結果と臨床的な効果も一致しません．そのため，アスピリン内服中に血栓症のイベント（脳梗塞，冠動脈疾患）が発生した場合，前述した他のNSAIDs併用がなかったか，またアスピリン服薬アドヒアランスが良好であったかを確認し，他の抗血小板薬への変更やアスピリンに追加するなどの対応が必要となります．

POINT！

- オザグレルはTxA_2合成酵素阻害による静注抗血小板薬である．
- 血栓性脳梗塞で適応があるが，経口抗血小板薬と比較した効果およびアスピリンの代替薬になるかどうかについては不明である．
- アスピリン服薬中の心血管イベント・血栓症が起こった場合，アスピリン抵抗性を考えるが，①アスピリン服薬アドヒアランス，②他のNSAIDs併用による作用減弱も考慮した上で，抗血小板薬変更・追加を検討する．

■使い方

- アスピリン（バファリン®）81mg 1〜2錠 1回/日
- アスピリン腸溶錠（バイアスピリン®）100mg 1〜2錠 1回/日
  ※急性冠症候群（ACS）で迅速に効果発現を期待する場合，初回100mg 2〜3錠を噛み砕いて服用する
- オザグレル 80mg/0.9％食塩水100mL 2時間 12時間ごと
  ※血栓性脳梗塞で発症5日以内の急性期のみ

抗血小板薬② ADP（$P2Y_{12}$）受容体阻害薬（図6）

チエノピリジン系：
チクロピジン（パナルジン®）100mg/1錠，クロピドグレル（プラビックス®）75mg/1錠，プラスグレル（エフィエント®）10mg，3.75mg/1錠

ADP（$P2Y_{12}$）受容体拮抗薬のチクロピジンは，約100年前から血小板凝集作用があることがわかっていました．つまり，血小板凝集抑制を目的として開発された世界初

の薬剤ですが，作用機序は最近になってわかりました．

チクロピジンとクロピドグレル，プラスグレルはチエノピリジン系に分類されます．不可逆的に血小板表面のADP（P2Y$_{12}$）受容体を遮断するため，アスピリン同様血小板の寿命である7日間効果が持続します．

しかし第1世代チエノピリジン系であるチクロピジンには重篤な副作用の無顆粒球症，血栓性血小板減少性紫斑病（TTP）があるため，副作用の少ないクロピドグレルが使用可能となった現在では積極的に処方されなくなりました．そのため，ここでは第2世代チエノピリジン系のクロピドグレルと第3世代のプラスグレルについて詳しくとりあげます．

■**使い方**
- チクロピジン（パナルジン®）100mg 2〜3錠2〜3回/日

POINT !

- P2Y$_{12}$受容体遮断薬の第1世代チエノピリジン系のチクロピジンは作用発現に時間がかかることと重篤な副作用〔無顆粒球症，血栓性血小板減少性紫斑病（TTP）〕のため現在はまず処方されない．

チエノピリジン系を含めたADP（P2Y$_{12}$）受容体阻害薬はアスピリンとの併用やアスピリンが使用できない患者に使用されます．

クロピドグレルはチクロピジンに比べて投与後の抗血小板効果発現が速く，また無顆粒球症，TTPの副作用が少ないことが特徴です．

プロドラッグとして内服し腸管で吸収された後に，肝臓のチトクロームP450（CYP）2C19で2段階に代謝され活性化され，血小板P2Y$_{12}$受容体を不可逆的に遮断し効果を発揮します．しかしクロピドグレルの85%が肝臓で代謝される前にエステラーゼで不活化されるため15%だけが肝代謝を受け活性化することがわかっています．

適応としては非心原性血栓性脳梗塞後の再発抑制と，PCIを行った急性冠症候群〔不安定狭心症（UA），ST上昇型心筋梗塞（STEMI），非ST上昇型心筋梗塞（NSTEMI）〕〔とくにベアメタルステント（BMS），薬剤溶出性ステント（DES）留置ではアスピリンと併用してステント血栓予防および二次予防で"抗血小板薬2剤併用療法（DAPT）"という〕で用いられます．またインターベンションなしのNSTEMIでもDAPTとして用いられます．

しかしアスピリン同様，クロピドグレルに抵抗性を示し抗血小板効果が得られない患者がいることがわかっています．クロピドグレル抵抗性には遺伝子多型—とくに肝臓でのCYP2C19機能欠損が家系・人種により異なることが指摘されています（白色人種1〜6%，アフリカ系黒人1〜8%，アジア系黄色人種12〜23%でCYP2C19欠損—

つまりクロピドグレルを活性化できない"poor metabolizer"という）．またCYP2C19で活性化される他の薬剤—とくにプロトンポンプ阻害薬（PPI；PPIの中でもとくにオメプラゾール，エソメプラゾール）と競合しクロピドグレルの活性化が遅れる，または阻害される可能性が指摘されています．そのためとくに日本人でアスピリンに追加しDAPTとしてクロピドグレルを投与する場合，"poor metabolizer"として効果が出ない可能性およびPPI併用（とくにオメプラゾール，エソメプラゾール）で効果減弱の可能性は考慮する必要があります．

POINT !

- 第2世代チエノピリジン系のクロピドグレルはアスピリンが使用できない場合およびアスピリンと併用して抗血小板薬併用療法（DAPT）として用いられる．
- とくに急性冠症候群（ACS）でのDAPTとして二次予防およびステント血栓予防で重要な役割がある．
- プロドラッグであり肝代謝により活性化されるが，とくに日本では人種的にCYP2C19機能欠損による"poor metabolizer"が問題であり，クロピドグレル抵抗性の頻度が高くなる可能性がある．
- CYP2C19での代謝に競合する薬剤としてPPI（とくにオメプラゾール，エソメプラゾール）があり，クロピドグレル使用時は避けるほうが無難である．

■使い方

- クロピドグレル（プラビックス®）75mg 1錠1回/日
※クロピドグレルをローディングする場合は300（75mg4錠）～600mg（75mg8錠）1回内服

現時点ではクロピドグレル抵抗性—とくにCYP2C19の遺伝子多型を簡易に調べ"poor metabolizer"かどうかを簡易で迅速に施行する臨床検査がありません．
　それではアスピリンとクロピドグレルによるDAPT中にACS再発やDESのステント血栓症を起こした場合どうしたらよいでしょうか？
　内服アドヒアランスを確認するとともにCYP2C19遺伝子多型の"poor metabolizer"と考え，3つの選択肢を検討します．

① クロピドグレルを600mgローディング，150mg 1回/日に増量する
② アスピリン，クロピドグレルにシロスタゾールを追加する
③ クロピドグレルからプラスグレルへの変更

しかし，"poor metabolizer"では①のクロピドグレル増量では効果が改善しないことがわかっています．また③のプラスグレルへの変更は出血のリスクが増えますが，

代謝でCYP2C19が関係しないため効果が認められています．また②のシロスタゾール追加はプラスグレルほど出血のリスク増加はないものの，シロスタゾールの副作用および内服薬が増えることでのアドヒアランスの問題があります．

> **POINT！**
> - クロピドグレルのCYP2C19遺伝子多型による"poor metabolizer"では，シロスタゾール追加またはプラスグレルへの変更を検討する．
> - 出血のリスクが高いケース〔75歳以上高齢者，脳血管障害（TIA，脳梗塞）の既往，60kg以下〕ではシロスタゾールを追加する．
> - シロスタゾールの副作用（頻脈，頭痛，低心機能には原則禁忌）が問題になるケースではプラスグレルへ変更する．

第3世代チエノピリジン系のプラスグレルもクロピドグレル同様プロドラッグで腸管から吸収された後，肝臓のチトクロームP450の1段階で代謝され活性化され，血小板$P2Y_{12}$受容体を不可逆的に遮断し効果を発揮します．クロピドグレルと異なり肝代謝前のエステラーゼでの不活化と関係なく，またCYP2C19と異なり1段階で肝代謝されるため，遺伝子多型の影響を受けず効果が一定であり，速やかに効果が発現（プラスグレル60分，クロピドグレル4〜6時間）し，クロピドグレルよりも抗血小板効果も高いことがわかっています．

アメリカでは当初60mg 1回ローディングし維持量10mg/日でPCIを施行したACSでスタディしたところ，クロピドグレルと比較して心血管イベントは著明に減少したものの出血合併症が増加しました．とくに，①糖尿病患者，②STEMIケース，③ACS再発ケースではプラスグレルの心血管イベント減少効果が著明でした．一方で，とくに①脳梗塞・TIAの既往，②75歳以上，③体重60kg以下のケースではプラスグレルの出血性合併症が著明であることがわかりました．そのためアメリカでは出血性合併症が著明である3群（①脳血管障害の既往，②75歳以上，③60kg以下）ではプラスグレルは禁忌となっています．

国内では出血性合併症を減らすためにプラスグレル投与量を減量し，20mg 1回ローディングし維持量3.75mg/日とされています．この投与量で用いる場合，アメリカで出血性合併症が著明であった3群は必ずしも禁忌ではありません．

適応としては冠動脈インターベンションを行った急性冠症候群—不安定狭心症（UA），ST上昇型心筋梗塞（STEMI），非ST上昇型心筋梗塞（NSTEMI）〔とくにベアメタルステント（BMS），薬剤溶出性ステント（DES）留置ではアスピリンと併用してステント血栓予防および二次予防を"抗血小板薬2剤併用療法（DAPT）"という〕で用いられます．

日本ではクロピドグレルでのCYP2C19遺伝子多型による"poor metabolizer"の頻

度の高さから，とくに①糖尿病患者，②STEMI，③ACS再発ケースでは積極的にクロピドグレルよりプラスグレルをアスピリンに併用したDAPTとして選択したほうがよいかもしれません．

　クロピドグレルと異なり，とくに注意すべき薬物相互作用は指摘されていません．

　チエノピリジン系の副作用として出血と肝機能障害，そして稀ですが血栓性血小板減少性紫斑病（TTP），顆粒球減少症があります．とくに国内では投与量はアメリカよりも減量されていますが，出血の合併症には注意が必要です．その他にクロピドグレルでは皮疹，下痢，プラスグレルでは頭痛，めまい，蜂窩織炎の報告があります．

> **POINT !**
> - 第3世代チエノピリジン系のプラスグレルは，アスピリンと併用して抗血小板薬併用療法（DAPT）として用いられる．
> - プロドラッグであり肝代謝で活性化されるが，クロピドグレルと異なり遺伝子多型による"poor metabolizer"の問題がなく，注意すべき薬物相互作用もない．
> - 速やかに吸収され効果発現がクロピドグレルより早く，抗血小板効果も高い．
> - 副作用の出血性合併症には注意が必要である．

■使い方
- プラスグレル（エフィエント®）3.75mg 1錠1回/日

※プラスグレルをローディングする場合は20mg（5mg/錠を4錠）1回内服
（欧米では，プラスグレル60mg 1回ローディングし10mg 1回/日で内服するが，①TIA・脳梗塞の既往，②75歳以上，③60kg以下では禁忌）

非チエノピリジン系（表2，図6）

　国内ではまだスタディ中であるものの近い将来使用可能となる，非チエノピリジン系P2Y$_{12}$受容体遮断薬のチカグレロールticagrelorとカングレロールcangrelorについて簡単にとりあげます．チエノピリジン系がプロドラッグであったのに対して，チカグレロール，カングレロールともに直接P2Y$_{12}$受容体を遮断するため迅速に抗血小板効果を発揮します．

　チカグレロールはCPTP（cyclopentyltriazolopyrimidine）系に分類され直接P2Y$_{12}$受容体を遮断します．プラスグレル同様，クロピドグレルでの遺伝子多型の問題がありません．また可逆的に抗血小板作用を発揮し，半減期が短いのが特徴です．そのため，経口投与は2回/日になります．

　カングレロールはATP類似体の静注薬です．直接P2Y$_{12}$受容体を遮断するため投与直後から抗血小板効果があります．また半減期が短く（3～6分），持続静注で用います．中止すると30～60分で抗血小板作用が戻るため，とくに周術期の後述するブ

表2 P2Y$_{12}$受容体遮断薬の薬理学的特徴

	クロピドグレル	プラスグレル	チカグレロール	カングレロール
クラス	チエノピリジン	チエノピリジン	CPTP	ATP類似体
投与法	経口	経口	経口(2回/日)	静注
受容体遮断	不可逆的	不可逆的	可逆的	可逆的
作用発現	2〜8時間	30分〜4時間	30分〜2時間	数秒
作用消失	7〜10日	7〜10日	3〜5日	〜60分
CYP薬物相互作用	あり	なし	あり	なし

CPTP: cyclopentyltriazolopyrimidine
※チカグレロール ticagrelor，カングレロール cangrelor は2017年12月現在国内で使用できないが比較のために載せている

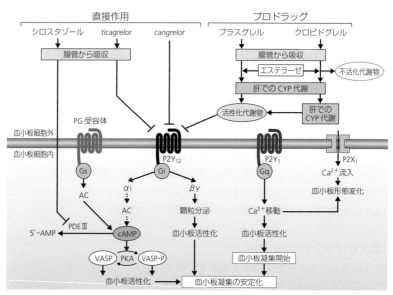

図6 ADP(P2Y$_{12}$)受容体阻害薬とシロスタゾールの作用機序(文献7より)
AC: アデニル酸シクラーゼ，PDEⅢ: ホスホジエステラーゼⅢ，PKA: プロテインキナーゼA，Gs, Gi, Gq: Gタンパク，VASP: 血管拡張因子刺激リン酸化タンパク，VASP-P: VASPリン酸化，PG: プロスタグランジン，P2Y$_{12}$, P2Y$_1$, P2X$_1$: ADP受容体

リッジングセラピー bridging therapy および，術後経口摂取できない場合に重要な役割を果たすと考えられます．

> **MEMO　ACC/AHAでのプラスグレルの位置づけ**
>
> プラスグレルは欧米と国内では投与量が異なり，国内では出血性合併症を減らすために減量しています．

国内では,「プラスグレル20mg 1回ローディング,維持量3.75mg×1回/日」です.

一方,欧米では,「プラスグレル60mg 1回ローディング,維持量10mg×1回/日」であり,クロピドグレルと比較して心血管イベントは著明に減少したものの,とくに①脳梗塞・TIAの既往,②75歳以上,③体重60kg以下のケースではプラスグレルの出血性合併症が著明であることがわかりました.そのため,ACC/AHAガイドラインのDAPTとしては,

- アスピリンにクロピドグレル併用,または
- アスピリンにticagrelor(チカグレロール)併用

が推奨され,プラスグレルは含まれていません.

これは,非チエノピリジン系$P2Y_{12}$受容体遮断薬のticagrelorをクロピドグレルと比較したところ,①総死亡・心血管死が16%減少し,その一方で②出血の有意な増加がなかったためです.そのため,出血が増加したプラスグレルではなく,ticagrelorがクロピドグレルと同等に扱われています.今後,国内でもticagrelorが使用可能となった場合,現在の国内でのプラスグレル投与量と有効性・合併症について比較が必要になると考えられます.

抗血小板薬③ ホスホジエステラーゼ(PDE)阻害薬

ジピリダモール(ペルサンチン®)25mg,100mg/1錠,
シロスタゾール(プレタール®)50mg,100mg/1錠

血小板内サイクリックAMP(cAMP)の上昇は,血小板凝集を抑制することがわかっています.$P2Y_{12}$受容体遮断薬やプロスタサイクリンPGI_2刺激により血小板内cAMP上昇が起こることがわかっています.

血小板ホスホジエステラーゼ(PDE)阻害薬は,血小板内cAMP分解を阻害することでcAMP濃度を高め,血小板凝集抑制効果を持続させます(図6).

ジピリダモールはPDE Vを,シロスタゾールはPDE Ⅲ阻害により抗血小板作用を起こします.とくにシロスタゾールは国内で開発され,血小板のみならず血管内皮細胞,血管平滑筋細胞にも作用し,血小板凝集抑制だけでなく血管内皮細胞保護作用,平滑筋細胞増殖抑制作用・血管拡張作用など多面的に血栓形成を抑制することがわかっています.

これらの血小板PDE阻害薬の抗血小板効果は本来弱く,他の抗血小板薬と併用されます.ACSケースでDAPTを行うもクロピドグレル抵抗性が考えられる場合に3番目の抗血小板薬としてシロスタゾールを追加する場合や,海外ではジピリダモールの徐放製剤が少量アスピリンと合剤で血栓性脳梗塞の二次予防に使用されます.

また血小板凝集阻害効果に加え，血管拡張作用もあり，冠動脈，末梢動脈の拡張を起こします．

ジピリダモール単独で現在使用されることはほとんどありません．シロスタゾール単独では末梢動脈疾患(PAD)による潰瘍，疼痛など虚血性症状の改善，非心原性脳梗塞の二次予防で使用されます．アスピリンとシロスタゾールを比較して，非心原性脳梗塞の二次予防効果は同等で出血の副作用が少ないことが示されています．

副作用としては他の抗血小板薬との併用で出血のリスクが上昇することと(単独では脳出血などの出血のリスクは少ない)，とくにシロスタゾールには頭痛，頻脈の副作用があります．また急性冠症候群(ACS)やうっ血性心不全で低心機能のケースでは頻脈で酸素消費量増加のため基本的には使用しにくいと考えられます．

一方で，シロスタゾールの頻脈の副作用を逆手にとって，洞不全症候群などの徐脈に使用することがあります．

抗血小板薬としては腎機能低下による調整は必要ありません．

■使い方
- プレタール®(シロスタゾール)100mg 2回/日
- ペルサンチン®(ジピリダモール)25mg 3回/日：狭心症，心筋梗塞
  ペルサンチン®(ジピリダモール)100mg 3〜4回/日：弁置換術後血栓・塞栓予防

※ジピリダモール単独で現在使われることはほとんどない

> POINT !
> - 血小板(PDE)阻害薬のシロスタゾールは血小板凝集抑制だけでなく血管内皮細胞保護作用，平滑筋細胞増殖抑制作用・血管拡張作用など多面的に血栓形成を抑制する．
> - 出血の副作用は他の抗血小板薬に比較して少なく，非心原性脳梗塞二次予防や末梢動脈疾患(PAD)で単独で用いられる．
> - DAPT中のCYP2C19遺伝子多型によるクロピドグレル抵抗性のケースでシロスタゾール追加投与を行うことがある．
> - 頭痛，頻脈の副作用および低心機能ケースでは使いにくい．
> - 頻脈の副作用を使って，洞不全症候群での薬物治療に用いられることがある．

抗血小板薬④ GPⅡb-Ⅲa阻害薬

糖タンパク(GP)Ⅱb-Ⅲa阻害薬は点滴静注で用いられる強力な抗血小板薬で，血小板凝集の最後の経路を阻害して作用します．モノクローナル抗体のabciximab，合成ペプチド拮抗薬のeptifibatide，非ペプチド性拮抗薬のtirofibanがありますが，国

内では残念ながら使用できません（2015年12月現在）．

　GPⅡb-Ⅲaは血小板膜表面にあり，フィブリノーゲンと連結して血小板同士を凝集させるのに重要な働きがあります．GPⅡb-Ⅲaを拮抗することで強力な抗血小板作用があります．

　欧米では，PCIで使用され，とくに再狭窄，ACS再発など高リスク群でアスピリン，$P2Y_{12}$受容体遮断薬，ヘパリンと併用されます．しかし$P2Y_{12}$受容体遮断薬（クロピドグレル，プラスグレル）の早期ローディングでの使用により抗血小板作用が十分期待できることから，使用頻度は下がってきています．

　副作用としては，出血が問題となります．abciximabは血小板機能の不可逆的阻害薬であるのに対して，eptifibatide，tirofibanはGPⅡb-Ⅲa受容体に可逆的に結合します．点滴静注で半減期が短いeptifibatide，tirofibanはDAPT中の周術期のブリッジングセラピーで用いられることがあります．

> **POINT！**
> - GPⅡb-Ⅲa阻害薬は点滴静注でabciximab，eptifibatide，tirofibanがある．
> - アスピリンと$P2Y_{12}$受容体遮断薬ローディングによるDAPTにより欧米では使用頻度は下がってきている．
> - 点滴静注薬のためDAPT中の周術期のブリッジングセラピーに用いられることがある．

抗血小板薬⑤ その他

　その他の抗血小板薬として，血小板凝集による放出されるセロトニン受容体を遮断するサルポグレラート（アンプラーグ®）があり，血小板凝集抑制作用，血管収縮抑制作用をもちますが単剤として効果は弱いと考えられます．

　またプロスタグランジン受容体に作用し，血小板内cAMP上昇により血小板凝集抑制作用を起こすベラプロスト（ドルナー®）があります．第9章でとりあげたプロスタグランジンE_1製剤のアルプロスタジル，プロスタサイクリン製剤のエポプロステノールにも同様な抗血小板作用があります．

　イコサペント酸エチル（エパデール®）はエイコサペンタエン酸（EPA）であり，アラキドン酸類似物質でありアラキドン酸同様に代謝されますが，最終代謝産物が血小板活性化作用をもたないTxA_3であり，結果的にTxA_2生成を低下することで抗血小板作用をもちます．

4 現在開発中の新規抗血小板薬

抗血小板薬の作用機序として，①シクロオキシゲナーゼ(COX)阻害によるTxA$_2$産生抑制，TxA$_2$受容体遮断，②ADPが作用するADP(P2Y$_{12}$)受容体遮断，③トロンビンが作用する血小板プロテアーゼ活性化受容体PAR1受容体阻害，④血小板同士の凝集に関わるGPⅡb-Ⅲa遮断，そして⑤血管内皮コラーゲン接着に関わるGPⅥ遮断の5つがあります(図7)．

これら5つの作用部位ごとに新規の抗血小板薬が開発されスタディが進行中です．

①TxA$_2$受容体拮抗薬⇒terutroban, ramatroban, picotamide, ridogrel
②ADP(P2Y$_{12}$)受容体拮抗薬⇒elinogrel
③PAR1受容体拮抗薬⇒vorapaxar, atopaxar
④GPⅡb-Ⅲa拮抗薬⇒海外では開発終了(abciximab, tirofiban, eptifibatide)
⑤GPⅥ拮抗薬⇒kistomin, revacept

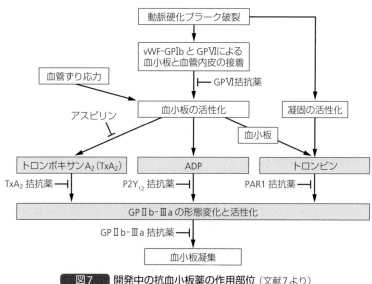

図7 開発中の抗血小板薬の作用部位 (文献7より)

5 DES, BMS留置と抗血小板薬の重要性

虚血性心疾患および急性冠症候群(ACS)での冠動脈インターベンションでは，①POBA(plain old balloon angioplasty)：バルーンでの血管形成のみ，②BMS(bare-metal stent)：金属ステント留置，③DES(drug-eluting stent；図8)：薬剤溶

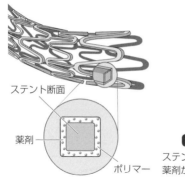

図8 DESの構造
ステント(Stent strut)，ポリマー，薬剤から構成される

出性ステント留置に分かれます．

　現在はDES留置が主流となっています．POBA，BMSでの冠動脈インターベンション後の新生内膜増殖によるステント内再狭窄が問題であり，再狭窄を減らすためにDESが開発されました．DESにはステント内再狭窄に関わる血管平滑筋細胞を抑制し，かつ血管内皮細胞障害を起こさない薬剤として第1世代DESとしてシロリムス，パクリタキセル，第2世代DESとしてゾタロリムス，エベロリムス，バイオリムスが使われ，またポリマー，ステントの3つから構成されます．

　POBA，BMSに比べて，DESによりステント内再狭窄率は著しく低下しましたが，ステント内の血管内皮細胞による新生内膜形成が遅延するためステント留置後1カ月以降に発生する遅発性ステント血栓症 late stent thrombosis(LST)やステント留置後1年以降に発生する超遅発性ステント血栓症 very late stent thrombosis(VLST)が問題となっています．このLST，VLSTを予防するために抗血小板薬2剤によるDAPT(アスピリンとチエノピリジン系)が行われます(図9，10)．

> **POINT !**
> - 薬剤溶出性ステント(DES)はPOBA，BMSによるステント内再狭窄を予防するために開発された．
> - DESは血管平滑筋細胞増殖を抑制しステント内再狭窄率を著しく低下したが，血管内皮細胞のステント内新生内膜形成遅延による遅発性ステント血栓症(LST)，超遅発性ステント血栓症(VLST)の問題が生じた．
> - ステント血栓症を予防するため，アスピリンとチエノピリジン系によるDAPTが行われる．

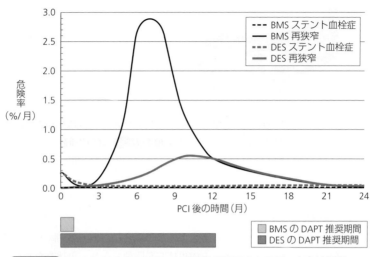

図9 BMSとDESでのステント内再狭窄リスクとステント血栓頻度およびDAPT継続の推奨期間（文献14より）

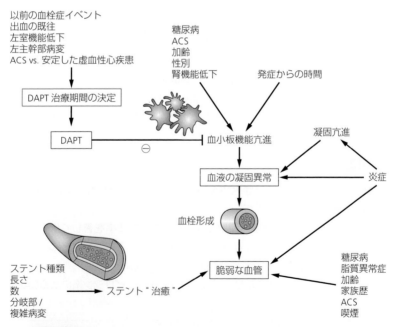

図10 血栓形成に影響を与える因子とDAPT治療期間（文献4より）
DAPT治療期間については，①患者基礎疾患，②冠動脈病変の正常，③ステント種類などを総合的に判断して決めるべきである．

6 周術期の抗血小板薬の考え方
―手術前に抗血小板薬をいつ中止するか？ 継続するか？

クリティカルケアでは心血管系のリスクがある患者の周術期管理に関わる立場であり，抗血小板薬の取り扱いについて理解することは重要です．

冠動脈カテーテルインターベンションでは，①POBA：バルーン拡張のみ，②BMS：金属ステント，③DES：薬剤溶出性ステントがあり，抗血小板薬2剤によるDAPTによる治療推奨期間があります．また脳血管障害では急性期（<6カ月）の場合の待機的手術は避けるべきと考えられています．末梢動脈疾患（PAD）では基本的には周術期抗血小板薬中止でかまいません．

抗血小板薬投与継続では出血の危険性があります．一方，抗血小板薬中止では心血管系合併症の危険性があります．とくにBMS留置1カ月以内，DES留置6カ月以内のケースでは抗血小板薬中止で心血管イベントリスクが高く，一方DES留置12カ月以降でも冠動脈病変の状態（長い血管・多枝・細血管・左主幹部へのステント，残存病変あり）や最近のACS，ステント血栓症既往，左心機能低下，慢性腎臓病，糖尿病ケースではやはり心血管イベントリスクが高いため，DAPT推奨期間を過ぎていても可能な限りDAPT継続が望ましいとされています．

POINT !

- 周術期のDAPT継続では出血のリスクが高い．
- 周術期のDAPT中止またはP2Y$_{12}$受容体阻害薬1剤中止では血栓形成リスクが高い．
- とくにDAPT中止，P2Y$_{12}$受容体阻害薬中止で血栓形成リスクが高い群として，①BMS留置1カ月以内，DES留置6カ月以内，②DES留置12カ月以降でも患者のリスク（最近のACS，ステント血栓症既往，左心機能低下，慢性腎臓病，糖尿病），冠動脈病変（長い血管・多枝・細血管・左主幹部へのステント，残存病変あり）による．

手術としても出血のリスクが高い手術では抗血小板薬は継続困難です．また出血のリスクが低い手術では抗血小板薬継続が可能です（表3）．

手術での出血量を減らすためには，外傷時出血の止血と同様に術前の血液・凝固検査で，

- ヘマトクリット Ht>30％
- 血小板>5万/μL（脳神経外科手術では>10万/μL）
- フィブリノーゲン>150～200mg/dL，aPTT・PT-INR<1.5倍

表3　抗血小板薬内服中の患者での周術期管理

予想される出血のリスクと術式の例	心血管疾患および脳血管疾患の危険度		
	低リスク：MI・BMS・CABG後6カ月以上，DES・CI後12カ月以上，安定狭心症	中等度リスク：MI・BMS・CABG後3～6カ月，DES・CI後6～12カ月	高リスク：MI・CABG・BMS・CI後4週以内，DES後6カ月以内，不安定狭心症
低リスク：輸血の可能性の低い手術，体表の外科・形成外科手術，歯科手術，整形外科手術（人工関節置換は除く），眼科前房手術など	アスピリンは継続，それ以外はすべて休止	アスピリンは継続，それ以外は専門医の推奨があれば継続考慮	予定手術は延期　生命に関わる手術，緊急手術はアスピリン・クロピドグレルを継続
中等度リスク：輸血の可能性のある手術，消化器手術，泌尿器科手術，耳鼻科手術，産婦人科手術，心臓血管外科手術など	アスピリンは継続，それ以外はすべて休止	予定手術は基本的に延期　延期できない場合はアスピリンのみ継続	予定手術は延期　生命に関わる手術，緊急手術はアスピリン・クロピドグレルを継続
高リスク：頭蓋内手術，眼科後房手術，（脊椎手術など）閉鎖腔の手術，緊急手術	アスピリンを含め，すべて休止（アスピリンは7日以上前には休止しない）	予定手術は基本的に延期　延期できない場合はアスピリンのみ継続	予定手術は延期　生命に関わる手術，緊急手術はアスピリンを継続　ヘパリンの併用含めブリッジングセラピー考慮

術前危険度が低・中等度リスクであっても糖尿病・高血圧などのコントロール不良例や多枝病変症例はリスクランクを1つ上げる．
MI：心筋梗塞，BMS：ベアメタルステント，CABG：冠動脈バイパス術，DES：薬剤溶出性ステント，CI：脳梗塞

を目標に補正した状態で周術期に臨むことも大切です．

> ▸ **抗血小板薬投与継続による出血のリスク**
> - アスピリン単独で出血量2.5～20％増加，アスピリンとクロピドグレル併用で30～50％増加
> - 平均輸血量が30％増加
> - 出血に関連した死亡率の上昇はない
>
> ▸ **抗血小板薬中止による心血管系合併症のリスク**
> - 周術期の心筋梗塞あるいは急性冠症候群の発症率が高くなる．
> - 冠動脈ステント留置患者では，内皮形成期に休止すると周術期死亡率が5～10倍になる．
> - 周術期の脳梗塞の発症率が高くなる．

　欧米のガイドラインでは，POBA（バルーン拡張のみ）では2週間だけDAPT，それ以降は抗血小板薬（アスピリン）1剤継続が推奨されています．またBMS（金属ステント）では1カ月DAPT，それ以降抗血小板薬1剤，DES（薬物溶出性ステント）では12

カ月DAPTが推奨されています（図11）．

そのためステント留置で待機的手術ではDAPT推奨期間は延期すべきです．その上で，手術の出血のリスクと推奨期間外でのDAPT中止による周術期心血管イベントの血栓リスクを考慮して抗血小板薬の周術期の継続・中止を検討します．

また心血管イベントのリスクが低い患者では抗血小板薬の休止，リスクが高い患者ではアスピリンのみを継続（アスピリン≦100mg/日では周術期の出血のリスクは上がらないといわれている）し，クロピドグレルは5日前，プラスグレルは7日前に休止します（p.390，表1参照）．またアスピリン，クロピドグレルを休止した場合，術後24時間以内，止血が確認し次第ローディングを行い再開します．

一方，国内のガイドラインでは，周術期の抗血小板療法について，大手術の場合，アスピリンは術前7日前，チクロピジン10〜14日前，シロスタゾール3日前に中止が記載されています．また休薬期間での血栓症予防には，脱水の回避，輸液，ヘパリン投与などが推奨されていますがエビデンスがありません．

そのため，周術期の抗血小板薬の取り扱いについては，続けるリスク，止めるリスクをてんびんにかけて，各ガイドラインも参考にしながら，各施設での外科医，麻酔科医の考えに従うのが現実的といえます．また休薬した場合は，出血のリスクがなくなり次第早急に再開することが重要です．

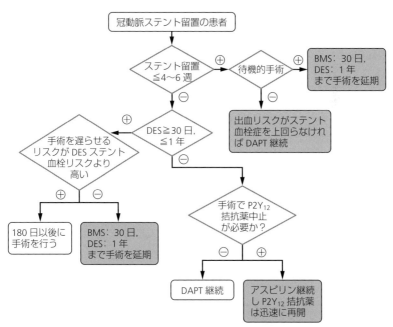

図11 PCI患者での非心臓手術周術期の抗血小板薬アルゴリズム（文献21より）

DESの世代・リスク群によりDAPT治療期間短縮の試み

冠動脈ステント留置DESでの抗血小板薬2剤併用療法(DAPT)の目的はステント血栓症(ST)を予防するためです．しかしDAPTを継続することは出血性合併症が増加する危険性が常にあります．

最近の研究では，DAPT中止によるSTを起こすリスクが高いのはDES植込み後6カ月以内のみであり，それ以降はアスピリン単剤でも有意差がないという報告が増えています．そのため，現時点では6カ月でのチエノピリジン系抗血小板薬中止を積極

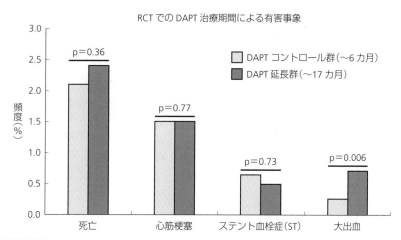

図12 異なるDAPT治療期間による虚血イベントと出血イベントの頻度（文献4より）
DAPT治療期間の延長により出血イベントが増加し，ステント血栓症(ST)予防効果よりも大きいことがわかる．

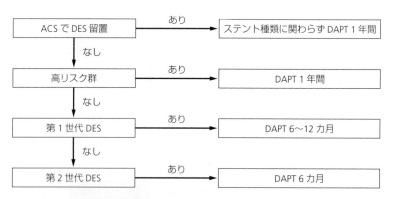

高リスク群：糖尿病，慢性腎臓病(CKD)，末梢動脈疾患(PAD)，ステント2個を要する複雑な分枝病変，ステント全長＞30mm

図13 臨床的，解剖学的，DES手技によるDAPT治療期間決定のアルゴリズム（文献4より）

的に提唱はしないものの，少なくともチエノピリジン系薬剤の中止がSTや心筋梗塞発症イベントの増加にはつながらないことが示されています．

そのため，とくに第2世代DES(ゾタロリムス，エベロリムス，バイオリムス)で冠動脈病変形態，患者リスクファクターによって，とくに出血リスクの高いケースでは12カ月ではなく最低6カ月のDAPTを行うことも検討されてきています(図12, 13)．

周術期のブリッジングセラピー bridging therapy

とくにDES留置患者での周術期の抗血小板薬の使用については，
① アスピリンとチエノピリジン系2剤によるDAPT継続
② チエノピリジン系を中止しアスピリンのみ継続
③ チエノピリジン系を中止しアスピリンとヘパリン使用
④ チエノピリジン系，アスピリン2剤を中止しヘパリン使用

が国内でのオプションとしてあります．しかしヘパリンは抗凝固薬であり，動脈血栓形成阻止に最も重要な抗血小板薬の代替にはならないことに注意が必要です．

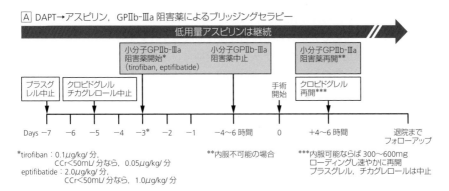

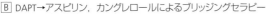

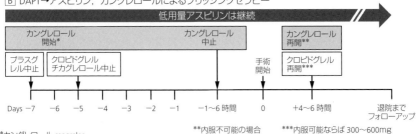

図14 周術期ブリッジングセラピー bridging therapy プロトコル (文献22より)

海外では上記以外にブリッジングセラピー bridging therapy として，
　⑤ チエノピリジン系を中止しアスピリン，GPⅡb-Ⅲa阻害薬点滴静注使用
　⑥ チエノピリジン系を中止しアスピリン，カングレロール点滴静注使用
のプロトコルも提唱されています（図14）．

❼ 抗血小板薬内服中に出血した際の対応

　抗血小板薬内服中は出血性合併症が増えます．消化管出血では低用量アスピリンと抗血小板薬2剤併用DAPTではそれぞれ年間1.5%，4.6%の発症率であり，また低用量アスピリンとチエノピリジン単剤では頻度は同等といわれています．DAPTに抗凝固療法でワルファリンを加えた"triple therapy"では消化管出血の頻度は5.1%と上昇します．また大出血については低用量アスピリンとDAPTではそれぞれ0.6%（28日）〜3.8%（12カ月），0.6%（28日）〜4.8%（12カ月）の頻度です．

　抗血小板薬内服中の患者が出血した場合には，まず局所処置（圧迫，ガーゼパッキング，縫合など）で止血可能かどうかを検討します．これら局所処置で止血可能な場合，必ずしも抗血栓療法を中断する必要はありません．

　しかし大出血した場合（消化管，後腹膜，頭蓋内など）はいったん中断することが望ましいものの，中断した場合に常に急性血栓形成のリスクを考慮する必要があります．上部消化管出血では低用量アスピリン再開で再出血のリスクが50%上昇しますが，8週間での死亡率については抗血小板薬中止群と比較し低用量アスピリン再開群のほうが低下することがわかっています（アスピリン群1.3%と中止群12.9%）．血行再建・PCI後の抗血小板薬中断による血栓形成のリスクは4，5日目に最大になるといわれています．再開するために少なくとも24時間にわたって確実に止血されていることを確認することが推奨されています．

　また胃潰瘍による消化管出血の場合には，抗血小板薬・抗凝固薬再開にあたってプロトンポンプ阻害薬（クロピドグレルではCYP2C19での相互作用を考慮しオメプラゾール，エソメプラゾールは避けたほうがよいと考えられます）を追加投与し，早期に再開することも重要です．またはプロトンポンプ阻害薬との薬物相互作用からはDAPTとして低用量アスピリンにプラスグレル併用で抗血小板薬を再開するというオプションもあります．

　抗血小板薬の拮抗は生命予後に関わる頭蓋内出血や活動性の消化管出血への対応のときに考慮すべきです．

抗血小板薬の拮抗①：血小板輸血

　アスピリン，チエノピリジン系（チクロピジン，クロピドグレル，プラスグレル）は不可逆性に抗血小板作用をもたらすため，中止後5〜10日間は作用が持続します．

そのため緊急止血が必要な場合，止血・凝固能がある新たな血小板輸血を行うことで対応します．投与量については専門家によって異なります．また血小板輸血自体の感染性，非感染性合併症もあるため，血小板輸血自体は可能な限り最小限にします（第6章参照）．

抗血小板薬の拮抗②：デスモプレシン

デスモプレシンは血管内皮細胞に作用してvon Willebrandフォン・ヴィレブランド因子遊離により第Ⅷ因子活性を促進させ，血小板凝集能を改善させます．アスピリン，チエノピリジン系の抗血小板薬内服中の際にデスモプレシンにより血小板凝集能改善効果があります．一方で，血栓形成および投与に伴う低Na血症の副作用には注意が必要です．

> **デスモプレシンの使い方**
> - デスモプレシン4μg/1mL 4A / 0.9%食塩水50mL　30分
>   （50kgで0.3μg/kg，必要に応じて8〜12時間ごとに繰り返す）
>   ※とくに頭部外傷で脳浮腫が想定されるケースでの抗血小板薬拮抗の際には，集合管での水再吸収↑↑による急激な低ナトリウム血症および血栓形成による脳梗塞併発に注意．

抗血小板薬の拮抗③：トラネキサム酸

トラネキサム酸（トランサミン®）は抗線溶薬で，プラスミノーゲンからプラスミン変換を阻害することで，フィブリン分解のプラスミン産生を抑制します．作用機序は線溶系亢進の阻害ですが，抗血小板薬2剤DAPT投与中の心臓血管外科手術でのトラネキサム酸使用による術後出血減少の報告があります．そのためトラネキサム酸は抗血小板薬投与中の止血効果の可能性があります．

抗血小板薬の拮抗④：遺伝子組換え活性型第Ⅶ因子製剤（rFⅦa）

遺伝子組換え活性型第Ⅶ因子製剤（rFⅦa）にはトロンビン活性化作用と血小板に直接働き付着・凝集能作用があります．しかし抗血小板薬内服中の出血への止血効果についてはまだはっきりわかっていません．

国内未発売ですが糖タンパクGPⅡb-Ⅲa阻害薬の場合は，半減期が短く，腎排泄の競合性阻害薬のeptifibatide, tirofibanの場合投与中止で対応します．またabciximabの場合は投与中止と血小板輸血で対応します．

表4　抗血小板薬の拮抗薬

薬剤	拮抗薬
COX阻害薬 アスピリン	投与中止 血小板輸血（10〜20単位） デスモプレシン（DDAVP）：0.3〜0.4μg/kg）
P2Y₁₂受容体阻害薬 クロピドグレル，チクロピジン，プラスグレル	投与中止 血小板輸血（20〜40単位） デスモプレシン（DDAVP）：0.3〜0.4μg/kg）
GPⅡb-Ⅲa阻害薬* eptifibatide	投与中止，半減期2.5時間のため投与中止4時間で血小板凝集能回復
tirofiban	投与中止，半減期2時間
abciximab	投与中止，血小板輸血

*国内未発売（2017年12月現在）であるが世界的に使用されているため掲載した．

POINT !

- 抗血小板薬2剤併用療法（DAPT）として心血管イベント二次予防に用いている場合，出血時には局所止血を確実に行い可能な限りDAPTは継続する．
- やむを得ず抗血小板薬を止める場合は，24時間の止血確認ができ次第可能な限り早期に再開する．
- 上部消化管出血の予防では，①アスピリンとクロピドグレルによるDAPTでは薬物相互作用としてPPI（とくにオメプラゾール，エソメプラゾール）は避ける，②アスピリンとプラスグレルによるDAPTではPPIとの薬物相互作用を気にしなくてもよい．
- 抗血小板薬の拮抗として，①血小板輸血，②デスモプレシン，③トラネキサム酸，④遺伝子組換え活性型第Ⅶ因子製剤があり，血小板輸血とデスモプレシン投与は一般的に効果が認められている．

ケースの解説

Case1

急性心筋梗塞のケースで緊急PCIとなりました．抗血小板薬2剤を至急で内服し，ヘパリンを使用しています．ここでは即座に効かせるために，腸溶錠であるバイアスピリンを噛み，そして増量することで対応し，クロピドグレルも増量してローディングしています．

Case2

PCI後に抗血小板薬アスピリン，クロピドグレルによるDAPT中であるにもかか

わらずステント血栓症（ST）が起こっており，遺伝子多型によるクロピドグレル抵抗性を考慮して第3世代チエノピリジン系であるプラスグレルに変更しています．

Case3

アスピリンに起こったラクナ梗塞であり，トロンボキサン A_2（TxA_2）阻害作用のあるオザグレルを点滴し，血小板内ホスホジエステラーゼ阻害薬のシロスタゾールへ変更しています．

アスピリン内服中の非心原性脳梗塞再発の場合，いくつか対応の仕方があり，施設によって，そのときの主治医の考え方で変わります（図15）．

① アスピリンからシロスタゾールへ変更：とくにラクナ梗塞の場合
② アスピリンからクロピドグレルへ変更：血栓性脳梗塞の場合
③ アスピリンに併用する形でシロスタゾールを追加
④ アスピリンに併用する形でクロピドグレルを追加
⑤ アスピリンに併用する形でジピリダモールを追加

とくに抗血小板薬2剤併用の③や④の場合，出血のリスクが高くなるため注意が必要であり（とくにアスピリンとクロピドグレル），脳梗塞再発のさらなるリスクや心血管系（虚血性心疾患や末梢動脈疾患）の程度によってもどのオプションをとるかは変わると思われます．

⑤については，少量アスピリン25mgとジピリダモール200mg徐放製剤との合剤が欧米では使用可能であり，アスピリン単独に比較して脳梗塞二次（再発）予防の効果が優れていることが証明されています．しかし，国内では2017年12月現在使用できません．

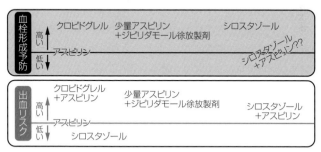

図15 非心原性脳梗塞二次予防で用いられる抗血小板薬の血栓予防効果と出血リスク
シロスタゾールとアスピリン併用による血栓形成予防効果は単剤治療より優れているかははっきりしない．

Case4

脱水による末梢動脈疾患急性増悪であり，脱水の補正と，血管閉塞のさらなる進行

を予防するために抗凝固療法としてヘパリンを使用し，さらに末梢動脈疾患にエビデンスのある血小板内ホスホジエステラーゼ阻害薬のシロスタゾール追加投与を行っています．

Case5

抗血小板薬2剤併用療法（DAPT）中の生命に関わる下部消化管出血であり，貧血への赤血球輸血（RBC）とともに，抗血小板薬2剤中止の上，血小板輸血，デスモプレシンで拮抗し局所止血術を行っています．止血確認できたためアスピリン再開となり，DES留置からの期間および出血のリスクを総合的に判断しクロピドグレルは中止となっています．

＊この章でのポイント＊

- ☑ 一次止血に関わる血小板と血管内皮での凝集のメカニズムを理解する．
- ☑ 国内で使用可能な抗血小板薬であるアスピリン，オザグレル，チクロピジン，クロピドグレル，プラスグレル，シロスタゾール，ジピリダモールの作用機序を理解し，とくにアスピリン，クロピドグレル，プラスグレル，シロスタゾールについて使い方を理解する．
- ☑ 世界で開発が進み今後国内でも使用可能となる新規抗血小板薬の作用機序・特徴について理解する．
- ☑ 虚血性心疾患，急性冠症候群，非心原性脳梗塞，末梢動脈疾患での抗血小板薬（とくにアスピリン，クロピドグレル，プラスグレル，シロスタゾール）の適応を理解する．
- ☑ 薬剤漏出性ステント（DES）で問題となる，①新生内膜増殖によるステント内狭窄，②ステント血栓症の発症機序とその予防について理解する．
- ☑ 抗血小板薬内服患者での周術期の対応について理解する．
- ☑ 国内ではまだ可能ではないが抗血小板薬休止中の最適なブリッジングセラピー bridging therapy について理解する．
- ☑ 抗血小板薬内服中の出血への対応について理解する．

For Further Readings: さらに理解を深めるために

1. Davi G, Patrono C. Platelet activation and atherothrombosis. N Engl J Med. 2007; 357: 2482.
2. Patrono C, Garcia Rodriguez LA, Landolfi R, et al. Low-dose aspirin for the prevention of atherothrombosis. N Engl J Med. 2005; 353: 2373.
3. Devabhakthuni S, Seybert AL. Oral antiplatelet therapy for the management of acute

coronary syndromes: defining the role of prasugrel. Crit Care Nurse. 2011; 31: 51.
4. Capodanno D, Ferreiro JL, Angiolillo DJ. Antiplatelet therapy: new pharmacological agents and changing paradigms. J Thromb Haemost. 2013; 11 (Suppl. 1): 316.
5. Madanick RD. Proton pump inhibitor side effects and drug interactions: Much ado about nothing? Cleve Clin J Med. 2011; 78: 39.
6. Angiolillo DJ, Ferreiro JL. Platelet adenosine diphosphate $P2Y_{12}$ receptor antagonism: benefits and limitations of current treatment strategies and future directions. Rev Esp Cardiol. 2010; 63: 60.
7. Ferreiro JL, Angiolillo DJ. New directions in antiplatelet therapy. Circ Cardiovasc Interv. 2012; 5: 433.
8. O'Gara PT, Kushner FG, Ascheim DD, et al. 2013 ACCF/AHA guideline for the management of ST-elevation myocardial infarction: executive summary: a report of the American College of Cardiology Foundation/American Heart Association Task Force on Practice Guidelines. J Am Coll Cardiol. 2013; 61: 485.
9. Amsterdam EA, Wenger NK, Brindis RG, et al. 2014 AHA/ACC guideline for the management of patients with non-ST-elevation acute coronary syndromes: executive summary: a report of the American College of Cardiology/American Heart Association Task Force on Practice Guidelines. Circulation. 2014; 130: 2354.
10. Lansberg MG, O'Donnell MJ, Khatri P, et al. Antithrombotic and thrombolytic therapy for ischemic stroke. Antithrombotic therapy and prevention of thrombosis, 9th ed: American colloge of Chest Physicians Evidence-Based Clinical Practice Guidelines. Chest. 2012; 141 (2 Suppl): e601S.
11. Olin JW, Sealove BA. Peripheral artery disease: current insight into the disease and its diagnosis and management. Mayo Clin Proc. 2010; 85: 678.
12. Serruys PW, Kutryk MJB, Ong ATL. Coronary-artery stents. N Engl J Med. 2006; 354: 483.
13. Lüscher TF, Steffel J, Eberli FR, et al. Drug-eluting stent and coronary thrombosis: biological mechanisms and clinical implications. Circulation. 2007; 115: 1051.
14. Matteau A, Mauri L. Optimal timing of noncardiac surgery after stents. Circulation. 2012; 126: 1322.
15. O'Riordan JM, Margey RJ, Blake G, et al. Antiplatelet agents in perioperative period. Arch Surg. 2009; 144: 69.
16. Chassot PG, Delabays A, Spahn DR. Perioperative antiplatelet thrapy: the case for continuing therapy in patients at risk of myocardial infarction. Br J Anaesth. 2007; 99: 316.
17. Abualsaud AO, Eisenberg MJ. Perioperative management of patients with drug-eluting stents. J Am Coll Cardiol Intv. 2010; 3: 131.
18. Hall R, Mazer CD. Antiplatelet drugs: a review of their pharmacology and management in the perioperative period. Anesth Analg. 2011; 112: 292.
19. Vetter TR, Short III RT, Hawn MT, et al. Perioperative management of the patient with a coronary artery stent. Anesthesiology. 2014; 121: 1093.
20. Oprea AD, Popescu WM. Perioperative management of antiplatelet therapy. Br J Anaesth. 2013; 111 (S1): i3.

21. Fleisher LA, Fleischmann KE, Auerbach AD, et al. 2014 ACC/AHA guideline on perioperative cardiovascular evaluation and management of patients undergoing noncardiac surgery: executive summary: a report of the American College of Cardiology/American Heart Association Task Force on Practice Guidelines. Circulation. 2014; 130: 2215.
22. Capodanno D, Angiolillo DJ. Management of antiplatelet therapy in patients with coronary artery disease requiring cardiac and noncardiac surgery. Circulation. 2013; 128: 2785.
23. Levi M, Eerenberg E, Kamphuisen PW. Bleeding risk and reversal strategies for old and new anticoagulants and antiplatelet agents. J Thromb Haemost. 2011; 9: 1705.
24. 徹底分析シリーズ: 周術期管理に必要な抗血小板療法の理解-1. LiSA 2010; 17(5).
25. 徹底分析シリーズ: 周術期管理に必要な抗血小板療法の理解-2. LiSA 2010; 17(6).
26. Vicenzi MN, Meislitzer T, Heitzinger B, et al. Coronary artery stenting and non-cardiac surgery- a prospective outcome study. Br J Anaesth. 2006; 96: 686.
27. Feres F, Costa RA, Abizaid A, et al. Three vs twelve months of dual antiplatelet therapy after zotarolimus-eluting stents: the OPTIMIZE randomized trial. JAMA. 2013; 310: 2510.
28. Saito S, Isshiki T, Kimura T, et al. Efficacy and safety of adjusted-dose prasugrel compared with clopidogrel in Japanese patients with acute coronary syndrome: the PRASFIT-ACS study. Circ J. 2014; 78: 1684.
29. Collet JP, Hulot JS, Abtan J, et al. Prasugrel but not high dose clopidogrel overcomes the lansoplazole neutralizing effect of $P2Y_{12}$ inhibition: results of the randomized DOSAPI study. Eur J Clin Pharmacol. 2014; 70: 1049.
30. Beynon C, Hertle DN, Unterberg AW, et al. Clinical review: traumatic brain injury in patients receiving antiplatelet medication. Crit Care. 2012; 16: 228.
31. Golan DE, Tashjian AH Jr, Armstrong EJ, et al. Principles of pharmacology. The pathophysiologic basis of drug therapy. 3rd ed. Lippincott Williams & Wilkins; 2012.

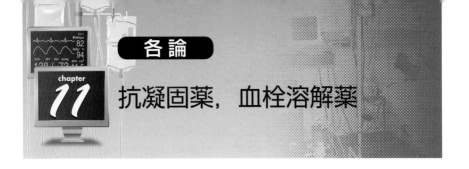

各論

chapter 11 抗凝固薬, 血栓溶解薬

この章でとりあげる薬剤

未分画ヘパリン, 低分子ヘパリン(エノキサパリン, ダルテパリン), フォンダパリヌクス, アルガトロバン, ダナパロイド, ワルファリン, ダビガトラン, リバーロキサバン, アピキサバン, エドキサバン, プロタミン, ビタミンK, 新鮮凍結血漿(FFP), 遺伝子組換え活性型第Ⅶ因子(rFⅦa), 活性型プロトロンビン複合体濃縮製剤(aPCC), アルテプラーゼ, モンテプラーゼ

ケース

Case1

呼吸苦でERに搬送された寝たきり長期臥床の80歳女性. 体重35kg.
胸部造影CTにて肺動脈本幹からの分枝に造影欠損像+. 抗凝固療法・全身管理目的でICU入室. ICUにて, 酸素投与, 未分画ヘパリン3,000単位静注の上, 600単位/時で持続静注. ACT 200前後, aPTT 1.5〜2.5倍でコントロール.
Day1夕よりワーファリン®(ワルファリン) 2mg内服開始し徐々に酸素化改善したため酸素off. Day4にPT-INR 2.1を確認しヘパリンoffし一般病棟に転棟となった.

Case2

肺塞栓, 下肢静脈血栓症の70歳男性. 未分画ヘパリン静注による抗凝固療法を行う予定. 体重50kg. 開始時のヘパリン静注量は? 開始時の持続静注量は?
6時間後の採血でaPTT 1.3倍であった. 追加量と持続静注量をどのように変更するか?

Case3

S状結腸癌穿孔による汎発性腹膜炎術後の65歳男性. 挿管の状態でICU入室. 輸液負荷, 血管収縮薬, 抗菌薬投与し徐々に血行動態安定し, Day2より利尿薬フロセミド, アセタゾラミドで利尿を促し人工呼吸器離脱となった. 腹膜炎後のDIC傾向も改善したため, 3日目より弾性ストッキング, フットポンプ(間欠的空気圧

迫法の1つ)に加え，低分子ヘパリンのクレキサン®(エノキサパリン)2,000IU 2本×1回皮下注/日での深部静脈血栓症(DVT)予防を開始した．

Case4

動悸でER受診した70歳男性．高血圧，糖尿病の既往あり．体重75kg．

バイタルサイン心拍数120以外は安定し，12誘導心電図で心房細動(AF)．胸部X線，血液検査，心エコー問題なく，腎機能低下なし．動悸の持続が前日からのため，ベラパミル点滴静注し心拍数80台で動悸症状は消失．AF持続のため，リクシアナ®(エドキサバン) 60mgを内服してもらい，翌日の心臓内科外来受診を予約した．

Case5

大動脈弁置換術後で人工弁が入っている65歳男性．術後の抗凝固療法ワーファリン®(ワルファリン) 2.5mg内服中．最終PT-INR 2.8．吐血，出血性ショックの状態でERに搬送．

血液製剤：赤血球液(RBC)，新鮮凍結血漿(FFP)と緊急上部内視鏡検査の準備をしながら，酸素投与，18Gで2本末梢ルート確保し，ケイツー®〔メナテトレノン(ビタミンK2)〕10mg 1A / 0.9％食塩水50mLを10分投与した．上部内視鏡で出血性胃潰瘍に対して止血術が施行され，全身管理目的でICU入室となった．ICU入室後にPPIランソプラゾールを点滴静注し，FFP-LR2 3本を30分ずつで投与した．翌日，上部内視鏡検査でフォローアップし止血確認し，一般病棟転棟となった．

Case6

心房細動(AF)，心原性脳梗塞の既往がある64歳男性．抗凝固でプラザキサ®(ダビガトラン)150mg×2回/日内服中．2日前からの右下腹部痛，発熱ありER受診．

虫垂穿孔による限局性腹膜炎の診断で緊急腹腔鏡下虫垂切除術となった．術中大量出血に備え，RBC/FFP，ファイバ®(活性型プロトロンビン複合体濃縮製剤)を準備した．術中出血100g．

創部出血および術後覚醒遅延があり，全身管理目的で術後挿管ICU入室となった．フェンタニル持続静注での鎮痛を行い，覚醒を確認し，術当日人工呼吸器離脱した．創部からの出血持続したためRBC 2単位，FFP 6単位使用した．止血されたことを確認しDay3より未分画ヘパリン持続静注で抗凝固療法再開となった．

Case7

肺気腫/COPD，慢性心不全の既往ある85歳男性．大腿骨頸部骨折人工骨頭置換術後3日目に近位部下肢DVTの指摘あり，未分画ヘパリン持続静注でaPTT 1.5～2.5倍でコントロールしていたが，5日目に貧血進行，嘔吐・吐血あり．ヘパリン中止しノボ・硫酸プロタミン®(硫酸プロタミン) 25mg / 0.9％食塩水50mLを10分投与し拮抗した．緊急上部内視鏡で出血性胃潰瘍の診断で動脈性出血あり，ク

リッピングを行うとともに一時的下大静脈(IVC)フィルター留置となった．

Case8

ヘパリン起因性血小板減少症(HIT)の既往がある45歳女性．卵巣癌術後．周術期に弾性ストッキング，フットポンプ(間欠的空気圧迫法の1つ)でのDVT予防と術翌日からXa阻害薬アリクストラ®(フォンダパリヌクス) 2.5mg皮下注を行った．速やかに創部ドレーン抜去し，早期離床を目指したが，術後4日目に右下肢の腫脹あり，下肢静脈エコーでDVTあり．スロンノン®(アルガトロバン) 1.0μg/kg/分の持続静注で治療開始し，aPTT 1.5～3倍，100秒以下を維持し，翌日よりワーファリン®(ワルファリン) 3mg内服を開始した．

Case9

慢性心不全，慢性腎臓病の75歳男性．肺炎からの呼吸不全，慢性心不全急性増悪で呼吸・循環管理目的でICU入室．抗菌薬投与，血管拡張薬ニトログリセリン，カルペリチド使用し，NIV：CPAP着用した．Day1よりDVT予防目的で弾性ストッキングとフットポンプ(間欠的空気圧迫法の1つ)装着とヘパリンカルシウム®(未分画ヘパリン) 5,000単位皮下注12時間ごとを開始した．

Case10

腰椎ヘルニア術後の45歳男性．喘息の既往あり．手術室で抜管時に喘息重積発作あり，挿管の状態で術後管理目的でICU入室．$β_2$刺激薬吸入で気管支拡張薬およびメチルプレドニゾロン全身投与，ロイコトリエン拮抗薬プランルカスト投与しICU帰室後に人工呼吸器離脱した．Day1よりDVT予防目的で，弾性ストッキングとフットポンプ(間欠的空気圧迫法の1つ)を装着した．Day2に創部ドレーン抜去となり，DVT予防でイグザレルト®(リバーロキサバン) 15mgを24時間ごとに内服開始した．

Case11

75歳男性．発作性心房細動の既往あり．90分前に家族と食事中に呂律困難，右片麻痺あり．当院ER救急搬送となった．頭部CTで出血なく，心電図は心拍数120台の心房細動，頭部MRIで左中大脳動脈領域(MCA)の心原性脳梗塞．ERで神経内科コンサルトし血栓溶解療法の適応ありと判断し，グルトパ®(アルテプラーゼ) 2,400万IU／蒸留水40mL溶解し，3.5mL(210万IU) 2分静注し，31.5mL(1,890万IU)を0.9%食塩水100mLに溶解し1時間投与した(総量2,100万IU)．t-PA後の経過観察目的でICU入室．

Case12

突然発症の呼吸困難でERに搬送されたADL自立した55歳．肥満で体重100kg．呼吸苦強く酸素15L/分でもSpO_2が90%程度であり，血圧70台であった．

胸部造影CTにて肺動脈本幹からの左右分枝に造影欠損像＋．緊急肺動脈造影の

上，血栓溶解療法目的でクリアクター®（モンテプラーゼ）160万IU/20mL 0.9%食塩水に溶解し，34mL（275万IU）を2分間かけて静注．
抗凝固療法・全身管理目的でICU入室．クリアクター®投与6時間後からヘパリン1,800単位/時で持続静注．ACT 200前後，aPTT 2.0倍程度でコントロール．

クリティカルケアでの抗凝固薬，血栓溶解薬の考え方

抗凝固療法は新たな血栓形成を予防するための治療であり，一方，血栓溶解療法は形成された血栓を溶かす治療です．

一般的な抗凝固療法の適応には，①心房細動での脳梗塞予防，②心臓人工弁置換術後の血栓形成予防，③深部静脈血栓症（DVT）/肺塞栓（PE）の予防と治療，の3つがあります．

急性期一時的にヘパリンが使用される場面として，心臓カテーテル検査後や急性冠症候群（ACS）で緊急CAG/PCIの時，また血液透析・急性血液浄化療法での体外循環回路内凝固予防があります．

一方で，血栓溶解療法の適応は，①超急性期脳梗塞，②広範囲肺塞栓があります．ACSでもST上昇型心筋梗塞（STEMI）は国内では緊急CAG/PCIとなり，STEMIでの血栓溶解療法はまず行われませんので，ここではとりあげません．

クリティカルケアの現場では，出血傾向とそれに伴う出血：消化管出血，創部からの出血，多発外傷での大量出血は頻繁に遭遇します．同時に，血栓形成とそれに伴う血栓・塞栓症状：DVT/PE，超急性期脳梗塞，末梢動脈疾患（閉塞性動脈硬化症）の進行にも頻繁に遭遇します．

クリティカルケアでは"目に見える"出血については非常に注意を払い，貧血の進行も含め厳密なモニタリングを行います．しかし，血栓形成については"目に見えない"がゆえに注意が払われていないことが多いのも事実です．

とくにDVTはICU入室患者ではベッド上臥床の状態で治療が行われるため高リスク群です．そして血栓形成が肺塞栓として顕在化すると，ときに致死的となります．

また，全身性に炎症反応・高サイトカイン血症の状態（手術侵襲による外科術後，多発外傷，重症感染症による重症敗血症・敗血症性ショック，重症急性膵炎など）では，炎症反応と過凝固状態・微小血栓形成は相互に深く関連しています．

炎症反応が活性化されると血管内皮障害に伴う凝固カスケード活性化が起こり一次・二次止血機序が起こります．また凝固に伴い末梢組織循環不全・虚血が起こり，さらに炎症反応を悪化させます（図1）．

そのためクリティカルケアでは出血への注意とともに血栓形成についても注意を払う必要があります．

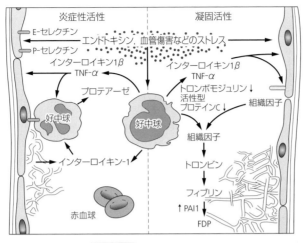

図1 炎症と凝固の関連

- クリティカルケアでは出血傾向のみならず，血栓形成傾向の高リスク患者を見逃さない．

　抗凝固薬，血栓溶解薬には特殊性があり，"血液を固まりにくくし血栓形成を予防する"，"できた血栓を溶かす"目的で使われるため，同時に出血のリスクを背負うことになります．

　ここでは体内での止血・凝固のメカニズムを確認し，現在よく使われる抗凝固薬，血栓溶解薬の作用機序，使い方を理解することが最初の目標になります．とくに新規に使用可能となった経口直接Ⅹa/トロンビン阻害薬についてもみていきます．続いて副作用でもあり，その作用機序から必然的でもある，抗凝固療法中の出血への対応についても考えてみます．最後にクリティカルケアで問題になる深部静脈血栓症（DVT）の予防についてもみていきます．

1 止血のメカニズムの確認

　出血した場合に体内では①一次止血，②二次止血の機序が働き，出血部位が止血されます．第10章でとりあげたように，一次止血は，血小板を中心として，von Willebrand因子，トロンビンが関係し一時的に出血部位を塞ぎます．

　二次止血は，凝固因子の凝固カスケードに沿って一時止血された部分を補強する形でフィブリン塊ができます（図2）．

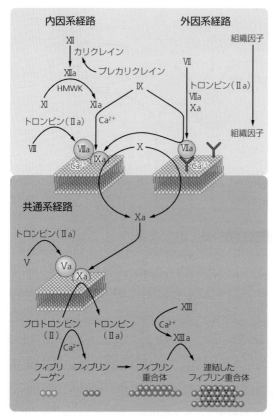

図2 凝固カスケード
（文献56より）
HMWK：高分子キニノーゲン

　とくに外因系の経路では，第Ⅷ因子と組織因子tissue factor(TF)が反応し，共通系のXa因子，Ⅱa因子（トロンビン）へとつながり，最終的にフィブリノーゲンがフィブリンになりフィブリン塊形成になります．このとき，Xa因子とⅡa因子は凝固カスケードがきちんと作用するために重要な凝固因子となっています．とくにⅡa因子であるトロンビンはフィブリノーゲンをフィブリンに活性化させるだけではなく，血小板凝集をも促進します．そのため，トロンビンは一次止血，二次止血のどちらでも非常に重要な役割があります〔このように活性化されたトロンビンをトロンビンバースト（図3）という〕．また補助因子としてカルシウムイオンCa^{2+}があることも凝固カスケードにとって大切です．

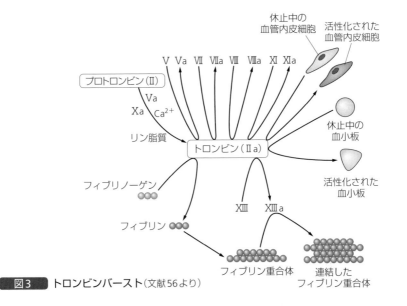

図3　トロンビンバースト(文献56より)

> **POINT！**
>
> 凝固カスケードでは，①Xa因子，②Ⅱa因子(トロンビン)，③補助因子としてのカルシウムイオンが重要であり，これらのどれかを拮抗させると抗凝固ができる．

　そのため，現在使用されている抗凝固薬は必ずこのXa因子とⅡa因子(トロンビン)を拮抗することで抗凝固作用を発揮します(薬剤によって他の凝固因子も合わせて拮抗する)．

　複雑にみえる凝固カスケードですが，Xa因子とⅡa因子(トロンビン)が最も重要であり，この2つをまず押さえると理解しやすくなります．

　凝固カスケードが活性化すると，過剰に凝固が進行しないように凝固阻害・線溶系が活性化し止血が完了します．

- **凝固進行阻害**
  - ① アンチトロンビンⅢ⇒トロンビン，第Ⅹ因子をブロック
  - ② 活性型プロテインC/プロテインS⇒第Ⅴ，Ⅷ因子をブロック
  - ③ 組織因子経路インヒビター(TFPI)⇒組織因子(TF)をブロック
- **線溶系**：プラスミン

　凝固進行阻止には3つの機序としてアンチトロンビン，活性化プロテインC/S，組織因子経路インヒビター(TFPI)があります．またできあがったフィブリン塊が過剰

にならないように過剰分を溶かす線溶系であるプラスミンがあり，血栓溶解薬は線溶系を増強することで作用します．

アンチトロンビンⅢは第Ⅹa因子やⅡa因子（トロンビン）との間に複合体を形成し凝固反応を止めます．ヘパリンは，アンチトロンビンⅢに結合し抗トロンビン作用を1,000倍増強します．

活性型プロテインC/Sは，第Ⅴ，Ⅷ因子を分解し凝固反応を止めます．とくにトロンビンバーストが起こると，トロンビンがトロンボモジュリンに結合しプロテインC/Sが活性化し凝固反応を止めます．

組織因子経路インヒビター(TFPI)は，組織因子による外因系凝固カスケードの最初を抑え，凝固反応を止めます．

線溶系は，血管内皮から分泌される組織型プラスミノーゲン活性化因子tissue plasminogen activator(t-PA)とウロキナーゼ型プラスミノーゲン活性化因子urokinase plasminogen activator(u-PA)がプラスミノーゲンをプラスミンに変換し，プラスミンがフィブリンを分解・切断しできあがった血栓を溶解します．

2 抗凝固薬の作用機序

止血のメカニズムと抗血栓療法(抗血小板薬，抗凝固薬，血栓溶解薬)との関係は図4のようになります．

血小板による一時止血を阻害する目的で抗血小板薬が使用されます(第10章参照)．また凝固因子による二次止血—とくにⅩa因子，Ⅱa因子（トロンビン）を阻害する作用が抗凝固薬にはあります．そしてフィブリン塊による血栓形成後の線溶系増強により血栓を溶解し血管開存を図る目的で血栓溶解薬が作用します．

クリティカルケアで使用されてきた従来の抗凝固薬は5系統7種類あります(表1)．

表1 抗凝固薬

抗凝固薬	作用機序	副作用
未分画ヘパリン 　ヘパリン	未分画ヘパリン：Ⅹa因子，トロンビン阻害，(Ⅸ，Ⅺ，Ⅻ因子も)	出血傾向，高カリウム血症，ヘパリン起因性血小板減少症(HIT)，低分子ヘパリンは腎代謝
低分子ヘパリン 　エノキサパリン 　ダルテパリン	低分子ヘパリン：Ⅹa因子阻害	
Ⅹa因子阻害薬 　フォンダパリヌクス 　ダナパロイド	Ⅹa因子阻害	出血傾向，HIT(ダナパロイドのみ)，腎代謝
直接的トロンビン阻害薬 　アルガトロバン	トロンビン(Ⅱ因子)阻害	出血傾向，肝代謝
ビタミンK拮抗薬 　ワルファリン	ビタミンKを介する肝での凝固因子(Ⅱ，Ⅶ，Ⅸ，Ⅹ)産生阻害	出血傾向，皮膚壊死，肝代謝

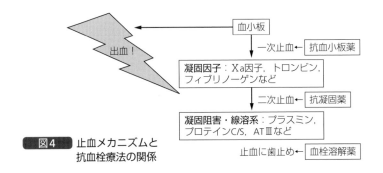

図4 止血メカニズムと抗血栓療法の関係

3 抗凝固療法で用いられる薬剤：各論

抗凝固薬①：未分画ヘパリン
ヘパリンナトリウム（ヘパリンNa®）　10,000単位/10mL，5,000単位/5mL，
ヘパリンカルシウム（ヘパリンカルシウム®皮下注製剤シリンジ）　5,000単位/0.2mL

　ヘパリンは分子量が約3,000〜30,000と種々のものが混在し，分画その他の処理を加えた低分子ヘパリン（分子量4,000〜8,000）に対して，未処理のものとして未分画ヘパリンと呼びます．

　作用機序として注意すべきポイントは未分画ヘパリン自体には抗凝固作用はない点です．未分画ヘパリンはアンチトロンビンⅢ（ATⅢ）と結合して，生理的凝固阻止因子であるATⅢの活性を約1,000倍にします．形成されたヘパリン-アンチトロンビン複合体は，Ⅱa（トロンビン），Ⅸa，Ⅹa，ⅩⅠaとⅩⅡaを不活化します．この中で，抗Ⅱaと Ⅹa作用は，ヘパリンの抗凝固作用において最も重要です．

　未分画ヘパリンは異なった分子量のヘパリンが混ざっているため，大分子量のヘパリンは抗Ⅱa作用が強く，小分子量のヘパリンは抗Ⅹa作用が強いことがわかっています．そのため未分画ヘパリンは間接的にⅩa因子，Ⅱa因子（トロンビン）の両方への抗凝固作用をもちます．

　ATⅢは単独では，とくにⅡa因子を不活化するために時間がかかります．しかしヘパリンとATⅢとの複合体になると，ATⅢのⅡa因子結合部位が変化することで活性が高まることになります（図5）．

> **POINT !**
> ● ヘパリンはアンチトロンビンⅢがないと抗凝固作用がない．

　ヘパリン使用中は凝固カスケードの内因系経路を阻害するため，aPTTでモニタリングします．しかしヘパリン使用中にaPTT延長がみられない場合には，ATⅢ活性

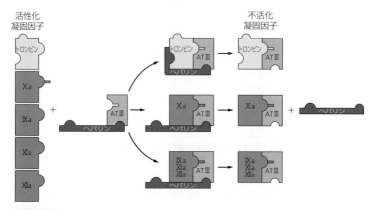

図5 アンチトロンビンⅢとヘパリンによる抗凝固作用（文献56より）

アンチトロンビン（ATⅢ）はトロンビン（Ⅱa），Ⅸa，Ⅹa，Ⅺa，Ⅻaを不活化する．血管内皮から分泌される内因性ヘパリン様分子または薬剤として未分画ヘパリンが投与されるとATⅢの形態変化が起こり，これらの凝固因子の不活化が促進される．

低下を疑わなければいけません．ATⅢ活性が低下している場合（とくにATⅢ活性＜65%），ヘパリンを十分効かせるためにATⅢ製剤〔またはATⅢを多く含む新鮮凍結血漿（FFP）〕を使用しながら，ヘパリンを投与することもあります．

　ヘパリンの拮抗薬としてプロタミンがあります．プロタミンはヘパリンと複合体を形成し抗凝固を不活化します．しかし，ヘパリンが存在しないときにプロタミンを投与すると，プロタミン自体が血小板やフィブリノーゲンと結合し抗凝固能があります．

　ヘパリン1,000単位あたりプロタミン10〜15mg（1.0〜1.5mL）を投与してヘパリンの抗凝固作用を拮抗します．プロタミン・ヘパリン複合体が抗原となりアレルギー反応を起こす可能性があり，急速静注してはいけません．0.9%食塩水または5%ブドウ糖に溶解して10分以上かけて投与します．

> **プロタミンの使い方**
> - ノボ・硫酸プロタミン®（硫酸プロタミン）100mg/10mL
>   2.5mL（＝25mg）/ 0.9%食塩水50mL　15分

　ヘパリンの適応は広く，大きく分けると表2の3つになります．

表2　ヘパリンの主な適応

① 血栓塞栓症（静脈血栓，心筋梗塞，肺塞栓，脳梗塞，四肢動脈の血栓塞栓，術中・術後の血栓塞栓など）の治療および予防
② 血液透析・人工心肺その他の体外循環装置使用時，血管カテーテル挿入時，輸血および血液検査などでの血液凝固防止
③ 播種性血管内凝固（DIC）の治療（使用されることは稀）

■使い方
DVT予防
- ヘパリンカルシウム®シリンジ5,000単位皮下注　12時間ごと．

DVT/PE治療
- 80単位/kg静注し，18単位/kg/時で持続静注．
6時間ごとにaPTT 1.5〜2.5になるようにモニタリングします．

■副作用
未分画ヘパリンの副作用として，出血，高カリウム血症，ヘパリン起因性血小板減少症（HIT），長期投与で骨粗鬆症，脂質代謝異常があります．

ヘパリン持続静注メニューと体重に基づくヘパリン投与スケール
作り方：200単位/1mL（10,000単位/50mL）

ヘパリンNa®（10,000単位/10mL）	1A	10,000単位
0.9%食塩水（20mL）	2本	40mL

使い方：ヘパリン原液4mL（4,000単位）静注し，精密持続点滴4.5mL/時で開始（50kgのとき）．

※DVT/PE治療では初期量は80単位/kg静注し，18単位/kg/時で持続静注
※最初24時間は6時間ごとaPTT測定し1.5〜2.5倍でコントロール．目標aPTTに入れば24時間ごと

厳密にはaPTTでモニタリングしますが（表3），簡便性と迅速性からACT（活性化

表3　aPTTによる未分画ヘパリンのモニタリング

aPTT（秒）	投与変更量（単位/kg/時間）	追加処置	次のaPTT測定（時間ごと）
<35（<1.2×正常）	+4	80単位/kg追加静注	6
35〜45（1.2〜1.5×正常）	+2	40単位/kg追加静注	6
46〜70（1.5〜2.3×正常）	0	0	6
71〜90（2.3〜3.0×正常）	−2	0	6
>90（>3×正常）	−3	1時間点滴中止	6

表4 ACTによる未分画ヘパリンのモニタリング

ACT（秒）	投与変更量	次のACT測定（時間ごと）
>330	2時間中止し，1mL/時で再開	1
281〜330	1mL/時↓	1
231〜280	0.5mL/時↓	1
181〜230	そのまま	1
150〜180	0.5mL/時↑	1
<150	1mL/時↑	1

※aPTTに比べて個人差が大きく最初の投与量，その後のスケールともに曖昧なところが多い．未分画ヘパリン組成：ヘパリンナトリウム10,000単位/0.9%食塩水40mL（200単位/mL）．一般的に20〜70単位/kg/時で調整する．

凝固時間）でモニタリングすることもあります（表4）．ACTの場合は，再現性に乏しい点が欠点です．

> **MEMO　ヘパリン使用時のモニタリング：aPTT vs. ACT**
>
> 未分画ヘパリンの抗凝固作用モニタリングとして活性化部分トロンボプラスチン時間（aPTT）と活性化凝固時間（ACT）をどのように使い分けるかについては大雑把に以下のように考えます．
>
> ① 抗凝固療法としてヘパリン抗凝固作用をモニタリングする場合
>
> 　抗凝固療法として比較的低用量のヘパリンを治療域で厳密でモニタリングするにはaPTTが適しており，ACTはまったくあてにならないことがわかっています．
>
> 　そのため，抗凝固療法で未分画ヘパリンを用いる場合はaPTTで厳密にモニタリングします．
>
> ② 体外循環（心臓外科手術中人工心肺，VV-ECMO，VA-ECMOなど），経皮的冠動脈インターベンション（PCI）でのヘパリン抗凝固をモニタリングする場合
>
> 　一方，人工心肺，ECMOなど体外循環やPCI時の高用量ヘパリンによる抗凝固の場合はACTによる抗凝固作用モニタリングが適することがわかっています．この際にaPTT測定では＞90秒であり，aPTTでのモニタリングは不正確です．
>
> 　そのため，体外循環，PCI時に未分画ヘパリンを用いる場合はACTでモニタリングします．

抗凝固薬②：低分子ヘパリン

エノキサパリン（クレキサン®）2,000IU/0.2mL，
ダルテパリン（フラグミン®）5,000単位/5mL

　低分子ヘパリン（LMWH）は分子量4,000〜8,000低分子量部分のヘパリンであり，

アンチトロンビンⅢ（ATⅢ）を介して間接的に抗凝固作用があります．未分画ヘパリンと比べて，とくに抗Ⅹa作用が強いため，抗Ⅹa活性でモニタリングされます（国内では商業ベースで抗Ⅹa活性が測定できません）．抗Ⅱa作用が弱いため，aPTTやACTではモニタリングできません．また半減期が長いのも特徴です（約240分）．

しかし未分画ヘパリンと異なりaPTTやACTでモニタリングできませんが，LMWHは投与による個人差が少なく，モニタリングは不要といわれています．

国内では，透析など体外循環における凝固防止目的およびDVT予防に使われます．世界的にはDVT/PEの治療にLMWH皮下注で使用されます．

副作用として，出血，ヘパリン起因性血小板減少症（HIT）があります．未分画ヘパリンよりもHIT発生率は30倍以上低いことがわかっています．しかし未分画ヘパリン使用でHITが起こった場合，LMWH使用は禁忌です．

LMWHとして国内ではダルテパリン，エノキサパリンが使用可能です．

未分画ヘパリン拮抗で用いられるプロタミンは，LMWHの約60％と部分的な拮抗しかできないことがわかっており，出血した場合の対応が問題になります．また未分画ヘパリンは腎機能低下でも使用可能ですが，LMWHを治療として用いる場合，CCr＜30mL/分のケースでは血中濃度が上昇し出血のリスクが上がるため使用できない点も重要です（とくにDVT/PE治療の場合）．しかし，国内では治療ドースでLMWHが用いられる適応が2017年12月現在ありません．

> **POINT！**
> - 低分子ヘパリン（LMWH）は半減期も未分画ヘパリンよりも長く（約240分），個人差が少ないためモニタリングは不要である．
> - 国内ではLMWHは①体外循環の抗凝固，②DVT予防で用いられる．
> - 欧米ではDVT/PEの治療をLMWH皮下注で行う．
> - 副作用の出血，高カリウム血症，HITは未分画ヘパリンと同様であるが，HIT発症頻度は30倍以上低い．
> - LMWHを治療で用いる場合，腎機能低下（CCr＜30mL/分）では使用できない．

■使い方
DVT予防
- エノキサパリン（クレキサン®）2,000IU皮下注　12時間ごと（国内適応）
- エノキサパリン（クレキサン®）4,000IU皮下注　24時間ごと（欧米）
- ダルテパリン（フラグミン®）5,000IU皮下注　24時間ごと（国内では適応なし）
未分画ヘパリンよりも半減期が長いことを考えると欧米での24時間ごと皮下注のほうが妥当だと考えます．

DVT/PE治療

- エノキサパリン（クレキサン®）1.0mg/kg（100IU/kg）　12時間ごと皮下注，または1.5mg/kg（150IU/kg）　24時間ごと皮下注（最大180mg/日）
  腎機能低下（CCr＜30mL/分）ではエノキサパリン1.0mg/kg　24時間ごとに減量，または未分画ヘパリン持続静注に変更します．

抗凝固薬③：合成Xa阻害薬
フォンダパリヌクス（アリクストラ®）　2.5，5，7.5mg/キット

フォンダパリヌクスは合成ヘパリン誘導体の抗Xa因子阻害薬です．ヘパリンのアンチトロンビンⅢ結合部位のペンタサッカライドを生合成した物質です（ヘパリンはブタ小腸粘膜から抽出されます）．

アンチトロンビンⅢに選択的で特異的に結合し，間接的にXa因子を阻害し作用を発揮します．

フォンダパリヌクスは股・膝関節置換術後など下肢整形外科手術施行患者でのDVT予防とDVT/PE治療にも適応があります．またヘパリン起因性血小板減少症（HIT）でのDVT/PE予防・治療とHITの治療にも欧米では使われています．

■使い方
DVT予防

- フォンダパリヌクス（アリクストラ®）　2.5mg皮下注　24時間ごと

DVT/PE，HIT治療

- フォンダパリヌクス（アリクストラ®）　＜50kgで5mg皮下注　24時間ごと，50〜100kgで7.5mg皮下注　24時間ごと，＞100kgで10mg皮下注　24時間ごと
  モニタリングにXa因子活性がありますが，国内ではモニタリングできません．
  フォンダパリヌクス使用中の出血性合併症への対応として，遺伝子組換え活性型第Ⅶ因子〔rFⅦa；エプタコグα（ノボセブン®）〕の有効性の報告があるものの，確実な拮抗薬はありません．

■副作用

副作用には出血傾向があり，フォンダパリヌクスは腎排泄のため腎機能低下：CCr＜30mL/分では使用できません．

> **MEMO　間接的阻害薬のまとめ**
>
> 未分画ヘパリン，低分子ヘパリン，フォンダパリヌクスともアンチトロンビンⅢ（ATⅢ）を介して抗凝固作用を発揮するため，間接的な阻害薬に分類されます．
> これらの特徴をまとめると表5のようになります．

表5 間接的阻害薬，ヘパリンとヘパリン類似体のまとめ

	未分画ヘパリン	低分子ヘパリン	特異的抗Xa阻害薬
薬剤		エノキサパリン ダルテパリン	フォンダパリヌクス
分子量	15,000Da	5,000Da	1,500Da
作用部位	FⅡa, FXa	FXa>FⅡa	FXaのみ
生体利用率（バイオアベイラビリティ）	30%	90%	100%
最高血中濃度到達時間	静注：即座 皮下注：20〜60分	〜1.5時間	〜2時間
半減期	〜1.5時間	〜2.5時間	〜17〜21時間
排泄	網内系	腎臓	腎臓
拮抗薬	プロタミンで拮抗	プロタミンで部分的に拮抗	なし
モニタリング	aPTT，抗Xa活性	不要，抗Xa活性	不要，抗Xa活性
HITの可能性	<5%	<1%	なし

抗凝固薬④：静注直接トロンビン阻害薬
アルガトロバン（スロンノン®HI）10mg/2mL 1A，アルガトロバン注射液 10mg/20mL 1A

　アルガトロバンはL-アルギニンから合成された選択的抗トロンビン薬であり，可逆的にトロンビンと直接結合することで，①フィブリン形成，②血小板凝集を強力に阻害し抗凝固作用を発揮します．

　主に肝臓で代謝され，半減期は45分です．そのため，腎機能低下ケースでも使用が可能です．作用発現にアンチトロンビンⅢが不要のため，アンチトロンビンⅢ活性が低いケースでも使用可能です．

　アルガトロバンのモニタリングにはaPTT，ACTが用いられます．

　アルガトロバンの国内での適応として発症後48時間以内の脳血栓症，末梢動脈疾患（PAD），血液透析など体外循環での凝固防止があります．しかしアルガトロバンの最も重要な適応はヘパリン起因性血小板減少症（HIT）の治療，HIT患者での冠動脈カテーテル検査（PCI）での使用になります．

　拮抗薬はありませんが，アルガトロバンの半減期が短時間のため出血の際には中止で対応します．

■使い方

HIT治療
- 2μg/kg/分で開始し，aPTT 1.5〜3.0倍（100秒以下）で調整，最大10μg/kg/分まで
- クリティカルケアの多臓器機能不全症候群（MODS）では0.5〜1.2μg/kg/分で開始
- 肝機能障害（Child-Pugh 7〜11点）では0.5μg/kg/分で開始（12点以上では用いない）

HITでPCIを行う場合

100～350μg/kg 3～5分で静注し25μg/kg/分で開始し，PCI終了4時間後までACT 300～450秒で調整します．

① ACT＜300秒では150μg/kg静注し30μg/kg/分に増量します．
② ACT＞450秒では15μg/kg/分まで減量します．

PCI終了4時間後以降にも継続使用する場合は，0.7μg/kg/分まで減量しaPTT 1.5～3倍，aPTT 100秒以内でコントロールします．

■ **アルガトロバンモニタリング**

aPTTを使用する場合は2時間ごと，ACTを使用する場合は5～10分ごとにアルガトロバンのモニタリングを行います．

■ **副作用**

副作用は出血であり，肝不全で著明に抗凝固延長が報告されています．肝機能障害時には頻回のモニタリングが必要となります．

> **MEMO　Child-Pughスコア**
>
> 慢性肝障害での肝機能の重症度分類としてChild-Pugh(チャイルド・プー)スコアがあります．肝機能低下でスコアが高くなります．
>
> **表6　Child-Pughスコア(5～15点)**
>
> | スコア | 1点 | 2点 | 3点 |
> |---|---|---|---|
> | 脳症 | なし | I-II度 | III-IV度 |
> | 腹水 | なし | 軽度 | 中等度 |
> | Bil(mg/dL) | ＜2 | 2～3 | 3＜ |
> | Alb(g/dL) | 3.5＜ | 2.8～3.5 | ＜2.8 |
> | PT(%) | 70%＜ | 40～70% | ＜40% |
>
> A：5～6点，B：7～9点，C：10～15点

HIT治療でのアルガトロバンメニューとアルガトロバン投与スケール

● **アルガトロバン10mg/2mL 1Aを用いる場合**

作り方：3mg/1mL（150mg/50mL）

スロンノン®（10mg/2mL）	15A	150mg
0.9%食塩水（20mL）	1本	20mL

使い方：精密持続点滴2mL/時で開始（50kgのとき2μg/kg/分，最大10mL/時まで）
※クリティカルケアでは0.5～1.2mL/時で開始（50kgのとき0.5～1.2μg/kg/分）

- アルガトロバン10mg/20mL 1Aを用いる場合

  作り方：0.5mg/1mL（30mg/60mL）．原液で用いる

  | アルガトロバン注射液®（10mg/20mL） | 3A | 30mg(60mL) |

  使い方：精密持続点滴12mL/時で開始（50kgのとき2μg/kg/分，最大60mL/時まで）

  ※クリティカルケアでは3～7.2mL/時で開始（50kgのとき0.5～1.2μg/kg/分）
  ※最初24時間は2時間ごとaPTT測定し1.5～3倍，100秒以下でコントロール．その後24時間ごと

表7 aPTT/ACTによるアルガトロバンのモニタリング

aPTT(秒)/ACT(秒)	投与変更量(μg/kg/分)	次回aPTT測定	次回ACT測定
<35(1.2×正常)/150	+1.0μg/kg/分	2時間	10分
35～45(1.2～1.5×正常)/150～180	+0.5μg/kg/分	2時間	10分
46～85(1.5～2.5×正常)/180～220	そのまま	2時間	10分
85～100(3.0～3.2×正常)/220～260	-0.5μg/kg/分	2時間	10分
>100(3.2×正常)/260	中止，半量から再開	2時間	10分

※実際にHITでアルガトロバンを使用する場合は，上記を参考に適宜調整してください．

MEMO　クリティカルケアでのアルガトロバンからワルファリン移行時の注意点

クリティカルケアではアルガトロバンを0.5～1.2μg/kg/分で開始しますが，とくに多臓器機能不全症候群（MODS）の場合で肝不全や播種性血管内凝固（DIC）合併の場合は0.2μg/kg/分とごく少量で開始します．

アルガトロバンだけでもPT-INRも延長するため，ワルファリンへ移行する際には注意が必要です（図6）．

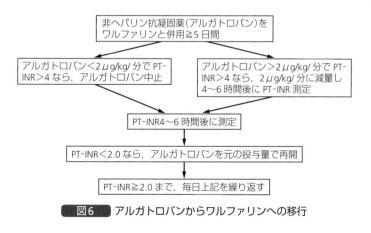

図6 アルガトロバンからワルファリンへの移行

① INR過度な延長予防で，ビタミンK欠乏を補正する．
　例：ビタミンK（ケイツー®）5〜10mg
② アルガトロバン開始しワルファリンと最低5日間併用で用い，PT-INR 4以上とする．
③ アルガトロバン中止し4〜6時間後にPT-INRを測定する．
④ PT-INR2.0〜3倍と治療域内ならば，ワルファリン投与量そのままで継続．
⑤ PT-INR＜2.0ならばアルガトロバン再開し，ワルファリン増量し，翌日再度PT-INR測定．

MEMO bivalirudin

アルガトロバン同様に直接トロンビン阻害薬であるbivalirudinは抗凝固効果に加え抗血小板作用があります．また作用発現5分と速効性があり半減期が25分と短く，出血リスクが少ない薬剤です．2017年12月現在国内未承認ですが，欧米では出血性合併症リスクが高い患者でのPCI施行時に用いられています．
しかしbivalirudin使用により出血性合併症が少なくなりましたが，死亡率，再梗塞，ステント血栓症発生率が高いことが報告されています．

抗凝固薬⑤：間接的Xa阻害薬
ダナパロイド（オルガラン®）1,250単位/1mL 1A

ダナパロイドは非ヘパリンである低分子量の硫酸グリコサミノグリカンであり，ヘパラン硫酸，デルマタン硫酸，コンドロイチン硫酸の混合物です．アンチトロンビンⅢ（ATⅢ）に結合し間接的に第Xa因子を阻害して抗凝固作用があります．半減期は24時間と長く，拮抗薬はありません．世界的にはHITの治療に使われていますが，HITへの抗凝固薬としての国内適応はありません．国内ではDICのみ適応があります．投与開始ローディング量は体重によって決定します．

■使い方
HIT治療
- ダナパロイド（オルガラン®）　＜60kgで1,500単位，60〜75kgで2,250単位，75〜90kgで3,000単位，＞90kgで3,750単位静注で開始
その後，400単位/時×4時間，300単位/時×4時間，150〜200単位/時で使用します
モニタリングには抗Xa因子活性があります（国内では商業ベースで使用できません）

■副作用
副作用には出血傾向があります．ダナパロイドはヘパリノイド（ヘパリン類似物質）であり，実験室内 in vitro ではHIT誘発の可能性があります．

ATⅢと結合し間接的阻害で抗凝固能を発揮する未分画ヘパリン，低分子ヘパリン，フォンダパリヌクス，ダナパロイドと直接トロンビン阻害で作用するアルガトロバンの作用部位と凝固カスケードをまとめると図7のようになります．

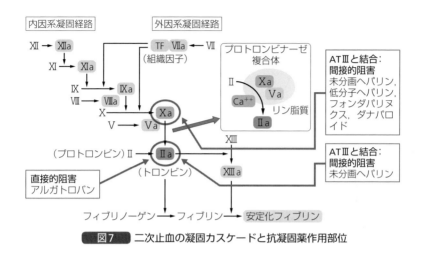

図7　二次止血の凝固カスケードと抗凝固薬作用部位

抗凝固薬⑥：ビタミンK拮抗薬
ワルファリン（ワーファリン®）1mg，5mg/1錠

　ワルファリンはビタミンK拮抗薬です．ビタミンK依存性の凝固因子であるⅡ（プロトロンビン），Ⅶ，Ⅸ，Ⅹ因子は肝臓で合成されます．ワルファリンはビタミンKエポキサイド還元酵素を阻害して肝臓で産生されるこれら凝固因子（Ⅱ，Ⅶ，Ⅸ，Ⅹ）を抑制し作用します．

　また凝固進行の阻害（＝抗凝固）で重要なプロテインC/Sもワルファリンで抑制されます．とくにプロテインC/Sは半減期が短くワルファリン開始直後は凝固因子産生抑制よりも先にブロックされてしまうため，

- 凝固＞抗凝固……プロテインC/S産生抑制による

と一過性の凝固亢進状態になります．
　とくにヘパリン起因性血小板減少症（HIT）ではHIT自体による凝固亢進・血栓形成が起こります．HITに対してワルファリンのみで抗凝固療法を開始するとプロテインC/S産生抑制も加わり四肢の皮膚壊死が起こるため，ヘパリン以外の抗凝固薬（とくにアルガトロバン，フォンダパリヌクス）を開始し十分に抗凝固され，そして血小板数が回復した状態を確認してからワルファリンを遅れて開始することが重要です．
　またDVT/PEの治療でも同様に未分画ヘパリン，低分子ヘパリン，フォンダパリ

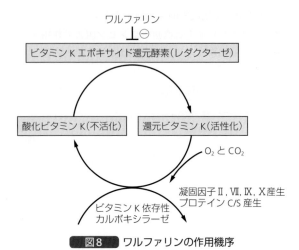

図8 ワルファリンの作用機序

ワルファリンはビタミンK還元酵素を阻害することで，酸化型ビタミンK(不活化)から還元型ビタミンK(活性化)が産生できないため，ビタミンK依存性カルボキシラーゼによる凝固因子(Ⅱ, Ⅶ, Ⅸ, Ⅹ)産生が起こらない．

ヌクスを開始し十分に抗凝固された状態を確認してからワルファリンを開始します．

■使い方

　ワルファリン(ワーファリン®) 3～5mg×1回夕/日

　PT-INR 1.5～2.5前後になるように0.5～2mgを適宜増減します．

　抗凝固作用は投与開始3，4日後からはじまり安定するまで5～7日かかります．ワルファリンのモニタリングにはPT-INRを用います．半減期35時間．

■副作用

　副作用としては出血傾向，皮膚壊死(プロテインCの急速な消失によって起こる稀な合併症)があります．前述したとおりHITやDVT/PEの治療では必ず未分画ヘパリン，低分子ヘパリン，フォンダパリヌクスを先に投与し抗凝固作用を確認してからワルファリンを開始します．

　ワルファリンの拮抗薬としては①ビタミンK，②新鮮凍結血漿(FFP)，③活性化プロトロンビン複合体濃縮製剤(aPCC)があります．また催奇形性があり妊婦には禁忌ですが授乳中は投与可能です．

　ワルファリン使用の難しさは作用発現に時間がかかり，個人差が大きいためPT-INRで調整しなければいけないこと，そしてなによりも薬物相互作用が多数あることがあげられます(表8)．

表8 ワルファリンの主な薬物相互作用

抗凝固作用を増強	抗凝固作用を減弱
アスピリン NSAIDs アセトアミノフェン アミオダロン ベラパミル H_2ブロッカー プロトンポンプ阻害薬 抗菌薬（アンピシリン，シプロフロキサシン，セファゾリン，エリスロマイシン，メトロニダゾールなど）	ジソピラミド 抗痙攣薬（カルバマゼピン，フェニトイン） リファンピシン ビタミンK

POINT！

- ワルファリンは効果発現まで時間がかかり（5〜7日），投与量に対する個人差が大きくPT-INRモニタリングが必要である．
- DVT/PE治療やHITで長期抗凝固療法としてワルファリンを用いる場合，投与開始直後はプロテインC阻害による過凝固となるため，必ず他の抗凝固薬と併用する（DVT/PE治療─未分画ヘパリン持続静注，LMWH・フォンダパリヌクス皮下注，HIT治療─アルガトロバン持続静注，フォンダパリヌクス皮下注）．
- ワルファリン内服中に大出血し緊急に拮抗する場合，①ビタミンK，②新鮮凍結血漿（FFP），③活性化プロトロンビン複合体濃縮製剤（aPCC）を用いる．
- ワルファリンには薬物相互作用が多数ある．

最後に抗凝固薬として，最近国内でも使用可能になったNOACsについてみていきます（図9）．

NOACsには直接トロンビン阻害薬のダビガトランと直接Xa因子阻害薬のリバーロキサバン，アピキサバン，エドキサバンがあります．

NOACs以前の経口抗凝固薬はビタミンK拮抗薬のワルファリンしかなく，①作用発現・作用消失に時間がかかる，②作用発現に個人差が大きく定期的にモニタリングが必要，③薬物相互作用が多数あることが難点でした．そこで，モニタリングの必要がなく速効性があり，ワルファリンと同等の抗凝固能がある薬剤としてNOACsが開発されました．副作用は他の抗凝固薬と同様に出血傾向があります．

NOACsの欠点は，①腎機能低下の場合に減量または使用できない，②拮抗薬が存在しないこと，③クリティカルケアでの患者群でのスタディがない（DVT/PE治療についても血行動態が不安定なケース・重症例は除外されている），の3点があげられます．そのため現時点では，クリティカルケアではすでにNOACs投与中の患者の

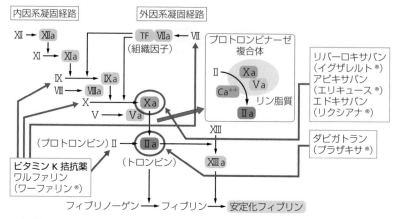

図9 ビタミンK拮抗薬ワルファリンとNOACs(ダビガトラン，リバーロキサバン，アピキサバン，エドキサバン)の作用部位

①待機的手術，②緊急手術，③出血性合併症への対応が必要になることはあっても，血行動態が不安定で多臓器機能不全症候群(MODS)のケースでは，血栓リスクとともに出血リスクが高くICU入室後新規に導入することはまずありません．今後の大規模スタディによりクリティカルケアでも適応拡大(とくにDVT/PE初期治療)の可能性はありますが，現時点ではすでにNOACs服薬中のケースでの対応がメインと考えるべきです．

NOACsの臨床での適応については，①静脈血栓塞栓症(VTE─DVT/PE)の一次予防，②非弁膜症性心房細動での心原性脳梗塞予防，③VTE治療と二次予防の3つに大きく分かれます．この適応は日本と欧米で異なること，そしてスタディ結果によって今後も適応拡大していく可能性があることに注意してください．2016年12月の国内外での適応については**表9**のようになります．

NOACs使用の際に重要な腎機能の評価はe-GFR(糸球体濾過率)ではなく，年齢，体重，血清Cre値からCockcroft & Gaultの式からのクレアチニンクリアランス(CCr)を用いることが重要です．

クレアチニンクリアランス(CCr)推算式(Cockcroft & Gaultの式)

【男性】
$$CCr(mL/分) = \frac{(140-年齢) \times 体重(kg)}{72 \times 血清クレアチニン値(mg/dL)}$$

【女性】
$$CCr(mL/分) = \frac{(140-年齢) \times 体重(kg)}{72 \times 血清クレアチニン値(mg/dL)} \times 0.85$$

表9 NOACsの臨床適応と投与量（2017年12月現在）

適応	ダビガトラン	リバーロキサバン	アピキサバン	エドキサバン
VTE一次予防 （整形外科領域：膝・股人工関節置換術）	国内なし ※米国なし ※欧州あり	国内なし ※米国あり ※欧州あり	国内なし ※米国なし ※欧州あり	国内あり 30mg×1回/日 ※米国なし ※欧州なし
非弁膜症性心房細動	国内あり 150mg×2回/日 （①CCr 30～50mL/分，②P糖蛋白阻害薬内服であれば，110mg×2回/日） （①70歳以上，②消化管出血の既往の2つあり出血のリスクあれば，110mg×2回/日） ※米国あり ※欧州あり	国内あり 15mg×1回/日 （①CCr 30～49 mL/分，②CCr 15～29 mL/分で適応あり，では10mg×1回/日） ※米国あり ※欧州あり	国内あり 5mg×2回/日 （①80歳以上，②体重60kg以下，③Cre 1.5 mg/dL以上，2項目で2.5 mg×2回/日） ※米国あり ※欧州あり	国内あり 60mg×1回/日 （①体重60kg以下，②CCr 30～50mL/分，③P糖蛋白阻害薬内服，④CCr 15～29で適応あり，では，30mg×1回/日） ※米国あり ※欧州あり
VTE治療と二次予防	国内なし ※米国なし ※欧州なし	国内なし ※米国あり ※欧州あり	国内なし ※米国なし ※欧州なし	国内あり 60mg×1回/日 （①体重60kg以下，②CCr 30～50mL/分，③P糖蛋白阻害薬内服，④CCr 15～29で適応あり，では，30mg×1回/日） ※米国あり ※欧州あり
急性冠症候群（ACS）で抗血小板薬と併用で血栓再発予防	国内なし ※米国なし ※欧州なし	国内なし ※米国あり ※欧州あり	国内なし ※米国なし ※欧州なし	国内なし ※米国なし ※欧州なし

VTE: 静脈血栓塞栓症〔深部静脈血栓症（DVT）と肺塞栓症（PE）を含む〕
非弁膜症性：リウマチ熱による僧帽弁狭窄症，人工弁置換後を除く
P糖蛋白阻害薬：Ca拮抗薬（ベラパミル，ジルチアゼム），アミオダロン，マクロライド系抗菌薬（エリスロマイシン，クラリスロマイシン，アジスロマイシン），免疫抑制薬（シクロスポリン，タクロリムス），抗真菌薬イトラコナゾール，HIVプロテアーゼ阻害薬

抗凝固薬⑦：NOACs―経口直接トロンビン阻害薬
ダビガトラン（プラザキサ®）110mg，150mg/1Cap

　トロンビン（第Ⅱa因子）はセリンプロテアーゼであり，血栓形成の中心的役割があります．トロンビンはフィブリノーゲンからフィブリンを形成し，第Ⅴ，Ⅷ，Ⅺ因子を活性化し，血小板凝集を促進します．

　この凝固の最終段階を，ダビガトランは遊離トロンビンと血栓に接着したトロンビ

ンを直接阻害し作用します．

　プロドラッグのダビガトランエテキシラートとしてカプセル剤を内服し，肝臓で活性化されダビガトランとなります．内服後胃・上部小腸から主に吸収され血中濃度は2時間で最高に達し，半減期は14〜17時間です．80%が未変化体として腎臓から排泄されます．カプセルを外したり粉砕すると消化管からのバイオアベイラビリティが上昇するため粉砕してはいけません．そのため，挿管・人工呼吸器管理中や嚥下障害で経口摂取ができないケースで，経鼻胃管や十二指腸・小腸チューブからのダビガトランの投与はできません．

　他のNOACsと比較してダビガトランでは心窩部不快感，心窩部痛が約10%にみられます．またワルファリンと比較して急性心筋梗塞発症リスクが上がるため，虚血性心疾患の既往があるケースでは積極的には使いにくいNOACsです．

　ダビガトランのタンパク結合率は低いため血液透析など血液浄化療法で除去が可能です．

　P糖蛋白阻害薬と併用すると血中濃度が上昇します．そのため，抗真菌薬イトラコナゾールと併用禁忌です．また，ベラパミル，アミオダロン，免疫抑制薬（タクロリムス，シクロスポリン），プロテアーゼ阻害薬（リトナビル，ネルフィナビルなど）と併用する際は110mg×2回/日投与に減量します．

　非弁膜症性心房細動による脳梗塞予防目的で，ダビガトラン150mg×2回/日，110mg×2回/日のそれぞれでワルファリンと比較したところ，

- ダビガトラン150mg×2回/日は脳梗塞発生率が低い，110mg×2回/日は同等
- ダビガトラン110mg×2回/日は大出血発生率が低い，150mg×2回/日は同等

という結果があります．そのため，脳梗塞発生予防に重点を置くならば150mg×2回/日，また出血リスクを低くしたい場合は110mg×2回/日を選択することになります．

　現時点では非弁膜症性心房細動の脳梗塞・全身性塞栓症の予防が国内での適応ですが，VTE（DVT/PE）の予防やVTE急性期治療後の二次予防でも有効性を示すスタディが出てきており，今後さらに臨床適応が拡大すると考えられます．

■使い方
- ダビガトラン（プラザキサ®）　150mg 1Cap×2回/日
  ①CCr30〜50mL/分，②P糖蛋白阻害薬内服あれば，110mg 1Cap×2回/日．
  ①70歳以上，②消化管出血の既往があると出血のリスクあがるため，110mg 1Cap×2回/日に減量する．

> ▶P糖蛋白阻害薬
> - 抗真菌薬イトラコナゾールは併用禁忌
> - Ca拮抗薬(ベラパミル,ジルチアゼム),アミオダロン,マクロライド系抗菌薬(エリスロマイシン,クラリスロマイシン,アジスロマイシン),免疫抑制薬(シクロスポリン,タクロリムス),HIVプロテアーゼ阻害薬

抗凝固薬⑧:NOACs—経口Xa因子阻害薬

リバーロキサバン(イグザレルト®) 10mg,15mg/1錠,
アピキサバン(エリキュース®) 2.5mg,5mg/1錠,
エドキサバン(リクシアナ®) 15mg,30mg,60mg/1錠

第Xa因子はセリンプロテアーゼであり,凝固カスケードの中心的な役割があります.とくに内因系と外因系の共通部分に位置しプロトロンビンからトロンビンを形成する作用があります.経口Xa因子阻害薬(リバーロキサバン,アピキサバン,エドキサバン)は第Xa因子を直接阻害することで抗凝固能を発揮します.

リバーロキサバンは選択的な直接第Xa因子の経口阻害薬であり,内服後胃・上部小腸から吸収され2〜3時間で最高血中濃度となり,半減期は7〜11時間です.腎臓と糞便から排泄されます.ダビガトランと異なり粉砕投与が可能であるため,経鼻胃管からの投与や嚥下障害があり粉砕せざるを得ない場合も投与可能です.しかし,胃・上部小腸から吸収されるため,十二指腸・小腸チューブからの投与は避けるべきです.また食事と一緒に内服することで吸収効率が上がることがわかっているため,リバーロキサバンは食事中に内服することが大切です.

リバーロキサバンはタンパク結合率が高く血液透析では除去されません.1/3が未変化体(活性あり)として,そして1/3が不活化代謝産物として腎から排泄されます.残りの1/3が肝臓で代謝され糞便中に排泄されます.代謝は年齢,性別,体重の影響を受けません.

現時点では非弁膜症性心房細動の脳梗塞・全身性塞栓症の予防が国内での適応ですが,VTE(DVT/PE)の予防やVTE初期治療・二次予防でも有効性を示すスタディが出てきています.とくにVTE初期治療ではリバーロキサバン15mg×2回/日で21日,その後20mg×1回/日となります.

国内でのVTE(DVT/PE)初期治療として未分画ヘパリン持続静注,フォンダパリヌクス皮下注がありますが〔世界的には低分子ヘパリン(LMWH)皮下注がメイン〕,今後内服で初期治療が可能になれば,血行動態・バイタルサイン安定のケースでは入院期間の大幅短縮・早期外来治療の可能性が高くなります.

■リバーロキサバンの使い方
- リバーロキサバン(イグザレルト®) 15mg×1回/日

①CCr 30〜49mL/分,または②CCr 15〜29mL/分で投与適応ある場合,10mg×1回/日に減量する.
(国内適応はありませんが,VTE治療では15mg×2回/日で21日,その後20mg×1回/日)

　アピキサバンも選択的な直接第Xa因子の経口阻害薬であり,内服後3時間で最高血中濃度となり,半減期は8〜14時間です.主に小腸と上行結腸から吸収されるため最高血中濃度になるまで時間がかかります.アピキサバンもタンパク結合率が高く血液透析では除去されません.腎臓から27%,残りが肝代謝の後糞便中に排泄されます.
　常用量ではダビガトラン,リバーロキサバンは,消化管出血の頻度がワルファリンの1.5倍となりますが,アピキサバンと低用量ダビガトラン(110mg×2回/日)ではワルファリンよりも低いことがわかっています.そのため消化管出血の既往があれば,アピキサバンは選択肢となります.
　現時点では非弁膜症性心房細動の脳梗塞・全身性塞栓症の予防が国内での適応ですが,リバーロキサバン同様にVTE(DVT/PE)の予防やVTE初期治療・二次予防でも有効性を示すスタディが出てきています.とくにVTE初期治療ではアピキサバン10mg×2回/日で7日,その後5mg×2回/日となります.

■アピキサバンの使い方
- アピキサバン(エリキュース®) 5mg×2回/日
  ①80歳以上,②体重60kg以下,③Cre 1.5mg/dL以上のうち2項目以上では2.5mg×2回/日に減量する.
  (国内適応はありませんが,VTE治療では10mg×2回/日で7日,その後5mg×2回/日)

　エドキサバンは最も新しい経口Xa因子阻害薬であり,内服後1〜2時間で最高血中濃度となり,半減期は5〜11時間です.主に腎排泄であり,残りが糞便中に排泄されます.
　非弁膜症性心房細動の脳梗塞・全身性塞栓症の予防,VTE(DVT/PE)の予防およびVTE急性期治療後の二次予防で適応があります.今後はVTE急性期治療でも用いられるようになる可能性があります.

■エドキサバンの使い方
VTE一次予防(整形外科での膝・股人工関節置換術)
エドキサバン(リクシアナ®)　30mg×1回/日
非弁膜症性心房細動,VTE急性期治療後の二次予防
エドキサバン(リクシアナ®)　60mg×1回/日

①体重60kg以下，②CCr 30〜50mL/分，③P糖蛋白阻害薬内服，④CCr 15〜29で投与適応ある場合，30mg×1回/日

> **MEMO** NOACs，TSOACs，DOACs?
>
> ビタミンK拮抗薬以外の経口抗凝固薬が使用可能となり，直接トロンビン阻害薬ダビガトラン，Xa阻害薬リバーロキサバン，アピキサバン，エドキサバンの4種類があります．
>
> これらは当初NOACs(novel oral anticoagulants；新規経口抗凝固薬)の略称でまとめられていました．しかし使用可能となって時間が経過し"新規"では必ずしもなくなってきたため，いくつかの略称が提唱されるようになりました．
> - TSOACs(target-specific oral anticoagulants) "目標特異的経口抗凝固薬"
> - DOACs(direct oral anticoagulants) "直接経口抗凝固薬"
> - NOACs(nonmonitored oral anticoagulants) "モニター不要経口抗凝固薬"
> - NOACs(nonwarfarin oral anticoagulants) "非ワルファリン経口抗凝固薬"
> - NOACs〔non-VKA(vitamin K antagonist) oral anticoagulants〕"非ビタミンK拮抗経口抗凝固薬"
>
> どれもメリット，デメリットがありますが，NOACsという用語が浸透した現在，ビタミンK拮抗薬のワルファリンに対して，現時点ではNOACs(non-VKA oral anticoagulants；非ビタミンK拮抗経口抗凝固薬)が最も妥当な略称ではないかと考えられます．

NOACs4剤の薬理学的な特徴をまとめると表10のようになります．

表10 NOACsの分類と薬理学的な特徴

	ダビガトラン	リバーロキサバン	アピキサバン	エドキサバン
プロドラッグ	あり	なし	なし	なし
作用機序	トロンビン阻害	Xa因子阻害	Xa因子阻害	Xa因子阻害
バイオアベイラビリティ	7%	80%	60%	62%
剤型	カプセル	錠剤	錠剤	錠剤
投与回数	2回/日	1回/日(2回/日)*	2回/日	1回/日
食事制限	なし	なし	なし	なし
作用発現	1〜2時間	0.5〜3時間	3〜4時間	1〜2時間
ピーク時間	1〜3時間	2〜4時間	3〜4時間	1〜2時間
半減期	14〜17時間	7〜11時間	8〜14時間	5〜11時間
腎排泄(未変化体)	80%	33%	27%	50%
モニタリング	なし	なし	なし	なし
拮抗薬	あり	なし	なし	なし
タンパク結合率	35%	95%	87%	55%
血液浄化療法除去効率	高い	低い	低い	低い

※リバーロキサバンをDVT/PE治療で用いる場合，15mg×2回/日を21日，その後20mg×1回/日のプロトコルがある．

4 血栓溶解薬の作用機序と使い方

アルテプラーゼ(グルトパ®),モンテプラーゼ(クリアクター®)

　抗血小板薬や抗凝固薬はそれぞれ一次止血,二次止血に拮抗し血栓の形成を抑制しますが,すでに形成された血栓には作用しません.

　血栓溶解薬はとくに緊急治療時に血栓により閉塞した血管を開通させるために用いられます(脳塞栓症,重篤な肺塞栓症).

　血栓を溶解するために生体内には線溶系があり,組織型プラスミノーゲン活性化因子(t-PA)とウロキナーゼ型プラスミノーゲン活性化因子(u-PA)がプラスミノーゲンをプラスミンに変換します.プラスミンが重合したフィブリンを分解・切断し血管内血栓を溶解し,血液の流れを確保するように作用します.

　このときt-PA,u-PAはフィブリンに結合し,フィブリンに結合したプラスミノーゲンをプラスミンに変換させます.

　t-PA,u-PAは血管内皮細胞から分泌されるプラスミノーゲン活性化因子インヒビター(PAI)と結合して速やかに活性が抑制されます.線溶系により血栓が溶けすぎないようにコントロールされています.またプラスミンも$α_2$アンチプラスミンにより不活化されます(図10).

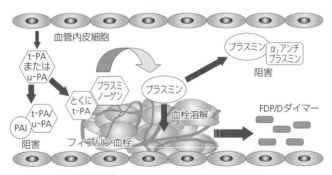

図10 血栓を溶解する線溶系のまとめ

　プラスミノーゲンをプラスミンに変換させる薬剤が血栓溶解薬として使用されます.国内では,ウロキナーゼ,合成t-PA,t-PA誘導体があります.

　ウロキナーゼはt-PAと異なり,"フィブリンに結合しない"で,血液中のプラスミノーゲンを活性化し,フィブリン重合体による血栓形成部位局所以外の全身性に作用するため"血栓溶解薬"としては国内では一般的に用いられません〔急性冠症候群(ACS)で冠動脈血栓に対してカテーテルを挿入して直接注入する形で用いられますが全身投与はされない〕.

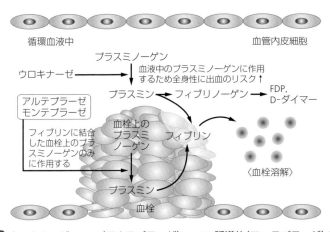

図11 ウロキナーゼ，t-PA（アルテプラーゼ），t-PA誘導体（モンテプラーゼ）の作用機序

アルテプラーゼ，モンテプラーゼはフィブリン塊からなる血栓に付着したプラスミノーゲンに作用し血栓局所を溶解するが，ウロキナーゼは血液中のプラスミノーゲンに作用するためフィブリン塊のある血栓部位のみならず全身性に出血傾向となりやすく使いにくい．

表11 血栓溶解薬

血栓溶解薬	作用機序	副作用
遺伝子組換えt-PA 　グルトパ®（アルテプラーゼ） t-PA誘導体 　クリアクター®（モンテプラーゼ）	フィブリンに結合し，プラスミノーゲンをプラスミンに変換させる	出血傾向

　t-PAの遺伝子組換え製剤がアルテプラーゼであり，アミノ酸配列を変えて半減期を長くしたt-PA誘導体がモンテプラーゼです（図11，表11）．
　アルテプラーゼは発症後4.5時間以内の虚血性脳血管障害改善，モンテプラーゼは不安定な血行動態を伴う急性肺塞栓症における肺動脈血栓の溶解に適応があります．またt-PA製剤自体（アルテプラーゼ，モンテプラーゼ），発症後6時間以内の急性心筋梗塞における冠動脈血栓の溶解が適応になっていますが，この目的で使用されたケースを著者は経験したことがないため，ここでは触れません．

■使い方

アルテプラーゼ（グルトパ®）600万，1,200万，2,400万IU―虚血性脳血管障害時の使用法

　発症4.5時間以内の虚血性脳血管障害急性期では，34.8万IU/kg（0.6mg/kg）を点滴静注します．投与量の上限は3,480IU（60mg）までです．
　投与総量の10％は1〜2分で急速静注し，残りを1時間で点滴静注します．

グルトパ® 600万IU, 1,200万IU, 2,400万IUをそれぞれ10mL, 20mL, 40mLに溶解
体重50kgの場合(34.8万IU/kg):
- グルトパ® 1,740万IUであり29mLを投与します
  3mLを2分で静注し,残りを0.9％食塩水100mLに希釈して1時間で投与

MEMO　脳梗塞での血栓吸引など機械的血栓除去術

全身性に血栓溶解療法を行っても改善しない場合,血管内治療を行う場合があります.

① 局所血栓溶解療法

閉塞部位にカテーテルを留置しウロキナーゼ,アルテプラーゼを局所投与する方法です.発症6時間以内の中大脳動脈閉塞例に対する有効性が示されており,アルテプラーゼ全身投与禁忌の場合の治療法として推奨されています.またアルテプラーゼ静注療法で再開通が得られない例に対して,局所動注療法を追加して再開通率を改善させる方法もあります.

② Merciリトリーバルシステム(図12)

閉塞部位にカテーテルを留置しデバイス先端の針金に血栓をからめて取り除くものです.

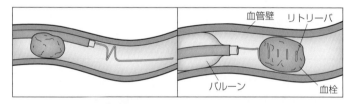

図12　Merciリトリーバルシステム

③ Penumbraシステム(図13)

閉塞部位にカテーテルを留置し血栓をポンプで吸い取って取り除く方法です.マイクロカテーテル(再灌流カテーテル),カテーテル内の血栓を引き込むためのガイドワイヤー(セパレーター)と強力な吸引力を有するポンプから構成されます.

Merciリトリーバルシステム,Penumbraシステムともに,原則t-PAが無効もしくは適応外で,発症から8時間以内の脳梗塞患者が対象となります.

血管内治療を含めた,脳梗塞急性期治療のメリットデメリットは表12のようになります.

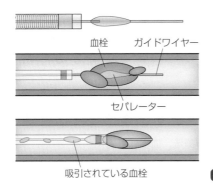

図13 Penumbraシステム

表12 血栓溶解療法と血管内治療法のメリットとデメリット

	長所	短所
rt-PA静注療法	エビデンスが確立している 簡便かつ迅速に投与可能	出血のリスクあり 内頸動脈閉塞例では効果が少ない 発症4.5時間以内のみ
局所血栓溶解療法	エビデンスがある 血管壁を損傷しない	出血のリスクあり 大きな血栓は溶けにくい
Merciリトリーバル システム®	内頸動脈など太い血管の閉塞 に有効性が高い	血管損傷による出血のリスクあり
Penumbraシステム®	中大脳動脈など中程度の血管 閉塞に有効性が高い	血管損傷による出血のリスクあり

モンテプラーゼ（クリアクター®）40万，80万，160万IU―肺血栓塞栓症の使用法

　広範囲肺塞栓では血行動態が悪化し抗凝固療法のみでは救命困難なケースがあります（ショック，右心不全を伴う場合，著明な低酸素血症で挿管・人工呼吸器管理が必要な場合）．

　広範囲肺塞栓ではウロキナーゼやt-PAによる血栓溶解療法や外科的血栓除去術を考慮することになります（しかしウロキナーゼの全身投与は出血のリスクが高く推奨されません）．ここでは静注で治療可能なt-PA誘導体（mt-PA）であるモンテプラーゼの使い方をとりあげます．

　半減期の長いmt-PAのモンテプラーゼは，投与量は13,750～27,500IU/kgで用います．生命に関わる場合，高用量の27,500IU/kgを選択しますが，出血のリスクに応じて13,750IU/kgの低用量にすることも考慮します．

　80,000IU/mLとなるように0.9％食塩水で溶解して10mL/分で投与します．

クリアクター® 40万IU，80万IU，160万IUをそれぞれ5mL，10mL，20mLに溶解
体重50kgの場合(27,500IU/kg)：
- クリアクター® 約140万IU(137万5,000IU)であり，17mLを2分間で投与

クリアクター®投与6時間後から抗凝固療法としてヘパリン持続静注を開始し，aPTT 1.5〜2.5倍でコントロールし凝固系や血小板凝集能のリバウンドに備えます．

MEMO　広範囲肺塞栓での血栓溶解療法，血栓除去術

とくにショックで血行動態不安定なケースや右心不全合併の広範囲肺塞栓でのアルゴリズムは図14のようになります．

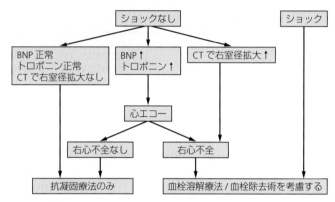

図14　肺塞栓での血行動態，右心不全による治療アルゴリズム（文献33より）

■副作用

アルテプラーゼもモンテプラーゼも出血が問題になります．そのため添付文書での使用禁忌を十分理解して使用します．

虚血性脳血管障害急性期にアルテプラーゼ使用の禁忌
① 出血している患者（頭蓋内出血，消化管出血，尿路出血，後腹膜出血，喀血）
② くも膜下出血の疑いのある患者
③ 脳出血を起こす恐れの高い患者
　● 投与前の適切な降圧治療を行っても，収縮期血圧が185mmHg以上または拡張期血圧が110mmHg以上の患者
　● 投与前の血糖値が400mg/dLを超える患者
　● 投与前CTで早期虚血性変化（脳実質の吸収値がわずかに低下あるいは脳溝の消

失)が広範囲に認められる患者
- 投与前CT(またはMRI)で正中線偏位などの圧排所見が認められる患者
- 頭蓋内出血の既往または頭蓋内腫瘍，動静脈奇形，動脈瘤などの出血性素因のある患者
- 脳梗塞の既往のある患者(3カ月以内)
- 頭蓋内あるいは脊髄の手術または傷害を受けた患者(3カ月以内)

④ 出血する恐れの高い患者
- 消化管出血または尿路出血の既往のある患者(21日以内)
- 大手術後，日の浅い患者(14日以内)
- 投与前の血小板数が100,000/mm^{3}以下の患者

⑤ 経口抗凝固薬やヘパリンを投与している患者においては，投与前のPT-INRが1.7を超えるかaPTTが延長している患者
⑥ 重篤な肝障害のある患者
⑦ 急性膵炎の患者
⑧ 投与前の血糖値が50mg/dL未満の患者
⑨ 発症時に痙攣発作が認められた患者
⑩ 成分にアレルギーの既往のある患者

肺血栓塞栓症にモンテプラーゼ使用の禁忌

① 出血している患者(頭蓋内出血，消化管出血，尿路出血，後腹膜出血，喀血)
② 頭蓋内出血の既往または頭蓋内腫瘍，動静脈奇形，動脈瘤などの出血性素因のある患者
③ 頭蓋内あるいは脊髄の手術または傷害を受けた患者(2カ月以内)
④ 重篤な高血圧症患者
⑤ 成分にアレルギーの既往のある患者

5 抗凝固薬をどのように使い分けるか

　一般的な治療および予防的抗凝固療法の適応としては，

① 心房細動(弁膜症性，非弁膜症性)
② 静脈血栓塞栓症〔VTE(DVT/PE)〕の一次予防
③ 静脈血栓塞栓症〔VTE(DVT/PE)〕の治療・二次(再発)予防

に大きく分かれます．
　使用する薬剤としては，未分画ヘパリン，低分子ヘパリン，フォンダパリヌクス，

ビタミンK拮抗薬，NOACsになります．

病態での使い分け：予防と治療で分けて考える！
① 心房細動（AF）

　心房細動（AF）があると正常人と比較し脳梗塞の頻度が約5倍になります．そのため，AFでの抗血栓療法（抗凝固薬，抗血小板薬）では，①抗血栓療法による血栓性合併症の減少と②出血性合併症リスクの増加をてんびんにかけて治療法を選択します．国内では日本循環器学会が2013年に，欧米ではAHA/ACC/HRSが2014年に心房細動（薬物療法）についてのガイドラインを改訂しました．

　大きな特徴は血栓性合併症リスクが非常に低いケースについての対応について国内外で大きな違いがあります．欧米では抗血小板薬（アスピリン，クロピドグレル）が推奨されていますが，国内では抗血小板薬のAFの脳梗塞・全身性塞栓症予防効果がないためAFでの使用は推奨されていません．そのため，AFに対しては抗凝固療法を行うか行わないかの2つの選択肢になります．

　心房細動では2つに分けて考えます．つまり，①弁膜症性心房細動と②非弁膜症性心房細動です．

　弁膜症性心房細動は，リウマチ熱に伴う僧帽弁狭窄症と人工弁（生体弁，機械弁）置換術後の心房細動を含みます．弁膜症性心房細動は脳梗塞・全身性塞栓症といった血栓性合併症の高リスク群であるため，抗凝固療法が必須です．この際にはダビガトランではワルファリンより劣っていることがわかっており，また他のNOACsではデータがないため，弁膜症性心房細動ではワルファリンによる抗凝固を行います．

　一方，非弁膜症性心房細動では脳梗塞リスクについてスコアリングし治療法を選択します．また心房細動でも発作性心房細動で，血栓塞栓症のリスクが1つでもあれば，持続期間にかかわらず脳梗塞・全身性塞栓症のリスクは慢性心房細動と変わらないことがわかっています．

　非弁膜症性心房細動の脳梗塞・全身性塞栓症のリスク評価として$CHADS_2$，CHA_2DS_2-VAScスコアがあります．

　$CHADS_2$スコアは心不全，高血圧，年齢75歳以上，糖尿病で1点，脳梗塞，TIAの既往があれば2点として合計点を求めます（表13）．

　$CHADS_2$スコア0点で脳梗塞年間発症率1.9％，6点で18.2％，1点上がるごとに1.5倍発症率が増加します．

　2013年の国内のガイドラインでは$CHADS_2$スコア2点以上ならワルファリンまたはNOACsが推奨され，1点ならダビガトランとアピキサバンが推奨となっています．

　しかし，$CHADS_2$スコア1点でリバーロキサバン，エドキサバン，ワルファリンも選択肢として使用可能です（国内のガイドライン図15）．

　一方，$CHADS_2$スコア0点の中にも脳梗塞・全身性塞栓症リスク群があり，

表13 CHADS₂スコア（0〜6点）

危険因子		スコア
C	Congestive heart failure/LV dysfunction	心不全，左室機能不全	1
H	Hypertension	高血圧	1
A	Age≧75y	75歳以上	1
D	Diabetes mellitus	糖尿病	1
S₂	Stroke / TIA	脳梗塞，TIAの既往	2
	合計		0〜6

TIA：一過性脳虚血発作

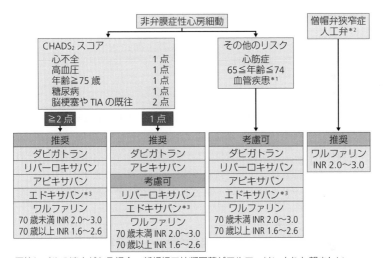

同等レベルの適応がある場合，新規経口抗凝固薬がワルファリンよりも望ましい．
*1：血管疾患とは心筋梗塞の既往，大動脈プラーク，および末梢動脈疾患などをさす．
*2：人工弁は機械弁，生体弁をともに含む．
*3：2013年12月の時点では保険適応未承認．

図15　心房細動における抗血栓療法

〔循環器病の診断と治療に関するガイドライン（2012年度合同研究班報告）．心房細動治療（薬物）ガイドライン（2013年改訂版）．http://www.j-circ.or.jp/guideline/pdf/JCS2013_inoue_h.pdf（2015年11月閲覧）〕

CHA_2DS_2-VAScスコアが作られました．CHA_2DS_2-VAScスコアでは年齢75歳以上2点に変更し，追加でV：血管疾患の既往（心筋梗塞，末梢動脈疾患，大動脈プラーク），A（年齢65〜74歳），Sc（女性）にそれぞれ1点追加します（表14）．

$CHADS_2$スコア0点でも，CHA_2DS_2-VAScスコアで0〜3点の幅があります．年間脳梗塞発症率は，CHA_2DS_2-VAScスコア0点で0.84%，1点で1.75%，2点で2.69%，3点で3.2%であり，$CHADS_2$スコア0点でもCHA_2DS_2-VAScスコア1点以上あれば

表14　CHA₂DS₂-VAScスコア

頭文字	危険因子		スコア
C	Congestive heart failure / LV dysfunction	心不全，左室機能不全	1
H	Hypertension	高血圧	1
A₂	Age≧75y	75歳以上	2
D	Diabetes mellitus	糖尿病	1
S₂	Stroke / TIA / TE	脳梗塞，TIA，血栓塞栓症の既往	2
V	Vascular disease (prior myocardial infarction, peripheral artery disease, or aortic plaque)	血管疾患（心筋梗塞の既往，末梢動脈疾患，大動脈プラーク）	1
A	Age 65-74y	65歳以上74歳以下	1
Sc	Sex category (i.e. female gender)	性別（女性）	1
	合計		0～9*

*：年齢によって0，1，2点が配分されるので合計は最高で9点にとどまる．
TIA：一過性脳虚血発作，TE：血栓塞栓症

抗凝固療法を考慮する必要があります．

　以上より，2013年の国内，2014年の欧米のガイドラインも含めて考えると，心房細動（心房粗動も含む）で抗凝固療法なしでの血栓性合併症（脳梗塞，全身性塞栓症）リスクは，抗凝固療法による出血性合併症（とくに脳出血）リスクよりも高いため，最小の塞栓症リスク群を除きほぼ全例で抗凝固療法が適応になります．

　最小の塞栓症リスク群を見つけるための心房細動の実際の臨床現場での評価の流れとしては，

> ① 弁膜症性，非弁膜症性か？⇒弁膜症性心房細動では抗凝固療法を行う
> ↓
> ② 非弁膜症性心房細動でも心筋症―とくに肥大型心筋症あり⇒抗凝固療法を行う
> ↓
> ③ その他の非弁膜症性心房細動：CHADS₂スコアで評価⇒CHADS₂スコア≧1点　抗凝固療法が一般的に推奨される
> ↓
> ④ CHADS₂スコア0点：さらにCHA₂DS₂-VAScスコアで評価⇒CHA₂DS₂-VAScスコア≧2点　抗凝固療法が推奨される
> ↓
> ⑤ CHA₂DS₂-VAScスコア0～1点⇒抗凝固療法なしで経過観察もありうる
> ※心房細動での抗血小板薬使用は国内では勧められない

という流れが現時点では実践的と考えられます．

非弁膜症性心房細動で，心筋症—とくに肥大型心筋症に心房細動合併のケースでは脳梗塞・全身性塞栓症のリスクが高いため抗凝固療法は考慮でなく行うべきです．

抗凝固療法に用いる薬剤としては，弁膜症性心房細動ではワルファリン，そして非弁膜症性心房細動ではワルファリンないしNOACsになります．非弁膜症性心房細動では，作用発現・消失が速やか，投与量に個人差がなく頻回のモニタリングが少ない，出血性合併症がワルファリンと同等ないし少ない（脳出血はNOACsのほうが少ない），薬物相互作用が少ない点からNOACsの使用が推奨されます．

そのため，若年者，体重60kg以上，男性，腎機能正常，納豆摂取（食事制限なし）ではNOACsのどれでも適応となります．一方，腎機能低下（CCr＜30mL/分），75歳以上，女性，体重40kg未満，消化管出血の既往，抗血小板薬併用では抗凝固薬選択（どのNOACsまたはワルファリンを用いるか）・投与量調整が必要になります．

また抗凝固療法を行っているケースでとくに出血性合併症の頻度が高い群をみつけるためのスコアとしてHAS-BLEDスコアがあります（表15）．

表15 HAS-BLEDスコア
抗凝固療法開始後に出血性合併症高リスク群を見つける目的で使う

頭文字	臨床像	ポイント
H	高血圧[*1]	1
A	腎機能障害，肝機能障害（各1点）[*2]	2
S	脳卒中	1
B	出血[*3]	1
L	不安定な国際標準比（INR）[*4]	1
E	高齢者（＞65歳）	1
D	薬剤，アルコール（各1点）[*5]	2
	合計	9

[*1]：収縮期血圧＞160mmHg
[*2]：腎機能障害：慢性透析や腎移植，血清クレアチニン200μmol/L（2.26mg/dL）以上
　　　肝機能異常：慢性肝障害（肝硬変など）または検査値異常（ビリルビン値＞正常上限×2倍，AST/ALT/ALP＞正常上限×3倍）
[*3]：出血歴，出血傾向（出血素因，貧血など）
[*4]：INR不安定，高値 またはTTR（time in therapeutic range）＜60%
[*5]：抗血小板薬やNSAIDs併用，アルコール依存症

HAS-BLEDスコア≧3点では出血性合併症高リスク群となるため，出血について注意して外来フォローするとともにワルファリン投与でのモニタリングを厳重に行います．「HAS-BLEDスコア高値＝抗凝固療法禁忌」とは異なる点が重要です．

POINT !

- 心房細動(心房頻拍も含む)では弁膜症性と非弁膜症性で分けて考える.
- 弁膜症性ではワルファリンによる抗凝固療法が適応となる.
- 非弁膜症性では，①肥大型心筋症，②$CHADS_2$，③CHA_2DS_2-VAScスコアで分けて考える.
- 肥大型心筋症，$CHADS_2 \geq 1$点，CHA_2DS_2-VASc≥ 2点では抗凝固療法が適応となる.
- CHA_2DS_2-VAScが0，1点では抗凝固療法なしの選択肢もありうる.
- 抗凝固療法中，とくにHAS-BLEDスコア≥ 3点では出血性合併症に対し注意してフォローする.

弁膜症性・非弁膜症性心房細動でのワルファリンのPT-INRの目標値は国内では，

① 70歳未満: 2.0〜3.0
② 70歳以上: 1.6〜2.6

となっています．一方，欧米では目標PT-INR値は細かく設定されており，NOACsも含め表16のようになります．

表16 心房細動での推奨される抗血栓(抗血小板，抗凝固)療法(欧米ガイドライン)

臨床状況	推奨される治療	目標PT-INR(治療域)
非弁膜症性心房細動		
CHA_2DS_2-VAScスコア0または1点	抗血栓療法なし	
CHA_2DS_2-VAScスコア=1点	アスピリン81mg, ワルファリン, NOACs, 治療なし	2.5(2.0〜3.0)
CHA_2DS_2-VAScスコア≥ 2点	ワルファリン, NOACs	2.5(2.0〜3.0)
肥大型心筋症	ワルファリン, NOACs	2.5(2.0〜3.0)
弁膜症(僧帽弁狭窄, 僧帽弁逸脱)　PT-INR 2〜3で全身性塞栓症あり	ワルファリン ワルファリン またはワルファリン+アスピリン81mg	2.5(2.0〜3.0) 3.0(2.5〜3.5) 2.5(2.0〜3.0)
生体弁(僧帽弁, 三尖弁, 大動脈弁)　PT-INR 2〜3で全身性塞栓症既往あり	ワルファリン ワルファリン またはワルファリン+アスピリン81mg	2.5(2.0〜3.0) 3.0(2.5〜3.5) 2.5(2.0〜3.0)
機械弁(僧帽弁, 三尖弁, 大動脈弁)　PT-INR 2.5〜3.5で全身性塞栓症既往あり	ワルファリン ワルファリンに適宜アスピリン81mg併用	3.0(2.5〜3.5) 3.5(3.0〜4.0)

※欧米ガイドラインで推奨されているアスピリンは国内では推奨されていない．

② VTE(DVT/PE)の抗凝固薬による治療

静脈血栓塞栓症〔VTE(DVT/PE)〕の治療は,

① 急性期初期治療
② 急性期二次予防

として,未分画ヘパリン持続静注,フォンダパリヌクス皮下注,低分子ヘパリン(LMWH)皮下注で治療を開始し,ワルファリンも同時に開始し,ワルファリンによる抗凝固効果が出るまでの5〜7日間併用し,その後,ワルファリンでPT-INR 2.0〜3.0でコントロールする流れになります(LMWH皮下注での急性期治療は国内では未承認).

または,急性期初期治療で未分画ヘパリン,フォンダパリヌクス,LMWHを使用し,治療開始5日目以降にNOACsとしてエドキサバン内服切換えの治療オプションもあります.

> **VTE(DVT/PE)の治療①**
> ① 急性期初期治療:未分画ヘパリン持続静注,フォンダパリヌクス皮下注,LMWH皮下注(国内ではLMWH皮下注は未承認)
>   ↓
> ② ①とワルファリンをPT-INR≧2.0まで5〜7日間併用
>   ↓
> ③ その後,ワルファリン単独でPT-INR2.0〜3.0でコントロール

> **VTE(DVT/PE)の治療②**
> ① 急性期初期治療:未分画ヘパリン持続静注,フォンダパリヌクス皮下注,LMWH皮下注(国内ではLMWH皮下注は未承認)
>   ↓
> ② 急性期初期治療開始5日後にエドキサバン60mg×1回/日

NOACsの作用発現が速やかなため,世界的にはリバーロキサバン,アピキサバンによる急性期初期治療のオプションがあります.今後国内でもリバーロキサバン,アピキサバンを用いたVTE(DVT/PE)初期治療が行われるようになる可能性があり,NOACsでの治療が可能となれば,急性期初期治療からすべて経口薬で治療できるため,入院期間の大幅な短縮,皮下注や点滴静注に伴う痛み・ルートトラブルの改善も期待されます.

▶ VTE(DVT/PE)の治療③

リバーロキサバンを用いる場合:
- リバーロキサバン(イグザレルト®)　15mg×2回/日　21日間,
　　　　　　　　　　　　　　　　　その後, 20mg×1回/日

アピキサバンを用いる場合:
- アピキサバン(エリキュース®)　10mg×2回/日　7日間, その後5mg×2回/日

おそらくNOACs全般で作用発現が速やかであることを考えると, ダビガトラン, エドキサバンもVTE(DVT/PE)急性期初期治療からの治療選択肢に今後入っていく可能性があります。

急性期初期治療〜二次予防	長期治療	延長治療
・未分画ヘパリン静注 ・低分子ヘパリン皮下注 ・フォンダパリヌクス皮下注 ・NOACs(リバーロキサバン, アピキサバン) 　± 血栓溶解療法, 経皮的機械的血栓除去術, 外科的治療 ※ヘパリン, フォンダパリヌクスでは5日後以降, 　ビタミンK拮抗薬ワルファリン PT-INR2.0〜3.0 へ 　移行, NOACs へ変更	・ビタミンK拮抗薬ワルファリン(PT-INR2.0〜3.0) ・NOACs	・ビタミンK拮抗薬(PT-INR2.0〜3.0) (※PT-INR1.5〜1.9の非強化抗凝固療法のオプションあり) ・NOACs
≦5日, 5日〜3カ月	3〜6カ月	半永久

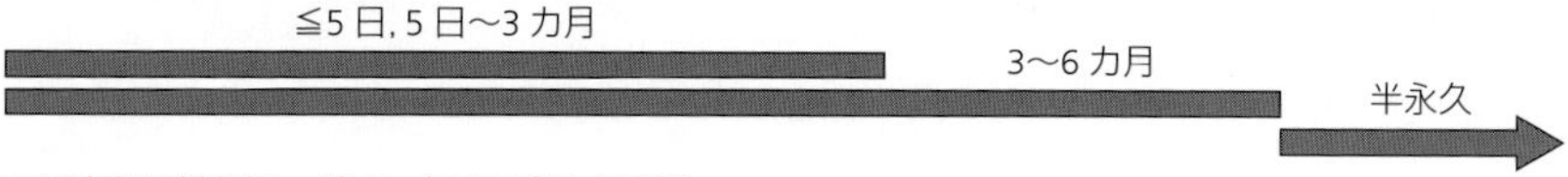

※国内では低分子ヘパリン(LMWH)は未承認
※国内ではエドキサバンによる急性期二次予防以外NOACsは未承認

図16　静脈血栓塞栓症(VTE)での発症時期による治療法

表17　心房細動での臨床状況による抗凝固薬選択の考え方

臨床状況	ワルファリン	ダビガトラン	リバーロキサバン	アピキサバン	エドキサバン
弁膜症性心房細動	○	×	×	×	×
PT-INR不安定	×	○	○	○	○
軽度腎機能低下(CCr≧30mL/分)	○	○	○	○	○
中等度腎機能低下(CCr30〜15mL/分)	○	×	○	○	○
重度腎機能低下(CCr<15mL/分)	○	×	×	×	×
消化器症状強い[*1]	○	(○)	○	○	○
消化管出血リスクあり[*2]	(○)	(○)	(○)	○	(○)
肥大型心筋症	○	○	○	○	○
虚血性心疾患, CHA_2DS_2VASc≧2点[*3]	○	(○)	○	○	○

[*1]ダビガトラン内服中に約10%で胃部不快感, 消化器症状あり
[*2]アピキサバン, 低用量ダビガトランで消化管出血リスク低い
[*3]ダビガトランで急性心筋梗塞発症率上昇の指摘あり

VTE(DVT/PE)の治療の発症急性期から慢性期までの治療オプションとしては図16のように考えます．クリティカルケアでのDVT/PEの予防については後述します．

患者背景・基礎疾患での抗凝固薬の使い分け

抗凝固薬選択の考え方として，①心房細動では抗凝固療法による予防，②静脈血栓塞栓症〔VTE(DVT/PE)〕では治療，として考えることが大切です．患者背景および基礎疾患の臨床状況に応じた使い分けとして表17, 18を参考にしてください．

表18 VTE(DVT/PE)治療での臨床状況による抗凝固薬選択の考え方

臨床状況	抗凝固薬選択肢	コメント
広範囲静脈血栓症，肺塞栓	未分画ヘパリン	スタディでNOACs除外項目
出血リスク高い	未分画ヘパリン	投与量微調整可能，プロタミンで拮抗可能
活動性悪性腫瘍	低分子ヘパリン	NOACsとLMWH比較スタディなし ※国内では未承認
静脈ルート確保困難	フォンダパリヌクス，低分子ヘパリン，リバーロキサバン，アピキサバン	フォンダパリヌクス，低分子ヘパリンは皮下注，NOACsは経口投与 ※低分子ヘパリン，リバーロキサバン，アピキサバン使用は国内では未承認
妊娠	低分子ヘパリン	ワルファリン，NOACsは胎盤通過 ※国内では未承認
肝障害でPT-INR延長	ワルファリン	スタディでNOACs除外項目
NOACs購入不可能	未分画ヘパリン，低分子ヘパリン使用しワルファリン	NOACsはワルファリンより高価 ※低分子ヘパリンは国内では未承認
頻回の受診困難(医療機関アクセス困難など)	NOACs	モニタリング不要
内服のみで治療(初期急性期，二次予防)	リバーロキサバン，アピキサバン	NOACs 2種類のみスタディされている ※国内では未承認
経口摂取困難(胃管，小腸チューブ)	ワルファリン，アピキサバン	ダビガトラン，リバーロキサバン，エドキサバンは主に胃・上部小腸で吸収される
食事制限なし	ダビガトラン，リバーロキサバン，アピキサバン，エドキサバン	ワルファリンはビタミンK含有食物摂取制限あり
腎機能低下(CCr＜30mL/分)	ワルファリン	スタディでNOACs除外項目
腎機能低下(CCr 30～50mL/分)	リバーロキサバン，アピキサバン，エドキサバン	ダビガトランより腎機能低下の影響を受けにくい
胃部不快感，消化器症状強い	リバーロキサバン，アピキサバン，エドキサバン	ダビガトランで消化器症状10%
最近の消化管出血の既往	アピキサバン	ワルファリンよりダビガトラン，リバーロキサバン，エドキサバンで消化管出血↑
最近の急性冠症候群(ACS)	リバーロキサバン，アピキサバン，エドキサバン	ダビガトランで心筋梗塞発症↑
2回/日の内服アドヒアランス不良	リバーロキサバン，エドキサバン	内服回数1回/日
内服アドヒアランス不良	ワルファリン	定期受診でPT-INRモニタリング

6 ヘパリン起因性血小板減少症(HIT)への対応

　ヘパリン起因性血小板減少症 heparin induced thrombocytopenia(HIT)とはヘパリン使用中に起こる稀ながら重大な副作用です．とくにHITのⅡ型は未分画ヘパリン使用中の約3%，低分子ヘパリン使用中の約1%で起こります．HITは発症機序によりⅠ型(HIT-Ⅰ)，Ⅱ型(HIT-Ⅱ)に分かれます．HIT自体はヘパリンロックなど少量のヘパリン使用でも起こります．

　HIT-Ⅰはヘパリン使用中の約10～20%に起こり，投与開始1～4日での緩徐な血小板減少が特徴です．HIT-Ⅰの発症機序は不明ですが血小板にヘパリンが直接作用し血小板凝集が起こるとされています．HIT-Ⅰは予後良好でヘパリン中止で血小板減少が改善します．

　一方，HIT-Ⅱは約3%に起こり，投与開始5～14日に①血小板数の急激な減少(<10万/μLまたは50%以上低下)，②高頻度に動脈・静脈血栓塞栓症を合併することが特徴です．

　HIT-Ⅱの発症機序は，ヘパリンと活性化血小板からの血小板第4因子(PF4)による複合体を抗原として自己抗体ができ，生体のIgGと反応し血管内皮障害と血小板活性化亢進が起こると考えられています(図17)．

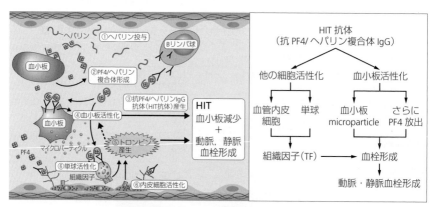

図17 HIT-Ⅱ型の発症機序（文献57より）

　HIT-Ⅱでは血小板減少が起こるとともに，出血ではなく全身性の血栓形成が起こります(表19)．

　そのため，ヘパリン投与中の患者(ヘパリンロックも含む)で，①原因不明の血小板減少症(50%以上)＋②ヘパリンで抗凝固療法を行っているにもかかわらず原因不明の動脈・静脈血栓症(深部静脈血栓・肺塞栓，急性心筋梗塞，脳梗塞，急性動脈閉塞な

表19 HITのI型, II型の特徴

特徴	HIT-I	HIT-II
発症(ヘパリン投与後)	1〜4日	5〜14日
機序	非免疫学的(直接刺激)	免疫学的,ヘパリンと血小板第4因子(PF4)複合体による血小板活性化と血管内皮障害
血小板数	軽度,<15万/μL(<10万/μLは稀)	40%以上低下,<15万/μL,典型例では<10万/μL
頻度	10〜20%	3%
経過	良好,自然回復(ヘパリン中止で迅速に改善)	ヘパリン中止で回復(48〜72時間)
合併症	なし	約50%で血栓症併発.脳梗塞,心筋梗塞,下肢動脈閉塞,肺塞栓,深部静脈血栓症
治療	不要	アルガトロバン,フォンダパリヌクスによる抗凝固療法,安定したらビタミンK拮抗薬

ど)の発症や増悪をみたら必ず疑わなければいけません.

HIT-IIは臨床診断が重要であり,血清学的検査でヘパリン・血小板第4因子複合体陽性のみ,または血小板減少と血栓症のみのいずれか単独ではHIT-IIは診断できません.つまり,臨床的に疑い,血清学的検査を適切に組み合わせて診断を行います.

そのため,血清学的検査陽性から臨床症状:血小板減少,動脈・静脈血栓形成まで大きな幅があると考えられています(図18,表20).

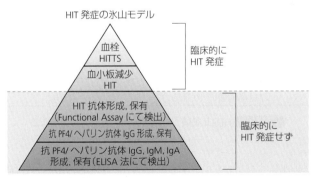

図18 HIT発症の氷山モデル (文献37より)

HITTS: heparin-induced thrombocytopenia with thrombosis syndrome

表20 4T's 臨床スコア（文献57より）

4T Category	スコア		
	2点	1点	0点
血小板減少症	血小板減少>50%または最低値≧2万/μL	血小板減少>30～50%または最低値1～1.9万/μL	血小板減少<30%または最低値<1万/μL
血小板減少の発症時期	投与5～10日での明らかな発症または過去100日以内のヘパリン投与歴あれば1日以内の発症	投与5～10日での血小板減少（未測定により時期が明らかでない）．10日以内の発症	今までヘパリンの曝露なく4日以内の血小板減少
血栓症や続発症	新たな血栓，皮膚壊死，ヘパリン静注後の急性全身性反応	血栓形成の進行や再発，皮膚の紅斑（壊死はなし），血栓の疑い	なし
血小板減少の他の原因	明らかな原因なし	可能性あり	他の原因が明らか

HITを疑う際に4T'sスコアがあり，4点以上でHIT-Ⅱを疑います．

とくに生命に危険のあるHIT-Ⅱは，ヘパリン投与開始から5～14日後に発症します（ヘパリン曝露があればさらに早く発症します）．血小板減少と血栓形成で疑い，4T'sスコアで評価します．そして治療を開始することが重要です（図19）．

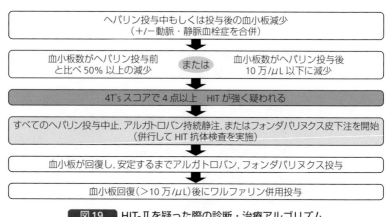

図19 HIT-Ⅱを疑った際の診断・治療アルゴリズム

治療は，①即座にヘパリンを中止することと，②ヘパリン以外の抗凝固療法を行います．

ヘパリン以外の抗凝固療法としては，①アルガトロバン，②フォンダパリヌクス，③ダナパロイドが選択肢としてあります．

血行動態不良の場合はアルガトロバン持続静注しながら，血小板数の回復を待って

から，ワルファリンを併用します．

　また血行動態安定の場合はアルガトロバンではなくフォンダパリヌクス皮下注で治療を行うことが可能です．フォンダパリヌクスを使用する場合も血小板数の回復を待ってから，ワルファリンを併用します．

　ダナパロイドは理論上HITを起こす可能性がゼロでないため，アルガトロバン，フォンダパリヌクスよりも使いにくいと考えられます．

　また，迅速な抗凝固作用のため血行動態が安定しているHIT-Ⅱでは今後NOACsが治療オプションになる可能性があります．

　HIT—とくにHIT-Ⅱの予防には，ヘパリンを使用しないこと（ルートロックも含む）が重要です．このときのルートロックは0.9％食塩水で行います．当然ながらHITの既往があれば未分画ヘパリンのみならず，低分子ヘパリンも禁忌です．

> **POINT !**
> - ヘパリン投与開始5〜14日後に，①原因不明の血小板減少症（50％以上），②抗凝固療法にもかかわらず原因不明の動脈・静脈血栓症（深部静脈血栓/肺塞栓，急性心筋梗塞，脳梗塞，急性動脈閉塞など）があればHIT-Ⅱ型を疑う．
> - HIT-Ⅱを疑ったら確定診断〔ヘパリン-血小板第4因子（PF4）複合体〕を行う．
> - HIT-Ⅱではすべてのヘパリン使用を中止し，アルガトロバン，フォンダパリヌクスでの抗凝固療法を開始する．
> - 血小板数の回復を待ってワルファリンでの抗凝固療法を併用する．
> - 今後HIT-Ⅱの治療オプションとしてNOACsも選択肢になる可能性がある．

7 抗凝固薬内服中の出血への対応

　抗凝固療法中の患者が出血した場合，まず局所処置（圧迫，ガーゼパッキング，縫合など）で止血可能かどうかを検討します．これら局所処置で止血可能な場合，必ずしも抗凝固療法を中断する必要はありません．

　しかし大出血した場合（消化管，後腹膜，頭蓋内など），いったん抗凝固療法を中断します．そして循環管理および必要に応じて血液製剤〔赤血球液（RBC），新鮮凍結血漿（FFP），濃厚血小板（PC）〕を準備します．

　また抗凝固薬の拮抗薬投与を検討します．生命予後に重大な影響を及ぼす頭蓋内出血や活動性の消化管出血への対応の際にとくに考慮すべきです（表21）．

未分画ヘパリン，低分子ヘパリン，フォンダパリヌクスの拮抗

　抗凝固薬として使用される未分画ヘパリン（UFH），低分子ヘパリン（LMWH），フォンダパリヌクスは半減期が6〜24時間以内です．UFH，LMWHの作用拮抗には硫酸プロタミンが使用されます．

　UFHでの作用拮抗には，4時間以内に使用したUFH100単位あたり1mgの硫酸プロタミンを投与します．プロタミンによる低血圧，徐脈を予防するため5mg/分以下の速度で緩徐に投与します．

　LMWHでの作用拮抗には，4時間以内に使用したLMWH 1mgあたり1mgの硫酸プロタミンを投与します．しかしLMWHへの硫酸プロタミンによる中和は部分的であるため，LMWH使用中で硫酸プロタミンでの中和・止血が不十分で生命の危機に瀕している場合，遺伝子組換え活性型第Ⅶ因子製剤（rFⅦa），活性化プロトロンビン複合体製剤（aPCC）など他の拮抗薬投与も検討します．

　第Ⅹ因子阻害薬であるフォンダパリヌクスへの特異的な拮抗薬は存在しません．エビデンスはありませんが，実験室で作用拮抗効果があるrFⅦa 90μg/kg投与を検討します．

表21　抗凝固薬の拮抗薬

薬剤	拮抗薬
抗凝固薬（静注，皮下注）	
未分画ヘパリン（UFH）	投与中止，硫酸プロタミン投与
低分子ヘパリン（LWMH）	投与中止，硫酸プロタミン投与 rFⅦa 50〜90μg/kg
フォンダパリヌクス	投与中止 rFⅦa 90μg/kg
アルガトロバン	投与中止 デスモプレシン（DDAVP: 0.3μg/kg） トラネキサム酸 10mg/kg 6〜8時間ごと 新鮮凍結血漿（FFP）（効果不明）
経口抗凝固薬	
ワルファリン	ビタミンK 2.5〜5mg経口または5〜10mg静注 新鮮凍結血漿（FFP）8〜15mL/kg aPCC 25〜100単位/kg rFⅦa 10〜90μg/kg
NOACs	※NOACsには特異的な拮抗薬はない
第Ⅹa因子阻害薬（リバーロキサバン，アピキサバン，エドキサバン）	aPCC 50単位/kg rFⅦa 90μg/kg
直接トロンビン阻害薬（ダビガトラン）	活性炭投与（最終内服2時間以内ならば） rFⅦa 60〜90μg/kg aPCC 25〜100単位/kg 腎機能低下の場合，血液透析を考慮

rFⅦa：遺伝子組換え活性型第Ⅶ因子製剤，aPCC：活性化プロトロンビン複合体製剤

アルガトロバンの拮抗

　直接トロンビン阻害静注薬アルガトロバンへの特異的な拮抗薬はありません．半減期が30～40分と短いため中止することでまずは対応します．

　アルガトロバン中止とともに作用拮抗目的で第Ⅷ因子とvon Willbrand因子放出を促進するデスモプレシン0.3μg/kg，抗線溶薬であるトラネキサム酸10mg/kg 6～8時間ごとの投与，効果不明ですが新鮮凍結血漿（FFP）投与のオプションがあります．

ワルファリンの拮抗

　ワルファリンの拮抗にはビタミンK，新鮮凍結血漿（FFP）が用いられてきましたが，FFPの副作用・欠点である①容量負荷，②輸血関連肺障害（TRALI），③準備・解凍に時間を要することから，欧米では迅速な止血を要する致死的な出血性合併症に対して，新鮮凍結血漿の代替としてプロトロンビン複合体濃縮製剤（PCC）が使われます．

　とくにワルファリン内服中の脳出血や致死的な消化管出血の際には必ず拮抗しPT-INRを正常化させなければいけません（目標PT-INR＜1.4）．

　欧米でワルファリンの拮抗薬としてPCCが使われ，遺伝子組換え活性型第Ⅶ因子製剤（rFⅦa）が使われない理由として，rFⅦaはPCCよりもワルファリン使用経験が少ないこと，血栓形成リスクが高いこと，半減期が短く，ワルファリンの長い半減期への拮抗として不十分であることがあげられています．国内では活性型のプロトロンビン複合体濃縮製剤（aPCC）があります．aPCCが使用される理由として活性化されたⅡa，Ⅶa，Ⅸa，Ⅹa因子製剤のため，ワルファリンが拮抗するビタミンK依存性凝固因子をすべて含んでいることがあげられます．国内ではrFⅦa，aPCCの2剤はもともと血友病治療目的，後天性血友病（第Ⅷ因子インヒビター）で使用されます．

　ワルファリンを実際に内服している場合の出血時の対応として以下のように考えるとよいでしょう．

---

① 小出血や無症候性の副作用，INR値の軽度延長
- ワルファリン中止のみ

② 高度の延長（PT-INR＞5.0）
- ワルファリン中止＋経口的にビタミンK（ケーワン®）1～2.5mgを投与

③ 超高度の延長（PT-INR＞9.0）
- ワルファリン中止＋経口的にビタミンK（ケーワン®）3～5mgを投与

④ 超緊急の場合（消化管出血，脳出血など）
- ワルファリン中止
- ビタミンK：ビタミンK（ケイツー®）10mg 30分以上かけて静注　12時間ごと2回
- 凝固因子製剤：新鮮凍結血漿（FFP）8～12mL/kg，活動性出血の場合，30mL/kg

- 活性化プロトロンビン複合体製剤(aPCC；ファイバ®)，遺伝子組換え活性型第Ⅶ因子製剤(rFⅦa；ノボセブン®)が使用可能であれば，とくにaPCCを考慮する(国内適応外使用)

ワルファリン内服中の脳出血への拮抗薬についての世界のガイドラインを比較すると表22のようになります．

表22 ワルファリン内服中の脳出血時の拮抗薬使用についてガイドラインごとの比較 (文献19より)

学会(年)	ビタミンK(mg)	FFP(mL/kg)		PCC(U/kg)	rFⅦa
オーストラリア(2004)	静注(5〜10)	あり(言及なし)	さらに	あり(言及なし)	言及なし
英国(2005)	静注(5〜10)	あり(15)	または	望ましい(50)	言及なし
EU脳卒中学会(2006)	静注(5〜10)	あり(10〜40)	または	あり(10〜50)	言及なし
ACCP(2008)	静注(10)	あり(言及なし)	または	望ましい(言及なし)	使用
AHA(2010)	静注(言及なし)	あり(10〜15)	または	あり(言及なし)	なし
フランス(2010)	経口，静注(10)	あり(言及なし)	または	望ましい(25〜50)	なし

FFP：新鮮凍結血漿，PCC：プロトロンビン複合体濃縮製剤，rFⅦa：遺伝子組換え活性型第Ⅶ因子製剤

NOACsの拮抗

NOACs自体には特異的な拮抗薬はありません．現在，拮抗薬となる特異的抗体が研究開発中です．

NOACsは商業ベースで利用可能な凝固能検査でモニタリングできないことが欠点です．NOACs投与中の凝固能検査データの変化は表23のようになります．

表23 NOACsの凝固能検査に与える影響

NOACs	PT	aPTT	トロンビン時間	エカリン凝固時間	Hemoclotアッセイ	抗Xa活性
ダビガトラン	↑↔	↑	↑	↑	↑	−
Xa阻害薬：リバーロキサバン，アピキサバン，エドキサバン	↑↔	↑↔	−	−	−	↑

ダビガトランではトロンビン時間(TT)延長が起こります．aPTTは個人差が大きく，ダビガトランで延長はしますがダビガトラン血中濃度に一致しません．PTも感度が低くモニタリングに使えません．

Xa阻害薬のリバーロキサバン，アピキサバン，エドキサバンではPT延長がみられるものの血中濃度に一致しません．aPTTはPTよりも感度が低くモニタリングに使えません．抗Xa活性は血中Xa阻害薬濃度と相関します．そのため，抗Xa活性が商業ベースで利用可能になればNOACs—とくにXa阻害薬のモニタリングが可能と

なると考えられます.

　実際に出血した場合の対応として，ダビガトランでは，最終内服2時間以内ならば活性炭投与を行います．またタンパク結合が低く腎排泄の割合が高いため，腎機能低下の場合は血液透析(HD)，血液浄化療法を考慮します．

　ダビガトラン，リバーロキサバン，アピキサバン，エドキサバンではとくにaPCCで作用拮抗について実験室レベルでの報告があり，致死的な出血の際には検討します．rFⅦaについては有効性を明確に示す十分なデータがありません．そのため，aPCC，rFⅦaは治療オプションとしてありうるという程度に考えるほうが妥当です．

　繰り返しになりますが，国内で使用可能な遺伝子組換え活性型第Ⅶ因子製剤(rFⅦa)（ノボセブン®），aPCC(FEIBAファイバ®)をこれら抗凝固薬による出血に対して使用する場合は保険適応外(いわゆる"off-label")であることに注意が必要です．これら2剤は非常に高額であり，ここで示した投与量については明確なエビデンスは現時点ではありません．

　NOACs処方が躊躇される理由として，緊急手術時や致死的な大出血の際に特異的拮抗薬がないことがあげられますが，しかし脳出血および大出血についてワルファリンと比較して発生頻度および生命予後が変わらないこと，そして脳出血ではワルファリンよりも発生頻度が低いこと，そしてワルファリンと比較して半減期が短いことに注意する必要があります．つまり拮抗薬がない現状でもワルファリン投与中の出血と大きな差がないという認識が大切です．

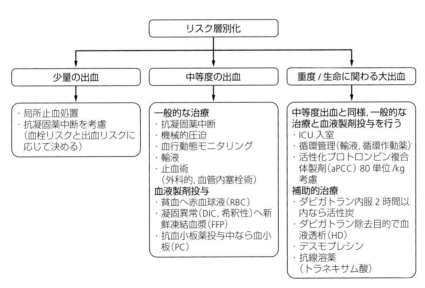

図20 NOACs投与中の出血の対応（文献51より）

そのため，NOACs投与中の出血の際には，一般的な出血への対応と同様に，①出血部位の確実な止血，②血液製剤〔赤血球液（RBC），新鮮凍結血漿（FFP），濃厚血小板（PC）〕，止血剤〔デスモプレシン，抗線溶薬（トラネキサム酸）〕の適切な使用で対応します（図20）．

8 出血後の抗凝固薬の再開タイミング

ビタミンK拮抗薬ワルファリン内服中の脳出血，大出血の頻度は2～3%/年と考えられています．NOACs内服の場合はワルファリンの約半分の頻度といわれています．ワルファリンよりもNOACsのほうが脳出血の頻度が低く，脳では組織因子が豊富であり第Ⅶ因子阻害のワルファリンのほうが脳出血を助長するためと考えられています．

一方，消化管出血の頻度はワルファリンよりNOACsのほうが高く，またNOACsの中でも頻度に差があります．リバーロキサバン，高用量ダビガトラン（300mg/日）とエドキサバン（60mg/日）がワルファリンよりも消化管出血の頻度が高く，アピキサバンではワルファリンと同等の頻度です．

大出血した場合（消化管，後腹膜，頭蓋内など），いったん抗凝固療法を中断しなければいけません．

脳出血では血腫拡大がないこと，そして他の大出血では止血を確認することが必要です．そして発症24～72時間後からDVTの薬物的予防〔低用量未分画ヘパリン（LDUH）・低分子ヘパリン（LMWH）皮下注〕は安全に開始できます．とくに脳出血患者では発症10日で約16%に無症候性のDVTの報告があり，出血のリスクがなくなり次第早期に薬物によるDVT予防を機械的予防に併用して開始する必要があります．

DVT予防ではなく，治療量として抗凝固療法を再開する際の統一された世界的なガイドラインはありません．そのため再出血リスクと血栓再発リスクについてとくに，

① 抗凝固療法の適応と血栓性合併症リスク
② 抗凝固療法再開に伴う再出血のリスク
③ 出血後の抗凝固療法再開時期
④ 抗凝固療法再開にあたっての薬剤選択（ビタミンK拮抗薬ワルファリン，NOACs）

の4点について考慮し，個々のケースで再開するかどうか再開のタイミング，再開時の抗凝固薬を決定する必要があります．

抗凝固療法の適応と血栓性合併症リスク

抗凝固療法の絶対適応にあてはまるケースとして，

- 僧帽弁機械弁
- 再発性血栓イベントを伴う抗リン脂質抗体症候群
- $CHADS_2$スコア＞5点
- CHA_2DS_2-VAScスコア＞6点

があります．これらではワルファリンのPT-INRを適切な治療域に保つとともに，出血源をコントロールし，可能な限り再出血リスクを低くしなければいけません．

次に，抗凝固療法を行っている疾患：機械弁，心房細動，静脈血栓塞栓症（VTE）の適応の確認と血栓性合併症のリスクについて表24を参考にし評価します．

表24 動脈・静脈血栓症のリスク評価（文献28より）

	機械弁	心房細動	静脈血栓塞栓症（VTE）
高リスク	・僧帽弁機械弁 ・旧式大動脈機械弁（caged-ballまたはtilting disc） ・6カ月以内の脳梗塞・TIA	・$CHADS_2$スコア 5〜6点 ・CHA_2DS_2-VAScスコア 6〜9点 （脳梗塞発症率≧9%/年） ・3カ月以内の脳梗塞・TIA ・リウマチ性弁膜症	・2カ月以内のVTE ・重篤な血栓傾向（プロテインC/S欠損，アンチトロンビン欠損，抗リン脂質抗体症候群など）
中リスク	・大動脈二葉弁で以下の1つ以上合併：心房細動，脳梗塞・TIA既往，高血圧，糖尿病，うっ血性心不全，75歳以上	・$CHADS_2$スコア 3〜4点 ・CHA_2DS_2-VAScスコア 5点 （脳梗塞発症率5〜9%/年）	・6カ月以内のVTE ・重篤でない血栓傾向（第Ⅴ因子Leidenなど） ・再発性VTE ・活動性悪性腫瘍（6カ月以内に治療または緩和ケア）
低リスク	・大動脈二葉弁で他リスクなし	・$CHADS_2$スコア 0〜2点 ・CHA_2DS_2-VAScスコア 0〜4点 （脳梗塞発症率＜5%）	・6カ月以上前のVTEで他リスクなし

高リスク：動脈血栓塞栓＞10%/年，静脈血栓塞栓＞10%/月
中リスク：動脈血栓塞栓 4〜10%/年，静脈血栓塞栓 4〜10%/月
低リスク：動脈血栓塞栓＜4%/年，静脈血栓塞栓＜2%/月

そして，抗凝固療法を継続する絶対的な適応がない場合，抗凝固療法治療期間が終了に近い場合，再出血高リスク群，再出血時の死亡リスクが高い場合は抗凝固療法を再開しないという選択肢があります．

抗凝固療法再開に伴う再出血のリスク
① 消化管出血

ワルファリン内服中のすべての消化管出血の頻度は約4.5%であり，NOACsではさらに頻度は高くなります．大出血ではワルファリンを拮抗し，内視鏡検査，血管造影・塞栓術が必要となります．出血源同定と確実な止血が再出血リスクを減らすため

にも重要になります．

② **皮膚軟部組織出血**

　皮膚軟部組織出血はワルファリン内服中の出血の約20%を占めます．後腹膜・下肢の筋肉内血腫が大出血では問題になり，局所圧迫による腹部コンパートメント症候群や下肢深部静脈血栓症の合併症があります．血腫形成によるタンポナーデ効果で自然止血することが大部分ですが，出血コントロールがつかない場合，外科的または血管造影での止血術が必要になります．

③ **脳出血**

　ワルファリン内服中の脳出血の頻度は約2～3%/年であり，NOACsではその約半分です．そして抗凝固の有無にかかわらず再出血の頻度は2～4%/年と考えられています．

　とくに高血圧が関係する脳深部での出血(被殻，視床，橋)で約2%，アミロイド血管症が関係する皮質下出血で約4%といわれています．

　そして皮質下出血では抗凝固療法再開による再出血のリスクが高いことがわかっています．一方，高血圧コントロール不良による脳深部出血(被殻，視床，橋)では高血圧治療により再出血のリスクは低くなります．

　また慢性硬膜下血腫 subdural hematoma (SDH)では，血腫ドレナージ後のワルファリンでの抗凝固療法再開で再発率は約9.2～26.5%と報告されており，抗凝固療法が再発のリスクファクターです．

　またワルファリンによる抗凝固療法ではPT-INR値が出血リスクに重要であり，2.0～3.0でのコントロールが最も出血リスクと血栓リスクを最小にすることがわかっています．そのため，初回の出血時のPT-INRをチェックするとともに，抗凝固療法が必要な臨床状況ではPT-INR目標値を確認します(表25)．

表25　ワルファリンの治療域

適応	目標PT-INR	治療期間
大部分の静脈血栓塞栓症(VTE)	2.0～3.0	3～6カ月
動脈・静脈血栓合併の抗リン脂質抗体症候群	2.0～3.0	生涯
僧帽弁生体弁	2.0～3.0	3カ月
大動脈機械弁	2.0～3.0	生涯
僧帽弁機械弁	2.5～3.5	生涯
僧帽弁・大動脈機械弁	2.5～3.5	生涯

　また出血のリスクのある基礎疾患(悪性腫瘍，高血圧，糖尿病，末期腎臓病，肝疾患，アルコール大酒家など)と抗血小板薬，NSAIDsなど併用薬剤についても確認し，中止可能ならば休薬します．

出血後の抗凝固療法再開時期

また治療としての抗凝固療法再開については，抗凝固薬（ワルファリン，NOACs）中断により過凝固となり血栓形成のリスク（肺塞栓，心原性脳梗塞）は，抗凝固療法を受けていない患者と比較し1～2週間で高くなる可能性が指摘されています．再開時期の決定の際にはとくに出血源の止血が行われているかどうかが重要です．

① 消化管出血後

大部分のケースで消化管出血による抗凝固療法中断後，4～7日目に再開が可能です．

② 皮膚軟部組織出血後

後腹膜血腫や下肢筋肉内血腫など皮膚軟部組織での大出血では4日目の再開が妥当と考えられています．

③ 脳出血後

脳出血では発症24時間は血腫拡大のリスクがあるため，ワルファリンでは必ず拮抗しPT-INR＜1.5倍に戻します．脳出血でも皮質下出血では抗凝固再開は避けたほうがよく，一方，血圧コントロールを適切に行った脳出血（被殻・視床・橋出血）では，発症7～10日後の再開（AHAガイドライン），10～14日後の再開（ESIガイドライン）を考慮します．また脳出血発症から10～30週間後まで再開しないとする報告もあります．

抗凝固療法再開にあたっての薬剤選択

ワルファリンと比較し，NOACsは消化管出血の頻度上昇を除き，脳梗塞予防効果と脳出血やその他の出血性合併症の面で有効性が指摘されています．また出血部位，抗凝固薬の特徴によって薬剤選択を行います．

- 消化管出血後⇒アピキサバンで再開
  （PT-INR治療域より延長した場合，PT-INRを厳密にモニタリングの上ワルファリン再開）
- 脳出血後⇒NOACsで再開
  （PT-INR治療域より延長した場合，PT-INRを厳密にモニタリングの上ワルファリン再開）
- 後腹膜出血など止血処置困難な箇所からの出血後⇒拮抗薬のあるワルファリンで再開
- PT-INRコントロール不安定で大出血後⇒NOACsで再開
- 腎機能低下（＜CCr 15mL/分）⇒ワルファリンで再開

9 周術期の抗凝固薬の考え方，使い方

外科的手術・侵襲的検査時の抗凝固薬の取り扱いについては，

① 抗凝固療法中止による血栓リスク
② 手術・検査による出血リスク
③ 抗凝固薬の半減期，患者の状態（とくに腎機能）

を考慮して抗凝固薬中止の有無，未分画ヘパリン持続静注切換えの有無，再開のタイミングを決定します．

当然，出血リスクが少ない低侵襲手術・処置で，血栓塞栓症高リスク群では抗凝固療法を継続しながらでの手術・処置となります．一方，出血リスクが高い手術・処置で，血栓塞栓症低リスク群では抗凝固療法を一時的に中止することが適切です．

抗凝固療法中止による血栓リスク

抗凝固療法中止による血栓のリスクは表24（p.469）の通りです．とくに高リスク群では周術期にワルファリン中止した場合にヘパリン持続静注（世界的には低分子ヘパリン皮下注）へ切り替え（ブリッジングセラピー）を行います．

表26 術式による出血リスク

出血高リスク（手術2日での大出血2～4％）	出血低リスク（手術2日での大出血0～2％）
心臓弁置換術	胆嚢摘出術
冠動脈バイパス術	開腹子宮全摘術
腹部大動脈瘤グラフト置換術	消化管内視鏡検査±生検，乳頭部切開なしの胆道・膵管ステント留置術，吸引針生検なしの超音波内視鏡検査
脳神経外科手術	
泌尿器科手術	
頭頸部手術	ペースメーカ・除細動器植込術，電気生理学検査
開腹手術	抜歯
乳癌手術	手根管修復術
両側人工膝関節置換術	膝・股関節手術，肩・足・手関節手術，関節鏡
椎弓切除術	子宮内膜掻爬術，頸管拡張子宮内膜掻爬術
経尿道的前立腺切除術TUR-P	皮膚癌切除術
腎生検	鼠径ヘルニア修復術
内視鏡処置（ポリペクトミー，静脈瘤EVL，胆道乳頭部切開術）	痔核手術
	腋窩リンパ節郭清
胃瘻造設	陰嚢水腫修復術
内視鏡ガイド下針生検	白内障手術
複数本抜歯	冠動脈以外の動脈造影
血管外科・45分以上かかる一般外科手術	気管支鏡検査±生検
	中心静脈カテーテル抜去
	皮膚生検，膀胱・前立腺・甲状腺・乳腺・リンパ節生検

手術・検査による出血リスク

 抗凝固療法中の出血リスク評価としてはHAS-BLEDスコア（≧3点）を用います（p.455, 表15）．また出血リスクが高い手術・処置として，前立腺・腎手術，大腸ポリープ切除術，肝臓・脾臓手術，人工関節置換術，悪性腫瘍手術，開心術，脳外科手術があげられます．これらの出血高リスクの手術・検査では抗凝固療法を中止します．血栓リスクが高い患者群では周術期にヘパリン持続静注でのブリッジングセラピーを行います．主な手術術式による出血リスクは表26のようになります．
 ワルファリン長期投与による抗凝固療法中での血栓リスクと出血リスクを考慮したヘパリン使用によるブリッジングを行うかどうかは図21のように考えるとよいでしょう．

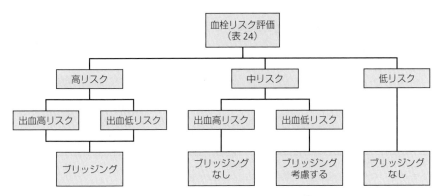

図21 ワルファリン内服中の予定手術での血栓・出血リスクを考慮したヘパリンによるブリッジングの評価

ワルファリン長期抗凝固療法中でのヘパリンによるブリッジングセラピー

 図21に基づいてヘパリンによるブリッジングセラピーの適応がある場合，ワルファリン内服中止のタイミングと未分画ヘパリン持続静注および低分子ヘパリン皮下注治療量への変更については表27のように考えるとよいでしょう．
 世界的には抗凝固療法として低分子ヘパリン（LMWH）使用が適応となっているためモニタリングの必要がなく，皮下注投与であることからいかに簡便であるかがわかると思います．残念ながら国内では未分画ヘパリン持続静注でのブリッジングセラピーとなります．

抗凝固薬の半減期，患者の状態（とくに腎機能）

 ワルファリンは半減期が長いため手術・処置4〜5日前に中止し，血栓リスクが高い場合，ヘパリン持続静注のブリッジングセラピーを行います．

表27 血栓リスクに基づく術前ワルファリンの取り扱い

① 血栓低〜中等度リスク群でブリッジングなし，DVT予防でLMWHを使用する場合

	術前−5	術前−4	術前−3	術前−2	術前−1	術当日
ワルファリン術前最終投与					PT-INRチェック：≧1.5でビタミンK 1mg内服 手術12時間前にLMWH予防量皮下注（またはLDUH皮下注）	術前−1でPT-INR≧1.5なら再チェック

② 血栓高リスク群，ヘパリンによるブリッジングセラピー考慮の場合

	術前−5	術前−4, 3	術前−2	術前−1	術当日
ワルファリン術前最終投与			PT-INRチェック ① ≧2.0でビタミンK 1mg内服し術前−1に再チェック ② 1.5〜2.0でビタミンK 1mg内服し術前−1に再チェック，未分画ヘパリン静注治療量，治療量LMWH皮下注開始 ③ ≦1.5で未分画ヘパリン静注治療量，治療量LMWH皮下注開始	術前−2でPT-INR≧1.5でPT-INR再チェック PT-INR≧1.5でビタミンK 1mg内服 治療量LMWH皮下注は手術24時間前に中止 未分画ヘパリン静注治療量では6時間ごとにaPTTでの投与量調整を行う	術前−1でPT-INR≧1.5なら再チェック 未分画ヘパリン静注治療量は手術6時間前に中止

※LDUH：低用量未分画ヘパリン，LMWH：低分子ヘパリン
※未分画ヘパリン静注治療量，治療量LMWHはp.427〜を参照

一方，NOACsでは腎機能と出血リスクに合わせて手術・処置前の中止時期を決めます(表28)．一般的にNOACsでは周術期のヘパリン持続静注でのブリッジングセラピーは不要です．

抗凝固療法の再開

術後の抗凝固療法の再開については，ワルファリンでは効果発現に5〜7日かかるため，血栓リスクに応じて未分画ヘパリン(世界的には低分子ヘパリン皮下注予防量ないし治療量)予防量で再開(適宜治療量に増量する)し，ワルファリン併用としPT-INR 2.0以上となればヘパリンを中止します(表29)．NOACsは出血低リスクの手術・処置ならば術後24時間，出血高リスクの手術・処置ならば術後48〜72時間後に再開します(表30)．

表28 周術期術前のNOACsの取り扱い

NOACs	商品名	腎機能CCr(mL/分)	手術・処置前の中止時期	
			出血低リスク	出血高リスク*
ダビガトラン	プラザキサ®	>50	1日	2日
		30〜50	2日	4日
リバーロキサバン	イグザレルト®	>50	1日	2日
		30〜50	1日	2日
		15〜30	2日	3日
アピキサバン	エリキュース®	>50	1日	2日
		30〜50	2日	3日
		15〜30	2日	3日
エドキサバン	リクシアナ®	>50	1日	2日
		30〜50	1日	2日
		15〜30	2日	3日

*出血高リスクの手術・処置：前立腺・腎手術，大腸ポリープ切除術，肝臓・脾臓手術，人工関節置換術，悪性腫瘍手術，開心術，脳外科手術

表29 術後ワルファリンの再開

① 血栓低〜中等度リスク群

術当日	術後+1	術後+2	術後+3	術後+4	術後+5	術後+6
術後6〜8時間でLDUH，LMWH皮下注（予防量）	ワルファリン通常量で再開，予防量でのLDUH，LMWH皮下注継続	ワルファリン通常量で継続しPT-INR≧2.0まで予防量でのLDUH，LMWH皮下注継続					

② 血栓高リスク群

術当日	術後+1	術後+2	術後+3	術後+4	術後+5	術後+6
術後6〜8時間でLDUH，LMWH皮下注（予防量）	ワルファリン通常量で再開，予防量でのLDUH，LMWH皮下注継続		ワルファリン通常量，未分画ヘパリン静注治療量，治療量LMWH皮下注		ワルファリン通常量．PT-INR≧2.0まで未分画ヘパリン静注治療量，治療量LMWH皮下注継続	

LDUH：低用量未分画ヘパリン，LMWH：低分子ヘパリン
※未分画ヘパリン静注治療量，治療量LMWHはp.427〜を参照

表30　術後NOACsの再開

NOACs	商品名	手術・処置後の再開時期	
		出血低リスク	出血高リスク
ダビガトラン	プラザキサ®	術後・処置後24時間, 150mg×2回/日	術後・処置後48〜72時間, 150mg×2回/日[*1]
リバーロキサバン	イグザレルト®	術後・処置後24時間, 15mg×1回/日	術後・処置後48〜72時間, 15mg×1回/日[*2]
アピキサバン	エリキュース®	術後・処置後24時間, 5mg×2回/日	術後・処置後48〜72時間, 5mg×2回/日[*2]
エドキサバン	リクシアナ®	術後・処置後24時間, 60mg×1回/日	術後・処置後48〜72時間, 60mg×1回/日[*2]

[*1] 血栓高リスク群では術後・処置後24〜48時間はダビガトラン110〜150mg×1回/日と減量投与のオプションあり.
[*2] 血栓高リスク群では術後・処置後24〜48時間はリバーロキサバン10mg×1回/日，アピキサバン2.5mg×2回/日，エドキサバン30mg×1回/日と減量投与のオプションあり.

10 クリティカルケアでの深部静脈血栓症（DVT）予防

　欧米のデータでは，深部静脈血栓症（DVT）はICU入室患者の13〜31％で起こるといわれ，重要な合併症である肺塞栓（PE）と関連しています．ICUでの死亡原因としてPEは7〜27％という報告があります．そのため，DVTの予防は非常に大切です．

血栓症の発生機序

　血栓thrombusが過剰に拡大し血管内を閉塞すると血栓症thrombosisと呼ばれます．血栓形成には3つの病因があり，①血管内皮傷害，②血流うっ滞，③凝固能亢進です．これらをVirchowの3徴といいます（図22）．

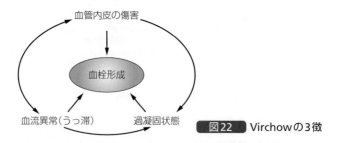

図22　Virchowの3徴

　血管内皮傷害は，高血圧による血管壁への傷害，脂質異常症，高血糖，外傷性血管損傷（手術も含む），感染症などがあります．傷害された血管内皮細胞に一次止血とし

ての血小板凝集が起こります．また傷害された血管内皮細胞から組織因子が出るため，外因系凝固カスケードが動きます．t-PAなど正常な血管内皮細胞で産生される線溶系を賦活させる物質が欠乏することで二次止血を適切にコントロールできず血栓形成が進行します．

2番目の血流のうっ滞は，血小板の血管壁への接触を可能にし，新鮮血の流れがなくなるため凝固因子活性化が進行します．また血流うっ滞により血管内皮傷害が進行することで，一次止血，二次止血機構を亢進させることにつながります．

3番目の凝固亢進は，遺伝性の障害(第Ⅴ因子Leiden，プロテインC/S欠乏，抗トロンビン欠乏など)，二次性障害(外傷，手術，悪性腫瘍，妊娠，抗リン脂質抗体症候群，ネフローゼ症候群，経口避妊薬など)があります．

例えば，全身麻酔下で胆嚢炎後の腹腔鏡下開腹胆嚢摘出術を行った場合を考えてみましょう．

全身麻酔で一定期間臥床し，腹腔鏡のため気腹することで骨盤内から下肢静脈の血流うっ滞が起こります．胆嚢炎後で感染症による炎症の直後での外科手術侵襲による炎症反応が起こることで凝固亢進状態となります．また切除などの手術操作での血管内皮細胞障害と気腹による圧迫からの血管内皮障害が起こります．そのためVirchowの3徴が重なり，血栓形成が起こることになります．

深部静脈血栓症(DVT)高リスク群

まず動けずベッド上安静を強いられること自体がDVT高リスク群となります．主なリスクとしては，年齢60歳以上，重症疾患，敗血症，DVT/PEの既往，悪性腫瘍，多発外傷，ICU入室前の長期入院，人工呼吸器管理，筋弛緩薬使用，大腿静脈カテーテル挿入や静脈血栓症予防なし，があります(表31)．

表31 クリティカルケアでのDVT高リスク群

ICU入室前からのリスク	ICU入室後のリスク
高齢者	薬物的筋弛緩
以前のDVT/PEの既往	人工呼吸器管理
外傷	中心静脈カテーテル挿入：とくに大腿静脈
手術	外科的処置
悪性腫瘍	敗血症
敗血症	血液浄化療法
不動：脊髄損傷，安静臥床，脳梗塞	血管収縮薬使用
エストロゲン関係：妊娠，産褥期	血小板輸血
心不全・呼吸不全	遺伝子組換え活性型第Ⅶ因子製剤使用

クリティカルケアでのDVT/PE予防法

予防法には非薬物的予防と薬物的予防に分かれます．予防を行わない場合のDVT/

PEの発生頻度は約30%であり，とくに薬物的予防を行うと約5%という報告があります．

① 非薬物的予防

　弾性ストッキングと間欠的空気圧迫法がありますが，これらだけでは効果は限られています．そのため，薬物的予防が禁忌のケースでのみ非薬物的予防を行います．弾性ストッキングも間欠的空気圧迫法も可能な限り24時間にわたって使用することが大切です．

　動かないこと自体がDVT/PE高リスクとなるため，早期離床を行うことが静脈うっ滞を減らしDVT形成を予防します．また早期離床により廃用予防およびせん妄予防効果もあります．

　そのため，①早期離床，②弾性ストッキング，③間欠的空気圧迫法は，薬物的予防と併用してICU入室後にルーチンで行うことが大切です．

　クリティカルケアで出血傾向の患者で薬物的予防が行えない場合のみ非薬物的予防を行います(脳神経外科術後，硬膜外ドレーン留置など)．

　しかしルーチンに定期的(1〜2回/週)な下肢静脈エコーを用いた血栓形成スクリーニングは推奨されていません．非薬物的予防・薬物的予防の両方が困難な特殊なケース(頭蓋内出血があり下肢損傷など)に限って定期的にスクリーニングすることが経済的効果があるとされています．

　また高リスク群で薬物的予防法ができない場合，下大静脈フィルター inferior vena cava(IVC) filterの予防的挿入がありますが，死亡率改善効果が乏しくフィルター留置自体の合併症が多いため推奨されていません．現時点では，近位部DVTがあり治療的抗凝固療法が禁忌なケースに限り，抜去可能な一時的IVCフィルターの留置を行い，いったん抗凝固療法が可能となり次第フィルター抜去を行います．

② 薬物的予防

　薬物的予防としては，未分画ヘパリン，低分子ヘパリンの2つが標準的です．

● 未分画ヘパリン

　使い方：

　ヘパリンカルシウム®(未分画ヘパリン) 5,000単位皮下注　12時間ごと

　高リスクや体重100kg以上のケースでは，5,000単位8時間ごとで使うこともあります．腎機能低下ケースでも安心して使用できます．

● 低分子ヘパリン

　使い方：

　クレキサン®(エノキサパリン) 2,000IU皮下注　12時間ごと(国内適応)

　クレキサン®(エノキサパリン) 4,000IU皮下注　24時間ごと(欧米)

　フラグミン®(ダルテパリン) 5,000IU皮下注　24時間ごと(国内では適応なし)

低分子ヘパリンの半減期が未分画ヘパリンと比較して長いため，24時間投与のほうが理にかなっています．

国内では，整形外科での下肢術後（股関節全置換術（THA），膝関節全置換術（TKA），股関節骨折手術）と外科腹部手術後に適応があります．

低分子ヘパリンはとくに抗凝固療法として用いる場合，腎機能CCr＜30mL/分では使用できませんが，クリティカルケアでの腎機能低下で"DVT予防"として用いる際は未分画ヘパリンと同等のDVT予防効果，出血リスクであることがわかっています（このときの低分子ヘパリンはダルテパリンによる）．そのため，低分子ヘパリンであるダルテパリンによるDVT予防がオプションとしてあります．

> **MEMO　DVT予防は低用量未分画ヘパリン（LDUH）か低分子ヘパリン（LMWH）か**
>
> 欧米ではDVT予防に低用量未分画ヘパリンlow dose unfractionated heparin（LDUH）から低分子ヘパリンlow molecular weight heparin（LMWH）を用いるようになっています．
>
> 一般外科・内科患者でのDVT予防効果が同等ですが，多発外傷，整形外科術後，脳梗塞後DVT予防ではLMWHが優れています．また出血合併症のリスクは同等であり，一方でヘパリン起因性血小板減少症（HIT）の頻度は，LDUHのほうがLMWHより30倍も高いことがあげられます．
>
> またDVT予防では腎機能低下でもLMWHのダルテパリンは安全に使用できることもわかっており，今後国内でもクリティカルケアでのDVT予防としてLMWHがメインとなる可能性があります．

● ワルファリン

PT-INRが1.5～2.5で調整しますが，クリティカルケアでは半減期が長く，薬物相互作用が多数あるため使いにくいと考えられます．

● フォンダパリヌクス

腎代謝のため，腎機能が不安定なクリティカルケアのDVT予防では使いにくいと

表32　クリティカルケアでのDVT予防の考え方

出血リスク	血栓形成リスク	推奨される予防法
低い	中等度	低分子ヘパリン4,000～6,000IU皮下注　24時間ごと 低用量未分画ヘパリン5,000単位皮下注　12時間ごと
低い	高度*	低分子ヘパリン4,000～6,000IU皮下注　24時間ごと
高い	中等度～高度*	弾性ストッキングまたは間欠的空気圧迫法 出血リスク下がれば低分子ヘパリン使用

*血栓形成高リスク：多発外傷，脊髄損傷，整形外科大手術，悪性腫瘍手術

考えられます.

そのため,クリティカルケアでの薬物的DVT予防としては低用量未分画ヘパリン皮下注ないし低分子ヘパリン皮下注が用いられます.出血リスク,血栓形成リスクによる使い分けは表32のようになります.

クリティカルケアでのDVT/PE予防のアプローチ

以上より,実際のクリティカルケアの現場では,①ICU入室時,そして,②毎日DVT予防法について出血と血栓形成リスクの両面からアセスメントを行い,適切な予防を行うことが大切です(図23).

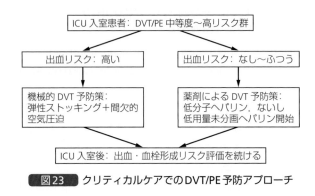

図23 クリティカルケアでのDVT/PE予防アプローチ

活動性出血や臨床的に重大な出血リスクが高い患者では機械的予防を行います.そして出血のリスクが低くなった時点で薬物的予防を併用します.機械的予防を行う際は両下肢に適切に装着し,24時間の大部分の時間使用します.

現在わかっていることとして,外傷性脳出血でもICU入室48〜72時間での薬物的予防で出血リスクが上がらないこと,そして骨盤骨折では24時間以内に薬物的予防を開始できたかどうかでDVT発生率が大きく異なることもわかっています.そのため,実際の臨床では,

① ICU入室時点で機械的予防を開始する.
② 出血リスク低く薬物的予防が可能ならば開始する(LMWH≧LDUH).
③ 機械的予防だけの場合,24時間ごとに薬物的予防併用可能か評価する.

という流れで対応します.

クリティカルケアの患者は常にDVT/PE高リスク群であるため,施設ごとに全例DVT評価とリスクに応じたプロトコルを作ることが大切だと考えます.

POINT !

- クリティカルケアではDVT/PE予防として機械的(弾性ストッキング,間欠的空気圧迫法),薬物的(LDUH,LMWH)予防がある.
- 出血のリスクと血栓形成リスクを考慮して予防法を選択する.
- 出血のリスクが高ければ機械的予防を行う.
- 出血のリスクが下がれば薬物的予防を併用する.
- とくに多発外傷,脊髄損傷,整形外科術後,悪性腫瘍では低分子ヘパリン(LMWH)を使用する.
- 予防的下大静脈フィルター留置は推奨されず,近位部DVTがあり抗凝固療法治療が禁忌な場合のみ抜去可能な一時的IVCフィルター留置を行う.

MEMO 下肢深部静脈血栓症(DVT)−近位部DVTと遠位部DVT

下肢深部静脈血栓症(DVT)は,近位DVT(腸骨,大腿〜膝窩静脈),遠位DVT(前・後脛骨静脈,腓骨静脈,ヒラメ筋静脈)に分類されます(図24).遠位DVTの約10%が近位に進行します.

近位DVTは肺塞栓(PE)を起こすため抗凝固療法の適応があり,治療効果の有効性が示されています.

一方,遠位DVTに対する抗凝固療法の有効性は明らかではなく,①症状や近位側へ伸展する場合にのみ抗凝固療法を行い,②近位へ進行しないかどうか1〜2週間ごとにエコーでフォローする方法が妥当と考えられます.

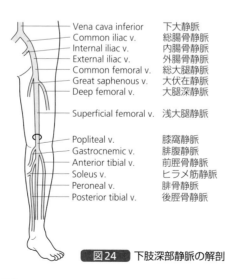

図24 下肢深部静脈の解剖

ケースの解説

Case1
長期臥床に伴う肺塞栓の典型的なケースで，未分画ヘパリンによる抗凝固療法を行っています．aPTT が治療域に達し次第，ワルファリンでの経口抗凝固を開始しています．

Case2
体重 50kg であり，80 単位/kg で 4,000 単位静注し，18 単位/kg である 900 単位/時での投与となります．
6 時間後の採血で aPTT 1.3 倍だったので，2,000 単位追加静注のうえ，900→1,000 単位/時へアップします（p.429，表3参照）．

Case3
外科の汎発性腹膜炎術後で，悪性腫瘍に伴う DVT 予防で低分子ヘパリン（LMWH）を使用して DVT 予防を行っています．多発外傷，整形外科術後，悪性腫瘍では未分画ヘパリンよりも LMWH のほうが DVT 予防効果に優れています．

Case4
高血圧，糖尿病の既往がある心房細動（AF）のため，$CHADS_2$ スコア2点となり，抗凝固薬による予防の適応があります．ここでは腎機能低下なく1日1回投与による経口直接 Xa 阻害薬であるエドキサバンを使用しています．

Case5
ビタミン K 拮抗薬のワルファリンで抗凝固療法中に生命に関わる大出血をした場合，ビタミン K で拮抗するとともに緊急性が高いと判断したら新鮮凍結血漿（FFP）10〜15mL/kg（止血困難な場合は 30mL/kg）で使用し拮抗します．しかし，FFP 投与まで時間がかかること，投与に伴う輸液過剰，合併症である輸血関連急性肺傷害（TRALI）など問題があります．

Case6
経口直接トロンビン阻害薬であるダビガトラン内服中の緊急手術のケースです．待機的手術では 24〜48 時間程度のダビガトラン中止が望ましいものの緊急手術のため，手術操作での局所止血と血液製剤〔赤血球（RBC），新鮮凍結血漿（FFP），血小板（PC）〕での一般的な止血を行います．
それでも止血困難な場合，ダビガトラン内服直後ならば活性炭投与，タンパク結合率が低いため血液透析での除去，効果がまだはっきりしていませんが，遺伝子組換え活性型第Ⅶ因子（rFⅦa），活性型プロトロンビン複合体濃縮製剤（aPCC）の投与も考慮します（p.467，図 20 参照）．

Case7
整形外科術後の DVT に対して，呼吸・循環不全があるため微調整が可能な未分画

ヘパリン持続静注により抗凝固療法を行っていたケースで，抗凝固療法後に消化管出血となり，プロタミンでヘパリンを拮抗するとともに，緊急上部内視鏡による止血と抗凝固療法が可能となるまでの間のDVT治療として下大静脈（IVC）フィルターの一時的留置が行われています．

Case8
HITの既往があり，骨盤手術後にフォンダパリヌクスでDVT予防していたものの，新規DVTに対して，静注直接トロンビン阻害薬のアルガトロバンを使用して抗凝固療法を行っています．未分画ヘパリン，低分子ヘパリン，フォンダパリヌクス使用でもDVT発症率は約5%程度と考えられています．

Case9
内科系重症患者でDVT高リスク群であり，出血リスク高くないと考え，DVT予防に機械的予防（弾性ストッキング，間欠的空気圧迫法）に加え，低用量未分画ヘパリン皮下注を行っています．

Case10
整形外科術後であり，喘息重積発作で気道トラブルがあり，術後ICU管理となっていますが，呼吸状態は安定し，DVT高リスク群であるため，予防として機械的予防（弾性ストッキング，間欠的空気圧迫法）と薬物的に1日1回投与でよい経口直接Xa阻害薬リバーロキサバンを使用しています．

Case11
心原性脳梗塞で発症4.5時間以内であり，禁忌事項がないことを確認し血栓溶解療法としてアルテプラーゼを使用しています．

Case12
ショックで血行動態不安定でかつ著明な右心負荷のある広範囲肺血栓塞栓症のケースであり，通常の抗凝固療法だけでなくt-PA誘導体であるモンテプラーゼによる血栓溶解療法をまず選択し，その後未分画ヘパリン持続静注による抗凝固療法を行っています．

＊この章でのポイント＊

- ☑ 生体内での止血―とくに二次止血である凝固のメカニズムについて理解する．
- ☑ 代表的な抗凝固薬である，①未分画ヘパリン，②低分子ヘパリン，③フォンダパリヌクス，④アルガトロバン，⑤ダナパロイド，⑥ワルファリン，⑦直接経口阻害薬（ダビガトラン，リバーロキサバン，アピキサバン，エドキサバン）の作用機序と適応，使い分けを理解する．
- ☑ ヘパリン誘発性血小板減少症（HIT）の病態・診断・治療法（とくにアルガトロバン，フォンダパリヌクス）について理解する．

- ☑ 長期抗凝固療法としてワルファリンを使う場合，ヘパリン，低分子ヘパリン，フォンダパリヌクス，アルガトロバンから移行の際に4～5日併用する理由を理解する．
- ☑ 抗凝固療法中の出血時対応，周術期対応，出血後の抗凝固薬再開について理解する．
- ☑ 血栓形成に対する線溶系の働きと血栓溶解薬(アルテプラーゼ，モンテプラーゼ)の作用機序，使い方について理解する．
- ☑ クリティカルケアでの深部静脈血栓症(DVT)の予防法について理解する．

For Further Readings：さらに理解を深めるために

1. Guyatt GH, Aki EA, Crowther M, et al. Executive summary: Antithrombotic Therapy and Prevention of Thrombosis, 9th ed: American College of Chest Physicians Evidence-Based Clinical Practice Guidelines. Chest 2012; 141(Suppl): 7S.
2. Weitz J. Low molecular weight heparins. N Engl J Med. 1997; 337: 688.
3. Nisio MD, Middeldorp S, Buller HR. Direct thrombin inhibitors. N Engl J Med. 2005; 353: 1028.
4. Ageno W, Gallus AS, Wittkowsky A, et al. Oral anticoagulant therapy; Antithrombotic Therapy and Prevention of Thrombosis, 9th ed: American College of Chest Physicians Evidence-Based Clinical Practice Guidelines. Chest. 2012; 141(Suppl): 44S.
5. Phillips KW, Ansell J. Outpatient management of oral vitamin K antagonist therapy: defining and measuring high-quality management. Expert Rev Cardiovasc Ther. 2008; 6: 57.
6. Rajasekhar A, Beyth R, Crowther MA. Newer anticoagulants in critically ill patients. Crit Care Clin. 2012; 28: 427.
7. Wartak SA, Bartholomew JR. Dabigatran: will it change clinical practice? Cleve Clin J Med. 2011; 78: 657.
8. King CS, Holley AB, Moores LK. Moving toward a more ideal anticoagulant: the oral direct thrombin and factor Xa inhibitors. Chest. 2013; 143: 1106.
9. Pollack CV Jr. New oral anticoagulants in the ED setting: a review. Am J Emerg Med. 2012; 30: 2046.
10. Kearon C, Akl EA, Comerota AJ, et al. Antithrombotic therapy for VTE disease; Antithrombotic Therapy and Prevention of Thrombosis, 9th ed: American College of Chest Physicians Evidence-Based Clinical Practice Guidelines. Chest. 2012; 141(Suppl): 419S.
11. Nils Kucher. Clinical practice: deep-vein thrombosis of the upper extremities. N Engl J Med. 2011; 364: 861.
12. Tnaka-Esposito C, Chung MK. Selecting antithrombotic therapy for patients with atrial fibrillation. Cleve Clin J Med. 2015; 82: 49.
13. Cove CL, Mylek EM. An updated review of target-specific oral anticoagulants used in

stroke prevention in atrial fibrillation, venous thromboembolic disease, and acute coronary syndromes. J Am Heart Assoc. 2013; 2: e000136.
14. Gibson PS, Powrie R. Anticoagulants and pregnancy: when are they safe? Cleve Clin J Med. 2009; 76: 113.
15. Marik PE, Plante LA. Venous thromboembolic disease and pregnancy. N Engl J Med. 2008; 359: 2025.
16. Cleveland KW. Argatroban: a new treatment option for heparin-induced thrombocytopenia. Crit Care Nurse. 2003; 23: 61.
17. Kelton JG, Arnold DM, Bates SM. Nonheparin anticoagulants for heparin-induced thrombocytopenia. N Engl J Med. 2013; 368: 737.
18. Grobler C, Callum J, McCluskey SA. Reversal of vitamin K antagonists prior to urgent surgery. Can J Anesth. 2010; 57: 458.
19. Goodnough LT, Shander A. How I treat warfarin-associated coagulopathy in patients with intracranial hemorrhage. Blood. 2011; 117: 6091.
20. Levi M, Eerenbrerg E, Kamphuisen PW. Bleeding risk and reversal strategies for old and new anticoagulants and antiplatelet agents. J Thromb Haemost. 2011; 9: 1705.
21. Anderson M, Hassell KL, Trujillo TC, et al. When patients on target-specific oral anticoagulants need surgery. Cleve Clin J Med. 2014; 81: 629.
22. Goodnough LT. A reappraisal of plasma, prothrombin complex concentrates, and recombinant factor VIIa in patient blood management. Crit Care Clin. 2012; 28: 413.
23. Lazo-Langner A, Lang ES, Douketis J. Clinical review: clinical management of new oral anticoagulants: a structured review with emphasis on the reversal of bleeding complications. Crit Care. 2013; 17: 230.
24. Fawole A, Daw HA, Crowther MA. Practical management of bleeding due to the anticoagulants dabigatran, rivaroxaban, and apixaban. Cleve Clin J Med. 2013; 80: 443.
25. Faraoni D, Levy JH, Albaladejo P, et al. Updates in the perioperative and emergency management of non-vitamin K antagonist oral anticoagulants. Crit Care. 2015; 19: 203.
26. Goldstein JN, Greenberg SM. Should anticoagulation be resumed after intracerebral hemorrhage? Cleve Clin J Med. 2010; 77: 791.
27. Ray B, Keyrouz SG. Management of anticoagulant-related intracranial hemorrhage: an evidence-based review. Crit Care. 2014; 18: 223.
28. Colantino A, Jaffer AK, Brotman DJ. Resuming anticoagulation after hemorrhage: a practical approach. Cleve Clin J Med. 2015; 82: 245.
29. Abdel Aziz H, Dunham CM, Malik RJ, et al. Timing for deep vein thrombosis chemoprophylaxis in traumatic brain injury: an evidence-based review. Crit Care. 2015; 19: 96.
30. Francis CW. Prophylaxis for thromboembolism in hospitalized medical patients. N Engl J Med. 2007; 356: 1438.
31. McLeod AG, Geerts W. Venous thromboembolism prophylaxis in critically ill patients. Crit Care Clin. 2011; 27: 765.
32. 循環器病の診断と治療に関するガイドライン(2008年度研究班報告). 肺血栓塞栓症および深部静脈血栓症の診断, 治療, 予防に関するガイドライン(2009年改訂版).
33. Tapson VF. Treatment of pulmonary embolism: anticoagulation, thrombolytic therapy, and

complications of therapy. Crit Care Clin. 2011; 27: 825.
34. Tapson VF. Acute pulmonary embolism. N Engl J Med. 2008; 358: 1037.
35. Konstantinides S. Acute pulmonary embolism. N Engl J Med. 2008; 359: 2804.
36. Jaff MR, McMurtry MS, Archer SL, et al. Management of massive and submassive pulmonary embolism, iliofemoral deep vein thrombosis, and chronic thromboembolic pulmonary hypertension: a scientific statement from the American Heart Association. Circulation. 2011; 123: 1788.
37. Warkentin TE. Heparin-induced thrombocytopenia in critically ill patients. Crit Care Clin. 2011; 27: 805.
38. Hacke W, Kaste M, Bluhmki E, et al. Thrombolysis with alteplase 3 to 4.5 hours after acute ischemic stroke. N Engl J Med. 2008; 359: 1317.
39. Broderick JP, Palesch YY, Demchuk AM, et al. Endovascular therapy after intravenous t-PA versus t-PA alone for stroke. N Engl J Med. 2013; 368: 893.
40. Whiteley WN, Adams Jr HP, Bath PM, et al. Targeted use of heparin, heparinoids, or low-molecular-weight heparin to improve outcome after acue iscaemic stroke: an individual patient data meta-analysis of randomized controlled trials. Lancet Neurol. 2013; 12: 539.
41. Baron TH, Kamath PS, McBane RD. Management of antithrombotic therapy in patients undergoing invasive procedures. N Engl J Med. 2013; 368: 2113.
42. 循環器病の診断と治療に関するガイドライン(2012年度合同研究班報告). 心房細動治療(薬物)ガイドライン(2013年改訂版).
43. January CT, Wann LS, Alpert JS, et al. 2014 AHA/ACC/HRS Guideline for the Management of Patients With Atrial Fibrillation: A Report of the American College of Cardiology/American Heart Association Task Force on Practice Guidelines and the Heart Rhythm Society. Circulation. 2014; 130: 2071.
44. Connolly SJ, Ezekowitz MD, Yusuf S, et al. RE-LY Steering Committee and Investigators. Dabigatran versus warfarin in patients with atrial fibrillation. N Engl J Med. 2009; 361: 1139.
45. Hohnloser SH, Oldgren J, Yang S, et al. Myocardial ischemic events in patients with atrial fibirillation treated with dabigatran or warfarin in the RE-LY (Randomized Evaluation of Long-Term Anticoagulation Therapy) trial. Circulation. 2012; 125: 669.
46. Patel MR, Mahaffey KW, Garg J, et al; ROCKET AF Investigators. Rivaroxaban versus warfarin in novalvular atrial fibrillation. N Engl J Med. 2011; 365: 883.
47. Granger CB, Alexander JH, McMurray JJ, et al; ARISTOTLE Committees and Investigators. Apixaban versus warfarin in patients with atrial fibrillation. N Engl J Med. 2011; 365: 981.
48. Giugliamo RP, Ruff CT, Braunwald E, et al. Edoxaban versus warfarin in patients with atrial fibrillation. N Engl J Med. 2013; 369: 2093.
49. Buller HR, Decousus H, Grosso MA, et al; Hokusai-VTE Investigators. Edoxaban versus warfarin for the treatment of symptomatic venous thromboembolism. N Engl J Med. 2013; 369: 1406.
50. Agnelli G, Buller HR, Cohen A, et al; AMPLIFY Investigators. Oral apixaban for the

treatment of acute venous thromboembolism. N Engl J Med. 2013; 369: 799.
51. Siegal DM, Garcia DA, Crowther MA. How I treaet target-specific oral anticoagulant-associated bleeding. Blood 2014; 123: 1152.
52. Schulman S, Kearon C, Kakkar AK, et al; RE-COVER Study Group. Dabigatran versus warfarin in the treatment of acute venous thromboembolism. N Engl J Med. 2009; 361: 2342.
53. Schulman S, Kakkar AK, Goldhaber SZ, et al; RE-COVER II Trial Investigators. Treatment of acute venous thromboembolism with dabigatran or warfarin and pooled analysis. Circulation. 2014; 129: 764.
54. Desai J, Kolb JM, Weitz JI, et al. Gastrointestinal bleeding with the new oral anticoagulants- defining the isssues and the management strategies. Thromb Haemost. 2013; 110: 205.
55. Yeh CH, Gross PL, Weitz JI. Evolving use of new oral anticoagulants for treatment of venous thromboembolism. Blood. 2014; 125: 1020.
56. Golan DE, Tashjian AH Jr, Armstrong EJ, et al. Principles of pharmacology. The pathophysiologic basis of drug therapy. 3rd ed. Lippincott Williams & Wilkins; 2012.
57. Sakr Y. Heparin-induced thrombocytopenia in the ICU: an overview. Crit Care. 2011; 15: 211.

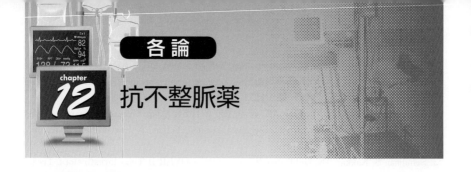

各論

chapter 12 抗不整脈薬

この章でとりあげる薬剤

Ia群（プロカインアミド），Ib群（リドカイン），Ic群（フレカイニド，プロパフェノン），II群：β遮断薬（エスモロール，ランジオロール），III群（アミオダロン），IV群：Ca拮抗薬（ベラパミル，ジルチアゼム），ATP，硫酸マグネシウム，イソプロテレノール

ケース

Case1

発作性心房細動，虚血性心疾患のある78歳男性．170cm，64kg．S状結腸癌術後の全身管理目的でICU入室．術当日の夜に動悸の訴えあり，血圧110/80，心拍数136不整，体温36.8℃，呼吸数12，意識清明．モニター上はirregular narrow QRS tachycardiaであり心房細動による頻脈の状態．尿量十分，心エコー上も血管内ボリューム少なくラクテック®（乳酸加リンゲル）500mL 2時間投与し，血液ガス分析も電解質K3.0と低値だったためカリウム，マグネシウム補充を行い，オノアクト®（ランジオロール）50mg 3V / 0.9%食塩水50mLで160mL/時で1分ローディングし13mL/時（≒10μg/kg/分）で開始し，数分で心拍数80台に復帰し，その後洞調律となり血圧も140/80へと上昇した．

Case2

肺気腫/COPD，心房細動，心機能維持された心不全の既往のある76歳女性．150cm，45kg．大腿骨頸部骨折術後の呼吸・循環管理目的でICU入室．ICU入室直後に心拍数160台の頻脈性心房作動となり，意識はあるものの血圧140/70⇒80/50と低下した．心エコーでは血管内ボリュームが少なく頻脈に伴い心機能低下の所見．ラクテック®（乳酸加リンゲル）500mLを1時間投与しながら，ジゴシン®（ジゴキシン）0.25mg/1mL 2A静注し，ヘルベッサー®（ジルチアゼム）50mg/1A 5A / 0.9%食塩水50mL（250mg/50mL）で67.5mL/時（≒0.25mg/kg）2分ローディングし，2mL/時で持続静注開始し，約20分で心拍数80台に落ち着き，

血圧120/65と上昇した.

Case3

重症大動脈弁狭窄症,低心機能の慢性心不全,心房細動,間質性肺炎の既往のある82歳男性. 56kg. 呼吸困難でER搬送. 血圧80/65,心拍数140台の頻脈性心房細動. 末梢冷汗著明. 胸部X線上で心拡大,バタフライシャドーおよび間質影増強あり. また心エコーでEF 40%⇒15%台へと低下あり. 間質性肺炎急性増悪および頻脈性心房細動による心原性ショックの診断でICU入室となった. 非侵襲的人工呼吸器（NIV）：CPAP 10, F_IO_2 1.0使用し,血管作動薬ノルアドリナリン®（ノルアドレナリン）1mg/1A 5A / 0.9%食塩水45mLで2mL/時開始しながら,心房細動に対して少量β遮断薬オノアクト®（ランジオロール）50mg 3V / 0.9%食塩水50mL（150m/5mL）1mL/時（≒1μg/kg/時）にジゴシン®（ジゴキシン）0.25mg 2A静注し,30分後に血圧90台,心拍数110台. 3時間後に血圧100台,心拍数90台と安定し,ノルアドレナリンを減量できた.

Case4

冠動脈3枝病変に対して冠動脈バイパス術（CABG）術後ICU入室となった70歳男性. 術後心房細動予防でアンカロン®（アミオダロン）150mg/3mL 1A / 5%ブドウ糖100mLを30分投与し,その後アンカロン®5A / 5%ブドウ糖500mLで40mL/時（1mg/分）で6時間,20mL/時（0.5mg/時）で18時間継続した. 持続静注終了後はアミオダロン内服400mg/日でトータル7日間投与した. 2, 3病日に発作性心房細動が出現したため,2回アンカロン®（アミオダロン）150mg/3mL 1A / 5%ブドウ糖100mLを30分投与し洞調律復帰を確認した.

Case5

大動脈弁狭窄症（AS）,僧帽弁閉鎖不全症（MR）,心房細動に対して大動脈弁・僧帽弁置換術,Maze術後ICU入室となった75歳女性. 術後心房細動予防でアンカロン®（アミオダロン）150mg/3mL 1A / 5%ブドウ糖100mLを30分投与し,その後アンカロン®5A / 5%ブドウ糖500mLで40mL/時（1mg/分）で6時間,20mL/時（0.5mg/時）で18時間継続した. 持続静注終了後はアミオダロン内服400mg/日でトータル7日間投与した. 2病日に発作性心房細動が出現したためアンカロン®（アミオダロン）150mg/3mL 1A / 5%ブドウ糖100mLを30分投与するも洞調律復帰みられず,エコー上心機能問題なく,タンボコール®（フレカイニド）50mg/5mL 1A / 5%ブドウ糖20mL希釈を約5分で静注し洞調律復帰を確認した.

Case6

大腿骨頸部骨折術後の84歳男性. 高血圧と慢性腎臓病（CKD）の既往あり. 術後呼吸管理も含めICU入室. 2日目日中にモニター上心拍数140台の発作性心房細動となった. 血圧,酸素化含め,循環安定しており空いている末梢ルートないため,

内服でプロノン®（プロパフェノン）150mg 4錠内服し1時間後洞調律に復帰．150mg×3回/日の内服を7日間継続した．

Case7

認知症，3枝病変による虚血性心疾患のある80歳男性．胃癌術後の全身管理目的でICU入室．術当日夜間にせん妄となった．バイタルサイン含め全身状態問題なく，せん妄として2回ハロペリドール5mg/1mL 1A を静注したが改善なく，3回目を静注したときにモニター上，ねじれるような波形の心室頻拍 *Torsades de pointes* であった．硫酸Mg®（硫酸マグネシウム）20mEq/20mL（≒2g）を2分かけてゆっくり静注し，その後硫酸マグネシウム約10g/日で持続静注開始し，原因となったハロペリドール静注を中止した．*Torsades de pointes* の波形が出る直前のQTc時間は0.50秒と延長していた．

Case8

急性心筋梗塞で入院加療となった70歳男性．75kg．前下行枝にPCIを行いICU入室となった．入院当日夜間に突然の持続性心室頻拍となり脈は触れていた．アンカロン®（アミオダロン）150mg/3mL 1A / 5%ブドウ糖100mLを10分投与で開始したところ速やかに停止した．またβ遮断薬オノアクト®（ランジオロール）50mg/1V 150mg / 0.9%食塩水50mL持続静注で7.5mL/時（5μg/kg/分）併用した．その後，アンカロン® 5A / 5%ブドウ糖500mLで40mL/時（1mg/分）で6時間，20mL/時（0.5mg/時）で18時間継続しアミオダロン内服800mg/日で開始した．

Case9

洞不全症候群，誤嚥性肺炎，下肢末梢動脈疾患の90歳女性．左下腿壊疽に対して大腿切断術後ICU管理となった．血圧，呼吸状態安定するも夜間30〜40台の徐脈となるため，2病日より内服でプレタール®（シロスタゾール）100mg×2回/日内服開始し，日中・夜間ともに50〜60台と心拍数上昇した．

Case10

陳旧性心筋梗塞，高血圧，徐脈のある75歳男性．前日からの労作性呼吸苦ありER受診．
O_2 3L/分でSpO$_2$ 96%，血圧110/40，心拍数30，完全房室ブロック，体温35.5℃．徐脈による心原性ショック，緊急ペーシング目的でICU入室．一時的ペーシング準備までに硫酸アトロピン0.5mg 2A静注するも反応なく，血圧維持されているためプロタノールL®（イソプロテレノール）0.2mg/1mL 5A / 0.9%食塩水45mL持続静注で2mL/時開始し心拍数50台となった．

クリティカルケアでの抗不整脈薬の考え方

クリティカルケアでは，とくに循環変動や呼吸状態が不安定なケースで不整脈がよくみられます．多くは上室性不整脈，とりわけ心房細動が多くみられます．これに対し心室性不整脈は頻度こそ少ないものの，出現した場合には心筋障害を示唆することが多く状態によっては致死的なため，迅速に診断し適切な治療が必要です．この数年間の抗不整脈薬のトレンドとしては，アミオダロン静注と超短時間作用型β遮断薬静注がクリティカルケアの現場でも頻繁に使われるようになったことがあげられます．ここでもアミオダロンと超短時間作用型β遮断薬静注をまずは使いこなせるようにすることを目標にします．

1 クリティカルケアで不整脈が起こる原因と初期評価

クリティカルケアで不整脈が発生する原因として，心臓，呼吸，血管内ボリューム，電解質異常の問題が最も多く，それ以外の原因も含めると表1のようになります．

表1　クリティカルケアで不整脈が起こる原因

① 心臓
　　基礎心疾患（弁膜症，心筋症など）
　　基礎疾患として不整脈
　　心筋虚血，心筋梗塞
　　心タンポナーデ
② 呼吸
　　低酸素血症，高二酸化炭素血症（低換気），アシドーシス
　　気管チューブによる刺激
　　気胸
　　肺塞栓
③ 血管内ボリュームの変動：脱水，溢水
④ 電解質異常（低・高カリウム血症，低マグネシウム血症，低カルシウム血症など）
⑤ 外傷（胸部外傷，心臓外科手術，呼吸器外科手術など）
⑥ 薬物（血管作動薬，抗不整脈薬，気管支拡張薬など）
⑦ 低体温
⑧ 不安，疼痛
⑨ 感染症：敗血症
⑩ 胃拡張
⑪ モニタリングの刺激：中心静脈カテーテル，肺動脈カテーテルなど

そのため原因検索とともに初期評価としては，

- 胸部X線
- 12誘導心電図および心筋虚血の評価（心エコー含む）
- 動脈血液ガス，電解質チェック
- 人工呼吸器管理中の場合，モードや設定などの確認

を行います．緊急性の有無として，

- 低血圧
- 心筋虚血
- うっ血性心不全
- 組織低灌流所見：意識障害，低酸素血症，尿量減少，乳酸値上昇による代謝性アシドーシス

これらの所見があれば緊急処置が必要になるため，血行動態不安定や不整脈判断不可能な場合は循環器専門医コンサルトを躊躇してはいけません．

2 クリティカルケアでの不整脈

クリティカルケアでよくみる不整脈についてとりあげます．心臓は，

洞（房）結節⇒心房収縮⇒房室結節⇒His束⇒心室収縮：左脚，右脚

の順番で伝導が伝わります（図1）．

不整脈を分類する際には，①脈拍（徐脈または頻脈），②P波の有無，③P波とQRSとの関係（1対1対応しているかどうか），④QRS幅（狭いnarrowか広いwideか），⑤QRS波が規則的かどうか，の5つのポイントに分けて考えます．

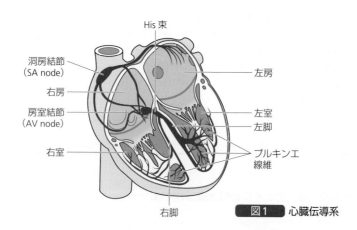

図1　心臓伝導系

徐脈性不整脈

徐脈性不整脈は心拍数50以下の場合を指し，①自動能低下：洞結節機能不全，②伝導障害：房室結節機能不全，の2つの病態に分かれます．

洞結節機能不全

- 洞性徐脈（図2）：正常P波で心拍数＜60回/分．QRS波の前にP波がある．

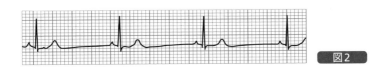

図2

- 洞停止（図3）：P波の形は正常．QRS波の前にP波がある．心房活動なしで3秒以上ポーズが入る．

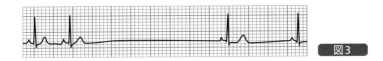

図3

- 洞房出口ブロック（図4）：P波の形は正常．PP間隔が徐々に短縮しP波が伝導しなくなる（II度，type I）またはPP間の整数倍に合わせて洞房ポーズが入る（II度，type II）．

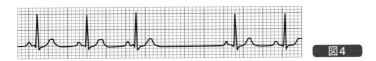

図4

- 徐脈・頻脈症候群（図5）：心房性の頻脈と徐脈が交互に出る．

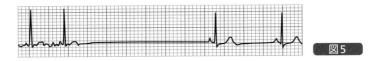

図5

房室結節機能不全

- Ⅰ度房室ブロック(図6)：PR間隔が0.2秒以上．P波の後にQRS波がすべて続く．

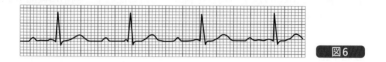
図6

- Ⅱ度房室ブロック

    Wenckebach/Mobitz Ⅰ型(図7)：徐々にPR間隔が延長しRR間隔が短縮し，QRS波が脱落する．脱落したQRS波の次のPR間隔は，脱落直前のPR間隔より短い．

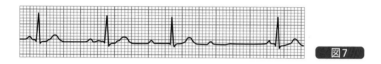
図7

    Mobitz Ⅱ型(図8)：間欠的にQRS波が脱落する．伝導しているPR間隔は一定である．

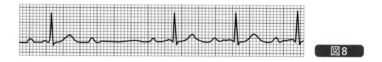
図8

    Ⅱ度高度房室ブロック(図9)：3：1以上の伝導障害．伝導しているPR間隔は一定である．

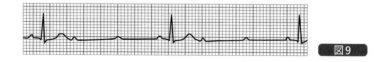
図9

- Ⅲ度房室ブロック(図10)：心房と心室活動が解離している．心房レートのほうが心室レートより速く，心室レートは接合部ないし心室調律である．

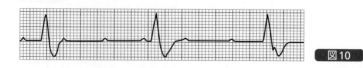
図10

頻脈性不整脈

頻脈性不整脈は心拍数100/分以上を指し，①自動能亢進（発作性心房頻拍，多源性心房頻拍），②リエントリー〔心房粗動（AFL），房室結節リエントリー性頻拍（AVN-RT），房室リエントリー性頻拍（AVRT），心室頻拍（VT）〕，③トリガードアクティビティ triggered activity〔早期後脱分極（EAD），遅延後脱分極（DAD）〕の3つの病態に分かれます．

またQRS幅（狭いnarrowか広いwideか）とQRS波が規則的regularか不規則irregularかによって分類されます（表2）．

表2 RR間隔とQRS波による頻脈性不整脈の鑑別

	RR間隔: 規則的 regular	RR間隔: 不規則 irregular
QRS波 狭い narrow （＜0.12秒）	regular narrow QRS tachycardia • 洞性頻脈（ST） • 心房頻拍（AT） • 心房粗動（AFL） • 房室回帰性頻拍（AVRT），房室結節リエントリー性頻拍（AVNRT）	irregular narrow QRS tachycardia • 心房細動（AF） • 多源性心房頻拍（MAT）
QRS波 広い wide （≧0.12秒）	regular wide QRS tachycardia • 変行伝導を伴う上室性頻拍 • 心室頻拍（VT）	irregular wide QRS tachycardia • 変行伝導を伴う AF，MAT • 心室細動（VF）

洞性頻脈 sinus tachycardia（ST）（図11）

リズム整で狭いQRSであり徐々に発症します．QRS前に必ずP波がありⅡ誘導で上向きです．心拍数上限は「220－年齢」であり，原因として発熱，低酸素血症，疼痛，不安，敗血症，脱水，貧血，心筋虚血，甲状腺機能亢進症などがあります．

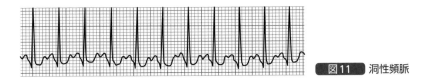

図11 洞性頻脈

心房頻拍 atrial tachycardia（AT）（図12）

リズム整で狭いQRSであり突然発症します．QRS前に必ずP波がありますが洞性頻脈STと異なりⅡ誘導で上向きではありません．

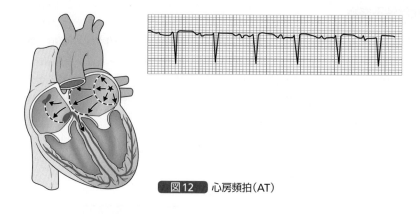

図12　心房頻拍（AT）

発作性上室性頻拍〔房室回帰性頻拍（AVRT），房室結節リエントリー性頻拍（AVNRT）〕

- 房室回帰性頻拍 atrioventricular reciprocating tachycardia（AVRT）（図13）

　AVRTには房室結節を順行性に下がる順行性AVRTと副伝導路を下がる逆行性AVRTに分かれます．

　順行性AVRTはリズム整で狭いQRSであり突然発症します．QRS後にP波がみえます．

　逆行性AVRTはリズム整で広いQRSであり突然発症します．P波はふつうみえません．

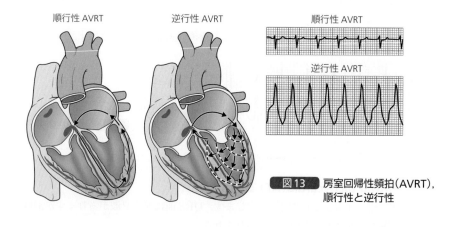

図13　房室回帰性頻拍（AVRT），順行性と逆行性

- **房室結節リエントリー性頻拍 atrioventricular nodal reentrant tachycardia（AVNRT）**（図14）

AVNRTはリズム整で狭いQRSであり突然発症します．P波はふつうみえず，QRS波の終わりにR'波がみえることがあります．

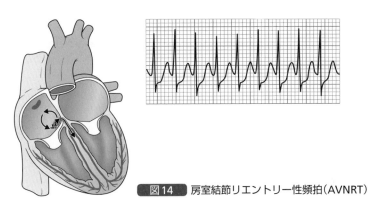

図14　房室結節リエントリー性頻拍（AVNRT）

多源性心房頻拍 multifocal atrial tachycardia（MAT）（図15）

MATは肺疾患やテオフィリン中毒でみられ，心房細動（AF）と異なりリズムコントロール，洞調律復帰が難しい不整脈であり鑑別が大切です．リズム不整で狭いQRSで徐々に発症します．QRS波の前に毎回形の異なるP波がみえます．

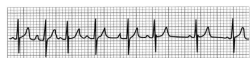
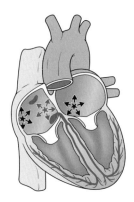

図15　多源性心房頻拍（MAT）

心房粗動 atrial flutter(AFL)（図16）

リズム整で狭いQRSであり突然発症します．心拍数は75，100，150前後であることが特徴であり，ふつう2：1の房室伝導のため150前後の心拍数でQRSの前に鋸歯波がみえます．房室伝導ブロックを伴う場合，リズムは不整になることがあります．

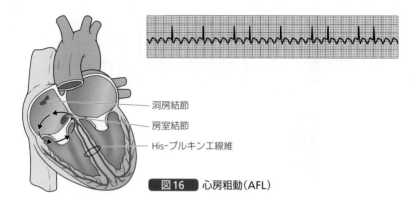

図16　心房粗動(AFL)

心房細動 atrial fibrillation(AF)（図17）

リズム不整で狭いQRSで発作性心房細動(PAF)では突然発症しますが，慢性心房細動の頻拍では徐々に起こります．P波はわからず，QRS波と関係なく細動波があります．

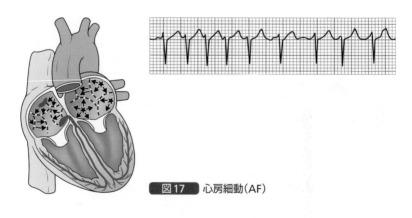

図17　心房細動(AF)

WPW症候群,WPW症候群副伝導路による心房細動(AF)(図18)

　副伝導路であるKent束をもつWPW症候群に発作性心房細動が合併すると偽性心室頻拍pseudo VTと呼ばれる,リズム不整で広いQRS波の頻拍となります.これは心房細動時には房室結節より不応期の短い副伝導路を通りやすいため,δ波のQRS幅が広くみえます.WPW症候群に合併した心房細動は,副伝導路から心室に伝わりやすいため心室細動になりやすくカテーテルアブレーションも含めた根治的な治療が必要になります.<u>治療ではβ遮断薬,ジゴキシン,Ca拮抗薬は房室結節をブロックし副伝導路の伝導を促進し心室細動のリスクがあるため禁忌です.一般的にアミオダロンとプロカインアミドが使われますが,アミオダロンも心室細動を起こす可能性が高く,プロカインアミドで頻脈を停止させ使用しその後Ic群フレカイニド,プロパフェノンでの抑制が重要になります.</u>

　リズム不整で広いQRSで突然起こります.P波はわからず,150～250くらいの心拍数です.もともとWPW症候群がわかっている場合,ふだんの12誘導心電図と比較することが大切です.

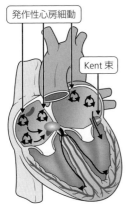
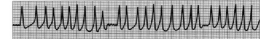

図18 WPW症候群で発作性心房細動(PAF)による偽性心室頻拍(pseudo VT)

心室頻拍 ventricular tachycardia(VT)(図19)

　リズム整で広いQRSで突然起こります.器質的心疾患があり,迅速に除細動ないしアミオダロン投与を行います.

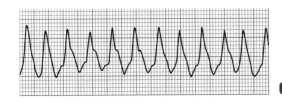

図19 心室頻拍(VT)

Torsades de pointes(図20)

ねじれるような形のリズム整で広いQRSです．突然起こり，QT延長と関連した心室頻拍の一種です．

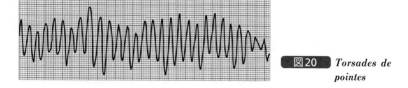

図20 *Torsades de pointes*

心室細動ventricular fibrillation(VF)(図21)

リズム不整で広いQRSで，突然発症し患者は意識喪失し脈は触れません．迅速に除細動とアミオダロン投与を行います．

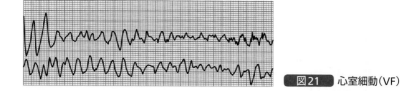

図21 心室細動(VF)

3 心筋電気活動とチャネル(Na^+, Ca^{2+}, K^+)：抗不整脈薬の作用機序を理解するために

抗不整脈薬の作用機序を理解するためには，心筋収縮とチャネル(Na^+, Ca^{2+}, K^+)の関係，心筋(非ペースメーカ細胞)：心房筋，心室筋とペースメーカ細胞：洞房結節(SA node)，房室結節(AV node)ごとの働き，そして各心筋へのチャネル(Na^+, Ca^{2+}, K^+)分布を知る必要があります．なぜなら抗不整脈薬はこれら3つのチャネルを阻害することで作用を発揮するからです．

心臓には2種類の心筋細胞があります．1つは活動電位を自動的に発生するペースメーカ細胞(これを自動能 automaticityという)であり，これは洞房結節(SA node)，房室結節(AV node)，心室内のHis束，脚，プルキンエ線維に分布します．

もう1つは，非ペースメーカ細胞であり，心房や心室のポンプとしての心筋細胞であり自動能をもった細胞からの刺激によって活動電位を発生して収縮します．

> **POINT !**
> - 心臓は，①ペースメーカ細胞と②非ペースメーカ細胞に分かれ，それぞれで刺激時のチャネル分布が異なる特徴がある．
> - **ペースメーカ細胞**：自動能があり洞房結節，房室結節に分布する．
> - **非ペースメーカ細胞**：ペースメーカ細胞から刺激をもらい収縮に関連する．心房筋，心室筋の大部分．

非ペースメーカ細胞：心筋細胞活動電位と心筋細胞収縮

　非ペースメーカ細胞である心室筋をとりあげてみます．心筋細胞も含め細胞内外の電位差を作り出すために，イオン濃度は細胞膜の内外で均等に分布せず，細胞内のナトリウムイオン，カルシウムイオンを外にくみ出して，カリウムイオンを取り込むようにポンプが働いています．

> - 細胞内：K^+ 濃度が高い．
> - 細胞外：Na^+，Ca^{2+} 濃度が高い．
> - Na^+-K^+ ATPaseにより細胞内は細胞外と比べ，－90mVとマイナスになっている．

という状態にふだんはなっています．

　とくにNa^+-K^+ ATPaseポンプによりナトリウム3つを細胞外にカリウム2つを細胞内に取り込み，興奮していない細胞内は細胞外よりも電位が低い状態（＝マイナス）になっています．興奮していない細胞は約－90mVの細胞膜内外で大きな電位差があります．これを「分極している」といいます．

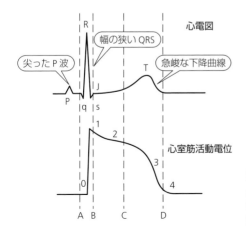

図22　心筋活動電位と心電図の関係
QRS波が心筋収縮（心筋脱分極），QT時間が不応期〔または活動電位持続時間（APD）〕，T波が心筋再分極を表します

心筋細胞が興奮すること＝チャネルが開き細胞外のNa$^+$，Ca^{2+}イオンの順番で陽イオンが細胞内に入り細胞内がプラスになることを「脱分極」といいます．その後，チャネルが開き細胞内のK$^+$イオンが細胞外に出て細胞内がプラス⇒マイナスへ再度戻り「再分極」状態になります．

心筋細胞が興奮しNa$^+$，Ca^{2+}イオンが細胞内に入り「脱分極する」としばらくは電気的刺激が入らない時期ができ，これを不応期といい活動電位の横幅である活動電位持続時間action potential duration（APD）と同等と考えてよく，QT時間に反映されます．

心電図と心筋活動電位との関係を図22に示します．

心室筋細胞活動電位は第0相から第4相まであり，それぞれの時相で開くチャネル（Na$^+$，Ca^{2+}，K$^+$）が異なります（図23，表3）．そしてイオンに選択的なチャネル

心室筋活動電位相	主な電流
第4相	I_{K1}＝内向き整流，外向きK$^+$電流 $I_{Na/Ca}$＝内向きNa$^+$とCa^{2+}電流
第0相	I_{Na}＝内向きNa$^+$電流
第1相	I_{to}＝一過性外向きK$^+$電流
第2相	I_{Ca}＝内向きCa^{2+}電流 I_K＝遅延整流，外向きK$^+$電流 I_{K1}＝内向き整流，外向きK$^+$電流 I_{to}＝一過性外向きK$^+$電流
第3相	I_K＝遅延整流，外向きK$^+$電流

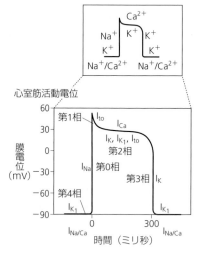

図23 心室筋細胞の活動電位各時相と関係する電流

表3 心室筋細胞：非ペースメーカ細胞

時相	特性	流れる主な電流
第4相	静止膜電位	内向きと外向き電流量は一致（プラスマイナスゼロのため，もともとの－90mVのまま）
第0相	急速な脱分極	Na$^+$チャネルによる内向きNa$^+$電流が生じる
第1相	再分極の早期	内向きNa$^+$電流が減少してK$^+$チャネルによる外向きK$^+$電流（I_{to}）が増加
第2相	プラトー相	Ca^{2+}チャネルによる内向きCa^{2+}電流とK$^+$チャネルによる外向きK$^+$電流（I_K，I_{K1}）が拮抗
第3相	急速な再分極後期	内向きCa^{2+}電流が減少し外向きK$^+$電流が大幅に増加

表4　心室筋活動電位と心室筋収縮の関係

- Na⁺チャネルが開く⇒細胞外から細胞内へ急激にNa⁺イオンが移動する：脱分極開始時の立ち上がりを決める（細胞内：マイナス⇒プラス）
- Ca²⁺チャネルが開く⇒細胞外から細胞内へCa²⁺イオンが移動する：脱分極の持続＝活動電位持続時間（心筋収縮に関わる）を決める（細胞内：プラスの維持）
- K⁺チャネルが開く⇒細胞内から細胞外へK⁺イオンが移動する：再分極開始時を決める（細胞内：プラス⇒マイナス）

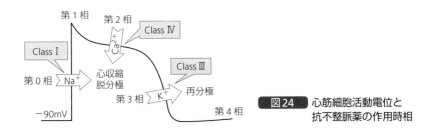

図24　心筋細胞活動電位と抗不整脈薬の作用時相

が開くとイオンが細胞内外で移動することになり，それにより細胞が興奮するという変化が心筋収縮につながります（表4，図24）．

上記がわかると，Ⅰ群抗不整脈薬が，

「Na⁺チャネルを遮断⇒脱分極の立ち上がりを抑える」

ことで，心筋伝導を遅らせ，心電図上はP波（心房）とQRS波（心室）を延長させ，心房筋と心室筋自体から起こる不整脈を停止させます．

一方，Ⅳ群のカルシウム拮抗薬は後で述べるペースメーカ細胞である洞房結節や房室結節の脱分極を抑える作用がありますが（Ca²⁺チャネルが関わるため），心房筋や心室筋の脱分極にはCa²⁺チャネルは関係ない（非ペースメーカ細胞の脱分極時はNa⁺チャネル開口のみであることに注意）ため，Ca²⁺拮抗薬が心房筋や心室筋から生じる不整脈を止める作用がないこともわかります．

むしろ，カルシウム拮抗薬は心房筋，心室筋には，

「Ca²⁺チャネルを遮断→"活動電位持続時間を短縮"させる」

ことで，心筋収縮力を弱めます（＝陰性変力作用）．

また，Ⅲ群抗不整脈薬は，

「K⁺チャネルを遮断→再分極を遅らせる」

ことで不応期が延び，心電図上ではQT時間が延長を起こし，活動電位持続時間（APD）延長につながります．不応期が延びることで，次の心筋刺激が入る（自動能亢進やリエントリー）のを阻止し抗不整脈作用をもたらしますが，QT時間延長という代償を払うことになります．

ペースメーカ細胞：洞房結節細胞活動電位

次にペースメーカ細胞：洞房結節(SA node)と房室結節(AV node)について考えます。

洞房結節細胞の活動電位は非ペースメーカ細胞と異なり，第4, 0, 3相の3つの時相から成り立ちます。

第4相は緩徐な脱分極で起こり，主に内向きNa^+電流からなるI_f（ペースメーカ電流といいペースメーカ細胞の自動能に関わる）により起こり，0相はCa^{2+}チャネルが開くことで起こります。その後Ca^{2+}チャネルが閉じてK^+チャネルが活性化することで再分極が起こります（表5，図25）。

表5 洞房結節細胞：ペースメーカ細胞

時相	特性	流れる主な電流
第4相	緩徐な脱分極	内向きI_f電流（主としてNa^+により運ばれる）
第0相	活動電位立ち上がり	電位感受性Ca^{2+}チャネルによる内向きCa^{2+}電流
第3相	再分極	K^+チャネルによる外向きK^+電流

洞房結節活動電位相	主電流
第4相	I_f＝ペースメーカー電流，主に内向きNa^+電流．I_{K1}＝内向き整流，外向きK^+電流
第0相	I_{Ca}＝内向きCa^{2+}電流
第3相	I_K＝遅延整流，外向きK^+電流

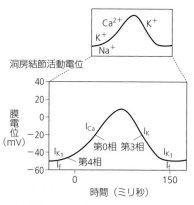

図25 洞房結節の活動電位各時相と関係する電流

POINT！

- ペースメーカ細胞では脱分極は緩徐に起こりNa^+電流のI_fに加え，Ca^{2+}チャネルが開くことで起こる（↔非ペースメーカ細胞ではNa^+チャネルが急激な脱分極に関係していることとの大きな違い）
- Na^+受容体遮断，Ca^{2+}受容体遮断によりペースメーカ細胞の立ち上がりを抑えることができる（＝洞停止や徐脈化）

洞房結節は70〜100回/分程度の自動能があり，房室結節には50〜70回/分程度の自動能があります．

房室結節は伝導性が低く，心房⇒心室への刺激をコントロールする役割があるため，600/分程度の心房興奮をもつ心房細動になっても心室へすべてが伝わることはありません．いわば安全弁の働きをしています．

また洞房結節と房室結節は，

① 交感神経・副交感神経といった自律神経
② Ca^{2+}チャネル：とくに脱分極開始時に重要(心房・心室筋といった非ペースメーカ細胞では脱分極開始時にNa^+チャネルが大切だったのとは大きく異なる！)
③ アデノシン受容体(これも非ペースメーカ細胞：心房・心室筋には存在しません．後で触れるATPの作用部位)
④ Na^+チャネル：内向き電流I_fの緩徐な脱分極に関わる

の影響を強く受けます．

これらがわかれば，上室性の頻脈のレートをコントロールするために房室結節に作用する薬剤がどのように働くかがわかると思います．

- β遮断薬(エスモロール，ランジオロール)―交感神経を抑える⇒徐脈になる
- 抗コリン薬(アトロピン)―副交感神経を抑える⇒頻脈になる
- Ca^{2+}拮抗薬(ベラパミル，ジルチアゼム)―Ca^{2+}電流を遮断し脱分極を抑制⇒徐脈になる
- ATP―アデノシン受容体を介してCa^{2+}電流を遮断し脱分極を抑制⇒徐脈になる
- ジゴキシン―迷走神経刺激により交感神経を抑える⇒徐脈になる
- Ⅰ群抗不整脈薬―内向き電流I_fの緩徐な脱分極を抑える⇒徐脈になる

逆に，ATPがアデノシン受容体をもたない心房・心室筋から発生する不整脈には無効であること(たとえば，心房細動，心房粗動のレートを一時的にコントロールはできるが止めることができない)や，あくまで房室結節を使うリエントリー性不整脈のみに作用することも理解できるでしょう．

非ペースメーカ細胞(心房・心室筋)とペースメーカ細胞(洞房・房室結節)の活動電位をまとめると図26のようになります．

ペースメーカ細胞と非ペースメーカ細胞の立ち上がりに関係するチャネルが異なることに注意してください．立ち上がりが異なることが抗不整脈薬の作用機序と深い関係があります．

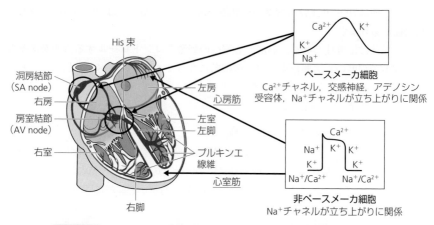

図26 ペースメーカ細胞と非ペースメーカ細胞：活動電位のまとめ

4 頻拍性不整脈の発生機序：リエントリー，自動能，triggered activity

リエントリー（図27）

　上室性，心室性頻拍性不整脈の多くがリエントリー re-entry を発生機序としています．リエントリーは興奮の旋回を意味し，興奮伝導が遅れる部位と一方向性ブロッ

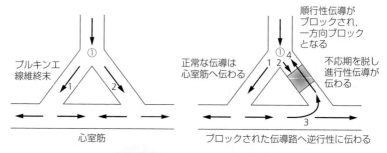

図27 リエントリーの発生機序

左図：正常な興奮伝導路では，図の①の部位に興奮が達すると伝導路1あるいは伝導路2のどちらの方向にも伝わることができる．興奮の伝導が続くことで各方向の心室を脱分極する．
右図：伝導路1あるいは伝導路2のどちらかが病的に障害されると，リエントリー回路が形成される．図の①の部位に興奮が達するとき，伝導路1のみが伝導でき，伝導路2では一方向性ブロックができている（順行性伝導が妨げられるほど，伝導路2の有効不応期は延長される）．興奮伝導は伝導路1を通って3に到達する．この時点で伝導路2の細胞が不応期を脱していると，興奮は逆行性に伝導路2を通過して①地点に到達できることになる．逆行性の興奮が①地点に達するとリエントリー性伝導が成立することになる．短時間での脱分極が連続すると，リエントリーは頻拍性不整脈を発生する．

クが重要です．たとえばWPW症候群のように房室結節がリエントリーとなる解剖学的な問題の場合もあれば，心筋虚血時の心室細動のように機能的な問題がリエントリーを生じることもあります．

リエントリーによる不整脈を止めるには2つの方法があります．

1つは活動電位開始時を止め伝導刺激自体を停止させることです．これには心房筋・心室筋が起源ならNa^+チャネルを遮断すればよく，また洞房結節や房室結節が起源ならNa^+チャネル，Ca^{2+}チャネルを遮断すればよいことになります（脱分極開始に関わるチャネルをそれぞれ遮断することでリエントリーの原因を停止させる）．

もう1つは，K^+チャネル遮断により活動電位持続時間を延ばす（＝不応期延長）ことで，リエントリーに関わる細胞の伝導路遮断を行うことです．

自動能 automaticity と triggered activity

自動能とトリガードアクティビティとは，本来再分極するタイミングに心房筋や心室筋細胞が誤って脱分極することをさします．これは第2, 3, 4相の再分極の時期に脱分極することであり，これには①早期後脱分極 early after-depolarization（EAD, 図28）と②遅延後脱分極 delayed after-depolarization（DAD, 図29）に分かれます．

早期後脱分極は一般的に活動電位の再分極相（第2と3相の間）に発生し，とくに抗不整脈薬で活動電位を延長させる（＝K^+チャネル遮断）と起こりやすいといわれています．つまり，QT延長から生じる *Torsades de pointes* の原因となります．

一方，遅延後脱分極は，心筋細胞がいったん再分極したすぐ後（第4相）に発生し，細胞内のCa^{2+}濃度上昇と関連するといわれています．ジギタリス中毒や心不全時の心室性不整脈の多くはこれが原因といわれています．

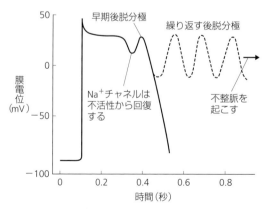

図28　早期後脱分極（EAD）

早期後脱分極は一般に，活動電位の再分極相に発生する．しかし，プラトー相でも起こりうる．繰り返す後脱分極は不整脈を引き起こす．

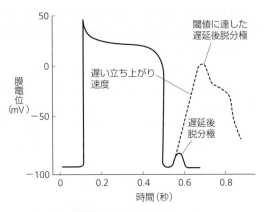

図29 遅延後脱分極（DAD）

遅延後脱分極は，心筋細胞がいったん再分極したすぐ後に発生する．その機序は十分にはわかっていないが，細胞内のCa^{2+}濃度上昇がNa^+/Ca^{2+}交換系を刺激するためと考えられている．

5 クリティカルケアでの抗不整脈薬：総論

抗不整脈薬を理解するための重要なポイントは2つあります．
① 心筋細胞活動電位に関わるNa^+，Ca^{2+}，K^+チャネルのどれを抑制するか，そしてその結果，
② ペースメーカ細胞（洞房結節，房室結節），非ペースメーカ細胞（心房・心室筋）がどのように反応するか，です．

抗不整脈薬各論をとりあげる前に，一般的な不整脈全般の治療方針について簡単に表6にまとめます．

また抗不整脈薬の分類としては，昔から使用されているVaughan-Williams（ボーン-ウイリアムス）分類と電気生理学的に新たに分類されたSicilian Gambit分類がありますが，後者は薬剤の作用する受容体が詳細に分類され不整脈を専門としない医師には覚えることが困難です．そのため，臨床現場で理解しやすいVaughan-Williams分類を表7にあげます．

これらの抗不整脈薬による心筋細胞活動電位の変化について考えてみます．

I群抗不整脈薬（図30）

Na^+チャネル阻害が作用機序のメインのため，非ペースメーカ細胞の心房・心室起源の不整脈を停止する作用がメインとなります．またペースメーカ細胞の洞房結節・房室結節のI_f電流もNa^+チャネル阻害に関わるため徐脈ないし洞停止を起こすこともあります．

表6　不整脈ごとの治療法

不整脈	治療
洞性徐脈	ペーシング，陽性変時薬(イソプロテレノール，ドパミン，ドブタミン，アドレナリン)
Ⅲ度房室ブロック	ペーシング，陽性変時薬(ドパミン，アドレナリン，イソプロテレノール)
洞性頻脈	原因検索(発熱，脱水など)，β遮断薬(エスモロール，ランジオロール)
上室性期外収縮	治療せず，プロカインアミド，β遮断薬(エスモロール，ランジオロール)，硫酸マグネシウム
心房細動	電気的除細動，レートコントロール(ジルチアゼム，β遮断薬(ランジオロール，エスモロール)，ジゴキシン)，薬物的除細動(アミオダロン，フレカイニド，プロパフェノンなど)
心房粗動	電気的除細動，心房オーバードライブペーシング
遅い房室接合部調律	ペーシング，陽性変時薬(イソプロテレノール，ドパミン，ドブタミン，アドレナリン)
発作性上室性頻拍(PATやAVNRT)	心房オーバードライブペーシング，電気的除細動，ATP，Ca拮抗薬(ベラパミル，ジルチアゼム)，β遮断薬(ランジオロール，エスモロール)，ジゴキシン
非発作性房室接合部頻拍	ジゴキシン中毒では中止，カリウム補正，フェニトイン
心室性期外収縮	低カリウム血症補正，心房オーバードライブペーシング，リドカイン
心室頻拍/心室細動	電気的除細動，アミオダロン，リドカイン，プロカインアミド，β遮断薬(ランジオロール，エスモロール)

表7　Vaughan-Williams分類

群	作用機序		薬剤
Ⅰa	Na$^+$チャネル抑制	APD延長	プロカインアミド，ジソピラミド，シベンゾリン，ピルメノール
Ⅰb		APD短縮	リドカイン，メキシレチン，アプリンジン
Ⅰc		APD不変	ピルジカイニド，フレカイニド，プロパフェノン
Ⅱ	β受容体遮断		プロプラノロール，エスモロール，ランジオロール
Ⅲ	K$^+$チャネル抑制：APD延長		アミオダロン，ソタロール，ニフェカラント
Ⅳ	Ca^{2+}チャネル抑制		ベラパミル，ジルチアゼム，ベプリジル

APD(action potential duration)：活動電位持続時間

　Ⅰ群には「Na$^+$チャネル遮断の違い」，「不応期(K$^+$チャネル遮断)の延長の有無」で3種類に分かれます．簡単にまとめると，
① Ⅰa群：中等度のNa$^+$チャネル遮断とK$^+$チャネル遮断⇒QTc延長を起こす
② Ⅰb群：軽度のNa$^+$チャネル遮断(リドカイン，メキシレチン)⇒心室興奮のみを抑制
③ Ⅰc群：高度のNa$^+$チャネル遮断とK$^+$チャネル遮断軽度⇒QTc延長はほとんどなし

　Ⅰ群は心房起源：上室性不整脈と心室性不整脈に理論上は効果がありますが，経験

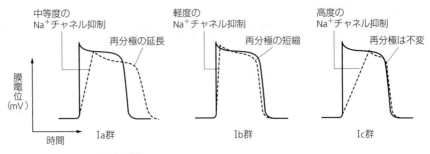

図30 Ⅰ群抗不整脈薬の心室活動電位への影響
Na⁺チャネル阻害により脱分極開始時を抑制します．またK⁺チャネル阻害作用もあり不応期延長効果（＝QT延長）によりⅠa，Ⅰb，Ⅰc群に分類される．

上そして実績で現在はⅢ群抗不整脈薬が心室性不整脈に使用されるため，Ⅰ群抗不整脈薬は，

- 症状の強い期外収縮
- 発作性心房細動でリズムコントロールとして洞調律を目指す場合
- 発作性上室性頻拍

で用いられることが一般的です．

Ⅱ群抗不整脈薬：β遮断薬（図31）

　Ⅱ群はβ遮断薬であり交感神経の影響を受けるペースメーカ細胞：洞房結節，房室結節に作用します．とくに$β_1$受容体遮断は心臓特異的であり，洞房結節・房室結節の活動電位：①とくに第4相脱分極を遅らせ，②再分極延長するため，自動能を抑制します．また心筋細胞には$β_1$受容体刺激を遮断することによる心筋収縮抑制作用があります．第2世代の$β_1$受容体特異的なβ遮断薬であるエスモロール，ランジオロールで効果が顕著です．

Ⅲ群抗不整脈薬：再分極遅延（図32）

　純粋なⅢ群にはニフェカラント（シンビット®）があります．K⁺チャネル阻害による再分極遅延で作用を発揮します．
　一方，アミオダロンはK⁺チャネルのみならず，Na⁺チャネル，Ca^{2+}チャネル，交感神経抑制作用（＝β受容体遮断）もあり多機能チャネル遮断薬（Ⅰ，Ⅱ，Ⅳ群の効果も併せもつ）のためQT延長が起こりますが，アミオダロン単独では*Torsades de pointes*は起こりません．またⅠ〜Ⅳ群まで抗不整脈薬全般で心機能抑制が起こりますが，アミオダロンだけは心抑制が起こりにくい抗不整脈薬であることも特徴です．

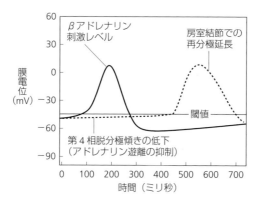

図31 Ⅱ群抗不整脈薬の洞房結節・房室結節活動電位への影響

洞房結節・房室結節の交感神経作用を抑制し，第4相脱分極の傾き低下，再分極延長を起こす．

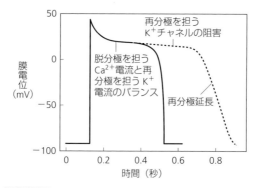

図32 Ⅲ群抗不整脈薬の心室筋活動電位への影響

K^+チャネル阻害により再分極K^+電流を阻害し再分極持続時間延長（＝不応期延長，活動電位持続時間延長）によりリエントリーを抑制する．一方で，早期後脱分極（EAD）のリスクがある．

Ⅳ群抗不整脈薬：Ca^{2+}チャネル拮抗薬（図33）

　Ca^{2+}チャネル拮抗薬はペースメーカ細胞の脱分極に関わるCa^{2+}チャネルを遮断し洞房結節・房室結節を抑制します．とくに活動電位の立ち上がり第0相を遅延させ，房室結節ではさらに再分極延長により不応期延長となるため，房室結節をリエントリーに含む頻拍性不整脈に有効です．

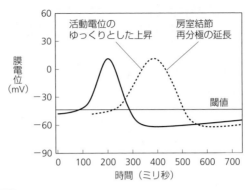

図33 Ⅳ群抗不整脈薬の洞房結節・房室結節活動電位への影響

洞房結節や房室結節の第0相の立ち上がりを遅らせ，また房室結節ではさらに再分極を延長するため，房室結節をリエントリーに含む頻拍性不整脈に効果がある．

とくにVaughan-Williams分類のⅠ～Ⅳ群の抗不整脈薬を作用機序でまとめると図34のようになります．

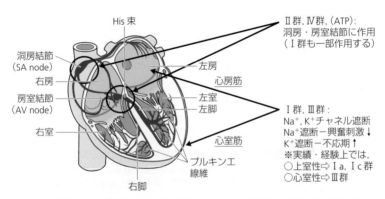

※交感神経刺激↓で心筋興奮性↓，不整脈頻度↓：そのため循環作動薬減量，β遮断薬使用することも不整脈予防に重要である
※循環作動薬減量やβ遮断薬の積極的な使用も上室性・心室性不整脈の頻度を下げる

図34 抗不整脈薬の作用機序

- Ⅰ群：Naチャネル遮断⇒心房・心室筋に作用(洞房・房室結節に一部作用)，実績・経験上は心房性・上室性不整脈に使用
- Ⅱ群：交感神経遮断⇒洞房・房室結節立ち上がりに作用
- Ⅲ群：K⁺チャネル遮断⇒心房・心室筋に作用，実績・経験上は心室性不整脈に使用
- Ⅳ群：Caチャネル遮断⇒洞房・房室結節立ち上がりに作用

となります.

 Vaughan-Williams分類も含め,クリティカルケアでよく使われ,必ず理解しておきたい,ここでとりあげる抗不整脈薬は**表8**のとおりです.

表8　クリティカルケアでよく使われる抗不整脈薬

Ⅰa群:	プロカインアミド
Ⅰb群:	リドカイン
Ⅰc群:	フレカイニド,プロパフェノン
Ⅱ群:	β遮断薬(エスモロール,ランジオロール)
Ⅲ群:	アミオダロン
Ⅳ群:	Ca拮抗薬(ジルチアゼム,ベラパミル)
その他:	ジゴキシン,ATP,硫酸マグネシウム,イソプロテレノール,シロスタゾール

 またこのVaughan-Williams(ボーン-ウイリアムス)分類以外に,ジゴキシン,ATP,硫酸マグネシウム,イソプロテレノール,シロスタゾールも抗不整脈薬としての作用について整理しておくとよいでしょう.

6　クリティカルケアでの抗不整脈薬: 各論

 クリティカルケアでよく使う抗不整脈薬の中でも,

- **頻脈性不整脈**
　心房細動AF,心室頻拍VT/心室細動VFへの**β遮断薬(ランジオロール)とアミオダロン,マグネシウム**
- **徐脈性不整脈**
　ペーシングまでの間の**イソプロテレノール**(状況に応じてドパミン,アドレナリンも含む)

の4剤をまずは使いこなせることが最も重要です.
 そしてアドバンストとしては,

- WPW症候群の発作性心房細動(偽性心室頻拍pseudo VT)で副伝導路の遮断目的でのプロカインアミド
- 発作性心房細動(PAF)停止目的でのフレカイニド静注とプロパフェノン内服
- VT/VFへのアミオダロンがすぐに使用できない場合のリドカイン,マグネシウム
- 低心機能で心房細動(AF)頻脈発作に対し,即座に除細動できない/効果が期待できない場合のジゴキシンと少量β遮断薬ないしジルチアゼム
- 房室結節にリエントリーがある上室性頻拍へのATP,ジルチアゼム,ベラパミル

- 洞不全症候群があり心ペーシング適応のない患者でのシロスタゾールをオプションとして使えるようにするとよいと思います．

抗不整脈薬①：プロカインアミド（アミサリン®）200mg/2mL 1A

　アミオダロンがあるため以前ほど使用されなくなりましたが，安全域が高く効果が十分に期待できる静注Ia群抗不整脈薬です．Na^+チャネルと一部K^+チャネル遮断作用により，上室性・心室性頻拍に使用されます．

■使い方

　プロカインアミド（アミサリン®）200mg/2mL 4A / 5%ブドウ糖100mL 30分
　①不整脈停止，②QTc延長，③低血圧あればその時点で終了する
　※総量800mg/日で使用する．

■使用する場面

　①心房細動予防・リズムコントロール，②心房頻拍・心室頻拍，③WPW症候群で発作性心房細動PAF〔①，②にはアミオダロンが最も使われ，③については現在もプロカインアミドが使われる（③ではアミオダロンは用いてはいけない）〕

■副作用

　肝代謝され産生されるN-アセチルプロカインアミド（NAPA）はK^+チャネル遮断作用（不応期延長＝QTc延長）があり腎排泄のため腎機能低下ではQTc延長が著明になります．
　心抑制や消化器症状（嘔気・嘔吐），中枢神経症状（不眠，幻覚，抑うつ），皮疹，長期使用でSLE様症状，無顆粒球症があります．

> **POINT !**
> - アミオダロンを率先して使用しない施設では，上室性，心室性頻拍にプロカインアミドは第一選択として使用できる．
> - 低血圧，QTc延長に注意し，とくに腎機能低下時には代謝産物NAPAによるQT延長が著明にでることがある．

抗不整脈薬②：リドカイン（2%リドカイン®）100mg/10mL シリンジ

　リドカインは安全域の高い抗不整脈薬で，心室頻拍の停止・予防，心室細動予防を適応にしていますが効果は明確でなく，Ia群プロカインアミドやⅢ群アミオダロンのほうが効果があります．使い勝手がよいため心室性期外収縮が頻発する場合や非持続性の心室頻拍ではよく使用されます．しかし，除細動に反応しない心室細動，持続性心室頻拍の場合，第一選択はアミオダロンです．

■**使い方**

リドカイン(2%リドカイン®)2% 100mg/5mLを1/2A静注(1mg/kg)．10分後に0.5mg/kg静注．

また持続静注する場合は2〜4mg/分で使用．

■**使用する場面**

頻脈性心室性不整脈：多発する心室期外収縮，心室頻拍，心室細動

■**副作用**

高度な左心機能障害がなければ血行動態への影響はほとんどありません．

リドカインには中枢神経蓄積作用があり，長期間の使用でせん妄，振戦などの中枢神経症状と，消化器症状(嘔気・嘔吐)があります．

> **POINT！**
> - リドカインは多発する心室期外収縮で使う．
> - 心室頻拍，心室細動ではアミオダロンを第一選択にする．

抗不整脈薬③：フレカイニド(タンボコール®) 50mg/5mL 1A
　　　　　　プロパフェノン(プロノン®) 150mg/1錠

Ⅰc群のフレカイニド，プロパフェノンはNa⁺チャネル遮断作用で，とくに頻脈性心房細動(AF)のリズムコントロール(薬物的除細動)に優れた効果があります．どちらも肝代謝がメインであるため腎機能低下ケースでも使用可能です．

■**使い方**

① フレカイニド

フレカイニド(タンボコール®) 50mg/5mL 1A / 5%ブドウ糖20mL溶解し5分以上
かけて，または

フレカイニド(タンボコール®) 50mg/5mL 1A / 5%ブドウ糖100mL 30分

※フレカイニドは5%ブドウ糖で溶解する．

② プロパフェノン

プロパフェノン(プロノン®) 600mg 1回，その後，300mg×2回または150mg×3回/日

■**使用する場面**

心房細動のリズムコントロール(薬物的除細動)

■**副作用**

心抑制と徐脈があり低心機能で使用する場合に注意し，また器質的心疾患のケースではCASTスタディで長期使用による死亡率上昇が指摘されているため急性期だけの使用にとどめます．

> **POINT！**
> - Ⅰc群のフレカイニド，プロパフェノンは発作性心房細動(PAF)の薬物的除細動に用いられる．
> - 腎機能低下でも使用できるが，低心機能，器質的心疾患ケースでは注意する．

> **MEMO** 上室性頻拍，発作性心房細動でよく使われるその他のⅠ群抗不整脈薬
>
> Ⅰa群のジソピラミド(リスモダンP®)，Ⅰc群のピルジカイニド(サンリズム®)も上室性頻拍や発作性心房細動でよく使われる抗不整脈薬ですが，
> - フレカイニド，プロパフェノンと比較して有効性が低い
> - ジソピラミドは50％肝，50％腎排泄であり，ピルジカイニドは100％腎排泄であり腎機能低下の頻度が高いクリティカルケアでは使いにくい
> - ジソピラミドには抗コリン作用あり
>
> の点からクリティカルケアでは著者は積極的に使用していません．

抗不整脈薬④：β遮断薬
ランジオロール(オノアクト®) 50mg/1V
エスモロール(ブレビブロック®) 100mg/10mL 1V

　ランジオロール，エスモロールは超短時間作用型静注β遮断薬であり臨床的な効果に差がありません．血液中と肝臓のエステラーゼで速やかに代謝されるため，肝機能低下・腎機能低下時も使用可能です．

　国内ではエスモロールは手術中の上室性頻脈にしか適応がないため，手術室以外では2017年12月現在使用できない薬剤です．

■作用機序

　β遮断薬であり，洞房結節(SA node)を抑制して心拍数を下げます．交感神経刺激作用の減弱により陰性変力作用，陰性変時作用があり，$β_1$選択性が高く心収縮力を低下させることで1回拍出量と心拍出量を減少させます．

　エスモロール，ランジオロールは心臓選択性が高く(＝$β_1$選択性)，超速効性です．数分で効果が出現し，10～20分程度で効果が消失します．

■使用する場面

　周術期の心房細動・心房粗動の予防・治療，そして周術期の洞性頻脈の治療に使われます．またジゴキシン中毒，心筋虚血，QTc延長による心室性不整脈および，AVNRTやWPW症候群での房室リエントリー性頻拍にも効果があります．

■使い方

① ランジオロール150mg / 0.9％食塩水50mL（150mg/50mL）

125mL/時1分間後に10〜40mL/時スタート(50kgで0.125mg/kg/分を1分,10〜40μg/kg/分)

※心機能低下の場合はローディングなし,5μg/kg/分以下(まずは1μg/kg/分から開始が無難)で用いる.

ランジオロールメニュー

作り方：3mg/1mL（150mg/50mL）

| オノアクト®（50mg/1V） | 3V | 150mg |
| 0.9%食塩水（20mL） | 2.5A | 50mL |

使い方：心機能低下の場合：精密持続点滴1〜5mL/時でスタート
（体重×0.02〜0.1mL/時：1〜5μg/kg/分,50kg）
心機能正常の場合：精密持続点滴10〜40mL/時でスタート
（体重×0.2〜0.8mL/時：10〜40μg/kg/分,50kg）

② エスモロール100mg/10mL

75〜150mL/時で1分間,0.3〜1mL/時で持続静注スタート(50kgで0.25〜0.5mg/kgで1分静注し,50〜200μg/kg/分）

エスモロールメニュー

作り方：10mg/1mL（300mg/30mL）

| ブレビブロック®（100mg/10mL 1V） | 3V | 300mg/30mL |

使い方：0.25〜0.5mg/kgで1分静注し,50〜200μg/kg/分で持続静注スタート
（50kgで75〜150mL/時で1分,その後0.3〜1mL/時)

■**副作用**

副作用としては低血圧と徐脈があります．超短時間作用型β_1遮断薬はまず血圧低下してから徐脈になるので注意が必要です．陰性変力作用のため低心機能で使用する場合は注意が必要です．また高用量ではβ_2受容体遮断から気管支攣縮悪化の可能性の報告もあります．

> **POINT !**
> - 超短時間作用型β遮断薬は上室性頻拍のレートコントロールに使用できる．
> - 心筋虚血による心室頻拍,心室細動の心室性頻拍で交感神経刺激による増悪が想定される場合にもⅢ群アミオダロンに併用して超短時間作用型β遮断薬は使用される．

抗不整脈薬⑤：アミオダロン（アンカロン®）150mg/3mL 1A

2007年より国内でもアミオダロン静注が心室細動・心室頻拍で使用可能になりましたが,頻拍性心房細動でも今後適応になることが期待されます．しかし,クリティ

カルケアの現場では循環動態が不安定な新規発症の頻脈性心房細動によく使います。ここ数年でアミオダロン静注は最後の切り札としての抗不整脈薬から早期から使用すべき抗不整脈薬に変わりつつあります。

静注アミオダロンは，経口アミオダロンの長期使用による副作用と比べても，さらに心房・心室への作用の面からもI群抗不整脈薬（プロカインアミドやフレカイニド）と比較しても使いやすい抗不整脈薬です．循環器専門医でなくても，とくに心室細動・心室頻拍では積極的に使うべきです．

静注III群薬には純粋なK^+チャネル遮断作用のニフェカラント（シンビット®）があります．ニフェカラントは少なからず催不整脈作用があり腎代謝のため使用に注意が必要ですが，アミオダロン静注は催不整脈作用が少なく，肝代謝である点からも使いやすいと考えます．体重による投与量調整も必要ありません．

アミオダロンはIII群に分類されK^+チャネル抑制による活動電位の延長（APD延長）により不応期を延ばし心房・心室刺激継続を遮断することで作用します．しかし，アミオダロンにはβ受容体，Na^+チャネル，Ca^{2+}チャネル遮断作用も含まれており，マルチチャネルブロッカーと呼ばれています．そのため抗不整脈薬の大部分が心抑制（＝陰性変力作用）の副作用がありますが，アミオダロンにはありません．

アミオダロンは，患者の体重にかかわらず，腎機能低下ケースや低心機能ケース，高齢者のケースでも安心して上室性・心室性頻拍に使用できます．

また心房細動AFにアミオダロンを使用する場合，まずβ遮断・Ca^{2+}チャネル遮断作用から徐脈化（レートコントロール），Na^+，K^+チャネル遮断による自動能抑制と不応期延長により洞調律に復帰します〔リズムコントロール（薬物的除細動）〕．そのため，長時間（＞48時間）持続した心房細動でアミオダロンを使用する場合は洞調律に復帰する際に心房内血栓による脳梗塞のリスクがあり，事前の抗凝固療法を検討するか長時間持続の心房細動では使用しないほうがよいかもしれません．

心肺蘇生時などアミオダロンをワンショットする場合は2mg/mL以上の濃度で静脈炎のリスクが高くなるため太いルート，可能ならば中心静脈ラインから投与すべきです．

■使い方（図35）

> ▶アミオダロンメニュー
> - 初期投与：
>   アミオダロン（アンカロン®）150mg/3mL 1A / 5%ブドウ糖100mL 10分（10mL/分）
> - 負荷投与：
>   アミオダロン（アンカロン®）150mg/3mL 5A / 5%ブドウ糖500mL 40mL/時（1mg/分）6時間

- 維持投与：
  負荷投与後，アミオダロン(アンカロン®) 150mg/3mL 5A / 5%ブドウ糖 500mL 20mL/時(0.5mg/分)
- 追加投与：
  心室頻拍，心室細動，心房細動が再発した場合，追加で，
  アミオダロン(アンカロン®)150mg/3mL 1A / 5%ブドウ糖 100mL 10分で投与
  (10mL/分)

※追加投与も含め1日最大2,000mgまで(国内では1,250mgまで)

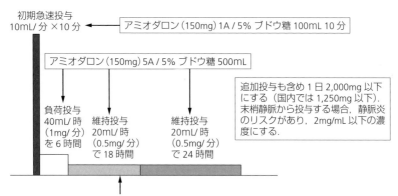

図35 静注アミオダロンの投与法

■使用する場面

心室頻拍(VT)，心室細動(VF)の第一選択です．とくに脈を触れないVT/VFでは除細動成功率を高めます．また心房細動の予防と洞調律化(薬物的除細動)にも使用されます．

■副作用

静注アミオダロンはβ受容体遮断作用，α受容体遮断作用が前面に出るため，冠動脈および末梢血管拡張作用があり，徐脈や房室ブロックを起こす可能性および血圧低下の可能性があります．

またQTc時間を延長させますが，アミオダロンは単剤ではQTc延長によるTorsades de pointesは起こしません．おそらくマルチチャネルブロッカーであるためと考えられています．

経口アミオダロンの長期副作用である，肺毒性(間質性肺炎)，肝機能障害，角膜色素沈着，甲状腺異常(甲状腺機能低下・亢進症)，中枢神経障害(振戦，運動失調，異

常感覚など), 皮膚色素沈着・光線過敏症はまず問題となりません.
　注意すべき薬物相互作用として, ワルファリンとジゴキシンの代謝阻害により, これらの薬剤の効果増強があります.

> **POINT !**
> - アミオダロンはK^+チャネル以外にもNa^+, Ca^{2+}チャネル遮断, β遮断作用がありマルチチャネルブロッカーである.
> - 使いやすさからクリティカルケアでは上室性, 心室性頻拍で早期に使用できる抗不整脈薬である.
> - 長時間経過した心房細動 (AF) では洞調律復帰の際に心房内血栓による脳梗塞のリスクがあるため, 事前の抗凝固療法を行うか使用を控える.
> - 静注アミオダロンの短期間投与では, 経口アミオダロンの長期副作用は問題とならない〔肺毒性 (間質性肺炎), 肝機能障害, 角膜色素沈着, 甲状腺異常 (甲状腺機能低下・亢進症), 中枢神経障害 (振戦, 運動失調, 異常感覚など), 皮膚色素沈着・光線過敏症〕.

抗不整脈薬⑥: Ca拮抗薬
ジルチアゼム (ヘルベッサー®, ジルチアゼム®) 50mg 1A
ベラパミル (ワソラン®) 5mg/2mL 1A

　非ジヒドロピリジン系のカルシウム拮抗薬であるジルチアゼムとベラパミルは, 血管平滑筋に働き末梢動脈拡張を起こすとともに, 心臓への親和性があり洞房結節・房室結節の第0相の活動電位立ち上がりに関わるCa^{2+}チャネル遮断により徐脈化し, 陰性変時作用を起こします. また心室筋の第2相のプラトー期のCa^{2+}チャネル遮断による脱分極持続時間短縮による陰性変力作用もあります. 肝代謝なので腎機能低下ケースでも使える薬剤です.

■使用する場面

　心房細動・心房粗動に対する速い心室レートのコントロール. そして, AVNRTの予防や房室リエントリー性頻拍 (AVRT). しかし, ベラパミル, ジルチアゼム (そしてジゴキシン, β遮断薬) は, WPW症候群の心房細動には房室結節伝導を抑制し副伝導路の順行性伝導を速くする可能性があるため禁忌です.

■使い方

① ジルチアゼム5A / 0.9%食塩水50mL (250mg/50mL)

　精密持続点滴1〜3mL/時でスタート (5〜15mg/時), 最初に0.25mg/kg, 効果なければ15分後に0.35mg/kgをそれぞれ2分ずつかけて緩徐静注を行った後で持続静注で用いることもあります.

ジルチアゼムメニュー

作り方：5mg/1mL（250mg/50mL）

ヘルベッサー®（50mg/1A）	5A	250mg
0.9%食塩水（20mL）	2.5A	50mL

使い方：最初2分かけて0.25mg/kg，15分後に再度2分かけて0.35mg/kg緩徐静注してから精密持続点滴1～3mL/時でスタート（5～15mg/時）

② ベラパミル

2.5～5mg 2分かけて静注〔ワソラン®（ベラパミル）5mg/2mL 1A／0.9%食塩水20mLで溶解して10～20mLを2分以上かけて静注，または0.9%食塩水100mLに溶解して30分で緩徐に点滴静注〕，15～30分ごとにトータル20mgまで．

■副作用

徐脈，心静止，房室ブロックと消化器症状（嘔気，便秘），頭痛，肝機能障害があります．

またジルチアゼムはベラパミルより心収縮力抑制が少ないので，低心機能にも（それなりに）安全に用いることができます．しかしベラパミルの心抑制は強く血管拡張作用からの低血圧が起こるため，低心機能，血圧低下の心房細動（AF）ケースには使いにくいと思います（p.360参照）．

> **POINT !**
> - ベラパミル，ジルチアゼムは洞房結節・房室結節に作用して心房細動・粗動のレートコントロール，上室性リエントリー頻拍を停止させる．
> - 心抑制，末梢動脈拡張による低血圧の副作用があり，心機能に応じて使い分ける．
> - 心機能正常ケース⇒ベラパミル，心機能低下ケース⇒ジルチアゼム

抗不整脈薬⑦：ジゴキシン（ジゴシン®）0.25mg/1mL 1A

ジギタリス製剤は慢性心不全で死亡率が上昇しない唯一の強心薬として使用されます（第8章参照）．また房室結節への迷走神経刺激作用があるため，上室性頻脈性不整脈に用いられることがあります．とくに弁膜症の基礎疾患がある心不全合併の慢性心房細動の強心薬およびレートコントロールとして処方されます．ジゴキシンは急性期に用いても速効性がなく（急速飽和でも徐拍化に1～3時間程度），レートコントロールにはアミオダロン，β遮断薬ランジオロール，Ca拮抗薬ジルチアゼムに劣ります．さらに腎機能低下ではジギタリス中毒を起こす可能性があるため頻脈性不整脈の第一選択薬ではありません．

しかしβ遮断薬，Ca拮抗薬が陰性変力作用があるのに対し，ジゴキシンは陽性変力作用があり低心機能にも安心して使用できます（アミオダロンは心機能に影響を与

えない).

上室性頻脈性不整脈に使用する場合は急速飽和で使用しますが,急速飽和時にジギタリス中毒の報告もあるため注意が必要です.また血中濃度が安定するまで4〜5日かかるため急速飽和での血中濃度モニタリングの有効性は不明です.

WPW症候群の発作性心房細動(PAF)ではCa拮抗薬(ベラパミル,ジルチアゼム),ジゴキシンとともに副伝導路を亢進させるため使用してはいけません.

■使い方

0.5mg静注,6,12時間後に0.25mg追加静注(トータル1mg).その後,0.25mg×1/日
※著者は0.25〜0.5mg1回静注のみ行い,他のレートコントロールの薬剤(β遮断薬,ジルチアゼム)の補助的役割として使用することが多い.

■使用する場面

低心機能の頻脈性心房細動/心房粗動でも急いでレートコントロールの必要がない場合

■副作用

ジギタリス中毒(頭痛,とくに消化器症状(食欲不振,嘔気・嘔吐)),不整脈―ブロックを伴う心房頻拍や心室頻拍・心室細動
※とくに急性期では低カリウム血症,高カルシウム血症,低マグネシウム血症でジギタリス中毒が起こる.

抗不整脈薬⑧:ATP(アデホス®,ATP®) 10,20mg/2mL 1A

洞房結節・房室結節にはアデノシン受容体があり,ATPは血中でアデノシンに代謝されアデノシン受容体を介し洞房・房室結節の興奮を抑制します(図36).ATPは

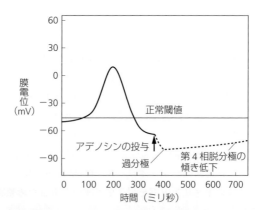

図36 ATPの洞房結節・房室結節活動電位への影響

ATPはアデノシン受容体に作用し過分極させて第4相脱分極傾きを低下させる.
K⁺チャネル活性化により興奮抑制(=徐脈)する.

房室結節をリエントリーに含む頻拍性不整脈〔発作性上室性頻拍（PSVT）：房室結節リエントリー性頻拍（AVNRT），房室回帰性頻拍（AVRT）〕に使用されます．

■使い方

　ATP 5mgを静注し0.9%食塩水10mLで後押しする（半減期が10秒以下と短いため）．効果がなければ，2分後にATP 10mgを追加静注し0.9%食塩水10mLで後押しする．

　※中心静脈ルートを使用する場合は半量に減量して投与する．

■使用する場面

　房室結節をリエントリーに含む上室性不整脈—発作性上室性頻拍（PSVT）〔房室結節リエントリー頻拍（AVNRT），房室回帰性頻拍（AVRT）〕

■副作用

　顔面紅潮，ごく短時間の胸部圧迫感（洞房結節・房室結節を抑制するため，3〜5秒程度一時的に心静止状態となるため）．またATPは気管支収縮，冠動脈攣縮を起こすことがあり，喘息，虚血性心疾患の既往がある場合禁忌です．

抗不整脈薬⑨：硫酸マグネシウム（硫酸Mg®）20mEq(2.46g)/20mL 1A

　とくにQT延長症候群に伴って起こる心室頻拍の一種である*Torsades de pointes*に対してマグネシウム製剤は第一選択です．マグネシウムは心筋の洞結節不応期延長や自動能低下，そして房室結節伝導・副伝導路・His束伝導を延長する作用があります．そのため，上室性頻拍，心房細動，心室頻拍・心室細動の予防・治療に用いられます．このとき血中マグネシウム濃度は正常上限〜3.0mg/dLくらいでコントロールします．また低カリウム血症の半分には潜在性の低マグネシウム血症があるため，とくに不整脈を伴う低カリウム血症補正時にはマグネシウムの補正も忘れないようにしましょう．

■使い方

　硫酸マグネシウム2g（≒硫酸Mg®20mEq）　1〜2分かけて静注
　その後，硫酸マグネシウム10g/0.9%食塩水500mL 24時間
　※不整脈予防で使用する際は血中濃度正常上限〜3.0mg/dLになるようにコントロール

■使用する場面

　心室頻拍—とくに*Torsades de pointes*，心房細動・心室性不整脈予防

■副作用

　全身の平滑筋弛緩作用があるため血圧低下に注意し，血圧低下があれば適宜輸液負荷で対応します．また腎障害時には排泄遅延するため毎日血中濃度測定を行います．

> **MEMO** 薬剤性QT延長

薬剤性のQT延長はクリティカルケアでの現場で頻繁にあります．とくに問題となる薬剤を以下にまとめます．

***Torsades de pointes*を起こす薬剤**
① 抗菌薬：マクロライド（エリスロマイシン，クラリスロマイシン，アジスロマイシン），フルオロキノロン（レボフロキサシン，モキシフロキサシン），ペンタミジン
② アゾール系抗真菌薬：フルコナゾール，イトラコナゾール，ボリコナゾール
③ 抗不整脈薬：Ia群（プロカインアミド，ジソピラミド），III群（ニフェカラント，ソタロール），IV群（ベプリジル）
④ 抗精神病薬：クロルプロマジン，ハロペリドール，チオリダジン
⑤ その他：ドロペリドール，ドンペリドン

クリティカルケアでは，不穏時に使用されるハロペリドールによるQT延長をよくみかけます．

QT延長，*Torsades de pointes*が起こった場合は以下のような治療のオプションがあります．

QT延長による*Torsades de pointes*への対応
① 薬剤の中止：QT延長をきたす薬剤をすべて中止
② 電解質異常の補正：とくにカリウム，カルシウム，マグネシウム
　　※マグネシウムは正常上限〜3.0mg/dLでコントロール
③ 徐脈からのQT延長が考えられる場合，オーバードライブペーシングの適応を循環器専門医に相談
④ リドカイン 50〜75mg 静注
⑤ 硫酸マグネシウム 2g 静注，その後 10g/24時間で持続静注を考慮

抗不整脈薬⑩：イソプロテレノール（プロタノール®） 0.2mg/1mL 1A

β_1，β_2受容体刺激薬です．α刺激作用がないのが特徴であり，陽性変時作用を期待して，完全房室ブロックによる徐脈性不整脈でとくに心ペーシングまでのつなぎとして使用します．β_2刺激作用もあるため血管内ボリュームが少ない場合は血圧が低下します．そのため，

- 血圧維持されている徐脈⇒イソプロテレノール
- 血圧低く徐脈⇒ドパミン，アドレナリン（β作用に加え，α作用があり末梢血管収縮）

で使い分けるとよいでしょう．

■使い方
持続静注で使用します．

イソプロテレノールメニュー
作り方：0.02mg/ 1mL（1mg/50mL）

| プロタノール®（0.2mg/1mL） | 5A | 1mg |
| 0.9%食塩水（20mL） | 2.5A | 45mL |

使い方：精密持続点滴3～30mL/時でスタート（50kgで0.02～0.2μg/kg/分）

■使用する場面
アトロピンに反応しない徐脈・房室ブロック

■副作用
$β_2$受容体刺激による末梢血管拡張・血圧低下，臓器低還流・虚血，不整脈

抗不整脈薬⑪：シロスタゾール（プレタール®）50, 100mg/ 1錠

シロスタゾールは抗血小板薬であるとともに血管拡張作用があります．血管平滑筋細胞，血小板内のホスホジエステラーゼ（PDE）Ⅲ阻害によるcAMP濃度上昇が作用機序となります．cAMP上昇が心筋細胞での陽性変時作用となり頻脈の副作用を起こします．虚血性心疾患，血栓性脳梗塞，末梢動脈疾患の既往があり洞不全症候群による徐脈でかつ心ペーシング植込みが躊躇されるケースならば考慮してもよいと思います．

■シロスタゾールの徐脈での使い方
プレタール®（シロスタゾール）50～100mg×2回/日

7 クリティカルケアでの徐脈へのアプローチ

クリティカルケアでの徐脈の原因は以下の通りです．

クリティカルケアでの徐脈の原因
- 頭蓋内圧亢進
- 迷走神経刺激（吸引刺激での咳嗽，嘔吐）
- 頸動脈刺激（きつい頸椎カラー装着時など）
- 甲状腺機能低下症
- 低体温
- 心筋虚血
- 高カリウム血症
- 薬剤〔β遮断薬，カルシウム拮抗薬，アミオダロン，ジゴキシン，リチウム，デクスメデトミジン，抗認知症薬（ドネペジル，リバスチグミンなど抗コリンエステラーゼ阻害薬）など〕

最近ではとくに高齢者・超高齢者の重症患者のICU入室も多く，抗認知症薬であるドネペジル(アリセプト®)，リバスチグミン(リバスタッチ®)を内服している場合に著明な徐脈のケースに遭遇する機会があります．作用機序からアトロピンに反応する徐脈です．また抗コリンエステラーゼ阻害薬のため，流涎，気道分泌物亢進，下痢，縮瞳なども同時にみられることもあり，ドネペジル，リバスチグミンによる徐脈を疑う所見として大切です．

クリティカルケアでは徐脈性不整脈への対応は血行動態によって決まります．

① 血行動態不安定な徐脈の場合

原因を検索するとともに(心筋虚血，高カリウム血症，薬剤が多い)，アトロピン，ドパミン，アドレナリン，イソプロテレノールを適宜使用および経皮的ペーシングを準備し，迅速に循環器専門医にコンサルトし，一時的ペーシングの準備を行います．

血圧が不安定な場合はドパミン，アドレナリンが好まれ，血圧維持可能な場合はイソプロテレノールを選択することが多いです．

② 血行動態が安定している徐脈の場合

原因を検索するとともに，落ち着いて循環器専門医にコンサルトします．

徐脈性不整脈では薬物療法には限界があり，症状を伴う場合や血行動態不安定な場合は緊急ペーシングしか状態を改善する方法がないのが現実です．

徐脈性不整脈の心電図波形を読むときは，①洞不全症候群(洞徐脈，洞停止，徐脈・頻脈症候群)，②房室ブロック[I度，II度(Wenckebach，Mobitz II型)，III度]，のどちらかであり，①P波があるか，②R-R間隔が整か不整か，③P波とQRS波が1対1対応しているか，に注意するとよいでしょう．一般的には洞不全症候群は房室結節以下が機能しているため緊急性がないことが多く，一方で完全房室ブロックは補充調律が維持できない可能性もあるため緊急での対応が必要です．洞不全症候群の高齢者で症状に乏しく，ペースメーカ植込みが躊躇されるケースでは抗血小板薬シロスタゾールによる頻脈の副作用を利用して対応する方法があります．

POINT !

- 徐脈性不整脈には，①洞房結節機能不全：洞不全症候群，②房室結節機能不全：房室ブロックの2つに大きく分かれる．
- 洞不全症候群は緊急性がないことが多く，房室ブロック(とくに高度徐脈を伴う場合，完全房室ブロック)では緊急対応が必要になる．

8 クリティカルケアでの頻脈へのアプローチ

クリティカルケアでは頻脈性不整脈へのおおまかな考え方は以下のとおりです（図37, 38）.

血行動態不安定な場合は，常に電気的除細動を第一選択とします．

上室性頻拍supraventricular tachycardia（SVT）は，①洞結節性（洞性頻脈ST，洞結節リエントリー，不適切洞性頻拍inappropriate sinus tachycardia），②心房性〔心房粗動（AFL），心房細動（AF），心房頻拍（AT）〕，③房室結節性（AVNRT，AVRT，接合部頻拍）の3つに分かれます．

narrow QRS tachycardiaの鑑別では，診断の面でも治療の面からも房室結節遮断薬であるATPを投与します．ATPは房室結節性の不整脈を停止させるとともに，洞結節性，心房性では一時的に心拍数が低下することで鑑別がしやすくなります．

とくにクリティカルケアで，ATPが使いにくい状況では，診断よりも血行動態の安定化を優先する目的で，心房細動を含むnarrow QRS tachycardiaの上室性不整脈は洞調律復帰よりもレートコントロールを優先し（とくに交感神経刺激に伴う要素が強くβ遮断薬を第一選択にするとよい），原因検索とその解決ができれば自然に洞調律に復帰するため無理に薬物的除細動は行いません．発作性心房細動（PAF）の持続で循環動態が懸念される場合はアミオダロンやフレカイニド，プロパフェノン投与を考慮します．

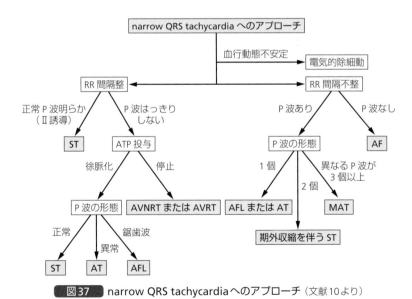

図37　narrow QRS tachycardiaへのアプローチ（文献10より）

wide QRS tachycardiaは上室性，心室性のどちらでも起こりますが，とくに血行動態が不安定な場合は電気的除細動がすぐに行えるように準備します．

とくにwide QRS tachycardiaで心室性を示唆する所見としては，

- 房室解離
- とくに広いQRS波（左脚ブロックでは>160msec，右脚ブロックでは>140msec）
- 左脚・右脚ブロックパターンと異なり極端な形態をしたQRS波形
- 軸異常
- 前胸部誘導での同方向性concordance
- 融合収縮 fusion beat
- 捕捉収縮 captured beat

があります．一般的に器質的心疾患がある場合は心室性と考えて対応します．血行動態が安定している場合には，可能な限り以前の12誘導心電図と比較し元々の脚ブロックがないかどうか，またWPW症候群がないかどうかを確認する必要があります．

WPW症候群に発作性心房細動（PAF）が合併した場合，房室結節遮断薬（ジゴキシン，β遮断薬，Ca拮抗薬）を投与すると副伝導路の伝導性が増強し致死的な状態となります（アミオダロンでも同様の報告があります）．WPW症候群でのPAFではアミサリン®（プロカインアミド）を投与します．

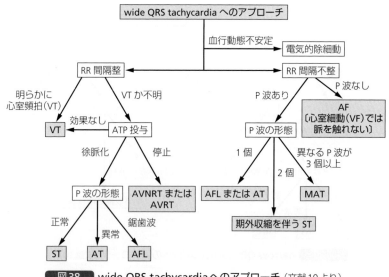

図38 wide QRS tachycardiaへのアプローチ（文献10より）

また右脚ブロック左軸偏位型特発性心室頻拍(VT)は，Ca拮抗薬が著効するベラパミル感受性心室頻拍(VT)といいます．

血行動態不安定の場合は，電気的除細動とアミオダロン(WPW症候群が否定されていることが前提です)の準備を行い，迅速に循環器専門医コンサルトを行います．

❾ クリティカルケアでの心房細動(AF)

最後にクリティカルケアでよくみる頻脈性心房細動へのアプローチと使用する薬剤をまとめます(図39)．

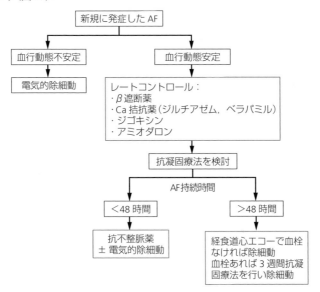

図39 急性発症心房細動(AF)へのアプローチ(文献6より)

▶ クリティカルケアで用いられる心房細動(AF)レートコントロール

- β遮断薬
    - ランジオロール：0.125mg/kg 1分静注，10〜40μg/kg/分
    - エスモロール：0.5mg/kg 1分静注，50〜200μg/kg/分
- Ca拮抗薬
    - ジルチアゼム：0.25mg/kg 2分静注，5〜15mg/時
    - ベラパミル：0.075〜0.15mg/kg 2分静注
- ジゴキシン
    - 0.5mg静注，6時間ごと0.25mg静注(24時間で総量1〜1.5mg)

- アミオダロン
  150mg 10分，1mg/分6時間，0.5mg/分18時間

※アミオダロンは洞調律復帰効果があり長時間持続AFでは注意が必要
※低心機能時：アミオダロン，ジゴキシン，少量β遮断薬，ジルチアゼム（β遮断薬，ジルチアゼムは陰性変力作用があることに注意）
※低酸素，交感神経亢進などの是正も重要
※薬物的除細動なしでも約50%が48〜72時間以内に洞調律に復帰

クリティカルケアで新規急性発症の心房細動（AF）をみた場合，まず「①クリティカルケアで不整脈が起こる原因と初期評価」（p.491）のようにバイタルサイン，12誘導心電図を含め原因検索と緊急性の有無の判断が必要になります．とくにWPW症候群が既往にある場合は，房室結節を遮断するⅡ群，Ⅳ群薬，ジゴキシンは禁忌であることに注意します．

とくに循環不全：SBP<90mmHg，心不全，意識レベル低下や心拍数>150，胸痛持続の場合には電気的除細動を行います．除細動前の抗凝固療法については，一般的には48時間以上持続する心房細動の場合に考慮し，出血のリスクが高いICUセッティングでは未分画ヘパリン持続静注での抗凝固療法を選択します（世界的には低分子ヘパリン皮下注での抗凝固療法のオプションもあります）．

循環不全がなく血行動態が安定している場合は，症状改善および発症時期・原因および原疾患によりレートコントロールのみ行うか，洞調律を目指したリズムコントロールのどちらを選択するか考えます．とくにクリティカルケアでの新規発症の頻脈性心房細動ではレートコントロールのみ行うことで約50%が48〜72時間以内に洞調律に復帰することがわかっています．

一般的にⅠ群（フレカイニド，プロパフェノン），Ⅲ群薬（アミオダロン）はリズムコントロールに使用します．一方でⅡ群（ランジオロール，エスモロール），Ⅳ群薬（ジルチアゼム，ベラパミル），ジゴキシンはレートコントロールに使用します．

レートコントロールの速効性からはCa拮抗薬のジルチアゼムないしβ遮断薬を優先して使用するとよいでしょう．

一方で，低心機能の際はアミオダロンないしジゴキシンを用います．また少量β遮断薬，ジルチアゼムも使用可能ですが陰性変力作用があるため細心の注意が必要です．

アミオダロンはレートコントロールに加えリズムコントロール（薬物的除細動）ができる抗不整脈薬であるため，長時間持続する心房細動（AF）では心房内血栓による脳梗塞のリスクについて注意が必要です．

> **MEMO** 頻脈性心房細動のレートコントロールを迅速に行うためには
>
> 　これまで述べたとおり，クリティカルケアでレートコントロールに使用される抗不整脈薬には，アミオダロン，ジゴキシン，非ジヒドロピリジン系Ca拮抗薬(ベラパミル，ジルチアゼム)，超速効型静注β遮断薬(ランジオロール，エスモロール)があります．
>
> 　迅速なレートコントロールについて，アミオダロン，ジゴキシン，ジルチアゼムの比較試験では「ジルチアゼム＞アミオダロン＞ジゴキシン」であること，そしてランジオロール，ジゴキシンの比較試験では「ランジオロール＞ジゴキシン」であることがわかっています．
>
> 　現時点ではジルチアゼムとランジオロールの比較試験がないため，今後の研究結果が待ち望まれますが，低用量ランジオロール($<5\mu g/kg/$分)とジルチアゼム持続静注は陰性変力作用があるものの低心機能ケースでも注意深く使用することでレートコントロールが可能です(ベラパミルは陰性変力作用がジルチアゼムよりも強く使用しにくい)．
>
> 　そのため心機能正常および低心機能ケースでの迅速なレートコントロールを行う場合には，①ジルチアゼム，②低用量ランジオロールがオプションとして考えられます．

ケースの解説

Case1

　術後に既往の発作性心房細動が頻脈となったケースです．周術期の心房細動の悪化は血管内ボリューム，呼吸・循環変動，電解質異常と交感神経刺激による部分が大きいため，血管内ボリュームの適正化，電解質補正および禁忌がなければβ遮断薬を使用すると効果的です．

Case2

　心房細動，心機能正常のケースで術後の頻脈性心房細動に対して血管内ボリュームの適正化に加え，頻脈で心機能低下しているため強心作用のあるジゴキシン1回投与と速やかにレートコントロール可能で低心機能となったケースでも安心して使用できるジルチアゼム持続静注を用いています．

Case3

　もともと心房細動，心機能低下があり，間質性肺炎増悪に頻脈性心房細動を起こし著明な低心機能状態で心原性ショックとなったケースです．ノルアドレナリンで血圧を維持させながら，少量β遮断薬(ランジオロール$1\mu g/kg/$分)に強心作用のあるジゴキシン1回投与を行っています．

Case4

弁置換術後の術後心房細動予防でアミオダロン点滴静注24時間と内服6日間を行っています．ブレークスルーで心房細動の頻脈発作となったためアミオダロン追加投与して洞調律を維持しています．アミオダロンにはK^+チャネル遮断に加え，静注早期ではβ遮断・Ca^{2+}チャネル遮断作用があり徐脈化させ，その後Na^+チャネル遮断作用による洞調律復帰が起こります．

Case5

弁置換術後の術後心房細動予防でアミオダロン点滴静注24時間と内服6日間を行っています．ブレークスルーで心房細動の頻脈発作となったためアミオダロン追加投与およびⅠc群の静注フレカイニドを使用して洞調律を維持しています．フレカイニドはNa^+チャネル遮断作用があります．

Case6

内服で発作性心房細動（PAF）に対応する場合，Ⅰc群のプロパフェノンは効果的です．肝代謝のため腎機能低下ケースでも使用でき，プロパフェノンはNa^+チャネル遮断に加え，β遮断作用もあるため心機能抑制の副作用には注意が必要です．

Case7

ハロペリドールによる薬剤性QT延長症候群からの*Torsades de pointes*が疑われるケースです．原因薬剤を中止するとともに，硫酸マグネシウム投与および電解質の補正を行っています．

Case8

持続性心室頻拍（VT）に対してⅢ群アミオダロンとⅡ群β遮断薬が使用されたケースです．心筋梗塞後の心室性不整脈では交感神経賦活もあるため，禁忌がなければ予防的にβ遮断薬を併用することも行われます．

Case9

洞不全症候群があり著明な徐脈に対して末梢動脈疾患の治療も含め，頻脈の副作用のあるシロスタゾールを用いています．シロスタゾールの頻脈は低心機能の心不全のケースでは注意が必要です．

Case10

完全房室ブロックであり一時的ペーシングまでの間，アトロピンおよび陽性変時作用を狙ってイソプロテレノールを使用しています．血圧が低いケースではβ作用を期待してドパミン，アドレナリンを使用することもあります．

この章でのポイント

- ☑ ペースメーカ細胞，非ペースメーカ細胞でのNa$^+$，Ca^{2+}，K$^+$チャネルの活動電位での働きを理解する．
- ☑ I〜IV群抗不整脈薬がどのようにNa$^+$，Ca^{2+}，K$^+$チャネルに作用するか理解する．
- ☑ クリティカルケアでの頻脈性不整脈への超短時間作用型β遮断薬，アミオダロン，マグネシウム，徐脈性不整脈へのイソプロテレノールの使い方を理解する．
- ☑ クリティカルケアでのそれ以外の抗不整脈薬：プロカインアミド，フレカイニド，プロパフェノン，ベラパミル，ジルチアゼム，ジゴキシン，ATP，シロスタゾールの使い方を理解する．
- ☑ クリティカルケアで新規発症の頻拍性心房細動のマネジメントを理解する．

For Further Readings：さらに理解を深めるために

1. Mangrum JM, Dimarco JP. The evaluation and management of bradycardia. N Engl J Med. 2000; 342: 703.
2. Gheorghiade M, Adams KF Jr, Colucci WS. Digoxin in the management of cardiovascular disorders. Circulation. 2004; 109: 2959.
3. Amar D. Perioperative atrial tachyarrhythmias. Anesthesiology. 2002; 97: 1618.
4. Kowey PR, Marinchak RA, Rials SJ, et al. Classification and pharmacology of antiarrhythmic drugs. Am Heart J. 2000; 140: 12.
5. Link MS. Clinical practice: evaluation and initial treatment of supraventricular tachycardia. N Engl J Med. 2012; 367: 1438.
6. Khoo CW, Lip GYH. Acute management of atrial fibrillation. Chest. 2009; 135: 849.
7. Sleeswijk ME, Van Noord T, Tulleken, et al. Clinical review: treatment of new-onset atrial fibrillation in medical intensive care patients- a clinical framework. Crit Care. 2007; 11: 233.
8. Neumar RW, Otto CW, Link MS, et al. Part 8: adult advanced cardiovascular life support. 2010 American Heart Association Guidelines for Cardiopulmonary Resuscitation and Emergency Cardiovascular Care. Circulation. 2010; 122(Suppl): S729.
9. Gupta A, Lawrence AT, Krishnan K, et al. Current concepts in the mechanism and management of drug-induced QT prolongation and torsades de pointes. Am Heart J. 2007; 153: 891.
10. Tracy C, Boushahri A. Management of arrhythmias in the intensive care unit. Crit Care Clin. 2014; 30: 365.

column

Keep hope alive.

　総合病院の中にはさまざまな医療現場がある．救急患者を受け入れ重症度に応じて適宜検査・治療を行う救急外来，救急患者一般が入院加療を行う救急病棟，検査入院・内科的治療を受ける病棟，外科的治療や悪性腫瘍の診断・治療を行う病棟，新たに生を受けた新生児と産褥婦のケアをする病棟，緩和ケアで人生の最期をみつめる病棟．

　クリティカルケアは1分1秒—時間に最も敏感でなければいけない病棟だ．タイミングよく診断・治療を施すことが要求される．迅速な診断・治療ができなければ生命の危機に瀕した患者を救えない場であり，限られた制限時間内に最善が要求される，まさに生と死を分ける極限の場にいる．

　ぼくら医療従事者は患者さんにとってよかれと思う治療を，ベストだと思う治療を適切なタイミングで適切な侵襲下のもとに行う．その治療を行う判断についてちょっとでも甘えがあってはいけない．

　クリティカルケアの現場で，「ひょっとしたらいけるかも……」という根拠のない楽観的な思いやちょっとした甘えは多くの場合，後々痛い目にあうことがよくある．

　　若いから大丈夫だろう……，
　　高齢だからこれ以上やるのも……，
　　明日まで待って考えても……，

というのはその瞬間はある意味妥当かもしれないが，救命することが優先されるクリティカルケアでは無残にもそのような思いは打ち砕かれることが多い．

　クリティカルケアの現場で働いていて，一般病棟ではないという意識，つまり冷淡でかつ冷静な判断のもとにその時，その瞬間にその患者さんに必要なことはなんなのか，過剰な医療でも過小な医療でもなく，そのタイミングで行うべき適切な治療を施さないといけない．

　その時は侵襲度が高いかもしれないが，後のことを考えると救命のためにはこれしかない手段・治療はなんなのかを常に考えるように意識しよう．最短距離で状況を改善させるために今なにをしなければいけないかの視点をもとう．つまり最も直線的に，短期間でよくなる(＝後手に回ると悪化することはあってもよくなるチャンスを失ってしまう)手段はなんだろうか，と考えて治療方針を組むことだ．そこには絶え間ない知識のアップデートが必要であり，限りない努力と時間をつぎ込む必要があり，さまざまな経験ももたないといけない．目の前の患者を即座に把握し，全体像を描き出せるかどうかにかかっていると感じることがしばしばだ．全体像を描き出すことがあいまいで1ピースでも欠けてしまうとうまくいかない．

　非常に重篤な疾患があるとしよう．死亡率は30〜50％，臓器障害を伴った場合はそれ以上かもしれない．確率論で目の前の患者の救命の可能性をはじき出すことも客観的には大切だ．「あなたは何％の可能性で良くなる，そして何％の可能性で

悪くなる」と．

　しかしクリティカルケアでの重篤な疾患を患った患者にとっては生きるか死ぬかの2つに1つしかない．だからたとえ生きられる可能性が10%，いや1%だったとしても，その生きられる可能性に向かってその時その時で最適と思える治療・処置をしよう，ベストを尽くそう．

　そして治療の結果，ある患者さんは命が続き，ある患者さんはそれでも命を落とす．誰が奇跡的に助かり，誰が残念ながら命を落とすのか，なにがそれを分けるのかわからない．どのような結末になるのかは，全力で取り組んだ結果だけなのかもしれない．

　今までそう思いながらたくさんの最期に向き合ってきた．何度となく絶望や失望のどん底に突き落とされてきた．虚無感に襲われる夜を過ごしてきた．しかしまた立ち上がることをあきらめなかった．

　クリティカルケアでの非常に切羽詰った状況にあっても，ひとつ言えることは，あきらめず希望をもつことだと思う．

　多臓器不全という死の淵にいる深い暗闇の中から循環・呼吸を中心に細かい細部まで気をもみながら目の前の仕事として医師・ナース・コメディカルは全力で全身を支える．そして本人の生命，そう生命の息吹が戻ってくることを心の中では祈りながら一筋の希望の光が差し込むのを待つ．

　ICUというクリティカルケアの空間には，多くの患者さんの苦しみがあるだろう．多くの家族の悲しみも嘆きもあるだろう．突然襲いかかった病魔や不幸に怒りをぶつける患者さんも家族もいるだろう．医師もナースもコメディカルもこれらの苦難に打ちひしがれるかもしれない．そして今までの自分がそうであったように，患者さんに，その家族に，もうなにもしてあげられないと深い絶望の淵に追い込まれるかもしれない．

　しかし患者さんのそばでそれぞれの専門性を生かし治療・癒しを与え，苦痛を取り除き，希望を失うことなく励ましを与え続けること，そして手をさしのべられるのはそうクリティカルケアでは自分たちしかいない．

　だから生きられる可能性が1%でもある限り，生きることへの応援，励ましにも似た希望をもち続けよう．そして希望の光を放ち続けよう．Keep hope alive．

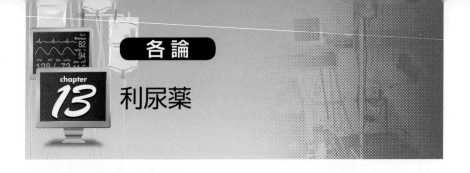

各論

chapter 13 利尿薬

この章でとりあげる薬剤

アセタゾラミド，マンニトール，グリセリン，フロセミド，トラセミド，アゾセミド，ブメタニド，トリクロルメチアジド，インダパミド，スピロノラクトン，カンレノ酸，トルバプタン

ケース

Case1

3枝病変による虚血性心疾患，慢性心不全のある85歳男性．5日前からの労作時呼吸苦あり，ここ3日で夜間発作性起坐呼吸，下肢の浮腫が強くなっていた．ERに搬送．

O_2 8L/分でSpO_2 93%，血圧180/80，心拍数90，呼吸数25，体温36.5℃．両肺野喘鳴著明，両下肢浮腫．体重＋2kg．うっ血性心不全急性増悪の診断で，非侵襲的人工呼吸器(NIV)：CPAP 10, F_iO_2 1.0で開始し，血管拡張薬ニトログリセリンを開始し呼吸苦をとり，利尿薬ラシックス®（フロセミド）20mg/2mL 2A静注の上，ラシックス®100mg/10mL 1A / 0.9%食塩水40mLで2mL/時(＝4mg/時)持続静注を開始し利尿が得られるとともに呼吸状態徐々に改善し酸素化良好となった．

Case2

慢性C型肝炎による肝硬変の45歳男性．腹水貯留著明．食道静脈瘤破裂による出血性ショックでER搬送．5%アルブミン製剤，0.9%食塩水，赤血球液(RBC)/新鮮凍結血漿(FFP)輸血製剤投与され，緊急上部内視鏡で静脈瘤結紮術(EVL)施行．

循環・呼吸管理目的でICU入室．酸素投与，適宜輸血を行い循環・凝固能安定した．特発性細菌性腹膜炎(SBP)予防でセフォタックス®（セフォタキシム）2g×3回/日，肝腎症候群予防で5%アルブミン250mL 5本/日，ノルアドレナリン持続静注を施行した．2病日より血管内ボリューム維持可能となったため，ソルダクトン®（カンレノ酸）200mg / 0.9%食塩水20mL×2回/日，ラシックス®（フロセミド）20mg/2mL 1A×4回/日投与し十分な利尿が得られ，一般病棟に転棟．転棟後はア

ルダクトン®(スピロノラクトン) 50mg/日, ルプラック®(トラセミド) 4mg/日で腹水コントロールを行った.

Case3

大腸穿孔による汎発性腹膜炎術後の65歳男性. 挿管ICU帰室. フェンタニル・プロポフォールで鎮痛・鎮静され, 人工呼吸器管理A/C VC. 術当日は乳酸加リンゲル液輸液負荷および血管収縮薬ノルアドレナリンで循環維持を行った. 血行動態が安定したため術翌日未明より利尿を促す目的で20%アルブミン50mL×2本投与しラシックス®(フロセミド) 20mg/2mL 1A×4回/日, そしてフロセミドによる代謝性アルカローシス改善目的でダイアモックス®(アセタゾラミド) 250mg/蒸留水10mL×2回/日投与を行い, 代謝性アルカローシスによる呼吸抑制が起こらないようにし, 日中にA/C VC→CPAP+PSで人工呼吸器離脱.

Case4

糖尿病, 高血圧, 尿路結石のあるADL自立した75歳男性. 165cm, 50kg. 前日からの悪寒・戦慄, 40℃台の高熱ありER受診. SpO_2 94%, 血圧70/50, 心拍数130, 呼吸数20, 体温39.5℃. 左腰背部痛あり. 胸腹部CTで尿路結石陥頓からの複雑性尿路感染症, 敗血症性ショックの診断で, 乳酸加リンゲル液負荷および血管収縮薬ノルアドレナリンを開始し, 泌尿器科でドレナージ目的の緊急ダブルJステント留置術施行されICU入室. 抗菌薬はセフトリアキソン2g, ゲンタマイシン7mg/kg投与された. 術翌日までノルアドレナリン使用するも血圧90/60台と低値であったが, Day3より血圧140台と上昇し, 肺野喘鳴聴取および低酸素血症を認めた. ラシックス®(フロセミド) 20mg/2mL 1A×4回/日, ダイアモックス®(アセタゾラミド) 250mg/蒸留水10mL×2回/日投与およびフルイトラン®(トリクロルメチアジド) 2mg内服し200mL/時ペースで利尿が得られるようになり呼吸困難も徐々に改善した.

Case5

65歳男性. 腎動脈分岐部より遠位の腹部大動脈瘤の待機的手術後. 術前はBUN/Cre 20mg/dL / 1.6mg/dL. 尿所見は問題なし. 術中出血に伴う低血圧のエピソードあり.

術後ICU帰室後3時間で尿量10mL/時程度. BUN/Cre 40/1.2, 尿中Na 70mEq/L, 浸透圧300mOsm/kg, FE_{Na} 4%, FE_{UN} 55%. 尿量確保目的でフロセミド(ラシックス®), カルペリチド(ハンプ®)持続静注開始となった.

しかし翌日も尿量8時間で80mLと確保できず, BUN/Cre 55/2.5, 尿中Na 100mEq/L, 浸透圧320mOsm/kg, FE_{Na} 6%, FE_{UN} 60%. 腎代替療法(RRT)導入の適応となった.

> **Case6**
> 65歳男性，60kg．狭心症でPCI後に抗血小板薬2剤内服中（DAPT）．転倒による頭部外傷でER搬送．搬送時，血圧175/80，心拍数110，呼吸数16，体温36.5℃．GCS：E4V4M6で会話可能であったが，徐々に意識レベル低下とともに左片麻痺あり，緊急頭部CTでmidline shift伴う急性硬膜下血腫および外傷性くも膜下出血の診断．頭部正中位にし30度挙上，20%マンニットール®（マンニトール）300mL 30分投与を開始．抗血小板薬拮抗目的でデスモプレシンを投与し，RBC・FFP・PC輸血オーダーし，ERで気管挿管の上，緊急外減圧・血腫除去術の方針となった．

クリティカルケアでの利尿薬の考え方

ヒトの体液分布および体液量—とくに血管内ボリューム—バランスが生理学的にどのようにコントロールされているか（①神経-内分泌的調整，②腎でのナトリウム利尿）を理解した上で，利尿薬が腎臓のどの部分に作用し効果を発揮するのか，そしてクリティカルケアで利尿薬をどのように使い分ければよいのかについて考えてみます．

1 クリティカルケアでの体液コントロールを理解するための生理学

心臓はポンプとして機能し大血管に血液を送り出します．大動脈を通り，全身の各重要臓器（脳，肝，筋肉など）の細動脈に血液は移動します．そして，腎臓にも胸部・腹部大動脈，腎動脈を通り，腎臓内では輸入細動脈に入り糸球体で一部濾過され，輸出細動脈へと血液が流れます（図1）．

このとき腎臓には約1/4の血流が常に流れ，腎の血流量を常にモニタリングし，

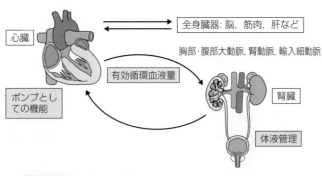

図1 "心臓⇒腎臓"へのとくに有効循環血液量に注目する

①血液量が多いのか，②血液量が少ないのかを判断し，血管内ボリュームをコントロールするように働きます．

また糸球体濾過の後，近位尿細管⇒ヘンレループ⇒遠位尿細管⇒集合管と続き腎実質から腎盂へとつながり，腎臓から尿管，膀胱，尿道という経路をたどります（図2）．

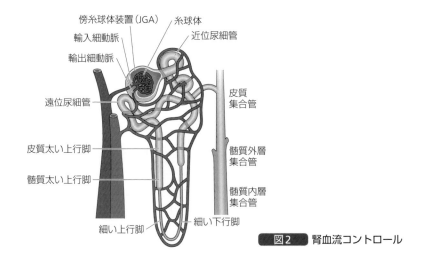

図2 腎血流コントロール

とくに心臓から大血管へと送り出される血液量を"有効循環血液量"といい，生体内にはこの有効循環血液量と血漿浸透圧を別々にモニタリングし，細胞外液を規定するナトリウムと体内水分量をコントロールしています（表1）．

とくに有効循環血液量は，体液量過剰は心房，そして体液量減少では頸動脈洞，腎

表1　浸透圧調整と血管内ボリューム調整の機序

	浸透圧モニタリング	循環血液モニタリング
Input: シグナル	血漿浸透圧	有効循環血液量
センサー	視床下部浸透圧受容体	頸動脈洞 腎・輸入細動脈 心房
エフェクター	ADH（抗利尿ホルモン，バソプレシン） 口渇	レニン-アンギオテンシン-アルドステロン系 交感神経系 圧利尿 ANP（心房利尿ペプチド） ADH
Output: 尿中排泄	水排泄と口渇・飲水	尿中Na排泄（尿中Cl排泄）※

※とくに代謝性アルカローシスのときは尿中Na濃度は不正確であり，尿中Cl濃度でモニタリングする．

臓の輸入細動脈でモニタリングされます．

体液量減少の場合

体液量減少による前負荷低下が心拍出量低下につながります．心拍出量低下は頸動脈洞，腎臓の輸入細動脈でモニタリングされており，①頸動脈洞から中枢神経系に作用し交感神経賦活(心拍数↑，心収縮力↑による心拍出量増加)および著明な心拍出量低下では下垂体後葉から抗利尿ホルモン(ADH)であるバソプレシン分泌による腎での水貯留が起こります．また②腎臓の輸入細動脈での動脈圧低下から傍糸球体装置(JGA)でのレニン分泌が促進されます．レニン分泌によりナトリウム再吸収および体液貯留，血圧を維持するため末梢血管収縮が起こります．

体液量過剰の場合

体液量過剰では心房が拡張することにより，A型，B型ナトリウム利尿ペプチド(ANPとBNP)が分泌されます．ナトリウム利尿ペプチドにより，①血管平滑筋弛緩による降圧と，②毛細血管内皮細胞の血管透過性亢進による水分の間質への移動が起こります．また，③腎での糸球体濾過量を上昇させナトリウム利尿が起こります．

体液バランス―とくに血管内ボリューム―のコントロールを詳しくみていきます．とくに以下の4つのメカニズムが重要です．

> ① レニン-アンギオテンシン-アルドステロン系
> ② 抗利尿ホルモン(ADH)
> ③ 腎交感神経
> ④ ナトリウム利尿ペプチド

レニン-アンギオテンシン-アルドステロン(RAA)系(図3)

糸球体のそばにある傍糸球体装置(JGA)は，腎糸球体で輸入・輸出細動脈をモニタリングし，輸入細動脈の血流低下によりレニンが分泌されます．レニン分泌はレニン-アンギオテンシン-アルドステロン(RAA)系を賦活し，ナトリウム貯留と血管収縮を起こすことで体液量増加と末梢組織循環維持の作用があります．

輸入細動脈の血流低下自体によりJGAからレニン分泌が亢進します．

また頸動脈洞で有効循環血液量減少の感知による交感神経賦活によってもJGAでのレニン分泌が亢進します．

また腎血流が落ちると，遠位尿細管に到達する尿量および電解質でNa^+，Cl^-低下につながります．遠位尿細管での尿量および電解質(Na^+，Cl^-)は密集斑(マクラ・デンサという)がモニタリングしています．そして，尿量，電解質(Na^+，Cl^-)低下によ

り，密集斑(マクラ・デンサ)でのプロスタグランジン産生増加もJGAでのレニン分泌を促進します．

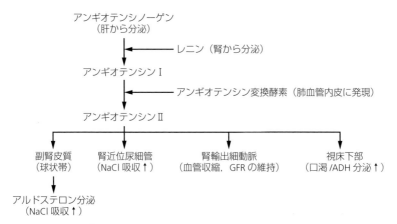

図3 レニン-アンギオテンシン-アルドステロン系
GFR：糸球体濾過率

> **POINT !**
> - 腎血流量が低下すると腎臓の傍糸球体装置(JGA)でレニンは分泌される．
> - レニン分泌刺激には3つあり，①腎・輸入細動脈の血流低下，②交感神経系賦活，③遠位尿細管密集斑(マクラ・デンサ)でのプロスタグランジン産生増加による．
> - レニン分泌促進により，レニン-アンギオテンシン-アルドステロン(RAA)系が賦活し，ナトリウム貯留と血管収縮が起こることで最終的には体液量増加と末梢組織循環維持作用がある．

腎臓のJGAから分泌されたレニンは，血中でアンギオテンシノーゲン(肝臓から分泌)をアンギオテンシンⅠに変換します．そして肺の毛細血管にあるアンギオテンシン変換酵素(ACE)がアンギオテンシンⅠをアンギオテンシンⅡに変換します．
アンギオテンシンⅡには以下の4つの作用があります．

- 副腎に作用しアルドステロン分泌↑↑
- 腎近位尿細管に作用しナトリウム吸収増加↑↑
- 腎糸球体輸出細動脈に作用し血管収縮させ糸球体濾過↑↑
- 脳の視床下部に作用し口渇中枢刺激，抗利尿ホルモン(ADH)分泌↑↑

これら4つの作用により，Na，水分貯留による体液量増加および末梢血管収縮による末梢循環維持が起こります．

抗利尿ホルモン（ADH）（図4, 5）

抗利尿ホルモン（ADH；バソプレシン）は，血漿浸透圧の上昇，そして血管内ボ

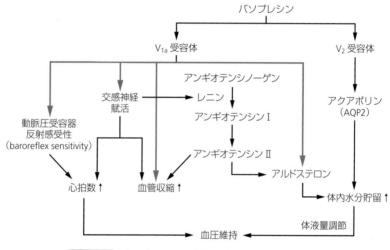

図4 バソプレシンの血管収縮作用，体液貯留作用

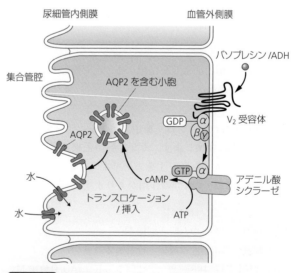

図5 集合管でのバソプレシンの作用機序（文献22より）

リュームの著明な低下(とくに>10%)に反応して,脳下垂体後葉から分泌されます.ADH自体はV_1受容体に作用して末梢血管を収縮させ末梢循環を維持させるとともに,V_2受容体に作用して腎集合管でアクアポリン2(AQP2)分泌により水再吸収を促進させ,血管内ボリューム維持に作用します(表2).

表2 バソプレシン受容体の分布と作用

V_{1a}受容体		V_{1b}受容体		V_2受容体	
分布	作用	分布	作用	分布	作用
血管平滑筋	血管収縮,心筋肥大	下垂体前葉	ACTH分泌	腎集合管外側膜	水再吸収(AQP2チャネル合成による)
血小板	凝集			血管内皮細胞	von Willebrand因子,Ⅷ因子放出
子宮筋	子宮収縮				

腎交感神経

腎交感神経の賦活は腎血流を調整します.腎血流の調整は,①糸球体前の輸入細動脈と②糸球体後の輸出細動脈に作用することで行われます.

血管内ボリュームが減少すると,腎交感神経は輸出細動脈よりも輸入細動脈の収縮を刺激し糸球体濾過を低下させ腎血流を落とします.最終的にナトリウム利尿を減少させ,体液量貯留に作用します.

ナトリウム利尿ペプチド

ナトリウム利尿ペプチドには,A型(心房から分泌),B型(心室から分泌),C型(血管内皮細胞から分泌)があります.とくに血管内ボリュームが増加し,心房・心室が拡張したときに分泌され,末梢血管に作用し血管拡張することで前負荷を減らすとともに,血管透過性亢進により間質への体液移動が起こります.また腎臓に作用し糸球体濾過が上昇しナトリウム利尿をもたらします.結果として血圧低下,血管内ボリュームが低下します.相対的および絶対的な体液量を減らすように作用します.

このように生体内には体液量を常に一定に保つ生理的メカニズムがあります.

POINT!

- 生体には体液量・血管内ボリューム減少の際に水分を体内に貯留させるいくつかの精緻な機序がある一方,体液量過剰の際に体内から除水する機序はナトリウム利尿ペプチド分泌しかない.
- 体液量減少の際には,①レニン-アンジオテンシン-アルドステロン(RAA)系,②抗利尿ホルモン(ADH),③腎交感神経が作用し,体内の水分貯留を維持させ

- るように働く．
- 体液量過剰の際には，ナトリウム利尿ペプチドにより間質への水分移動および腎での利尿促進に働く．

> **MEMO** レニン-アンギオテンシン-アルドステロン(RAA)系に作用する薬剤
>
> 　体液量(とくに血管内ボリューム)維持を目的とした生体内の機序としてレニン-アンギオテンシン-アルドステロン(RAA)系は非常に重要です．そのため，RAA系を遮断する薬剤は，①Na保持を遮断することで絶対的な体液量を減少させる(＝利尿)効果と，②血管拡張作用により相対的な体液量を減少させる(＝降圧)効果があります．
>
> 　この章でとりあげる利尿薬は腎でのナトリウム利尿，水利尿を作用機序としていますが，例えばうっ血性心不全でのループ利尿薬や水利尿薬による"絶対的な"体液量の低下は一時的には著明な改善をもたらしますが，長期的にはこれら利尿薬投与によりRAA系亢進を引き起こすため，生命予後を改善しないことがわかっています．そのため，ループ利尿薬，水利尿薬といった体液量減少を目的とした利尿薬を使用する場合には，RAA系や交感神経系を遮断する薬剤：ACE阻害薬(ACEI)，アンギオテンシン受容体拮抗薬(ARB)，アルドステロン拮抗薬，β遮断薬を適切に組み合わせて長期予後を改善させる治療を十分行う必要があります(図6)．

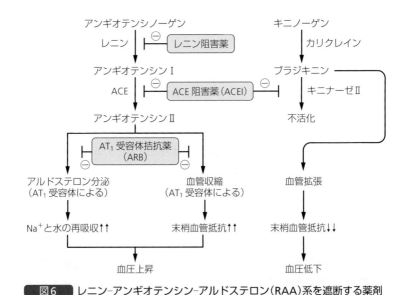

図6 レニン-アンギオテンシン-アルドステロン(RAA)系を遮断する薬剤

とくにレニン阻害薬，アンギオテンシン変換酵素阻害薬(ACEI)，アンギオテンシン受容体拮抗薬(ARB)の作用部位に注意．アルドステロン拮抗薬は腎での利尿薬の作用機序でとりあげる．

RAA系に作用する代表的な薬剤：
① レニン阻害薬：
　アリスキレン（ラジレス®）
② アンギオテンシン変換酵素阻害薬（ACEI）：
　エナラプリル（レニベース®），リシノプリル（ロンゲス®），イミダプリル（タナトリル®）
③ アンギオテンシン受容体拮抗薬（ARB）：
　カンデサルタン（ブロプレス®），テルミサルタン（ミカルディス®），イルベサルタン（アバプロ®）
④ アルドステロン拮抗薬：
　スピロノラクトン（アルダクトン®），エプレレノン（セララ®）
⑤ β遮断薬：とくにうっ血性心不全長期予後改善効果があるβ遮断薬
　ビソプロロール（メインテート®），カルベジロール（アーチスト®）

とくにACEIないしARB，アルドステロン拮抗薬，β遮断薬はうっ血性心不全の長期予後を改善するため，禁忌がなければうっ血性心不全の急性期を超えたら早期に併用投与で導入することが大切です。

MEMO　ACEIはなぜARBよりも降圧効果が高いのか？

国内ではACEIもARBも心不全，高血圧で用いられる薬剤ですが，ARBはACEIと比較して降圧作用が一般的に弱いのが特徴です。
その理由として，
- ACEIは，アンギオテンシンⅠからアンギオテンシンⅡを阻害するとともに血管拡張作用をもつブラジキニンの分解も阻害するため，ブラジキニン血中濃度が上昇し降圧作用が出る（図6）。
一方で，
- ARBは，AT1受容体拮抗のみであり，キニナーゼⅡによるブラジキニン分解は阻害されずブラジキニンが不活化され血管拡張作用がなくなり降圧作用がACEIと比較して弱い。

といわれています。

血管内ボリュームを絶対量として増やす/減らすのか，または相対的に増やす/減らすのかの視点からクリティカルケアで用いられる薬剤・治療をまとめると次のようになります。

- 血管内ボリューム調整："血管内ボリュームの絶対量"を変化させる
  ① 血管内ボリューム増加：輸液負荷
    −血液製剤，輸液（膠質液，晶質液），など
  ② 血管内ボリューム減少：腎での利尿および体外循環での除水
    −利尿薬（ループ利尿薬，水再吸収阻害薬，ナトリウム利尿ペプチドなど），血液浄化療法
- 心血管トーヌス調整："血管内ボリュームの相対量"を変化させる
  ① 心臓
    −陽性変力・変時（"たたく"）：β_1刺激
    −陰性変力・変時（"ゆるめる"）：β_1遮断
    ※補助循環（IABP，PCPS，LVAD，など）
  ② 静脈・動脈系
    −血管拡張（"ゆるめる"）
      動脈拡張−ニカルジピン，ニトロプルシドなど
      静脈拡張−ニトログリセリン，ナトリウム利尿ペプチドなど
    −血管収縮（"しめる"）
      動脈収縮−ノルアドレナリン，アドレナリン，バソプレシン
      静脈収縮−ノルアドレナリン，アドレナリン，バソプレシン

❷ クリティカルケアでの"蘇生期"，"安定・利尿期"と利尿薬の位置づけ

　第5章 輸液管理でみたように，クリティカルケアでは，①高度ストレス侵襲，高サイトカイン血症による血管透過性亢進が起こり血管内⇒血管外への漏出が起きている相（いわゆる"引き潮ebb"期）：蘇生期，②徐々に血管透過性亢進に改善がみられ血行動態が安定する時期：安定期，③炎症・ストレス反応改善，血管透過性亢進がなくなり間質からの水分が戻り利尿がかかる相：利尿期（②，③を合わせていわゆる"満ち潮flow"期）の3つの時期を意識することが重要になります．
　そのため，治療開始時からの低心機能・うっ血性心不全により明らかな溢水状態を除くと，最初の"蘇生期"には血管内に残る輸液・血管作動薬を使用し，"安定・利尿期"になったときに輸液を絞る・中止することとともに体液量過剰に対してマイナスバランスで管理する際に利尿薬を使用することとなります（図7，8）．
　クリティカルケアでの利尿薬を使用する場面としては，

① 低心機能のうっ血性心不全以外の高ストレス侵襲・高サイトカイン血症の状態：
多発外傷，重症敗血症，大手術後など（図7）
　適切な輸液・血管作動薬を用いて循環管理により"蘇生期"を乗り切り，"安定・利尿期"の時期になってから初めて体液過剰分を除水し，マイナスバランスで管理するために利尿薬を用います．
② 最初から体液量過剰な状態：低心機能でのうっ血性心不全（図8）
　治療当初から利尿薬―とくに効果の大きいループ利尿薬―を用います．

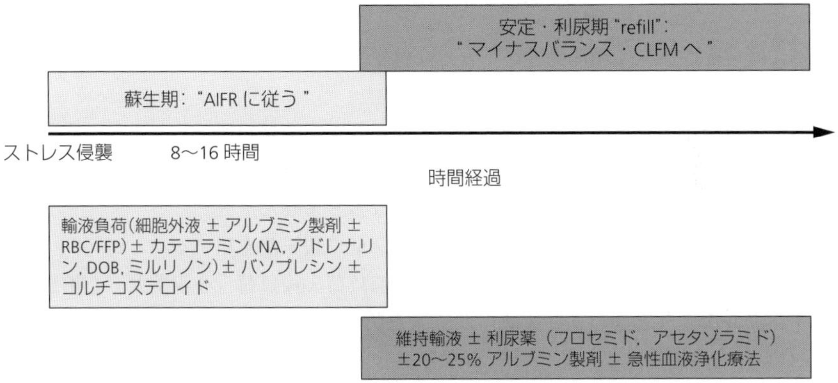

```
                    安定・利尿期"refill"：
                    "マイナスバランス・CLFMへ"
  蘇生期："AIFRに従う"

ストレス侵襲    8〜16時間
                         時間経過

輸液負荷（細胞外液 ± アルブミン製剤 ±
RBC/FFP）± カテコラミン（NA，アドレナリ
ン，DOB，ミルリノン）± バソプレシン ±
コルチコステロイド

              維持輸液 ± 利尿薬（フロセミド，アセタゾラミド）
              ±20〜25% アルブミン製剤 ± 急性血液浄化療法
```

図7 一般的なクリティカルケアでの輸液管理と利尿薬の考え方
低心機能うっ血性心不全以外では，"蘇生期"を乗りきり"安定・利尿期"になった際，マイナスバランス管理で利尿薬を用いる．

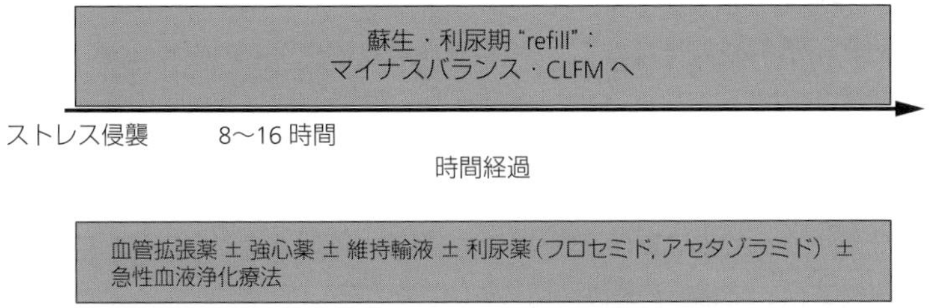

```
              蘇生・利尿期"refill"：
              マイナスバランス・CLFMへ

ストレス侵襲   8〜16時間
                     時間経過

血管拡張薬 ± 強心薬 ± 維持輸液 ± 利尿薬（フロセミド，アセタゾラミド）±
急性血液浄化療法
```

図8 低心機能うっ血性心不全での輸液管理と利尿薬の考え方
治療開始時から利尿薬を含めマイナスバランス管理を行う．

常に時間尿量（＝0.5mL/kg/時）を目標とした循環管理を行うことが正しいか

　クリティカルケアでの循環管理の末梢循環維持の一つの指標として「尿量維持（＝0.5mL/kg/時）」があります．しかし間違ってはいけないことは，「尿量を常に維持さ

せなければいけない」ことが目標ではなく，あくまで「適切な循環・呼吸管理により結果として尿量が維持されている」と理解することが重要です．

つまり，

- 循環・呼吸が不安定であれば，当然腎血流量が減少するため尿量は確保できません．
- 利尿薬を使って見た目の尿量が確保できても，循環・呼吸が不安定であれば，尿量確保≠循環維持です．
- 尿量が維持できないため，輸液チャレンジをすることで反応するのは約50%であり，輸液チャレンジで反応しないケースでは，過剰輸液による腸管内浮腫および腎静脈うっ滞によりさらなる尿量低下を起こします．

例えば重症敗血症で循環動態が不安定な蘇生期に尿量が低下している場面を考えてみます．

循環・呼吸が不安定であれば当然のことながら腎血流量が低下し，また重症敗血症では高サイトカイン血症により尿量低下が起こります．このときに尿量が維持できないために輸液負荷や利尿薬を用いても状況は改善しません．

尿量を維持するためにむやみに輸液チャレンジや利尿薬を用いることが"蘇生期"に重要な治療ではありません．むしろ，適切な前負荷・後負荷・心収縮力・心拍数を維持するような循環管理および組織の低酸素を防ぐ適切な呼吸管理を行うことで，"蘇生期"をいち早く抜け出せるように治療を組み立て，"安定・利尿期"をもたらすように管理することが最も重要です．

クリティカルケアでの腎傷害の予防は，腎血流の自動調節能から平均動脈圧（MAP）を維持することが大切です．そのため「MAP≧65mmHg」を最低維持できるように適切に輸液・血管収縮薬を調整します．呼吸・循環の適切化が結局は腎保護につながるという考え方が大切です．

「尿量確保＝循環維持」ではなく，「尿量確保＝原疾患からの改善」の視点で尿量をみていくことが大切です．

POINT！

- クリティカルケアでは時間尿量維持は，循環・呼吸状態が安定した結果であり，尿量維持を目的にした管理は適切でないことが多い．
- クリティカルケアの"蘇生期"で時間尿量はあてにならず，尿量確保のための無意味な輸液チャレンジや利尿薬使用はしてはいけない．
- "蘇生期"には，原疾患の治療とともに適切な前負荷・後負荷・心収縮力・心拍数を維持する循環管理および組織低酸素を防ぐ適切な呼吸管理を行い，いち早く"蘇生期"を抜け出し"安定・利尿期"になるように治療を行う．

3 利尿薬の分類と作用機序

利尿薬が作用する尿細管は4つのパーツ：①近位尿細管，②ヘンレループ，③遠位尿細管，④集合管，からなります（図9）．

心臓からの心拍出量は約5L/分であり，その20％である1L/分の血液が腎臓に流れ込みます．血液の血球成分を除いた血漿量は約半分であり，500mL/分の血漿が糸球体を通過し，その約20％が糸球体濾過を受けます．

尿産生の機序として糸球体濾過された原尿は100mL/分であるため，144（≒150）L/日となります．原尿が近位尿細管⇒ヘンレループ⇒遠位尿細管⇒集合管で再吸収

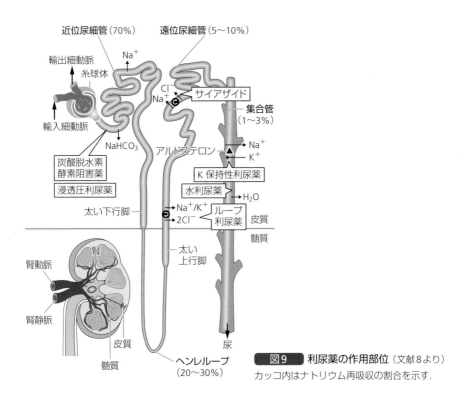

図9 利尿薬の作用部位（文献8より）
カッコ内はナトリウム再吸収の割合を示す．

表3 尿細管でのナトリウム再吸収の割合

尿細管	再吸収されるナトリウム
近位尿細管	70％
ヘンレループ	20〜30％
遠位尿細管	5〜10％
集合管	1〜3％

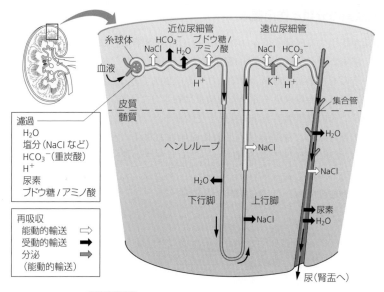

図10 尿細管でのナトリウム・水の再吸収
とくにヘンレループ上行脚ではNaCl再吸収のみで水の再吸収がない点が重要.

表4 代表的な利尿薬の種類と作用機序・副作用

利尿薬	作用機序	副作用
炭酸脱水素酵素阻害薬 　アセタゾラミド(ダイアモックス®)	近位尿細管でのHCO_3^-再吸収阻害	低カリウム血症, 代謝性アシドーシス
浸透圧利尿薬 　マンニトール(マンニットール®) 　グリセリン(グリセレブ®)	近位尿細管での浸透圧利尿	うっ血性心不全, 嘔気嘔吐, 頭痛
ループ利尿薬 　フロセミド(ラシックス®) 　ブメタニド(ルネトロン®) 　アゾセミド(ダイアート®) 　トラセミド(ルプラック®)	ヘンレループ上行脚でのNa^+-K^+-Cl^-共輸送体阻害	低カリウム血症, 低カルシウム血症, 低マグネシウム血症, 高尿酸血症, 高ナトリウム血症, 代謝性アルカローシス
サイアザイド系利尿薬 　トリクロルメチアジド(フルイトラン®) 　インダパミド(ナトリックス®) 　ヒドロクロロチアジド(ARBとの合剤で)	遠位尿細管でのNa^+-Cl^-共輸送体阻害	低カリウム血症, 低ナトリウム血症, 高カルシウム血症, 高尿酸血症, 耐糖能異常, 代謝性アルカローシス
カリウム保持性利尿薬 　スピロノラクトン(アルダクトン®) 　カンレノ酸(ソルダクトン®) 　エプレレノン(セララ®) 　トリアムテレン(トリテレン®)	集合管でのミネラルコルチコイド受容体阻害 ※トリアムテレンはNaチャネル(ENaC)阻害	高カリウム血症, 代謝性アシドーシス, スピロノラクトン―女性化乳房, 多毛症
水利尿薬 　トルバプタン(サムスカ®)	集合管でのV_2受容体阻害	高ナトリウム血症, 高尿酸血症, 耐糖能異常

を経て，最終的には99％以上が再吸収される結果として1.5L／日の尿生成が起こります．

腎臓の尿細管での水の再吸収はナトリウム再吸収によるため，ナトリウムの再吸収の程度に応じてどの部位で水の再吸収の割合が多いかがわかります（表3，図10）．

それぞれの利尿薬の特徴，作用部位と副作用をまとめると図9，表4のようになります．アルドステロン拮抗薬（スピロノラクトン，カンレノ酸，エプレレノン）と水利尿薬（トルバプタン）は血管内から作用するのに対して，他の利尿薬は糸球体濾過または尿細管から分泌されて尿細管腔内から作用します．そのため，ループ・サイアザイド利尿薬はとくに糸球体濾過が低下すると効果減弱が著明となります．また浸透圧利尿薬と水利尿薬を除くと，基本的には尿細管でのナトリウム再吸収阻害によりナトリウム利尿により利尿効果があります．

次に各尿細管の特徴とその部位に作用する利尿薬についてみていきます．

近位尿細管の特徴と近位尿細管に作用する利尿薬

近位尿細管ではナトリウムの70％，重炭酸イオンの85～90％，Clイオンの60％が再吸収されます．またブドウ糖，アミノ酸，リン酸，硫酸がナトリウムとの共輸送体によって再吸収されます．

重炭酸イオン（HCO_3^-）自体では膜透過性がないため，NHE3 Na^+-H^+交換系とH^+-ATPaseによって尿細管腔内に分泌されたH^+イオンによって，炭酸脱水素酵素の働きで，

- $H^+ + HCO_3^- \rightarrow H_2CO_3 \rightarrow CO_2 + H_2O$……(1)

と反応することで近位尿細管細胞内に入ります．

炭酸脱水素酵素阻害薬：アセタゾラミド（ダイアモックス®）500mg/V（図11）

炭酸脱水素酵素阻害薬アセタゾラミドは近位尿細管で上記の(1)の反応を阻害することで，Na^+とHCO_3^-再吸収が低下します．結果としてNa^+とHCO_3^-の尿中排泄が促進し代謝性アシドーシスを誘発します．

しかし，近位尿細管のナトリウム利尿は先にあるヘンレループ，遠位尿細管，集合管でのナトリウム再吸収亢進につながるため，アセタゾラミド単独使用では，利尿薬としての効果はあまり期待できません．

■適応

アセタゾラミド単独での利尿効果は弱いため利尿薬として用いられることはありません．

心不全や血管内ボリュームが多いケースでループ利尿薬を頻用することによる代謝

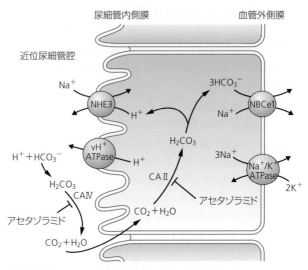

図11 炭酸脱水素酵素(CA)阻害薬の作用部位（文献22より）

性アルカローシスの補正目的でアセタゾラミドは用いられます．

また，房水産生抑制および眼内圧低下目的で緑内障で用いられたり，急性高山病の予防・治療で用いられます．

■使い方

アセタゾラミド（ダイアモックス®）500mg/V/蒸留水20mL静注×1/日，または250mg静注6時間ごと．※アセタゾラミドは蒸留水で溶解します．

■副作用

低カリウム血症，代謝性アシドーシス

> POINT！
>
> - 炭酸脱水素酵素阻害薬アセタゾラミドは近位尿細管でのNa^+とHCO_3^-再吸収を阻害する．
> - 尿細管の中で近位尿細管でのNa^+再吸収が最も多いが，アセタゾラミドを使用してもヘンレループでのNa^+再吸収が増加するため，アセタゾラミド単独での利尿効果は弱い．
> - HCO_3^-再吸収阻害による代謝性アシドーシスは，アセタゾラミド投与後速やかに起こる．
> - クリティカルケアでは，アセタゾラミドによる代謝性アシドーシスは，ループ利尿薬投与による代謝性アルカローシスの拮抗に用いられる．

浸透圧利尿薬：マンニトール（マンニットール®20%）
　　　　　　　濃グリセリン（グリセレブ®）

　浸透圧利尿薬であるマンニトール，グリセリンは小分子のため糸球体で濾過されますが，尿細管では再吸収されません．そのため，尿細管腔内で浸透圧物質としてとくに近位尿細管での利尿を促します．またマンニトール，グリセリンともに細胞外液に分布するため高浸透圧によって細胞内から水を引き出すので，主に頭蓋内圧亢進で脳浮腫を改善させる目的で使われます．尿細管での浸透圧利尿の前に細胞内→細胞外への水分の移動が起こるため細胞外液量—とくに血管内ボリュームが増加します．

■**マンニトール（マンニットール®20%）60g/300mLの使い方**
　15～60g（マンニットール®1/4～1本）を30～60分かけて点滴静注
　※体重60kgで0.25～1g/kg
■**濃グリセリン（グリセレブ®）20g/200mLの使い方**
　1本を30～60分かけて点滴静注
■**副作用**
　急激な細胞外液量増加により頭痛，嘔気・嘔吐や心機能低下ケースでは肺水腫，うっ血性心不全の副作用があります．
　マンニトールの長期使用で適切な水補充がなければ，細胞内脱水となり高ナトリウム血症となり，細胞内K$^+$↑，H$^+$↑のため細胞機能不全が起こり高カリウム性アシドーシスが起こります．また腎機能低下ケースでの使用で急性腎傷害（AKI）発症リスクが上昇します．

> **MEMO　頭蓋内圧亢進の治療法**
>
> 　脳灌流圧（CPP）は平均動脈圧（MAP）と頭蓋内圧（ICP）を用いると，「CPP＝MAP－ICP」で表されます．
>
> 　頭蓋内は，閉鎖空間の中に①髄液，②脳，③血管・血液の3つが占めているので，どれか一つが大きくなったり（例：出血，脳浮腫），新たに占拠病変（例：脳腫瘍）ができた場合，髄液や血液を減らすことでICPが上昇しないように対応します．
>
> 　しかし，ある一定のICPを超えると急激に増悪することがわかっており，これはMonro-Kellieの容量・圧曲線で表されます（**図12**）．
>
> 　頭蓋内圧亢進の状態では，MAP≧90mmHgで管理しCPP≧70mmHgを確保することが重要になります．そのため，ICP≧20mmHgにならないようにコントロールします（Monro-Kellie曲線で20mmHgから勾配が急激に上がることがわかる）．

Chapter 13　利尿薬

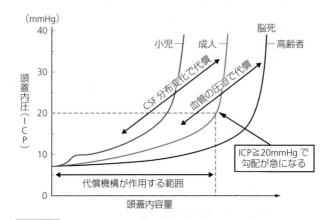

図12 Monro-Kellie頭蓋内容量・頭蓋内圧曲線（文献14より）
代償初期は髄液減少が起こり，続いて血流減少で頭蓋内圧上昇を防ぐ機序が働く．

一般的に頭蓋内圧亢進を抑える治療法・予防法は以下のとおりです．
① 頭部・頸部は正中位を保つ：頸静脈圧迫による静脈圧上昇を防ぐ．
② 頭部挙上30度以上：頭蓋内静脈圧上昇を防ぐ．
③ フェンタニルを用いた十分な鎮痛：疼痛による交感神経賦活からの頭蓋内圧上昇を防ぐ．
④ 過換気：脳血管攣縮による脳血流を落とすことで頭蓋内圧を下げるが，長時間施行で脳虚血による予後不良につながるため短期間にとどめる，目標$PaCO_2$ 35〜40mmHg．
⑤ 輸液は等張性で血漿浸透圧が高い0.9％食塩水を用い過剰輸液は避ける．
⑥ 高浸透圧製剤（マンニトール，グリセリン，7.5％食塩水）を用いる：細胞内脱水にし頭蓋内圧亢進を抑える．
⑦ 発熱を避け，常温ないし低体温管理を行う：代謝亢進による頭蓋内圧亢進を抑える．
⑧ 人工呼吸器管理では最低限のPEEPとし，また人工呼吸器と同調させ可能な限りファイティングを避ける：胸腔内圧上昇による脳静脈圧上昇を抑える．
⑨ 超短時間作用型バルビツレート持続静注による昏睡療法：脳代謝を抑える．
⑩ とくにmidline shiftしている場合，外減圧など外科的治療を行う．
⑪ 過剰な酸素投与は避け，PaO_2 70〜90mmHg（SpO_2 92〜96％）：フリーラジカル産生による脳障害を防ぐ．

> **MEMO** 頭蓋内圧亢進では高張食塩水(HTS)が第一選択

頭蓋内圧亢進ではマンニトールまたはグリセリンが使用されてきましたが，最近のデータでは脳水分量低下効果は高張食塩水(HTS)のほうが優れており，また頭蓋内圧(ICP)低下効果もマンニトールよりHTSのほうが高く，マンニトールに難治性の頭蓋内圧亢進もHTSで改善の報告があります．

そのため，頭蓋内圧亢進ではHTS—とくに7.5%食塩水を2mL/kg，30〜60分投与を第一選択とするほうがよいでしょう．7.5%食塩水の製剤はないため，以下のようにして作成します．

- **7.5%食塩水の作り方**
  10%食塩水120mL(20mL製剤6本)に蒸留水40mL(20mL製剤2本)を加える．
  ・NaCl量：120mL×10/100＝12g
  ・水分量：120mL＋40mL＝160mL
  したがって，12/160＝0.075⇒7.5%食塩水のできあがり

またグリセリンの頭蓋内圧低下効果はマンニトールよりも劣ると考えられており，頭蓋内圧亢進での浸透圧製剤の効果としては「HTS＞マンニトール＞グリセリン」の順番となります．

ヘンレループの特徴とヘンレループに作用する利尿薬

ヘンレループには下行脚，細い上行脚，太い上行脚の3つに分かれます(図9, 10)．下行脚ではナトリウム再吸収はされずAQP1受容体による水再吸収のみ行われるため細い上行脚までの間に原尿は濃縮されます．一方で，太い上行脚(TAL)ではナトリウムと尿素の再吸収のみ行われ水透過性がないことが特徴です．そのためTALでは尿細管内を通る原尿が希釈されます．TALでナトリウムと尿素の再吸収により腎皮質髄質で浸透圧差ができ"対向流系"として尿濃縮能に重要な仕組みとなっています．TALでのNa^+-K^+-$2Cl^-$共輸送体(NKCC2)でNa^+とともにK^+，Cl^-が再吸収されます．血管側外側膜のCLC-K2受容体からCl^-，Na^+-K^+ ATPaseによりNa^+が血管内に入ります．またROMKによりK^+は再度尿細管腔に分泌され，結果として尿細管腔が陽性に荷電します．この電気勾配によりNa^+の一部，Ca^{2+}，Mg^{2+}が細胞間隙から再吸収されます(図13)．

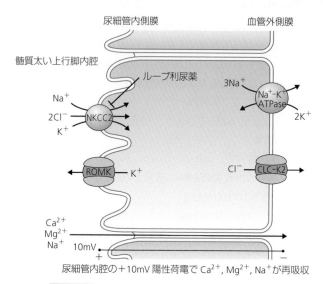

図13 ループ利尿薬の作用部位（文献22より）

ループ利尿薬 フロセミド（ラシックス®）　20mg/2mL 1A，100mg/10mL 1A

　ヘンレループ太い上行脚（TAL）のNa^+-K^+-$2Cl^-$共輸送体（NKCC2）に作用し，Na^+，K^+，Cl^-の再吸収を阻害し，ナトリウム利尿を起こします．またこれらのイオン喪失により，尿細管腔内の陽性荷電の電位差がなくなるため，尿細管細胞間隙を通してのカルシウム，マグネシウムの再吸収も減少します（そのため，低カルシウム血症，低マグネシウム血症を起こします）．

　ヘンレループでのナトリウム利尿が増加することで，遠位尿細管，集合管へと流入するNa^+量が大きくなるため，集合管ではNa^+再吸収が亢進し，K^+分泌，H^+分泌亢進による尿中排泄が増すため，低カリウム血症，代謝性アルカローシスを誘発します．とくに低カリウム血症自体代謝性アルカローシスの持続因子として重要です．

　ループ利尿薬による代謝性アルカローシスの機序として，集合管腔へのNa^+流入の増加によりアルドステロン分泌が亢進し，集合管でのNa^+再吸収が増加します．Na^+再吸収により尿細管腔は相対的に陰性になり，電気的中性維持の目的でK^+，H^+の尿細管腔への分泌亢進が起こります．H^+の尿中排泄増加により代謝性アルカローシスとなります．とくに低カリウム血症ではK^+以上にH^+が尿細管腔へ分泌されるため代謝性アルカローシスは低カリウム血症で遷延することにつながります．

　またループ利尿薬による代謝性アルカローシスの機序として，利尿促進による体液量減少による相対的なHCO_3^-濃度上昇（contraction alkalosisという）による代謝性ア

ルカローシスの要素も一部あります.

　ヘンレループ以後のNa再吸収の割合は少ないため，ループ利尿薬による利尿効果は最も強く，現在存在する最強の利尿薬といわれています．一方で，フロセミド（ラシックス®）は内服薬もありますが消化管からの吸収が悪いため（バイオアベイラビリティが低い），吸収のよいブメタニド（ルネトロン®）や長時間作用型のトラセミド（ルプラック®），アゾセミド（ダイアート®）のほうが使いやすいループ利尿薬内服薬です．

> **ループ利尿薬による代謝性アルカローシスの主な機序**
> ① ヘンレループでのフロセミドによるNa^+再吸収阻害
>   ↓
> ② 集合管腔へのNa^+流入の増加
>   ↓
> ③ アルドステロン分泌↑↑による集合管でのNa^+再吸収↑↑
>   ↓
> ④ 尿細管腔は相対的に陰性化
>   ↓
> ⑤ 電気的中性維持目的の集合管でのK^+，H^+の尿細管腔への分泌↑↑
>   ↓
> ⑥ H^+の尿中排泄↑↑ ⇒ 代謝性アルカローシス
>   ※サイアザイド利尿薬による代謝性アルカローシスも同様の機序で起こる

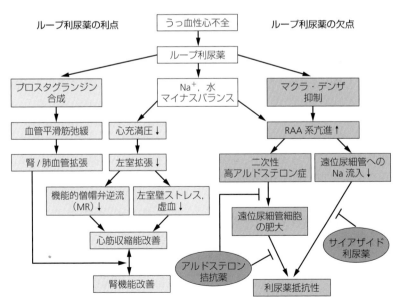

図14 うっ血性心不全治療でのループ利尿薬の利点と欠点

■使い方
①フロセミド（ラシックス®）20〜80mg静注　3〜6時間ごと
②フロセミド（ラシックス®）100mg/10mL静注し血中濃度を維持させ，
　フロセミド（ラシックス®）100mg/10mL／0.9%食塩水40mLを2〜4mL/時（4〜8mg/時）持続静注

■副作用
低カリウム血症，低マグネシウム血症，高尿酸血症，低カルシウム血症，高ナトリウム血症，代謝性アルカローシスがあります．

とくにうっ血性心不全急性増悪ではループ利尿薬は頻繁に用いられますが，図14のようにループ利尿薬単独での使用は体液量減少による前負荷軽減効果がある一方で，レニン-アンギオテンシン-アルドステロン（RAA）系賦活効果およびループ利尿薬耐性を誘発するため他の利尿薬との併用が重要なポイントです．

またループ利尿薬・フロセミドを使用する際に，国内では急性血液浄化療法・腎代替療法（RRT）へのアクセスがよいため，フロセミド投与量＞200〜300mg/日で反応がみられないならば，水分バランス・電解質コントロールがしやすいRRT導入を検討すべきだと考えます．

> **MEMO　フロセミド持続静注について**
>
> ワンショットでの利尿反応が悪い場合，フロセミドを持続静注することで血中濃度が一定に維持され，尿細管での濃度が一定に保たれるため効果が持続します．
>
> とくに経口投与や静注では血中濃度低下時に尿細管でナトリウム再吸収が起こり（リバウンド現象），効果が落ちるとされています．
>
> そのため，フロセミド20〜100mg静注の上で持続静注を開始すると最初の血中濃度を十分に上昇させることができ，糸球体濾過↑⇒尿細管濃度↑で効果が維持されることになります．
>
> 持続静注はうっ血性心不全治療で短期的には効果的に利尿がかかりますが，一方で腎機能悪化，再入院率上昇，死亡率上昇につながるという報告があります．そのためフロセミド持続静注は，静注ワンショットでの反応が悪く体液コントロール困難な場合に限って使用したほうがよいでしょう．

> **MEMO　フロセミドに限界はあるのか？**
>
> ループ利尿薬のフロセミドは頻繁に使用される利尿薬ですが，投与量の限界としては「使用する病態」と「その時点での腎機能」によって決まるといわれています．
>
> まず腎機能についてCCr≧75と＜75あたりを目安にして腎機能問題なし，腎機能問題ありと分けます．

そして使用する病態として静水圧上昇による間質性浮腫を起こす代表である①心不全，②肝硬変，③ネフローゼ症候群で考えてみます．
そうするとフロセミドの使用量の目安は以下の表5のようになります．

表5　腎機能・病態に合わせたフロセミド使用量

腎機能障害があるとき	腎機能正常のとき
80〜200mg 静注し，20〜80mg/時で持続静注 ※これで効果が得られない場合，p.567「⑤利尿薬のうまい使い方：ループ利尿薬を軸としたアプローチ」を参照	① 心不全の場合 40〜80mg 静注し，10〜20mg/時で持続静注 ② 肝硬変の場合 40mg 静注し，10〜20mg/時で持続静注 ③ ネフローゼ症候群の場合 80〜120mg 静注し，10〜20mg/時で持続静注

MEMO　フロセミド経口投与時の注意点

以下のケースを考えてみましょう．

Case

糖尿病，高血圧，冠動脈3枝病変に対しCABGされている85歳男性．うっ血性心不全でER受診．普段に比べ，+4.5kgであった．
　酸素10L/分投与しながら，血管拡張薬のニトログリセリン，ニカルジピン使用．またフロセミド（ラシックス®）持続静注を行い改善した．Day3に酸素中止としてACE阻害薬エナラプリル，β遮断薬カルベジロール，利尿薬ラシックス®内服へスイッチした．状態変わりないのを確認し5日目に退院となった．
　退院10日後に再度呼吸苦悪化しER受診し，+3.0kgで心不全で再入院．本人は自宅で安静，内服はきちんと飲んでいたという．

・・・・・・・・・・・・・・・・・・・・・・・・・・・・・・・・・

　このケースをみると，心不全悪化で再入院になったのはしかたがないことでしょうか？
　1つ注意すべき点は，フロセミドを持続静注から経口内服に変更して早期に退院したことに原因がある可能性があります．
　フロセミド（ラシックス®）経口薬は，腸管からの吸収が個人差があり，腸管浮腫の程度によって不安定であることがわかっています．
　フロセミド経口投与でのバイオアベイラビリティ（生体内利用率：100%＝静注と同等の効果）は10〜50%と幅が広く，静注で使用した量と内服で投与している量が必ずしも同等の効果をもたらしません．
　またフロセミドの弱点は，作用時間が短く，作用していない間に（心臓から血液

が十分届かない）腎は反跳反応・リバウンドとして水を体内に貯留するように働きます（これは心不全に限らず，肝硬変で腹水貯留時にフロセミドを使用する場合も同様のことが起こります）．

　フロセミド経口内服変更後に，"なんかキレが悪いなぁ"と思ったら，他の長時間作用型のループ利尿薬に変更してみるか，フロセミドの1日複数回の分割投与を考慮するべきです．

　国内では長時間作用型のループ利尿薬として，ブメタニド（ルネトロン®），トラセミド（ルプラック®）とアゾセミド（ダイアート®）が使用可能です．バイオアベイラビリティ（80〜100％）が高く，12〜24時間にわたって作用が持続するため，1〜2回/日の投与回数となります．

長時間作用型経口ループ利尿薬ブメタニド（ルネトロン®）1mg/錠，アゾセミド（ダイアート®）30mg/錠，トラセミド（ルプラック®）4mg，8mg/錠

使い方：
① アゾセミド（ダイアート®）30〜60mg（最大投与量120mg）1〜2回/日
② トラセミド（ルプラック®）4〜8mg（最大投与量16mg）1〜2回/日
③ ブメタニド（ルネトロン®）1〜2mg 1〜2回/日

※フロセミド，ブメタニド，トラセミドの力価は以下のとおりです．
　フロセミド：ブメタニド：トラセミド＝1：40：3

POINT !

- ループ利尿薬フロセミドはヘンレループ上行脚でのNa^+，K^+，Cl^-再吸収を阻害する．
- フロセミドを使用するとヘンレループ以後の遠位尿細管，集合管でのNa^+再吸収が増加するが，再吸収の割合が低いため，利尿薬の中でフロセミドによる利尿効果が最も大きい．
- ループ利尿薬の副作用として代謝性アルカローシス，低カリウム血症が重要である．
- またループ利尿薬によりCa^{2+}，Mg^{2+}再吸収も阻害されるため低カルシウム血症，低マグネシウム血症も起こる．

遠位尿細管の特徴と遠位尿細管に作用する利尿薬

　遠位尿細管では2〜10％のナトリウムが再吸収されます．K^+非依存性Na^+-Cl^-共輸送体（NCC）により尿細管内に再吸収され，Na^+は血管側外側膜のNa^+-K^+ ATPaseで，

Cl⁻はCl⁻チャネル(g_{Cl^-})により血管内に移動します．またTRPV5 Ca^{2+}チャネルから尿細管腔内のCa^{2+}イオンが再吸収されます．

サイアザイド利尿薬： トリクロルメチアジド(フルイトラン®)2mg/錠
インダパミド(ナトリックス®) 1mg, 2mg/錠
ヒドロクロロチアジド(ARBと合剤)

　サイアザイドは，遠位尿細管NCCに作用しNa^+とCl^-再吸収を阻害することで，ナトリウム利尿を起こします．集合管へのナトリウム流出が増加するため，ループ利尿薬同様，集合管でのナトリウム再吸収亢進によりK^+, H^+の尿細管腔内排泄が亢進し，低カリウム血症と代謝性アルカローシスが起こります(図15)．

　またサイアザイドには遠位尿細管でのCa^{2+}再吸収促進作用があり低カルシウム血症，高カルシウム尿症の治療やカルシウム維持目的で使用されることもあります．サイアザイドだけで高カルシウム血症になることは稀といわれており，サイアザイド使用中に高カルシウム血症になった場合，他の原因検索を行います(原発性副甲状腺機能亢進症，ビタミンD中毒など)．

　適応として高血圧があり，作用機序として利尿作用ではなく末梢血管拡張によるとされています．

　腎機能低下(GFR<30)だと効果は乏しく，慢性腎不全患者での使用は一般的に推奨されていません．しかしループ利尿薬に反応しない腎機能低下時にもサイアザイド併用で利尿作用増強がみられることもあり，処方されることもあります．

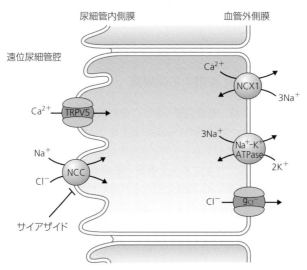

図15　サイアザイド利尿薬の作用部位 (文献22より)

■使い方
- トリクロルメチアジド(フルイトラン®) 2〜4mg×1回/日
- インダパミド(ナトリックス®) 1〜2mg×1回/日

サイアザイドは静注がないためクリティカルケアでの超急性期には使用しにくいことが欠点です.

とくに心不全ではループ利尿薬の利尿効果を維持させるために上記用量で併用することがあります.最近ではARBとの合剤が発売されており,ARBの弱い降圧作用および副作用である高カリウム血症に対しサイアザイド併用による降圧作用増強,低カリウム血症によるカリウム値補正を目的としています.

■副作用

低カリウム血症,低ナトリウム血症,高尿酸血症,耐糖能異常,代謝性アルカローシス,稀に高カルシウム血症があります.

> POINT!
> - サイアザイド利尿薬は遠位尿細管でのNa^+, Cl^-再吸収を阻害する.
> - サイアザイド利尿薬単独での利尿効果は小さい.
> - サイアザイド利尿薬の副作用として代謝性アルカローシス,低カリウム血症が重要であり,ループ利尿薬と同様の機序で起こる.
> - ループ利尿薬と異なりサイアザイド利尿薬では低カルシウム血症は起こらず,また低ナトリウム血症が起こる.
> - ループ利尿薬と併用すると異なるNa^+再吸収部位を阻害するため,ループ利尿薬の利尿効果を高める.

集合管の特徴と集合管に作用する利尿薬

集合管は皮質,髄質外層,髄質内層の3つに分かれます.皮質・髄質外層には主細胞と介在細胞があります.主細胞で1〜5%のナトリウム再吸収が行われます.集合管内へのNa流入の増加もしくはレニン-アンギオテンシン-アルドステロン(RAA)系亢進が起こると,アルドステロンによる主細胞の尿細管内側膜上の内皮Na^+チャネル epithelial Na^+ channel(ENaC)活性化が起こりNa^+再吸収が亢進し,血管外側膜のNa^+-K^+ ATPaseで血管内に運ばれます.またNa^+再吸収により主細胞内が陽性荷電するため,尿細管内側膜のKチャネルからK^+が集合管内に分泌されます.低カリウム血症ではK^+の代わりにH^+が分泌され,低カリウム血症は代謝性アルカローシスを持続させる原因となります.

また集合管の主細胞では抗利尿ホルモン(ADH,バソプレシン)が作用するV_2受容

体があり，アクアポリン2（AQP2）分泌による水再吸収が起こります（図5）．

カリウム保持性利尿薬： スピロノラクトン（アルダクトン®）25mg/錠
カンレノ酸（ソルダクトン®）200mg/V
エプレレノン（セララ®）25mg，50mg，100mg/錠
トリアムテレン（トリテレン®）50mg/Cap

　集合管主細胞にアルドステロンが作用することでNa$^+$再吸収，K$^+$分泌が起こります．スピロノラクトン，カンレノ酸，エプレレノンはアルドステロン受容体を阻害することで，Na$^+$再吸収とK$^+$（H$^+$）分泌を減少します．結果として代謝性アシドーシスになります．一方で，トリアムテレン，アミロライドは内皮Na$^+$チャネル（ENaC）を阻害することでNa$^+$再吸収を阻害します（図16）．

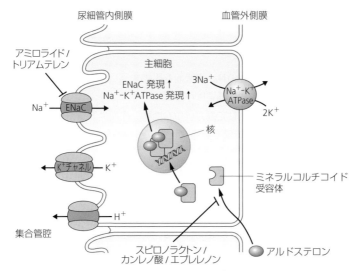

図16　カリウム保持性利尿薬の作用部位（文献22より）

①集合管腔へのNa$^+$流入増加によるアルドステロン分泌増加，また②脱水など有効循環血液量減少によるレニン–アンギオテンシン–アルドステロン（RAA）系亢進によるアルドステロン分泌により，集合管でのNa$^+$再吸収が増加する．尿細管腔が電気的陰性となり集合管からK$^+$，H$^+$が尿細管腔に分泌され電気的中性を保つ．とくに低カリウム血症では過剰なH$^+$が尿細管腔に分泌されるため代謝性アルカローシスが維持される原因となる．

■使い方

- スピロノラクトン（アルダクトン®）25〜100mg×1〜2回/日
- カンレノ酸（ソルダクトン®）200mg / 0.9%食塩水20mL静注×1〜2回/日
- エプレレノン（セララ®）25〜50mg×1回/日
- トリアムテレン（トリテレン®）50〜100mg×1〜2回/日

とくにスピロノラクトン，エプレレノンにはうっ血性心不全や虚血性心疾患での心保護作用により生命予後を改善させます．

■ **副作用**

K保持性利尿薬であり高カリウム血症，代謝性アシドーシスの副作用があります．またスピロノラクトン，カンレノ酸は抗アンドロゲン作用による女性化乳房，多毛症があります．

代謝性アシドーシスは集合管でのNa^+再吸収阻害により，K^+に加え，H^+の尿細管分泌低下により起こります．

一般的にENaC阻害薬のトリアムテレン，アミロライドは数時間以内に効果発現がありますが，アルドステロン受容体拮抗薬（スピロノラクトン，カンレノ酸，エプレレノン）は効果発現が最大になるまで3～7日かかります．そのため，うっ血性心不全，肝硬変で用いる場合は早期に開始し日単位でK値とHCO_3^-値をフォローすることが大切です．

POINT !

- K保持性利尿薬は集合管でのNa^+再吸収を阻害する．
- K保持性利尿薬単独での利尿効果は小さい．
- K保持性利尿薬の副作用として高カリウム血症，代謝性アシドーシスが重要であるが，アルドステロン拮抗薬であるスピロノラクトン，エプレレノンでは最大作用発現まで3～7日かかる．

水利尿薬，V_2受容体拮抗薬（バプタン）: トルバプタン（サムスカ®）7.5mg，15mg/錠（図17）

最近国内で使用可能となったV_2受容体拮抗薬であるトルバプタンは抗利尿ホルモン（ADH，バソプレシン）に拮抗しAQP2分泌阻害による水利尿薬です．海外ではV_1受容体にも一部作用する静注V_2受容体拮抗薬であるconivaptanもあります．

■ **使い方**

- トルバプタン（サムスカ®）7.5～15mg×1回/日

とくに低ナトリウム血症を伴ううっ血性心不全，腹水貯留の肝硬変では抗利尿ホルモン（ADH，バソプレシン）が有効循環血液量維持のために病的に過剰な状態と考えられ，水利尿薬のトルバプタンのよい適応だと考えられます．

体液量過剰ないし正常での低ナトリウム血症の急性期補正目的でトルバプタンを使用することのメリットはまだはっきりしていません．基本的には症状を伴う低ナトリウム血症，重度の低ナトリウム血症の補正は3%食塩水を用います．

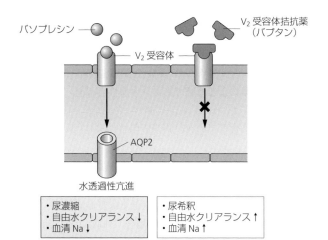

図17 トルバプタンの作用機序と効果 （文献21より）

■副作用

急激な水利尿による高ナトリウム血症や高尿酸血症，耐糖能異常があります．

トルバプタンを用いたケースを紹介します．

> **Case**
>
> 糖尿病，高血圧，冠動脈3枝病変に対しバイパス術後の75歳男性．5日前から徐々に増悪する呼吸困難でER受診．酸素10L/分でSpO$_2$ 90％，血圧220/110，心拍数110不整，呼吸数30の起坐呼吸の状態でICU入室．両肺野喘鳴著明．起坐呼吸でギャロップリズム．体重増加＋4.5kg．うっ血性心不全急性増悪の診断で非侵襲的人工呼吸器（NIV）：CPAP 10，F$_I$O$_2$ 1.0開始し，血管拡張薬のニトログリセリン，ニカルジピンの使用で降圧した．フロセミド40mg 2回静注するも利尿効果乏しいため，フロセミド100mg/10mL / 0.9％食塩水40mL 2mL/時で持続静注しサムスカ®（トルバプタン）7.5mg内服し利尿が得られ－1,500mL/日バランスとなった．
>
> 2病日よりニトログリセリン，ニカルジピン，フロセミド持続静注減量し，β遮断薬カルベジロール，ACEIエナラプリル，アルドステロン拮抗薬スピロノラクトンを内服し，ループ利尿薬トラセミド，サイアザイド利尿薬インダパミドをV$_2$受容体拮抗薬トルバプタンに併用した．4病日にもとの体重となったためトルバプタンを終了した．

4 クリティカルケアでの浮腫のメカニズム

クリティカルケアで最も多い浮腫の原因はストレス侵襲による炎症反応，高サイトカイン血症による血管透過性亢進からの"炎症性滲出性浮腫"です（第5章参照）．

とくに血管内静水圧上昇による浮腫であるうっ血性心不全，肝硬変の病態についてここでは考えてみます．

うっ血性心不全（図18）

心不全では心臓のポンプ機能低下により末梢組織灌流低下による動脈系への血流低下と静脈系への水分貯留による間質性浮腫が起こります．

心臓のポンプ機能低下による有効循環血液量低下は腎血流低下・尿量低下につながります．腎臓では腎血流が落ちるため"脱水の場合"と同じように傍糸球体装置（JGA）でレニン分泌が促進されることでRAA系が亢進しNa^+貯留による水分貯留が起こります．また一方で交感神経系賦活により重要臓器血流維持目的で静脈・動脈血管収縮が起こり，前負荷・後負荷増大につながります．そうするとさらに心臓のポンプ機能低下が進み，うっ血性心不全増悪の負のサイクルが進行します．

うっ血性心不全での間質性浮腫は，心臓のポンプ機能低下による静脈うっ滞およびNa^+貯留からの水分貯留によって起こると考えられます．

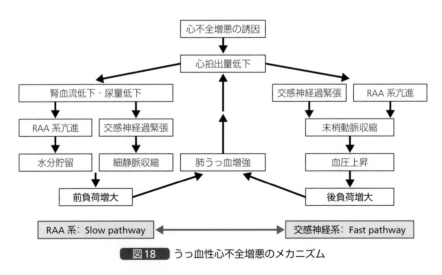

図18 うっ血性心不全増悪のメカニズム

肝硬変，腹水貯留（図19）

炎症や肝障害による肝実質の線維化により肝硬変が起こります．肝実質の線維化に

より肝内静脈閉塞が起こり，結果として門脈圧亢進となります．門脈内の静水圧上昇により腸管内血管が拡張します．また肝硬変では肝内タンパク合成が低下するため低アルブミン血症になります．腸管の血管内静水圧上昇と低アルブミン血症による膠質浸透圧低下により腹腔内体液貯留が起こり，腹水貯留となります．また相対的な腸管内血液うっ滞により静脈還流量低下（＝前負荷低下）が起こり，1回拍出量，心拍出量低下につながります．腹水として余分な体液貯留が起こる一方で，前負荷低下による有効循環血液量低下による腎血流低下が起こり，RAA系亢進と交感神経系賦活が起こり，Na再吸収増加，水分貯留が起こると考えられます．

そのため肝硬変での腹水貯留でも，心不全の治療と同様にRAA系亢進を阻害する目的でアルドステロン拮抗薬を用います．

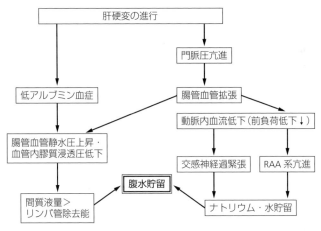

図19　肝硬変での腹水貯留のメカニズム

5　利尿薬のうまい使い方：ループ利尿薬を軸としたアプローチ

クリティカルケアで体液過剰は急性腎傷害（AKI）による無尿 oliguria の結果として起こる場合と，腎機能正常で利尿があっても輸液負荷による体液量過剰で腎での尿量排泄が追いつかない場合があります．

これにはストレス侵襲による高サイトカイン血症に対して輸液負荷，血管作動薬使用の"蘇生期"を乗りきり，"安定・利尿期"に血管内水分量が過剰になるときに起こります．

体液過剰時にはまず利尿薬の使用が検討されます．

ループ利尿薬のフロセミドを体液過剰に使用する場合，以下のように使用します．

クリティカルケアでの体液量過剰に対するループ利尿薬の使い方とループ利尿薬のみで効果が不十分な場合のアプローチ

ステップ1:
- フロセミド静注　20〜40mg　30〜60分ごと
  その後，
- フロセミド80mg静注　6〜8時間ごと
※上記で効果がなければステップ2へ

ステップ2:
- フロセミド100mg静注し，フロセミド1〜10mg/時で持続静注
※実際には，6〜12時間でのループ利尿薬フロセミド100〜200mg程度を静注および持続静注で使用しても利尿が不十分な場合，ステップ3へ

ステップ3:
- 利尿薬の併用：ヘンレループ以後で作用するものと基本的には組み合わせる〔サイアザイド利尿薬，ENaC阻害薬，K保持性利尿薬（効果発現に時間がかかる），水利尿薬・V_2受容体拮抗薬〕
- カルペリチド（ハンプ®）0.05μg/kg/分を併用

ステップ4:
- 血液透析（HD）/持続的腎代替療法（CRRT）導入を検討

表6　ループ利尿薬に併用する他の利尿薬の投与量

利尿薬の種類	投与量
ループ利尿薬 　ラシックス®（フロセミド） 　十分量使用しているか確認 　経口ではバイオアベイラビリティから変更考慮	20〜300mg（静注） 40〜300mg（経口）
炭酸脱水素酵素阻害薬 　ダイアモックス®（アセタゾラミド） 　近位尿細管に働くため利尿効果は弱い	250〜500mg（静注）
サイアザイド利尿薬 　フルイトラン®（トリクロルメチアジド） 　経口投与のため腸管使用可能かを確認する	2〜8mg（経口）
カリウム保持性利尿薬 　アルダクトン®（スピロノラクトン） 　ソルダクトン®（カンレノ酸） 　作用発現に数日かかる	100〜200mg（経口） 200〜400mg（静注）
水利尿薬 　サムスカ®（トルバプタン） 　経口投与のため腸管使用可能かを確認する 　集合管への尿量がある病初期に使用すると効果が大きい	7.5〜15mg（経口）

ループ利尿薬の投与量および他の併用する利尿薬の投与量の目安は**表6**を参照してください．

また内服している利尿薬の効果が出ていない場合のアプローチは次の通りです．

> **内服ループ利尿薬の効果が出ていない場合のアプローチ**
>
> **Step1:**
> 　標準量の利尿薬投与によっても浮腫が改善しないことのチェック（利尿薬を十分量投与しているかの確認：**表6**）
>
> **Step2:**
> 　利尿薬が必要な原因疾患に対する治療が適切かどうかを確認（例：うっ血性心不全−心不全増悪因子の解除およびβ遮断薬，ACEI/ARB，アルドステロン拮抗薬に適宜血管拡張薬使用，肝硬変−腹水貯留へのRAA系遮断でアルドステロン拮抗薬に適宜体液量管理）
>
> **Step3:**
> 　減塩食療法や利尿薬投与に対するアドヒアランス（外来ケース・内服ケースの場合）
>
> **Step4:**
> 　腎機能障害，投与薬物の不完全な吸収（とくに腸管浮腫がある場合，下痢・便秘の場合など）ではバイオアベイラビリティが良好なループ利尿薬の使用（ブメタニド，アゾセミド，トラセミド）
>
> **Step5:**
> 　NSAIDs〔外来・入院でのロキソプロフェン（ロキソニン®），セレコキシブ（セレコックス®），術中のフルルビプロフェン（ロピオン®）など〕が併用されていないかチェック（NSAIDsの腎血流低下により利尿薬の効果が低下する）
>
> **Step6:**
> 　血管内ボリュームの低下（血管内脱水−有効循環血液量低下では利尿薬の効果は低下する）

6　クリティカルケアでの利尿薬使用中の注意点①

　クリティカルケアで，とくに術後およびrefill期の利尿期，そして人工呼吸器離脱の際に血管内ボリュームを減らす目的でループ利尿薬フロセミドと炭酸脱水素酵素阻害薬アセタゾラミド併用はしばしば行いますが，この利尿薬2剤併用する理由は次のとおりです．

クリティカルケアでの人工呼吸器離脱前の状態として，
① 血管外の水分貯留が改善し血管内ボリューム↑↑↑
② 血管内ボリュームオーバーによるうっ血状態

が想定され，人工呼吸器離脱の過程において，陽圧換気→陰圧での自発呼吸に変化することでのうっ血性心不全のリスクが増加します．

そのため，陽圧換気⇒陰圧での自発呼吸となる人工呼吸器離脱前には，
① 血管内ボリュームを適切にする，ないしは全体としてマイナスバランスにする
② アシドーシス，アルカローシスなどpHの補正
③ 自発呼吸の誘発
④ 電解質異常の補正（とくにCa，P，Mg）

が大切になります．

血管内ボリュームが過剰で，自尿だけで間に合わない場合に利尿目的でループ利尿薬を使用し徐水（ラシックス10〜20mg静注を繰り返す）しますが，ループ利尿薬の頻回の使用により起こる変化として，

- 代謝性アルカローシス
- 電解質異常（低K，Ca，Mg血症）

があります．とくに代謝性アルカローシスによりHCO_3^-↑↑となるとpHを一定にするために生体内ではCO_2貯留が起こります．そうすると自発呼吸の抑制（とくに慢性呼吸不全患者の場合）が起こり，体液過剰を改善しても人工呼吸器離脱が進まない状態となります．

そのため，ループ利尿薬の欠点を補い自発呼吸を出すために，炭酸脱水素酵素阻害薬であるアセタゾラミドを使用します．

アセタゾラミド（ダイアモックス®）500mg静注1回または250mg静注6時間ごとにより，HCO_3^-の尿中排泄を促進しHCO_3^-貯留を防ぎ，CO_2上昇をもたらさないようにします．これにより自発呼吸の誘発につながり，また利尿効果も相乗的に作用することになります．

> **MEMO** ループ利尿薬による代謝性アルカローシスを拮抗するために
> - クリティカルケアでは上述の通り，ループ利尿薬による代謝性アルカローシスの拮抗には炭酸脱水素酵素阻害薬のアセタゾラミドが用いられます．
> - アセタゾラミドによる近位尿細管でのHCO_3^-再吸収阻害は投与後速やかに起こります．
> - 一方，K保持性利尿薬であるアルドステロン拮抗薬のスピロノラクトン，エプレレノンもまた集合管でのH^+分泌低下により代謝性アシドーシスを起こします．
> - しかし，スピロノラクトン，エプレレノンは最大効果発現まで3〜7日かかる

ため，クリティカルケアで急激に起こる代謝性アルカローシスの拮抗には使えません．
- そのため，ループ利尿薬による代謝性アルカローシスの拮抗で用いる薬剤として炭酸脱水素酵素阻害薬のアセタゾラミドを優先して用います．

肺胞低換気以外の代謝性アルカローシスには表7のような副作用があります．

表7　代謝性アルカローシスの副作用

- 血管収縮（高血圧，心筋虚血，脳虚血）
- 痙攣
- せん妄
- 不整脈（とくに低カリウム血症に関連して）
- 肺胞低換気による高二酸化炭素血症と低酸素血症
- 低カリウム血症
- 低カルシウム血症
- 低マグネシウム血症
- 低リン血症（とくに呼吸性アルカローシスの場合）

7　クリティカルケアでの利尿薬使用中の注意点②

心不全患者で酸塩基平衡異常は全体の46％にみられ，代謝性アルカローシス16％，呼吸性アルカローシス11％，呼吸性・代謝性混合型アルカローシス13％，代謝性アルカローシス・呼吸性アシドーシス混合2％，代謝性アシドーシス4％であり，とくに代謝性アルカローシスはよくみられます．

心不全での代謝性アルカローシスは利尿薬使用が最も多い原因です．ループ利尿薬によりCl^-喪失，有効循環血液量減少からのレニン–アンギオテンシン–アルドステロン（RAA）系亢進，ヘンレループ以後の尿細管へのNa流入増加，低カリウム血症が起こるため代謝性アルカローシスが持続します．心不全自体でも有効循環血液量減少からのRAA亢進による代謝性アルカローシスが起こります．

代謝性アルカローシスによりpH＞7.50で治療を開始する必要があります．またpH＞7.60では緊急で数時間以内に補正を行わなければいけません．

うっ血性心不全では，心収縮力低下および体液量過剰に対し，血管拡張薬での前負荷・後負荷解除および強心薬を用いた心収縮力改善が必要になります．また体液量を減らす目的でループ利尿薬を用います．またうっ血性心不全の長期予後を改善させる目的で，①アンギオテンシン変換酵素阻害薬（ACEI）ないしアンギオテンシン受容体拮抗薬（ARB），②β遮断薬（カルベジロール，ビソプロロール），③アルドステロン

拮抗薬(スピロノラクトン,エプレレノン)を適切に使わなければいけません.
　ループ利尿薬のみで体液量減少が困難なケースではサイアザイド利尿薬を併用しますが,代謝性アルカローシスを悪化させる可能性があります.
　そのため,うっ血性心不全の利尿薬(ループ,サイアザイド)での治療過程での代謝性アルカローシス増悪に対しては,まずはアルドステロン拮抗薬(スピロノラクトン,エプレレノン)を使用します.
　アルドステロン拮抗薬を使用するメリットとしては,①アルドステロン拮抗薬自体がうっ血性心不全の再入院率・死亡率を減らすこと,そして②集合管での作用によりK保持およびHCO_3^-排泄促進で代謝性アルカローシスを改善することがあげられます.
　これらのうっ血性心不全の治療を適切に行ってもなお体液量過剰でかつ代謝性アルカローシスが改善しない場合には,①アセタゾラミド使用,②(稀ですが)塩酸(HCl)で補正,③血液浄化療法の治療オプションがあります(表8).

表8　代謝性アルカローシスの一般的な治療オプション

① 誘因・持続因子を補正する
　・Na,Cl,K喪失の補充
　・細胞外液量を適正化する〔体液量減少では0.9％食塩水,うっ血性心不全では有効循環血液量適正化(前負荷,後負荷,心収縮力の改善,洞調律の維持)〕

② アセタゾラミド
　・体液量正常ないし体液量過剰ケースで用いる
　・18〜24時間で効果発現
　・250mg 6時間ごと4回,または500mg 24時間ごと
　・低K血症,低P血症に注意

③ アルドステロン拮抗薬(スピロノラクトン,エプレレノン)
　・体液量過剰ケースで用いる
　・効果発現が遅く3〜7日かかる
　・とくに左心収縮能低下のうっ血性心不全で生命予後改善が示されている
　・高K血症,利尿過剰・体液量喪失に注意

④ 塩酸
　・とくに生命に関わるアルカリ血症(pH>7.60)で用いる
　・速やかに補正可能(8〜12時間)
　・中心静脈カテーテルからの投与が必要であり,高K血症に注意
　・すぐに使用可能な施設が限られる

⑤ 腎代替療法〔RRT：血液透析(HD)または持続的腎代替療法(CRRT)〕
　・重症のアルカリ血症に用いる
　・速やかに補正が可能(4〜12時間)
　・透析液,置換液のHCO_3^-濃度で補正される
　・アルカリ血症単独での適応は稀であり,他の適応(体液量過剰,腎不全進行など)で用いられる

> **POINT !**
> - うっ血性心不全の体液量減少目的でループ利尿薬±サイアザイド利尿薬を使用すると頻繁に代謝性アルカローシスになる.
> - 利尿薬による代謝性アルカローシスの治療として,心不全の長期的予後を改善する,①ACEI／ARB,②β遮断薬,③アルドステロン拮抗薬による治療を導入し,心不全急性増悪や利尿薬が必要となる体液量過剰な状態を避けるとともに,アルドステロン拮抗薬を必ず用いて,K保持および集合管からのHCO_3^-排泄増加により対応する.

ケースの解説

Case1
うっ血性心不全のケースで,ニトログリセリンを使用し,前負荷軽減,冠動脈拡張作用での心収縮力改善を行い,フロセミド静注し血中濃度を上昇させ,持続静注により利尿をさらに促し前負荷を軽減させる治療を行っています.

Case2
肝硬変,食道静脈瘤破裂に対して,局所の止血術,輸血により凝固異常改善,輸液負荷を行ったケースです.循環安定を確認しながら,肝硬変からの腹水,肝腎症候群予防目的も兼ねてアルブミン製剤を使用しながら利尿薬(ループ利尿薬,カリウム保持性利尿薬)を使用しています.

Case3
下部消化管穿孔による腹膜炎,敗血症性ショックで術後のケースであり,初期は輸液負荷,血管収縮薬を用いて循環を維持させながら感染源コントロール:外科的手術を行っています.循環動態安定してから"蘇生期"の大量輸液の分について利尿をかける必要があり,また人工呼吸器離脱も行わなければいけません.ループ利尿薬フロセミド静注とともに,フロセミドの代謝性アルカローシスを拮抗させる目的で,アセタゾラミドを使用し代謝性アルカローシス代償からのCO_2の貯留が起こらないように管理しています.

Case4
複雑性尿路感染症からの敗血症性ショックのケースであり,尿路閉塞解除のドレナージとともに輸液負荷・血管収縮薬により循環管理を行っています.循環安定後には"蘇生期"での輸液量が多く,自尿のみではうっ血性心不全の徴候がみられたため,ループ利尿薬フロセミドにヘンレループ以降で作用するサイアザイド利尿薬トリクロルメチアジドを併用しています.また,これら利尿薬による代謝性アルカローシスの

拮抗でアセタゾラミドを使用しています．この3剤はどれも低カリウム血症を起こすため，K値のモニタリングおよび適切な補正が必要になります．

Case5

心臓血管外科術後の急性腎傷害（AKI）のケースです．術中の低血圧，血管内ボリューム低下（多くは出血による），腹部大血管手術，敗血症合併した場合，術後AKIのリスクが上昇します．利尿薬（フロセミド，カルペリチド）を使用して利尿を促していますが，2日目の尿量，クレアチニン値の上昇からAKI進行に伴う合併症（①アシドーシス，②体液過剰，③電解質異常，④尿毒症）が進行する場合，適切なタイミングで腎代替療法（RRT）導入を検討します．

Case6

頭部外傷で急性硬膜下血腫，外傷性くも膜下出血による頭蓋内圧亢進に対して浸透圧利尿薬であるマンニトールを使用しています．また抗血小板薬2剤治療（DAPT）に対して血小板輸血・デスモプレシンで拮抗させ緊急で外減圧・血腫除去術により頭蓋内圧亢進への外科的治療を行っています．

＊この章でのポイント＊

- ☑ 生体内での体液量（とくに血管内ボリューム）の過剰と低下時に起こる生理的反応を理解する．
- ☑ 腎での水・ナトリウム調整のメカニズムを理解する．
- ☑ 代表的な利尿薬である①炭酸脱水素酵素阻害薬，②浸透圧利尿薬，③ループ利尿薬，④サイアザイド利尿薬，⑤カリウム保持性利尿薬，⑥水利尿薬の作用メカニズム・副作用を理解する．
- ☑ クリティカルケアでよく使われるループ利尿薬の内服・静注・持続静注での違い，および利尿抵抗性の場合の対応の仕方を理解する．
- ☑ とくにループ利尿薬の副作用である代謝性アルカローシスへの対応を理解する．

📖 For Further Readings：さらに理解を深めるために

1. Brater DC. Diuretic thrapy. N Engl J Med. 1998; 339: 387.
2. Rose BD. Diuretics. Kidney Int. 1991; 39: 336.
3. 柴垣有吾．より理解を深める！ 体液電解質異常と輸液改訂3版．東京: 中外医学社; 2007.
4. 佐藤武夫, 吉田一成, 監訳. 30日で学ぶ水電解質と腎臓病. 東京; メディカル・サイエンス・インターナショナル; 2007.
5. Shetz M. Loop diuretics. In: Ronco C, Bellomo R, Kellum JA, eds. Critical Care Nephrology. Saunders Elsevier; 2008. p.547.

6. Garwood S. Osmotic diuretics. In: Ronco C, Bellomo R, Kellum JA, eds. Critical Care Nephrology. Saunders Elsevier; 2008. p.552.
7. Hughes AD. Thiazide diuretics. In: Ronco C, Bellomo R, Kellum JA, eds. Critical Care Nephrology. Saunders Elsevier; 2008. p.555.
8. Ernst ME, Moser M. Drug therapy: use of diuretics in patients with hypertension. N Engl J Med. 2009; 361: 2153.
9. Warrillow S. Aldosterone antagonists, amiloride, and triamterene. In: Ronco C, Bellomo R, Kellum JA, eds. Critical Care Nephrology. Saunders Elsevier; 2008. p.562.
10. Nohria A, Lewis E, Stevenson LW. Medical management of advanced heart failure. JAMA. 2002; 287: 628.
11. Warrillow S. Carbonic anhydrase inhibitors. In: Ronco C, Bellomo R, Kellum JA, eds. Critical Care Nephrology. Saunders Elsevier; 2008. p.566.
12. Shah SU, Anjum S, Littler WA. Use of diuretics in cardiovascular diseases: (1) heart failure. Postgrad Med J. 2004; 80: 201.
13. Legrand M, Payen D. Understanding urine output in critically ill patients. Ann Intensive Care. 2011; 1: 13.
14. Ropper AH. Hyperosmolar therapy for raised intracranial pressure. N Engl J Med. 2012; 367: 746.
15. Stocchetti N, Maas AIR. Traumatic intracranial hypertension. N Engl J Med. 2014; 370: 2121.
16. Marko NF. Hypertonic saline, not mannitol, should be considered gold-standard medical therapy for intracranial hypertension. Crit Care. 2012; 16: 113.
17. Marko NF. Hyperosmolar therapy for intracranial hypertension: time to dispel antiquated myths. Am J Respir Crit Care Med. 2012; 185: 467.
18. Palazzuoli A, Pellegrini M, Ruocco G, et al. Continuous versus bolus intermittent loop diuretic infusion in acutely decompensated heart failure: a prospective randomized trial. Crit Care. 2014; 18: R134.
19. Felker GM, Lee KL, Bull DA, et al; NHLBI Heart Failure Clinical Research Network. Diuretic strategies in patients with acute decompensated heart failure. N Engl J Med. 2011; 364: 797.
20. Peixoto AJ, Alpern RJ. Treatment of severe metabolic alkalosis in a patient with congestive heart failure. Am J Kidney Dis. 2013; 61: 822.
21. Greenberg A, Verbalis JG. Vasopressin receptor antagonists. Kidney Int. 2006; 69: 2124.
22. Golan DE, Tashjian AH Jr, Armstrong EJ, et al. Principles of pharmacology. The pathophysiologic basis of drug therapy. 3rd ed. Lippincott Williams & Wilkins; 2012.

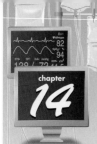

chapter 14

各論

内分泌・抗炎症薬
（ステロイド，抗甲状腺薬，甲状腺ホルモン，オクトレオチド，スタチン）

この章でとりあげる薬剤

ヒドロコルチゾン，メチルプレドニゾロン，デキサメタゾン，抗甲状腺薬〔メチマゾール（チアマゾール），プロピルチオウラシル〕，炭酸リチウム，ヨードカリウム，甲状腺ホルモン（レボチロキシン），オクトレオチド，ストロングスタチン（アトルバスタチン，ロスバスタチン，ピタバスタチン）

ケース

Case1

　肺気腫/COPDの既往のある75歳男性．重症肺炎からの敗血症性ショック，急性呼吸促迫症候群（ARDS）で挿管・人工呼吸器管理となりICU入室．喀痰グラム染色ではグラム陽性双球菌，尿中肺炎球菌抗原陽性．抗菌薬セフトリアキソンとアジスロマイシン併用で治療を開始した．

　ICU入室後に動脈ライン，中心静脈カテーテルを挿入し，フェンタニル，ミダゾラムで鎮痛・鎮静を行い，人工呼吸器はA/C VC（V_T 6mL/kg IBW，PEEP 10）とした．受動的下肢挙上（PLR）テストで輸液反応性を評価しながら，乳酸加リンゲル液を負荷し，平均動脈圧（MAP）が低いため血管作動薬ノルアドレナリンを使用した．ノルアドレナリン0.2μg/kg/分でもMAP低値が続くため，バソプレシン0.03単位/分を追加した．さらにノルアドレナリン0.5μg/kg/分まで増量するもMAP 50〜60台と低値が続くため，ランダムのコルチゾール値および迅速ACTHテストでコートロシン®（合成ACTH）0.25mg静注30，60分後コルチゾール値採血を行った．相対的副腎不全/CIRCI合併を考慮しサクシゾン®（ヒドロコルチゾン）100mg/V / 0.9%食塩水20mL静注し，サクシゾン® 100mg 3V / 0.9%食塩水60mLで2mL/時（＝10mg/時）で持続静注投与を開始し，徐々にMAP上昇あり，酸素化も改善した．翌日にはノルアドレナリン0.2μg/kg/分まで下げ，バソプレシンを中止できた．ステロイドへの反応あり相対的副腎不全と考え，ヒドロコルチゾン持続静注（総量240mg/日）7〜10日間継続で投与予定とした．

Case2

関節リウマチ,間質性肺炎のある76歳女性.ステロイドでプレドニン®(プレドニゾロン)20mg,メトトレキサート内服中.整形外科で人工膝関節置換術予定となり,術前にメトトレキサート中止し,術当日朝に点滴でプレドニン20mgを投与し,麻酔導入時にサクシゾン®(ヒドロコルチゾン)100mg/0.9%食塩水20mLで5mL(=25mg)を静注し,術中・術後サクシゾン®100mg/0.9%食塩水48mLで2mL/時(=100mg/日)で持続静注を行った.術後ICU入室し術翌日まで経過フォローし止血・血行動態安定,呼吸状態悪化ないことを確認し,2日目朝からプレドニン®20mg内服再開し一般病棟転棟となった.

Case3

ADL自立した35歳男性.もともとBasedow病(甲状腺機能亢進症)にてメルカゾール®(メチマゾール)15mgを内服していたが,2年前に内服自己中断.

4日前より感冒様症状あり,その後,高熱,咳嗽,全身倦怠感,水様性下痢でER受診.バイタルサイン:SpO₂ 93%,血圧135/78,心拍数120不整,体温40.2℃,呼吸数30で起坐呼吸.両肺野喘鳴著明.下腿軽度浮腫あり.手足は温かくじっとりしている.採血上,Hb/Ht 14.1/41.6,白血球26,300↑,血小板17.4万 GPT 45↑,ALP 598↑,BUN/Cre 11.6/0.6,Na 131,K 3.9,ALB 4.2,CRP 5.69↑,F-T₃ 16.93↑,F-T₄ 5.52↑,TSH 0.032↓.12誘導心電図は心房細動.胸部X線,CTで右中肺野浸潤影,喀痰グラム染色でグラム陽性双球菌陽性,肺炎球菌尿中抗原陽性.

著明な発汗,頻脈,高熱,うっ血所見から,心不全合併による肺炎からの甲状腺クリーゼの診断でICU入室.原因・誘因として抗甲状腺薬中断と重症感染により誘発された甲状腺クリーゼと考えられた.内服困難なためメルカゾール®(メチマゾール)10mg/A 20mg/0.9%食塩水20mL静注×4回/日,ヨウ化カリウム丸®50mg×4錠/日内服とサクシゾン®(ヒドロコルチゾン)100mg/0.9%食塩水20mLで10mL(=50mg)静注×4回/日で甲状腺機能亢進症の治療を行った.また心不全に対して超速効型短時間作用型β遮断薬ランジオロール持続静注で心拍数コントロールと乳酸加リンゲル液の輸液負荷,そして肺炎に対してセフォタキシム,アジスロマイシン点滴静注開始した.

速やかに解熱しバイタルサイン安定し,十分な利尿が得られ,Day2には全身状態著明に改善した.抗菌薬を内服へ変更し,β遮断薬インデラル®(プロプラノロール)10mg/錠 40mg×4回/日内服へ変更し,食事摂取が問題ないことを確認し,Day3に一般病棟に転棟となった.

Case4

ADL自立していた84歳女性.12月で寒い日が続いていた.2週間前から徐々に

元気がなくなり，2，3日前から呼びかけに対して反応が鈍かった．当日朝に自室で失禁し立てない状態で発見．冷たく体温は測定できず，ER救急搬送となった．バイタルサイン：SpO$_2$ 85％，血圧90/70，心拍数45，体温31.5℃，呼吸数8．痛み刺激でかろうじて反応がある意識レベルであり，挿管・人工吸気管理となった．下腿浮腫あり．頭部CT，MRIで脳血管障害を示唆する所見なく，胸腹部CTで腎腫大・周囲の炎症像あり，採血で血糖50，F-T$_3$ 0.03↓，F-T$_4$ 0.45↓，TSH 30.5↑．複雑性尿路感染症からの敗血症性ショック，副腎不全合併の粘液水腫性昏睡の診断でICU入室．

　動脈ライン，中心静脈カテーテル挿入し，少量フェンタニルで鎮痛のみ行い，人工呼吸器はA/C VC．ウォームタッチ®で36℃台まで保温し，乳酸加リンゲル液で輸液を開始し，血管収縮薬ノルアドレナリンを使用した．コルチゾール値，コートロシン®(合成ACTH)で迅速ACTHテスト30分，60分採血を行い，サクシゾン®(ヒドロコルチゾン) 100mg / 0.9％食塩水20mLで10mL(＝50mg)静注を6時間ごとを開始した．複雑性尿路感染症と誤嚥性肺炎を考慮し喀痰・尿培養，血液培養2セット採取の上，抗菌薬はアンピシリン・スルバクタムとゲンタマイシン併用で開始した．

　腸管蠕動乏しいため，甲状腺ホルモンの坐薬を院内調剤し初日にチラーヂン®(レボチロキシン) 200μg×2回/日，Day2に100μg×2回/日で坐薬を投与した．Day3でF-T$_4$上昇あり，血行動態安定，腸管栄養(EN)が開始できたため，チラーヂン® 100μg/日を経鼻胃管から経口投与した．

Case5

　肝硬変の既往があり，鮮血の吐血でER搬送となった55歳男性．来院時ショックバイタル．食道静脈瘤破裂による出血性ショック疑いで，酸素投与，末梢ルート確保し乳酸加リンゲル液および5％アルブミン製剤投与し，門脈圧を下げる目的でサンドスタチン®(オクトレオチド) 100μg/A 10A / 0.9％食塩水40mL(1000μg/50mL)で5mL(100μg)フラッシュし2.5mL/時(＝50μg/時)で開始とした．照射赤血球液(Ir-RCC-LR2) 5本，新鮮凍結血漿(FFP-LR2) 5本をオーダー．また特発性細菌性腹膜炎(SBP)予防で抗菌薬第3世代セフェムのセフォタキシムを投与した．消化器内科オンコールコンサルトし，緊急上部内視鏡で内視鏡下結紮術(EVL)の施行となった．

Case6

　肺気腫/COPD，高血圧，3枝病変による低心機能・慢性心不全のある72歳男性．抗コリン吸入薬チオトロピウム，虚血性心疾患・慢性心不全に抗血小板薬バイアスピリン，ACE阻害薬エナラプリル，$β_1$遮断薬ビソプロロール，アルドステロン拮抗薬スピロノラクトン，脂質異常症にリピトール®(アトルバスタチン) 20mgを

内服している.
　2日前からの感冒様症状,咳,呼吸苦でER搬送.起坐呼吸.聴診で両下肺ら音,両下肢軽度浮腫.胸部X線上で滴状心にバタフライシャドーの所見あり.うっ血性心不全増悪とCOPD急性増悪でICU入室加療.非侵襲的人工呼吸器(NIV),気管支拡張薬β_2刺激薬サルブタモール,抗コリン薬イプラトロピウム吸入とステロイド全身投与および血管拡張薬ニトログリセリンと利尿薬カルペリチドを使用して全身状態が安定し,Day2に飲水可能であることを確認し次第,アトルバスタチン内服を再開した.

クリティカルケアでの内分泌関連・抗炎症薬の考え方

　内分泌・抗炎症作用に関連する薬剤をとりあげます.ステロイドについては敗血症性ショックに伴う相対的副腎不全をどのように評価するのか,またクリティカルケアでもともとステロイドを内服していた場合にストレスドースをどのように考えるかをとりあげます.
　また甲状腺クリーゼ,粘液水腫性昏睡の一般的な治療(抗甲状腺薬,甲状腺ホルモンなど)および食道静脈瘤破裂時に使用するオクトレオチドの使い方についてもみていきます.
　最後に脂質異常症で使用するスタチンの抗炎症作用の面からクリティカルケアでのスタチンについて考えていきます.

1 クリティカルケアでの副腎機能

　副腎は,ステロイドホルモンを分泌する外側皮質(球状帯・束状帯・網状帯)とカテコラミンを分泌する内側の髄質からできています.
　クリティカルケアでのストレス侵襲による炎症反応・高サイトカイン血症の状態では,血行動態維持・抗炎症作用において,副腎皮質から分泌されるステロイドであるグルココルチコイド(糖質コルチコイド)とミネラルコルチコイド(鉱質コルチコイド)は生体内のホメオスタシスを維持するために重要な働きがあります.
　グルココルチコイドはストレス侵襲への抗炎症作用や全身の代謝に必須であり,ミネラルコルチコイドは細胞外液量コントロールによる循環動態に必須のホルモンです.
　グルココルチコイドの中でもコルチゾールが最も重要なホルモンであり,視床下部のCRH(副腎皮質刺激ホルモン放出ホルモン)と下垂体前葉からのACTH(副腎皮質刺激ホルモン)が日内変動およびストレス侵襲により刺激されることで,副腎皮質から

分泌されます(図1).コルチゾールが過剰に分泌されると視床下部・下垂体にネガティブフィードバックがかかり,CRH,ACTH分泌が低下します.

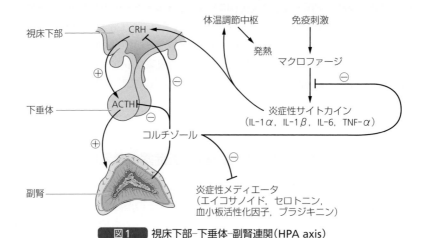

図1 視床下部-下垂体-副腎連関(HPA axis)

コルチコステロイドのクリティカルケアでの重要な作用として,①糖質・タンパク質・脂質代謝に関して,細胞におけるブドウ糖摂取低下と糖新生の亢進,肝臓でのグリコーゲン産生の促進,②副腎髄質でのノルアドレナリンからアドレナリンへの変換,③アンギオテンシンⅡ産生と血管収縮維持,④抗炎症作用により毛細血管透過性抑制,などがあります.

ミネラルコルチコイドのアルドステロンは細胞外液量と血中カリウム濃度コントロールに重要な役割があり,腎尿細管でのNa^+再吸収と尿中K^+排泄に関わります.

コルチコステロイドおよびステロイド製剤には,グルココルチコイドおよびミネラルコルチコイド作用があり,その使用法として,①内因性ステロイド欠乏の際の補充,または②抗炎症作用・循環動態安定化の治療目的の2つで用いられます.

2 クリティカルケアでの副腎不全,重症疾患関連コルチコステロイド不全(CIRCI)

副腎不全はコルチゾールおよびアルドステロンが欠乏した状態を指します.

コルチゾール分泌不全は原発性副腎不全(副腎皮質からのコルチゾール分泌低下でACTH高値となる),二次性副腎不全(下垂体ないし視床下部に原因があり,ACTHは正常〜低値となる)の2つに分類されます(表1).

またクリティカルケアでの重症急性疾患では一時的に視床下部-下垂体-副腎連関

表1　副腎不全の原因

HPAの一時的な機能不全 いわゆる"CIRCI"	原発性	二次性
全身性炎症反応症候群(SIRS) 敗血症・敗血症性ショック 薬剤 　コルチコステロイド(二次性) 　リファンピシン(コルチゾール代謝↑) 　フェニトイン(コルチゾール代謝↑) 低体温	自己免疫性副腎炎 HIV感染症 　HIV 　薬剤 　サイトメガロウイルス 転移性腫瘍 　肺癌 　乳癌 　腎癌 全身性真菌感染症 　ヒストプラズマ症 　クリプトコッカス症 　ブラストミセス症 結核 出血・梗塞 　DIC 　髄膜炎菌菌血症 　抗凝固療法 　抗リン脂質症候群 　HIT 　外傷	ステロイド長期投与 下垂体・転移性脳腫瘍 下垂体手術後・放射線照射後 empty-sella ラトケ嚢胞 産後出血(Sheehan症候群) サルコイドーシス ヒスチオサイトーシス

hypothalamus-pituitary-adrenal(HPA)が機能不全となる"相対的副腎不全relative adrenal insufficiency(RAI)"の状態があります．

　多くが敗血症・敗血症性ショックなどの炎症反応・高サイトカイン血症を伴う全身性炎症反応症候群(SIRS)の状態でみられます．原因はまだ不明な部分も多いですが，炎症反応・高サイトカイン血症によるCRH，ACTH，コルチゾール産生低下によると考えられています．また，末梢組織でのステロイド抵抗性も指摘されています．相対的副腎不全については，正確には重症疾患関連コルチコステロイド不全critical illness-related corticosteroid insufficiency(CIRCI)と呼びます．

　またステロイド長期投与による二次性副腎不全がもっとも多い原因であり，その他コルチゾールの代謝を亢進させるリファンピシン，フェニトインも問題になることがあります．ステロイド長期投与中の重症疾患急性期や周術期の管理については後述します．

　とくに原発性副腎不全では難治性低血圧，循環不全の状態となり，早急にグルココルチコイドのコルチゾール補充を行わないと予後不良となります．このときに用いるステロイドはヒドロコルチゾンであり，200〜300mg/日と低用量を用います．

　ここではクリティカルケアで問題となるCIRCIについてさらに詳しくみていきます．

CIRCIの診断

　亜急性から慢性に経過する副腎不全(いわゆるAddison病)では脱力，体重減少，食欲不振や嘔気・嘔吐，腹痛，下痢の症状や診察で起立性低血圧，皮膚色素沈着があり，血液検査で低Na血症，高K血症，好酸球増多，低血糖などを総合的に判断しコルチゾール値と迅速ACTHテストで診断されます．

　しかし重症疾患関連コルチコステロイド不全(CIRCI)は適切な輸液および循環作動薬に反応しない難治性低血圧しか症状・診察所見が出ません．そのため，クリティカルケアでは循環作動薬が必要なケースでは常にCIRCIの可能性を考えなければいけません．また急激に増悪する急性呼吸不全でもCIRCIを疑います．

　コルチゾール値測定は全コルチゾール値であり，活性のある遊離コルチゾールを直接測定することは現時点では商業ベースでできません(全コルチゾールの中で遊離コルチゾールは約10%)．そのため，診断としてランダムの血中コルチゾール値と迅速ACTHテストによるコルチゾール分泌能，そして実際にステロイド投与による血行動態の変化の3点から総合的に判断し診断を行います(表2，図2)．

表2 CIRCI診断のためのコルチゾール値，迅速ACTHテスト結果の解釈

①ランダムでのコルチゾール値(ヒドロコルチゾン投与前)
・コルチゾール値<10μg/dL⇒CIRCI：ステロイド補充療法継続
・コルチゾール値≧10μg/dL⇒迅速ACTHテスト結果をみる

②迅速ACTHテスト……コートロシン®(合成ACTH) 250μg投与30，60分後コルチゾール採血
・コルチゾール30，60分値上昇<9μg/dL⇒CIRCI：ステロイド補充療法継続
・コルチゾール30，60分値上昇>9μg/dL⇒CIRCI否定的：補充療法中止を検討

　2008年のCORTICUSスタディで，敗血症性ショックへの低用量ステロイド投与はショックからの改善は早いものの，28日死亡率が変わらず，合併症増加も指摘され，敗血症性ショックへの"相対的副腎不全"に対するヒドロコルチゾンの投与は一時下火になりました．しかしCORTICUSスタディでは，①患者の重症度が低い，②外科系敗血症が多い，③ステロイド投与開始までの時間が長いなど問題点がありました．その後のメタ解析では重症度が高い患者では低用量ステロイド使用により生命予後改善が示されています．

　そのため，現時点ではステロイド使用により予後改善が期待される真の重症群であるCIRCIを見つけ出すことが大切であり，重症敗血症・敗血症性ショック─つまり，①適切な輸液負荷による前負荷維持および，②ノルアドレナリン0.3〜0.5μg/kg/分，バソプレシン0.03単位/分投与でも血行動態不安定なケースには，ランダムでのコルチゾール値測定および迅速ACTHテスト後に低用量ステロイドを用いるべきだと考えます．さらにバソプレシンとステロイドの相乗効果の可能性も指摘されています．

　そのため，クリティカルケアで低用量ステロイドを使用すべき患者群は全身性炎症

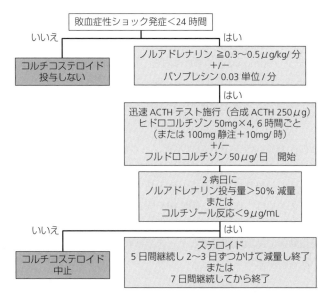

図2 実際のCIRCIの診断と低用量ステロイド使用のアルゴリズム（文献5より）

反応症候群（SIRS），敗血症性ショックの重症例であり，実際の使い方は以下のようになります．

① 治療対象
  クリティカルケアで輸液負荷，循環作動薬高用量（ノルアドレナリン0.3〜0.5μg/kg/分±バソプレシン0.03単位/分）使用でも血行動態不安定なケース
② 使用時期
  敗血症性ショック診断24時間以内の早期に使用
③ 使用法
  - ヒドロコルチゾン（サクシゾン®）50mg×4，6時間ごと
    または
  - ヒドロコルチゾン100mg静注し10mg/時で240mg/日持続静注によって治療を開始
  - 上記にフルドロコルチゾン（フロリネフ®）50μg/日内服追加で用いることもあります
④ 継続期間
  5〜7日間継続し2〜3日ごとにテーパリングし終了します（短期間での中断はステロイドのリバウンドとして炎症再燃を起こすため）

⑤ テーパリングおよび注意点
　ヒドロコルチゾン50mg×3静注，8時間ごと　2〜3日
　ヒドロコルチゾン50mg×2静注または内服，12時間ごと　2〜3日
　ヒドロコルチゾン50mg×1静注または内服，24時間ごと　2〜3日とします
　減量中にショック再燃や酸素化増悪があればヒドロコルチゾンは初期投与量に戻します

　ケースごとに，とくにランダムのコルチゾール値と迅速ACTHテストへのコルチゾール反応性，実際のコルチゾール投与による血行動態の安定化を指標にして低用量ステロイド投与への効果判定を行うことが大切です（表2，図2）．
　クリティカルケアでは，血管炎，膠原病や間質性肺炎の一部へのステロイドパルス療法を除いて，一般的には大量ステロイド投与の有効性は示されていないこと，そして輸液・循環作動薬で循環維持可能なケースでは軽症例と考え，安易にステロイドを用いないという姿勢が大切です．

> **MEMO　重症市中肺炎でのステロイドの使い方**
>
> 敗血症性ショックでのCIRCIと同様の方法でヒドロコルチゾンを用います．
> ①ヒドロコルチゾン（サクシゾン®）50mg×4，6時間ごと
> ②ヒドロコルチゾン（サクシゾン®）100mg静注，10mg/時で24時間持続静注

> **MEMO　細菌性髄膜炎でのステロイドの使い方**
>
> 　細菌性髄膜炎ではデキサメタゾンを抗菌薬と同時に投与することで死亡率と聴覚障害の合併症減少が示されています．
> ● デキサメタゾン（デカドロン®）0.15mg/kg×4，6時間ごと，2〜4日間
> 　抗菌薬初回投与と同時または直前に投与することでTNF-α産生抑制により中枢神経系の炎症反応を抑えると考えられています

> **MEMO　重症ニューモシスチス肺炎でのステロイドの使い方**
>
> 　低酸素血症を伴う重症ニューモシスチス肺炎では抗菌薬投与前に投与することで生命予後改善効果が示されています．
> ● プレドニゾロン（プレドニゾロン®）40mg×2，12時間ごと 5日，その後，
> ● プレドニゾロン40mg×1，24時間ごと 5日，その後，
> ● プレドニゾロン20mg×1，24時間ごと 11日
> 　とくにPaO_2＜70mmgと低酸素血症があり，ST合剤初回投与の15〜30分前に投与

MEMO　ARDSでのステロイドの使い方

ARDSではメチルプレドニゾロン投与により酸素化改善，人工呼吸器離脱までの期間短縮，ICU入室期間短縮の可能性があります．ARDSでステロイドが必須ではありませんが，重度の呼吸不全・ARDSを併発する炎症反応・高サイトカイン血症のケース〔多くが全身性炎症反応症候群（SIRS），敗血症性ショックなど〕ではステロイド使用はオプションとなりうると考えられ，主治医の判断で使用の適否を検討します．

ARDSでのステロイド-メチルプレドニゾロンは可能な限り早期に開始することが重要です．

① 早期重症ARDS（$PaO_2/F_IO_2 < 200$，PEEP $10cmH_2O$）

	投与時間	投与量
ローディング，初回負荷	30分かける	1mg/kg
初日〜14日	10mL/時　持続静注	1mg/kg/日
15〜21日	10mL/時　持続静注	0.5mg/kg/日
22〜25日	10mL/時　持続静注	0.25mg/kg/日
26〜28日	10mL/時　持続静注	0.125mg/kg/日

※体重は理想体重を用いる．0.9％食塩水240mLに必要量のメチルプレドニゾロンを溶解する

② 治療抵抗性ARDS（発症7日目でも改善なし）

	投与時間	投与量
ローディング，初回負荷	30分かける	2mg/kg
初日〜14日	10mL/時　持続静注	2mg/kg/日
15〜21日	10mL/時　持続静注	1mg/kg/日
22〜25日	10mL/時　持続静注	0.5mg/kg/日
26〜28日	10mL/時　持続静注	0.25mg/kg/日
29〜30日	30分かける	0.125mg/kg/日

※経口投与可能となればメチルプレドニゾロン点滴静注から等力価でプレドニゾロン内服で1回/日投与に変更が可能

MEMO　喉頭浮腫予防へのステロイドの使い方

第7章 ③人工呼吸器離脱のp.260を参照．

MEMO　喘息，COPD急性増悪でのステロイドの使い方

第15章 気管支拡張薬のp.620を参照．

3 ストレスドースでのステロイド投与法―とくに周術期での使い方について

　関節リウマチや全身性エリテマトーデス(SLE)など自己免疫性疾患や炎症性疾患でもともとコルチコステロイドを内服していた場合に心血管系疾患や重症感染症でショックとなった場合には前項での重症疾患関連コルチコステロイド不全(CIRCI)と同様にヒドロコルチゾンを用いたステロイド補充療法が重要になります．

　またステロイド長期内服中に，手術によるストレス侵襲の際の周術期ステロイド補充について考えます．

　まずコルチコステロイドとステロイド製剤の分類と力価・作用の比較を表3に示します．

表3　ステロイドの分類と力価・作用の比較

ステロイド	力価換算	ミネラルコルチコイド作用	グルココルチコイド作用	半減期（時間）
ヒドロコルチゾン（サクシゾン®，ソル・コーテフ®）	20	1	1	6〜8
プレドニゾロン（プレドニン®，プレドニゾロン®）	5	0.25	4〜5	18〜36
メチルプレドニゾロン（ソル・メドロール®，ソルメルコート®）	4	0.25	5〜6	18〜36
デキサメタゾン（デカドロン®）	0.75	<0.01	18	36〜54
フルドロコルチゾン（フロリネフ®）		20	0	18〜36

表4　周術期のステロイド補充の考え方

ステロイド治療中	<10mg/日*	HPA応答正常と判断	ステロイド補充は不要
	≧10mg/日*	手術侵襲軽度： 　鼠径ヘルニア 　婦人科手術 　口腔外科，形成外科	開始時ヒドロコルチゾン25mg
		手術侵襲中等度： 　関節全置換術 　開腹胆嚢摘出術 　下肢血行再建術	術前通常量ステロイド＋開始時ヒドロコルチゾン25mg＋100mg/24時間
		手術侵襲高度： 　開胸手術 　心臓手術 　腹膜炎手術	術前通常量ステロイド＋開始時ヒドロコルチゾン25mg＋100mg/日を48〜72時間継続
	高用量ステロイド	周術期は同用量で継続	
ステロイド休薬中	<3カ月	ステロイド治療中と同様に対応	
	≧3カ月	周術期ステロイド補充なし	

*プレドニゾロン投与量，HPA：視床下部-下垂体-副腎系

安静状態での通常量のヒドロコルチゾン補充は20〜30mg/日（朝20mg，夕10mg）またはプレドニゾロンで5〜7.5mg×1回/日です．
　ストレス侵襲時のコルチゾール分泌評価より，手術侵襲を軽度〜高度まで分類し，①軽度：ヒドロコルチゾン25mg 1回のみ使用，②中等度：ヒドロコルチゾン25mg 1回と1日のみ100mg使用，③高度：ヒドロコルチゾン25mg 1回と100mg/日で48〜72時間使用が推奨されています（表4）．
　周術期のステロイド補充療法はこれを参考にして個々のケースで調整が必要です．

> **POINT！**
> - ステロイドはグルココルチコイド・ミネラルコルチコイド作用と力価により分類される．
> - 周術期は手術の侵襲度からステロイド補充量を個々のケースで検討する．

4 甲状腺ホルモンの作用とクリティカルケアでの甲状腺機能検査の解釈

　副腎皮質ホルモンと同様，甲状腺ホルモンも全身の基礎代謝に必須のホルモンです．甲状腺ホルモンが分泌されると，生体内組織での代謝活性が亢進し全身に作用します（表5）．

表5　甲状腺ホルモンの作用

①成長への影響
　・小児の成長に必須
②代謝への影響
　・ブドウ糖の細胞内取り込み亢進，解糖系と糖新生亢進，消化管からの吸収促進，インスリン分泌促進
　・脂質代謝亢進による血中コレステロール，中性脂肪低下，胆汁中へのコレステロール分泌促進
　・骨代謝亢進によりALP上昇，甲状腺ホルモン過剰で高カルシウム血症
　・基礎代謝亢進による体重減少，甲状腺ホルモン過剰・低下で易疲労性
③心血管系への影響
　・心拍出量・心収縮力の増加，末梢血管拡張，甲状腺ホルモン過剰で収縮期血圧↑・拡張期血圧↓で脈圧は変化なし
④消化管への影響
　・腸管蠕動の亢進，甲状腺ホルモン過剰で下痢
⑤中枢神経系への影響
　・甲状腺ホルモン過剰で神経過敏，低下で思考力鈍麻・反応性低下
⑥筋肉への影響
　・甲状腺ホルモン過剰で筋振戦
⑦睡眠への影響
　・甲状腺ホルモン過剰で睡眠障害，低下で嗜眠傾向

甲状腺ホルモンはヨウ素を原料にして甲状腺で産生され分泌されます（図7）．甲状腺ホルモンは心血管系，中枢神経系，代謝系，体温調節など体全体の調節に必須のホルモンです．

そして，甲状腺ホルモンにはトリヨードサイロニン（T_3）とチロキシン（T_4）があり，T_3が活性型です（数字はヨウ素の数を表しています）．

甲状腺から分泌される甲状腺ホルモンはT_4とT_3（ここでのT_3はT_3全体の20％程度）です．そして，末梢組織でT_4が脱ヨウ素化されてT_3へ変換されます（この変換された分がT_3全体の80％程度）．

T_3，T_4ともに大部分がタンパクに結合しており（＞99％），結合してない遊離のfree T_3，free T_4でとくにfree T_3が重要です．T_3はT_4よりも100倍強力ですが，T_3は半減期が1日と短くT_4は6日と長いことが特徴です．

> **POINT！**
> - 甲状腺ホルモンはT_3，T_4からなり，タンパクに結合しないfree T_3，free T_4が重要である．
> - 末梢組織でT_4⇒T_3と変換され強力な作用をもつfree T_3となる．
> - 半減期はT_3が1日，T_4が6日である．

甲状腺ホルモンの分泌には，「視床下部-下垂体-甲状腺」でのネガティブフィードバックのメカニズムが働いています（図3）．すなわち，甲状腺ホルモンT_3，T_4が分泌され，また末梢組織でT_4⇒T_3へと変換されると，これらのホルモンの血中濃度を視床下部と下垂体が感知し，甲状腺刺激ホルモン放出ホルモン（TRH）の分泌と甲状腺刺激ホルモン（TSH）の分泌を減らします．それによって甲状腺ホルモンの分泌が抑えられます．

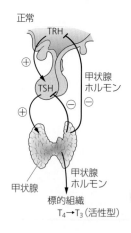

図3　視床下部-下垂体-甲状腺のネガティブフィードバック

一方,甲状腺ホルモンT_3,T_4の分泌および末梢組織で$T_4 \Rightarrow T_3$が減少すると,視床下部および下垂体は甲状腺ホルモン分泌を増やす目的で,TRHおよびTSH分泌がそれぞれ増加します.

それでは甲状腺機能亢進症と甲状腺機能低下症はどうして起こるのでしょうか.発症機序を考えてみましょう.

甲状腺機能亢進症の代表的疾患であるBasedow病(Graves病ともいう)は甲状腺に対する刺激性自己抗体(TSH刺激抗体)が産生されることによって,甲状腺ホルモンの異常分泌が起こります(図4).甲状腺ホルモン産生過剰のため,視床下部,下垂体ともにTRH,TSH分泌が減りますが,常にTSH刺激抗体で甲状腺ホルモン産生が止まらない状態となります.

一方,甲状腺機能低下症の代表的疾患である慢性甲状腺炎(橋本病)は甲状腺に対する破壊性自己抗体〔抗サイログロブリン抗体(TgAb),抗甲状腺ペルオキシダーゼ抗体(TPOAb)〕が産生されることによって,甲状腺が破壊され最終的には甲状腺ホルモンの産生できない状態が起こります(図4).甲状腺ホルモン産生低下のため,視床下部,下垂体ともにTRH,TSH分泌が増えますが,破壊された甲状腺では甲状腺ホルモン産生能がなくなるため甲状腺ホルモンは低下した状態のままとなります.

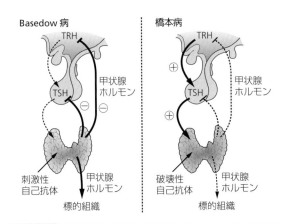

図4 視床下部-下垂体-甲状腺:Basedow病と橋本病
太線:増加,点線:低下

以上をもとに考えると,甲状腺機能検査所見も表6のようになります.

クリティカルケアでの甲状腺機能の解釈と非甲状腺疾患(NTI)

ここでとりあげる非甲状腺疾患nonthyroidal illness(NTI)による二次性甲状腺機能低下症は,中枢性に下垂体-甲状腺が抑制される病態です.初期にはT_3低下がみられ,

重症度が高くなるとT₃, T₄濃度が低下しTSHは適切に反応せず，正常または低下した状態となります(表6, 図5).

表6　甲状腺機能検査の読み方

病態	free T₄	free T₃	TSH
非甲状腺疾患(NTI)			
全身性疾患の初期	正常	↓	正常
重症疾患の初期	↓	↓	正常
重症疾患の慢性期(2日以上)	↓	↓	↓または正常
甲状腺疾患			
甲状腺機能低下症(原発性)	↓	↓	↑
甲状腺機能低下症(二次性)	↓	↓	↓または正常
甲状腺機能亢進症	↑	↑	↓

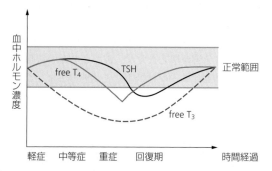

図5　nonthyroidal illness(NTI)での時間経過とTSH, free T₃, T₄の推移

　このようなNTIによる二次性甲状腺機能低下症に対して正常な生理的状態への回復目的での甲状腺ホルモン投与の有効性は残念ながら示されていません．むしろ甲状腺ホルモン投与は有害である可能性があり，異化亢進を抑制することで生体保護目的で相対的な甲状腺機能低下の状態になっていると考えられているためです．

甲状腺ホルモンの心血管系への作用

　とくに甲状腺クリーゼで問題となる循環不全の病態生理は，甲状腺ホルモンの心血管系への作用を理解することが重要です．

　甲状腺ホルモンは心収縮力および心拍数を上昇させ(陽性変力・陽性変時)，末梢動脈を弛緩させ全身血管抵抗を減少させます．そのため，甲状腺機能亢進症では頻脈，高血圧，脈圧上昇，高心拍出量性心不全，心房細動，心筋虚血を起こす可能性があります(図6).

　そうすると，実はこれらの作用は交感神経系のβ刺激と同様の作用があることになります．つまり，β受容体にはβ₁およびβ₂があり，β₁刺激が心臓に陽性変力・陽

性変時作用により心収縮力増加，心拍数増加を起こします．またβ_2刺激が末梢動脈を弛緩させ後負荷軽減となります．そうすると治療にβ遮断薬(β_1選択性よりもβ_1，β_2をまんべんなくブロックするβ非選択性が望ましい)を使用するとよいというのが理解できると思います．

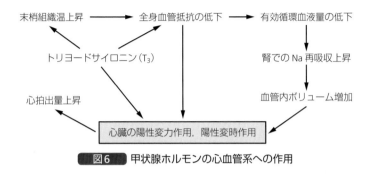

図6　甲状腺ホルモンの心血管系への作用

5　甲状腺クリーゼの診断・治療

　甲状腺機能亢進症は甲状腺自体の働きが亢進した状態を指します．代表的な疾患がBasedow病(Graves病ともいう)になります．

　一方，甲状腺中毒症は血液中に甲状腺ホルモンが過剰にある状態を指し，原因として甲状腺機能亢進症のみならず破壊性甲状腺炎(無痛性甲状腺炎，亜急性甲状腺炎などを含む)があります．

　そして，甲状腺クリーゼthyroid storm(ないしthyroid crisis)は，大部分が未治療ないしコントロール不良な甲状腺機能亢進症が基礎疾患としてあり，なんらかの誘因・ストレスにより甲状腺ホルモンが過剰の状態となり，臨床的にとくに不安定な循環動態が前面に出る場合を指します(表7)．

表7　甲状腺クリーゼの誘因

- 外科手術
- 多発外傷
- 心筋梗塞
- 肺塞栓
- 糖尿病性ケトアシドーシス
- 重症感染症：肺炎，尿路感染症，腹膜炎など
- 抗甲状腺薬の中止
- 妊娠中毒症，分娩後
- ヨード大量摂取，ヨード曝露(アミオダロン，造影剤)

症状・身体所見は高熱，異常興奮，高心拍出量性心不全による循環不全が前面に出ます．そして死亡率は10～20%といわれています．

甲状腺機能亢進症の症状・身体所見

甲状腺機能亢進症の症状・身体所見は，交感神経賦活の状態と考えればわかりやすいと思います（表8）．

表8 甲状腺機能亢進症の症状・身体所見

臓器	症状	身体所見
中枢神経，神経筋	感情不安定，不安，意識障害	筋力低下，腱反射亢進，振戦，周期性麻痺
消化管	下痢，排便回数増加	
生殖器	過小月経，性欲減退	女性化乳房，くも状血管腫
甲状腺	頸部腫脹，頸部痛	びまん性腫脹，血管雑音
心血管・呼吸器	動悸，呼吸困難，胸痛	心房細動，洞頻脈，心不全
皮膚	脱毛	温かく湿った皮膚，手掌紅斑，脛骨粘液水腫
眼球	複視，眼球違和感	眼球突出，眼筋麻痺，結膜充血

甲状腺クリーゼの診断基準

甲状腺クリーゼの診断基準にはBurchらが提唱したスコアリング（表9）と日本甲状腺学会の診断基準（表10）が代表的です．

甲状腺クリーゼの診断で重要なのは，甲状腺クリーゼが症状の程度で決定される病態で重篤化する時間経過が早いため，データで診断されるわけではなく，またスコア

表9 甲状腺クリーゼの診断基準（文献13より）

- 体温調整機能異常：
  - ―37.2～37.7℃　5点
  - ―37.8～38.3℃　10点
  - ―38.4～38.7℃　15点
  - ―38.8～39.4℃　20点
  - ―39.5～39.7℃　25点
  - ―39.8℃～　　　30点
- 中枢神経系機能障害：
  - ―なし　0点
  - ―軽度（易刺激性）　10点
  - ―中等度（せん妄，錯乱）　20点
  - ―重度（痙攣，昏睡）　30点
- 消化管・肝機能障害：
  - ―なし　0点
  - ―中等度
    （下痢，嘔気・嘔吐，腹痛）　10点
  - ―重度（黄疸）　20点
- 心血管系障害：
  - ―頻脈
    - 90～109　5点
    - 110～119　10点
    - 120～129　15点
    - 130～　　25点
  - ―うっ血性心不全
    - なし　0点
    - 軽度（下腿浮腫）　5点
    - 中等度（両肺野喘鳴）　10点
    - 重度（肺水腫）　15点
  - ―心房細動
    - なし　0点
    - あり　10点
- 誘因となるイベント：
  - ―あり　0点
  - ―なし　10点

≧45：甲状腺クリーゼ，25～44：甲状腺クリーゼ疑い，＜25：甲状腺クリーゼなし

表10 甲状腺クリーゼの診断基準ガイドライン(日本甲状腺学会)

必須項目
甲状腺中毒症の存在(遊離T_3および遊離T_4の少なくともいずれか一方が高値)

症状[注1)]
1. 中枢神経症状[注2)]
2. 発熱(38℃以上)
3. 頻脈(130回/分以上)[注3)]
4. 心不全症状[注4)]
5. 消化器症状[注5)]

診断の基準
＜確実例＞
必須項目および以下を満たす.
　a.中枢神経症状＋他の症状項目1つ以上,または,b.中枢神経症状以外の症状項目3つ以上
＜疑い例＞
　a.必須項目＋中枢神経症状以外の症状項目2つ,またはb.必須項目を確認できないが,甲状腺疾患の既往・眼球突出・甲状腺腫の存在があって,確実例条件のaまたはbを満たす場合[注6)]

付記
注1) 明らかに他の原因疾患があって発熱(肺炎,悪性高熱症など),意識障害(精神疾患や脳血管障害など),心不全(急性心筋梗塞など)や肝障害(ウイルス性肝炎や急性肝不全など),を呈する場合は除く.しかし,このような疾患の中にはクリーゼの誘因となるため,クリーゼによる症状か単なる併発症か鑑別が困難な場合は誘因により発症したクリーゼの症状とする.このようにクリーゼでは誘因を伴うことが多い.甲状腺疾患に直接関連した誘因として,抗甲状腺剤の服用不規則や中断,甲状腺手術,甲状腺アイソトープ治療,過度の甲状腺触診や細胞診,甲状腺ホルモン剤の大量服用などがある.また,甲状腺に直接関連しない誘因として,感染症,甲状腺以外の臓器手術,外傷,妊娠・分娩,副腎皮質機能不全,糖尿病性ケトアシドーシス,ヨウ素造影剤投与,脳血管障害,肺血栓塞栓症,虚血性心疾患,抜歯,強い情動ストレスや激しい運動などがある.
注2) 不穏,せん妄,精神異常,傾眠,けいれん,昏睡,Japan Coma Scale(JCS)1以上またはGlasgow Coma Scale(GCS)14以下.
注3) 心房細動などの不整脈では心拍数で評価する.
注4) 肺水腫,肺野の50％以上の湿性ラ音,心原性ショックなど重度な症状.New York Heart Association(NYHA)分類4度またはKillip分類Ⅲ度以上.
注5) 嘔気・嘔吐,下痢,黄疸を伴う肝障害.
注6) 高齢者は,高熱,多動などの典型的クリーゼ症状を呈さない場合があり(apathetic thyroid storm),診断の際注意する.

(日本甲状腺学会ホームページ. http://www.japanthyroid.jp/より)

が低いからまだ大丈夫だろうと思わず,症状・身体所見・ラボデータなどを総合的に判断して考えるべきであり,クリーゼ疑いの状態から早期に治療を開始する必要があります.

甲状腺クリーゼの治療

甲状腺クリーゼの治療は**表11**の3本柱からなります.
また,甲状腺クリーゼでは心房細動を併発するリスクおよび血液過凝固の状態により深部静脈血栓症(DVT)高リスクのため,禁忌がない限りDVT予防での未分画ヘパ

表11　甲状腺クリーゼ治療のポイント

①甲状腺ホルモン産生を抑える
　・甲状腺での新たな甲状腺ホルモン産生阻害
　・甲状腺からの甲状腺ホルモン放出阻害
　・末梢での$T_4 \rightarrow T_3$変換の阻害
②甲状腺機能亢進症による交感神経刺激症状および呼吸・循環管理
③甲状腺クリーゼの誘因となった疾患の治療

リン・低分子ヘパリンないしフォンダパリヌクス皮下注ないし心房細動合併の場合は治療量の未分画ヘパリン持続静注が奨められます．

　甲状腺クリーゼの循環動態自体が敗血症性ショックと非常に類似すること，そして循環・呼吸不全が進行しやすいこと，治療にステロイドが用いられること，甲状腺クリーゼの誘因に感染があることから，甲状腺クリーゼ治療時には感染症合併かどうかの判断は常に重要です．そのため，状態によっては各種培養を採取の上，甲状腺クリーゼの治療を開始すると同時に抗菌薬投与も開始します．

　甲状腺クリーゼ治療薬には表12の5系統があります．また作用機序は図7のようになります．

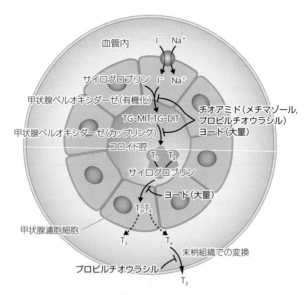

TG-MIT：サイログロブリン-モノヨードチロシン
TG-DIT：サイログロブリン-ジヨードチロシン

図7　甲状腺ホルモン合成と抗甲状腺薬の作用部位

表12 甲状腺クリーゼ治療薬

種類	投与量(mg/日)
甲状腺ホルモン産生阻害	
メチマゾール(メルカゾール®)	20～25mg経口/静注　6時間ごと
プロピルチオウラシル(チウラジール®)	200～400mg経口　6～8時間ごと
甲状腺ホルモン放出阻害	
ヨードカリウム(ヨウ化カリウム丸®)	200mg経口　6時間ごと
T_4⇒T_3変換阻害，副腎不全	
ヒドロコルチゾン(サクシゾン®)	100mg静注　8時間ごと
β遮断薬	
プロプラノロール(インデラル®)	10～40mg経口　6時間ごと
ランジオロール(オノアクト®)	5～20μg/kg/分，心拍数・症状で適宜調整
その他	
炭酸リチウム(リーマス®)	300～400mg経口　8時間ごと

甲状腺クリーゼ治療薬①：抗甲状腺薬
メチマゾール(メルカゾール®)　5mg/1錠，10mg/1A
プロピルチオウラシル(チウラジール®)　50mg/1錠

　抗甲状腺薬はチオナミド系に分類され，甲状腺ホルモン産生抑制作用があります．臨床で使用可能な抗甲状腺薬にはメチマゾールとプロピルチオウラシルの2つがあります．またプロピルチオウラシルでは末梢でのT_4からT_3への変換阻害作用もあります．

　実際の甲状腺クリーゼ治療の際に，メチマゾールとプロピルチオウラシルのどちらを選ぶかですが，メチマゾールのほうが①効果発現が迅速，②静注薬がある点で第一選択だといえます．とくに多臓器不全をきたす状態や消化管からの吸収が不安定な甲状腺クリーゼ治療開始時には点滴静注薬のあるメチマゾールを使用します．一方，プロピルチオウラシルは妊婦では使いやすいという報告があります．また，末梢でのT_4⇒T_3変換阻害作用もありプロピルチオウラシルを甲状腺クリーゼの第一選択と考える専門家もいます．

　抗甲状腺薬の副作用としては甲状腺クリーゼ治療時に注意すべきものとして肝機能障害があります．クリーゼ増悪による多臓器不全での肝機能障害なのか薬剤性なのかの判断が必要になります．そのため，クリーゼ治療中に肝機能悪化の場合，やむを得ず抗甲状腺薬を中止する場合，後述するリチウムや血漿交換なども含め，他の治療法を迅速に選択する必要があります．肝機能障害は抗甲状腺薬使用時の0.1～0.2%の頻度で起こるとされていますが，クリーゼの際の大量投与時の頻度は不明です．

　メチマゾールでの肝機能障害は胆汁うっ滞型(ALP↑，γGTP↑)となりますが，プロピルチオウラシルではアレルギー性肝炎のパターンをとり肝細胞障害型

(AST↑，ALT↑)となります．また抗甲状腺薬の重要な副作用として無顆粒球症があります．この場合も薬剤中止およびG-CSF投与，広域抗菌薬投与で対応します．メチマゾールの場合，投与量と相関すること，一方，プロピルチオウラシルでは用量に依存しないといわれています．甲状腺クリーゼの治療時には連日血液検査でモニタリングし注意する必要があります．

■使い方
- メチマゾール（メルカゾール®）5mg/1錠，10mg/1A　20～25mg経口/静注 6時間ごと
- プロピルチオウラシル（チウラジール®）50mg/1錠　200～400mg経口 6～8時間ごと

■副作用
- 皮疹，じんましん，消化器症状，関節症状，肝機能障害，無顆粒球症，ANCA関連血管炎

甲状腺クリーゼ治療薬②：
ヨードカリウム（ヨウ化カリウム丸®）　50mg/1錠

　ヨードは甲状腺ホルモンの原料ですが，ヨード大量投与では甲状腺からの甲状腺ホルモン放出抑制作用があります．そのため，抗甲状腺ホルモンがこれ以上の甲状腺ホルモン産生抑制目的で使用され，ヨード製剤ですでに産生されている甲状腺ホルモンの甲状腺からの放出抑制目的で使用されることになります．この作用は，Wolff-Chaikoff効果といわれ，ヨウ素は甲状腺ホルモンの原料ですが，高濃度ヨウ素で甲状腺ホルモンの合成・分泌抑制作用をもたらすことにあります．

　ヨード製剤使用時は，投与のタイミングが重要なポイントとなります．ヨードはあくまで甲状腺ホルモンの原料のため，甲状腺での産生抑制がされた上で投与しないと逆に甲状腺クリーゼが悪化します．そのため，抗甲状腺薬であるメチマゾールないしプロピルチオウラシル投与1時間後に内服することが重要になります．

■使い方
- 50～200mg内服　6～8時間ごと　※抗甲状腺薬投与1時間後に内服する

■副作用
- ヨードアレルギー

甲状腺クリーゼ治療薬③：ステロイド

　デキサメタゾンやヒドロコルチゾンといったステロイドは，末梢でのT_4からT_3への変換阻害および心血管収縮の維持目的で，甲状腺クリーゼ治療に用いられます．とくに甲状腺クリーゼで血圧低下を伴うときには相対的副腎不全合併として副腎不全ドースでのステロイド投与が必要となります．

全身状態の改善とともに徐々に減らしていき，10～14日程度でテーパリング，中止とするとよいでしょう．

　副作用として高血糖，低カリウム血症，ステロイド潰瘍・ストレス潰瘍リスク上昇があり，インスリン持続静注，電解質補正，ストレス潰瘍予防でH_2ブロッカーやプロトンポンプ阻害薬予防投与により適宜対応します．

ヒドロコルチゾン(サクシゾン®) 1V 100mg
■使い方
- 100mg静注　8時間ごと，ないし，50mg静注　6時間ごと

■副作用
- 高血糖，低カリウム血症，易感染性，ストレス潰瘍リスク↑

甲状腺クリーゼ治療薬 ④： β遮断薬

　甲状腺クリーゼの甲状腺ホルモン過剰による症状および循環管理で必須の薬剤はβ遮断薬になります．β遮断薬の作用としては，交感神経刺激作用の減弱，そして末梢組織でのT_4からT_3への変換阻害により，甲状腺クリーゼの症状および循環を安定化させます．

　治療開始時は，とくに投与量が調整しやすい静注薬を用いるべきです．以前はプロプラノロールの静注で対応していましたが，超速効性β遮断薬であるエスモロール，ランジオロールが国内でも使用可能となったため，著者はランジオロール持続静注で治療を開始し，安定し内服可能になり次第，プロプラノロール内服へ変更する治療法を選択しています．

　β遮断薬の投与量の目安は後述しますが，一般的には心拍数60～80程度になるまで十分量を用いることが重要になります．抗甲状腺薬，ヨード製剤，ステロイドが奏効し，血中甲状腺ホルモン値が下がっていくにつれて，β遮断薬の投与量も徐々に減らしていきます．

　甲状腺ホルモンの心血管系への作用でとりあげたとおり，本来ならばβ非選択性であるプロプラノロールやラベタロール(国内ではラベタロールの静注薬は2017年12月現在国内未承認)が望ましいと考えられます．

　β遮断薬の副作用には，血圧低下，徐脈があり，甲状腺クリーゼの治療開始時および全身状態が安定するまではICUなどモニタリング可能な場所での治療が必須となります．

プロプラノロール(インデラル®)　10mg/1錠
ランジオロール(オノアクト®)　1V 50mg
■使い方
- プロプラノロール　10～40mg経口　6時間ごと
- ランジオロール　持続静注5～20 μg/kg/分で開始し適宜調整する

■副作用
- 血圧低下，徐脈

※ランジオロールの使い方の詳細は第9，12章参照

甲状腺クリーゼ治療薬⑤：その他

その他の甲状腺クリーゼ治療薬として，リチウム，血漿交換があります．

炭酸リチウム（リーマス®）　200mg/1錠

リチウムは気分障害（双極性障害，躁うつ病）で使用される薬剤です．リチウムの副作用に甲状腺機能低下症があります．この副作用は，甲状腺ホルモン産生阻害，甲状腺からの甲状腺ホルモン放出阻害によって起こります．

リチウムの副作用を逆手にとって，とくにヨード製剤，抗甲状腺薬が副作用，アレルギーなどから使用できないケースや，他の治療薬でコントロールできないケースではリチウムを代替薬であったり追加薬剤として使用することがあります．

しかし，リチウムの他の副作用である腎性尿崩症（多尿，高Na血症），不整脈（徐脈，高度房室ブロック），意識障害には注意が必要です．とくに腎性尿崩症は2，3日目には顕在化するため，甲状腺クリーゼ治療にリチウム製剤を使用する際は血管内ボリュームに注意して輸液負荷を行う必要があります．院内で常に血中濃度モニタリングが可能な施設は少ないと思いますが，リチウム血中濃度を0.6〜1.0mEq/Lで維持させるとよいといわれています．

■使い方
- 300〜400mg経口　8時間ごと

■副作用
- 腎性尿崩症，徐脈，血圧低下，不整脈，意識障害

また甲状腺クリーゼの治療の最終手段，とくに抗甲状腺薬，ステロイド，ヨード製剤，β遮断薬やリチウムを使用しても重篤化し多臓器不全が進行する場合，急性血液浄化療法と合わせて，血漿交換を行うことで血液中の甲状腺ホルモンを体外に排泄させることができます．

血漿交換はあくまで最終手段のため，十分量の薬物療法を行った上で考慮します．

⑥ 粘液水腫性昏睡の診断・治療

甲状腺ホルモン：レボチロキシン（チラーヂン®）50μg，100μg/1錠

甲状腺機能低下症の原因としては，橋本病が最も多く，手術・放射線ヨードによる甲状腺機能廃絶やヨード欠乏，薬剤（アミオダロン，リチウム）などがあります．

甲状腺機能低下症の症状としては，反応性低下，高二酸化炭素血症，便秘，寒冷不

耐症，舌肥大・顔面浮腫，心筋障害，心嚢液貯留，腹水貯留，貧血，低Na血症，麻痺性イレウスなどがみられます．

とくに意識レベル低下，低体温を伴う粘液水腫性昏睡は，長期間の甲状腺機能低下症になんらかの誘因が重なり（表13），換気不全による高二酸化炭素血症進行，うっ血性心不全，低Na血症，重症化した甲状腺機能低下症の症状がみられます．

表13 粘液水腫性昏睡の誘因

- 薬剤：甲状腺ホルモン退薬，麻酔薬，鎮静薬，鎮痛薬，アミオダロン，炭酸リチウム
- 感染症：重症敗血症，敗血症性ショック
- 脳血管障害：脳梗塞，脳出血，くも膜下出血
- うっ血性心不全
- 低体温
- 外傷
- 代謝異常：アシドーシス，低血糖，低Na血症，高二酸化炭素血症
- 消化管出血

粘液水腫性昏睡の治療

粘液水腫性昏睡では，①甲状腺機能低下症への甲状腺ホルモン補充，②副腎不全合併へのコルチゾール，③誘因の検索と治療，④保温と呼吸・循環管理，⑤電解質・代謝管理が5つの重要な治療となります．

① 甲状腺機能低下症への甲状腺ホルモン補充

粘液水腫性昏睡では著明な麻痺性イレウスの状態であることが多く，甲状腺ホルモンの経口投与は超急性期には有効な治療法ではありません．

欧米では甲状腺ホルモンT_3，T_4の静注製剤がありますが，国内では使用できないため著者の施設では院内調剤で甲状腺ホルモンT_4（チラーヂン®）坐薬を作ってもらい，粘液水腫性昏睡では経直腸的に投与し優れた効果があります．T_4坐薬製剤のみでも粘液水腫性昏睡の治療には十分有効です．

■使い方
- レボチロキシン（チラーヂン®）100 μg坐薬
  300〜600 μg/日で初日投与し，翌日から50〜100 μg×1回/日
  静注で開始し経口投与可能となれば経口へスイッチ
  T_3，T_4値モニタリングしながら投与量を調整

また全身性疾患では前述したnonthyroidal illness（NTI）であるため末梢組織での$T_4 \rightarrow T_3$変換が低下しているため，粘液水腫性昏睡では甲状腺ホルモンT_4に加え，作用の強いT_3製剤静注を併用で用いるオプションやT_3製剤静注のみで初期治療を開始

するオプションも欧米では提唱されています．

T_3製剤は即効性があることと血液脳関門（BBB）通過もT_4より速く，中枢神経・精神症状の速やかに改善につながるメリットがあります．

T_3静注薬での治療法としては，

- 10〜20μg静注，以後4時間ごと10μg静注 24時間
- 2，3日目は10μg×4，6時間ごと
- 4日目以降はT_4製剤を経口投与

という方法があります．しかし国内では静注T_3製剤は2016年12月現在未承認です．

> **MEMO** 甲状腺ホルモンT_3—リオチロニン（チロナミン®）5μg，25μg/1錠
>
> 国内では経口T_3製剤としてリオチロニンがありますが，T_4製剤であるレボチロキシンと同様錠剤のみであり，静注薬はありません．

② 副腎不全合併へのコルチゾール

下垂体機能低下症による甲状腺機能低下症・粘液水腫性昏睡や橋本病に副腎不全合併（Schmidt症候群という）の場合，副腎皮質予備能がないため，粘液水腫性昏睡治療で甲状腺ホルモンの投与を行うと，相対的な副腎不全となり，呼吸・循環不全が進行するリスクがあります．

そのため，粘液水腫性昏睡の治療では甲状腺ホルモン補充とともにコルチゾール値測定，迅速ACTHテスト施行の上，ヒドロコルチゾン投与を同時に行います．ヒドロコルチゾン投与量はCIRCIの項を参照してください．

③ 誘因の検索・治療

粘液水腫性昏睡の誘因を検索するとともに，とくに重症感染症でも甲状腺機能低下症・粘液水腫性昏睡では発熱や頻脈がみられないため，明らかな誘因がない場合，重症感染症合併を考慮し培養（血液，尿，喀痰および感染巣と考えられる検体）を採取した上で，広域の抗菌薬投与を速やかに行います．

④ 保温と呼吸・循環管理

甲状腺ホルモン投与により体温上昇がみられますが，同時にブランケット（ベアハッガー®，ウォームタッチ®など）や室内温を温かくし保温に努めます．

保温とともに末梢血管拡張により血圧低下が起こります．また重症感染症が誘因の場合でも血圧低下するため，輸液負荷および血管収縮薬でノルアドレナリン，そして相対的副腎不全へのヒドロコルチゾンを適宜用い，循環管理を行います．

また，甲状腺機能低下症・粘液水腫性昏睡では二酸化炭素への呼吸換気応答が低下

していることと舌・声門の浮腫による上気道閉塞，そして意識レベル低下による舌根沈下により呼吸抑制が進行するため，早期に気道確保を行い，挿管・人工呼吸器管理の必要性を速やかに判断しなければいけません．

⑤ 電解質・代謝管理

粘液水腫性昏睡にみられる電解質・代謝異常としては低Na血症，低血糖があります．低Na血症で意識障害進行してる場合は3%食塩水2mL/kg急速投与でNa 2〜3mEq補正し意識レベルの改善がみられるかどうかを判断します．また低血糖に対しては副腎不全の可能性，重症感染症合併の可能性も含め，ブドウ糖補正を行うとともに原因検索が必要になります．

❼ 食道・胃静脈瘤破裂による消化管出血での血管収縮薬

オクトレオチド（サンドスタチン®）100μg/1mL 1A

ソマトスタチンアナログであるオクトレオチドには大量投与により腸管血管収縮による門脈血流低下，門脈圧低下作用があります．そのため，肝硬変での食道・胃静脈瘤破裂の際に緊急上部内視鏡下での静脈瘤へのEVLと並行して，静脈瘤からの出血量を減らす目的で使用されます．食道・胃静脈瘤破裂の際には，①オクトレオチド，②緊急上部内視鏡によるEVL，③抗菌薬投与：第3世代セフェム（セフォタキシム，セフトリアキソン）による治療を行います．第3世代セフェム投与は，バクテリアルトランスロケーションおよび特発性細菌性腹膜炎（SBP）予防の目的で使用されます．

また，アルブミン（1g/kg/日2日間，その後，20〜40g/日）にオクトレオチド皮下注と血管収縮薬でα_1刺激作用をもつ内服ミドドリン（メトリジン®）を組み合わせて肝腎症候群に用いることもあります．

またオクトレオチドは血糖降下薬スルホニルウレア（SU）剤の低血糖に対する拮抗薬として用いられることがあります．

重大な副作用はありませんが，嘔気・嘔吐，腸管蠕動低下，一時的な高血糖があります．

■**使い方（食道・胃静脈瘤破裂時の止血・門脈圧低下目的）**
オクトレオチド持続静注：

オクトレオチド（サンドスタチン®）100μg/1mL 1A
　作り方：オクトレオチド20μg/1mL

サンドスタチン®（100μg/1mL）	10A	1,000μg
0.9%食塩水（20mL）	2A	40mL

　使い方：精密持続点滴2.5〜5mLフラッシュし2.5mL/時
　　　　　※50〜100μg静注し50μg/時，内視鏡での止血確認し2〜5日間続ける．

Chapter 14 内分泌・抗炎症薬

■ 使い方（肝腎症候群）
オクトレオチド皮下注：

オクトレオチド（サンドスタチン®）100μg/1mL 1A
アルブミンとミドドリンと併用して使用します．

① アルブミン1g/kg/日を2日間，その後，20〜40g/日
② ミドドリン（メトリジン®）2mg/錠 7.5〜12.5mg×3回/日
③ オクトレオチド（サンドスタチン®）100μg 1〜2A皮下注/日

肝腎症候群では上記をまず14日間投与し，治療への反応があれば延長します．

MEMO　肝硬変，門脈圧亢進の病態生理と治療方針（図8）

門脈圧亢進は肝内血管抵抗上昇と門脈・腸管血流増加の2つの機序で起こります．肝硬変では末梢動脈・腸管動脈が拡張し，それに伴い心拍出量増加が起こり，門脈血流が増加し門脈圧の上昇につながります．肝硬変による肝実質の硬化で肝内血管抵抗上昇のため，門脈−肝静脈圧較差が上昇し側副血行路が発達します．

側副血行路として食道静脈の拡張が最も重要であり，食道・胃静脈瘤形成につながります．

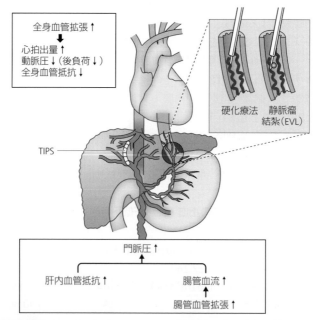

図8　肝硬変での門脈圧亢進と食道静脈瘤形成と治療法（文献29より）

そのため治療としては，
① 非選択性β遮断薬⇒心拍出量低下・腸管動脈収縮（$β_1$遮断→心拍出量低下，$β_2$遮断→動脈収縮）
② 血管収縮薬：オクトレオチド⇒腸管動脈収縮による門脈血流減少と門脈圧低下
③ 内視鏡下静脈瘤結紮・硬化療法⇒静脈瘤自体への治療
④ 肝内血管抵抗上昇による門脈−肝静脈圧較差の改善⇒経頸静脈肝内門脈体循環シャント術 transjugular intrahepatic portosystemic shunt（TIPS）

があります．

1. 食道・胃静脈瘤破裂の一次予防

一次予防としてはβ遮断薬（とくに非選択性1世代β遮断薬：プロプラノロール，ナドロール）および定期的な内視鏡フォローによる内視鏡下静脈瘤結紮術（EVL）が適応となります．

2. 食道・胃静脈瘤破裂による消化管出血時の対応

活動性の出血時には出血性ショックへの対応とともに，①血管収縮薬：オクトレオチド，②抗菌薬：第3世代セフェム（セフトリアキソン，セフォタキシム），③緊急上部内視鏡：静脈瘤結紮術（EVL）または硬化療法を行います（図9）．

3. 食道・胃静脈瘤破裂による再発・二次予防

非選択性β遮断薬（プロプラノロール，ナドロール）と硝酸薬（硝酸イソソルビド）の併用薬物療法ないし薬物・内視鏡療法が推奨されています．

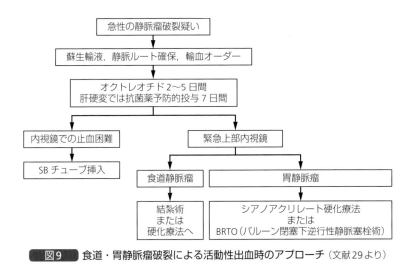

図9 食道・胃静脈瘤破裂による活動性出血時のアプローチ（文献29より）

> **POINT！**
> - ソマトスタチンアナログであるオクトレオチドには血管収縮作用があり，とくに腸管血流低下による門脈圧低下作用がある．
> - 食道・胃静脈瘤破裂の際には，緊急上部内視鏡，抗菌薬投与とともに早期にオクトレオチド持続静注を開始し出血量をコントロールする．

8 スタチンの分類と多様な作用機序（図10）

内分泌・抗炎症薬の最後にスタチンをとりあげます．

血漿コレステロール濃度と心血管系疾患の長期的リスクは相関し，心血管系疾患による死亡リスクはLDL（いわゆる"悪玉コレステロール"）上昇，HDL（いわゆる"善玉コレステロール"）低下と最も関係します．またLDL値が低くても高中性脂肪血症とHDL低下があれば心血管系疾患の高リスクになります．

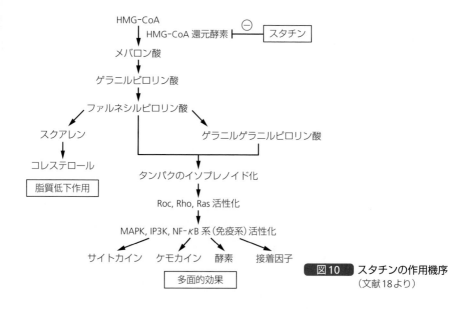

図10 スタチンの作用機序
（文献18より）

スタチンはLDLを20〜50％低下させます（後述するスタチンの種類によって異なる）．またHDLの約5％上昇，中性脂肪の10〜25％低下作用があります．LDL-C低下率20〜30％で約30％の冠動脈疾患発症予防効果があるとされています．

スタチンは脂質異常症を伴う心血管系疾患リスクのある患者の生命予後改善だけでなく，最近では脂質異常症の既往がなくても高感度CRP上昇を認める患者群でスタ

チンを用いることで死亡率が低下することも示されています．

　また一方で，入院後にスタチン内服中断によりコレステロール値と関係なく死亡率が増加することがわかっており，スタチン継続が生命予後改善につながることもわかっています．

　またスタチンの抗炎症作用，血管内皮保護作用，抗凝固作用など多面的効果により敗血症，急性呼吸促迫症候群（ARDS），くも膜下出血後血管攣縮・遅発性脳虚血の改善の可能性についての報告もあります．

　スタチンは，肝臓での脂質代謝の最初のステップを阻害することで作用します．肝臓での脂質代謝は，まずアセチルCoAとアセトアセチルCoAからHMG-CoA（3-hydroxy-3-methylglutaryl-CoA）が合成されます．次にHMG-CoA還元酵素によりメバロン酸ができます．スタチンはこのHMG-CoA還元酵素阻害薬として作用し，最終的に肝臓でのコレステロール濃度が低下します．

　スタチンにはHMG CoA還元酵素阻害に加え，多面的効果として血管内皮機能の改善，抗凝固作用，抗炎症作用，動脈硬化プラーク安定化などがあり，これはメバロン酸合成阻害によりコレステロール合成の中間物質であるファルネシルピロリン酸とゲラニルゲラニルピロリン酸低下と関係しています（図10）．これらの中間物質は，最終的に炎症に関わるサイトカイン，ケモカイン，酵素を誘導するRoc，Rho，Rasなど核内に作用するタンパク活性に関係しており，ファルネシルピロリン酸，ゲラニルゲラニルピロリン酸合成低下によりスタチンの多面的効果につながると考えられています（図11）．

　スタチンの副作用として肝障害とミオパチー，重症例ではCPK上昇を伴う横紋筋融解症があります．肝機能障害と横紋筋融解症はクリティカルケアではよくみられる

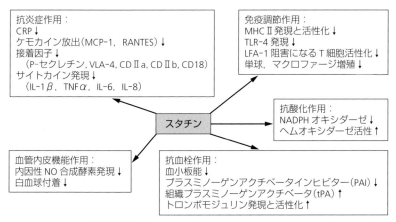

図11 スタチンの多面的な効果（文献18より）

ため，スタチン内服中の場合一時的に中断せざるを得ない場面がしばしばあります．

スタチンの分類：weak statinとstrong statin

現在国内で使用可能なスタチンは6種類あり(表14)，プラバスタチン，シンバスタチン，フルバスタチンの3剤は，通常量でLDL-Cを20～30%下げます．一方，アトルバスタチン，ピタバスタチン，ロスバスタチンは30～50%低下させるためストロングスタチンと呼ばれます．

① weak statin：プラバスタチン，シンバスタチン，フルバスタチン

プラバスタチンはコレステロール生合成を抑制する物質を求めて微生物をスクリーニングしている際に国内で見いだされた最初のスタチンです．シンバスタチンも微生物から分離された唯一のプロドラッグです．フルバスタチンは化学合成されたスタチンです．

② strong statin：アトルバスタチン，ピタバスタチン，ロスバスタチン

アトルバスタチンは最初のストロングスタチンです．

ピタバスタチンは他のスタチンが肝臓CYPで代謝されますが，ピタバスタチンはCYPで代謝されないため肝臓での薬物相互作用が少ないことが特徴です．

ロスバスタチンは血中濃度高値が期待できるスタチンであり，2.5mg隔日投与でも十分な効果があるため，周術期など経口摂取が制限される場合に有用性があります．

表14 スタチンの分類

スタチン	商品名	用量(mg/日)(海外最大量)	強さ
プラバスタチン	メバロチン®	5～20 (80)	弱い
シンバスタチン	リポバス®	2.5～20 (80)	弱い
フルバスタチン	ローコール®	10～60 (80)	弱い
アトルバスタチン	リピトール®	5～40 (80)	強い
ピタバスタチン	リバロ®	1～4 (4)	強い
ロスバスタチン	クレストール®	2.5～20 (40)	強い

スタチンをクリティカルケアで使用する場合，

- どのような病態に使用するか
- どのタイミングで開始するか
- どのスタチンを使用するか
- 投与量はどうするか
- スタチン同士での変更に意味があるかどうか(ストロングスタチンへの変更やストロングスタチン間で薬物相互作用が少ないピタバスタチンへの変更など)

についてはまだわかっていません．また新規に開始することでのメリットも明確ではありません．

そのため，現時点では，クリティカルケアで急性冠症候群（ACS）など適応がある場合を除き新規にスタチンを導入することは避け，以前からスタチンを心血管系イベント抑制目的で服薬している場合（多くは脂質異常症を伴っているためLDL低下効果が強いストロングスタチンが選択されます）は，可能な限り継続投与とし，休薬したとしても可能な限り早期に再開することが大切だと考えます．

その中で，肝臓でのCYPによる薬物相互作用が問題となるならばピタバスタチンを選択し，半減期・血中濃度高値維持を期待するならばロスバスタチンを選択するという考え方があります．

また，最近ではロスバスタチンによる腎障害の報告があり，腎機能低下のケースではロスバスタチンは避けたほうがよいと考えます．

> **MEMO　スタチン誘発性ミオパチー**
>
> スタチン誘発性ミオパチーには良性筋肉痛からCPK上昇・急性腎傷害（AKI）を伴う重症の横紋筋融解症が含まれます．筋肉痛はスタチン投与中の約10％でみられます．
>
> ミオパチーによりスタチン継続困難となるケースがあり，今まで取り上げたとおり脂質コントロールだけでなく心血管系疾患による死亡率低下，抗炎症・抗凝固・抗血栓作用など多面的な作用が得られなくなります．
>
> 筋肉痛を含めたミオパチーの対応として，①スタチンの変更—とくにフルバスタチン，低用量ロスバスタチン，②ロスバスタチン隔日投与，③コエンザイムQ10内服などがあります．

POINT !

- スタチンにはコレステロール低下作用だけでなく多面的効果（抗凝固作用，抗血栓作用，抗炎症作用など）が注目されている．
- 現時点では，スタチン内服中のケースでは継続投与とし，休薬しても可能な限り早期に再開する．
- 心血管系保護作用としては脂質異常症治療が重要であるためストロングスタチンを優先し，急性期に薬物相互作用が問題になる場合はピタバスタチン，半減期・血中濃度維持を考慮する場合はロスバスタチンが選択肢として考えられる．

ケースの解説

Case1

肺炎からの敗血症性ショックのケースであり，循環・呼吸管理および適切な広域抗菌薬（セフトリアキソン，アジスロマイシン）投与を行っています．鎮痛・鎮静の上，ARDSのため低1回換気量，高PEEPとした人工呼吸器管理を行い，輸液負荷・血管収縮薬（ノルアドレナリン，バソプレシン）投与しても循環動態不安定の場合に相対的副腎不全（RAI），重症疾患関連コルチコステロイド不全（CIRCI）を考慮します．血糖値が不安定にならず一定で推移するようにヒドロコルチゾンを持続静注で使用しています．

一般的にステロイド投与前のコルチゾール値および迅速ACTHテストによるコルチゾール分泌能は不要ですが，このケースでは行っており，コルチゾール低値や分泌能低下が認められればヒドロコルチゾン投与継続の一つの指標として用いています．

Case2

関節リウマチでステロイド長期投与中（プレドニゾロン≧10mg/日）であるため周術期のストレス侵襲に対し，ステロイド投与量を増量し対応しています．周術期の呼吸・循環の悪化がないことを確認し速やかに常用量に戻しています．

Case3

TSH低値，free T_3/T_4高値であり循環・呼吸状態不安定のため，甲状腺機能亢進症でも最重症の甲状腺クリーゼの診断となります．誘因として肺炎が考えられ，頻脈など甲状腺機能亢進症の症状コントロールに超短時間作用型β遮断薬，甲状腺ホルモン産生抑制で抗甲状腺薬静注（メチマゾール），ヨード製剤を用います．また末梢組織でのT_4⇒T_3への変換阻害とステロイド代謝亢進による副腎不全の要素も考慮してステロイド（ヒドロコルチゾン）を投与しています．また誘因である肺炎に対して抗菌薬投与を行っています．

Case4

①TSH高値，②意識障害，③低体温から甲状腺機能低下症でも最重症の粘液水腫性昏睡のケースです．輸液・循環作動薬による循環管理と呼吸抑制への気道確保・人工呼吸器管理，そして甲状腺ホルモン補充の方法（胃腸からの吸収不良が想定されるため坐薬での投与），保温方法，甲状腺機能改善とともに一時的な副腎不全合併も考えられるためヒドロコルチゾン投与と誘因の検索（このケースでは感染症）と治療が重要です．

Case5

肝硬変，食道静脈瘤破裂による活動性上部消化管出血では出血性ショックへの対応とともに，①腸管血流↓，門脈圧↓の目的での血管収縮薬オクトレオチド，②緊急内視鏡で静脈瘤結紮（EVL）・硬化療法，③抗菌薬：グラム陰性菌をカバーするための

第3世代セフェム投与が重要になります．

Case6

もともとスタチン内服中の心不全，COPD急性増悪のケースであり，スタチンの中断は心血管イベント増加，生命予後悪化リスクがあるため，スタチンの血栓安定化作用および抗炎症作用も期待して経口投与可能な時点で早期に再開することが重要です．

＊この章でのポイント＊

- ☑ 敗血症性ショック，多臓器機能不全症候群（MODS）での相対的副腎不全（RAI），重症疾患関連コルチコステロイド不全（CIRCI）およびクリティカルケアで用いられるステロイドの適応・使い方について理解する．
- ☑ ステロイド内服中のストレス侵襲時のストレスドースでの使用法を理解する．
- ☑ クリティカルケアでの甲状腺機能の解釈を理解する．
- ☑ 甲状腺クリーゼの治療法を理解する．
- ☑ 粘液水腫性昏睡の治療法を理解する．
- ☑ 肝硬変での食道・胃静脈瘤破裂および肝腎症候群でのオクトレオチドの使い方を理解する．
- ☑ スタチンの多彩な作用を理解しクリティカルケアでスタチンを可能な限り継続する重要性を理解する．

For Further Readings：さらに理解を深めるために

1. Sakharova OV, Inzucchi SE. Endocrine assessments during critical illness. Crit Care Clin. 2007; 23: 467.
2. Torrey SP. Recognition and management of adrenal emergencies. Emerg Med Clin N Am. 2005; 23: 687.
3. Marik PE, Pastores SM, Annane D, et al. Recommendations for the diagnosis and management of corticosteroid insufficiency in critically ill adult patients: consensus statement from an international task force by the American College of Critical Care Medicine. Crit Care Med. 2008; 36: 1937.
4. Marik PE. Critical illness-related corticosteroid insufficiency. Chest. 2009; 135: 181.
5. Annane D, Maxime V, Ibrahim F, et al. Diagnosis of adrenal insufficiency in severe sepsis and septic shock. Am J Respir Crit Care Med. 2006; 174: 1319.
6. Annane D, Bellissant E, Bollaert PE, et al. Corticosteroids in the treatment of severe sepsis and septic shock in adults: a systematic review. JAMA. 2009; 301: 2349.
7. Dayan CM. Interpretation of thyroid function tests. Lancet. 2001; 357: 619.

8. Economidou F, Douka E, Tzanela M, et al. Thyroid function during critical illness. Hormones (Athens). 2011; 10: 117.
9. Klein I, Ojamaa K. Thyroid hormone and the cardiovascular system. N Engl J Med. 2001; 344: 501.
10. Klubo-Gwiezdzinska J, Wartofsky L. Thyroid emergencies. Med Clin North Am. 2012; 96: 385.
11. Bahn RS, Burch HB, Cooper DS, et al. hyperthyroidism and other causes of thyrotoxicosis: Management guidelines of the American Thyroid Association and the American Association of Clinical Endocrinologists. Thyroid. 2011; 21: 593.
12. Migneco A, Ojetti V, Testa A, et al. Management of thyrotoxic crisis. Eur Rev Med Pharmacol Sci. 2005; 9: 69.
13. Nayak B, Burman K. Thyrotoxicosis and thyroid storm. Endocrinl Metab Clin N Am. 2006; 35: 663.
14. Garber JR, Cobin RH, Gharib H, et al. Clinical practice guidelines for hypothyroidism in adults. Endocr Pract. 2012; 18: 988.
15. Mathew V, Misgar RA, Ghosh S, et al. Myxedema coma: a new look into an old crisis. J Thyroid Res. 2011; 2011: 493462.
16. Gaitonde DY, Rowley KD, Sweeney LB. Hypothyroidism: an update. Am Fam Physician. 2012; 86: 244.
17. Wartofsky L. Levothyroxine therapy for hypothyroidism: should we abandon conservative dosage titration? Arch Intern Med. 2005; 165: 1683.
18. De Loecker I, Preiser JC. Statins in the critically ill. Ann Intensive Care. 2012; 2: 19.
19. McFarlane SI, Muniyappa R, Francisco R, et al. Clinical review 145: Pleiotropic effects of statins: lipid reduction and beyond. J Clin Endocrinol Metab. 2002; 87: 1451.
20. Patel TN, Shishehbor MH, Bhatt DL. A review of high-dose statin therapy: targeting cholesterol and inflammation in atherosclerosis. Eur Heart J. 2007; 28: 664.
21. Garcia-Tsao G, Bosch J. Management of varices and variceal hemorrhage in cirrhosis. N Engl J Med. 2010; 362: 823.
22. Davenport A, Ahmad J, Al-Khafaji L, et al. Medical management of hepatorenal syndrome. Nephrol Dial Transplant. 2012; 27: 34.
23. Sprung CL, Annane D, Keh D, et al: the CORTICUS Study Group. Hydrocortisone therapy for patients with septic shock. N Engl J Med. 2008; 358: 111.
24. Joy TR, Hegele RA. Narrative review: statin-related myopathy. Ann Intern Med. 2009; 150: 858.
25. Nicholson G, Burrin JM, Hall GM. Peri-operative steroid supplementation. Anaesthesia. 1998; 53: 1091.
26. Cooper DS. Antithyroid drugs. N Engl J Med. 2005; 352: 905.
27. Brent GA. Graves' disease. N Engl J Med. 2008; 358: 2594.
28. Chan MM, Chan MM, Mengshol JA, et al. Octreotide. Chest. 2013; 144: 1937.
29. Dib N, Oberti F, Calès P. Current management of the complications of portal hypertension: variceral bleeding and ascites. CMAJ. 2006; 174: 1433.

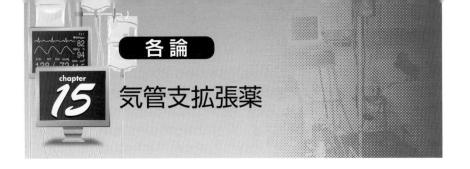

各論

chapter 15 気管支拡張薬

この章でとりあげる薬剤

サルブタモール，イプラトロピウム，プレドニゾロン，メチルプレドニゾロン，モンテルカスト，プランルカスト，アドレナリン，硫酸マグネシウム，プロポフォール，ケタミン

ケース

Case1

　肺気腫/COPD，高血圧，慢性心不全のある85歳男性．スピリーバ®(チオトロピウム)吸入，抗血小板薬，アンギオテンシン受容体遮断薬(ARB)，Ca拮抗薬内服中．

　2日前からの感冒様症状，咳，呼吸苦，喀痰増加でER受診．起坐呼吸．バイタルサイン：血圧130/70，心拍数100，体温37.5℃，呼吸数25，SpO_2 87%RA．聴診で両肺全体にわたって喘鳴，両下肢軽度浮腫．胸部X線上で滴状心の所見あり．心エコーではEF 40%，IVC 12〜15mm，呼吸性変動あり，B型ナトリウム利尿ペプチド(BNP) 200．非侵襲的人工呼吸器(NIV)：S/Tモード(FIO_2 0.6，IPAP 8，EPAP 3，f 12)で開始し，COPD急性増悪に対してβ_2刺激薬アイロミール®(サルブタモール)と抗コリン薬アトロベント®(イプラトロピウム) 8パフ吸入20分ごと1時間とソルメドロール®(メチルプレドニゾロン) 30mg×2/日の点滴静注．ICU入室となった．ICU入室後に抗菌薬セフトリアキソン2g×1/日開始し，またせん妄となったため，自発呼吸維持と気管支拡張作用を考慮してケタミン持続静注にデクスメデトミジンを併用して鎮痛・鎮静を行った．2病日に改善傾向あり，ステロイド内服プレドニゾロン40mg 3日ごとに減量とし，NIV適宜外しスピリーバ®吸入再開した．

Case2

　気管支喘息の既往のある45歳男性．重喫煙者．年に1，2回喘息発作でER受診・入院歴がある．朝からの呼吸困難，喘鳴でER搬送．気管支拡張薬ネブライザー，

ボスミン®(アドレナリン) 0.2mg筋注投与するも改善なく，著明なチアノーゼ，血液ガスでCO_2貯留あり．また非侵襲的人工呼吸器(NIV)試すも改善なく，2%リドカイン1mg/kg，ケタミン2mg/kg，ロクロニウム1.2mg/kgを使用して気管挿管となり，全身管理目的でICU入室．人工呼吸器回路に定量噴霧式吸入器metered-dose inhaler(MDI)アダプタ接続し$β_2$刺激薬アイロミール®(サルブタモール) 8〜16パフ20分ごと3回，その後1時間ごとに行い，ステロイド全身投与ソルメルコート®(メチルプレドニゾロン) 40mg×2/日を開始した．auto-PEEP著明であり，鎮痛・鎮静でケタミン，プロポフォール持続静注を行い，血行動態不安定なためボスミン®(アドレナリン) 3mg / 0.9%食塩水47mLを持続静注3mL/時で開始した．難治性喘息重積でありロイコトリエン拮抗薬シングレア®(モンテルカスト) 10mg内服，硫酸Mg®(硫酸マグネシウム) 2g/20mL / 0.9%食塩水100mLを20分1回投与を行い，12時間後に徐々に改善した．

Case3

肺気腫/COPD，高血圧，3枝病変による低心機能・慢性心不全，心房細動のある72歳男性．気管支拡張薬アイロミール®(サルブタモール)吸入屯用，抗血小板薬アスピリン腸溶錠，ACE阻害薬リシノプリル，Ca拮抗薬ベラパミル，利尿薬フロセミド，抗凝固療法でワルファリン内服していた．

2日前からの感冒様症状，咳，呼吸苦でER搬送．起坐呼吸．聴診で両下肺ら音，両下肢軽度浮腫．胸部X線上で滴状心にバタフライシャドーの所見あり．うっ血性心不全増悪とCOPD急性増悪でICU入室加療．非侵襲的人工呼吸器(NIV)，気管支拡張薬$β_2$刺激薬，抗コリン薬吸入とステロイド全身投与および血管拡張薬ニトログリセリンと利尿薬カルペリチドを使用して全身状態を安定させた．状態安定後も低心機能であり，BNP 300，呼吸機能検査で$FEV_{1.0}$ / FVC・%FEVともに50%と低下あり．安定後の治療として，サルブタモールを中止して，①抗コリン吸入薬スピリーバ®(チオトロピウム)とし，Ca拮抗薬を中止し慢性心不全，心房細動に抗血小板薬，ACE阻害薬，利尿薬，抗凝固薬に加え，②$β_1$遮断薬のビソプロロール，③アルドステロン拮抗薬のスピロノラクトン，④脂質異常症治療薬のアトルバスタチン導入を行った．

クリティカルケアでの気管支拡張薬の考え方

クリティカルケアでは喘息重積，肺気腫/COPD急性増悪といった気道閉塞を起こす急性呼吸不全のケースで全身管理を必要とする場合がしばしばあります．とくに気管支拡張薬吸入療法は非常に重要な治療になります．ここでは喘息重積，COPD急性増悪の病態を理解した上で，気管支拡張薬吸入および気管支拡張作用のある薬剤を

どのように使いこなせばよいかについて考えてみます．

1 喘息重積，COPD急性増悪の病態生理

喘息重積

気管支喘息は慢性気道炎症による気管壁肥厚，気管支径の狭小化，可逆的な気道閉塞が特徴です．

そして喘息重積は，タバコの煙，粉塵・大気汚染，ウイルス性上気道炎や薬剤（アスピリン，NSAIDsなど）により気管支攣縮が誘発され，炎症による気管支壁のさらなる肥厚・気道閉塞が問題となります．とくに重症喘息重積には緩徐発症型と突然発症型の2つのタイプがあるとされています（表1）．

とくに突然発症型の喘息重積は時間単位で増悪し"窒息"に近い病状となり，即座に治療を開始しないと死亡率が高い病態です．その一方で治療に反応したら比較的速やかに改善するという特徴があります．

一方，数日単位で増悪する喘息重積では治療への反応に時間がかかるタイプであり，患者教育（毎日のピークフロー測定）により増悪早期発見が可能な病態とされています．

表1 重症喘息重積の2つのタイプ（文献14より）

	致死的喘息亜型	
	緩徐発症型	突然発症型
経過	日単位	時間単位，窒息型喘息
頻度	80〜85%	15〜20%
気道病変	ゼラチン状粘液栓	粘液栓なし
優位な炎症細胞	好酸球	好中球
治療への反応	緩徐	迅速
入院経過	長期間	短期間
予防	可能	不明*

*アスピリンやNSAIDsを避け，ピークフローを毎日測定することで発症を抑えられる可能性あり．

POINT !

- 慢性炎症による気管壁肥厚，気管支径の狭小化といったもとの喘息に加え，気管支攣縮と炎症による気管支壁のさらなる肥厚・気道閉塞が喘息重積の病態である．
- 喘息重積には，①緩徐発症型，②突然発症型に分かれる．
- 突然発症型では"窒息"に近い状態が起こるため，迅速に治療を開始する必要が

- ある.
- 緩徐発症型ではピークフロー測定など患者教育により早期治療・予防が可能である.

COPD急性増悪

　COPDは気道閉塞を病変とする疾患群で喫煙が主な原因で起こり，具体的には肺気腫と慢性気管支炎を指します．主な病態は，①気管支粘膜の腫脹と②肺胞の破壊です．

　COPD急性増悪はもともとのCOPDが急激に悪化した状態を指し，臨床的には次の3つ，①労作時呼吸困難悪化，②咳嗽増加，③喀痰気道分泌物増加，がある場合をいいます．

　COPD急性増悪のよくある誘因としては，①気道感染（上気道，下気道），②肺炎，③気管支攣縮（タバコの煙，粉塵・大気汚染，ウイルス性上気道炎），④左心不全・右心不全，⑤気胸，⑥肺塞栓，があります（表2）．多くは感染が誘因（半分が細菌性）となりますが，とくに明らかな感染症の誘因がない場合，肺塞栓合併や併存する心不全増悪，気胸によるCOPD急性増悪を考慮します．

表2　COPD急性増悪のよくある誘因

- 気道感染（上気道，下気道）
- 肺炎
- 気管支攣縮（タバコの煙，粉塵・大気汚染，ウイルス性上気道炎）
- 左心不全・右心不全
- 気胸
- 肺塞栓

　COPD急性増悪も喘息重積と同様，感染や粉塵曝露による気道炎症が増悪の病態といわれています．基礎疾患として喘息とCOPD自体の病態は異なるものの，気道炎症への対応は喘息重積とCOPD急性増悪で同様であり，治療法も重なります．

COPD急性増悪の病態生理

　COPD急性増悪は誘因による気管支攣縮，気道分泌物・気道炎症による気道浮腫が起こり，とくに呼気の気流閉塞につながります．気流閉塞によりエアトラッピング，気道抵抗上昇が起こり，呼吸仕事量増加，呼吸筋疲労・換気量低下となります．結果として酸素消費量の増加，低酸素性血管攣縮，肺動脈圧上昇から右心負荷増大につながります．エアトラッピングと気道抵抗上昇は喘息重積の病態においても同様です（図1）．

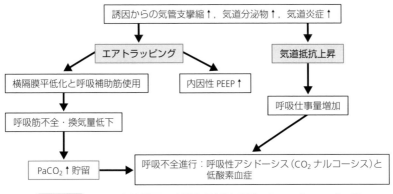

図1 COPD急性増悪の病態生理(喘息重積でもエアトラッピング，気道抵抗上昇による)

POINT!

- COPDの主な病態は，①気管支粘膜の腫脹(＝気道抵抗上昇)と②肺胞の破壊による肺胞弾性力低下(＝コンプライアンス上昇)である．
- 喘息重積とCOPD急性増悪時の病態生理の中心は気道炎症悪化による①エアトラッピングと②気道抵抗上昇である．
- 喘息重積，COPD急性増悪ともに誘因としては感染が多い．
- 感染が示唆されないCOPD急性増悪をみたら，①肺塞栓，②気胸，③心不全を誘因として考慮する．

MEMO　気道閉塞の指標

喘息，COPDの特徴である閉塞性障害は，単位時間(1秒)あたり空気の流速が減少する特徴があります．努力肺活量(FVC)に対する1秒量($FEV_{1.0}$)の比率〔1秒率($FEV_{1.0}\%$)という〕が70%未満なら，閉塞性障害の判定になります．

$$1秒率(FEV_{1.0}\%) = \frac{1秒量(FEV_{1.0})}{努力肺活量(FVC)} \times 100$$

とくに進行したCOPDではFVCも低下するため，1秒率に加え，患者の1秒量が同姓・年代の健常者との比を表す%1秒量(%$FEV_{1.0}$)も求めます．%$FEV_{1.0}$は，年齢，性別，身長を基に算出した健常者の予測1秒量($FEV_{1.0}$予測値)に対する患者の1秒量($FEV_{1.0}$実測値)の比です．

$$\%1秒量(\% FEV_{1.0}) = \frac{FEV_{1.0}実測値}{FEV_{1.0}予測値} \times 100$$

② クリティカルケアで使用される気管支拡張薬と気管支拡張作用のある薬剤

短時間作用型吸入β_2刺激薬(SABA)：
サルブタモール(サルタノール®, アイロミール®) 100μg/1吸入

　SABAは喘息重積，COPD急性増悪の急性期治療で最も重要な薬剤です．

　β_2受容体刺激薬により，アデニル酸シクラーゼを介して細胞内cAMP上昇により気管支拡張作用が起こります(図2)．

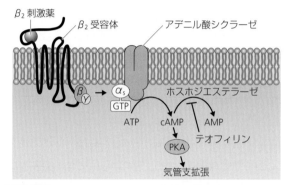

図2　β_2刺激薬とテオフィリンの作用部位 (文献17より)

気管支平滑筋は，細胞内でホスホキナーゼA(PKA)活性化により気管支拡張を起こす．PKA活性化のためにcAMP上昇が必要であり，①β_2刺激薬により増加させる，または②テオフィリンなどメチルキサンチンによりcAMP分解を抑制する．

　吸入薬にはジェットネブライザーと定量噴霧式吸入器metered-dose inhaler (MDI)に分かれます(図3)．軽症～中等症ではネブライザーもMDIも効果は変わらないとさ

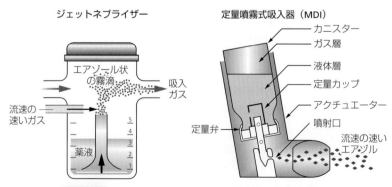

図3　ネブライザー(左)と定量噴霧式吸入器(MDI)(右)

れています．重症ケースでは吸入困難な状態のため，持続でのネブライザーが奨められます．

喘息重積，COPD急性増悪時には通常時の2倍量（NIV，人工呼吸器管理中はさらに高用量）を短期間に限って使用します．

非侵襲的人工呼吸器（NIV）装着や挿管・人工呼吸器管理の際には，後述するエアロベントなど専用スペーサーを用いてMDIで吸入を行うほうがネブライザーと比較して使いやすいと思います．

■使い方：MDIの場合

サルブタモール（アイロミール®）100μg 1パフ
- 4～8パフ20分ごと4時間まで　その後，1～6時間ごと
- 人工呼吸器，NIV装着中：
  専用スペーサーを使用し8～16パフ20分ごと，安定したら4～6時間ごと

■副作用

頻脈，動悸，振戦，一過性の低カリウム血症があります．

一方，長時間作用型$β_2$刺激薬吸入LABAは作用発現に30分以上かかるため急性期の治療には用いられません．

> POINT！
> - SABAは喘息重積，COPD急性増悪治療で第一選択薬である．
> - 重症度と患者の吸入方法を考慮してネブライザーとMDIを使い分ける．

短時間作用型吸入抗コリン薬（SAMA）：イプラトロピウム（アトロベント®）20μg/1吸入

抗コリン薬吸入全般はCOPDに使用される薬剤です（図4）．COPDの気道閉塞はとくに副交感神経優位とされているため長期管理ではLAMA，そしてCOPD急性増悪時にはSAMAが使用されます．SAMA吸入15分後から気管支拡張作用が認められます．

また喘息重積では場合，重症ケースでSABAに短時間作用型抗コリン薬（SAMA）であるイプラトロピウム併用により呼吸機能改善に相乗効果があり入院率を減少させた報告があります．しかし入院後に併用しても効果持続は認められていません．そのため喘息重積では重症ケースで最初の1～3時間までの使用にとどめたほうがよいでしょう．

■使い方

イプラトロピウム（アトロベント®）20μg 1パフ

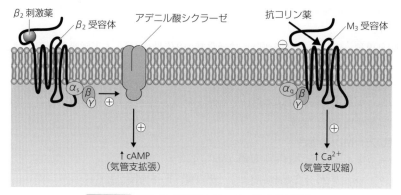

図4 吸入β₂刺激薬と抗コリン薬の作用機序

吸入抗コリン薬はムスカリン受容体(M3受容体)を遮断して細胞内Ca²⁺濃度上昇を抑制することで気管支拡張作用があります.

- COPD急性増悪では8パフ20分ごと,安定したら4〜6時間まで
  (喘息重積ではSABAと必ず併用して20分ごと1〜3時間まで)
- 人工呼吸器,NIV装着中:
  専用スペーサーを使用し8〜16パフ20分ごと,安定したら4〜6時間ごと

■副作用

咳嗽,羞明,口渇,尿閉があります.

> **POINT!**
>
> - 短時間作用型抗コリン薬(SAMA)はCOPD急性増悪で使用され,短時間作用型吸入β₂刺激薬(SABA)と併用することが多い.
> - 喘息重積でのSAMAの役割は重症ケースで初期1〜3時間併用することで入院率を下げる効果がある.
> - 喘息重積で入院となったケースではSABAにSAMAを併用するメリットは示されていない.

ロイコトリエン受容体拮抗薬 leukotriene receptor antagonist(LTRA):
モンテルカスト(シングレア®,キプレス®) 10mg/1錠
プランルカスト(オノン®) 112.5mg/1カプセル

　ロイコトリエンはLTC4,LTD4,LTE4あり,肥満細胞や好酸球から産生される炎症性メディエータです.気管支収縮作用や血管透過性亢進,気管分泌物亢進に関わります(図5).

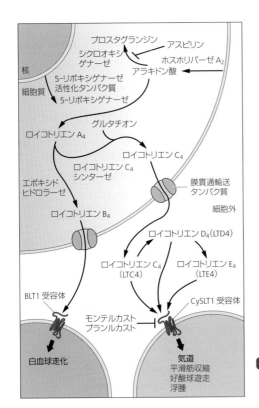

図5 ロイコトリエン受容体拮抗薬の作用部位
（文献17より）

　ロイコトリエンはアラキドン酸カスケードの5-リポキシゲナーゼ経路から合成されます．もう一つのシクロオキシゲナーゼ（COX）経路はアスピリンやNSAIDsが阻害する部位として重要です（第10章参照）．喘息患者で鎮痛薬としてアスピリンやNSAIDsを服用し重症喘息重積となるケースがあります．

　アスピリンに感受性がある喘息患者ではCOX阻害薬によりアラキドン酸カスケードが5-リポキシゲナーゼ経路優位となることで，ロイコトリエン産生亢進が起こるためと考えられています．

　ロイコトリエン拮抗薬LTRAはシステイニルロイコトリエン（CySLT1）受容体に特異的に結合してロイコトリエンの作用を遮断します．国内にはモンテルカストとプランルカストがあります．LTRAに喘息ケース全例が著効するわけではありませんが，内服1時間後には効果発現するため，急性期の喘息重積の治療としてSABA吸入，全身ステロイド投与への追加オプションになると考えられます．

■使い方
　モンテルカスト（シングレア®，キプレス®）10mg/1錠×1回/日
　プランルカスト（オノン®）112.5mg/1カプセル　2カプセル×2回/日

■副作用

肝障害，消化器症状，アレルギー性肉芽腫性血管炎〔チャーグ・ストラウス症候群 Churg-Straus syndrome（CSS）〕があります．

> **POINT !**
> - ロイコトリエン受容体拮抗薬（LTRA）は内服1時間で効果発現するため喘息重積の追加治療オプションの1つである．
> - しかし著効するケースとしないケースがあり必須の治療ではない．
> - 作用機序からアスピリン喘息が考えられるケースでは効果が高いと考えられる．

ステロイド全身投与：喘息重積，COPD急性増悪での使い方

経口摂取可能で腸管からの吸収が問題なければ，ステロイドは経口プレドニゾロンも点滴静注メチルプレドニゾロンも効果は同等であることがわかっています．抗炎症作用により，気道炎症・過敏性を抑え，粘液分泌・気管浮腫を改善します．そして気管支平滑筋弛緩作用と$β_2$刺激薬反応性を高める作用もあります．

喘息重積ではメチルプレドニゾロン100mg/日以上使用しても効果は変わらず副作用が問題となるため，40〜80mg/日で使用します．

一方，COPD急性増悪の場合はステロイドへの反応が喘息重積ほど著明でないこと，大量ステロイド投与による副作用の面から，30〜40mg/日で使用します．

■使い方
- **喘息重積**：プレドニゾロン経口またはメチルプレドニゾロン点滴静注40〜80mg/日を1〜2回に分けて，7〜10日間
- **COPD急性増悪**：プレドニゾロン経口またはメチルプレドニゾロン点滴静注30〜40mg/日を1〜2回に分けて，7〜10日間

■副作用

とくに急性期では，高血糖，消化管出血（ステロイド潰瘍），せん妄が問題となります．

長期間の使用では，二次性副腎不全，高血糖，易感染性，白内障，骨粗鬆症，筋委縮，創傷治癒遷延，高血圧などがあります．

その他：
- **アドレナリン筋注，持続静注**：ボスミン®（アドレナリン）

気管支拡張作用を期待した$β_2$刺激薬吸入のほうがアドレナリン筋注，静注など全身投与より副作用がなく同等の有効性がわかっています．そのため，可能な限り気管支拡張薬は吸入による局所投与を優先させます．しかし喘息重積やCOPD急性増悪

でうまく吸入ができない場合の手段としてやむを得ず筋注(皮下注),持続静注のオプションがあります.

■使い方
① アドレナリン筋注(皮下注)
- アドレナリン(ボスミン®) 1mg / 0.9%食塩水9mL(1mg/10mL)として,1〜5mL(0.1〜0.5mg)筋注,20分〜4時間ごと

② アドレナリン持続静注

アドレナリンメニュー

作り方: 0.06mg/ 1mL (3mg/50mL)

ボスミン®(1mg/1mL)	3A	3mg
0.9%食塩水(20mL)	2.35A	47mL

使い方: 精密持続点滴0.2〜2mL/時でスタート(0.2〜2μg/分)

■副作用
動悸,不整脈,心筋虚血,臓器虚血

● **硫酸マグネシウム(硫酸Mg®) 20mEq(2.46g)/20mL 1A**

硫酸マグネシウムはカルシウム拮抗薬であり平滑筋弛緩作用があります.重症喘息重積ケースで呼吸機能の改善の報告があります.しかし重症例に限っての効果であることに注意が必要です.

■使い方
硫酸マグネシウム(硫酸Mg®) 20mEq/20mL / 0.9%食塩水100mL 20分

■副作用
血管平滑筋弛緩作用による低血圧

● **メチルキサンチン誘導体**(表3)

テオフィリンとアミノフィリン(重量比80%テオフィリン含有)があり,呼吸中枢刺激作用,呼吸筋機能改善効果と弱い気管支拡張作用があります.メチルキサンチンは他のホスホジエステラーゼ阻害薬同様,細胞内ホスホジエステラーゼ阻害によりcAMP上昇を起こし,さまざまな機序で作用を発揮します.喘息重積発作での有効性は示されておらず,COPD急性増悪を繰り返す重症COPDの一部で使用される薬剤

表3 メチルキサンチンの使い方

薬剤	初期投与量	投与量	間隔
テオフィリン	4.6mg/kg IBW 30分	0.4mg/kg/時,最大900mg/日	持続静注
アミノフィリン	5.7mg/kg IBW 30分	0.5mg/kg/時,最大1,125mg/日	持続静注

※上記は16〜60歳で非喫煙者,テオフィリン投与歴ない場合

です．副作用としてとくに不整脈，消化器症状（嘔気・嘔吐）と中枢神経症状（痙攣，意識障害）があります．

そのため，他の気管支拡張薬使用にも難治性な場合に限って併用する場合はテオフィリン血中濃度<20μg/dLを維持するようにします．

- **気管支拡張作用をもつ鎮痛・鎮静薬：ケタミン，プロポフォール**

プロポフォールには気管支拡張作用がありますが，鎮静効果と血管拡張作用が強いため右心不全を合併している喘息重積・COPD急性増悪では使用時に注意が必要です．

ケタミンも気管支拡張作用があり，機序として交感神経刺激作用とヒスタミン・コリン遮断作用によると考えられています．プロポフォールと異なり血圧低下は起こらず，自発呼吸温存および鎮痛・鎮静作用がある薬剤です．副作用としては気道分泌物亢進と頭蓋内圧亢進とされていますが，最近の研究では頭蓋内圧亢進は臨床的に問題ないという報告が増えてきています．

また喘息重積・COPD急性増悪で非侵襲的人工呼吸器(NIV)および挿管・人工呼吸器管理となる場合でも，呼吸困難が強いケースではオピオイド麻薬のフェンタニルを併用して呼吸困難を解除することも重要になります．

① 挿管・人工呼吸器管理⇒フェンタニルで鎮痛・呼吸困難解除し，プロポフォール±ケタミンで気管支拡張作用および鎮痛・鎮静補助を行う．
② NIV管理⇒呼吸抑制の問題があるためフェンタニル，プロポフォールは避けて，ケタミンで鎮痛・鎮静させてデクスメデトミジン適宜併用して鎮痛・鎮静補助を行う．

という選択肢が考えられます．プロポフォール，ケタミンの投与量は第2章を参照してください．

POINT！
- とくに人工呼吸器管理となる場合，気管支拡張作用のあるプロポフォールとケタミンをうまく使いこなす．

3 COPD急性増悪の治療

COPD急性増悪の治療は"ABCアプローチ"＋αと覚えるとよいでしょう．

A: Antibiotics

とくに重症ケース(ICU入室，NIV/挿管・人工呼吸器使用)やCOPD急性増悪を繰り返す場合には抗菌薬投与を行います．

COPD急性増悪の気道感染で問題になる細菌としては肺炎球菌，インフルエンザ桿菌，モラキセラ・カタラーリスがあります．また入退院を繰り返すケースでは病院内感染としてMRSA，緑膿菌も関連します．

第三世代セフェム系抗菌薬であるセフォタックス®(セフォタキシム)，ロセフィン®(セフトリアキソン)がよく選択されます．MRSAカバーではバンコマイシン，リネゾリド，緑膿菌カバーが必要な場合，ピペラシリン・タゾバクタム，第四世代セフェム，カルバペネム，アミノ配糖体，抗緑膿菌フルオロキノロン(レボフロキサシン，シプロフロキサシン)を使用します．

B: Bronchodilators

気管支拡張薬として短時間作用型 β_2 刺激薬(SABA)・抗コリン薬(SAMA)吸入を行います．とくに定量噴霧式吸入器ではスペーサー，エアロベントを使用することで口腔内・上気道付着が減少するため効果的です．

アイロミール®(サルブタモール)，アトロベント®(イプラトロピウム)

C: Corticosteroid

点滴静注または経口でのステロイド全身投与を行います．

ソルメルコート®点滴静注(メチルプレドニゾロン)，プレドニゾロン®内服(プレドニン)

これら"ABCアプローチ"で対応しますが，クリティカルケアでの重症ケースでは個人的には $+\alpha$ である次の2つの治療も重要だと考えています．

＋αその①：心房細動(AF)，多源性心房頻拍(MAT)への治療

不整脈AF，MATを合併すると肺高血圧からの右心不全が急激に悪化する可能性が高いため，可能な限り洞調律復帰を目指す治療を行います．

COPD急性増悪により，①胸腔内圧↑↑⇒右心前負荷↓↓，②胸腔内圧↑↑⇒肺血管抵抗↑↑⇒右心後負荷↑↑が起こり，右室収縮能が洞調律であっても右心機能は低下しています．頻脈性不整脈であるAF，MATが起こると右心の循環不全となり，右室拡張↑↑⇒心室中隔の左室偏位⇒1回抽出量の著明な低下につながり急激な全身の循環破綻につながるため，速やかに洞調律へ戻す必要があります．

使用する薬剤としては，マグネシウム補充を行い，リズムコントロールとしてアミオダロン，フレカイニドなどⅠc群(心機能問題なければ)，レートコントロールとし

てCa拮抗薬ジルチアゼム，ベラパミルやβ遮断薬ランジオロールを用います．

＋αその②：深部静脈血栓症（DVT）/肺塞栓（PE）合併の可能性への予防・治療

肺塞栓も重要なCOPD急性増悪の誘因になること，そしてなによりもCOPD急性増悪自体右心負荷がかかり，さらにD-ダイマー陽性となること，そして肺塞栓診断で重要な造影CT，肺血流シンチは，重症COPDでは当てにならないことからDVT/PEを疑う閾値は下げることが大切です．

疑わしければまず治療ドース（aPTT 1.5～2倍）でヘパリン持続静注による抗凝固療法を行います．

また疑わしくなくても必ずDVT予防としてヘパリンによる薬物的予防を行います．

とくにAF/MAT長時間持続するケースでDVT/PE予防も考慮する場合，出血のリスクとの兼ね合いにはなりますが，抗凝固療法を行う閾値は下げておいて損はありません．

> **POINT！**
> - COPD急性増悪治療は"ABC"アプローチを大切にする．
> - ＋αの2つとして，①頻脈性不整脈（AF/MAT）の治療（可能な限り洞調律復帰を目指す），②DVT/PE予防または治療，を考慮することも大切である．

またCOPD急性増悪で過剰な酸素投与でCO_2ナルコーシスを誘発する可能性があることに注意が必要です．

十分量の酸素投与により，低酸素による呼吸中枢刺激の抑制からCO_2ナルコーシスが起こると以前は考えられていましたが，現在では呼吸中枢抑制効果は少ないとされています．

むしろ十分量の酸素投与により，

> ① 生理的機序である肺血管の低酸素性肺血管攣縮を阻害し，換気不良区域への血管拡張・血流増加により換気血流不均等の増加による$PaCO_2$上昇
> ② ヘモグロビンと結合したCO_2がHaldane効果でヘモグロビンから解離し$PaCO_2$上昇

が起こることで最終的にCO_2ナルコーシスを誘発すると考えられています．そのため，COPD急性増悪ではPaO_2 55～60mmHg（SpO_2 88～92%）を目標にして酸素投与を行います．

> **POINT！**
> - COPD急性増悪で十分量の酸素投与によるCO_2ナルコーシスの機序として，①肺血管の低酸素性血管攣縮の解除による換気血流不均等増加，②Haldane効果

によるヘモグロビンからのCO_2解離増加，が主な原因と考えられている
- COPD急性増悪では酸素投与はPaO_2 55〜60mmHg(SpO_2 88〜92%)を目標にする

4 喘息重積の治療

　気管支喘息重積とCOPD急性増悪を比較すると，喘息重積はβ_2刺激薬がより有効であり，より高用量のステロイドが使用されることがあげられます．

　そのため，喘息重積では，①SABA吸入，②全身ステロイド投与を基本的な治療として，重症ケースでは初期に限って③SAMA吸入併用，そして短時間で効果発現する④LTRA内服を行うことが重要です．これらに反応しない重症ケースではアドレナリン，硫酸マグネシウム，メチルキサンチンを考慮します．また非侵襲的人工呼吸器(NIV)，挿管・人工呼吸器管理となる場合，気管支拡張作用をもつプロポフォール，ケタミンでの鎮痛・鎮静を考慮します．

　COPD急性増悪，喘息重積の治療ではNIV，挿管・人工呼吸器管理も重要な治療になります．第7章②，④を参照してください．

　最後に，喘息重積とCOPD急性増悪での治療法を表4にまとめます．

表4　喘息重積とCOPD急性増悪の内科的治療

	喘息重積	COPD急性増悪
吸入β_2刺激薬(SABA)	++	++
吸入抗コリン薬(SAMA)	+	++
ステロイド全身投与	++	+
抗菌薬	−	+
酸素	++	+(注意して投与)
非侵襲的人工呼吸器(NIV)	+	++
メチルキサンチン	−	−
去痰薬	−	−

++：十分なエビデンスあり，+：エビデンスあるも弱い，−：エビデンスなし

5 人工呼吸器，非侵襲的人工呼吸器(NIV)での気管支拡張薬のうまい使い方

　クリティカルケアでは喘息重積，COPD急性増悪ケースは頻繁にNIVか挿管・人工呼吸器管理のもとで治療が行われます．このときもSABA吸入±SAMA吸入は優先される治療であり，いかに気管支の炎症・気道抵抗部位に十分量を局所投与できるかが治療への反応をみる上で重要になります．

NIV回路および人工呼吸器回路にネブライザーやMDIスペーサーを組み込んで投与します．

人工呼吸器の場合

人工呼吸器のYピースの吸気回路側にMDIスペーサー（図6）またはネブライザー（図7）を装着します．

ふだんの吸入療法と同様，吸入薬を効果的に使うためには，

"ゆっくり深い呼吸パターンを作り出し，人工呼吸器と同調させて吸気開始に合わせて吸入すること"

が最も重要になります．

そのため自発呼吸温存よりも鎮痛・鎮静を十分効かせた状態で，

- 人工呼吸器と同調：A/C VC または A/C PC
- 1回換気量：8mL/kg IBW
- 呼吸数：8〜10回/分

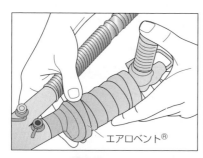 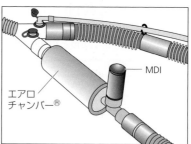

図6 人工呼吸器回路へのMDIスペーサーの組み込み
Yピースの吸入側に装着する．

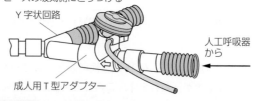

図7 人工呼吸器回路へのネブライザーの組み込み
Yピースの吸気回路側に装着する．

で行うことが勧められます．
　ネブライザーよりもMDIのほうが使いやすく効果が高いと考えられるため，実際のMDIスペーサーによる人工呼吸器管理ケースでの気管支拡張薬の使い方は以下の順番で行うとよいでしょう．

> **MDIスペーサーによる人工呼吸器管理中の吸入手技**
> ① 患者アセスメント：血行動態，患者・人工呼吸器の同調性を確認する．
> ② 気管内と挿管チューブ内の吸引を行う（分泌物が多いと薬剤が吸着してしまう）．
> ③ MDIカニスターをよく振り，スペーサーにとりつける．
> ④ HME加湿器（人工鼻）ならば外す．
> ⑤ 可能な限り結露を除去する（結露が多いと薬剤が吸着してしまう）．
> ⑥ 吸気最初のタイミングでMDI吸入を行う．
> ⑦ 15秒あけて繰り返す．回路吸着を考慮して普段の2倍量〜最高16吸入まで（とくに回路内結露が多い場合，増量を考慮する）．
> ⑧ 効果判定，副作用の有無の確認．

NIVの場合

　回路のリークとマスクの間にMDIスペーサー，ネブライザーを組み込みます（図8）．
　実際のMDIスペーサーによるNIVケースでの気管支拡張薬の使い方は以下の順番で行うとよいでしょう．

> **MDIスペーサーによるNIV管理中の吸入手技**
> ① 患者アセスメント：血行動態，マスクフィット・耐用，患者・人工呼吸器の同調性を確認する．
> ② マスクと呼吸器回路のリークを最小限にする．
> ③ マスクと呼吸器回路の間にスペーサーを入れる．
> ④ MDIカニスターをよく振り，スペーサーにとりつける．
> ⑤ IPAP 15〜20cmH$_2$O，EPAP 5cmH$_2$Oにする．
> ⑥ 30分以上NIV使用中のケースでは加温加湿器をつける．
> ⑦ 吸気最初のタイミングでMDI吸入を行う．
> ⑧ 15秒あけて繰り返す．回路吸着・リークを考慮して普段の2倍量〜最高16吸入まで（とくに回路内結露が多い場合，同調性が悪い場合，増量を考慮する）．
> ⑨ 効果判定，副作用の有無の確認．

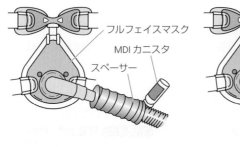
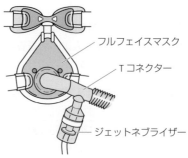

A　NIV中のMDIとチャンバスペーサー
⇒エアロベントやエアロチャンバーを呼吸器回路にはめこむ

B　NIV中のジェットネブライザー
⇒呼吸器回路にTコネクターをはめこむ

図8 NIV回路へのMDIスペーサー(A)とネブライザー(B)の組み込み

6　気管支拡張薬の治療効果判定

短時間作用型気管支拡張薬$β_2$刺激薬，抗コリン薬吸入による治療効果は速やかに現れるため，バイタルサインを含め視診・聴診および人工呼吸器装着中の場合は客観的データで確認する必要があります．

観察ポイント
- 呼吸回数⇒頻呼吸が落ち着いてきているか．
- 呼吸パターン⇒シーソー呼吸や呼吸補助筋使用していた場合改善傾向があるか．
- 喘鳴wheezeや呼吸音⇒呼吸回数・パターンの改善に合わせて喘鳴wheezeが減弱しているか．
- 呼吸パターンが悪化し呼吸努力が弱くなり，喘鳴wheezeが聴取されない場合，いわゆる"silent chest"の状態なので，動脈血液ガス分析とともに挿管・人工呼吸器管理を考慮しなければいけません．

人工呼吸器データ
① **気道抵抗**（図9）

気道抵抗上昇は，とくに量換気によるA/C VCモードの「吸気ピーク圧(PIP)－吸気プラトー圧(P_{plat})」で気管にかかる圧上昇としてみることができます．吸入前後でのPIP－P_{plat}が低下しているかどうかを確認します．

② **auto-PEEP**（フロー・時間曲線で確認）（図10）

フロー・時間曲線で呼気終末にフローがゼロにならない場合，エアトラッピングすなわちauto-PEEPがあると判断します．吸入前後でこのauto-PEEPが改善している

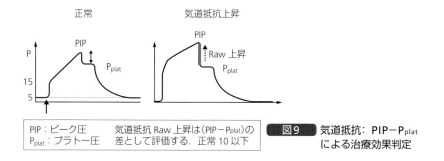

図9 気道抵抗：PIP−P$_{plat}$ による治療効果判定

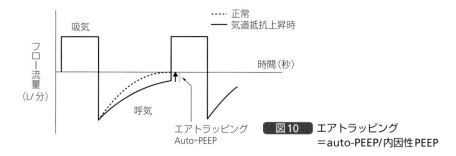

図10 エアトラッピング ＝auto-PEEP/内因性PEEP

かどうかを確認します．

③ **フロー・時間曲線**（図11）

　フロー・時間曲線では，吸入前後での①呼気時の下向きのピークフローが深くなっているか，②吸気時間が短縮しているか，を確認します．

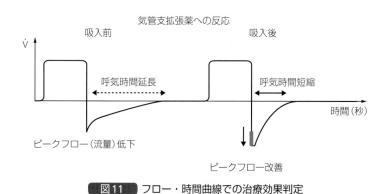

図11 フロー・時間曲線での治療効果判定

④ フロー・ボリュームカーブ（図12）

フロー・ボリュームカーブでは，下向きが呼気時のため，①呼気時の低下したピークフローが上昇しているか，②呼気時の右上凸となっている"scooping"が左上がり直線になっているか，を検討します．

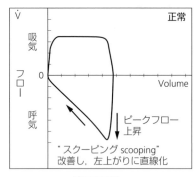
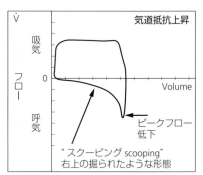

図12　フロー・ボリュームカーブでの治療効果判定

7 気管支拡張薬の長時間作用型への移行

喘息重積，COPD急性増悪の場合，急性期治療で呼吸状態，全身状態の改善がみられたら長期予後を改善させる，また再発予防も含めた長時間作用型気管支拡張薬〔長時間作用型β_2刺激薬（LABA），長時間作用型抗コリン薬（LAMA）〕，吸入ステロイド薬（ICS）に移行する必要があります．

安定期を比較するとCOPDでは長時間作用型吸入抗コリン薬が有効であり，喘息では吸入ステロイドが気道炎症，気道過敏性改善に有効性が高いことがわかっています．これは喘息とCOPDで炎症細胞やサイトカインパターンが異なるからだと考えられています．

長時間作用型気管支拡張薬は，基本的に喘息重積，COPD急性増悪でステロイド全身投与が終了するまでに導入します．

2016年12月時点での国内で使用可能な長時間作用型気管支拡張薬，ステロイド吸入薬は表5のようになります．

国内の喘息，COPDガイドラインでの治療方針は表6～8のようになっています．

表5　国内で使用可能な長時間作用型気管支拡張薬(LABA, LAMA)と吸入ステロイド薬(ICS)

種類	製品名	一般名	デバイス・規格	効能・効果	用法・用量
LABA	オーキシス	ホルモテロール	DPI（タービュヘイラー）9	COPD	1回1吸入を1日2回
	オンブレス	インダカテロール	DPI（ブリーズヘラー）150	COPD	1日1回1カプセル 専用の吸入用器具を用いて吸入
	セレベント	サルメテロール	DPI（ディスカス）50　DPI（ロタディスク）25/50	気管支喘息 COPD	1回50μg 1日2回　朝および就寝前に吸入投与
LAMA	シーブリ	グリコピロニウム	DPI（ブリーズヘラー）50	COPD	1日1回1カプセル 専用の吸入用器具を用いて吸入
	スピリーバ	チオトロピウム	DPI（ハンディヘラー）18	COPD	1日1回1カプセル 専用の吸入用器具を用いて吸入
			pMDI（ソフトミストインヘラー）2.5	COPD 気管支喘息	1回2吸入1日1回
	エクリラ	アクリジニウム	DPI（ジェヌエア）400	COPD	1回1吸入1日2回
	エンクラッセ	ウメクリジニウム	DPI（エリプタ）62.5	COPD	1回1吸入1日1回
ICS	アズマネックス	モメタゾンフランカルボン酸	DPI（ツイストヘラー）100/200	気管支喘息	1回100μg吸入を1日2回 最大1日800μg
	オルベスコ	シクレソニド	pMDI 50/100/200	気管支喘息	1日1回100～400μg吸入 最大1日800μg 1日800μgを投与する場合は，朝，夜の1日2回に分けて吸入.
	キュバール	ベクロメタゾン	pMDI 50/100	気管支喘息	1回100μg吸入1日2回 最大1日8吸入（800μg）
	パルミコート	ブデソニド	DPI（タービュヘイラー）100/200	気管支喘息	1回100～400μgを1日2回吸入 最大1日1600μg
	フルタイド	フルチカゾンプロピオン酸	pMDI 50/100　DPI（ディスカス）50/100/200	気管支喘息	小児：1回50μg吸入1日2回　最大1日200μg 成人：1回100μg吸入1日2回　最大1日800μg
	アニュイティ	フルチカゾンフランカルボン酸	DPI（エリプタ）100/200	気管支喘息	成人：1回100～200μg吸入 1日1回
LAMA+LABA	アノーロ	ウメクリジニウム＋ビランテロール	DPI（エリプタ）	COPD	成人：1回1吸入1日1回
	ウルティブロ	グリコピロニウム＋インダカテロール	DPI（ブリーズヘラー）150	COPD	1日1回1カプセル 専用の吸入用器具を用いて吸入

（次頁につづく）

表5 つづき

LAMA + LABA (つづき)	スピオルト	チオトロピウム + オロダテロール	pMDI (ソフトミストインヘラー) 2.5	COPD	1回2吸入1日1回
LABA + ICS	アドエア	サルメテロール + フルチカゾン プロピオン酸	pMDI 50/125/250	気管支喘息 COPD	50エアゾール1回2吸入, 　もしくは100ディスカス1回1吸入 125エアゾール1回2吸入, 　もしくは250ディスカス1回1 　吸入 250エアゾール1回2吸入, 　もしくは500ディスカス1回1吸入 上記を1日2回
			DPI (ディスカス) 100/250/500		
	シムビコート	ホルモテロール + ブデソニド	DPI (タービュヘイラー)	気管支喘息 COPD	＜気管支喘息＞ 維持：1回1吸入1日2回, 　最大1回4吸入1日2回 発作発現時：1回1吸入 　発作が持続する場合, さらに追加 　最大1回の発作で6吸入 ＜COPD＞ 1回2吸入1日2回
	フルティ フォーム	ホルモテロール + フルチカゾン プロピオン酸	pMDI 50/125	気管支喘息	成人：50エアゾール 1回2吸入1日2回 症状に応じて125エアゾール 1回2～4吸入1日2回
	レルベア	ビランテロール + フルチカゾン フランカルボン酸	DPI (エリプタ) 100/200	気管支喘息	成人：100エリプタ 1回1吸入1日1回 症状に応じて200エリプタ 1回1吸入1日1回

LABA：長時間作用型 β_2 刺激薬, LAMA：長時間作用型抗コリン薬, ICS：吸入ステロイド薬

表6 病期による喘息治療方針：症状と治療ステップ (文献15より)

	治療ステップ1 (軽症間欠型相当)	治療ステップ2 (軽症持続型相当)	治療ステップ3 (中等症持続型相当)	治療ステップ4 (重症持続型相当)
喘息症状	週1回未満 軽度で短い	週1回以上だが毎日ではない	毎日	毎日 治療下でもしばしば増悪
夜間症状	月2回未満	月2回以上	週1回以上	しばしば
日常生活の妨げ	なし	月1回以上	週1回以上	持続的

表7 病期による喘息治療方針：喘息治療ステップ（文献15より）

		治療ステップ1	治療ステップ2	治療ステップ3	治療ステップ4
長期管理薬	基本治療	吸入ステロイド薬（低用量）	吸入ステロイド薬（低〜中用量）	吸入ステロイド薬（中〜高用量）	吸入ステロイド薬（高用量）
		上記が使用できない場合以下のいずれかを用いる LTRA テオフィリン徐放製剤 （症状が稀であれば必要なし）	上記で不十分な場合に以下のいずれか1剤を併用 LABA （配合剤の使用可） LTRA テオフィリン徐放製剤	上記に下記のいずれかを1剤，あるいは複数を併用 LABA （配合剤の使用可） LTRA テオフィリン徐放製剤 LAMA	上記に下記の複数を併用 LABA （配合剤の使用可） LTRA テオフィリン徐放製剤 LAMA 上記のすべてでも管理不良の場合は下記のいずれかあるいは両方を追加 抗IgE抗体 経口ステロイド薬
発作治療		吸入SABA	吸入SABA	吸入SABA	吸入SABA

LTRA：ロイコトリエン受容体拮抗薬，LABA：長時間作用型 β_2 刺激薬，SABA：短時間作用型 β_2 刺激薬，LAMA：長時間作用型抗コリン薬

表8 病期によるCOPD治療方針：安定期COPDの薬物治療（文献16より）

軽症（坂道で息切れ）	中等症（平地で息切れ）	重症（日常動作で息切れ）
・SABAまたはSAMAを必要時吸入 ・症状が改善しなければLAMAまたはLABA	・LAMAまたはLABA ・症状が改善しなければ併用	・LAMAまたはLABA ・症状が改善しなければ併用あるいは，最初からLAMAとLABAを併用，症状が改善しなければテオフィリン追加検討

軽症〜重症のいずれでも
・喘息合併も疑われるならICSを併用
・増悪が年2回以上ならICS併用を検討
・動く前など必要時にSABAまたはSAMAの追加（assist use）

SABA：短時間作用型 β_2 刺激薬，SAMA：短時間作用型抗コリン薬，LAMA：長時間作用型抗コリン薬，LABA：長時間作用型 β_2 刺激薬，ICS：吸入ステロイド薬

8 COPD・喘息があれば β 遮断薬は禁忌か？──COPD急性増悪に心不全合併ケースをどのように対応するか（図13）

　加齢とともにCOPDと慢性心不全合併のケースは増加傾向にあります．これには肺気腫/COPDと慢性心不全には慢性炎症が関係しているためと考えられています．

　喫煙やバイオマス燃料の吸入による肺気腫/COPDの進行には慢性炎症が大きく寄与しています．そして肺気腫/COPDを増悪させる慢性炎症はまた虚血性心疾患含め全身に影響を与えます．

　そのため長期予後を考慮した肺気腫/COPD＋慢性心不全合併の患者ケアでは，慢

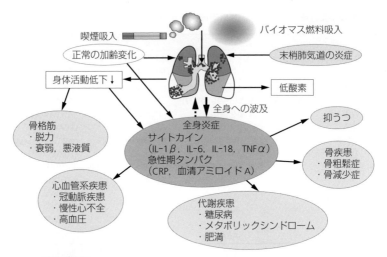

図13 喫煙，バイオマス燃料吸入によるCOPD・全身への影響

性心不全に準じた治療が生命予後を改善する可能性が高く，推奨されています．
治療内容としては，

① 抗炎症治療としてACE阻害薬（ACEI）またはアンギオテンシン受容体阻害薬（ARB），スタチン
② β遮断薬：カルベジロール，ビソプロロール

があります．以前は喘息・COPDにはβ遮断薬は禁忌とされていましたが，安全に使用可能というスタディが続き，喘息重積やCOPD急性増悪のときにβ_2刺激薬が効果があるようにβ遮断薬でも可能ならばβ_1選択性のものを選びます（表9）．

表9 β遮断薬の分類

- 第1世代：β受容体非選択性
  - ナドロール（ナディック®）
  - プロプラノロール（インデラル®）
- 第2世代：β_1受容体選択性
  - **ビソプロロール（メインテート®）**
  - アテノロール（テノーミン®）
  - メトプロロール（セロケン®，ロプレソール®）
  - <u>ランジオロール（オノアクト®）</u>，<u>エスモロール（ブレビブロック®）</u>
- 第3世代：β受容体非選択性＋α受容体遮断
  - **カルベジロール（アーチスト®）**
  - ラベタロール（トランデート®）

※太字は心不全で生命予後改善効果が認められているβ遮断薬，下線は静注β遮断薬

また慢性心不全に肺気腫/COPDやCOPD with asthmatic component合併の長期コントロールで用いる吸入薬にも考慮が必要と考えられ，

- 長時間作用型吸入β₂刺激薬(LABA)：
  サルメテロール，ホルモテロール，インダカテロール
- 長時間作用型吸入抗コリン薬(LAMA)：
  チオトロピウム，グリコピロニウム
- 吸入ステロイド薬(ICS)：
  フルチカゾン，ブデソニド，ベクロメタゾン，モメタゾン，シクレソニド
- 合剤：
  LABA＋LAMA，LABA＋ICS合剤，LABA＋ICS

と選択肢があります(p.631，表5参照)．

慢性心不全合併の場合，β刺激作用がある場合に中・長期的には心血管系イベント増加の可能性があり，吸入薬もβ₂刺激薬よりもステロイドないし抗コリン薬を優先させるほうがよいと考えられます．そのため，喘息重積やCOPD急性増悪のときに使用する吸入β₂刺激薬も症状改善がみられたら早期に終了し，可能ならば吸入抗コリン薬，ステロイドをベースにした長期管理になるようにするとよいでしょう．

POINT！

- COPDと慢性心不全は合併することが多い．
- COPDや喘息には必ずしもβ遮断薬は禁忌ではない．
- COPDや喘息がある場合，β₁選択性のβ遮断薬を可能ならば選択する．
- COPDと慢性心不全合併ケースでは，ACEI/ARB，β遮断薬，アルドステロン拮抗薬，スタチンが長期予後を改善する．
- COPD，慢性心不全合併ケースでは，心血管系イベント増加の可能性があるためβ₂刺激薬吸入は可能な限り避ける(COPD急性増悪時も短期間の使用にとどめる)．

ケースの解説

Case1

COPD急性増悪でNIV使用を行い，気管支拡張薬β₂刺激薬，抗コリン薬吸入を行い，全身ステロイドと抗菌薬投与を行ったケースです．呼吸器との同調性を図るため，鎮痛・鎮静で自発呼吸を温存しながら気管支拡張作用のあるケタミンとデクスメデトミジン併用で対応しています．ケタミンで気道分泌物が増えることには注意が必

要です。

Case2

喘息重積発作で挿管・人工呼吸器となり，気管支拡張薬 β_2 刺激薬吸入および循環不安定であったため気管支拡張作用も期待して血管収縮薬としてアドレナリン持続静注を行っています．またステロイド全身投与と喘息重積のため気管支拡張作用を期待してロイコトリエン拮抗薬とマグネシウム点滴静注追加投与しています．鎮痛・鎮静で気管支拡張作用のあるプロポフォールとケタミンを使用しています．

Case3

肺気腫/COPDと虚血性心疾患による慢性心不全急性増悪のケースです．急性期の治療終了後に生命予後改善目的で，慢性心不全に抗血小板薬，ACEIに加え新規で β 遮断薬ビソプロロール，アルドステロン拮抗薬，スタチン追加導入し，肺気腫/COPDにLAMAのチオトロピウムを導入しています．

＊この章でのポイント＊

- ☑ 喘息重積，COPD急性増悪の病態として，①エアトラッピング，②気道抵抗上昇を理解する．
- ☑ 喘息重積，COPD急性増悪の治療薬として，気管支拡張薬(SABA，SAMA)，全身ステロイドが重要であることを理解する．
- ☑ それ以外の治療薬としてロイコトリエン受容体拮抗薬，アドレナリン筋注・持続静注，硫酸マグネシウム，メチルキサンチン，気管支拡張作用のある鎮痛・鎮静薬(ケタミン，プロポフォール)の使い方を理解する．
- ☑ COPD急性増悪での"ABCアプローチ＋α2つ"の治療法について理解する．
- ☑ 人工呼吸器管理，NIV管理中の気管支拡張薬―とくにMDIの使い方を理解する．

📖 For Further Readings：さらに理解を深めるために

1. NHLB/WHO Workshop Report: Global Initiative for Chronic Obstructive Lung Disease. Global strategy for the diagnosis, management, and prevention of chronic obstructive lung disease. Updated 2014.
2. Quon BS, Gan WQ, Sin DD. Contemporary management of acute exacerbations of COPD: a systematic review and metaanalysis. Chest. 2008; 133: 756.
3. Schumaker GL, Epstein SK. Managing acute respiratory failure during exacerbation of chronic obstructive pulmonary disease. Respir Care. 2004; 49: 766.
4. Stoller JK. Acute exacerbations of chronic obstructive pulmonary disease. N Engl J Med. 2002; 346: 988.
5. Bateman ED, Hurd SS, Barnes PJ, et al. Global strategy for asthma management and

prevention: GINA executive summary. Eur Respir J. 2008; 31: 143.
6. Lazarus SC. Emergency treatment of asthma. N Engl J Med. 2010; 363: 755.
7. Oddo M, Feihl F, Schallere MD, et al. Management of mechanical ventilation in acute severe asthma: practical aspects. Intensive Care Med. 2006; 32: 501.
8. Fink JB. Metered-dose inhalers, dry powder inhalers, and transitions. Respir Care. 2000;45: 623.
9. Dhand R, Guntur VP. How best to deliver aerosol medications to mechanically ventilated patients. Clin Chest Med. 2008; 29: 277.
10. Dhand R. Aerosol therapy in patients receiving noninvasive positive pressure ventilation. J Aerosol Med Pulm Drug Deliv. 2012; 25: 63.
11. Rodrigo GJ, Rodrigo C, Hall JB. Acute asthma in adults: a review. Chest. 2004; 125: 1081.
12. Fanta CH. Asthma. N Engl J Med. 2009; 360: 1002.
13. Wechsler ME, Shepard JA, Mark EJ. Case records of the Massachusetts General Hospital. Case 15-2007. A 20-year-old woman with asthma and cardiorespiratory arrest. N Engl J Med. 2007; 356: 2083.
14. McFadden, Jr ER. Acute severe asthma. Am J Respir Crit Care Med. 2003; 168: 740.
15. 「喘息予防・管理ガイドライン2015」作成委員. 喘息予防・管理ガイドライン2015. 東京: 協和企画; 2015.
16. 日本呼吸器学会COPDガイドライン第4版作成委員会, 編. COPD(慢性閉塞性肺疾患)診断と治療のためのガイドライン第4版. 大阪: メディカルレビュー社; 2013.
17. Golan DE, Tashjian AH Jr, Armstrong EJ, et al. Principles of pharmacology. The pathophysiologic basis of drug therapy. 3rd ed. Lippincott Williams & Wilkins; 2012.

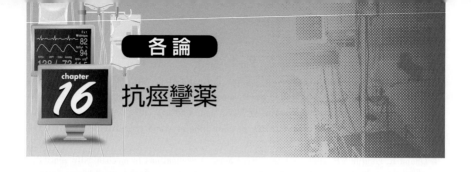

chapter 16 抗痙攣薬

> **この章でとりあげる薬剤**
> ジアゼパム，ミダゾラム，フェニトイン，ホスフェニトイン，プロポフォール，フェノバルビタール，チアミラール/チオペンタール，ケタミン，レベチラセタム

ケース

Case1

　ADL自立していた74歳男性．体重60kg．転倒による頭部外傷（外傷性くも膜下出血，左前頭葉脳挫傷）でER搬送．脳神経外科でICU入室の上，保存的治療となった．入室3時間後に突然の右上下肢から始まる強直間代性痙攣発作および左共同偏視．口から泡を吹いている．バイタルサイン：血圧190/70，体温38.6℃，心拍数120，呼吸数20，いびき様呼吸．

　気道確保し酸素10L/分で投与しながら，血糖180．アリナミンF®〔チアミン（ビタミンB₁）〕200mg静注し，追加でルート確保の上，①セルシン®（ジアゼパム）5mg 1A静注で痙攣停止を確認し，②アレビアチン®（フェニトイン）1,000mg/0.9％食塩水100mL（≒17mg/kg）を30分で投与した．再度頭部CT撮影のためCT室へ連絡をとった．

Case2

　脳梗塞後遺症による症候性てんかんの既往のある65歳男性．体重50kg．アレビアチン®（フェニトイン）内服中であったが，ここ数日所用で忙しく内服があまりできていなかった．自宅で痙攣発作を起こし救急搬送となった．ER搬送後も強直間代性痙攣持続しており，気道確保し酸素投与しながらドルミカム®（ミダゾラム）10mg/2mL 1Aを筋注し血糖チェックした．約2分で止痙し，静注ライン確保しビタミンB₁静注し，ホストイン®（ホスフェニトイン）750mg/10mL 1V/0.9％食塩水100mL（フェニトイン換算で500mg＝10mg/kg）を30分で点滴静注した．約30分で覚醒し，内服薬を再確認し帰宅となった．

Case3

突然の頭痛でER受診した45歳男性. 体重60kg. 頭部CTでくも膜下出血の診断. 緊急で動脈瘤クリッピング術となった. 術後挿管ICU帰室1時間後に全般性強直間代発作あり, セルシン®(ジアゼパム) 5mg 1Aを静注し止痙した. ホストイン®(ホスフェニトイン) 750mg/10mL 2V / 0.9%食塩水100mL (フェニトイン換算で1,000mg)を30分で点滴静注した. さらに30分後に再度全般性強直間代発作あり, ディプリバン®(プロポフォール), 500mg/50mLで15mL (≒2.5mg/kg) 静注し12mL/時で開始した. その後も小刻みな眼振が出るため非痙攣性てんかん重積状態 (NCSE) と考え, イソゾール®(チアミラール) 0.5g/20mL 3A (1.5g/60mL) を中心静脈カテーテルより12mL (=5mg/kg) 静注し4.8mL/時 (=2mg/kg/時) で併用した. 眼振が停止しポータブル脳波検査でもバーストサプレッションで止痙されたことを確認し, イーケプラ®(レベチラセタム) 500mg×2回/日内服を経鼻胃管より開始した.

Case4

アルコール大酒家の55歳男性. 路上で倒れておりERに救急搬送. 体重45kg.

ERで意識レベルIII-100. バイタルサイン: 血圧140/50, 体温37.6℃, 心拍数140, 呼吸数6, 失調様呼吸. 酸素投与, 末梢ルート確保中に突然の左右差のない強直間代性痙攣発作. 血糖測定し, アリナミンF〔チアミン(ビタミンB_1)〕200mg静注. セルシン®(ジアゼパム) 5mg 1A静注で痙攣停止したのを確認し, 血液培養採取し抗菌薬開始. 頭部CTで頭部外傷のないことを確認し腰椎穿刺施行. 腰椎穿刺時に再度痙攣発作があり意識障害遷延. 再度ジアゼパム5mg投与するも停止せず. ドルミカム®(ミダゾラム) 原液250mg/50mL (25A) で2mL静注し9mL/時 (=1mg/kg/時) で開始し気管挿管・人工呼吸器管理となった. 腰椎穿刺結果は, 髄液混濁あり, 髄液グラム染色でグラム陽性球菌. 肺炎球菌による髄膜脳炎の診断で抗菌薬のセフトリアキソン, バンコマイシンを投与開始しながら全身管理目的でICU入室.

ICU入室後もときおり両上下肢をぴくつかせるような動作があり, 持続脳波モニタリングでてんかん重積状態 (SE) 持続と判断し, ミダゾラムに加えケタラール®(ケタミン) 原液500mg/50mL 10Aで9mL静注 (=2mg/kg) し止痙したのを確認して5mL/時 (≒1.1mg/kg/時) 持続静注併用した. 脳波でバーストサプレッションを確認した. 大量ビタミンB_1投与, 抗菌薬, ステロイドの投与を継続した. 神経内科コンサルトし, 細菌性髄膜脳炎, 低栄養・Wernicke脳症, アルコール中毒・離脱によるてんかん重積の診断. 24時間, SEが止まっていることを確認し, イーケプラ®(レベチラセタム) 500mg×2/日内服開始し, ケタミン, ミダゾラムを漸減していった.

クリティカルケアでの抗痙攣薬の考え方

てんかん重積状態 status epilepticus（SE）はクリティカルケアの現場ではよく遭遇します．著者の勤務するICU/CCUでも脳血管障害患者のみならず，心肺蘇生後の低酸素性脳症，そして狂犬病も含めた中枢神経系感染症，アルコール離脱，薬物中毒患者でのてんかん重積マネジメントを専門各科（脳神経外科，神経内科）の医師と今まで行ってきました．ここ数年のSEの治療としてレベチラセタムが国内で使用可能となったこととNMDA受容体拮抗薬としてケタミンが注目されていることがあげられます．

ここでは簡単にてんかん発作の分類を確認した上で，クリティカルケアでのSEへのアプローチと治療で用いる点滴静注抗痙攣薬についてとりあげます．

1 ミニマムてんかん発作分類と用語のまとめ

痙攣発作 seizure はてんかん発作での運動症状の1つと考えられています．てんかんは大脳神経細胞の過剰興奮によって起こり，ひきつけ・痙攣やぼーっとしたり体がぴくつくなど多彩な症状を示します．繰り返し起こることがてんかん発作の特徴です．

> ▸ **てんかん epilepsy**
>   てんかんとは脳波の異常を伴う脳疾患で，多くは痙攣発作を伴い繰り返し起こる．
> ▸ **痙攣発作 seizure/ convulsion**
>   痙攣発作とは1回ごとの脳神経の異常興奮刺激による運動発作．

とここでは考えてください．

そのため，てんかん発作の中にはひきつけ・痙攣といった運動発作を伴うものと伴わないものに分かれます．

痙攣発作を伴うてんかんは部分発作と全般発作に分類されます（表1）．全般発作は発症時から全般化しているもの（一次性全般発作）と部分発作から始まり全般化するもの（二次性全般発作）に分けられます．

また部分発作は意識障害を伴うもの（複雑部分発作）と意識障害を伴わないもの（単純部分発作）に分かれます．

全般発作の型では，強直性，間代性，強直間代性，ミオクローヌス，欠神発作に分類されます．主に成人を対象にしているクリティカルケアの現場では大部分が二次性全般発作で，型として最も頻度が高いのは強直間代性です．

またてんかん発作の中でも，現時点では臨床的に，①5分以上持続する痙攣発作，ないし，②意識が回復せずに痙攣発作を繰り返すものをとくに「てんかん重積状態

表1　てんかん発作の分類

全般発作と部分発作
- 全般発作：全大脳皮質の対称的で同期した電気的放電により起こる
  - 一次性全般発作
  - 二次性全般発作－部分発作から始まり，左右対称の強直間代性発作に進展する
- 部分発作：大脳皮質の限局した領域(焦点)の電気的放電により起こる
  - 単純部分発作：意識障害を伴わない
  - 複雑部分発作：意識障害を伴う

全般発作の型
- 強直性：持続的に筋収縮のみ起こる
- 間代性：断続的に振動するような筋収縮のみ起こる
- 強直間代性：持続した筋収縮から(強直期tonic phase)，その後断続的に振動するような筋収縮の大きさと周期が一定期間起こり(間体期clonic phase)，発作後期に筋弛緩となり意識を失った状態がしばらく続く(発作後期postictal phase)
- ミオクローヌス：大きさと周期が不規則で突然生じる
- 欠神発作：突然に生じる意識の短い中断，ぼんやりと一点をみつめるような動作

てんかん重積状態(SE)
①少なくとも5分以上持続する発作，②意識が回復せずに発作を繰り返す場合

status epilepticus(SE)」と定義し，迅速に対応しなければいけません．SEには，ひきつけ・痙攣といった運動発作を伴う痙攣性てんかん重積状態convulsive status epilepticus(CSE)と，とくにひきつけ・痙攣といった運動発作を伴わない非痙攣性てんかん重積状態non-convulsive status epilepticus(NCSE)に分類されます．

　てんかん発作とSEを"5分間"という時間で分けて考える理由は，大部分の痙攣発作を伴うてんかん発作は治療しなくても5分以内に止痙しますが，5分以上続く場合は治療的介入なしには止痙しないことがわかっているからです．また痙攣発作が長時間続くほど薬剤が効かなくなることがあげられ，痙攣発作持続時間が中枢神経機能予後・生命予後と関連しており，SEの死亡率が15～22%，生存例でも中枢神経機能低下が25%にみられることから，SEは内科エマージェンシーと考え迅速に診断・治療を行う必要があります．

　SEの中でも，明らかなひきつけ・痙攣といった運動発作がみられないNCSEは，ぱっと見た感じではてんかん発作にはみえず，ただ意識状態が悪いだけと見過ごされてしまうてんかん重積の一亜型です．

　NCSEは，凝視，目の一方向への小刻みな眼振，繰り返すまばたき(瞬目動作)・ものを飲み込むような動作(嚥下運動)・ものを食べるような動作(咀嚼運動)や，四肢の震えのような細かいミオクローヌス，意識レベルの変動ないしは意識レベル低下遷延などの症状があります．しかし，これらの症状がまったくなく，"原因不明"の意識障害だけのこともあります．診断には脳波検査が重要です．見逃して未治療だと，一般的なCSEと同様の予後不良疾患と考えられており，SE同様に内科エマージェンシーとして対応する必要があります．

> **POINT！**
> - ①5分以上持続するけいれん発作，ないし②発作の間欠期に意識が戻らない場合にてんかん重積状態（SE）という．
> - SEは内科エマージェンシーである．
> - 明らかな痙攣発作を伴わない非痙攣性てんかん重積状態（NCSE）も内科エマージェンシーであり，痙攣性てんかん重積状態（CSE）と同様の治療が必要である．

2 てんかん重積状態（SE）治療のポイント

成人のSEの原因とその頻度は表2のように報告されています．

表2　成人のSEの原因と頻度（文献1より）

原因	割合（％）
抗てんかん薬（AED）服薬不良・不十分な投与量	20
陳旧性脳障害	15
急性脳血管障害：脳内出血，くも膜下出血，脳梗塞	15
アルコール関連：アルコール中毒，離脱	10
代謝性疾患，電解質異常：低血糖・高血糖，副腎不全，甲状腺機能亢進・機能低下症，尿毒症，肝性脳症，高・低Na血症，低Ca血症	10
原因不明・特発性	10
中枢神経感染症：髄膜炎，脳炎，脳膿瘍　・敗血症（中枢神経系以外も含む）	5
脳腫瘍：原発性脳腫瘍，転移性脳腫瘍	5
頭部外傷：脳挫傷，びまん性軸索損傷，硬膜外血腫，硬膜下血腫	5
薬物中毒・離脱：バルビツレート，ベンゾジアゼピン，三環系抗うつ薬，テオフィリン，覚醒剤（アンフェタミン，MDMA），抗精神病薬など	＜5
びまん性低酸素障害：心肺停止時，心不全，COPD急性増悪，高血圧性脳症，一酸化炭素中毒	＜5
特発性てんかん発作	＜5

表をみてわかるとおり，とくに成人のSEで最も多いのは抗痙攣薬のアドヒアランス不良であり，痙攣発作停止後に内服している抗痙攣薬を確認できれば次の処置を行えば十分です．

- フェニトイン（アレビアチン®）内服中の場合
    → フェニトイン250mg 1A＋0.9％食塩水100mLを10〜30分で点滴静注
- フェノバルビタール（フェノバール®）内服中の場合
    → フェノバルビタール250mg 1A筋注
- バルプロ酸（デパケン®）内服中の場合
    → フェノバルビタール250mg 1A筋注し，意識回復後にバルプロ酸内服再開

しかし，以下の3つの特殊な状況では，SEの他の原因検索を必ず行うほうがよいと思います．

① 普段のてんかん発作と異なる場合（痙攣発作のタイプが異なる，持続時間が長い）
② てんかん発作前に全身症状があった場合（発熱，神経学的所見，胸痛，呼吸困難など）
③ てんかん発作停止後20〜30分以内に意識状態が改善しない場合

SEの治療のポイントは，①とくに気道管理を含め呼吸・循環を維持させること，②抗痙攣薬を使用して痙攣発作を止めること，そして③とくに成人では今まで述べたとおり原因がある二次性てんかん発作が大部分であるため，SEになった原因を検索し，その治療を行うことがSE止痙のためにも，そして再発予防のためにも重要です．しかし中枢神経系へのダメージが大きい原因疾患（広範囲の脳血管障害，重症髄膜炎・脳炎など）や改善の余地がない疾患（全脳虚血を伴う低酸素性脳症，神経変性疾患など）で，原疾患の治療が困難な場合，SEの止痙を含めた改善も当然困難であることが多くなります．

POINT !
- SEの治療には，①気道確保を主とした呼吸・循環管理，②十分量の抗痙攣薬投与による止痙，③SEの原因疾患の診断・治療の3本立てからなる．

3 てんかん重積状態（SE）の病態生理

今まで触れたとおり，てんかん発作は大脳神経細胞の過剰な興奮刺激が持続的に続くことで起こります．

正常では，一部の大脳神経細胞の興奮刺激が起こると刺激伝導が局所で起こる（Na^+受容体刺激による）と同時に，興奮した神経細胞周囲では興奮の抑制が起こる（$GABA_A$受容体刺激による）ことで過剰な神経興奮が拡大することを予防しています．

脳内の興奮アミノ酸としてグルタミン酸があり，抑制アミノ酸としてγ-アミノ酪酸（GABA）があります．グルタミン酸受容体（Na^+，Ca^{2+}イオンチャネル）としてはイオンチャネル型受容体のAMPA（α-amino-3-hydroxy-5-methyl-4-isoxazole propionic acid）受容体，NMDA（N-methyl-D-aspartate）受容体，カイニン酸受容体があり，代謝型グルタミン酸受容体としてmGlu受容体があります．GABA受容体ではイオンチャネル型の$GABA_A$受容体（Cl^-イオンチャネル）とGタンパク型受容体の$GABA_B$受容体があります．

脳皮質のてんかん発作の焦点から異常な興奮刺激が起こるとNa$^+$受容体刺激からグルタミンが放出されAMPA受容体，（T型）Ca^{2+}受容体，NMDA受容体が活性化されます．それに対し異常な興奮を抑制させるように周囲の脳神経はGABA$_A$受容体を介した興奮抑制が起こります（図1）．

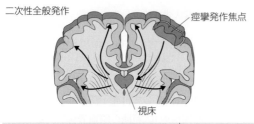

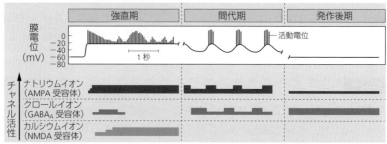

図1 全般性強直間代痙攣発作時の脳細胞での受容体活性 （文献21より）

成人のSEでみられる二次性全般発作は大脳皮質の発作焦点からの興奮電気刺激が皮質下領域に広がり，視床を介して両側の大脳半球に伝播して起こると考えられている．
強直間代発作では，①強直tonic期ではGABA受容体による抑制作用が消失し，Na$^+$，Ca^{2+}イオン流入によるAMPA・NMDA受容体による興奮性刺激が連続的に起こり筋の同時収縮が起こる．GABA受容体による抑制作用が回復すると抑制作用とAMPA・NMDAによる興奮作用とが周期的に変化し間代clonic期となる．時間経過の中でGABA抑制作用が優位となると発作後postictal期に入り，筋弛緩による全身脱力と意識消失した状態となる．

　そのため，てんかん発作の中には異常な興奮刺激が起こっても抑制する脳神経細胞によってコントロールされて，抗痙攣薬なしでも自然に停止することもあります．
　中枢神経では簡単にまとめると，興奮刺激と抑制刺激に関係する受容体は以下のように分かれます．

- 脳神経の興奮刺激：AMPA受容体，（T型）Ca^{2+}受容体，NMDA受容体（Na$^+$，Ca^{2+}イオンが関係する）
- 脳神経の興奮抑制：GABA受容体（Cl$^-$イオンが関係する）

しかし，異常な興奮刺激が持続すると，その局所での脳血流や代謝異常が起こり脳神経へのダメージが広がり，他の抑制すべき脳神経ではコントロールが効かなくなるといわれています．てんかん発作初期にGABA$_A$受容体刺激による興奮抑制および興奮刺激のNa$^+$受容体阻害が十分ならば，発作停止が期待できる時期から，時間経過とともに，①GABA$_A$受容体の機能不全(GABA$_A$受容体を刺激しても興奮抑制がかからない)や，②GABA$_A$受容体作動薬(ベンゾジアゼピン)やNa$^+$受容体拮抗薬(フェニトイン，ホスフェニトイン)の脳内移行を血液脳関門(BBB)でくみ上げるP糖蛋白発現による抗痙攣薬・抗てんかん薬作用低下，③神経興奮に関わるAMPA受容体とNMDA受容体(神経刺激物質グルタミンが関係する神経細胞の受容体)自体の機能亢進によるさらなる興奮刺激持続といった病態生理により，第一選択薬のベンゾジアゼピン，第二選択薬のフェニトイン，ホスフェニトインによる治療が困難となるSE—とくに難治性てんかん重積状態 refractory status epilepticus(RSE)，超難治性てんかん重積状態 super-refractory status epilepticus(SRSE)になるといわれています．

そのため，SEの持続時間によっては，GABA$_A$受容体に作用するベンゾジアゼピン(SEでの第一選択薬)およびNa$^+$受容体拮抗薬として作用するフェニトイン，ホスフェニトイン(SEでの第二選択薬)で痙攣発作停止がねらえるSE初期の時間帯から，RSEやSRSEといった長時間続くSEではGABA$_A$受容体作動薬やNa$^+$受容体拮抗薬では痙攣停止が困難となり，むしろAMPA受容体・NMDA受容体自体を遮断するような抗痙攣薬や，場合によってはP糖蛋白発現を抑制する薬剤のほうが奏効する可能性が考えられています．

> **POINT !**
> - SEの病態生理では2つの時期があると考えられている．
> - **SE初期**：Na$^+$受容体刺激による神経興奮刺激↑↑
> - **難治性てんかん重積状態(RSE)，超難治性てんかん重積状態(SRSE)**：①GABA$_A$受容体の機能不全，②P糖蛋白によるGABA$_A$受容体作動薬，Na$^+$受容体拮抗薬の脳内からの汲み出し，③AMPA受容体，NMDA受容体自体の刺激亢進による神経興奮刺激↑↑
> - **SE初期の治療**：GABA$_A$受容体作動薬による興奮抑制(ベンゾジアゼピン)およびNa$^+$受容体拮抗薬(フェニトイン，ホスフェニトイン)を使用．
> - **RSE，SRSEの治療**：GABA$_A$受容体作動薬(ベンゾジアゼピン)，Na$^+$受容体拮抗薬(フェニトイン，ホスフェニトイン)による興奮抑制が効きにくくなり，AMPA・NMDA受容体拮抗薬(超短時間作用型バルビツレートやケタミン)やP糖蛋白阻害薬(ベラパミル)を併用してのGABA$_A$受容体作動薬，Na$^+$受容体拮抗薬投与による治療が重要になる．

Chapter 16 抗痙攣薬

4 てんかん重積状態(SE)への抗痙攣薬の使い方：時間軸によるアプローチ

てんかん重積状態(SE)では，第一選択：ベンゾジアゼピン系(ジアゼパム，ミダゾラム)，第二選択：Na^+受容体阻害薬：フェニトイン，ホスフェニトイン，第三選択：GABA受容体刺激薬：ミダゾラム，プロポフォール持続静注の順番で使用します(図2)．

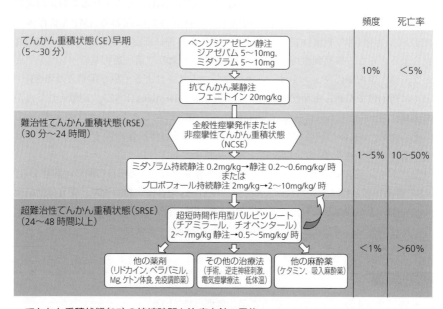

● てんかん重積状態(SE)の持続時間と治療方針，予後

持続時間	痙攣ステージ	割合%	治療方針	死亡率
0～2分	てんかん発作	100%	酸素，点滴など保存的治療	<1%
>5分	てんかん重積状態(SE)	10%	ベンゾジアゼピン	<5%
>30分	SE初期	5～7%	①ベンゾジアゼピン，②フェニトイン，ホスフェニトイン，(③フェノバルビタール)	10～20%
↓①，②，③の治療無効				
2時間	難治性てんかん重積状態(RSE)	1～2%	持続静注療法(ミダゾラム，プロポフォール)	40%
↓持続静注療法が無効				
>24～48時間	超難治性てんかん重積状態(SRSE)	<1%	バルビツレート(チオペンタール，チアミラール)，ケタミン，その他治療法(低体温，マグネシウム，P糖蛋白阻害薬(ベラパミル)，免疫療法など)	>60%

図2 てんかん重積状態(SE)での抗痙攣薬の使い方のアプローチ (文献1より)

第三選択まで使用しても痙攣発作が24〜48時間以上持続する場合，AMPA受容体拮抗作用のあるバルビツレート（チオペンタール，チアミラール）またはNMDA受容体拮抗作用のあるケタミンの使用や，それ以外のまだ治療効果が確立していない試験的な薬剤投与や治療法を考慮します．

5 クリティカルケアでてんかん重積状態（SE）を見逃さないために

　てんかん発作の分類で触れたとおり，目に見える形での強直間代性全般発作の形を伴う全般発作（一次性，二次性ともに）ならば，誰でもてんかん重積状態（SE）を認識でき施設ごとの治療プロトコールにそって治療を進めればよいでしょう．

　しかし前にとりあげた非痙攣性てんかん重積状態（NCSE）はしばしば見逃され，生命予後的には治療を行わないと痙攣性てんかん重積状態（CSE）と同様中枢神経系予後不良な疾患であるため，クリティカルケアの現場ではSE─とくにNCSE─を見逃さないためにも表3のようなセッティングでは積極的に持続的脳波モニタリング検査を行うべきです．

表3　ICU/CCUで持続的脳波モニタリングの適応：クリティカルケアでとくに非痙攣性てんかん重積状態（NCSE）状態を見逃さないために

- 非痙攣性てんかん重積状態（NCSE）の既往
- どのような状況下であっても原因不明の持続する意識障害
- 麻酔や術後の原因不明の覚醒遅延
- かすかな臨床症状（眼球運動障害，顔面・四肢の規則的な震えなど）を伴う意識障害
- NCSEを疑う場合
- とくに持続静注治療薬でのSE治療中の脳波モニタリング：痙攣発作の止痙とともに"バーストサプレッションburst-suppression"になるよう調整する
- 痙攣停止後20〜30分経過しても意識障害が遷延している場合

POINT !

- 原因不明の意識障害や抗痙攣薬投与後に止痙しても20〜30分以内にもともとの意識回復がみられない場合は非痙攣性てんかん重積状態（NCSE）を積極的に疑い，持続的脳波モニタリングを行う．

❻ クリティカルケアでのてんかん重積状態(SE)へのアプローチ (表4)

今までのまとめとしてクリティカルケアでの時間経過ごとにてんかん重積状態(SE)へのアプローチをまとめます．

てんかん発作ではまず①気道確保をメインとした呼吸・循環確認から開始し，次に②低血糖とビタミンB_1欠乏を否定するために血糖値チェックとビタミンB_1静注(以前は100mgでしたが200～300mg程度を必要とする患者もいるため可能な限りビタミンB_1欠乏が疑われる低栄養高リスク群では1,500mg/日を目安に大量投与する)を行います．つまり，てんかん発作およびてんかん重積状態(SE)では，「意識障害の鑑別」に準じて診察・検査・治療を行うことになります．

SEの第一選択薬はGABA受容体作動薬であるベンゾジアゼピン系であり，国内ではジアゼパム静注5～10mgで開始します．静脈ルート確保が困難で抗痙攣薬投与を急ぐ場合は，ジアゼパム10mg直腸内投与やミダゾラム10mg筋注のオプションがあります．

ジアゼパム，ミダゾラムともに効果持続が短いため再発予防で第二選択薬のフェニトインまたはホスフェニトインをフェニトイン換算20mg/kg静注投与を行います．大部分のSEはジアゼパム(またはミダゾラム)とフェニトイン(またはホスフェニトイン：フェニトインの1.5倍量が同等量になる)の併用で改善します．

この2剤で止痙しても意識障害が改善しない場合は非痙攣性てんかん重積状態(NCSE)を疑います．また2剤使用しても止痙せずに痙攣発作が続く場合は難治性てんかん重積状態(RSE)と考え，気道確保・気管挿管を行い，呼吸・循環がモニタリングできるクリティカルケアセッティングで持続脳波モニタリングを行いながらミダゾラムまたはプロポフォール持続静注による全身麻酔での管理を行います．

これらを使用しても24～48時間以上持続するSEは超難治性てんかん重積状態(SRSE)としてAMPA・NMDA受容体拮抗作用のあるバルビツレート(チアミラール，チオペンタール)やケタミン持続静注およびその他の治療法を考慮します．

またSEから止痙して，呼吸・循環が安定したら，原因検索で血液検査(肝機能・腎機能・電解質異常，アンモニア)・画像検査(胸部X線，心・腹部エコー)・薬物スクリーニングおよび中枢神経系疾患検索で適宜頭部CT/MRI，腰椎穿刺を考慮します．

間違ってもSEでの痙攣発作が停止しない状態で，筋弛緩薬使用の上で気道確保・気管挿管を行い，頭部CT，MRI，腰椎穿刺など原因検索に進んではいけません．SEが止痙しない状態では中枢神経機能予後・生命予後が悪くなることがわかっています．

表4 時系列ごとのてんかん重積状態(SE)へのアプローチ

0〜2分
　Step1:
　　-バイタルサイン(HR, BT, BP, RR, SpO$_2$)チェック
　　-ABC(気道, 呼吸, 循環), 酸素投与, モニター心電図, 外傷・気道閉塞に注意
　　-(必要なら気管挿管)
　　-投薬内容チェック(内服・静注ともに), 既往歴チェック
　Step2:
　　-ライン確保(可能なら2本)
　　-血糖チェック, 採血(肝機能・アンモニア値, 腎機能, 電解質, 動脈血液ガス分析)
　　-必要なら尿中薬物スクリーニング

2〜5分
　Step3:
　　-ビタミンB$_1$静注100〜200mg(アリナミンF®で2〜4A)
　　-低血糖なら続いて50%ブドウ糖20mL 2A静注
　Step4:
　　-ジアゼパム(セルシン®)0.15mg/kg静注(5〜10mg静注)
　　-ミダゾラム(ドルミカム®)2.5〜5mg静注(10mg0.25A〜0.5A静注)
　　※末梢ライン確保困難な場合, ミダゾラム10mg 1A筋注, ジアゼパム10mg直腸内投与を考慮
　Step5:
　　-フェニトイン(アレビアチン®)10〜20mg/kg(50mg/分以下の速度で)
　　※50kgでアレビアチン®250mg/5mL 4A / 0.9%食塩水100mLを30分, フェニトインは単独ルートから投与し, 前後0.9%食塩水20mLでルート内フラッシュする
　　※50kgでホストイン®(ホスフェニトイン)750mg/10mL 2Vに0.9%食塩水100mLを30分

6〜30分
　Step6:
　　-気道確保, 心電図モニター, 1分ごとに血圧モニター
　　-5〜10分ごとにベンゾジアゼピン静注(ジアゼパム, ミダゾラム)を繰り返す
　　-てんかん重積状態(SE)の原因検索を行う(必要ならば頭部CT, MRIなど画像検査も含む)

31〜50分
　Step7:
　　-フェノバルビタール(ノーベルバール®)10〜20mg/kg静注を70mg/分以下
　　※ノーベルバール®250mg 2〜4V / 0.9%食塩水10〜20mLを2〜4分程度で緩徐静注
　　※この時点で痙攣停止しない場合は, 難治性てんかん重積状態(RSE)であり, 気管挿管・人工呼吸器管理の上, ICU入室とする
　　※フェノバルビタールの効果は限られているため, ベンゾジアゼピン→フェニトイン(ないしホスフェニトイン)で効果なければスキップしてもよい
　　-またこの時点で痙攣停止しない場合は, 可能な限り持続的脳波モニタリング(簡易型ではBISモニターで代用になりうる)を行う

>50分
　Step8:
　　-①プロポフォール(ディプリバン®)初回投与1〜2mg/kg静注, その後2〜10mg/kg/時
　　-②ミダゾラム(ドルミカム®)初回投与0.2mg/kg静注, その後30〜200μg/kg/時
　　-上記から選択(1つもしくは複数)
　　-痙攣発作止まらなければ3〜5分ごとに初回投与量を繰り返す
　Step9:
　　-①チアミラール(イソゾール®)初回投与3〜5mg/kg静注, その後0.5〜10mg/kg/時
　　※チアミラールの代わりにチオペンタール(ラボナール®)を同量で使用も可能
　　-②ケタミン(ケタラール®)初回投与1〜3mg/kg静注, その後1〜5mg/kg/時
　　※痙攣発作止まらなければ3〜5分ごとにチアミラール1〜2mg/kg, ケタミン1.5mg/kg静注
　　-上記から選択(1つもしくは複数)
　　※どの薬剤を使用しても, 痙攣発作停止および脳波モニタリングで"バーストサプレッション burst-suppression"が起こるまで増量し, もし平坦脳波となった場合は, "burst"出現まで減量する

バーストサプレッション burst-suppression

群発性の脳活動と10μV以下の抑制脳波を繰り返す脳波パターン(図3).抗痙攣薬—とくに麻酔薬であるミダゾラム,プロポフォール,チアミラール,チオペンタール,ケタミンでのSE治療で目標とする脳波波形のことをいいます.

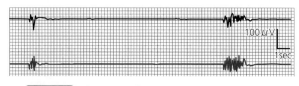

図3 バーストサプレッション burst-suppression

7 クリティカルケアでのてんかん重積発作治療に用いられる薬剤(図4)

ICUでてんかん重積(SE)に使用されている抗痙攣薬は以下の5系統です.

A. GABA受容体作動薬
　ベンゾジアゼピン
　　① ジアゼパム
　　② ミダゾラム
　プロポフォール

B. Na^+受容体拮抗薬
　フェニトイン,ホスフェニトイン

C. GABA受容体作動薬,AMPA受容体拮抗薬
　バルビツレート
　　① フェノバルビタール
　　② チアミラール,チオペンタール

D. NMDA受容体拮抗薬
　ケタミン

E. SV2A(シナプス小胞タンパク2A)結合薬,Ca^{2+}受容体拮抗薬
　レベチラセタム

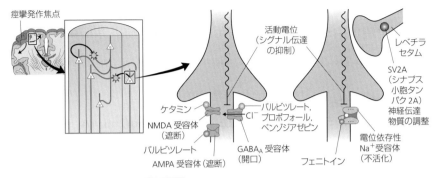

図4 主な抗痙攣薬の作用部位

A. GABA$_A$受容体作動薬

ベンゾジアゼピン①：ジアゼパム（セルシン®）5mg/1mL 1A

　脳神経刺激を抑制させるGABA$_A$受容体作動薬のベンゾジアゼピンはSEの第一選択であり，国内では静注ロラゼパムがないため，ジアゼパムが第一選択薬です．

　副作用としては呼吸抑制，血圧低下があります．呼吸抑制のほうが強く出ることがあり，気道確保の準備をした上で投与します．またベンゾジアゼピン自体，長期投与でベンゾジアゼピン離脱症候群(不安，不穏，発熱，頻脈，幻覚，痙攣など)や薬物相互作用も多数あります(第2章参照)．

■使い方
- 5〜10mg(1〜2A)静注　10〜15分ごとに繰り返す．

　痙攣発作を30分以内に抗痙攣薬投与で治療した場合に約80％で止痙しますが，2時間以上痙攣発作が持続すると40％だけしか奏効しないことがわかっています．そのため，SEでは1分1秒でも早く抗痙攣薬を使用して止痙させることが重要になります．国外での病院前救護プレホスピタルでのスタディから経静脈投与以外に，

- ジアゼパム20mg直腸内投与
- ミダゾラム10mg筋注

のオプションがあり，経静脈投与と同様に痙攣発作停止効果があることが示されています．

POINT！
- ジアゼパムはSEでの第一選択薬であるが作用持続が短いため，痙攣発作の停止を確認したら第二選択薬のフェニトイン，ホスフェニトインをすぐに開始でき

- 末梢静脈ルート確保困難な場合は，①ジアゼパム20mg直腸内投与，②ミダゾラム10mg筋注のオプションがある．

ベンゾジアゼピン②：
ミダゾラム（ドルミカム®，ミダゾラム®サンド）10mg/2mL 1A

　ジアゼパム同様，大脳皮質・脳幹$GABA_A$受容体作動薬として抗痙攣作用を発揮します．また作用発現が早いとともに半減期が最短のため，SEの第一選択薬としてジアゼパムの代わりに使用する際は，静注ないし筋注投与後に速やかに第二選択薬であるフェニトイン（ないしホスフェニトイン）を開始するか，ミダゾラム持続静注での投与を行います．

　または第三選択薬として，プロポフォールと同様にミダゾラム持続静注として用いることもあります．

　副作用としては呼吸抑制，血圧低下があります．呼吸抑制のほうが強く出ることがあり，気道確保の準備をした上で投与します．第三選択薬としてミダゾラム持続静注を行う場合は基本的には気管挿管・人工呼吸器管理を含めた呼吸・循環管理が必要となりICUセッティングでの治療となります．

　またベンゾジアゼピン自体，長期投与でベンゾジアゼピン離脱症候群（不安，不穏，発熱，頻脈，幻覚，痙攣など）や薬物相互作用も多数あります（第2章参照）．

　ミダゾラム持続静注ではSE治療失敗が18%でみられ，ミダゾラム投与中もブレークスルーで痙攣発作が56%でみられたという報告があります．長時間投与でミダゾラム自体への耐性ができ増量しないと効果が出なくなります．しかし他の静注抗痙攣薬と比べ低血圧は起こりにくいです．

■使い方
① 5〜10mg（0.5〜1A）を1〜2分かけてゆっくり静注，5分ごとに繰り返す．
② ミダゾラム10mg 1A筋注．

ミダゾラム持続静注メニュー　　痙攣重積では原液で用いる
作り方：ミダゾラム5mg/1mL．

ドルミカム®（10mg/2mL）	25A	250mg

50kgで2mL静注し，精密持続点滴0.5〜20mL/時でスタート
（0.2mg/kg静注し，0.05〜2mg/kg/時，ブレークスルーで痙攣発作あれば0.1〜0.2mg/kgフラッシュし0.05〜0.1mg/kg/時↑3〜4時間ごと）

POINT！
- ミダゾラムをSEでの第一選択薬で使用した場合，効果持続が短いため，①第二

選択薬：フェニトイン，ホスフェニトイン，②ミダゾラム持続静注をすぐに開始できるように準備しておく．
- ミダゾラム持続静注はSEでの第三選択薬であり，挿管・人工呼吸器管理を含めたクリティカルケアで治療を行う．
- 呼吸抑制が起こるが，他の抗痙攣薬静注に比べ低血圧は起こりにくい．

プロポフォール（ディプリバン®）500mg/50mL 1V

ベンゾジアゼピン同様に脳神経刺激を抑制させる$GABA_A$受容体作動薬で，さらには神経興奮に関わるNa^+, Ca^{2+}受容体遮断作用〔AMPA・NMDA受容体，(T型)Ca^{2+}受容体〕もあるといわれています．

SEではとくに第三選択薬として用いられ，挿管・人工呼吸器管理を含めた呼吸・循環管理をしながら使用します．

最近ではバルビツレート（チオペンタール，チアミラール）と同様のSEへの効果があることがわかっています．

持続静注で用いられるミダゾラム，超短時間作用型バルビツレートと比べて，プロポフォールの特徴としては，ミダゾラムのように長時間使用で耐性が生じにくいこと，そしてバルビツレートのように著明な低血圧を生じないことがあげられます．

副作用としては呼吸抑制以上に末梢血管拡張作用による低血圧が著明に出ること，急激な中止で離脱痙攣発作を誘発すること，そしてSEでは鎮静薬の時以上に高用量を必要とするためプロポフォール注入症候群（PRIS）のリスクがあることがあげられます．

PRIS（心不全，徐脈，乳酸アシドーシス，高脂血症，横紋筋融解症）はとくに高用量使用で48時間以上の長時間使用のときに起こる可能性があるため，血液検査でCPK，コレステロール，中性脂肪，膵酵素および代謝性アシドーシスの有無に注意してモニタリングします．難治性てんかん重積状態（RSE）のプロポフォール使用中の乳酸上昇を伴う代謝性アシドーシスでは，①超難治性てんかん重積状態（SRSE），②PRIS，③感染合併，の3つの可能性があるため，速やかに鑑別を行い，①持続的脳波モニタリングおよびプロポフォールを含め抗痙攣薬増量，②血液検査・画像検査の上でプロポフォールの速やかな中止，③血液含め培養採取の上で広域抗菌薬投与，で対応します．

プロポフォールはダイズ油で作られているため1mL＝1.1kcalであり長期使用時は栄養管理で考慮しなければいけません．また脂質製剤であるため最低12時間ごとに交換が必要となること，感染予防には単独ルートで使用し，プロポフォールを使用しているラインの感染に対しては十分すぎるほど注意を払わなければいけません．

■使い方
- プロポフォール持続静注は原液で用いる.
  1～2mg/kg静注し，30～200μg/kg/分

  作り方：10mg/1mL. 原液で用いる　　プロポフォール®（500mg/ 50mL）

  50kgで5～10mL静注し，精密持続点滴9～60mL/時でスタート
  （1～2mg/kg静注し，30～200μg/kg/分，脳波モニタリングしながら5分ごとに
  5～10μg/kg/分↑，ブレークスルーで痙攣発作あれば1mg/kgフラッシュ）
  ※とくに高用量＞80μg/kg/分（50kgで24mL/時）で48時間以上使用する際は
  PRISに注意

POINT！

- プロポフォールはSEでは第三選択薬であり，挿管・人工呼吸器管理の上クリティカルケアでの治療が必要になる．
- プロポフォールをSEで使用する際には投与量が多くなるため，プロポフォール注入症候群（PRIS）に注意する．
- プロポフォール使用中の乳酸値上昇を伴う代謝性アシドーシスでは，①超難治性てんかん重積状態（SRSE），②PRIS，③感染症─とくにカテーテル関連血流感染症の可能性を考え，速やかに鑑別を行い治療を開始する．
- プロポフォール長期使用中はプロポフォール投与量もカロリー計算に含め，栄養管理で考慮する．

B. Na⁺受容体拮抗薬

フェニトイン（アレビアチン®）250mg/5mL 1A
ホスフェニトイン（ホストイン®）750mg/10mL 1V

　フェニトインはベンゾジアゼピン系に続いて，SEでの第二選択薬で最も使われている薬剤です．世界的には第二選択薬として静注バルプロ酸，静注レベチラセタムがあります．

　フェニトインはNa⁺受容体を遮断することで，脳神経での神経刺激を細胞膜安定化で抑制し抗痙攣作用を発揮します．

　Na⁺受容体遮断は抗不整脈薬でのVaughan-Williams分類のⅠ群抗不整脈薬と同様の作用機序となります．そのため，フェニトインは抗痙攣作用をもつと同時に心抑制作用があり，リドカインと同様Ⅰb群に分類されています．心室細動・心室頻拍にも用いることも可能です（現在の心室細動・心室頻拍での第一選択抗不整脈薬はアミオダロン，ニフェカラントなどⅢ群です）．

副作用として急速投与で心抑制による血圧低下や徐脈が問題となるため緩徐静注が必要です．またブドウ糖と配合すると混濁するため，0.9％食塩水で溶解し単独ルートとして用い，投与前後では静脈内うっ滞を予防するため0.9％食塩水でルート内をフラッシュします．

　フェニトインは強アルカリ（pH12）のため血管外漏出で皮膚損傷を起こしたり，静脈うっ滞すると血栓性静脈炎およびpurple glove症候群を起こします．

　またフェニトインは溶解にプロピレングリコールを使用しているため肝機能低下時にフェニトイン大量投与でプロピレングリコール中毒の可能性もあります（フェニトイン1A 5mL中にプロピレングリコール2mL配合）．

　その他の副作用としては薬疹，好酸球増多があります．また長期使用時の副作用としては，小脳失調，意識障害，歯肉腫脹，多毛などがあります．肝臓のP450で代謝されるため，薬物相互作用が多数あり使用時には注意します（表5）．

表5 フェニトインの薬物相互作用

フェニトインの血中濃度低下	フェニトインの血中濃度上昇
フェノバルビタール カルバマゼピン 葉酸 カルシウム製剤 制酸薬：スルラクファート	H_2ブロッカー：シメチジン，ラニチジン，ファモチジン ワルファリン，アロプリノール イミプラミン バルプロ酸 イソニアジド

　フェニトインの強アルカリによる投与時の血管内皮障害の副作用を軽減するためにプロドラッグとしてホスフェニトインが開発されました．しかし，急速投与での心抑制（低血圧，徐脈）の副作用はあるため，投与時に循環動態モニタリングおよび投与時間が重要であることはかわりません．

　ホスフェニトインでは0.9％食塩水での溶解や単独ルートでの投与が必須ではなくなりました．またホスフェニトインはフェニトイン換算で1.5倍の投与量を必要とします．

> **POINT！**
> - フェニトインの高アルカリによる血管内皮細胞障害の副作用を減らす目的でプロドラッグのホスフェニトインが開発された．
> - ホスフェニトインもフェニトインの心抑制：血圧低下，徐脈の副作用は変わらない．
> - フェニトイン換算でホスフェニトインは1.5倍量を必要とする：フェニトイン1,000mg＝ホスフェニトイン1,500mg投与．

■使い方

- フェニトインの場合：体重50kg

  フェニトイン（アレビアチン®）250mg/5mL 4A / 0.9%食塩水100mL 20〜30分
  ※フェニトインは0.9%食塩水のみ溶解可能
  ※投与後は静脈ルート内を0.9%食塩水20mLでフラッシュする
  （投与量18〜20mg/kgを50mg/分の速度で，ローディングし10分後に追加で5〜10mg/kg投与もある）

- ホスフェニトインの場合：体重50kg

  ホスフェニトイン（ホストイン®）750mg/10mL 2V / 0.9%食塩水100mL 10分
  （投与量20mgフェニトイン換算/kgを150mgフェニトイン換算/分の速度で，ローディングし10分後に追加で5mgフェニトイン換算/kg投与もある）
  ※ホスフェニトインは0.9%食塩水，5%ブドウ糖，乳酸加リンゲル液への配合可能

　フェニトイン急速飽和の確認で，投与20分〜2時間後に採血を行い，20〜30μg/mLの濃度が確保できているかどうかを確認します．フェニトインはアルブミン結合度が高く，腎排泄のため以下のような補正式を用います．

> **フェニトイン濃度補正式**
> - 低アルブミン血症のとき：
>
> $$補正フェニトイン濃度 = \frac{測定フェニトイン濃度}{(0.2 \times アルブミン) + 0.1}$$
>
> - 低アルブミン血症，腎不全のとき：
>
> $$補正フェニトイン濃度 = \frac{測定フェニトイン濃度}{(0.1 \times アルブミン) + 0.1}$$

C. GABA受容体作動薬，AMPA受容体拮抗薬

バルビツレート①：フェノバルビタール（筋注：フェノバール® 100mg/1mL 1A，静注：ノーベルバール® 250mg1V）

　バルビツレートはGABA受容体に作用し神経興奮を抑制させます．この作用部位はベンゾジアゼピンやプロポフォールとは異なり，Cl^-イオンチャネルの開口時間を延長しGABAの効果を増強します（ベンゾジアゼピンやプロポフォールは直接GABA受容体に作用しCl^-流入を促進する）．またグルタミンによる神経興奮に関わるAMPA受容体や他のNa^+，Ca^{2+}イオン受容体拮抗作用もあります．とくにAMPA受容体拮抗作用は超短時間作用型のチオペンタール，チアミラールのほうがフェノバルビタールよりも2〜3倍強いとされています．

- 長時間作用型：フェノバルビタール（呼吸抑制が少ない）
- 超短時間作用型：チオペンタール，チアミラール（呼吸抑制が強い）

があります．

　フェノバルビタールは，第一選択薬・ベンゾジアゼピン，第二選択薬・フェニトイン，ホスフェニトインの次にあげられていますが，使用してもSEの停止には効果がないため，フェノバルビタールをスキップして，挿管・人工呼吸器管理としてミダゾラムないしプロポフォール持続静注メニューを選択するほうが多いです．

　そのため，フェノバルビタールをどうしても使うセッティングとしては，超短時間作用型のバルビツレートとは異なり呼吸抑制が弱いため，①気管挿管・人工呼吸器管理をせずにSEをコントロールしたい場合，②持続静注メニューでのSEコントロール後の持続静注⇒間欠投与へのスイッチ，で用いられることがあります．

　副作用としては，低血圧と呼吸抑制がありますが他の超短時間作用型バルビツレートと比較して弱いといわれています．また皮疹，肝機能障害，再生不良性貧血があり，ポルフィリアには使用禁忌です．筋注用と静注用の2種類の剤形があります．

■使い方
- フェノバルビタール：体重50kgの場合

　フェノバルビタール（ノーベルバール®）250mg 4V/ 0.9%食塩水100mLを10分かけて静注

（20mg/kg静注，追加で5〜10mg/kg．50〜100mg/分で．ローディング10分後に追加）

バルビツレート②：チアミラール（イソゾール® 0.5g/20mL 1A）
　　　　　　　　チオペンタール（ラボナール® 0.3g/18mL 1A, 0.5g/20mL 1A）

　国内で使用可能な超短時間作用型バルビツレートとしてはチアミラール（イソゾール®），チオペンタール（ラボナール®）があります．非常に強力な抗痙攣作用（超短時間作用型のため持続静注で使用）がありますが，副作用も強いという特徴があります．副作用としては，著明な血圧低下，呼吸抑制があります．また強アルカリ（pH11）のため，末梢静脈から投与すると静脈炎が必発のため中心静脈ラインから持続静注する必要があります．

　グルタミンによる神経興奮に関わるAMPA受容体拮抗作用は超短時間作用型のチオペンタール，チアミラールのほうがフェノバルビタールよりも2〜3倍強いことにより，難治性てんかん重積状態（RSE）や超難治性てんかん重積状態（SRSE）でこれら超短時間作用型バルビツレートが効果的であると考えられています．

　第三選択薬のミダゾラム，プロポフォールと比べ，治療失敗が少ないこと，ブレークスルーで痙攣発作が起こることが少ないこと，他の抗痙攣薬への変更が少ないことが特徴です．

副作用としては，血管作動薬が必要になる血圧低下や呼吸抑制および長期間使用で鎮静効果が強いため長期間の人工呼吸器管理が必要になること，そして心筋抑制，胃内容物停滞，血小板減少，代謝性アシドーシスがあります．高用量でバルビツレートを使用すると免疫抑制状態となるため，病院内感染（肺炎，カテーテル関連血流感染症，カテーテル関連尿路感染症，創部感染症，Clostridium difficile 感染症など）には常に注意を払います．また皮疹，Stevens-Johnson 症候群，肝機能障害があり，ポルフィリアには使用禁忌です．

■使い方

チアミラール持続静注メニュー

作り方：チアミラール（イソゾール®）25mg/1mL

| イソゾール®（500mg） | 3A | 1,500mg |
| 添付の注射用水（蒸留水）（20mL） | 3A | 60mL |

体重50kgで4～14mLを2～7分で静注，精密持続点滴1～10mL/時でスタート
※チオペンタール（ラボナール®）もチアミラールと同様の使用法でよい
　（2～7mg/kg静注，50mg/分以下．0.5～5mg/kg/時，ブレークスルーの痙攣発作には1～2mg/kg静注し，0.5～1mg/kg/時↑ 12時間ごと）

POINT！

- 超短時間作用型バルビツレートのチアミラール，チオペンタールはGABA受容体作動薬および神経興奮に関わるAMPA受容体拮抗薬として，難治性てんかん重積状態（RSE）および超難治性てんかん重積状態（SRSE）に用いられる．
- ミダゾラム，プロポフォールに比べて，治療失敗例，ブレークスルーでの痙攣発作が少ない．
- 心抑制，呼吸抑制が強いため，呼吸・循環のモニタリングおよび血管作動薬が必要になる．
- 中心静脈カテーテルから必ず持続静注を行う．

D．NMDA受容体拮抗薬

ケタミン（ケタラール®）50mg/5mL 1A

ケタミンは鎮痛作用をもつ鎮静薬として使用され，中枢神経毒性や解離性鎮静（意識下であるが鎮静がかかった状態），口腔内・気道分泌物亢進，頭蓋内圧亢進の副作用が指摘されてきました．しかし，脳神経外科領域でも頭蓋内圧亢進の状態でも安全使用可能の報告が出てきており，ケタミンの作用機序として神経興奮刺激に関わるNMDA受容体拮抗作用があり超難治性てんかん重積状態（SRSE）での効果があることが示されています．

第三選択薬のミダゾラム，プロポフォールや超短時間作用型バルビツレート（チアミラール，チオペンタール）を使用しても24〜48時間以上続くSRSEでケタミン持続静注を行ったところ約60%でSEを停止できたとする報告があります．またベンゾジアゼピンと併用することで相乗効果があることも示されてます．

　鎮静薬としては，鎮痛効果もあること，呼吸器系として呼吸抑制がない，気管支拡張作用があること，循環器系として交感神経刺激作用による頻脈，高血圧があります．副作用は一般的に稀ですが，頭蓋内圧亢進，外傷性脳損傷，眼外傷，高血圧，うっ血性心不全，心筋梗塞，頻脈，アルコール依存の病歴がある場合は，注意して使用します．

　他の第三選択薬のミダゾラム，プロポフォールや超短時間作用型バルビツレートと異なり心血管抑制・呼吸抑制がないことがケタミンの特徴です．

■使い方

ケタミン持続静注メニュー　原液で用いる

作り方：ケタミン（ケタラール®）10mg/ 1mL

| ケタラール®（50mg/5mL） | 10A | 500mg/50mL |

体重50kgで7.5mL静注，精密持続点滴6〜25mL/時でスタート
(1.5mg/kg静注，3〜5分ごと，4.5mg/kgまで．持続静注1.2〜5mg/kg/時，持続的脳波モニタリングし10〜20μg/kg/分↑で調整)

> **POINT！**
> - ケタミンはNMDA受容体拮抗薬として超難治性てんかん重積状態（SRSE）に使用される．
> - 他の抗痙攣薬と異なり，循環・呼吸抑制が少ない．
> - ベンゾジアゼピン併用でSEに相乗作用がある．

E. SV2A（シナプス小胞タンパク2A）結合薬，Ca^{2+}受容体拮抗薬

レベチラセタム（イーケプラ®）250mg，500mg/1錠

　レベチラセタムの作用機序はまだ不明な点も多いのですが，従来の抗痙攣薬・抗てんかん薬と異なり，神経前シナプスのSV2A（シナプス小胞タンパク2A）に結合し作用します．このSV2Aはシナプス間隙での神経伝達物質分泌に関わっており，SV2Aの作用を増強するといわれています．その他にも神経興奮に関わるCa^{2+}受容体拮抗作用もあるといわれています．

　レベチラセタムの使いやすさとしては，①薬物相互作用がない，②タンパク結合率が低い（＝血中アルブミン値に左右されにくい），③肝代謝されない，④副作用が少な

いことがあげられます．そのため，クリティカルケアではSEで静注抗痙攣薬から内服抗てんかん薬へ移行する際の第一選択として導入しやすいと思われます．

■使い方
- レベチラセタム（イーケプラ®）500mg×2回/日（1,000〜3,000mg/日）

※腎機能に合わせて適宜調整が必要（表6）

表6 腎機能によるレベチラセタム投与量（「イーケプラ®」添付文書より）

クレアチニン クリアランス （mL/分）	≥80	50≤ <80	30≤ <50	<30	透析中の 腎不全患者	血液透析 後の補充 用量
1日投与量	1,000〜 3,000mg	1,000〜 2,000mg	500〜 1,500mg	500〜 1,000mg	500〜 1,000mg	
通常投与量	1回500mg 1日2回	1回500mg 1日2回	1回250mg 1日2回	1回250mg 1日2回	1回500mg 1日1回	250mg
最高投与量	1回1,500mg 1日2回	1回1,000mg 1日2回	1回750mg 1日2回	1回500mg 1日2回	1回1,000mg 1日1回	500mg

POINT！

- レベチラセタムは他の抗痙攣薬と異なる作用機序で効果があり，SEの静注抗痙攣薬から内服への移行に用いられる．
- ①薬物相互作用がない，②タンパク結合率が低い，③肝代謝されない，④副作用が少ないことが特徴．

MEMO

① ロラゼパム静注がSEでの第一選択薬である

　GABA受容体作動薬であるベンゾジアゼピンがSEの第一選択薬であることがスタディでわかっています．その中でもロラゼパム静注がジアゼパム，ミダゾラムより優れています．痙攣発作停止効果が最も高く，効果持続が6時間と長い点があげられます（ジアゼパムは半減期が長いものの中枢神経からの再分布により効果持続は約20分と短い，ミダゾラムはさらに効果持続が短い）．そのため，ロラゼパム4〜8mg 2分かけて静注，止痙するまで5〜10分ごとがSEの世界標準の治療となります．2017年12月現在，国内では静注ロラゼパムが使用できないため，やむを得ずジアゼパム静注または他の投与法での使用（ジアゼパム20mg直腸内，ミダゾラム10mg筋注）での対応となります．

② 静注バルプロ酸と静注レベチラセタム

2017年12月現在，世界的には実績があるもののまだ国内で使用できない静注抗てんかん薬として静注バルプロ酸があります．第二選択薬であるフェニトイン，ホスフェニトインと同様の位置づけであり，さらに難治性てんかん重積状態（RSE）でミダゾラム，プロポフォール持続静注に併用して静注バルプロ酸と静注レベチラセタムが使用されることもあります．

- 静注バルプロ酸

少なくともフェニトイン，ホスフェニトインと同等の痙攣発作停止効果があり，フェニトイン，ホスフェニトインよりも副作用がないことが示されています．バルプロ酸の副作用としては肝障害，高アンモニア血症，血小板減少，膵炎があります．

20～40mg/kgを10分以上かけて投与，痙攣停止なければ追加20mg/kgを5分以上かけて投与．

- 静注レベチラセタム 500mg/10mL 1V

レベチラセタム内服薬同様にクリティカルケアでは使いやすい薬剤です．
1,000～3,000mgを0.9％食塩水100mLに溶解して15分以上かけて投与．

⑧ 難治性てんかん重積（RSE），超難治性てんかん重積（SRSE）の考え方（図5）

第一〜第三選択薬を使用しても24〜48時間以上持続するSEは超難治性てんかん重積状態（SRSE）として，第三選択薬のミダゾラム，プロポフォール持続静注およびAMPA受容体拮抗作用のあるバルビツレート（チアミラール，チオペンタール）やNMDA受容体拮抗作用のあるケタミン持続静注を行いながら，試験的な治療を行うことになります．

- マグネシウム静注
- 免疫療法：ステロイド，γグロブリン，血漿交換
- 吸入麻酔薬
- リドカイン静注
- P糖蛋白阻害薬（ベラパミル）
- 低体温療法
- 電気痙攣療法
- 脳局所限局性病変の場合，外科的切除術
- 神経刺激：迷走神経刺激，脳深部刺激療法
- ケトン体食

などがあります．これらの中でもとくにNMDA受容体への自己抗体によるSEや痙攣誘発の病態生理に脳細胞内での炎症が重要な役割があるため，ステロイド，γグロブリン，血漿交換の治療が注目されています．

しかしこれらの治療効果については明らかなエビデンスがなく，SEとなった原因疾患の検索および原疾患の治療を積極的に行うことも大切です．

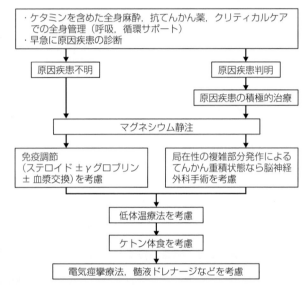

図5 超難治性てんかん重積状態(SRSE)の治療アルゴリズム（文献10より）

⑨ クリティカルケアでのてんかん重積(SE)モニタリング

クリティカルケアでとくに非痙攣性てんかん重積状態(NCSE)や第三選択薬のミダゾラム，プロポフォール以上の抗痙攣薬持続静注を用いる場合には，ポータブルでの持続脳波モニタリングが診断および治療効果判定には欠かせません．しかし施設によっては24時間使用が困難であったり，判読に専門的な知識が必要なため必ずしも頻用されている検査ではありません．

そこで，簡易に判定できる，新生児集中治療領域で使われている脳波チャネル数を少なくしたaEEG(amplitude integrated EEG；図6)やCSA(compressed spectral array)でのモニタリングが使われることもあります．

またバーストサプレッションburst-suppressionまで抗痙攣薬にて深い昏睡状態として管理する場合，BIS(bispectral index)モニタリングでの脳波上のburstの回数と

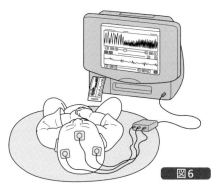

図6　aEEG(amplitude integrated EEG)

BIS値・suppression ratio(SR)の相関が指摘されており，簡易モニタリングとしてBISモニターは使える可能性があります．

> **POINT !**
> - SEでは基本的には持続的脳波モニタリングが診断・治療効果判定も含め重要な検査である．
> - aEEG(amplitude integrated EEG)やCSA(compressed spectral array)，BISモニターが簡易モニタリングとしてSEに用いられることもある．

⑩ てんかん重積状態(SE)の合併症(表7)

痙攣性てんかん重積(SE)によって中枢神経学的予後が不良になるばかりか，表7のような合併症を起こし死亡率が上がります．そのため，SEと診断した場合，迅速に治療を開始しなければいけません．

⑪ てんかん重積状態(SE)の治療：点滴静注薬をどのように減量するか

ミダゾラム，プロポフォール，バルビツレート(チアミラール，チオペンタール)やケタミン持続静注による抗痙攣薬を使用した場合，てんかん重積状態(SE)が止痙したら(てんかん発作の停止または脳波モニタリングでバーストサプレッションburst-suppressionの状態)，24～48時間は同量で継続します．また同時に内服抗てんかん薬も開始します．この場合，多くのケースでレベチラセタムが使用しやすい内服抗てんかん薬です．

その後，8～12時間ごとに半量程度で漸減し24～48時間で持続静注終了とします．

表7 てんかん重積状態(SE)の合併症

中枢神経系	低酸素脳症 中枢神経毒性 脳浮腫・頭蓋内圧亢進 脳静脈血栓症 脳梗塞
心血管系	低血圧，高血圧 心不全 不整脈
呼吸器系	呼吸不全 非心原性肺水腫 誤嚥・窒息
代謝・全身系	高体温 脱水・電解質異常 代謝性アシドーシス 急性腎傷害(AKI) 急性肝不全 横紋筋融解症 骨折 播種性血管内凝固(DIC)

漸減中に再度SEとなった場合，再度追加静注を行い漸減前の投与量に戻します．その上で，他の抗てんかん薬への変更・追加を考慮し，さらに時間をかけて漸減・終了の方向で対応します．

漸減中にSEとなった場合は，てんかん発作の原因疾患の診断・治療を再度見直す必要もあります．

POINT！
- 抗痙攣薬持続静注はSE後24〜48時間同量で維持する．
- その後，8〜12時間ごとに漸減し24〜48時間で終了させる．
- 抗痙攣薬持続静注の漸減時にSEとなった場合に追加静注し漸減前の投与量に戻し，原因疾患の診断・治療を再考する．

12 てんかん重積状態(SE)の治療：経口内服薬の選択

抗てんかん薬はてんかん発作のタイプによって選択する薬剤が決まります(表8)．

てんかん重積状態(SE)を乗りきり，原因検索およびその原因への治療を進めるとともに，脳器質性疾患の場合，抗てんかん薬内服を速やかに開始することが重要になります．

表8 成人てんかんの選択すべき抗てんかん薬（文献12より）

- 部分てんかん

第一選択	部分てんかんでの諸部分発作に対して，CBZが第一選択として推奨される
第二選択	第二選択薬はPHT，ZNSであり，VPAも候補となりうる
新規抗てんかん薬	新規抗てんかん薬（CLB，GBP，TPM，LTG，LEV）のなかでは，LTG，次いでCBZ，LEV，次いでTPMが推奨される

- 全般てんかん

第一選択	諸全般発作に対して，VPAが第一選択として推奨される
第二選択	第二選択薬として，欠神発作にESM，ミオクロニー発作にCZP，強直間代発作にPBが推奨される．CLB，PHTも候補となりうる
新規抗てんかん薬	新規抗てんかん薬（CLB，GBP，TPM，LTG，LEV）のなかでは，強直間代発作にVPAに次いでLTG，TPM，次いでLEVが推奨される．欠神発作には，既存薬に次いでLTG，ミオクロニー発作にはVPAに次いでLEVが推奨される
症候性全般てんかん	症候性全般てんかんではCZP，ZNSなども考慮する

CBZ：カルバマゼピン，PHT：フェニトイン，ZNS：ゾニサミド，VPA：バルプロ酸，
CLB：クロバザム，GBP：ガバペンチン，TPM：トピラマート，LTG：ラモトリギン，
LEV：レベチラセタム，ESM：エトスクシミド，CZP：クロナゼパム，PB：フェノバール

クリティカルケアでの内服抗てんかん薬

　レベチラセタムの使いやすさとしては，①薬物相互作用がない，②タンパク結合率が低い（＝血中アルブミン値に左右されにくい），③肝代謝されない，④副作用が少ないことがあげられます．そのため，クリティカルケアでてんかん重積状態（SE）から内服抗てんかん薬へ移行する際の第一選択として導入しやすいと思われます．

レベチラセタム（イーケプラ®）250mg，500mg/1錠

- レベチラセタム（イーケプラ®）　500mg×2回/日　（1,000～3,000mg/日）
  ※腎機能に合わせて適宜調整が必要（p.660参照）

POINT！

- クリティカルケアで静注抗痙攣薬から内服抗てんかん薬の移行にはレベチラセタムが使いやすい．

ケースの解説：

Case1
頭部外傷に伴う症候性てんかんで全般発作のケースで，てんかん重積状態(SE)プロトコルどおり，①バイタルサイン，血糖チェック，ビタミン投与，②ジアゼパム，フェニトイン投与で痙攣発作は停止しています．

Case2
抗痙攣薬アドヒアランス不良・退薬による痙攣重積のケース．この場合も，①バイタルサイン，血糖チェック，ビタミン投与，②ルート確保なしで迅速に投与するためミダゾラム筋注投与で停止しています．またもともとフェニトイン内服中だったため，（場合によってはフェニトイン血中濃度を提出し）静脈炎，purple glove症候群のリスクが少ないプロドラッグのホスフェニトイン750mg IVを投与しています（ホスフェニトインもフェニトイン同様に低血圧や不整脈の副作用があるためモニタリングが必要です）．

Case3
くも膜下出血クリッピング術後の全般発作のケースです．ジアゼパム，ホスフェニトインの第一選択・第二選択薬を使用するも意識戻らず再発しているためSEと判断しGABA受容体作動薬のプロポフォール持続静注に加え，GABA受容体作動薬とNMDA受容体拮抗薬としてバルビツレートのチアミラールを併用し，持続脳波モニタリングでバーストサプレッションとなるようにコントロールしています．止痙できたため，内服での抗てんかん薬レベチラセタムを開始しています．

Case4
アルコール離脱，細菌性髄膜脳炎，Wernicke脳症による超難治性てんかん重積状態(SRSE)のケース．ビタミンB_1大量投与の上，ジアゼパムで止痙せず，ミダゾラム持続静注を行い，それでも改善せずNMDA受容体拮抗薬のケタミン持続静注併用し，持続脳波モニタリングでサプレッションバーストを確認し，内服での抗てんかん薬レベチラセタムを開始しています．

＊この章でのポイント＊

- ☑ てんかん発作の分類およびてんかん重積状態(SE)の定義について理解する．
- ☑ SEでの第一選択・第二選択・第三選択の抗痙攣薬を理解する．
- ☑ 代表的な抗痙攣薬であるジアゼパム，ミダゾラム，フェニトイン，ホスフェニトイン，プロポフォール，フェノバルビタール，チアミラール，チオペンタール，レベチラセタム，ケタミンの作用機序とSEでの投与法を理解する．
- ☑ 難治性てんかん重積状態(RSE)，超難治性てんかん重積状態(SRSE)での全身管

理および抗痙攣薬の使い方，またSRSEではその他の治療法について理解する．
☑ SEで痙攣発作が停止した後の抗痙攣薬の漸減法について理解する．

For Further Readings：さらに理解を深めるために

1. Costello DJ, Cole AJ. Treatment of acute seizures and status epilepticus. J Intensive Care Med. 2007; 22: 319.
2. Mirski MA, Varelas PN. Seizures and status epilepticus in the critically ill. Crit Care Clin. 2008; 24: 115.
3. Brodie MJ, Dichter MA. Antiepileptic drugs. N Engl J Med. 1996; 334: 168.
4. Dichter MA, Brodie MJ. New antiepileptic drugs. N Engl J Med. 1996; 334: 1583.
5. Lowenstein DH, Alldredge BK. Status epilepticus. N Engl J Med. 1998; 338: 970.
6. Treiman DM, Meyers PD, Walton NY. A comparison of four treatments for generalized convulsive status epilepticus. Veterans Affairs Status Epilepticus Cooperative Study Group. N Engl J Med. 1998; 339: 792.
7. Alldredge BK, Gelb AM, Isaacs SM, et al. A comparison of lorazepam, diazepam, and placebo for the treatment of out-of-hospital status epilepticus. N Engl J Med. 2001; 345: 631.
8. Silbergleit R, Durkalski V, Lowenstein D, et al. Intramuscular versus intravenous therapy for prehospital status epilepticus. N Engl J Med. 2012; 366: 591.
9. Brophy GM, Bell R, Claassen J, et al. Guidelines for the evaluation and management of status epilepticus. Neurocrit Care. 2012; 17: 3.
10. Shorvon S, Ferlisi M. The treatment of super-refractory status epilepticus: A critical review of available therapies and a clinical treatment protocol. Brain. 2011; 134: 2802.
11. Moddel G, Bunten S, Dobis C, et al. Intravenous levetiracetam: a new treatment alternative for refractory status epilepticus. J Neurol Neurosurg Psychiatry. 2009; 80: 689.
12. 日本神経学会，監修．「てんかん治療ガイドライン」作成委員会，編．てんかん治療ガイドライン 2010. 東京: 医学書院; 2010.
13. Chen JWY, Wasterlain CG. Status epilepticus: pathophysiology and management in adults. Lancet Neurol. 2006; 5: 246.
14. Gaspard N, Foreman B, Judd LM, et al. Intravenous ketamine for the treatment of refractory status epilepticus: a retrospective multicenter study. Epilepsia. 2013; 54: 1498.
15. Rossetti AO, Lowenstein DH. Management of refractory status epilepticus in adults: still more questions than answers. Lancet Neurol. 2011; 10: 922.
16. Friberg H, Westhall E, Rosen I, et al. Clinical review: continuous and simplified electroencephalography to monitor brain recovery after cardiac arrest. Crit Care. 2013; 17: 233.
17. Claasen J, Hirsch LJ, Emerson RG, et al. Treatment of refractory status epilepticus with pentobarbital, propofol, or midazolam: a systematic review. Epilepsia. 2002; 43: 146.
18. Friedman D, Claassen J, Hirsch LJ. Continuous electroencephalogram monitoring in the

intensive care unit. Anesth Analg. 2009; 109: 506.
19. Fernandez A, Claassen J. Refractory status epilepticus. Curr Opin Crit Care. 2012; 18: 127.
20. Al-Mufti F, Claasen J. Neurocritical care: status epilepticus review. Crit Care Clin. 2014; 30: 751.
21. Golan DE, Tashjian AH Jr, Armstrong EJ, et al. Principles of pharmacology. The pathophysiologic basis of drug therapy. 3rd ed. Lippincott Williams & Wilkins; 2012.

column

クリティカルケアと向き合う姿勢

　若いころはとにかくよくなる疾患にばかりに目を向け，成功体験を繰り返すことで自分の臨床能力に自信をつけていった．それだけ自分に自信がなかったということなんだろう．

　そして重症疾患，難治性疾患や多臓器機能不全では残念ながら助からない，助けられない．そのようなよくならない疾患にはどこか目を背けてきた自分がいた．そして，
「本当はなにかできたんじゃないか」，
「あのとき気づいていたらこうならなかったんじゃないか」
という葛藤とともに，
「このような結果になったことはやっぱり仕方なかったんじゃないか」
と自分を慰めたり，
「他の医師ならひょっとしたら助けられたんじゃないか」，
「自分は本当にクリティカルケアの医師をしていていいのだろうか」
と苦悩した．それだけ自信喪失することが怖かったんだろう．自分の弱さを認めたくない自分自身がいたんだろうと思う．

　年月とともに，よくなる疾患，よくなる患者さんは自身で勝手によくなるのであって，医師である自分がなにか特殊なことで治しているわけでもないのだと思うようになっていった．

　「こういう順番で点滴を組んで，この薬剤をこのタイミングで投与する……．そうすれば翌日にはこのように循環・呼吸が良くなるだろう……．そして翌々日には一般病棟に元気に転棟できるだろう……」と，患者さんの自己治癒力を引き出すようなお膳立て，環境調整をすることがよくなる疾患，よくなる患者さんに向き合う姿勢だと思う．

　一方で，目の前に亡くなろうとしている患者さんがいる．経験年数が経つほどに，残念だが，その状況・状態に陥ったらおそらく十中八九どうやっても救命できないだろうことがわかるようになってくる．

若いころは目を背けたり，あきらめることが多かったが，自分がクリティカルケアの現場でとことんやっていこうと決めた時，あれもこれもではなくあれかこれかしか選べないと気づいた時，そしてほかに自分らしく生きていく選択肢がないとわかった時に決意した．
　そう，クリティカルケアの道を自分が選んだからこそ，あらゆることに手を尽くしても今日すら乗り越えられない瀕死の重症疾患，多臓器機能不全の患者さんにこそ，つらく苦しくても向き合っていこう．そう自分に言い聞かせた．
　それはクリティカルケアの医師である自分でなければできないことだから．
　そしてなにかできないだろうかと常に考え抜こう．
　同時にいつでも温かい助けの手をさしのべられるようにしよう．
　ぱっとみると助からないようにみえるかもしれない．だけど本当は助かるかもしれないその瞬間，そのチャンスを見逃してはいけないから．だから自分から進んで患者さん，その家族の苦悩・苦難を受け止めよう．

　幸か不幸か瀕死の重症疾患，多臓器機能不全の患者さんは担当医を選べない．今まで見ず知らずの存在であった患者さんの人生の危機的状況に向き合わなければいけない．患者さんもその家族もベストを期待する．
　クリティカルケアの医師である自分が「受けられません」，「できません」といったらその患者さんの明日はおそらくないだろう，と言い聞かせながら仕事をしてきた．「やれる精一杯の治療をさせていただきます」と自信をもって答えられるよう，惜しみない努力をしてきたつもりだ．
　クリティカルケアの現場はその患者さんの人生の岐路となる瞬間，最愛の家族との関わりをときにとても残酷な場面として，時にはドラマチックな形で人の美しさ清らかさを映し出す．そんな人生模様に自分はずっと惹きつけられてきた．
　重症患者ケアをする医師として病気には立ち向かわなければいけないが，病気を抱えた患者さん，そしてその家族が多くのことを与え教えてくれてきた．それは家族の絆の深さであったり，さりげない日常生活の中に生きていく喜びや希望がいかに満ち溢れているかということであったりと．
　患者さん，その家族にとっても，そして他科の医師やコメディカルにとっても，あの人がいるからきっと大丈夫，と信頼されるような仕事ができているだろうか．
　そう信頼されるよう，どんな時も精神的な支柱，道しるべとなれる医師にいつかなりたいなと思う．
　「あの人がいるからきっと大丈夫」
　そうなれるよう自分は努力しているだろうか，自問自答する日々はこれからも続く．

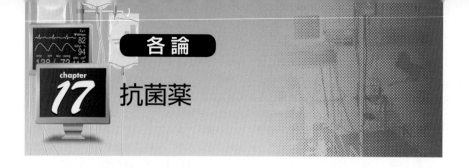

各論

chapter 17 抗菌薬

この章でとりあげる薬剤

クリティカルケアでよく使われる抗菌薬—アンピシリン・スルバクタム，ピペラシリン・タゾバクタム，セファゾリン，セフトリアキソン，セフェピム，メロペネム，アミカシン，レボフロキサシン，アジスロマイシン，バンコマイシン，メトロニダゾール

ケース

Case1

肺気腫/COPD，心不全の既往のある75歳男性．2日前からの呼吸困難と湿性咳嗽あり，ER受診．血圧90/65，心拍数110，呼吸数120，体温39.0℃，SpO₂ 90%（酸素2L）．胸部聴診で右肺背部にラ音．喀痰多量，胸部X線上で浸潤影あり．重症市中肺炎による敗血症性ショックの診断で，ERで挿管・人工呼吸器管理および輸液負荷，血管収縮薬ノルアドレナリンを使用．抗菌薬はロセフィン®（セフトリアキソン）2g / 0.9%食塩水100mL1時間×2回/日，ジスロマック®（アジスロマイシン）500mg / 5%ブドウ糖500mL 2時間×1回/日で開始した．

Case2

55歳男性．70kg．頭部外傷（外傷性くも膜下出血，脳挫傷），胸部外傷（肺挫傷）による多発外傷で気管挿管・人工呼吸器管理となりICU入室．入院5日目から高熱，酸素化不良となり，白血球数上昇と喀痰でグラム陰性桿菌多量．胸部CTフォローアップして右下肺野に新規浸潤影あり．人工呼吸器関連肺炎（VAP）の診断で，マキシピーム®（セフェピム）2g / 0.9%食塩水50mL 30分ローディングし6g / 0.9%食塩水100mL 24時間持続静注とゲンタシン®（ゲンタマイシン）7mg/kg/日投与開始となった．

Case3

70歳女性．糖尿病の既往あり．2日前からの上気道症状，当日からの意識レベル低下，高熱でER搬送．血液培養採取し，細菌性髄膜炎を疑い，ステロイドと抗

菌薬を開始し頭部CT撮影し腰椎穿刺施行．髄液で細胞数12,000と上昇．意識レベル変動が著しく，呼吸状態・血圧不安定であったためICU入室となった．このときデカドロン®（デキサメタゾン）0.15mg/kg静注投与し，抗菌薬はロセフィン®（セフトリアキソン）2g / 0.9%食塩水20mL，ビクシリン®（アンピシリン）2g / 0.9%食塩水20mL，バンコマイシン®（バンコマイシン）25mg/kg / 0.9%食塩水100mL 2時間での点滴静注を速やかに行った．ICU入室後はセフトリアキソン2g / 0.9%食塩水100mL×2回/日，アンピシリン2g / 0.9%食塩水100mL×6回/日とし，バンコマイシンはトラフ値20目標として25mg/kg / 0.9%食塩水100mL 2時間×2回/日．

Case4

60歳男性．もともと大動脈弁閉鎖不全の診断．1カ月前に歯科抜歯歴あり．2週間前から微熱，全身倦怠感，腰痛ありER受診．診察上，結膜出血，口腔粘膜下出血，四肢の出血斑あり．心雑音を認め，拡張期雑音．心エコーで尤贅vegetationあり．血液培養採取し，感染性心内膜炎の診断で入院となった．2日目に連鎖状のグラム陽性球菌陽性．ゲンタシン®（ゲンタマイシン）1mg/kg 3回/日，ペニシリンGカリウム®（ペニシリンG）600万単位 / 5%ブドウ糖100mL 6時間持続×4回/日開始となった．

Case5

胃癌術後の65歳女性．術後イレウスにて食事摂取できず，12日間右内頸静脈から中心静脈カテーテルを挿入され，完全静脈栄養・高カロリー輸液（TPN）を投与されていた．前日より40℃の高熱あり．刺入部に発赤・腫脹・熱感あり．血液培養2セット（末梢静脈，中心静脈ライン逆血）とカテーテル抜去とカテーテル先端培養を提出し，バンコマイシン®（バンコマイシン）25mg/kg / 0.9%食塩水100mL 2時間×2回/日，モダシン®（セフタジジム）2g / 0.9%食塩水100mL 30分を投与し，続けてセフタジジム2g / 0.9%食塩水100mL 8時間持続×3回/日とした．またカンジダ真菌血症のリスクも高いため，抗真菌薬ジフルカン®（フルコナゾール）50mg/50mL 16本（=800mg）2時間投与でローディングし，2日目より400mg/日投与を行った．

Case6

80歳女性．脳梗塞後遺症で神経因性膀胱あり．40℃の高熱，腰痛でER受診．血圧低下あり，大量輸液をしながら腹部CTで両側水腎症あり，尿カテーテル挿入し多量の膿尿．輸液負荷，血管収縮薬ノルアドレナリンを開始した．尿グラム染色で中型〜大型のグラム陰性桿菌陽性であり，複雑性尿路感染症からの敗血症性ショックの診断．抗菌薬はセフォタックス®（セフォタキシム）2g / 0.9%食塩水100mL×3回/日と，血行動態不安定のためアミカマイシン®（アミカシン）20mg/kg

1回/日併用で投与した.

Case7

55歳女性. コントロール不良の糖尿病あり, 右足の蜂窩織炎で外来加療するも改善なく, 本日より疼痛悪化, 血圧低下でER受診. 右下腿の色調変化あり, 握雪感を伴う. 壊死性筋膜炎の診断で, 整形外科・形成外科コンサルト. 緊急で外科的デブリドメントとなり, 術前に血液培養採取の上, 抗菌薬バンコマイシン®(バンコマイシン) 25mg/kg / 0.9%食塩水 100mL 2時間, メロペン®(メロペネム) 1g / 0.9%食塩水 100mL, ダラシンS®(クリンダマイシン) 900mg / 0.9%食塩水 100mL投与を行った. 術後はバンコマイシン 15mg/kg 2時間×2回/日, メロペネム 1g 3時間×3回/日, クリンダマイシン 900mg 1時間×3回/日の投与回数とした.

Case8

70歳男性. 直腸癌による腸閉塞, 下部消化管穿孔による汎発性腹膜炎, 敗血症性ショックの診断で外科で緊急手術. 術後挿管ICU入室となり, 鎮痛薬フェンタニル, 鎮静薬ミダゾラム使用し人工呼吸器管理を行い, 輸液負荷および血管収縮薬でノルアドレナリン, バソプレシン, 強心薬ドブタミン使用. 抗菌薬はマキシピーム®(セフェピム) 2g / 0.9%食塩水 100mL 30分投与後にセフェピム 6g / 0.9%食塩水 100mL/日を24時間持続静注とし, アネメトロ®(メトロニダゾール) 500mg/100mL×3回/日併用およびアミカマイシン®(アミカシン) 25mg/kg / 0.9%食塩水 100mL 30分×1回/日投与とした.

Case9

1カ月前に尿路感染症で入院歴がある85歳女性. 再度, 発熱, 腹痛, 腰部痛, 下痢でER受診. 血圧低下あり, 尿混濁とともに腹部CTでびまん性の大腸腸管浮腫, 腎腫大あり. 尿グラム染色はグラム陰性桿菌多数. 便中 *Clostridium difficile* 抗原陽性. 再発性複雑性尿路感染症および *C. difficile* 感染症(CDI)による敗血症性ショックの診断で, 尿路感染症に対してトブラシン®(トブラマイシン) 9mg/kg 1回/日, メロペン®(メロペネム) 1g / 0.9%食塩水 100mL 3時間×3回/日とし, CDIに対して経口塩酸バンコマイシン®(バンコマイシン) 125mg×4回/日にアネメトロ®(メトロニダゾール) 500mg/100mL×3回/日静注開始となった.

Case10

悪性リンパ腫でR-CHOP化学療法中の68歳男性. 白血球数800個, 好中球数450個となり, 発熱38℃台を認めた. 発熱性好中球減少症の診断で, ゾシン®(ピペラシリン・タゾバクタム) 4.5g / 0.9%食塩水 100mL 1時間投与後に, 4.5g / 0.9%食塩水 100mLを6時間持続×4回/日で投与開始となった.

クリティカルケアでの抗菌薬の考え方

ここではクリティカルケアで必要になる微生物，抗菌薬をオーバービューした上で，実際のクリティカルケアで遭遇する重症感染症，重症敗血症・敗血症性ショックで用いられる必要最小限の抗菌薬の適切な使い方についてまとめます．

またクリティカルケアでの発熱にどのようにアプローチするか，感染臓器が特定できても原因菌がまだ不明な時点での抗菌薬選択のロジック，そして血液培養陽性時の感染臓器の考え方，ペニシリンアレルギーの際の抗菌薬の選択，重症感染症，重症敗血症マネジメントで知っておくべき診断・治療の上でのポイントについてとりあげます．

ここ数年で耐性グラム陽性菌に対する抗菌薬（ダプトマイシン，リネゾリド，ダルホプリスチン・キヌプリスチン，チゲサイクリン），耐性グラム陰性菌に対する抗菌薬（ドリペネム，コリスチン，チゲサイクリン），マクロライド系抗菌薬アジスロマイシン点滴静注および抗嫌気性菌静注薬メトロニダゾールが国内でも新規に使用可能となったことで治療選択肢の幅が広がったことも大きな話題です．

1 クリティカルケアで問題となる微生物とグラム染色での所見

クリティカルケアでの感染症で重要な微生物は，①細菌，②真菌，③ウイルスで分類すると表1のようになります．

表1　クリティカルケアで重要な微生物

微生物群	代表的な微生物
細菌：グラム陽性菌 　グラム陽性球菌（GPC）	黄色ブドウ球菌（MSSA，MRSA），表皮ブドウ球菌（MRSE）， 　連鎖球菌（肺炎球菌含む），腸球菌
細菌：グラム陰性菌 　グラム陰性桿菌（GNB） 　　腸内細菌科 *Enterobacteriaceae* 　　ブドウ糖非発酵	 大腸菌，クレブシエラ，プロテウス，エンテロバクター， 　アシネトバクター，シトロバクター，セラチア 緑膿菌，バークホルデリア・セパチア， 　ステノトロホモナス・マルトフィリア
細菌：グラム陰性菌 　グラム陰性球菌（GNC）	インフルエンザ桿菌，モラキセラ
細菌：嫌気性菌	口腔内嫌気性連鎖球菌，バクテロイデス・フラジーリス， 　*Clostridium difficile*
細菌：その他	レジオネラ，マイコプラズマ，クラミドフィラ
真菌	カンジダ，アスペルギルス，クリプトコッカス，ニューモシスチス
ウイルス	単純ヘルペス（HSV）I，II型，水痘・帯状疱疹ウイルス（VZV）， 　サイトメガロウイルス（CMV），インフルエンザウイルス

とくに細菌は，グラム染色での分類：グラム陽性(青く染色)vs.グラム陰性(赤く染色)，球菌(丸い)vs.桿菌(細長い)，そして好気性(主にGPCとGNBがメイン)vs.嫌気性(主に膿瘍形成，腐敗臭を伴う感染症を起こす)で考えるとよいでしょう(表2，図1)．

表2 グラム染色による細菌の分類

	球菌 cocci(形が丸い)	桿菌 bacilli(形が細長い)
グラム陽性 (青く染まる)	グラム陽性球菌 gram-positive cocci(GPC)	グラム陽性桿菌 gram-positive bacilli(GPB)
グラム陰性 (赤く染まる)	グラム陰性球菌 gram-negative cocci(GNC)	グラム陰性桿菌 gram-negative bacilli(GNB)

クリティカルケアで主に問題となるのはグラム陽性球菌(GPC)とグラム陰性桿菌(GNB)である．GPCの中にはブドウ球菌，連鎖球菌，腸球菌があり，GNBの中には腸内細菌科 *Enterobacteriaceae*(大腸菌，クレブシエラなど)とブドウ糖非発酵菌(緑膿菌など)がある．

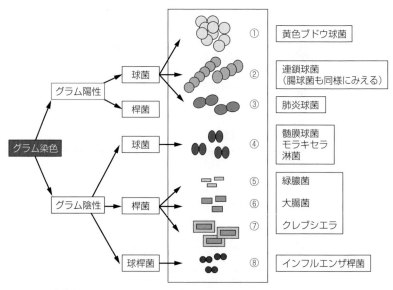

図1 臨床感染症で問題となる代表的な細菌とグラム染色 (文献40より)

グラム陽性菌の中ではクリティカルケアで問題となるのはグラム陽性球菌(GPC)の連鎖球菌(肺炎球菌を含む)，ブドウ球菌と腸球菌の3種類があります．
またグラム陰性菌はグラム陰性桿菌(GNB)として市中・病院内感染全般で問題となる腸管に存在する腸内細菌科 *Enterobacteriaceae* と，とくに病院内感染症で問題となる水回りに常在する緑膿菌を中心としたブドウ糖非発酵菌群に分け，それに市中肺炎

や細菌性髄膜炎で問題となるグラム陰性球菌（GNC）のインフルエンザ桿菌（インフルエンザ菌Hibワクチン導入で頻度は激減），モラキセラ（肺気腫／COPDでの急性増悪，肺炎を起こす）があります．

真菌とウイルスについては，第18，19章を参照してください．

喀痰や尿，そして感染臓器の培養検体のグラム染色を行うことで病原微生物をリアルタイムで推定でき，治療効果モニタリングにも使えるため，グラム染色所見を判断できるようになることをお奨めします．

2 クリティカルケアでの抗菌薬：総論―作用機序

まず抗菌薬の作用機序による分類として，①細胞壁合成阻害薬，②翻訳・転写（タンパク合成）阻害薬，③DNA合成阻害薬の3つに分かれます（図2）．

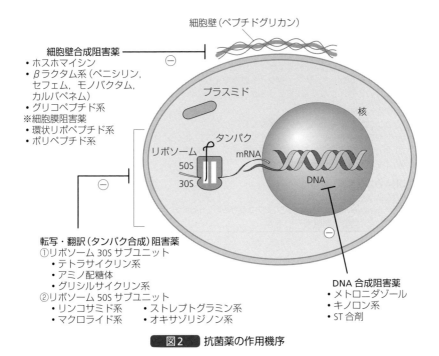

図2　抗菌薬の作用機序

しかし，臨床の面から重要な点として，①細菌の細胞壁合成阻害か，②細菌の細胞内で作用（転写・翻訳阻害，DNA合成阻害）するかの大きく2つに分けて整理します．なぜなら細胞壁をもたない微生物，細胞内寄生をする微生物（レジオネラ，クラミドフィラ，マイコプラズマ，ニューモシスチスなど）では基本的に細胞壁合成阻害薬は

効果がないからです．

　クリティカルケアで問題となる細胞壁をもたない細菌，細胞内寄生をする細菌は，市中肺炎を起こす非定型に分類されるレジオネラ，マイコプラズマ，肺炎クラミドフィラです．これらの微生物には，①キノロン，②マクロライド，③テトラサイクリンで治療を行います．また現在は真菌に分類されましたが，AIDS患者やステロイド内服中のT細胞性免疫不全患者で問題となるニューモシスチスはST合剤で治療します．

　表3に示した抗菌薬の作用機序と抗菌スペクトラムを中心に各論ではまとめます．

表3　臨床で重要な抗菌薬の分類

(1) 細胞壁合成阻害薬
- βラクタム系（ペニシリン，セフェム，カルバペネム，モノバクタム）
- グリコペプチド系（バンコマイシン，テイコプラニン，テラバンシン）
- ホスホマイシン

※細胞膜阻害薬：環状リポペプチド系（ダプトマイシン），ポリペプチド系（コリスチン）

(2) 転写・翻訳（タンパク合成）阻害薬
- リボソーム30S サブユニット
  - ① テトラサイクリン系（ドキシサイクリン，ミノサイクリン）
  - ② アミノ配糖体（ゲンタマイシン，トブラマイシン，アミカシン）
  - ③ グリシルサイクリン系（チゲサイクリン）
- リボソーム50S サブユニット
  - ① リンコサミド系（クリンダマイシン）
  - ② マクロライド系（クラリスロマイシン，アジスロマイシン）
  - ③ ストレプトグラミン系（ダルホプリスチン・キヌプリスチン）
  - ④ オキサゾリジノン系（リネゾリド）

(3) DNA合成阻害薬
- DNA合成—メトロニダゾール
- DNA gyrase—キノロン系（シプロフロキサシン，レボフロキサシン，モキシフロキサシン）
- 核酸合成・葉酸代謝阻害—ST合剤

❸ クリティカルケアでの抗菌薬：各論

　ここではそれぞれの抗菌薬について抗菌スペクトラムと副作用を中心にオーバービューしていきます．

細胞壁合成阻害薬

βラクタム系抗菌薬

　βラクタム系抗菌薬は現在の感染症診療の基本となる抗菌薬であり，これらを十分に理解しないとクリティカルケアでの重症感染症には太刀打ちできません．

βラクタムにはペニシリン，セフェム（セファロスポリン），カルバペネム，モノバクタムの4系統があり，細菌のPBP（ペニシリン結合タンパク）に結合し細胞壁合成阻害により抗菌作用を発揮します．βラクタム系はスペクトラムとする微生物に殺菌的に作用しますが，腸球菌に効果があるペニシリン系（アンピシリン，ピペラシリン），カルバペネム系（イミペネム）は静菌的に作用します．そのため，とくに腸球菌の感染性心内膜炎を治療する場合は，ペニシリン系アンピシリン，またはグリコペプチド系バンコマイシンに，アミノ配糖体ゲンタマイシンを併用しなければいけません．

① ペニシリン

ペニシリンには，①ペニシリンG，②アンピシリン，③抗ブドウ球菌ペニシリン，④抗緑膿菌ペニシリン，⑤βラクタマーゼ阻害薬との合剤の5つに分かれます．

スペクトラムは，①ペニシリンGはグラム陽性菌のみ，②アンピシリンはグラム陽性菌とグラム陰性菌の感受性のある腸内細菌科の一部，③抗ブドウ球菌ペニシリンはグラム陽性菌のみ（国内未承認），④抗緑膿菌ペニシリンはグラム陽性菌と緑膿菌を含むグラム陰性菌，⑤βラクタマーゼ阻害薬との合剤はグラム陽性・陰性菌，嫌気性菌まで広域スペクトラムです．

副作用はアレルギー反応があり，蕁麻疹からアナフィラキシー，溶血性貧血まで含まれます．

> **ペニシリンの主なスペクトラム**
> ① ペニシリンG（ペニシリンGカリウム®）
>   グラム陽性菌—連鎖球菌（肺炎球菌を含む），腸球菌
> ② アンピシリン（ビクシリン®）
>   グラム陽性菌—連鎖球菌（肺炎球菌を含む），腸球菌
>   グラム陰性菌—腸内細菌科（大腸菌，プロテウス）の一部
> ③ 抗ブドウ球菌ペニシリン：ナフシリン，オキサシリン（国内未承認）
>   グラム陽性菌—連鎖球菌（肺炎球菌を含む），ブドウ球菌（MRSA，MRSE除く）
> ④ 抗緑膿菌ペニシリン：ピペラシリン（ペントシリン®）
>   グラム陽性菌—連鎖球菌（肺炎球菌を含む），腸球菌
>   グラム陰性菌—腸内細菌科，インフルエンザ桿菌，モラキセラ，緑膿菌
> ⑤ βラクタマーゼ阻害薬との合剤：アンピシリン・スルバクタム（ユナシン®，ピシリバクタ®），ピペラシリン・タゾバクタム（ゾシン®）
>   グラム陽性菌—連鎖球菌，ブドウ球菌，腸球菌
>   グラム陰性菌—腸内細菌科，インフルエンザ桿菌，モラキセラ，（緑膿菌：ピペラシリン・タゾバクタム）
>   嫌気性菌—口腔内嫌気性連鎖球菌，バクテロイデス

② セフェム(セファロスポリン)

第1～4世代に分かれスペクトラムは世代が進むにつれて，グラム陽性菌からグラム陰性菌への活性が高くなり，一方でグラム陽性菌への活性が低下していく(第1→3世代)という特徴があります(肺炎球菌を含む連鎖球菌には第3世代セフェムの抗菌活性は高い)(図3).

第1世代のスペクトラムはグラム陽性菌の連鎖球菌，黄色ブドウと一部の腸内細菌科(大腸菌，クレブシエラ，プロテウス)を含みます．

第2世代のスペクトラムは第1世代に加え気道感染症で問題となるグラム陰性菌のインフルエンザ桿菌，モラキセラを含みます．セフェムは一般的に下部消化管穿孔や糖尿病性足病変など混合感染で問題となる嫌気性菌のバクテロイデスのカバーはできていませんが，第2世代セフェムの中に抗嫌気性菌活性のあるセファマイシンがあります．しかしセファマイシンのバクテロイデスへの感受性は低下しており，バクテロイデスを確実にカバーしなければいけない場合にはカルバペネム系，βラクタム・βラクタマーゼ阻害薬，メトロニダゾールを用います．

第3世代のスペクトラムは腸内細菌科のグラム陰性菌への抗菌活性が強く，グラム陽性菌の抗菌活性は，肺炎球菌を含む連鎖球菌以外は低下しています．第3世代セフェムのセフタジジムはグラム陰性菌の中でもブドウ糖非発酵菌である緑膿菌を含むグラム陰性桿菌全般に抗菌活性がありますが，グラム陽性菌にはまったく効果がありません．第3世代以上のセフェムが髄液に移行するため，細菌性髄膜炎，脳膿瘍の治療では第3世代セフェム以上を用います．たとえ培養陽性となった微生物の感受性が良好でも髄液には移行しない第1，2世代セフェムは使用してはいけません．

第4世代は"1＋3＝4"と覚えるとよく，肺炎球菌を含む連鎖球菌，黄色ブドウ球菌といたグラム陽性菌，そして緑膿菌などブドウ糖非発酵菌を含むグラム陰性菌全般に

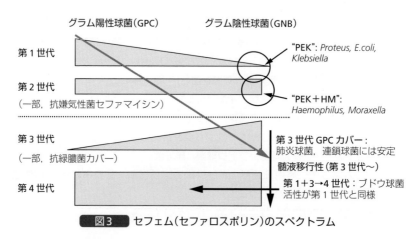

図3　セフェム(セファロスポリン)のスペクトラム

活性があります.

　前述したとおりセフェム全般は嫌気性菌への活性が弱く(第2世代セファマイシン系は除く),グラム陽性菌の腸球菌,リステリア,その他細胞壁をもたない微生物・細胞内寄生体のマイコプラズマ,クラミドフィラ,レジオネラには無効です.

　副作用にはアレルギー反応があり,ペニシリンアレルギーの5%で交差反応があるといわれています.また第2世代セファマイシンのセフメタゾールはビタミンK依存性の凝固因子合成を抑制し出血傾向が問題となります.

> **セフェム(セファロスポリン)の主なスペクトラム**
> ① 第1世代(セファゾリン)
>   グラム陽性菌―連鎖球菌,ブドウ球菌(MRSA,MRSE除く)
>   グラム陰性菌―腸内細菌科(大腸菌,クレブシエラ,プロテウス)の一部
> ② 第2世代(セフォチアム)
>   グラム陽性菌―連鎖球菌,ブドウ球菌(第1世代よりも活性低い)
>   グラム陰性菌―腸内細菌科,インフルエンザ桿菌,モラキセラ
> ③ 第2世代嫌気性菌用―セファマイシン系(セフメタゾール)
>   グラム陽性菌―連鎖球菌,ブドウ球菌(第1世代よりも活性低い)
>   グラム陰性菌―腸内細菌科,インフルエンザ桿菌,モラキセラ
>   嫌気性菌―口腔内嫌気性連鎖球菌,バクテロイデス
> ④ 第3世代(セフトリアキソン,セフォタキシム)
>   グラム陽性菌―連鎖球菌,ブドウ球菌(第1世代よりも活性低い)
>   グラム陰性菌―腸内細菌科,インフルエンザ桿菌,モラキセラ
> ⑤ 第3世代抗緑膿菌用(セフタジジム)
>   グラム陰性菌―腸内細菌科,インフルエンザ桿菌,モラキセラ,緑膿菌
>   ※グラム陽性菌に活性がまったくない.
> ⑥ 第4世代―"1＋3＝4"(セフェピム,セフォゾプラン)
>   グラム陽性菌―連鎖球菌,ブドウ球菌
>   グラム陰性菌―腸内細菌科,インフルエンザ桿菌,モラキセラ,緑膿菌

③ **カルバペネム: イミペネム・シラスタチン(チエナム®),メロペネム(メロペン®),ドリペネム(フィニバックス®)**

　カルバペネムはグラム陽性,グラム陰性(ESBL産生菌,緑膿菌などブドウ糖非発酵菌を含む),嫌気性菌と非常に広域なスペクトラムがあり,どの微生物にも効くため,複数菌が関係する後がない重症病院内感染症(誤嚥性肺炎,下部消化管穿孔,糖尿病性足病変からの壊死性筋膜炎)で使用する抗菌薬です.カルバペネムのスペクトラムを理解するには,カルバペネムに効果がない微生物を理解するほうが大切です.

副作用は痙攣(イミペネム，メロペネムは抗痙攣薬フェニトインと併用禁忌，メロペネムは中枢神経感染症で使用可能)，アレルギー反応があります．

> **カルバペネムの主なスペクトラム**
> - グラム陽性菌―連鎖球菌とブドウ球菌(イミペネムは腸球菌にも効果あり)
> - グラム陰性菌―腸内細菌科，インフルエンザ桿菌，モラキセラ，緑膿菌などブドウ糖非発酵菌
> - 嫌気性菌―口腔内嫌気性連鎖球菌，バクテロイデス

> **カルバペネムのスペクトラム外の微生物**
> - グラム陽性菌―MRSA，MRSE，VRE
> - グラム陰性菌―ステノトロホモナス・マルトフィリア，バークホルデリア・セパチア
> - 嫌気性菌―クロストリジウム・ディフィシル
> - その他―レジオネラ，クラミドフィラ，マイコプラズマ
>
> ※<u>カルバペネムを使用していても感染症の治療がうまくいかない場合，常にこれらの細菌による感染症の可能性がないかどうかを判断する．</u>

④ モノバクタム: アズトレオナム(アザクタム®)

スペクトラムはブドウ糖非発酵菌である緑膿菌を含むグラム陰性菌全般です．しかしステノトロホモナスやアシネトバクターは耐性を示します．一方，グラム陽性菌，嫌気性菌には効果がありません．

副作用はアレルギー反応があります．他のβラクタムと交差反応が少なく，βラクタムアレルギーでも使用可能といわれています(しかし側鎖が類似したセフタジジムとは交差アレルギーがあります)．

> **モノバクタムの主なスペクトラム**
> - グラム陰性菌―腸内細菌科，インフルエンザ桿菌，モラキセラ，緑膿菌などブドウ糖非発酵菌

グリコペプチド系: バンコマイシン(塩酸バンコマイシン®)，テイコプラニン(タゴシッド®)

グリコペプチド系にはバンコマイシン，テイコプラニンとまだ国内で未発売のリポグリコペプチド系のテラバンシンがあります．細胞壁合成の最終段階であるペプチドグリカンのD-Ala-D-Ala部分を阻害することで作用します．

抗菌スペクトラムはグラム陽性菌全般のみであり，グラム陰性菌には効果がありま

せん．グラム陽性菌の中でもとくに耐性グラム陽性菌(MRSA, MRSE, PRSP含む)に使用し，殺菌的に働きます．しかしβラクタム同様，腸球菌には静菌的に作用するため，腸球菌感染症を治療する際はアミノ配糖体のゲンタマイシンを併用します．

副作用としてはred man症候群があり，静注後の顔面，頸部，胸部の掻痒感，紅斑，ときに低血圧を伴います．I型の即時型アレルギー反応とは異なる非免疫学的機序によるヒスタミン放出が原因でありアナフィラキシーではないため投与速度を落とし1時間以上かけることで予防できます(投与速度：1g/時を超えないようにします)．また静脈炎の頻度も高いため，バンコマイシン投与は可能な限り太い末梢静脈ルートを用います．またバンコマイシンは他の腎毒性のある薬剤(アミノ配糖体)と併用すると腎機能悪化の副作用があります．テイコプラニンはバンコマイシンよりも腎毒性が少ないとされています．

バンコマイシン"経口投与"は腸管から吸収されないため，重症の *Clostridium difficile* 感染症(CDI)で用いられます．またバンコマイシン点滴静注は腸管内に分泌されないのでCDIの治療に点滴静注を用いてはいけません．

バンコマイシンは耐性グラム陽性菌全般への抗菌薬でしたが，最近ではバンコマイシン耐性腸球菌(VRE)やグリコペプチド中等度耐性ブドウ球菌(GISA)などが問題となっており，治療薬としてオキサゾリジノン系リネゾリド，ストレプトグラミン系ダルホプリスチン・キヌプリスチン，リポペプチド系ダプトマイシンがあります．

とくに最少発育阻止濃度(MIC)≧2であるMRSAの肺炎や髄膜炎ではバンコマイシンでの治療に失敗するケースがあるため，たとえMRSA感染症であっても他の薬剤選択を考慮します(肺炎，髄膜炎：リネゾリド，菌血症・感染性心内膜炎：ダプトマイシン)．

MRSAによる感染性心内膜炎，骨髄炎，髄膜炎，肺炎ではバンコマイシンのトラフ値(最低血中濃度，投与開始4～5回目直前に測定)を15～20μg/mLを目標とします．また最近では濃度依存かつ時間依存性の抗菌薬としてローディングした上での持続静注でバンコマイシンを投与することがありますが，静脈炎の頻度が高いため可能ならば中心静脈カテーテルから投与します．

> **グリコペプチドの主なスペクトラム**
> - グラム陽性菌—連鎖球菌(ペニシリン耐性肺炎球菌含む)，ブドウ球菌(MRSA, MRSE含む)，腸球菌
> - 嫌気性菌—経口投与で *Clostridium difficile*
>
> ※グラム陰性菌には効果がない．

ホスホマイシン

ホスホマイシンの作用機序は細胞壁合成の第一段階であるムレインモノマー合成阻

害であり，抗菌スペクトラムはグラム陽性球菌(GPC)の腸球菌(VREも含む)，グラム陰性桿菌(GNB)の腸内細菌科*Enterobacteriaceae*の大腸菌，クレブシエラ，プロテウス，セラチアをカバーします．一般的には膀胱炎に内服で用いられる以前からある抗菌薬ですが，最近ではESBL産生型腸内細菌科やカルバペネム耐性グラム陰性桿菌(GNB)に併用で用いられることもあります．副作用に下痢，嘔気・嘔吐，心窩部痛の消化器症状があります．

> **ホスホマイシンの主なスペクトラム**
> - グラム陽性菌―腸球菌(VREを含む)
> - グラム陰性菌―GNB腸内細菌科(大腸菌，クレブシエラ，プロテウス，セラチア)
>
> ※ESBL産生GNBやカルバペネム耐性GNBに併用で用いられることがある．

細胞膜阻害薬

環状リポペプチド系：ダプトマイシン(キュビシン®)

　ダプトマイシンは環状ポリペプチドであり，細胞膜に結合して脱分極を起こし殺菌的に作用し，耐性グラム陽性菌全般(MRSA，VRE含む)にスペクトラムがあります．グラム陰性菌には効果がありません．
　血中濃度半減期が長く1日1回投与であり，腎排泄のため腎機能に合わせて投与量を調整します．濃度依存性のため1回投与量を高用量で用いることがあります．人工弁心内膜炎や人工関節感染などバイオフィルムに透過性があります．MRSAによる皮膚軟部組織感染や菌血症，感染性心内膜炎で用いられます．副作用としてミオパチーと好酸球性肺炎があり，ダプトマイシン使用中はCPK値フォローアップしスタチンとの併用は避けます．
　髄液移行性は悪く，また肺のサーファクタントに結合し不活化されるため，髄膜炎や肺炎では使用できません．

> **ダプトマイシンの主なスペクトラム**
> - グラム陽性菌―ブドウ球菌(MRSA，MRSE含む)，連鎖球菌(肺炎球菌含む)，腸球菌(VREを含む)
>
> ※グラム陰性菌には効果がない．

ポリペプチド系：コリスチン(オルドレブ®)

　コリスチン(ポリミキシンE)は陽イオン界面活性作用のあるポリペプチドであり，細胞膜を破壊し緑膿菌およびアシネトバクターなど耐性グラム陰性菌に対し殺菌的に作用します．グラム陽性菌およびプロテウス，セラチア，バークホルデリアへの活性

はありません.

　国内ではβラクタム，キノロン，アミノ配糖体の3系統の抗菌薬への耐性グラム陰性桿菌（大腸菌，シトロバクター，クレブシエラ，エンテロバクター，緑膿菌，アシネトバクター）への治療で用いられます．各種感染症に対し，1回1.25～2.5mg/kgを1日2回，30分以上かけて点滴静注します．

　もともとコリスチンは1950年代に日本で発見され，1960～1970年代にかけてグラム陰性菌感染症に使用されましたが，腎機能障害や神経毒性の頻度が高く，その後βラクタムやアミノ配糖体が開発・使用されたため，国内では注射製剤は使用されなくなっていました．しかし耐性グラム陰性菌への新たな抗菌薬開発が進まず，コリスチンの効果が見直され再度静注薬として使用可能となりました．

　主な副作用として腎機能障害，神経障害（四肢しびれ，めまい，失調，錯視など）があります．

> **コリスチンの主なスペクトラム**
> - グラム陰性菌—腸内細菌科（大腸菌，クレブシエラ，エンテロバクター，シトロバクター），緑膿菌，アシネトバクター
> ※プロテウス，セラチア，バークホルデリアには効果がない．
> ※グラム陽性菌，嫌気性菌には効果がない．

転写・翻訳（タンパク合成）阻害薬

リボソーム30S サブユニット
① テトラサイクリン系：ドキシサイクリン（ビブラマイシン®），ミノサイクリン（ミノマイシン®）

　代表的なテトラサイクリン系としてドキシサイクリン，ミノサイクリンがあり，細胞内のリボソーム30Sサブユニットに結合しタンパク合成を抑制し静菌的に作用します．グラム陽性菌（MRSAを含む），ビブリオ，エロモナスなどグラム陰性菌の一部，レジオネラと広域スペクトラムがあります．Q熱やリケッチア，肝硬変患者の海水曝露からのビブリオ・ブルニフィカス感染症で第一選択薬として用いられます．

　副作用として嘔気・嘔吐など消化器症状，光線過敏症，歯肉色素沈着があります．

> **テトラサイクリンの主なスペクトラム**
> - グラム陽性菌—ブドウ球菌（MRSA含む）
> - グラム陰性菌—ビブリオ，エロモナスなど一部のグラム陰性桿菌
> - その他—レジオネラなど
> ※Q熱，リケッチア，ビブリオ・ブルニフィカス感染症での第一選択

② アミノ配糖体：ゲンタマイシン(ゲンタシン®，エルタシン®)，トブラマイシン(トブラシン®)，アミカシン(アミカマイシン®)

アミノ配糖体は，細胞内リボソーム30Sサブユニットに結合しタンパク合成阻害により殺菌的に作用します．ゲンタマイシン，トブラマイシン，アミカシンは抗緑膿菌活性があります．

スペクトラムは緑膿菌を含むグラム陰性菌全般です．またゲンタマイシンはβラクタムないしバンコマイシンと併用で，感染性心内膜炎や重症腸球菌感染症に使用されます．バークホルデリア・セパチアやステノトロホモナス・マルトフィリアはもともとアミノ配糖体に耐性です．またトブラマイシンは抗緑膿菌活性にとくに優れています．

副作用は腎毒性，耳毒性，神経筋接合部遮断があります．腎不全のリスクファクター(高齢者，脱水，慢性腎不全の既往，他の腎毒性薬剤と併用)があり注意して使用します．

またアミノ配糖体は濃度依存性であり，①組織での薬物濃度が高いほど強い殺菌作用を示すこと，②投与後のpostantibiotic effect(PAE：血中濃度が最小発育阻止濃度以下となっても殺菌作用をもつ)，③細菌のadaptive resistance発現を減らす面から1日1回投与法once daily dosing(ODD)が好まれます．ODDでは1日複数回投与に比べ腎毒性が少なくなると考えられています．

> **アミノ配糖体の主なスペクトラム**
> - グラム陽性菌—βラクタム，バンコマイシンと併用で，連鎖球菌，ブドウ球菌，腸球菌
> - グラム陰性菌—腸内細菌科，緑膿菌

③ グリシルサイクリン系：チゲサイクリン(タイガシル®)

グリシルサイクリン系のチゲサイクリンはテトラサイクリン誘導体であり，細胞内のリボソーム30Sサブユニットに結合しタンパク合成を抑制し静菌的に作用します．グラム陽性菌(MRSA，VREを含む)，グラム陰性菌(緑膿菌，プロテウス以外)，嫌気性菌，レジオネラまで広域スペクトルがあります．

チゲサイクリンは混合菌感染である複雑性皮膚軟部組織感染，複雑性腹腔内感染に対する治療薬ですが，耐性グラム陽性菌—MRSA，VREおよび耐性グラム陰性菌—ESBL産生腸内細菌科，多剤耐性アシネトバクター，カルバペネマーゼ産生クレブシエラに用いられます．肺，胆道・大腸では高い組織濃度が維持できますが，高い血中濃度を維持できず，また静菌的に作用するため菌血症の治療には向いていません．肺組織濃度が高いものの多剤耐性菌を含む人工呼吸器関連肺炎(VAP)でチゲサイクリン使用により死亡率上昇の報告があります．副作用として嘔気・嘔吐など消化器症状

が約1/3でみられます．肝代謝であり，腎機能にあわせた投与量調整は必要ありません．

> **チゲサイクリンの主なスペクトラム**
> - グラム陽性菌─連鎖球菌(肺炎球菌含む)，ブドウ球菌(MRSA，MRSE含む)，腸球菌(VRE含む)
> - グラム陰性菌─腸内細菌科(大腸菌，クレブシエラ，エンテロバクター，シトロバクター)，アシネトバクター
> - 嫌気性菌─バクテロイデス
> - その他─レジオネラ
> ※緑膿菌，プロテウスには効果がない．
> ※耐性グラム陽性菌(MRSA，VRE)，耐性グラム陰性菌(多剤耐性アシネトバクター，カルバペネマーゼ産生クレブシエラ)に用いる．

リボソーム50Sサブユニット
① リンコサミド系：クリンダマイシン(ダラシン®，リンタシン®)

　クリンダマイシンは静菌的で，細胞内のリボソーム50Sサブユニット阻害でタンパク合成を抑制します．内服での吸収効率もよく，肝代謝であるため腎機能低下時の投与量調整は必要ありません．

　スペクトラムはグラム陽性菌〔連鎖球菌，黄色ブドウ球菌(MSSAのみ)〕と嫌気性菌に活性があります．好気性グラム陰性菌，嫌気性菌のバクテロイデスの一部には耐性です．そのため，単剤か併用での誤嚥性肺炎の治療やグラム陰性菌活性の抗菌薬と併用で腹腔内感染症の治療に用いられます．クリティカルケアでは毒素ショック症候群 toxic shock syndromeでタンパク合成阻害を期待してβラクタム系に併用して用いられます．

　副作用は嘔気・嘔吐，下痢など消化器症状，肝機能障害があり，*Clostridium difficile*感染症のリスクが上がるといわれています．

> **クリンダマイシンの主なスペクトラム**
> - グラム陽性菌─黄色ブドウ球菌(MSSAのみ)，連鎖球菌
> - 嫌気性菌─口腔内嫌気性連鎖球菌，バクテロイデス(一部は耐性)

② マクロライド系：クラリスロマイシン(クラリシッド®)，アジスロマイシン(ジスロマック®)

　代表的なマクロライド系としてエリスロマイシン，クラリスロマイシン，アジスロマイシンがあります．マクロライドは静菌的で，細胞内のリボソーム50Sサブユニッ

ト阻害でタンパク合成を抑制し，肝代謝です．市中肺炎で問題となる非定型菌（レジオネラ，肺炎クラミドフィラ，マイコプラズマ）で使用されます．とくに菌血症を伴う重症肺炎球菌性肺炎ではβラクタムと併用することで，マクロライドによる抗炎症作用により生命予後改善の可能性があります．アジスロマイシン点滴静注が使用可能となったため重症市中肺炎では肺炎球菌および非定型菌カバーも含め，βラクタムと併用でしばしば使用します．

スペクトラムはエリスロマイシンがグラム陽性菌（ブドウ球菌と連鎖球菌）とレジオネラ，マイコプラズマ，クラミドフィラであり，アジスロマイシンとクラリスロマイシンはグラム陰性菌のインフルエンザ桿菌，モラキセラにも活性があります．しかしグラム陽性菌の連鎖球菌と黄色ブドウ球菌に対してはマクロライド耐性が進んでいるため，単独投与でエンピリックに選択されることはありません．

副作用としては嘔気・嘔吐，腹痛などの消化器症状と，稀に聴力障害，耳鳴りがあります．とくにエリスロマイシン，クラリスロマイシンは薬物相互作用が多数ありQTc延長があります．

> **マクロライドの主なスペクトラム**
> - グラム陽性菌—連鎖球菌と黄色ブドウ球菌の一部（マクロライド耐性が進んでいる）
> - グラム陰性菌—インフルエンザ桿菌，モラキセラ（クラリスロマイシン，アジスロマイシン）
> - その他—レジオネラ，クラミドフィラ，マイコプラズマ
>
> ※重症市中肺炎での非定型菌カバーおよび肺炎球菌へβラクタムと併用で用いる．

③ ストレプトグラミン系：キヌプリスチン・ダルホプリスチン（シナシッド®）

ストレプトグラミンAとBの合剤であるキヌプリスチン・ダルホプリスチンは，細胞内のリボソーム50Sサブユニット阻害でタンパク合成を抑制し静菌的に作用します．静注薬のみで肝代謝であり，腎機能低下時にも投与量変更の必要がありません．

スペクトラムは耐性グラム陽性菌でありブドウ球菌（MRSA含む），腸球菌（VRE含む）に効果がありますが，腸球菌 *Enterococcus faecalis* には耐性です．

副作用は静脈炎，全身筋痛・関節痛，血小板減少，嘔気・嘔吐など消化器症状，間接ビリルビン上昇があります．また薬物相互作用も多数あり，ベンゾジアゼピン（ミダゾラム，ジアゼパム），カルシウム拮抗薬（ニカルジピン，アムロジピン），抗不整脈薬（リドカイン，ジソピラミド），ステロイド（メチルプレドニゾロン），免疫抑制薬（シクロスポリン），抗痙攣薬（カルバマゼピン）との併用には注意します．

> **キヌプリスチン・ダルホプリスチンの主なスペクトラム**
> グラム陽性菌—連鎖球菌(PRSP含む),ブドウ球菌(MRSA, MRSE含む),腸球菌(VRE含む)

④ **オキサゾリジノン系:リネゾリド(ザイボックス®)**

　オキサゾリジノン系のリネゾリドは細胞内のリボソーム50Sサブユニット阻害でタンパク合成を抑制し静菌的に作用します.バイオアベイラビリティが100%であり内服薬と静注薬で同等の組織濃度,効果が期待できます.肝代謝であり腎機能低下時にも投与量変更は必要はありません.

　スペクトラムは耐性グラム陽性菌でブドウ球菌(MRSA, MRSE含む),腸球菌(VRE含む)に効果があります.肺および髄液移行性が良好であり,MRSA肺炎,MRSA髄膜炎で用いられます.

　副作用は頭痛,下痢,血小板減少(とくに14日以上使用する場合),視神経炎・末梢神経ニューロパチーがあり,SSRIなど抗うつ薬との併用でセロトニン症候群があります.

> **リネゾリドの主なスペクトラム**
> ● グラム陽性菌—連鎖球菌(PRSP含む),ブドウ球菌(MRSA, MRSE含む),腸球菌(VRE含む)

DNA合成阻害薬

DNA合成—メトロニダゾール(フラジール®,アネメトロ®)

　ニトロイミダゾール系のメトロニダゾールは殺菌的に作用し,細菌のDNA合成を阻害します.消化管吸収が良好で肝代謝です.スペクトラムは嫌気性菌全般(ラクトバシラス,プロピオニバクテリウム,アクチノミセスは除く)のみに効果があります.*Clostridium difficile*感染症の第一選択薬です.また嫌気性菌が関連する混合感染(誤嚥性肺炎,腹腔内感染,複雑性皮膚軟部組織感染)では好気性菌カバーの抗菌薬と併用で使用します.メトロニダゾールの点滴静注が国内でも使用可能となりセフェム系と併用で使用することで,カルバペネムやピペラシリン・タゾバクタム以外の混合感染による重症感染症でのエンピリックセラピーの選択肢が増えたことになります.

　副作用は嘔気・嘔吐,味覚障害などの消化器症状とめまい,痙攣,小脳失調など中枢神経系症状があります.

> ▶ **メトロニダゾールの主なスペクトラム**
> ・嫌気性菌—口腔内嫌気性連鎖球菌，バクテロイデス，*Clostridium difficile*

DNA gyrase—キノロン系：シプロフロキサシン(シプロキサン®)，レボフロキサシン(クラビット®)，モキシフロキサシン(アベロックス®)

　キノロンはDNAトポイソメラーゼ(DNAジャイレースとトポイソメラーゼⅣ)と結合しDNA合成を阻害し殺菌的に作用します．クリティカルケアでは静注でのシプロフロキサシン，レボフロキサシン，内服ではモキシフロキサシンが使用されます．

　腸管からの吸収は良好ですが，食事摂取や金属イオン(カルシウム，マグネシウム，アルミニウム，亜鉛など)との併用でキレートを作り吸収低下するため，食事やこれら金属イオン製剤(制酸薬，下剤など)から2～4時間程度間隔をあけて経口投与します．

　スペクトラムはキノロン全般としてグラム陰性菌とレジオネラ，クラミドフィラ，マイコプラズマに活性があります．シプロフロキサシンと高用量レボフロキサシン(750mg/日)は抗緑膿菌活性があります．レボフロキサシン，モキシフロキサシンは肺炎球菌に活性があり，モキシフロキサシンはバクテロイデスを含む嫌気性菌にも活性があります．

　副作用として嘔気・嘔吐，腹痛などの消化器症状，めまい，頭痛，幻覚，痙攣など中枢神経症状，そしてQTc延長があります．

　薬物相互作用については，とくにシプロフロキサシンではNSAIDsやテオフィリン併用で痙攣誘発，ワルファリンの抗凝固亢進があります．

　とくに緑膿菌を含むグラム陰性菌への活性を期待して，静注でシプロフロキサシン，レボフロキサシン高用量投与を行います．

> ▶ **キノロンの主なスペクトラム**
> ・グラム陽性菌—黄色ブドウ球菌，(肺炎球菌：レボフロキサシン，モキシフロキサシン)
> ・グラム陰性菌—腸内細菌科，インフルエンザ桿菌，モラキセラ，(緑膿菌：シプロフロキサシン，レボフロキサシン)
> ・(嫌気性菌—バクテロイデス：モキシフロキサシン)
> ・その他—レジオネラ，クラミドフィラ，マイコプラズマ

核酸合成・葉酸代謝阻害―ST合剤：トリメトプリム・スルファメトキサゾール(バクタ®)

　ST合剤はトリメトプリムとスルファメトキサゾールの合剤であり，異なるステップで葉酸合成を阻害し静菌的に働きます．スペクトラムとしては，グラム陽性菌では肺炎球菌(他の連鎖球菌には無効)，黄色ブドウ球菌，グラム陰性菌では腸内細菌科，ブドウ糖非発酵菌のステノトロホモナス，バークホルデリアがあります．緑膿菌には無効です．

　免疫不全の感染症で問題となる微生物であるリステリア，ノカルジア，ニューモシスチスにも活性があります．しかし嫌気性菌には活性がありません．副作用として皮疹，高カリウム血症，骨髄抑制があります．

　クリティカルケアでは病院内感染で問題となるブドウ糖非発酵菌であるステノトロホモナス，バークホルデリアおよび免疫不全で問題となるニューモシスチス肺炎に用いられます．

> **ST合剤の主なスペクトラム**
> - グラム陽性菌―肺炎球菌と黄色ブドウ球菌(MRSA含む)，リステリア，ノカルジア
> - グラム陰性菌―腸内細菌科，インフルエンザ桿菌，モラキセラ，バークホルデリア，ステノトロホモナス
> - その他―ニューモシスチス

④ クリティカルケアで問題となる耐性グラム陽性菌をカバーする抗菌薬

　耐性グラム陽性菌としてクリティカルケアでは，①ペニシリン耐性肺炎球菌(PRSP)，②メチシリン耐性黄色ブドウ球菌(MRSA)，③バンコマイシン耐性腸球菌(VRE)が問題になります．

　PRSPは髄膜炎以外ならば高用量ペニシリン―アンピシリン，第3世代セフェム―セフトリアキソン，セフォタキシムで対応可能ですが，髄膜炎では第3世代セフェムにバンコマイシン併用や髄液移行性のよいリネゾリドが選択肢となります．

　MRSAはグリコペプチド系のバンコマイシン，テイコプラニンが選択肢になりますが，バンコマイシンMIC≧2.0の場合，リネゾリド，ダプトマイシンが選択肢となります．

　VREではリネゾリド，ダルホプリスチン・キヌプリスチンが選択肢となります．

　現在耐性グラム陽性菌に使用される抗菌薬をまとめると表4のようになります．

表4 耐性グラム陽性菌に用いられる抗菌薬の特徴

抗菌薬	分類・作用機序	投与経路	MRSA	抗菌活性 PRSP	VRE	副作用
バンコマイシン	グリコペプチド（細胞壁合成阻害）	静注のみ	感染症すべて	あり	なし	腎障害, red man 症候群
テイコプラニン	グリコペプチド（細胞壁合成阻害）	静注のみ	感染症すべて	あり	なし	腎障害, red man 症候群（バンコマイシンより頻度低い）
ダプトマイシン	環状リポペプチド（細胞膜阻害）	静注のみ	SSSI, BSI（肺炎は効果なし）	なし	あり (*E. faecium* のみ)	ミオパチー，好酸球性肺炎
リネゾリド	オキサゾリジノン（タンパク合成阻害）	静注，経口	SSSI, 肺炎（BSIは効果なし）	なし	あり	骨髄抑制，ニューロパチー
キヌプリスチン・ダルホプリスチン	ストレプトグラミン（タンパク合成阻害）	静注のみ	サルベージで使用	なし	*E. faecium*	筋痛，関節痛
telavancin	リポグリコペプチド（細胞壁合成阻害）	静注のみ	SSSI, CAP	あり	あり	腎障害
チゲサイクリン	グリシルサイクリン（タンパク合成阻害）	静注のみ	SSSI, CAP	あり	あり	嘔気，嘔吐
ceftaroline	セファロスポリン（細胞壁合成阻害）	静注のみ	SSSI, CAP	あり	なし	アレルギー反応

SSSI: skin and skin structure infection（皮膚軟部組織感染），CAP: community-acquired pneumonia（市中肺炎），BSI: bloodstream infection（血流感染）．
telavancin, ceftaroline は国内未承認であるが参考までに掲載した．
チゲサイクリンは国内では耐性グラム陰性菌（多剤耐性アシネトバクター，カルバペネマーゼ産生クレブシエラ）での使用のみ適応あり．

> **MEMO** 抗MSSA静注ペニシリン―ナフシリン,オキサシリン
>
> 耐性グラム陽性菌に使用できるさまざまな抗菌薬が国内でも使用可能になりましたが,国内での最大の問題は"メチシリン感受性黄色ブドウ球菌(MSSA)"に対する静注抗菌薬であるナフシリン,オキサシリンが使用できないことです.ナフシリン,オキサシリンはグラム陽性菌のMSSAのみをスペクトラムとし髄液移行性もあるため,MSSA感染性心内膜炎やMSSA髄膜炎・脳膿瘍の治療には必須の抗菌薬です.ブドウ球菌用ペニシリンであるナフシリン,オキサシリンが使用できないため,やむを得ず広域スペクトラムの第1世代セフェムのセファゾリン,第4世代セフェムのセフェピム,カルバペネムのメロペネムを使用せざるを得ない状況があります.早期に国内でも使用可能となることを願うばかりです.

> **MEMO** 抗MRSA静注薬―第5世代セフェム,テラバンシン
>
> 2017年12月現在国内では使用できませんが,とくに抗MRSA活性のある抗菌薬として世界的には第5世代セフェムのセフトラリン,セフトビプロール,そしてリポグリコペプチド系のテラバンシンがあります.
>
> ① 第5世代セフェム(セフトラリン,セフトビプロール)
> 腸内細菌科のグラム陰性菌への抗菌活性があり,緑膿菌などブドウ糖非発酵菌には効果がありません.グラム陽性菌は肺炎球菌を含む連鎖球菌とMRSAを含むブドウ球菌に効果があります.そのため抗菌スペクトラムとしては第3世代セフェム+バンコマイシンと同じと考えるとよいでしょう.
>
> ② テラバンシン
> 半合成リポグリコペプチドであり半減期が長く1日1回投与でMRSA含むグラム陽性菌に感受性があります.MRSAによる複雑性皮膚軟部組織感染,MRSA肺炎でバンコマイシンと同等の治療効果があります.副作用として腎障害,嘔気・嘔吐,味覚障害,催奇形性があります.

5 クリティカルケアで問題となる耐性グラム陰性菌をカバーする抗菌薬

耐性グラム陰性菌として,①多剤耐性緑膿菌,②ESBL産生型腸内細菌科,AmpC産生型腸内細菌科,カルバペネマーゼ産生クレブシエラ,③多剤耐性アシネトバクター,④ブドウ糖非発酵菌のバークホルデリア,ステノトロホモナスがあります.

緑膿菌は感受性があればβラクタム,キノロンを表5の投与量で用います.

表5　緑膿菌に使用する抗菌薬投与量

ピペラシリン・タゾバクタム（MIC≦16mg/L）：4.5g　6時間ごと
セフタジジム，セフェピム（MIC≦8mg/L）：2g　6〜8時間ごと
メロペネム（MIC≦8mg/L）：1〜2g　8時間ごと
アズトレオナム（MIC≦8mg/L）：2g　6時間ごと（βラクタムにアナフィラキシーがある場合）
レボフロキサシン：750mg　24時間ごと
シプロフロキサシン：400mg　8時間ごと

※βラクタムは投与時間延長，持続静注で投与する．
※アズトレオナムは基本的に多剤併用で用いる．

アシネトバクターの治療としては表6の投与量で行います．

表6　重症アシネトバクター感染での抗菌薬投与量

抗菌薬	初期ローディング	投与量
メロペネム	1〜2g　30分	1〜2g　6時間ごと投与時間3時間かけて
スルバクタム	なし	9〜12g　6〜8時間
コリスチン	2.5mg/kg	2.5mg/kg　12時間ごと
チゲサイクリン	100mgまたは200mg	50mg　12時間ごと，または 100mg　12時間ごと

※スルバクタムは，アンピシリン・スルバクタム合剤として用いる．

耐性グラム陰性菌の抗菌薬選択は表7（次頁）を参照してください．

6　クリティカルケアで問題となる嫌気性菌をカバーする抗菌薬

　混合感染で問題となる嫌気性菌のバクテロイデス・フラジーリスに対する感受性はセファマイシン系のセフメタゾール，クリンダマイシンともに低下しており，確実にカバーする必要がある場合はメトロニダゾール，カルバペネム，βラクタム・βラクタマーゼ阻害薬を用います（表8）．

表8　*Bacteroides* sppの感受性

>95%で効果あり	ニトロイミダゾール：メトロニダゾール カルバペネム：イミペネム-シラスタチン，メロペネム，ドリペネム βラクタム+βラクタマーゼ阻害薬：アンピシリン・スルバクタム， 　ピペラシリン・タゾバクタム キノロン：モキシフロキサシン
<70%程度の効果	第2世代嫌気性菌活性セフェム：セフメタゾール リンコマイシン：クリンダマイシン

※嫌気性菌カバーは1種類でよく，ダブルカバーは副作用が増加するのみで相乗効果なし．
※過去3カ月以内のキノロン使用歴あれば*Bacteroides*はモキシフロキサシン耐性と考えるべき．

表7 多剤耐性グラム陰性菌への抗菌薬選択

耐性機序	感染症	第一選択	第二選択
ESBL産生腸内細菌科	菌血症，肺炎 尿路感染症	カルバペネム	第3，4世代セフェム（MIC≦1） ピペラシリン・タゾバクタム キノロン アミノ配糖体 ST合剤 ホスホマイシン
AmpC産生腸内細菌科	菌血症，肺炎 尿路感染症	カルバペネム， セフェピム	ピペラシリン・タゾバクタム キノロン 3世代セフェム アミノ配糖体 ST合剤
カルバペネム耐性腸内細菌科	菌血症	コリスチン	チゲサイクリン カルバペネム（MIC≦4） 併用療法として： 　リファンピシン 　ホスホマイシン 　アズトレオナム
アシネトバクター	すべて	カルバペネム	スルバクタム コリスチン チゲサイクリン
カルバペネム耐性アシネトバクター，多剤耐性アシネトバクター	菌血症 肺炎		感受性があれば： 　スルバクタム 　コリスチン 　チゲサイクリン 併用療法として： 　リファンピシン 　抗菌薬全身投与およびアミノ配糖体， 　　コリスチン吸入併用
多剤耐性緑膿菌	菌血症 肺炎 尿路感染症		コリスチン アミノ配糖体 感受性があれば： 　ドリペネム 併用療法として： 　リファンピシン 　ホスホマイシン 　抗菌薬全身投与およびアミノ配糖体， 　　コリスチン吸入併用 　ホスホマイシン
ステノトロホモナス・マルトフィリア		ST合剤	キノロン（レボフロキサシン，モキシフロキサシン，シプロフロキサシン）

モキシフロキサシンも抗嫌気性菌活性がありますが，経口薬のみであり，また過去3カ月以内にキノロン使用歴がある場合，耐性化している可能性があるため使用は避けます．

❼ クリティカルケアで問題となるその他の微生物をカバーする抗菌薬

グラム陰性菌ですが使用する抗菌薬が異なる点で注意する微生物として，重症市中肺炎を起こすレジオネラ，病院内肺炎，菌血症で問題となるブドウ糖非発酵菌のバークホルデリア，ステノトロホモナスがあります．また真菌に分類されていますが細胞性免疫不全の感染症で問題となるニューモシスチス，グラム陽性桿菌のノカルジアにも注意が必要です．

レジオネラは非定型菌のマイコプラズマ，クラミドフィラと同様にマクロライド，キノロン，テトラサイクリンで治療を行います．

重症市中肺炎ではとくに肺炎球菌とレジオネラのカバーは必須であり，ベータラクタムと併用で生命予後が改善するためマクロライドを使用します．キノロンは結核にも効果があるため，国内での高齢者の重症市中肺炎で結核の可能性が否定できない場合，選択しにくい抗菌薬です．

バークホルデリア，ステノトロホモナス，ニューモシスチス，ノカルジアではST合剤を使用します．ST合剤（トリメトプリム80mg／スルファメトキサゾール400mg）でトリメトプリム換算で15mg/kg/日を3回に分割して投与します．

❽ クリティカルケアでの発熱へのアプローチ

病院内感染症はICU/CCUに入室した重症患者では合併症および死亡率上昇につながるため，患者の安全を考慮すると重要な問題です．ICU入室患者はとくに挿管・人工呼吸器管理，中心静脈カテーテル，尿カテーテル，各種ドレーン挿入，血管内デバイス挿入といった緊急処置が必要になることが多く，ICUでの感染症を考える上で重要因子となります．またステロイド，免疫抑制薬，大量輸血なども患者の免疫状態を低下させ感染症を誘発する因子として重要です．その一方で，ICU入室患者の発熱の原因の約半数は非感染症によることが示されており，感染症ないし非感染症のどちらから起こっている発熱かを意識しながら，ICU入室患者の発熱へアプローチしなければいけません．ここではクリティカルケアでの発熱について考えてみます．

ICU入室患者の発熱の原因：非感染性疾患

ICU入室患者は臓器障害を伴っていることが多く，高サイトカイン血症（IL-1，IL-6，TNF-αなど）により感染症同様に高い頻度で非感染性疾患による発熱が起こります．

クリティカルケアでよくみられる発熱の原因として，臓器別に感染症と非感染症に分類し，頭部から四肢・関節，そしてその他も含め表9に示します．

ICU入室の原因疾患によっても発熱の原因が大きく異なるため，基礎疾患ごとに特

表9 クリティカルケアよくみられる発熱の臓器別原因疾患：感染症と非感染性疾患

臓器	感染症	非感染性疾患
中枢神経系	髄膜炎，脳炎，脳膿瘍	後頭蓋窩症候群，中枢熱，痙攣，脳梗塞，脳出血
心血管系	中心ライン，ペースメーカ感染，心内膜炎，胸骨骨髄炎，ウイルス性心外膜炎，心筋・弁周囲膿瘍	心筋梗塞，Dressler症候群，IABP症候群，心外膜切除後症候群
呼吸器系：気管・肺	HAP/VAP，縦隔洞炎，気管気管支炎，膿胸	肺塞栓，ARDS，無気肺，BOOP，気管支原性腫瘍，ループス肺臓炎，間質性肺炎
消化器系	腹腔内膿瘍，胆管炎，胆囊炎，ウイルス性肝炎，腹膜炎，偽膜性腸炎	膵炎，無石性胆囊炎，腸管虚血，消化管出血，肝硬変，虚血性腸炎
腎・尿路系	カテーテル関連細菌尿，ウロセプシス，腎盂腎炎，膀胱炎	
皮膚・軟部組織	褥創，蜂窩織炎，創部感染	薬疹，Stevens-Johnson症候群
骨・関節	慢性骨髄炎，化膿性関節炎	痛風，偽痛風発作
その他		副腎不全，静脈炎，血栓性静脈炎，腫瘍熱，アルコール・薬物離脱，振戦せん妄，薬剤熱，脂肪塞栓，深部静脈血栓，術後発熱（<48時間），輸血後発熱，血腫，造影剤関連（コレステロール塞栓，アレルギー，甲状腺クリーゼ），プロポフォール注入症候群

HAP: 病院内肺炎，VAP: 人工呼吸器関連肺炎，IABP: 大動脈内バルーンポンプ，
ARDS: 急性呼吸促迫症候群，BOOP: bronchial obstruction with organizing pneumonia

徴的な非感染性疾患として内科系，外科系で注意すべき疾患についてみていきます．

① 内科系疾患，とくに心血管系患者では，心筋梗塞，心外膜炎に伴うDressler症候群，肺血栓塞栓症，下肢静脈血栓症，抗血栓療法に伴う出血性合併症による発熱があります．

② 脳神経外科患者では，術後の化学性髄膜炎・後頭蓋窩症候群による発熱が問題となります．発熱・項部強直，髄液白血球・タンパク増加，糖低下があり，細菌性髄膜炎との鑑別を必要としますが，髄液培養陰性であることおよび数日の経過で症状・発熱ともに改善することが特徴です．また，脳血管障害（脳梗塞，脳出血，くも膜下出血）による中枢熱や抗痙攣薬（とくにフェニトイン）による薬剤熱もよくみられます．とくに抗痙攣薬のフェニトイン，カルバマゼピン，ラモトリギンは発熱，皮疹を伴う過敏性症候群を起こすことがあり，これら3種類のうち1種類でも起こったら他の薬剤は基本的に使ってはいけません．

③ 術後ケースでは，まず術後で大切なこととして，"発熱＝感染症"を必ずしも意味しません．とくに術後48時間以内の発熱は外科的侵襲によるものが大部分であり，その他の原因としては，視床下部の体温中枢に対する麻酔薬の影響で発熱が起こることが知られています．感染症が術後48時間以内に発症するのは稀であり，多くは(1)術野の不潔操作，(2)誤嚥の場合に限定されます．術後96時間以降持続する発熱やそれ以降に発熱する場合，感染症の可能性が高くなり，創部感染症および胸部・上腹部手術では無気肺など気道トラブルの可能性，下腹部手術では骨盤内血栓性静脈炎の可能性を考慮します．術後はやはり下肢静脈血栓(DVT)/肺塞栓(PE)による発熱の可能性があります．

④ 外傷患者では，出血による血腫，DVT/PE，脂肪塞栓および輸血に伴う発熱はよくみられます．

⑤ 多臓器不全や循環不全のケースでは，胆嚢虚血・胆汁うっ滞から起こる無石性胆嚢炎を常に考慮する必要があり，腹部エコー，腹部CTを行って診断し，経皮的胆嚢ドレナージを行います．

⑥ 薬剤熱は，(1)薬剤熱を起こす薬剤が投与されている，(2)発熱しているが，全身状態が一般的に良好である（アムホテリシンBでは悪寒戦慄を伴うこともある），(3)薬剤中止後48〜72時間で軽快する，という特徴があります．一方で，薬剤熱でもCRP，白血球数は上昇すること，そして好酸球増多，肝機能障害は頻度が少ないことも理解する必要があります．とくに比較的徐脈を伴う場合は薬剤熱の可能性が高く，頻度的に薬剤熱を起こす代表的なICUでの使用薬剤として，抗菌薬（βラクタム系が最多，他にST合剤，キノロン系），抗真菌薬（アムホテリシンB），硫酸アトロピン，利尿薬（ループ利尿薬，サイアザイド），抗痙攣薬（フェニトイン，カルバマゼピン，バルビツレート）があります．

⑦ それ以外に注意したい非感染性疾患としては，輸血後の一過性の発熱があり，とくに血小板輸血後で多く，赤血球液(RBC)，新鮮凍結血漿(FFP)でも起こります．またアルコール大酒家やもともとベンゾジアゼピン系の睡眠薬・抗不安薬の服用があれば，アルコール離脱/ベンゾジアゼピン離脱症候群（高熱，頻脈，不穏・せん妄）が起こるため病歴・内服薬・社会歴の確認は大切です．

ICU入室患者の発熱の原因：感染症

　　ICU入室患者で問題になる感染症は，①基礎疾患に関連するものと②ICU入室後

の医療行為に関連するものに分けられます．基礎疾患に関連するものとして表10の感染症があります．

表10　患者の基礎疾患に関連した感染症

① 胆石，総胆管結石の既往⇒胆嚢炎，胆管炎
② 肺気腫，慢性呼吸不全の既往⇒肺炎，COPD急性増悪
③ 脳梗塞後遺症で長期臥床の既往⇒誤嚥性肺炎，尿路感染症，褥創感染症
④ 尿カテーテル留置の既往⇒複雑性尿路感染症
⑤ 下腿浮腫，蜂窩織炎の既往⇒蜂窩織炎，毒素ショック症候群
⑥ 肝硬変の既往⇒特発性細菌性腹膜炎
⑦ 慢性腎不全，血液維持透析の既往⇒ブラッドアクセス感染
⑧ 慢性腎不全，腹膜透析の既往⇒CAPD腹膜炎

　ICU入室後の医療行為に関連した感染症は，チューブおよびライン類など異物が挿入されている部分(①人工呼吸器関連肺炎，②副鼻腔炎，③カテーテル関連血流感染

表11　医療関連感染症"6つ"の診断・治療・主な予防法

① 病院内肺炎(HAP)，人工呼吸器関連肺炎(VAP)
　頻度：27〜44%
　リスクファクター：人工呼吸器使用期間，頭部外傷，APACHEIIスコア・SOFAスコア高値，事故抜管，再挿管，緊急挿管，長時間にわたるマスク換気，胸部外傷，気道反射低下，COPD，高齢者，誤嚥，低栄養，仰臥位・安静臥床，過鎮静，副鼻腔炎，心疾患・心肺停止
　診断：臨床所見―発熱(>38℃)，他の熱源なし，WBC<4,000ないし12,000/mm³，他に原因のはっきりしない意識障害，新たな膿性喀痰・気道分泌物の増加，咳・呼吸困難・頻呼吸，肺野ラ音・気管支音聴取，酸素化悪化，O₂投与量上昇・人工呼吸器補助上昇，画像―胸部X線・CT(新たな浸潤影，空洞影，consolidation)，気管支肺胞洗浄液・吸痰による喀痰分泌物のグラム染色・培養，胸水培養
　原因微生物：大腸菌，エンテロバクター，クレブシエラ，プロテウス，セラチア，インフルエンザ桿菌，黄色ブドウ球菌(MSSA，MRSA)，肺炎球菌，嫌気性菌，レジオネラ，緑膿菌，アシネトバクター
　治療：抗菌薬
　予防：頭部挙上30〜45度以上，人工呼吸器の早期離脱・早期抜管，適切な鎮静薬投与・1日1回の鎮静解除，口腔ケア(歯・歯肉・舌のブラッシング，0.12%クロルヘキシジンよる2回/日の口腔洗浄)，胃拡張の予防，手指消毒の徹底，閉鎖式吸引チューブによる気道分泌物吸引

② 副鼻腔炎
　頻度：2〜22.5%
　リスクファクター：経鼻チューブ使用期間，挿管チューブ使用期間，経鼻挿管チューブ使用期間，顔面外傷
　診断：発熱(>38℃)，膿性鼻漏，副鼻腔CT(透過性低下，粘膜腫脹，液面形成)および副鼻腔穿刺・培養
　原因微生物：黄色ブドウ球菌，緑膿菌，クレブシエラ，大腸菌，エンテロバクター
　治療：経鼻チューブの早期抜去・副鼻腔ドレナージ，抗菌薬
　予防：経鼻挿管・経鼻胃管を避ける，早期抜去

(次頁へつづく)

表11 つづき

③ カテーテル関連血流感染症（CRBSI）
  頻度：1,000 central line daysあたり0.6〜4件
  リスクファクター：血管内留置カテーテル使用期間，カテーテル挿入部位：大腿＞内頸＞鎖骨下，カテーテルのルーメン数，静脈栄養の使用・脂質製剤の使用，緊急挿入，熱傷，ガイドワイヤ使用による交換，超高齢者，低栄養，血液透析
  診断：発熱（＞38℃），悪寒，低血圧，血液培養2セット（末梢血，中心ライン），カテーテル先端培養（定量培養・半定量培養），同時採取した定量培養で中心静脈ラインと末梢血で5：1以上，differential time to positivity：同時採取した血液培養で末梢血よりも2時間以上早く中心静脈ラインが陽性
  原因微生物：黄色ブドウ球菌（MSSA，MRSA），コアグラーゼ陰性ブドウ球菌，グラム陰性桿菌，緑膿菌，カンジダ
  治療：中心静脈カテーテル早期抜去，抗菌薬
  予防：マキシマムバリアプリコーションでの挿入，カテーテルの早期抜去，手指消毒の徹底，2％クロルヘキシジンでの皮膚消毒

④ カテーテル関連尿路感染症（CAUTI）
  頻度：1,000 urinary catheter daysあたり0.4〜7.7件
  リスクファクター：カテーテル挿入期間，女性，非閉鎖式回路，50歳以上，糖尿病，クレアチニン＞2.0
  原因微生物：大腸菌，エンテロバクター，腸球菌，クレブシエラ，緑膿菌，カンジダ
  診断：発熱（＞38℃），頻尿，尿意切迫感，排尿時痛，恥骨上部叩打痛，尿定量培養（≧10^{5}CFU/mL），尿グラム染色
  治療：尿バルーン抜去・交換，抗菌薬
  予防：尿バルーン早期抜去，無菌的処置での挿入，尿バッグを膀胱以下の高さに保持，回路閉塞の解除，手指消毒の徹底，閉鎖回路の維持

⑤ 手術創部感染症（SSI）
  頻度：3〜25％
  リスクファクター：超高齢者，ASA分類≧3，肥満，糖尿病，創部汚染のひどさ，不適切な抗菌薬予防投与
  診断：浅い部分—術後30日以内で皮膚および皮切の皮下組織に限定され，診察で発赤・腫脹・熱感，膿性浸出液，無菌的処置で得られた浸出液・組織から微生物の分離（グラム染色・培養），深い部分—術後30日以内で筋膜・筋層に達し，膿性浸出液，発熱（＞38℃），局所疼痛・圧痛があり，創部離開を伴う，創部CTや再手術で膿瘍形成の所見
  原因微生物：黄色ブドウ球菌，コアグラーゼ陰性ブドウ球菌，腸球菌，大腸菌，緑膿菌，バクテロイデス・フラジーリス
  治療：創部開放・経皮的ドレナージ，深い部分では抗菌薬・CTガイド下ドレナージ
  予防：適切な予防的抗菌薬投与，低体温を避ける，無菌的清潔処置，輸血制限

⑥ *Clostridium difficile* 感染症（CDI）
  頻度：4％
  リスクファクター：30日以内の抗菌薬投与，キノロン・クリンダマイシン・セフェム系抗菌薬投与，プロトンポンプ阻害薬・H$_2$ブロッカー使用，65歳以上，多数の基礎疾患，血液透析，長期入院・長期療養施設入所
  原因微生物：*Clostridium difficile*
  診断：腹痛，発熱（＞38℃），白血球≧12,000/mm^3，血液・粘液の混じった下痢便3回/日以上，*Clostridium difficile*トキシン，大腸内視鏡（場合によって肛門鏡）
  治療：抗菌薬中止，メトロニダゾール・バンコマイシン内服，メトロニダゾール点滴静注
  予防：抗菌薬中止，抗菌薬短期間投与，接触感染予防，手指消毒の徹底

症, ④カテーテル関連尿路感染症), 手術創部(⑤手術創部感染症), 抗菌薬投与後に起こった発熱・下痢・白血球上昇(⑥*Clostridium difficile*感染症)の6つが問題となります. これら6つの感染症の頻度・リスクファクター・診断・原因微生物・治療・予防法について表11にまとめます. とくに副鼻腔炎はICUでの不明熱の原因として重要であり, 疑ったら画像および培養検体採取とともに経鼻チューブ抜去によるドレナージ, 抗菌薬投与を開始します. とくに胃管・挿管チューブ関連副鼻腔炎の原因菌は, HAP/VAPと同様で多菌種によることが多く(MRSA, 緑膿菌, アシネトバクター, 嫌気性菌, 場合によって真菌), 広域抗菌薬投与を行います.

手術に関係した感染症として, 表12に外科系各科の手術手技に伴う手術創部感染症(SSI)があります.

表12 外科系各科による代表的なSSI

① 脳外科領域: 術後髄膜炎, 脳室シャント感染症
② 心臓血管外科領域: 術後縦隔洞炎, 胸骨骨髄炎, 人工弁感染性心内膜炎, 人工血管グラフト感染症
③ 胸部外科領域: 術後膿胸
④ 消化器外科領域: 腹腔内膿瘍, 後腹膜膿瘍, 術後リーク腹膜炎, 化膿性血栓性静脈炎, 門脈内化膿性血栓炎, 骨盤内化膿性血栓性静脈炎
⑤ 泌尿器科領域: 後腹膜膿瘍
⑥ 産婦人科領域: 骨盤内化膿性血栓性静脈炎, 尿管損傷による複雑性尿路感染症
⑦ 整形外科領域: 人工関節感染症

Fever workupの注意点
① 血液培養

血液培養は菌血症を診断するためのgold standardの検査ですが, 抗菌薬投与開始前に施行しなければいけません. 異なる部位から2セット(1セット: 好気性・嫌気性ボトル)採取します. 採取する血液量は1ボトルあたり最低10〜20mL入れます. また中心静脈カテーテルが挿入されている場合は, 中心静脈カテーテルから1セット, 末梢血からもう1セット採取します. とくにカテーテル関連血流感染症(CRBSI)の診断には, 中心静脈カテーテルと末梢血の両方から血液培養陽性になることが大切であり, また中心静脈カテーテルからの培養のほうが末梢血よりも早く陽性になるという特徴があります.

血液培養が真の菌血症なのかコンタミネーションなのかを鑑別することは大切です(表13).

また血液培養陽性となった場合, 培養で分離される菌種から感染臓器を推定できることがあります(表14).

② 喀痰培養

組織培養ないし死後病理所見が人工呼吸器関連肺炎(VAP)の診断のgold standard

表13　血液培養結果が菌血症かコンタミネーションかを判断する方法

① 本当の菌血症を示唆する所見
- 陽性になるまで1～2日
- 血液培養2セットで両方が陽性
- 検出される菌が強毒性の微生物の分離―肺炎球菌，クレブシエラ，緑膿菌，黄色ブドウ球菌，腸内細菌科，カンジダ

また患者背景として，菌血症のリスクファクターである免疫抑制状態，人工物留置，中心静脈カテーテル留置などがあるかどうかも考慮します．

② コンタミネーションを示唆する所見
- 培養陽性まで長時間経過（3～5日）
- 何種類もの菌が陽性
- 1セット1本1回のみ陽性
- 検出される菌が皮膚常在菌（コアグラーゼ陰性ブドウ球菌，ジフテロイデス，バシラスなど）
- 考えている感染巣と異なる菌が出ている
- 臨床像が重症敗血症・敗血症性ショックを示唆しない

表14　血液培養結果から考慮すべき感染臓器

- 緑色連鎖球菌⇒深頸部感染症，歯肉膿瘍，感染性心内膜炎
- A/B/C/G群溶連菌⇒カテーテル関連血流感染症，皮膚軟部組織感染症，骨関節感染症
- 黄色ブドウ球菌⇒感染性心内膜炎，カテーテル関連血流感染症，皮膚軟部組織感染症，骨関節感染症
- 腸球菌⇒腎盂腎炎，感染性心内膜炎，腹腔内感染症（とくに胆道系感染症，上部消化管穿孔），カテーテル関連血流感染症
- 腸内細菌科（大腸菌，クレブシエラ，プロテウスなど）⇒腎盂腎炎，急性前立腺炎，腹腔内感染症（胆道系感染症，上・下部消化管穿孔），病院内肺炎，皮膚軟部組織感染症（とくに血流不全を伴う），カテーテル関連血流感染症
- 緑膿菌，アシネトバクター，セラチア⇒病院内肺炎，腎盂腎炎，急性前立腺炎，カテーテル関連血流感染症
- 嫌気性菌⇒深頸部感染症，腹腔内感染症（とくに下部消化管穿孔），皮膚軟部組織感染症（とくに血流不全を伴う）
- グラム陽性桿菌（バシラス）⇒胆道系感染症，末梢ライン感染
  ※一般的にバシラス陽性はコンタミネーションであるが，病態により複数回陽性なる場合は上記を考慮する
- 酵母様真菌（カンジダ）⇒カテーテル関連血流感染症，腹腔内感染症（とくに胆道系感染症，上部消化管穿孔）
- 酵母様真菌（クリプトコッカス）⇒髄膜炎，肺炎

ですが，代わりに診断には気道分泌物のグラム染色および定量培養が用いられます．定量培養法として気管吸引喀痰培養，気管支肺胞洗浄液（BAL），気管支鏡下ブラッシング，および盲目的BALないし検体保護ブラシ（PSB）の4つがあります．VAP診断の定量培養基準として，PSBで10^3CFU/mL，BALで10^4ないし10^5CFU/mL，気管吸引喀痰培養で10^6CFU/mLです．

気管吸引喀痰培養は0.9%食塩水を5～10mL気管内に注入し吸引カテーテルで吸引する方法で，最も侵襲度が低い気道分泌物採取法です．

　BALは気管支鏡をX線上consolidationのある部位に進め，0.9%食塩水を約100mL注入し吸引回収します．PSBや気管支鏡下ブラッシングに比べ広い範囲から検体を採取できることがメリットです．また粘液栓や気道分泌物吸引も可能である．VAPの診断においてBALは感度97%，特異度92%と報告されています．

　PSBは気管支鏡で直視下にX線上consolidationのある部位に進め，表面が被覆された微生物採取ブラシをすすめ，採取部位で被覆をはがし，直視下で気道分泌物を汚染させることなく採取する方法です．感度100%，特異度96%と報告されています．

　現時点ではVAPの診断に上記4つのどの方法が最適かは議論があり，とくに各方法でVAP診断の定量培養閾値が異なるため単純比較できません．そのため施設ごとに最も使い慣れた定量培養の方法を用い，VAPの診断を行います．

③ 尿培養

　尿培養はカテーテル関連尿路感染症および無症候性細菌尿の診断で必要ですが，尿培養前に尿一般・尿沈渣を行うことが推奨されます．とくに白血球エステラーゼ反応と亜硝酸塩試験は有用で，亜硝酸塩陽性では細菌尿の特異度が高く(96.6～97.5%)，感度は低い(0～44%)ためです．白血球エステラーゼ反応陰性は陰性適中率negative predicted valueが97～99%であり，両方を合わせた感度は98～99.5%となります．

ICU入室患者の発熱へのアプローチ

　ICU入室患者の発熱へのアプローチでは，まず病歴，身体診察では，発熱とバイタルサイン(とくに脈拍)との関連，発熱直前に行われた処置および投薬内容の確認を行います．また診察では各デバイス，ルート類(挿管チューブ，中心静脈カテーテル，尿カテーテル，経鼻胃管など)の刺入部の発赤・腫脹・熱感および刺入部位の痛みなど症状の有無の確認を行います．また交換日時とドレーン類では排液の性状・量についても確認します．

　挿管・人工呼吸器管理中の患者では胸部X線の比較および血液ガス分析でPaO_2やPaO_2/F_IO_2および人工呼吸器モードも確認する必要があります．

　また表9を参考にしながら，感染症と非感染性疾患を区別して鑑別します．

① ICU入室となった基礎疾患はなにか？

　まずはICU入室時の診断とその合併症から起こっている感染症の可能性を考えます(表9，表10)．

② ICUでどのような処置が行われたか？

　次にICUでどのような処置を行い，チューブやラインが"どこに"，"どの期間"入っているかを検討し，チューブ，カテーテル，異物挿入に伴う感染症の可能性を考えます．そして不要なルート・デバイス類は早期抜去可能かどうかを検討しなければいけ

ません．

　そして感染症の可能性が高ければ，Fever workup(とくに血液培養2セット，適応があれば胸部X線・喀痰培養，尿一般・尿培養も考慮)を行います．

③ **ICU入室の基礎疾患や，ICUでの処置と関連しない感染症がICUで新たに発生する可能性は低い**

　①，②により感染症による原因を見つけられない場合，ICUでの発熱の原因は大部分が非感染症によって起こることが知られているため，とくに投与されている薬剤・薬物離脱や血腫・血栓症などを中心に原因検索を行います．

　以上をまとめるとICU発熱患者のアプローチは表15のようになります．

表15　ICUの発熱患者へのアプローチ：アルゴリズム

① ICU/術後の発熱患者：38.0〜38.5℃以上
- Fever workup(とくに血液培養2セット)＋表9の臓器ごとの感染症・非感染性疾患の検討

② 上記の①で感染臓器決定した場合→特異的な検査とエンピリックな抗菌薬投与

③ 上記の①で感染臓器不明の場合→非感染性疾患の原因を考慮しそれに対する治療を行う

④ 上記の③を行っても24〜48時間発熱持続する場合：3つの感染症の可能性を考える
- 中心静脈ラインが48時間以上留置されている場合：
  ライン抜去と培養(血液2セット，カテ先端)
- 経鼻胃管，経鼻挿管されている場合：
  胃管・挿管チューブ抜去と副鼻腔CT
- 下痢がある場合：
  便CD抗原と抗菌薬投与(経口バンコマイシン，メトロニダゾール)

⑤ 上記の④を行っても48時間以上発熱が持続する場合：以下の3つの検査・治療を考慮する
- 抗真菌薬投与(Candidaカバー)
- 腹部造影CT：腹腔内感染症の可能性
- 薬剤熱：抗菌薬投与中ならばスペクトラムが同じ他の系統への変更
- 胸部造影CT，下肢静脈エコー：肺塞栓，深部静脈血栓の可能性

9　クリティカルケアでの代表的な重症感染症(市中，病院内)と抗菌薬選択のためのヒント

　重症感染症を含む敗血症，敗血症性ショックにおける最近の抗菌薬選択の考え方は，

- 「適切な広域スペクトラムの抗菌薬」を
- 「十分量」で
- 「可能な限り早急に開始」し，

ひとたび起因菌・感受性がわかり次第

- 「狭域スペクトラムの抗菌薬に変更する(de-escalation)」

ことが重要です.
　広域スペクトラム抗菌薬の使用期間を短期間に制限することで,治療している患者のみならず病院内,その地域での多剤耐性菌の誘発を避けることができます.また不適切な初期抗菌薬治療および投与開始が遅れることで,合併症率・死亡率の上昇,入院期間の延長につながることが示されています(図4).

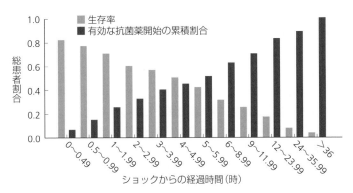

図4 敗血症性ショックで適切な抗菌薬投与が1時間遅れるごとに死亡率が約6%上昇（文献37より）

　想定している重症感染症が,
① 市中感染症か病院内感染症か,
② 患者が免疫正常か免疫不全状態か,
③ 感染源はどこか(腹腔内,血流,中枢神経系,呼吸器,皮膚・軟部組織,尿路)
によって,原因菌不明時の抗菌薬—つまり,エンピリックセラピー—の選択は大きく異なります.次に抗菌薬選択のためのポイント,抗菌薬治療開始後のde-escalation,抗菌薬投与量,多剤耐性菌への抗菌薬療法について考えたいと思います.

抗菌薬選択のための4つのポイント

　国内では重症感染症だとやみくもに広域抗菌薬が使用されることが多く,残念ながら治療開始時に感染臓器や想定される起因微生物が考慮されていることはあまりありません.
　培養結果が出る前の感染臓器の推定および想定される起因微生物への考察が,残念ながら国内の臨床感染症には大きく欠けているため,これを抜きにしてやみくもに広域抗菌薬(カルバペネム系や広域ペニシリン系,第3,4世代セフェム系,ニューキノロン系など)を処方しても治療不十分となる可能性があります.
　そこで想定される感染臓器・起因微生物への適切な抗菌薬選択のために必要な4つ

のポイントを考えてみます．

その1：入院期間—市中感染症か病院内感染症か

　入院48時間以内および最近の抗菌薬投与歴（とくに過去3カ月）がなく発生した重症感染症では耐性菌が問題となることはないため，まずは市中感染症で問題となる微生物のみ考慮します．例えば，肺炎では肺炎球菌やインフルエンザ桿菌，レジオネラであり，尿路感染症では大腸菌，そして皮膚軟部組織感染症ではメチシリン感受性黄色ブドウ球菌（MSSA；市中感染型MRSAの頻度が高い地域では抗MRSA薬投与も考慮する必要がある）となります．

　一方，入院が長期化しているケースや過去に何度も抗菌薬投与歴があるケースでは病院内感染症（医療関連感染症ともいう）として，グラム陽性菌のメチシリン耐性黄色ブドウ球菌（MRSA）および耐性グラム陰性菌—とくに緑膿菌，アシネトバクター，シトロバクター，エンテロバクター，セラチアなど—を感染臓器にかかわらず起因微生物として鑑別に入れる必要が出てきます．そのためエンピリックセラピーとして，抗緑膿菌活性をもつβラクタム系，アミノ配糖体，キノロン系抗菌薬が必要となる可能性があります．

　とくにATSとIDSAが作成した医療関連肺炎ガイドラインに多剤耐性菌のリスクファクターが列挙されており，一般的に病院内感染症を疑う際に参考にするとよいでしょう（表16）．

表16 院内肺炎，人工呼吸器関連肺炎，ヘルスケア関連肺炎における多剤耐性病原体のリスクファクター（文献9より）

① 90日以内の抗菌薬使用
② 最近5日間以上の入院
③ 特定の地域や病院における高頻度の耐性菌検出
④ ヘルスケア関連肺炎のリスクファクター
　・90日以内に2日以上の入院歴
　・ナーシングホームへの入所
　・在宅点滴治療（抗菌薬を含む）
　・30日以内の血液維持透析
　・在宅での創傷治療
　・家族からの多剤耐性菌の検出
⑤ 免疫不全患者あるいは免疫抑制治療患者

　そのため，これから治療を開始する重症感染症が市中感染症なのか病院内感染症のどちらであるかを認識することは考慮すべき起因微生物が大きく異なるため，非常に重要です．

表17　市中重症感染症・敗血症：感染臓器・微生物・選択すべき抗菌薬

感染臓器	想定される微生物	推奨される抗菌薬
呼吸器： 　市中肺炎	グラム陽性菌―肺炎球菌 グラム陰性菌―インフルエンザ桿菌 その他―レジオネラ，肺炎クラミジア	（セフォタキシム/セフトリアキソン）＋マクロライド（アジスロマイシン）/キノロン（シプロフロキサシン，レボフロキサシン）
腹腔内： 　腹膜炎，胆道系感染	グラム陰性菌―大腸菌 嫌気性菌―バクテロイデス	（イミペネム/メロペネム/ドリペネム/ピペラシリン・タゾバクタム）±アミノ配糖体
皮膚軟部組織： 　とくに壊死性筋膜炎	グラム陽性菌―連鎖球菌，黄色ブドウ球菌（MRSA含む） グラム陰性菌―腸内細菌科 嫌気性菌―バクテロイデス ※健常者ではグラム陽性のA群溶連菌が問題になり，糖尿病性足病変の場合は多菌種である	バンコマイシン±セファゾリン 多菌種ではバンコマイシン＋（カルバペネム/アンピシリン・スルバクタム/ピペラシリン・タゾバクタム），またはバンコマイシン＋クリンダマイシン＋シプロフロキサシン/アズトレオナム
尿路： 　腎盂腎炎	グラム陽性菌―腸球菌 グラム陰性菌―大腸菌，クレブシエラ，プロテウス，エンテロバクター	シプロフロキサシン/（アンピシリン＋ゲンタマイシン）/セフトリアキソン
中枢神経： 　髄膜炎	グラム陽性菌―肺炎球菌，リステリア グラム陰性菌―髄膜炎菌，インフルエンザ桿菌	バンコマイシン＋（セフトリアキソン/セフェピム）±アンピシリン

その2：想定される感染臓器

　市中感染症および病院内感染症で想定される感染臓器，起因微生物が異なります．市中重症感染症・敗血症では，呼吸器，腹腔内，皮膚軟部組織，尿路，中枢神経系の5つが頻度の多い感染臓器です．これらで想定される起因微生物，エンピリックで推奨される抗菌薬は**表17**のようになります．

　一方，病院内重症感染症・敗血症では，呼吸器，腹腔内，皮膚軟部組織，尿路，中枢神経，血流感染の6つが頻度の多い感染臓器です．これらで想定される起因微生物，エンピリックで推奨される抗菌薬は**表18**のようになります．

　これまでで市中感染症か病院内感染症か，そして感染臓器の決定を行うことの重要性にふれてきましたが，その上で，微生物学的にみた抗菌薬選択は**表19**のように，

① グラム陰性菌カバーをどこまで行うか？
② 嫌気性菌カバーが必要か？
③ 耐性グラム陽性菌カバーが必要か？
④ その他の微生物のカバーが必要か？

の4つのステップで考えます．

表18　病院内感染症による敗血症：感染臓器・微生物・選択すべき抗菌薬

感染臓器	想定される微生物	推奨される抗菌薬
呼吸器： 　肺炎（VAPを含む）	グラム陽性菌―MRSA グラム陰性菌―腸内細菌科，緑膿菌	（カルバペネム/セフェピム）± （バンコマイシン/リネゾリド）
腹腔内： 　腹膜炎	グラム陰性菌―腸内細菌科，緑膿菌 嫌気性菌―バクテロイデス 真菌―カンジダ	（カルバペネム/ピペラシリン・ タゾバクタム）±アミノ配糖体 （±フルコナゾール/カスポ ファンギン/ミカファンギン追 加も考慮）
皮膚軟部組織： 　壊死性蜂窩織炎・創部感染症	グラム陽性菌―黄色ブドウ球菌 　　　　　（MRSA含む） グラム陰性菌―腸内細菌科，緑膿菌	（バンコマイシン/リネゾリド） ＋セフェピム
尿路： 　カテーテル関連尿路感染症	グラム陽性菌―腸球菌 グラム陰性菌―腸内細菌科，緑膿菌	（バンコマイシン/リネゾリド） ＋セフェピム
中枢神経： 　髄膜炎（とくに脳外科術後）	グラム陽性菌―ブドウ球菌（MRSA/ 　　　　　MRSE含む） グラム陰性菌―腸内細菌科，緑膿菌	セフェピム＋バンコマイシン
血管内： 　カテーテル関連血流感染	グラム陽性菌―ブドウ球菌（MRSA/ 　　　　　MRSE含む） グラム陰性菌―腸内細菌科，緑膿菌 真菌―カンジダ	バンコマイシン±セフェピム± ミカファンギン/カスポファン ギン/フルコナゾール

表19　微生物学的にみた抗菌薬選択の考え方

ステップ1：グラム陰性菌カバーをどこまでするか？
　ポイント① 緑膿菌など病院内感染症で問題となるグラム陰性菌までカバーするか？
　ポイント② ESBL（基質拡張型βラクタマーゼ）産生菌をカバーするか？

　市中感染で問題となるグラム陰性菌の腸内細菌科（大腸菌，クレブシエラ，プロテウス）は第2～3世代セフェムを選択することで対応できます．一方で，緑膿菌などのブドウ糖非発酵菌やエンテロバクター，シトロバクターといった病院内感染症で問題となるグラム陰性菌は第4世代セフェムかカルバペネム，モノバクタムに適宜アミノ配糖体/キノロン併用といった抗菌薬を選択します．
　地域・施設でのESBL産生腸内細菌科の分離率が高い場合，カルバペネムを選択します．
　重症肺炎でレジオネラが起因微生物として鑑別に入る場合はマクロライド，キノロンを選択します．

ステップ2：嫌気性菌カバーが必要か？
　複数菌感染症（腹腔内感染症，誤嚥性肺炎，糖尿病性足病変からの重症皮膚・軟部組織感染症など）では嫌気性菌のバクテロイデスの関与を考慮し，βラクタム・βラクタマーゼ阻害薬合剤かカルバペネム，メトロニダゾールを選択します．

ステップ3：耐性グラム陽性菌（とくにMRSA，VRE）カバーを考えるべきか？
　MRSA感染症（インフルエンザ後重症肺炎，壊死性筋膜炎など），カテーテル関連血流感染症や透析患者のシャント感染が敗血症の感染臓器として鑑別に入る場合はバンコマイシンを使用します．MRSA血流感染/感染性心内膜炎ではダプトマイシン，MRSA肺炎やVRE感染ではリネゾリドを選択します．

ステップ4：その他のカバーが必要か？
　真菌―とくにカンジダカバーではフルコナゾール，エキノキャンディン（カスポファンギン，ミカファンギン）を考慮し，ウイルス―とくにヘルペス脳炎でHSV-1カバーではアシクロビル，そして難治性肺炎や不明熱でとくに結核カバーでは抗結核薬4剤（イソニアジド，リファンピシン，エタンブトール，ピラジナミド）を考慮します．

その3：患者の免疫状態─免疫正常か免疫不全か

患者背景として，特殊な免疫不全の状態であるかどうかも想定する起因微生物が異なるため注意が必要です．たとえば，血液疾患・固形悪性腫瘍で化学療法を受けているケースで発熱性好中球減少症の場合，緑膿菌のカバーが必須となります．また，HIVでARTを受けておらずCD4が100個以下の髄膜炎のケースでは市中髄膜炎で問題となる肺炎球菌，髄膜炎菌，インフルエンザ桿菌に加え，細胞内寄生のリステリアや結核，真菌のクリプトコッカス，中枢神経悪性リンパ腫を起こすEBVなどが問題となり，エンピリックにはセフトリアキソン＋バンコマイシン＋アンピシリン±フルコナゾール±アシクロビル±抗結核薬4剤といった組み合わせで治療を開始する可能性もあります．免疫不全であるかどうかで原因となる微生物がかわります（表20）．

表20　各免疫不全状態でよくみられる病原体

免疫不全		細菌	真菌	ウイルス	原虫・寄生虫	原因
好中球減少		S. aureus Streptococcus Enterobacteriaceae P. aeruginosa	Candida Aspergillus	HSV		抗腫瘍薬，放射線治療など
細胞性免疫不全		Listeria Salmonella spp. Nocardia spp. MTB non-TB Legionella	Candida Cryptococcus Pneumocystis Aspergillus	CMV, HSV, VZV, EBV, HSV-6,7, respiratory virus (influenza, parainfluenza, RSV)	Toxoplasma Cryptosporidium Cyclospora Microsporidium Strongyloides	免疫抑制剤，ステロイド，HIV，悪性リンパ腫
液性免疫不全	脾機能不全	S. pneumoniae H. influenzae N. meningitis			Babesia Plasmodium	脾臓摘出術後
	補体・免疫グロブリン異常			VZV Echovirus		多発性骨髄腫，慢性リンパ性白血病

MTB：結核菌，non-TB：非定型抗酸菌

その4：病院内・地域での抗菌薬感受性─アンチバイオグラム

とくに病院内感染症で問題となるグラム陰性菌は施設ごと，その地域によって抗菌薬感受性が大きく異なることが知られており，定期的にアップデートされる病院内でのアンチバイオグラムやその地域での耐性菌の分離頻度は，エンピリックにこれら耐性グラム陰性菌をカバーする必要がある場合にとても有用です．各施設，その地域でアンチバイオグラムが使用可能な場合，ぜひ有効に活用してください．

抗菌薬治療開始後のde-escalation

とくに重症敗血症・敗血症性ショックでは感染臓器の決定後に原因となる微生物を

想定し，それらをもれなくカバーするスペクトラムを考慮して抗菌薬を選択します．そして48〜72時間後に得られる細菌検査結果および臨床経過から，状態が改善し培養結果を判断した上で，原因微生物に対して適切で可能な限り狭域抗菌薬にスイッチします．これをde-escalationといいます．

治療開始48〜72時間後にde-escalationで適切な抗菌薬治療を行うことで，耐性菌によるコロナイゼーション，重複感染の減少やICUでの死亡率の減少が示されています．

de-escalationを適切に行うためには，治療開始前の適切な培養採取が大切であり，"Fever workup 3点セット"である，①血液培養2セット，②胸部X線(ないし胸部CT)，③尿一般・培養を最低限実施します．また重症感染症の場合，Fever workup時に以下の3点についても注意を払う必要があります．

> **その1：血液培養**
> とくに中心静脈カテーテル挿入されているケースでカテーテル関連血流感染症(CRBSI)が感染臓器としてリストアップされる場合は，カテーテルからの逆血培養の採取および鑑別の時点でカテーテル抜去を行うかどうかの臨床判断が必要です．また感染性心内膜炎(IE)が鑑別に入る場合，血液培養3セット以上採取します．
>
> **その2：喀痰グラム染色・喀痰培養**
> とくに人工呼吸器管理のケースで人工呼吸器関連肺炎(VAP)が感染臓器としてリストアップされる場合は，治療開始前の喀痰グラム染色・培養を行います．
>
> **その3：腰椎穿刺・髄液培養**
> とくに重症感染症では中枢神経系感染症(髄膜炎，脳炎，脳膿瘍など)でなくとも敗血症性脳症を合併し意識レベル低下が起こります．中枢神経系感染症が原因なのか重症感染症に敗血症性脳症を合併している状態なのかの判断は難しく，臨床判断で腰椎穿刺を施行すべきです．「髄膜炎・脳炎の疑い」が鑑別診断としてあがるならば，治療前ないし治療開始早期に腰椎穿刺を施行することが妥当です．

抗菌薬投与量

抗菌薬の適切な用法・用量および選択のためには，抗菌薬の抗菌スペクトラムと代謝，薬物動態，殺菌様式を含めた薬力学pharmacodynamicsおよび，薬物の投与から作用部位，体内からの排泄といった薬物動態学pharmacokineticsのPK/PDについて十分理解する必要があります．

組織の間質での薬物濃度が抗菌薬の微生物内への取り込みに関係し，また組織間質での濃度は血中濃度に比例するため，抗菌活性を得るには十分な血中濃度を得ることが重要です．

また抗菌薬の殺菌効果を得るためには，①抗菌薬が微生物の作用部位に到達するこ

と，②十分な抗菌薬濃度，③十分な作用時間の3つがあります．つまり抗菌薬が作用部位に到達し十分な濃度を保った上で，殺菌・増殖阻害する十分な時間が必要であることを指します．

そこで微生物の作用部位に到達した後，抗菌薬の微生物への殺菌効果を決める上で重要なパラメータとしては，抗菌薬の作用部位での"時間"と"濃度"の2つがメインとなり，抗菌薬の中でも，①微生物の作用部位での時間と殺菌効果が深く関連するもの（時間依存性という），②微生物の作用部位での濃度と殺菌効果が深く関連するもの（濃度依存性という）に分かれます（図5）．

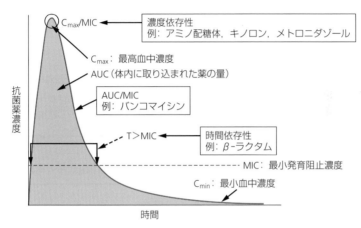

図5 抗菌薬投与理解のためのパラメータと"時間依存性"と"濃度依存性"
C_{max}/MIC：C_{max}とMICの比，AUC/MIC：AUCとMICの比，
T＞MIC：MICを超える濃度が維持される時間

時間依存性は，最小発育阻止濃度 minimal inhibitory concentration（MIC）以上の血中濃度・組織濃度をいかに保つかにより抗菌活性をもたせるかを指し，薬剤の最高血中濃度を高くすることよりも，MIC以上の血中・組織濃度を保っている間殺菌効果が持続するため，1回投与量よりも1日投与回数・投与時間・投与間隔が重要になります．時間依存性の抗菌薬としてはペニシリン，セフェム，カルバペネムといったβラクタム系抗菌薬が代表です．

時間依存性では初期投与ローディングを行い，時間延長または24時間持続静注により投与します．またバンコマイシンについても一定のトラフ値を維持させるために持続静注のオプションがあります．

とくに病院内感染による多剤耐性菌からの①重症敗血症・敗血症性ショック，②発熱性好中球減少症では，投与時間延長・持続静注により十分な血中濃度を維持させることのメリットがあると考えます（表21）．

また腎機能の評価は年齢，体重，血清Cre値からCockcroft & Gaultの式を用います(巻頭「クリティカルケアで重要な公式集」参照).
一方，濃度依存性は1回あたりの最高血中濃度(ピーク値)が抗菌活性を決め，ピー

表21 時間依存性に基づく時間延長・24時間持続静注での抗菌薬投与 (文献3より)

抗菌薬	投与法
セフタジジム，24時間	15mg/kg30分ローディングし直後から CCr>60：6g/日，CCr30-60：4g/日，CCr11-29：2g/日
セフェピム，24時間	15mg/kg30分ローディングし直後から CCr>60：6g/日，CCr30-60：4g/日，CCr11-29：2g/日
メロペネム，長時間(3時間)	CCr≧50：2g3回/日，CCr30-49：1g3回/日，CCr10-29：1g2回/日
ドリペネム，長時間(4時間)	CCr≧50：500mg3回/日，CCr30-49：250mg3回/日， CCr10-29：250mg2回/日
ピペラシリン・タゾバクタム，長時間(4時間)	4.5g30分ローディングし，4時間後から CCr≧20：3.375g3回/日，CCr<20：3.375g2回/日
バンコマイシン，24時間	15〜20mg/kg 30〜60分かけてローディングし直後から30mg/kg 24時間，目標プラトー濃度：20〜25μg/mL

表22 重症感染症で推奨される抗菌薬投与量・投与間隔(腎機能正常の場合)

ペニシリン・βラクタマーゼ阻害薬
 ピペラシリン・タゾバクタム 4.5g 6時間ごと(4時間)
セフェム(セファロスポリン)
 セファゾリン 1〜2g 8時間ごと
 セフトリアキソン 1〜2g 12〜24時間ごと
 セフォタキシム 1〜2g 6〜8時間ごと
 セフタジジム 2g 8時間ごと(24時間持続静注)
 セフェピム 2g 8〜12時間ごと(24時間持続静注)
カルバペネム
 イミペネム・シラスタチン 0.5g 6時間ごと，1g 8時間ごと(2時間)
 メロペネム 1g 8時間ごと(3時間)
 ドリペネム 0.5g 8時間ごと(4時間)
モノバクタム
 アズトレオナム 2g 6〜8時間ごと
キノロン
 シプロフロキサシン 400mg 8時間ごと，レボフロキサシン 750mg 24時間ごと
アミノ配糖体
 ゲンタマイシン，トブラマイシン 5〜7mg/kg 24時間ごと
 アミカシン 15〜20mg/kg 24時間ごと
抗MRSA薬
 バンコマイシン 15〜20mg/kg 8〜12時間ごと(24時間持続静注オプションあり)
 リネゾリド 600mg 12時間ごと
 ダプトマイシン 6〜12mg/kg 24時間ごと

ク値の血中・組織濃度が高いほどより殺菌効果が得られることを指し，投与間隔以上に1回投与量に注意する必要があります．

濃度依存性の抗菌薬としてはアミノ配糖体，キノロン系抗菌薬(レボフロキサシン，モキシフロキサン)，メトロニダゾールが代表です．

これらPK/PDを考慮した上での重症感染症で推奨される抗菌薬投与量・投与間隔を表22にまとめます．

初期投与はfront loadedで用いる

また抗菌薬投与量のポイントとして，クリティカルケアでの重症敗血症・敗血症性ショックでは，①第1段階："warm shock"で血管抵抗低下と心拍出量増加，②第2段階：血管透過性亢進により分布容積が広がるため，とくに輸液負荷・血管収縮薬による循環不全への治療を必要とする"蘇生期"では採血データでの腎機能に関わらず通常投与量で水溶性抗菌薬であるβラクタム，アミノ配糖体，バンコマイシンを投与することが大切です．

"蘇生期"の時期をすぎ"安定・利尿期"に入ったらクレアチニンクリアランス(CCr)に応じて抗菌薬投与量を調整します．またバンコマイシン，アミノ配糖体など血中濃度モニタリングが可能な薬剤ではTDMを行います．

以上みてきたように重症感染症，重症敗血症・敗血症性ショックでは，想定される感染臓器の起因微生物をすべてカバーできるよう，「適切な広域スペクトラムの抗菌薬」を，「十分量」で，「適切な投与時間」をかけて，「可能な限り早急に開始」し，ひとたび起因菌・感受性がわかり次第「狭域スペクトラムの適切な抗菌薬に変更する(de-escalation)」という原則にのっとった抗菌薬選択ができるようになることが大切です．

> **POINT！**
> - 重症敗血症・敗血症性ショックで最も予後を決めるのは適切な抗菌薬の早期投与(1時間以内)である．
> - 想定される感染臓器の原因微生物をすべてカバーするように抗菌薬を選択する．
> - 時間依存性の抗菌薬は投与時間に配慮する．
> - 投与間隔について，"蘇生期"は分布容積が広がるため水溶性抗菌薬(βラクタム，アミノ配糖体，グリコペプチド)は腎機能にかかわらず通常量での"front-loaded"を行う．
> - 血行動態が安定し培養結果が出たら，すみやかにde-escalationを考慮する．

10 ペニシリンアレルギーの際のクリティカルケアでの抗菌薬の選択

クリティカルケアで抗菌薬を使用する際に最も注意しなければいけないのは抗菌薬—とくにペニシリンアレルギーの病歴があるかどうかです．

ペニシリンアレルギーの病歴で重要なのは，①アナフィラキシーを示唆するI型アレルギー(蕁麻疹，低血圧，喉頭攣縮，気管支攣縮など)，②重症薬疹(多形滲出性紅斑，Stevens-Johnson症候群)の2点です(表23)．この副作用がある場合，ペニシリン，セフェムは避けるほうがよいでしょう．一方で①，②以外の副作用である薬剤熱や一過性の紅斑の場合ならば交叉反応が5%程度のセフェムの使用が可能です．

表23 ペニシリンアレルギーの病歴がある患者へのβラクタム系抗菌薬の選択

	アレルギー症状	βラクタムの安全な選択肢
アナフィラキシー以外	薬剤熱 薬疹，紅丘疹 重症薬疹: 　多形滲出性紅斑 　Stevens-Johnson症候群	セフェム(第1，2，3，4世代)，カルバペネム，モノバクタム 重症薬疹ではペニシリン，セフェムは避ける
アナフィラキシー(I型反応)	低血圧 全身蕁麻疹 喉頭攣縮 気管支攣縮	カルバペネム，モノバクタム

また一般的にカルバペネムはペニシリンアレルギーがあっても安全に使用が可能です．とくにメロペネムについては多くの研究があり安全性が確立しています．またβラクタム以外の抗菌薬も，ペニシリン，セフェムの抗菌スペクトラムに合わせて選択肢が多数あるため，万一ペニシリンアレルギーが示唆される場合に，代替薬としてどのような抗菌薬を使用すべきかについては整理しておくといざという際に便利です．

ペニシリンアレルギーなどでペニシリン，セフェム系抗菌薬が使用できない場合の重症感染症での抗菌薬の選択オプションとして表24のようになります．

11 クリティカルケアではどれだけの抗菌薬を使いこなせればよいか？

では実際のクリティカルケアの現場ではどの抗菌薬を最低限使いこなせればよいでしょうか？　オーバービューでふれた抗菌薬を必ずしもすべて使いこなせないといけないわけではありません．クリティカルケアで問題となる重症感染症(市中・病院内)では最低限次にあげる11種類を十分に使いこなせるようになればよいと思います．

表24　重症感染症でのペニシリン，セフェム以外の抗菌薬の選択

重症感染症	ペニシリン，セフェム系以外の選択肢
細菌性髄膜炎 　髄膜炎菌，肺炎球菌，インフルエンザ桿菌，MSSA，リステリア	メロペネム ST合剤
重症市中肺炎 　(肺炎球菌，インフルエンザ桿菌，モラキセラ，レジオネラ，クラミドフィラ，マイコプラズマ)	レボフロキサシン シプロフロキサシン＋クリンダマイシン
病院内肺炎，人工呼吸器肺炎 　緑膿菌，ESBL産生GNB，MRSA	メロペネム±バンコマイシン±レボフロキサシン レボフロキサシン±バンコマイシン±アミノ配糖体
急性感染性心内膜炎 　MSSA，MRSA	ダプトマイシン バンコマイシン(MSSAならメロペネムも考慮)
急性化膿性閉塞性胆管炎	メロペネム±アミノ配糖体 チゲサイクリン±アミノ配糖体
消化管穿孔，汎発性腹膜炎	メロペネム±アミノ配糖体 レボフロキサシン＋メトロニダゾール±アミノ配糖体 アズトレオナム＋メトロニダゾール±アミノ配糖体
骨盤内感染症(膿瘍，化膿性血栓性静脈炎)	メロペネム±アミノ配糖体 レボフロキサシン＋メトロニダゾール±アミノ配糖体 アズトレオナム＋メトロニダゾール±アミノ配糖体
複雑性尿路感染症 　GNB 　腸球菌—*Enterococcus faecalis* 　　　　*Enterococcus faecium*(VRE)	メロペネム，アズトレオナム，レボフロキサシン バンコマイシン リネゾリド，キヌプリスチン・ダルホプリスチン
複雑性皮膚軟部組織感染症(糖尿病性足病変など)	メロペネム，チゲサイクリン レボフロキサシン＋メトロニダゾール
壊死性筋膜炎	メロペネム＋バンコマイシン＋クリンダマイシン
感染巣不明の敗血症	メロペネム±バンコマイシン±アミノ配糖体

※チゲサイクリンは重症敗血症をきたす複数菌感染症では使用実績が乏しいため使用の際には注意する．
※アミノ配糖体—ゲンタマイシン，トブラマイシン，アミカシン

> **クリティカルケアで頻繁に使用する抗菌薬**
> ① アンピシリン・スルバクタム　　② ピペラシリン・タゾバクタム
> ③ セファゾリン　　　　　　　　　④ セフトリアキソン
> ⑤ セフェピム　　　　　　　　　　⑥ メロペネム
> ⑦ アミカシン　　　　　　　　　　⑧ レボフロキサシン
> ⑨ アジスロマイシン　　　　　　　⑩ バンコマイシン(点滴静注，経口)
> ⑪ メトロニダゾール(点滴静注，経口)

抗菌薬をスペクトラムで分けて考えると，

Chapter 17　抗菌薬

① グラム陽性菌
- セファゾリン

② 耐性グラム陽性菌：MRSA
- バンコマイシン

③ グラム陰性菌：腸内細菌科，インフルエンザ桿菌，モラキセラ
- セフトリアキソン，レボフロキサシン

④ グラム陰性菌：抗緑膿菌，ブドウ糖非発酵菌
- セフェピム，メロペネム，ピペラシリン・タゾバクタム，アミカシン，レボフロキサシン

⑤ 嫌気性菌：バクテロイデス・フラジーリス，*Clostridium difficile*
- メトロニダゾール
- メロペネム，アンピシリン・スルバクタム，ピペラシリン・タゾバクタム

⑥ その他：レジオネラ
- レボフロキサシン，アジスロマイシン

①では第1世代セフェムのセファゾリンを周術期抗菌薬予防投与や重症MSSA感染症で使用します．

②ではMRSAに対してバンコマイシンを使用し，他の抗MRSA活性のあるリネゾリドやダプトマイシンは病態に応じて稀に使用します．

③では第3世代セフェムのセフトリアキソンに重症度に応じて適宜アミノ配糖体アミカシン併用で使用します．キノロンのレボフロキサシンを使用することもあります．ESBL産生型大腸菌，クレブシエラの頻度が高い施設ではカルバペネムのメロペネムを選択せざるを得ない場合もあります．

④では施設ごとに抗緑膿菌活性のある抗菌薬の効果は異なるため，その施設で最も緑膿菌に効く抗菌薬を常に押さえておく必要があります．第4世代セフェム，カルバペネム，ピペラシリン・タゾバクタム，アミノ配糖体，キノロンをあげています．

⑤では嫌気性菌は混合感染であること，クリティカルケアではバクテロイデスが中心になるため，確実に活性のあるカルバペネムかペニシリン・βラクタマーゼ阻害薬が単剤では選択肢となり，好気性菌カバーのβラクタムと併用でメトロニダゾールを用います．

⑥ではキノロンとマクロライドがありますが，非定型菌カバーのみならず肺炎球菌性の重症肺炎でのマクロライド併用による生命予後の改善からアジスロマイシン点滴静注を選択することが多いです．一方，レボフロキサシンは結核にも効果があるため，結核合併が否定できない重症肺炎では使いにくいかもしれません．

また稀に使用する抗菌薬としてバンコマイシン耐性腸球菌（VRE）に対するリネゾリド，そしてステノトロホモナス・マルトフィリア，バークホルデリア・セパチア，

免疫不全でのニューモシスチス肺炎に対するST合剤があります．重症 *Clostridium difficile* 感染症（CDI）では経口・経直腸バンコマイシンにメトロニダゾール点滴静注併用での治療があります．

まとめると新しい抗菌薬や多くの抗菌薬を使いこなすことよりも，限られた抗菌薬を"確実に"処方できることが重要です．そして，とくに耐性菌を含む重症感染症，重症敗血症・敗血症性ショックでは，適切な抗菌薬は迅速に適切な開始投与量で適切な投与時間・間隔で用いることが大切です．

ケースの解説

Case1

とくに重症市中肺炎では肺炎球菌，レジオネラを確実にカバーし，肺炎球菌性肺炎が疑われる場合はマクロライド（アジスロマイシン点滴静注）を併用することも推奨されています．ここでは第3世代セフェムのセフトリアキソンにマクロライドのアジスロマイシンを使用しています．非定型菌カバーでキノロンを使用する際には，結核をマスクする可能性があるため注意が必要です（図6）．

- ICU入院の重症患者：
  グラム陽性菌－肺炎球菌，黄色ブドウ球菌（MRSA含む）
  グラム陰性菌－インフルエンザ桿菌，ブドウ糖非発酵菌（緑膿菌）
  そのほか-レジオネラ
- ICUセッティングの重症CAPでは必ず肺炎球菌とレジオネラをカバーする
  （リスクに応じて緑膿菌カバー，インフルエンザのシーズンではCA-MRSAカバーを考慮）

耐性グラム陰性菌：緑膿菌，アシネトバクター，ESBL など	CA-MRSA，MRSA
±	±

定型：肺炎球菌，非定型：レジオネラを必ずカバー

図6 重症市中肺炎の起因菌の考え方

Case2

多発外傷後の人工呼吸器関連肺炎（VAP）のケースであり，入院5日以降は late-onset VAPに分類され耐性菌が問題となります．喀痰グラム染色でMRSAなど耐性グラム陽性菌の可能性が低いため，耐性グラム陰性菌のカバーで2種類の抗菌薬：抗緑膿菌活性のある第4世代セフェムとアミノ配糖体併用で治療開始しています．また第4世代セフェムは高い血中濃度を維持するために24時間持続静注で投与しています（表25，図7）．

表25 病院内肺炎（HAP）/人工呼吸器関連肺炎（VAP）の起因菌：発症時期〔早期（＜入院5日），後期（≧入院5日）〕，多剤耐性菌のリスクの有無で分かれる

発症早期（＜5日），多剤耐性菌リスクなし
- 肺炎球菌，インフルエンザ桿菌，MSSA
- 感受性良好なグラム陰性桿菌（大腸菌，クレブシエラ，エンテロバクター，プロテウス，セラチア）

発症後期（＞5日）多剤耐性菌リスクあり
- 上記および緑膿菌，ESBL産生型腸内細菌科（大腸菌，クレブシエラ），アシネトバクター，MRSA

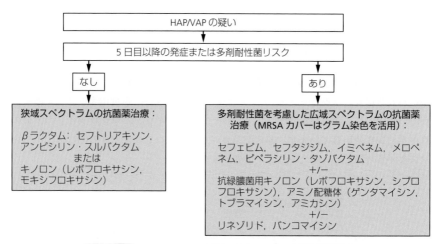

図7 HAP/VAPエンピリックセラピーでの抗菌薬選択

Case3

　細菌性髄膜炎のケースであり，ステロイド投与に続いて抗菌薬を迅速にスタートしています．市中細菌性髄膜炎は年齢により起因菌が分類されます（表26）．起因菌としてはグラム陽性菌の肺炎球菌，グラム陰性菌のインフルエンザ桿菌，髄膜炎菌といった市中細菌性髄膜炎で問題となる3菌種に加え，高齢で糖尿病がある場合，免疫不全で問題となるグラム陽性"桿菌"のリステリアカバーが必要です．

　リステリアはセフェム無効であり，第一選択はアンピシリンであり，ペニシリンが使用できない場合はST合剤を使用します．また髄膜炎での肺炎球菌を想定する場合，ペニシリン耐性肺炎球菌も考慮するため，セフトリアキソンに加えてバンコマイシンも併用します．髄液移行する抗菌薬とその投与量は表27のようになります．

表26 細菌性髄膜炎の起因微生物とエンピリックセラピーでの抗菌薬選択

年齢と基礎疾患	起因微生物	抗菌薬選択
＜1カ月	B群溶連菌，大腸菌，リステリア，クレブシエラ	アンピシリン＋セフォタキシム，またはアンピシリン＋ゲンタマイシン
1カ月～2歳	肺炎球菌，髄膜炎菌，B群溶連菌，インフルエンザ桿菌，大腸菌	バンコマイシン＋第3世代セフェム
2～50歳	髄膜炎菌，肺炎球菌	バンコマイシン＋第3世代セフェム
50歳以上	肺炎球菌，髄膜炎菌，リステリア，好気性グラム陰性桿菌	バンコマイシン＋第3世代セフェム＋アンピシリン
頭部外傷：頭蓋底骨折	肺炎球菌，インフルエンザ桿菌，黄色ブドウ球菌	バンコマイシン＋第3世代セフェム
脳外科術後	耐性グラム陰性菌（緑膿菌，ESBL，アシネトバクター），耐性グラム陽性菌（MRSA，MRSE）	バンコマイシン＋セフェピム/カルバペネム

第3世代セフェム：セフトリアキソン，セフォタキシム

表27 髄液移行する抗菌薬とその投与量

① ペニシリンG 400万単位×6回/日
② アンピシリン 2g×4～6回/日
③ セフトリアキソン 2g×2回/日
④ セフォタキシム 2g×4回/日
⑤ セフェピム 2g×3回/日
⑥ メロペネム 2g×3回/日
⑦ バンコマイシン 25～30m/kgローディング，15mg/kg×3回/日
⑧ メトロニダゾール 500mg×4回/日
（濃度依存性に基づき，メトロニダゾール 1,000mg×2，2,000mg×1回/日もありうる）

※第1，2世代セフェムの髄液移行は不良であり用いてはいけない．
※リネゾリド，ST合剤，ミノサイクリンも髄液移行性はよいが臨床データが乏しい．

Case4

口腔内連鎖球菌による亜急性感染性心内膜炎のケースであり，大量ペニシリン投与に，相乗効果目的で少量アミノ配糖体を併用しています．

感染性心内膜炎のエンピリックセラピーとしては，①連鎖球菌など亜急性の場合，②黄色ブドウ球菌MSSA/MRSAなど急性期の場合で表28のように考えます．

表28 感染性心内膜炎のエンピリックセラピーでの抗菌薬選択

病態と起因微生物	抗菌薬選択
亜急性心内膜炎（口腔内緑色連鎖球菌，腸球菌）	アンピシリン＋セフトリアキソン＋少量ゲンタマイシン
急性心内膜炎（MSSA/MRSA，連鎖球菌の一部）	バンコマイシン＋セファゾリン＋少量ゲンタマイシン

Case5

カテーテル関連血流感染症のケースであり，起因菌としてはグラム陽性菌の黄色ブドウ球菌(MRSA含む)，表皮ブドウ球菌(MRSE含む)は必ずカバーし，リスクに応じて耐性グラム陰性菌(緑膿菌，ESBL産生腸内細菌科など)，高カロリー栄養(TPN)の場合は酵母のカンジダもカバーするように抗菌薬を選択します．そのため，耐性グラム陽性菌にバンコマイシン，耐性グラム陰性菌にセフタジジム，カンジダカバーでフルコナゾールを使用しています．ショックで血行動態不安定な場合は適宜アミノ配糖体併用およびフルコナゾールではなくエキノキャンディン(カスポファンギン，ミカファンギン)の選択も検討します(表29)．またカテーテル抜去については原因となる微生物により検討しますが，血行動態不安定では常に抜去を優先して考えます(感染源であるため)(図8)．

表29 臨床状況によるカテーテル関連血流感染疑いでのエンピリックセラピーの考え方

臨床状況	対応・抗菌薬選択
発熱のみで全身状態・血行動態が安定	カテーテル留置したまま，血液培養2セット採取 培養結果が出るまでバンコマイシン投与を考慮
重症敗血症，敗血症性ショック	カテーテル抜去し培養結果が出るまでバンコマイシン+セフェピム±アミノ配糖体投与開始
重症敗血症，敗血症性ショックで高カロリー輸液	カテーテル抜去し培養結果出るまでバンコマイシン+セフタジジム±アミノ配糖体+エキノキャンディン投与開始
人工弁のある患者	カテーテル抜去し培養結果が出るまでバンコマイシン+アミノ配糖体(ゲンタマイシン)投与開始

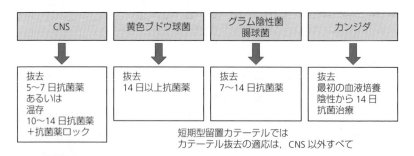

図8 合併症*がない場合の短期留置カテーテル関連血流感染の治療方針
*骨髄炎，感染性心内膜炎，敗血症性塞栓症，化膿性血栓性静脈炎
CNS：コアグラーゼ陰性ブドウ球菌

Case6

複雑性尿路感染症による敗血症性ショックのケースです．グラム陰性菌を広域にカバーするため第3世代セフェムのセフォタキシムに加え，ショックのためアミノ配糖体を併用しています．グラム染色では腸球菌の所見がないため腸球菌カバーはしていません．

生命に関わる尿路感染症でのエンピリックセラピーでの抗菌薬選択については表30のようになります．

表30　生命に関わる尿路感染症のエンピリックセラピーでの抗菌薬選択

抗菌薬	コメント
ゲンタマイシン±アンピシリン トブラマイシン±アンピシリン アミカシン±アンピシリン	アンピシリンで腸球菌カバー，アミノ配糖体で腸内細菌科，緑膿菌カバー
セフトリアキソン セフォタキシム	腸内細菌科カバー，腸球菌カバーなし
セフタジジム	腸内細菌科，緑膿菌カバー，腸球菌カバーなし
ピペラシリン・タゾバクタム	腸球菌，緑膿菌カバー
レボフロキサシン，シプロフロキサシン	耐性頻度が高い
イミペネム，メロペネム，ドリペネム	ESBL産生腸内細菌科，緑膿菌カバー
アズトレオナム	腸内細菌科，緑膿菌カバー，腸球菌カバーなし
バンコマイシン	耐性グラム陽性菌カバー，グラム陰性菌カバーなし

Case7

糖尿病患者での壊死性筋膜炎であり，外科的緊急疾患のため緊急での切開・ドレナージが重要になります．多菌種による混合感染のためメロペネムが選択されています．また重症皮膚軟部組織感染症ではMRSAのカバーが必須のためバンコマイシンおよび毒素産生に対してタンパク合成阻害目的でクリンダマイシンを併用しています．とくにA群溶連菌やクロストリジウムが培養陽性となる場合にはクリンダマイシン併用は非常に重要です（表31）．

表31　壊死性筋膜炎での抗菌薬選択

エンピリックセラピー⇒バンコマイシン＋ピペラシリン・タゾバクタム/メロペネム （多菌種＋MRSAカバー）	
A群溶連菌⇒ペニシリンG/アンピシリン＋クリンダマイシン	
クロストリジウムガス壊疽⇒ペニシリンG＋クリンダマイシン	
ビブリオ・ブルニフィカス⇒ドキシサイクリン＋セフタジジム	
エロモナス・ハイドロフィラ⇒ドキシサイクリン＋シプロフロキサシン	
多菌種混合感染⇒バンコマイシン＋ピペラシリン・タゾバクタム/メロペネム	

Chapter 17 抗菌薬

Case8

　腸管穿孔による腹膜炎・腹腔内敗血症のケースであり，外科的治療に加え，抗菌薬は大腸菌など腸内細菌科の好気性グラム陰性菌および嫌気性菌のバクテロイデスをカバーする必要があります(単剤ならカルバペネム系ないしペニシリン・βラクタマーゼ阻害薬，併用ならば第3，4世代セフェムにメトロニダゾール)．また敗血症性ショック合併ではアミノ配糖体を併用することもあります(図9，表32)．

重症腹腔内感染症の起因菌

ICUセッティングの重症腹腔内感染症では必ず腸内細菌科とバクテロイデスをカバーする（リスクに応じて緑膿菌カバー，MRSA・VRE・カンジダカバーを考慮）

耐性グラム陰性菌：緑膿菌，アシネトバクター，ESBLなど	そのほか：MRSA/MRSE，VRE，カンジダ
±	±

好気性GNB（腸内細菌科），嫌気性GNB（バクテロイデス）を必ずカバー

図9 重症腹腔内感染症の原因微生物の考え方

表32 腹腔内感染症のエンピリックセラピーでの抗菌薬選択

	成人の市中腹腔内感染症	
Regimen	軽症〜中等症：虫垂穿孔か虫垂膿瘍や他の軽症〜中等症の感染（憩室炎など）	高リスクないし重症：重度の臓器障害，高齢者，免疫不全状態
単剤療法	セフメタゾール，モキシフロキサシン	カルバペネム(イミペネム・シラスタチン，メロペネム，ドリペネム)かピペラシリン・タゾバクタム
併用療法	セファゾリン，セフトリアキソン，セフォタキシム，シプロフロキサシン，レボフロキサシンのどれかにメトロニダゾール併用	セフェピム，セフタジジム，シプロフロキサシン，レボフロキサシンのどれかにメトロニダゾール併用

Case9

　尿路感染症治療後の下痢によるCDIと再発性複雑性尿路感染症のケースであり，複雑性尿路感染症に対してメロペネム＋トブラマイシン併用で治療を行っています．またCDIには経口バンコマイシンにメトロニダゾール点滴静注併用を用いています．CDIの治療では，軽症〜中等症の場合，経口メトロニダゾールで治療を行い，重症の場合，経口バンコマイシンに適宜メトロニダゾール点滴静注およびバンコマイシン注腸併用を検討します(表33)．

Case10

　血液腫瘍の化学療法中の発熱性好中球減少症のケースであり，必ず耐性グラム陰性菌—とくに緑膿菌をカバーした抗菌薬を選択します(表34)．

表33 *Clostridium difficile*感染症(CDI)の重症度による抗菌薬選択

重症度	抗菌薬選択
経口摂取可能: 軽症〜中等症	第一選択:メトロニダゾール500mg×3回/日　10〜14日 第二選択:経口バンコマイシン125mg×4回/日　10〜14日
経口摂取可能: 重症	第一選択:経口バンコマイシン125mg×4回/日　10〜14日 第二選択:メトロニダゾール500mg×3回/日　10〜14日
経口摂取不可能: 術後イレウス,巨大結腸症	メトロニダゾール静注500mg×3回/日＋胃管より経口バンコマイシン125mg×4回/日±バンコマイシン注腸

※バンコマイシン"静注"はCDIに無効であることに注意.

表34 入院が必要な発熱性好中球減少症のエンピリックセラピーでの抗菌薬選択

臨床状況と想定される微生物	抗菌薬選択
血行動態安定: 好気性グラム陰性菌(腸内細菌科,緑膿菌)	単剤治療:セフェピム,カルバペネム(イミペネム,メロペネム,ドリペネム),ピペラシリン・タゾバクタム,セフタジジム
カテーテル関連血流感染疑い,重度粘膜炎,皮膚軟部組織感染,肺炎合併: 上記に加え,MRSA,βラクタム耐性連鎖球菌	上記にバンコマイシン併用を考慮
ショック合併: 上記に加えカンジダ,アスペルギルス	上記にアミノ配糖体(トブラマイシン),エキノキャンディン(カスポファンギン,ミカファンギン)併用を考慮

発熱性好中球減少症:①発熱—腋窩温≧37.5℃,②好中球減少—＜500/μL,または＜1,000/μLで48時間以内に＜500/μLになると予測される場合

この章でのポイント

- ☑ 抗菌薬の作用部位を理解する.
- ☑ 抗菌薬が,臨床で重要な微生物である①グラム陽性菌,②グラム陰性菌,③嫌気性菌,④その他,のどれをスペクトラムにしているかを理解する.
- ☑ クリティカルケアでの発熱へのアプローチを理解する.
- ☑ クリティカルケアで問題となる代表的な重症市中感染症,重症病院内感染症での抗菌薬選択について理解する.
- ☑ とくに原因菌不明時の抗菌薬選択—つまりエンピリックに治療を開始する際に抗菌薬をどのように選択すべきかのロジックを理解する.

For Further Readings：さらに理解を深めるために

1. Dellinger RP, Levy MM, Rhodes A, et al. Surviving Sepsis Campaign: international guidelines for management of severe sepsis and septic shock: 2012. Crit Care Med. 2013; 41: 580.
2. Simon D, Trenholme G. Antibiotic selection for patients with septic shock. Crit Care Clin. 2000; 16: 215.
3. Gilbert DN, Chambers HF, Eliopoulos GM, et al. The Sanford guide to antimicrobial therapy. 45th ed. Vienna, VA: Antimicrobial Therapy, 2015.
4. 青木　眞．レジデントのための感染症診療マニュアル．第3版．東京: 医学書院; 2015.
5. Vincent JL, Bihari DJ, Suter PM, et al. The prevalence of nosocomial infection in Intensive Care Units in Europe. Results of the European Prevalence of Infection in Intensive Care (EPIC) study. EPIC International Advisory Committee. JAMA. 1995; 274: 639.
6. Sligl WI, Marrie TJ. Severe community-acquired pneumonia. Crit Care Clin. 2013; 29: 563.
7. Nair GB, Niederman MS. Nosocomial pneumonia- lessons learned. Crit Care Clin. 2013; 29: 521.
8. Porzecanski I, Bowton DL. Diagnosis and treatment of ventilator-associated pneumonia. Chest. 2006; 130: 597.
9. American Thoracic Society. Infectious Diseases Society of America. Guidelines for the management of adults with hospital-acquired, ventilator-associated, and healthcare-associated pneumonia. Am J Respir Crit Care Med. 2005; 171: 388-416.
10. Mermel LA, Allon M, Bouza E, et al. Clinical practice guidelines for the diagnosis and management of intravascular catheter-related infection: 2009 Update by the Infectious Diseases Society of America. Clin Infect Dis. 2009; 49: 1.
11. Bleck TP. Bacterial meningitis and other nonviral infections of the nervous system. Crit Care Clin. 2013; 29: 975.
12. Keynan Y, Singal R, Kumar K, et al. Infective endocarditis in the intensive care unit. Crit Care Clin. 2013; 29: 923.
13. Stevens DL, Bisno AL, Chambers HF, et al. Practice guidelines for the diagnosis and management of skin and soft-tissue infections: 2014 updated by the Infectious Diseases Society of America. Clin Infect Dis. 2014; 59: 147.
14. Nicolle LE. Urinary tract infection. Crit Care Clin. 2013; 29: 699.
15. Solomkin JS, Mazuski JE, Bradley JS, et al. Diagnosis and management of complicated intra-abdominal infection in adults and children: guidelines by the Surgical Infection Society and the Infectious Diseases Society of America. Clin Infect Dis. 2010; 50: 133.
16. Riddle DJ, Dubberke ER. *Clostridium difficile* infection in the intensive care unit. Infect Dis Clin N Am. 2009; 23: 727.
17. Bow EJ. Infection in neutropenic patients with cancer. Crit Care Clin. 2013; 29: 411.
18. Rivera AM, Boucher HW. Current concepts in antimicrobial therapy against select gram-positive organisms: methicillin-resistant *Staphylococcus aureus*, penicillin-resistant pneumococci, and vancomycin-resistant enterococci. Moyo Clin Proc. 2011; 86: 1230.

19. Berra L, Sampson J, Wiener-Kronish J. *Pseudomonas aeruginosa*: acute lung injury or ventilator-associated pneumonia? Minerva Anestesiol. 2010; 76: 824.
20. Fujitani S, Sun HY, Yu VL, et al. Pneumonia due to *Pseudomonas aeruginosa*—part I: epidemiology, clinical diagnosis, and source. Chest. 2011; 139: 909.
21. Sun Y, Fujitani S, Quintiliani R, et al. Pneumonia due to *Pseudomonas aeruginosa*- part II: antimicrobial resistance, pharmacodynamics concepts, and antibiotic therapy. Chest 2011; 139: 1172.
22. Mesaros N, Nordmann P, Plésiat P, et al. *Pseudomonas aeruginosa*: resistance and therapeutic options at the turn of the new millennium. Clin Microbiol Infect. 2007; 13: 560.
23. Luit CE, Aubry A, Lu Q, et al. Imipenem, meropenem, or doripenem to treat patients with *Pseudomonas aeruginosa* ventilator-associated pneumonia. Antimicrob Agents Chemother. 2014; 58: 1372.
24. Kanj SS, Kanafani ZA. Current concepts in antimicrobial therapy against resistant gram-negative organisms: extended-spectrum β-lactamase-producing *Enterobacteriaceae*, carbapenem-resistant *Enterobacteriaceae*, and multidrug-resistant *Pseudomonas aeruginosa*. Mayo Clin Proc. 2011; 86: 250.
25. Vasoo S, Barreto JN, Tosh PK. Emerging issues in gram-negative bacterial resistance: an update for the practicing clinician. Mayo Clin Proc. 2015; 90: 395.
26. Bush K. Bench-to-bedside review: the role of β-lactamases in antibiotic-resistant gram-negative infections. Crit Care. 2010; 14: 224.
27. Bassetti M, Ginocchio F, Mikulska M. New treatment options against gram-negative organisms. Crit Care. 2011; 15: 215.
28. Yamamoto M, Pop-Vicas AE. Treatment for infections with carbapenem-resistant *Enterobacteriaceae*: what options do we still have? Crit Care. 2014; 18: 229.
29. Löfmark S, Edlund C, Nord CE. Metronidazole is still the drug of choice for treatment of anaerobic infections. Clin Infect Dis. 2010; 50 Suppl 1: S16.
30. Ulldemolins M, Roberts JA, Lipman J, et al. Antibiotic dosing in multiple organ dysfunction syndrome. Chest. 2011; 139: 1210.
31. Rizoli SB, Marshall JC. Saturday night fever: finding and controlling the source of sepsis in critical illness. Lancet Infect Dis. 2002; 2: 137.
32. Rehman T, deBoisblanc BP. Persistent fever in the ICU. Chest. 2014; 145: 158.
33. O'Grady NP, Barie PS, Bartlett JG, et al. Guidelines for evaluation of new fever in critically ill adult patients: 2008 update from the American College of Critical Care Medicine and the Infectious Diseases Society of America. Crit Care Med. 2008; 36: 1330.
34. Dimopoulos G, Falagas ME. Approach to the febrile patient in the ICU. Infect Dis Clin N Am. 2009; 23: 471.
35. Cunha BA. Antibiotic selection in the penicillin-allergic patient. Med Clin N Am. 2006; 90: 1257.
36. Schlossberg D. Clinical approach to antibiotic failure. Med Clin N Am. 2006; 90: 1265.
37. Kumar A, Roberts D, Wood KE, et al. Duration of hypotension before initiation of effective antimicrobial therapy is the critical determinant of survival in human septic shock. Crit Care Med. 2006; 34: 1589-1596.

38. Hawkey PM, Livermore DM. Carbapenem antibiotics for serious infections. BMJ. 2012; 344: e3236.
39. Glen R Brown. Cotrimoxazole-optimal dosing in the critically ill. Ann Intensive Care. 2014; 4: 13.
40. 椎木創一, 遠藤和郎. グラム染色と抗酸菌染色―スメアを自分の武器に使用. Medicina. 2006; 43: 564.
41. Rodvold KA, McConeghy KW. Methicillin-resistant Staphylococcus aureus therapy: past, present, and future. Clin Infect Dis. 2014; 58(Suppl 1): S20.
42. Stein GE, Craig WA. Tigecycline: a critical analysis. Clin Infect Dis. 2006; 43: 518.
43. Falagas ME, Kasiakou SK. Colistin: the revival of polymyxins for the management of multidrug-resistant gram-negative bacterial infections. Clin Infect Dis. 2005; 40: 1333.
44. Fraimow H, Nahra R. Resistant gram-negative infections. Crit Care Clin. 2013; 29: 895.
45. Bassetti M, De Waele JJ, Eggimann P, et al. Preventive and therapeutic strategies in critically ill patients with highly resistant bacteria. Intensive Care Med. 2015; 41: 776.

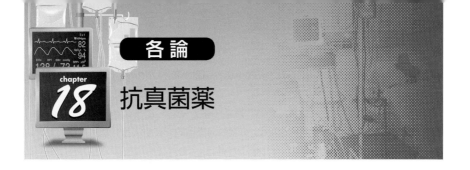

各論

chapter 18 抗真菌薬

> **この章でとりあげる薬剤**
>
> アムホテリシンB，アムホテリシンBリポソーム製剤，フルコナゾール，イトラコナゾール，ボリコナゾール，ミカファンギン，カスポファンギン，フルシトシン

ケース

Case1

亜急性の経過の発熱，頭痛のあるHIV陽性の40歳男性．70kg．髄液から墨汁染色陽性，血清・髄液クリプトコッカス抗原陽性．てんかん重積状態(SE)となり，挿管・人工呼吸器管理でICU入室．

クリプトコッカス髄膜炎の診断でファンギゾン® 50mg / 5%ブドウ糖 500mL（アムホテリシンB 0.7mg/kg）1回/日にアンコチル®（500mg）3錠（フルシトシン25mg/kg）×4回/日を併用して治療開始となった．

Case2

広域抗菌薬使用しているが発熱性好中球減少症が続き，発熱，咳・呼吸苦を訴える骨髄異形成症候群の75歳男性．50kg．呼吸状態が悪くなり，非侵襲的人工呼吸器(NIV)装着，全身管理目的でICU管理となる．喀痰KOH染色で糸状菌．血清アスペルギルス抗原陽性．アスペルギルス肺炎・侵襲性アスペルギルス症の診断でブイフェイド®(200mg) 1.5V / 0.9%食塩水 100mL（ボリコナゾール点滴静注 6mg/kg）12時間ごと初日2回，2日目よりブイフェイド®(200mg) 1V / 0.9%食塩水100mL(4mg/kg) 12時間ごとで治療を開始した．

Case3

大腸癌によるイレウスで中心静脈カテーテル管理の70歳女性．広域抗菌薬を使用するも原因不明の発熱が持続して血圧が低下し，ショック状態となったためICU管理．血液培養から酵母様真菌陽性．血行動態不安定で敗血症性ショックとなったカンジダ真菌血症を伴う侵襲性カンジダ感染症の診断で，カンサイダス®(70mg) 1V / 0.9%食塩水250mL（カスポファンギン70mg)をローディングし，2

日目よりカンサイダス®(50mg) 1V / 0.9%食塩水100mL(50mg)で継続治療した．

> **Case4**
> 糖尿病性ケトアシドーシス，発熱，意識障害で受診したコントロール不良の糖尿病の既往のある45歳男性．60kg．集学的治療目的でICU入室．糖尿病性ケトアシドーシスは改善するも意識レベル低下が進行．
> 鼻内黒色痂皮あり，GMS染色病理標本で隔壁のない糸状菌陽性．接合菌症zygomycosis，侵襲性ムーコル感染症の診断でアムビゾーム®(50mg/V) 9V / 5%ブドウ糖250mL(アムホテリシンBリポソーム製剤7.5mg/kg) 1回/日で治療開始となり，耳鼻咽喉科で壊死組織のデブリドメントとなった．

クリティカルケアでの抗真菌薬の考え方

クリティカルケアでの生命に関わる侵襲性の真菌感染症は，長期ICU入室，原疾患の重症度が高い場合，中心静脈カテーテル長期留置，高カロリー輸液，長期抗菌薬使用，免疫不全，ステロイド使用などいくつかのリスクファクターがある患者の日和見感染症として起こります．ここでは侵襲性真菌感染症の治療に用いる抗真菌薬についてとりあげます．

1 抗真菌薬の分類

真菌―いわゆる"カビ"に効果がある抗真菌薬についてとりあげます．クリティカルケアで問題となる侵襲性の深在性真菌感染症の治療薬としては，大きく4つに分かれます(表1)．

表1　抗真菌薬の分類

1. ポリエン系抗真菌薬
   アムホテリシンB，アムホテリシンB脂質製剤
2. アゾール系抗真菌薬
   ① トリアゾール系
   フルコナゾール，イトラコナゾール
   ② 2世代トリアゾール系
   ボリコナゾール，ポサコナゾール
3. エキノキャンディン系抗真菌薬
   <u>カスポファンギン</u>，<u>ミカファンギン</u>，アニデュラファンギン
4. フルオロピリミジン系抗真菌薬
   フルシトシン

※上記の中で，2017年12月現在，ポサコナゾール，アニデュラファンギンは国内未承認．
※下線を引いた抗真菌薬はクリティカルケアでよく使われる．

これらの抗真菌薬の作用機序とスペクトラムを理解することがポイントです．

2 抗真菌薬の作用機序（図1）

抗真菌薬の作用機序を理解するためには真菌の細胞壁の構造を理解する必要があります．

真菌の細胞壁は，外側から①マンナンタンパク，②βグルカン〔β-(1→6)グルカンとβ-(1→3)グルカン〕，③細胞膜のリン脂質（ここにエルゴステロールがある）の3つから構成されます．

ヒトの細胞膜はリン脂質のコレステロールで構成されており，真菌ではリン脂質のエルゴステロールからできており類似しています．そのため，この細胞膜に作用するポリエン系抗真菌薬アムホテリシンBは投与後，ヒト細胞膜も障害しIL-1やTNF-αなどサイトカインストームを起こし，発熱，悪寒・戦慄，血圧低下など全身症状の原因となります．

細胞質内のエルゴステロール合成経路からエルゴステロールは作られ細胞膜に移動します．また，βグルカンは細胞膜に存在するグルカン合成酵素によって作られ，細

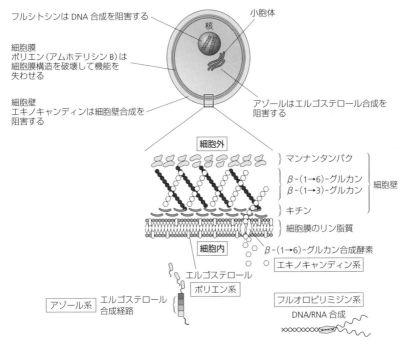

図1 抗真菌薬の作用部位

胞壁へと移動します．
　これを理解した上で抗真菌薬の作用機序をみてみましょう．
① **ポリエン系抗真菌薬**
　真菌の細胞膜を構成するエルゴステロールに結合して膜を不安定化させることで作用します．この細胞膜はヒトでは類似のリン脂質であるコレステロールからできています．
② **アゾール系抗真菌薬**
　細胞質内のエルゴステロール合成経路の合成酵素の一つである14αデメチラーゼを阻害することで作用します．
③ **エキノキャンディン系抗真菌薬**
　細胞膜にあるグルカン合成酵素を阻害し，$β-(1→3)$グルカンの細胞壁形成ができなくなります．
④ **フルオロピリミジン系抗真菌薬**
　真菌の核内に入り，フルシトシンから5-フルオロウラシルへ変換されDNA合成を阻害することで作用します．

3 抗真菌薬：各論

　ここでは上記の4系統の抗真菌薬のスペクトラムと特徴についてとりあげます．
　真菌の分類は大きく3つに分かれ，①丸い形態の酵母(カンジダ，クリプトコッカス)，②細長い糸状である糸状菌(接合菌，アスペルギルス，その他(スケドスポリウム，フサリウム，地域流行型真菌))，③その他(ニューモシスチス)の3系統です(表2，図2〜4)．

表2　臨床で問題となる真菌の分類

酵母 yeast	カンジダ：*C. albicans*, non-albicans (*C. glabrata*, *C. krusei*, *C. parapsilosis*, *C. lusitaniae*, *C. tropicalis*, *C. guilliermondii*) クリプトコッカス：*Cryptococcus neoformans*
糸状菌 mold	接合菌糸 zygomycetes アスペルギルス：*A. fumigatus*, *A. flavus*, *A. terreus* その他：フサリウム，スケドスポリウム，地域流行型真菌 endemic fungi(コクシジオイデス，ヒストプラズマ，パラコクシジオイデス，ペニシリウム，ブラストミセス)など
その他	*Pneumocystis jiroveci*

　細菌はグラム染色上，グラム陽性菌，グラム陰性菌を軸とした分類が重要であったのと同様，多数ある真菌も効率よい分類を頭の中に入れておく必要があり，①酵母(図2, 3)，②糸状菌(図4)，③その他の3系統に分けてそれぞれで重要な真菌を理解

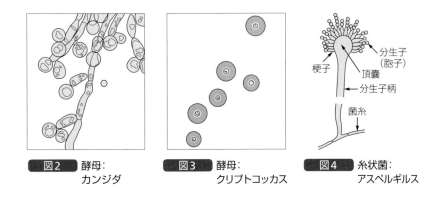

図2 酵母：カンジダ　図3 酵母：クリプトコッカス　図4 糸状菌：アスペルギルス

するとよいでしょう．

臨床で重要な酵母

　酵母はカンジダとクリプトコッカスの2つに分かれます．カンジダの中には，*Candida albicans*と非*albicans*（*C. glabrata, C. krusei, C. parapsilosis, C. lusitaniae, C. tropicalis, C. guilliermondii*）の2つに分類されます．

　クリティカルケアで最も問題となる深在性真菌症の大部分はカンジダによるものであり，侵襲性カンジダ感染症として，①カンジダ真菌血症（眼内炎合併を含む），②播種性血行性カンジダ感染，③深部臓器感染（腹膜炎，心内膜炎，髄膜炎），④慢性肝脾カンジダ症があります．

臨床で重要な糸状菌

　糸状菌は隔壁の有無によって，隔壁のない接合菌糸と隔壁のある糸状菌（アスペルギルス，フサリウム，スケドスポリウムなど）の2つに分かれます．とくに接合菌糸とアスペルギルスを中心に整理するとよいでしょう．それに加えて，温度によって酵母と糸状菌と形態を変える地域流行型真菌があります．

臨床で重要なその他の真菌

　以前まで原虫に分類されていた*Pneumocystis jiroveci*が重要であり，とくに細胞性免疫不全（ステロイド投与など）でのニューモシスチス肺炎を起こします．

　日常臨床の現場ではこれらのうち，抗真菌薬がとくに①酵母ならどれを，そして②糸状菌ならどれをカバーしているかを中心に整理していくと見通しがよくなります．この中で，ニューモシスチスは真菌に分類されていますが，ST合剤，ペンタミジンが治療の選択肢となり，他の真菌と治療上異なるためここではとりあげません．

> **POINT！**
> - 真菌は，①酵母，②糸状菌，③その他で分類する．
> - 重要な酵母はカンジダとクリプトコッカスである．
> - 重要な糸状菌はアスペルギルスと接合菌糸である．
> - HIVやステロイド投与中など細胞性免疫不全でのニューモシスチス肺炎を起こす Pneumocystis jiroveci は真菌に分類され，ST合剤やペンタミジンで治療を行う．

① ポリエン系抗真菌薬
アムホテリシンB（ファンギゾン®）50mg/1V

　アムホテリシンBデオキシコール酸 amphotericin B deoxycholate (AmB-D) は非常に古くから存在する抗真菌薬で50年くらいになりますが，今でも侵襲性深在性真菌感染症の治療に重要です．殺菌的に作用し，接合菌も含めほぼすべての真菌をカバーしています．使用時は5%ブドウ糖で溶解し0.1mg/mLとします．しかし，①腎機能障害，②電解質異常（低K血症，低Mg血症，遠位尿細管アシドーシス），③投与時の悪寒・血圧低下など全身反応といった副作用が問題となります．投与時の全身反応を抑えるために4時間以上かけて投与し，またアセトアミノフェン，ジフェンヒドラミン，ヒドロコルチゾンを使用し全身反応を予防することがあります．とくに腎機能障害の副作用を少なくする目的で，アムホテリシンB脂質製剤の開発へとつながることになりました．

アムホテリシンBリポソーム製剤（アムビゾーム®）50mg/1V

　脂質製剤としては，amphotericin B lipid complex, amphotericin B colloidal dispersion, liposomal amphotericin B (L-AmB) があります．構造的に3種類ともに異なり，国内ではリポソーム型アムホテリシンB (L-AmB) のみ使用可能です．今までのアムホテリシンBと比較して効果（とくに抗真菌スペクトラム）に差がありませんが，腎機能障害の副作用が少ないという特徴があります．投与には1〜2時間かけます．しかし非常に高価であることが弱点です（薬価：ファンギゾン®1,004円，アムビゾーム®9,811円）．

　アムホテリシンBデオキシコール酸とリポソーム型アムホテリシンBでの副作用の頻度は，それぞれ腎障害33.7%と18.7%，悪寒戦慄75%と47%，嘔気・嘔吐43.9%と31.8%です．

　アムホテリシンBの腎機能障害を減らすためには，①投与前後で0.9%食塩水500mL輸液負荷，②他の腎毒性薬剤の使用制限（造影剤，アミノ配糖体，シスプラチン製剤など），③アムホテリシンBリポソーム製剤の使用が予防としてあげられます．

> **アムホテリシンBの主なスペクトラム**
> - 酵母─カンジダ（*C. lusitaniae, C. guilliermondii* を除く），クリプトコッカス
> - 糸状菌─アスペルギルス（*A terreus* を除く），接合菌，地域流行型真菌（コクシジオイデス，ヒストプラズマ，ブラストミセスなど）

② アゾール系抗真菌薬

　アゾール系抗真菌薬全般にいえることとして，肝臓のチトクロームP450で代謝されるため，多数の薬物相互作用があることには注意が必要です．使用の際は常に同時投与の薬剤をチェックする必要があります．アゾール系共通の副作用として肝障害があるため，使用中は定期的な肝機能検査が必要です．

フルコナゾール（ジフルカン® 200mg/100mL，ビスカルツ® 200mg/100mL，プロジフ® 200mg/2.5mL 1V）

　酵母のカンジダ（*C. krusei, C. glabrata* は除く），クリプトコッカスの治療に重要な抗真菌薬です．アスペルギルスなど糸状菌には効かないことは重要です．優れたバイオアベイラビリティ（90％）があるため状態が安定し次第，経口投与に変更可能です．副作用として消化器症状や肝障害，そして高用量長期投与で可逆性の脱毛の副作用もあります．

> **フルコナゾールの主なスペクトラム**
> - 酵母─カンジダ（*C. glabrata, C. krusei* は除く），クリプトコッカス
> - 糸状菌─なし

イトラコナゾール（イトリゾール®）200mg/20mL 1A，カプセル50mg/1Cap，内用液10mg/1mL

　フルコナゾールよりスペクトラムは広く，糸状菌に効果があります．日本では，以前カプセル剤のみだったこともあり消化管からの吸収が一定しないという欠点がありましたが，内用液と静注薬が入手可能となったため使い勝手がよくなりました．内服の使い方として，①カプセル剤は胃酸の影響を受けるため食事と一緒に内服〔またはコーラなど胃内pHを下げた状態で内服，胃酸分泌抑制剤（PPI，H_2ブロッカー）を併用しないこと〕，②内用液は食間投与がポイントです．副作用としては，消化器症状や肝障害，心室性不整脈，心不全があります．

> **イトラコナゾールの主なスペクトラム**
> - 酵母─カンジダ

- 糸状菌―アスペルギルス，地域流行型真菌(ヒストプラズマ，コクシジオイデス，スポロトリコーシス)

ボリコナゾール(ブイフェンド®) 200mg/1V，50mg，200mg/1錠

　糸状菌のアスペルギルス，そして今まで有効な薬剤のなかったフサリウム，スケドスポリウムなどにもスペクトラムがあります．とくに侵襲性アスペルギルス症には第一選択となります．しかし接合菌には効果がないことがポイントです．

　バイオアベイラビリティが非常に高く(96%)，早期に静注から内服へスイッチできます．副作用としては眼症状(一過性)，消化器症状や肝障害があります．

ボリコナゾールの主なスペクトラム
- 酵母―カンジダ，クリプトコッカス
- 糸状菌―アスペルギルス，その他(スケドスポリウム，フサリウム)，地域流行型真菌(コクシジオイデス，ヒストプラズマ，ブラストミセス)

ポサコナゾール

　ボリコナゾールの欠点を克服するためにできた抗真菌薬で，接合菌まで含めほぼ糸状菌全般をカバーできるようになっています．内服しかないのが弱点ですが，国内未承認です．

ポサコナゾールの主なスペクトラム
- 酵母―カンジダ，クリプトコッカス
- 糸状菌―接合菌，アスペルギルス，その他(スケドスポリウム，フサリウム)，地域流行型真菌(コクシジオイデス，ヒストプラズマ，ブラストミセス)

表3　アゾール系抗真菌薬の主な薬物相互作用

アゾール系抗真菌薬	薬剤血中濃度上昇	抗真菌薬血中濃度上昇
フルコナゾール	フェニトイン，ワルファリン，リファンピシン，ミダゾラム，フェンタニル	フェニトイン
イトラコナゾール	カルシニューリン阻害薬，シロリムス，スタチン，フェニトイン，ワルファリン，リファンピシン，ミダゾラム，フェンタニル	フェニトイン，カルバマゼピン
ボリコナゾール	カルシニューリン阻害薬，シロリムス*，スタチン，フェニトイン，ワルファリン，リファンピシン*，ミダゾラム，フェンタニル	フェニトイン，カルバマゼピン*，エファビレンツ*
ポサコナゾール	カルシニューリン阻害薬，シロリムス，フェニトイン，ワルファリン，リファンピシン	フェニトイン，リファブチン

*禁忌，カルシニューリン阻害薬(シクロスポリン，タクロリムス)

アゾール系抗真菌薬のクリティカルケアでの薬物相互作用でミダゾラム，フェンタニルの血中濃度が上昇することにはとくに注意が必要です(表3)．

③ エキノキャンディン系抗真菌薬
ミカファンギン(ファンガード®)50mg/1V，
カスポファンギン(カンサイダス®)　50mg，70mg/1V

エキノキャンディン系にはミカファンギンとカスポファンギン，そして国内未承認のアニデュラファンギンがあります．カンジダの治療では，とくにフルコナゾール耐性の *C. krusei*，*C. glabrata* もカバーする必要がある場合の第一選択となる抗真菌薬です．

静注薬しかないため内服へのスイッチができないこと，副作用が少なく，肝代謝のため腎機能に関係なく使用可能な点が特徴です．またアゾール系と異なり薬物相互作用がほとんどありません．

スペクトラムはカンジダとアスペルギルスですが，ボリコナゾールがアスペルギルスの第一選択であるため(サルベージとしてエキノキャンディンが用いられることはある)，基本的にはカンジダ全般をカバーする抗真菌薬と考えて使用します．カンジダの中でも *C. parapsilosis* には低感受性であり，*C. parapsilosis* の場合はフルコナゾールへ変更します．

カンジダに幅広く効果があるため，カンジダ真菌血症が疑われる場合，第一選択となりますが，エキノキャンディン系全般に中枢神経系への移行性が悪いため眼内炎合併の際には使用できません(フルコナゾール，ボリコナゾール，またはアムホテリシンB±フルシトシンを用います)．

> **エキノキャンディン(ミカファンギン，カスポファンギン，アニデュラファンギン)の主なスペクトラム**
> - 酵母―カンジダ(*C. parapsilosis* は感受性が低い)
> - 糸状菌―アスペルギルス

④ フルオロピリミジン系抗真菌薬
フルシトシン(アンコチル®) 500mg/1錠

フルシトシンは単独使用すると短期に耐性菌が発生するため単独使用してはいけません．使用する場合は他剤と併用することが原則です．適応としては，クリプトコッカス髄膜炎や侵襲性カンジダ感染症(心内膜炎，眼内炎)でアムホテリシンBと併用で使用されます．

副作用としては，骨髄抑制，肝障害があり血中濃度のモニターが必要ですが，国内ではフルシトシンの血中濃度が簡易に測れないのが難点です．

> ▶ フルシトシンの主なスペクトラム
> - 酵母―カンジダ,クリプトコッカス
> - 糸状菌―なし

4 抗真菌薬の感受性・投与量・投与間隔

侵襲性抗真菌薬で使用されるポリエン系,アゾール系,エキノキャンディン系の酵母・糸状菌への感受性は表4,5のようになっています.

侵襲性真菌感染症で酵母であるカンジダ,糸状菌のアスペルギルス,接合菌感染症

表4 抗真菌薬感受性―酵母yeast

	アムホテリシンB	フルコナゾール	イトラコナゾール	ボリコナゾール	エキノキャンディン
Candida					
C. albicans	+++	+++	+++	+++	+++
C. dubliniensis	+++	+++	+++	+++	+++
C. glabrata	++	±	±	+	+++
C. krusei	++	−	+	++	+++
C. parapsilosis	+++	+++	+++	+++	++(MIC 高い)
C. lusitaniae	−	+	+	++	++
C. tropicalis	+++	+++	+++	+++	+++
C. guilliermondii	++	+++	+++	+++	++(MIC 高い)
Trichosporon	+	±	+	++	−
Cryptococcus	+++	+++	+	+++	−

+++:感受性あり,第一選択, ++:感受性弱い,第二選択,
+:最も感受性低い,第三選択 −:感受性なし,±:感受性可能性あり
C. parapsilosis, C. guilliermondii ではフルコナゾールが第一選択

表5 抗真菌薬感受性―糸状菌mold

	アムホテリシンB	フルコナゾール	イトラコナゾール	ボリコナゾール	エキノキャンディン
Aspergillus					
A. fumigatus	+++	−	++	+++	++
A. flavus	++	−	++	+++	++
A. terreus	−	−	++	+++	++
Zygomycetes	+++(脂質製剤)	−	−	−	−
Fusarium	++(脂質製剤)	±	±	++	−
Scedosporium					
S. apiospermum	−	−	−	+++	−
S. prolificans	−	−	−	±	−

+++:感受性あり,第一選択, ++:感受性弱い,第二選択
+:最も感受性低い,第三選択, −:感受性なし,±:感受性可能性あり

での実際の抗真菌薬の投与量・投与間隔について次に示します．

侵襲性カンジダ症

侵襲性カンジダ症ではアゾール耐性の有無，血行動態不安定の有無により，フルコナゾールないしエキノキャンディン系，ポリエン系抗真菌薬を使い分けます(表6)．

表6 侵襲性カンジダ症で使用する抗真菌薬の投与量・投与間隔

抗真菌薬	投与量・投与間隔	投与量調整
ポリエン系 　アムホテリシンB 　リポソーム型アムホテリシンB	0.6～1mg/kg 静注1回/日 3～5mg/kg 静注1回/日	不要，腎機能フォロー 不要，腎機能フォロー
アゾール系 　フルコナゾール 　ボリコナゾール	400～800mg 1回/日，内服，静注 静注：6mg/kg12時間ごと2回，その後3mg/kg12時間ごと 内服：＜40kgで100mg12時間ごと，≧40mgで200mg12時間ごと	腎不全で調整 肝不全で調整，静注は腎機能CCr＜50mL/分でボリコナゾールの溶媒が蓄積するため使用できない
エキノキャンディン系 　ミカファンギン 　カスポファンギン	100～150mg 静注1回/日 70mg 静注1回/日 ローディング，50mg 静注1回/日	肝不全で調整 肝不全で調整

侵襲性アスペルギルス症

第一選択はボリコナゾールであり，第二選択でアムホテリシンB脂質製剤(アムホテリシンBは推奨されていません)，エキノキャンディン系(カスポファンギン，ミカ

表7 侵襲性アスペルギルス症で使用する抗真菌薬の投与量・投与間隔

抗真菌薬	投与量・投与間隔	投与量調整
ポリエン系 　リポソーム型アムホテリシンB	3～5mg/kg 静注1回/日	不要，腎機能フォロー
アゾール系 　イトラコナゾール 　ボリコナゾール	静注：200mg12時間ごと4回，その後200mg1回/日 内服：カプセル400mg1回/日，内用液0.25mg/kg1回/日 静注：6mg/kg12時間ごと2回，その後4mg/kg12時間ごと 内服：＜40kgで100mg12時間ごと，≧40mgで200mg12時間ごと	薬物相互作用多数 腎機能低下時は静注は推奨されない 肝不全で調整，静注は腎機能CCr＜50mL/分でボリコナゾールの溶媒が蓄積するため使用できない
エキノキャンディン系 　ミカファンギン 　カスポファンギン	100mg 静注2回/日 70mg 静注1回/日 ローディング，50mg 静注1回/日	肝不全で調整 肝不全で調整

ファンギン)があります(表7).

接合菌感染症

　接合菌感染,侵襲性ムーコル症ではポリエン系抗真菌薬と国内未発売のポサコナゾールしか感受性がありません(表8).またポリエン系の投与量はカンジダ,アスペルギルスよりも大量投与が必要となります.抗真菌薬投与に加え,感染病変の外科的切除術および患者の免疫不全改善も非常に重要な治療となります.

表8 接合菌感染,侵襲性ムーコル症で使用する抗真菌薬の投与量・投与間隔

抗真菌薬	投与量・投与間隔	投与量調整
ポリエン系		
アムホテリシンB	1〜1.5mg/kg静注1回/日	不要,腎機能フォロー
リポソーム型アムホテリシンB	5〜10mg/kg静注1回/日	不要,腎機能フォロー

5 クリティカルケアでの深在性真菌感染症
―とくに侵襲性カンジダ症へのアプローチ

　最後にクリティカルケアで最も問題となる侵襲性真菌感染症である侵襲性カンジダ症invasive candidiasisへのアプローチを考えたいと思います.

　侵襲性カンジダ症はカンジダ真菌血症,腹膜炎,心内膜炎など本来無菌である部位でのカンジダ感染症を指します.頻度ではカンジダ真菌血症が70〜90%と最も多く,次に腹膜炎が10〜30%となります.

　カンジダ真菌血症はICUでの病院内感染症の15%を占め血流感染症で4番目に多く,25〜60%の死亡率です.

　表9に侵襲性カンジダ症のリスクファクターを示します.

表9 侵襲性カンジダ症のリスクファクター

長期ICU入室	免疫不全,ステロイド使用	糖尿病
高齢者	中心静脈カテーテル留置	消化管手術
高カロリー・静脈栄養	長期広域抗菌薬投与	急性膵炎
臓器移植	抗癌剤による化学療法	好中球減少症
高い重症度(APACHE II>20)	腎代替療法	低栄養
カンジダ定着(2カ所以上)	50%以上の熱傷	多発外傷

　原因となるカンジダはCandida albicansが大部分で,残りがアルビカンス以外のnon-albicansによるもの(C. parapsilosis, C. glabrata, C. tropicalis, C. krusei, C. lusitaniae, C. guilliermondii)ですが,施設によってはnon-albicansの頻度が50%を占める

ほどになっています．とくにnon-albicansではC. parapsilosis, C. glabrata, C. krusei が増加しています．抗真菌薬フルコナゾールの頻繁な使用，体内埋め込み型デバイス，高カロリー輸液はnon-albicansによる侵襲性カンジダ症のリスクファクターとなります（表10）．

表10 non-albicansによるカンジダ真菌血症のリスクファクター

カンジダの種類	リスクファクター
Candida tropicalis	好中球減少症，骨髄移植
Candida krusei	以前のフルコナゾール使用 好中球減少症，骨髄移植
Candida glabrata	以前のフルコナゾール使用 手術 血管内留置カテーテル 悪性腫瘍 高齢者
Candida parapsilosis	高カロリー・静脈栄養 血管内留置カテーテル 新生児
Candida lusitaniae, Candida guilliermondii	以前のポリエン系抗真菌薬使用

とくにnon-albicansである Candida krusei, Candida glabrataによるカンジダが重要なのは，大部分のCandida albicansで感受性がある抗真菌薬フルコナゾールの効果がない点です．そのためカンジダ真菌血症を含め侵襲性カンジダ症の診断・治療において，施設内でのカンジダ分離頻度（とくにnon-albicansのカンジダ）および種類同定と抗真菌薬の感受性を調べることはとても重要です．

カンジダはヒトの皮膚表面や腸管内粘膜にもともと常在しています．血管内留置カテーテルによる皮膚バリアの破綻や広域抗菌薬使用や免疫抑制により腸管粘膜の破綻により血流感染を起こすと考えられています．

侵襲性カンジダ症の診断は非常に難しく，その一方で早期診断・治療が遅れると死亡率が高く予後不良であるため，クリティカルケアでは高リスクの患者群を早期に認識し，どのケースで抗真菌薬を開始すべきかは非常に重要な問題です．

血液疾患や骨髄移植後の好中球減少症での抗真菌薬予防投与と同様にICU入室患者への予防的抗真菌薬（フルコナゾール）の有効性は示されていません．また予防的に抗真菌薬を投与することでフルコナゾール耐性カンジダを誘導するリスクもあります．

そのためクリティカルケアでは，全例に予防的投与を行わずに患者背景・リスクファクター・臨床状況に合わせた治療開始基準として次の3つの方法があります（図5）．

① 培養陽性で抗真菌薬治療を開始する場合(培養陽性 culture-proven candidiasis という)
② カンジダ感染のリスクがある患者で抗菌薬投与開始48時間後も38℃以上の高熱が持続し，抗菌薬に反応せず，感染症以外の原因(薬剤熱など)が否定的なケースで抗真菌薬治療を開始する場合(経験的治療 empiric therapy という)
③ カンジダ感染のリスクがあり，抗菌薬に反応しない発熱が持続し，監視培養でカンジダ定着および真菌マーカーβDグルカン値上昇により抗真菌薬治療を開始する場合(先制治療 pre-emptive therapy という)

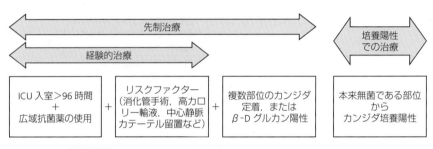

図5 クリティカルケアでの侵襲性カンジダ症へのアプローチ
経験的治療，先制治療のアプローチを理解する．

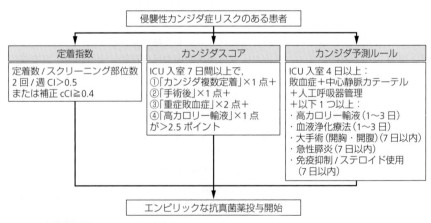

図6 侵襲性カンジダ感染症のエンピリック治療アプローチ (文献5より)
定着指数(colonization index: CI)：血液，咽頭，胃液，便，気管吸入，尿，カテーテル先端，ドレーン排液など2回/週の監視培養
・CI＝培養陽性数/全培養数
・cCI (補正定着指数)＝カンジダ培養強陽性数/全培養数

細菌感染と異なり侵襲性カンジダ症は診断が難しいため(血流感染でも血液培養陽性は50%程度)，ICU長期入室・広域抗菌薬使用とリスクファクター，監視培養でのカンジダ定着を含めたカンジダスコア・予測ルールに基づきリスク評価を行い，検査としては抗真菌薬投与前に，①血清診断であるβ-D-グルカン(ICU長期入室では週2回など定期的フォローを行うこともある)，②血液培養2，3セット，③膿瘍形成の場合は組織培養を提出の上で抗真菌薬の先制治療を開始します．
　抗真菌薬の選択としては，フルコナゾール耐性が考えにくい場合にのみフルコナゾールを使用しますが，経験的治療・先制治療を行う場合，フルコナゾール耐性カンジダの可能性も考慮しエキノキャンディンまたはアムホテリシンBリポソーム製剤を選択するほうが妥当です(図6，表11)．

表11　クリティカルケアでのカンジダ真菌血症治療の抗真菌薬の選択（文献11より）

治療	第一選択	第二選択
先制治療・経験的治療培養陽性カンジダ真菌血症	エキノキャンディン	アムホテリシンBリポソーム製剤
Candida albicans	エキノキャンディン	フルコナゾールまたはアムホテリシンBリポソーム製剤
Candida glabrata	エキノキャンディン	アムホテリシンBリポソーム製剤
Candida krusei	エキノキャンディン	アムホテリシンBリポソーム製剤
Candida parapsilosis	アムホテリシンBリポソーム製剤	エキノキャンディンまたはフルコナゾール

※エキノキャンディン：カスポファンギン，ミカファンギン
※血管内留置カテーテルなどバイオフィルム形成が考えられる場合，*Candida albicans*でも静菌的に作用するフルコナゾールではなく殺菌的に作用するエキノキャンディンを使用する．

　また経験的・先制治療を開始した場合の重要なポイントが5つあります．

① カンジダ真菌血症では治療効果判定として血液培養陰性が重要であるため，血液培養陰性から14日間の治療を行います．
② 血行動態が安定であり，*Candida albicans*およびフルコナゾール感受性non-albicans(*Candida tropicalis, C. parapsilosis, C. guilliermondii, C. lusitaniae*)ではフルコナゾールへのde-escalationを考慮します．とくに*Candida parapsilosis*はエキノキャンディン低感受性・耐性のため注意が必要です．
③ 14日間の抗真菌薬治療では経口抗真菌薬へのStep-downも可能であるため，治療への反応・菌種同定・感受性血管をもとに，フルコナゾール，イトラコナゾール，ボリコナゾールへの変更を考慮します．一般的にはフルコナゾール感受性があればフルコナゾール経口投与を選択し，*C. glabrata*や*C. krusei*では感受性があればボリコナゾール経口投与を選択します．
④ カンジダ真菌血症では全身播種としてカンジダ眼内炎を併発するため眼底検査を

必ず行います．またカンジダ真菌血症が持続する場合は，カンジダ心内膜炎も考慮しなければいけません．眼内炎，心内膜炎では治療期間が4週間以上と長期間の抗真菌薬投与が必要になります．また眼内炎ではエキノキャンディンの移行性が悪いため，フルコナゾール，ボリコナゾール，アムホテリシンB脂質製剤に適宜フルシトシン併用での治療が必要になります．

⑤ カンジダ真菌血症で中心静脈カテーテル留置の場合は抜去することが大切になります．とくにカンジダはバイオフィルムを形成するためカテーテル抜去なしに完治することは困難なためです．とくにバイオフィルム形成のカンジダ真菌血症では殺菌的に作用する抗真菌薬を使用しなければいけません（**表12**）．

表12 バイオフィルム形成のカンジダ感染への抗真菌薬の選択（文献11より）

種類	アムホテリシンB	エキノキャンディン
Candida albicans	S	S
Candida glabrata	S	S
Candida krusei	S	S
Candida lusitaniae	S to R[*1]	S
Candida parapsilosis	S	S to R[*2]
Candida tropicalis	S	S to R[*2]

S：感受性あり，R：耐性
[*1]治療開始後に耐性化する可能性あり，[*2]エキノキャンディン系（カスポファンギン，ミカファンギン）の最少発育阻止濃度MICが高く，バイオフィルム形成では治療効果が乏しい

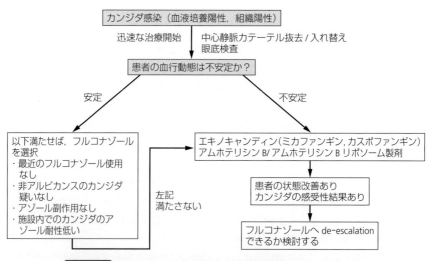

図7 侵襲性カンジダ感染症での抗真菌薬選択のアルゴリズム

侵襲性カンジダ症IC, とくにカンジダ真菌血症の場合の治療アプローチを図7にまとめます.

> **POINT!**
> - クリティカルケアでの侵襲性カンジダ感染症は診断が難しく, また死亡率が高い.
> - 早期診断・治療を開始するために, リスクファクター・カンジダ定着指数, カンジダスコア, 予測ルールに基づき, 経験的治療・先制治療による抗真菌薬治療を行う.
> - 侵襲性カンジダ感染症を疑ったら, 中心静脈カテーテル抜去および眼内炎チェックでの眼底検査を行う.

ケースの解説:

Case1
HIV患者でのクリプトコッカス髄膜炎であり, アムホテリシンBにフルシトシン併用が第一選択となります. 2〜4週間治療を行い, その後フルコナゾールでの地固め療法となります.

Case2
造血器腫瘍に伴う肺の侵襲性アスペルギルス症ですので, 治療薬の第一選択はボリコナゾールになります.

Case3
カンジダによる中心静脈カテーテル関連血流感染が疑われ, 敗血症性ショックのため, エキノキャンディン系（カスポファンギン, ミカファンギン）が第一選択になります.

Case4
隔壁をもたないリボン状の菌糸であり接合菌が考えられ, 侵襲性ムーコル症の診断でポリエン系であるアムホテリシンBないしアムホテリシンBリポソーム製剤が第一選択となります.

> **＊この章でのポイント＊**
> ☑ 侵襲性真菌感染症が問題となる免疫抑制や患者リスクファクターについて理解する.
> ☑ 4系統の抗真菌薬（ポリエン系, アゾール系, エキノキャンディン系, フルオロピリミジン系）の作用部位を理解する.

- ☑ 4系統の抗真菌薬が，臨床で重要な真菌である①酵母，②糸状菌，のどれをスペクトラムにしているかを理解する．
- ☑ 4系統の抗真菌薬の薬物相互作用を理解する．
- ☑ クリティカルケアで問題となる侵襲性カンジダ感染症の診断・治療について理解する．

For Further Readings：さらに理解を深めるために

1. Dodds Ashley ES, Lewis R, Lewis JS, et al. Pharmacology of systemic antifungal agents. Clin Infect Dis. 2006; 43: 28S.
2. Gilbert DN, Chambers HF, Eliopoulos GM, et al. The Sanford guide to antimicrobial therapy. 44th ed. Vienna, VA: Antimicrobial Therapy; 2014.
3. Pappas PG, Kauffman CA, Andes D, et al. Clinical practice guidelines for the management of candidiasis: 2009 update by the Infectious Diseases Society of America. Clin Infect Dis. 2009; 48: 503.
4. Walsh TJ, Anaissie EJ, Denning DW, et al. Treatment of aspergillosis: Clinical practice guidelines of the Infectious Diseases Society of America. Clin Infect Dis. 2008; 46: 327.
5. Povoa P, Goncalves-Pereira J. Treatment of candidemia in adult patients without neutropenia- an inconvenient truth. Crit Care. 2011; 15: 114.
6. Kousha M, Tadi R, Soubani AO. Pulmonary aspergillosis: a clinical review. Eur Resp J. 2011; 20: 156.
7. Kontyiannis DP, Lewis RE. How I treat mucormycosis. Blood. 2011; 118: 1216.
8. Patterson TF. Advances and challenges in management of invasive mycosis. Lancet. 2005; 366: 1013.
9. Chandrasekar P. Management of invasive fungal infections: a role for polyenes. J Antimicrob Chemother. 2011; 66: 457.
10. 深在性真菌症のガイドライン作成委員会，編．深在性真菌症の診断・治療ガイドライン 2014. 東京: 協和企画; 2014.
11. Bassetti M, Mikulska M, Viscoli C. Bench-to-bedside review: therapeutic management of invasive candidiasis in the intensive care unit. Crit Care. 2010; 14: 244.

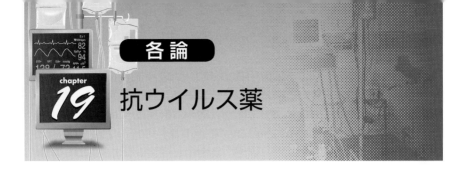

各論

Chapter 19 抗ウイルス薬

> **この章でとりあげる薬剤**
> アシクロビル，ガンシクロビル，ノイラミニダーゼ阻害薬（オセルタミビル，ペラミビル）

ケース

Case1

とくに既往のない55歳男性．162cm，75kg（IBW 69kg）．

前日から発熱，頭痛あり当日朝から40℃の発熱，頭全体の頭痛と人格が変わったように物を投げたり，奇声をあげるようになり，その直後に強直間代性の痙攣でER搬送．脳炎，髄膜炎疑いで，血液培養採取し，細菌性髄膜炎を考慮しセフトリアキソン2g，バンコマイシン1.5g投与開始し，ビクロックス®（アシクロビル）250mg×3V／5％ブドウ糖100mL 1時間投与を追加した．頭部CT撮影後，腰椎穿刺を行った．採血で白血球8,500/μL（80％好中球，18％桿状球，2％リンパ球），血糖110mg/dL，髄液所見は血性，初圧320mmH₂O↑，白血球410/μL↑（5％好中球，90％リンパ球，1％その他）；蛋白150mg/dL↑，糖70mg/dLであった．髄液グラム染色ではなにも見えず．痙攣持続するため，気管挿管の上，人工呼吸器管理，鎮痛でフェンタニル持続静注を行い，抗痙攣・鎮静薬としてミダゾラム持続静注を開始しICU入室．後日，髄液PCRで単純ヘルペスHSV 1型陽性で，ヘルペス脳炎の診断．

Case2

ANCA関連血管炎にてステロイドでプレドニン®（プレドニゾロン）20mg，免疫抑制薬でイムラン®（アザチオプリン）100mg内服中の76歳の女性．145cm，50kg．血管炎のコントロールがついてきたためステロイド減量中であった．1週間前から微熱，全身倦怠感，咳嗽があり，呼吸困難感強くなりERに搬送．

胸部CTで両肺野間質影著明であり，酸素投与し緊急で行った気管支鏡下洗浄液（BAL）で重症肺炎の診断．細菌性肺炎に対して，メロペン®（メロペネム）1g／0.9％

食塩水 100mL×3回/日，クラビット®（レボフロキサシン）750mg/150mL×1回/日，ニューモシスチス肺炎に対してバクトラミン®（ST合剤）400/80mg 2A（トリメトプリム 10mg/kg/日換算）/ 5%ブドウ糖 250mL×3回/日，CMV肺炎に対してデノシン®（ガンシクロビル）500mg 1/2V / 0.9%食塩水 100mL×2回/日が開始となった．血液培養陰性，喀痰グラム染色・培養陰性，尿中レジオネラ抗原・肺炎球菌抗原陰性，BAL検体でのアスペルギルス抗原陰性，Diff-Quick染色でニューモシスチス陰性であった．BAL検体の組織診で巨細胞封入体陽性，シェルバイアル法でCMV陽性となったため，サイトメガロウイルス肺炎の診断．ガンシクロビルのみ継続となった．

Case3

65歳男性．高血圧，脂質異常症，関節リウマチの既往あり．前日から咽頭痛，咳嗽あり，当日朝から39℃台の高熱・悪寒戦慄，呼吸困難が出現しER受診．Ca拮抗薬，スタチンおよび関節リウマチに対してステロイド，メトトレキサート内服中．

体温39.6℃，心拍数110，呼吸数20，血圧90/75，SpO_2 95%（リザーバーマスク8L）．胸部：右肺野にラ音あり，四肢にチアノーゼあり．検査データで白血球 8,400/μLと上昇，喀痰グラム染色：多量の多形核白血球，連鎖状のグラム陽性球菌，小型のグラム陰性桿菌が多数あり，胸部X線：右下肺野浸潤影．咽頭インフルエンザ迅速検査陽性．重症肺炎（細菌性，インフルエンザ性）の診断で非侵襲的人工呼吸器（NIV）使用しICU入室．細菌性肺炎に対しマキシピーム®（セフェピム）2g / 0.9%食塩水 100mL×2回/日，ジスロマック®（アジスロマイシン）500mg / 5%ブドウ糖 250mL×1回/日，ザイボックス®（リネゾリド）600mg/300mL×2回/日投与およびインフルエンザ肺炎に対しタミフル®（オセルタミビル）75mg×2内服開始した．またステロイドは副腎不全ドースとしてサクシゾン®（ヒドロコルチゾン）50mg×4回/日を併用した．

Case4

生来健康な30歳男性．2日前からの上気道症状（咽頭痛，鼻水），40℃台の高熱あり．本日より呼吸困難出現しER受診．友人が5日前に新型インフルエンザといわれている．

診察上，体温38.6℃，心拍数130，呼吸数30，血圧110/62，SpO_2 85%（RM 10L）．胸部：両肺野にラ音あり，四肢にチアノーゼあり．検査データで白血球 11,200/μL上昇，喀痰グラム染色：多量の多形核白血球，口腔内常在菌が一部みられる程度，胸部X線：両肺野浸潤影，咽頭インフルエンザ迅速検査陽性．重症インフルエンザ肺炎による急性呼吸不全で気管挿管，人工呼吸器管理となりICU入室．細菌性肺炎に対しロセフィン®（セフトリアキソン）2g / 0.9%食塩水 100mL×1，

ジスロマック® 500mg/5%ブドウ糖250mL×1，塩酸バンコマイシン®(バンコマイシン) 1.5g / 0.9%食塩水100mL投与し，インフルエンザ肺炎に対しラピアクタ®(ペラミビル) 300mg/60mL 2キット×1回/日 30分点滴静注を開始した．

クリティカルケアでの抗ウイルス薬の考え方

　国内の一般市中病院のクリティカルケアでの現場で，重症ウイルス感染症が問題となるのは以下の3つのパターンが考えられます．

① 健常者でも起こりうる中枢神経系感染症であるヘルペス脳炎
② 免疫不全患者(ステロイドや移植患者)で重症化するサイトメガロウイルス肺炎
③ 健常者でも起こりうる重症インフルエンザ肺炎(新型インフルエンザを含む)

抗ウイルス薬は，

① ヘルペス属(単純ヘルペスウイルス，水痘・帯状疱疹ウイルス，サイトメガロウイルスなど)に効果がある抗ウイルス薬
② 季節性・新型インフルエンザに効果がある抗ウイルス薬
③ HIV(ヒト免疫不全ウイルス)に効果がある抗ウイルス薬
④ 肝炎ウイルス(HBV，HCV)に効果がある抗ウイルス薬
⑤ その他(アデノウイルス，RSウイルス，ラッサ熱ウイルスなど)に効果がある抗ウイルス薬

に大きく分かれます．

　現在，話題になっているデング熱のデングウイルス，エボラ出血熱を起こすエボラウイルス，SARS-CoV(重症急性呼吸器症候群コロナウイルス)，MERS-CoV(中東呼吸器症候群コロナウイルス)については特異的な抗ウイルス薬がありません．
　ここではクリティカルケアで遭遇する頻度の高い抗ヘルペス薬と抗インフルエンザ薬についてとりあげます．
　抗ウイルス薬全般および抗HIV薬，肝炎ウイルス治療薬についてのさらなる詳細を知りたい読者は章末の参考文献を参照してください．

1 ウイルスはどのように宿主細胞に感染し増殖していくか？

　抗ウイルス薬の作用機序を理解するためにはウイルスの一般的な感染様式(図1)を理解する必要があります．

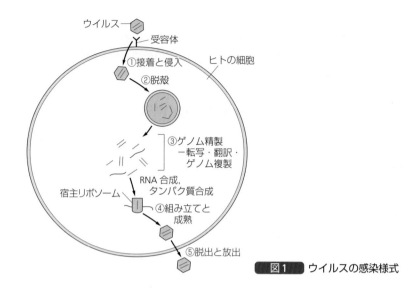

図1 ウイルスの感染様式

　ウイルスは単独では生存不可能であるため，宿主の感染細胞内で増殖を繰り返し生存していきます．つまり，ヒトで問題になるウイルスは，ヒトの細胞内に感染し，ヒトの細胞内の代謝を利用して生存が可能になります．

　ほとんどすべてのウイルスは，複製のための共通した生活環があります．DNAウイルスかRNAウイルスかで一部異なる部分がありますが，大部分は共通しています．

① 接着と侵入：宿主細胞とウイルス表面のタンパク質により接着し，宿主細胞とウイルスが融合して細胞内に侵入します．
② 脱殻：ウイルスの殻が外れて，中にある核酸（遺伝子がコードされている）が細胞内に出ます．
③ ゲノム精製−転写・翻訳・ゲノム（遺伝子複製）：宿主細胞のリボソームが読み取れるようにウイルス核酸がmRNAに代わり，転写されたウイルスmRNAから宿主細胞のリボソームがアミノ酸合成を行います．そしてウイルスのDNA/RNAのコピーができます（ウイルスの増殖）．
④ ウイルス粒子の組み立て・成熟：宿主細胞内でウイルスに必要なタンパク・ゲノムが組み立てられます．
⑤ 細胞外への脱出・放出：宿主細胞の細胞膜からウイルスが外に出て，次の宿主細胞に感染を繰り返します．

の5つのステップからなります．

2 抗ウイルス薬の作用機序

ウイルスの増殖過程が理解できれば，宿主細胞に接着・侵入し，増殖し，その後脱出するまでの各プロセスが，抗ウイルス薬の作用点となります．

① ウイルス接着・侵入阻害薬
ウイルス膜とヒト細胞膜の融合を阻害する薬剤で，抗HIV薬のエンヒュヴィルタイド(T-20)があります．

② ウイルス脱殻阻害薬
ウイルスゲノムの脱殻を阻害する薬剤で，抗インフルエンザ薬のアマンタジンとリマンタジンがあります．

③ ウイルスゲノム複製阻害薬
ヌクレオシド類似物質と非ヌクレオシドがあり，ヌクレオシド類似物質としては，抗ヘルペスウイルスヌクレオシド類似物質のアシクロビル，ガンシクロビルなどがあります．また抗HIV薬，抗B型肝炎ウイルス薬としてエムトリシタビン，ラミブジン，テノホビルなどがあります．

非ヌクレオシドとして，抗サイトメガロウイルス薬としてホスカルネットがあり，非ヌクレオシド逆転写酵素阻害薬(NNRTI)による抗HIV薬としてエファビレンツなどがあります．

④ ウイルス成熟阻害薬
ウイルスのプロテアーゼを阻害する薬剤で，抗HIV薬のインテグラーゼ阻害薬(ラルテグラビル，ドルテグラビルなど)，プロテアーゼ阻害薬(インジナビル，ロピナビル/リトナビル，アタザナビル，ダルナビル，チプラナビルなど)があります．

⑤ ウイルス放出阻害薬
ノイラミニダーゼ阻害によるウイルス放出を阻害する薬剤で，抗インフルエンザ薬のオセルタミビル，ザナミビル，ペラミビル，ラニナビルがあります．

3 抗ウイルス薬：各論

ここでは抗ヘルペス薬，抗CMV薬，抗インフルエンザ薬についてとりあげます．

① 抗ヘルペス薬：アシクロビル
② 抗CMV薬：ガンシクロビル
③ 抗インフルエンザ薬：ノイラミニダーゼ阻害薬(オセルタミビル，ペラミビル)

抗ウイルス薬①：アシクロビル（ゾビラックス®，ビクロックス®）1V 250mg

アシクロビルは単純ヘルペスウイルスと水痘・帯状疱疹ウイルスのウイルスDNA

合成を阻害して作用します．

　作用機序はチミジンキナーゼというウイルスにしかない酵素によりアシクロビルがリン酸化され，ウイルス増殖に関係するDNAポリメラーゼを阻害し，DNA複製を阻止します(図2)．

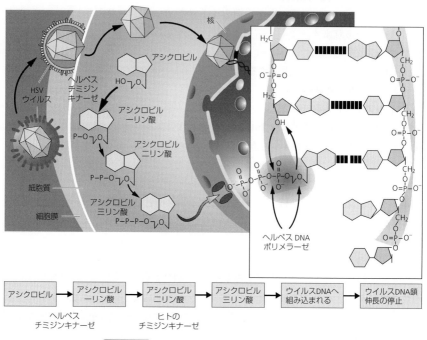

図2　アシクロビルの作用機序（文献1より）

　アシクロビルは静注および内服製剤があります．クリティカルケアではヘルペス脳炎および重症の帯状疱疹(および水痘肺炎，播種性水痘症)に対するアシクロビル点滴静注が最も使用されます．

■スペクトラム

　アシクロビルは，単純ヘルペスウイルス(HSV)と水痘・帯状疱疹ウイルス(VZV)に対して抗ウイルス活性があります．

　アシクロビル点滴静注はヘルペス脳炎および播種性水痘症・水痘肺炎の場合に用いられます．

■使い方

- ヘルペス脳炎，水痘肺炎，播種性水痘症のとき
  アシクロビル　10〜12mg/kg　8時間ごと　14〜21日

例：50kgのとき，
ゾビラックス®（アシクロビル）250mg 2V / 5%ブドウ糖100mL，1時間かけて8時間ごと

■副作用

アシクロビルの副作用として，とくに脱水状態や腎不全患者では腎機能悪化（尿細管で結晶形成）があります．そのため，点滴静注の場合は結晶形成予防のため60分以上かけて投与します．また血中濃度が上昇すると中枢神経系症状（意識障害，不穏，痙攣など）の副作用があります．

薬物相互作用としてH_2ブロッカーのシメチジン，尿酸排泄薬のプロベネシド，テオフィリンで血中濃度が上昇します．

MEMO　アシクロビルの経口投与

アシクロビルは半減期が短くバイオアベイラビリティが低いため，内服で投与する場合，1日3〜5回内服しなければいけません．

アシクロビルのプロドラッグであるバラシクロビル（バルトレックス®），そして代謝されてペンシクロビルとなるファムシクロビル（ファムビル®）の2つは，アシクロビルと同様の抗ウイルススペクトラムがありながらバイオアベイラビリティが良好なため，経口薬のみ使用可能ですが，投与回数が大幅に減っています．

そのため，アシクロビル内服は現在行われず，ファムシクロビルないしはバラシクロビル内服による治療が，ヘルペス感染症（陰部ヘルペス感染症，帯状疱疹など）では好んで使われます．

生命にかかわるヘルペス脳炎の治療では，中枢神経で十分な組織濃度を保つ必要があり，"アシクロビル点滴静注"を用います．

MEMO　アシクロビル脳症，バラシクロビル脳症

腎機能障害や高齢者での帯状疱疹でのアシクロビル点滴やバラシクロビル内服による脳症があります．これはアシクロビルの腎排泄が低下したことで，中枢神経系副作用が強く出た場合をそれぞれ"アシクロビル脳症"，"バラシクロビル脳症"といいます．症状はせん妄から昏睡までの意識障害，痙攣，幻覚などがあります．

この疾患を知らないと腰椎穿刺による髄液検査や頭部MRIなど，意識障害の鑑別として余計な検査をしなくてはいけなくなります．当然，髄液所見はアシクロビル脳症およびバラシクロビル脳症のみでは正常であり，頭部MRIも特別所見はありません．

治療としては疑った時点で早期に血液透析〔血行動態が不安定な場合は持続的腎

代替療法（CRRT）〕を行うことで改善します．血液透析が遅れると，改善に時間がかかります．

　予防としては腎機能低下に合わせた適切な投与量を守ることと，これらの抗ウイルス薬投与中は常に中枢神経系副作用が出ないかどうか，腎機能の推移とともに注意深いフォローアップが必要です．

　腎機能低下時のアシクロビル，バラシクロビル投与量については最後にまとめます．

抗ウイルス薬②：ガンシクロビル（デノシン®） 1V 500mg

　ガンシクロビルはサイトメガロウイルス特有のプロテインキナーゼでリン酸化され，サイトメガロウイルスのDNAポリメラーゼを阻害することでゲノム複製が阻止され，抗ウイルス作用を発揮します（図3）．

■スペクトラム

　ガンシクロビルは，単純ヘルペスウイルス（HSV），水痘・帯状疱疹ウイルス（VZV），サイトメガロウイルス（CMV）に活性があります．CMVに対してはアシクロ

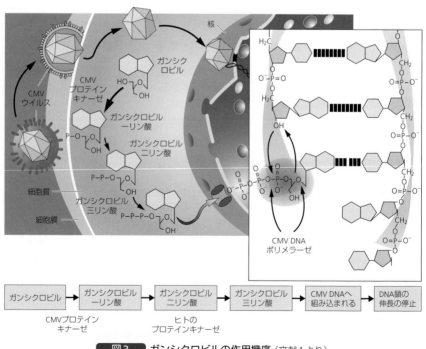

図3　ガンシクロビルの作用機序（文献1より）

ビルの約10倍の濃度が維持できるため,CMV感染症の第一選択薬です.

ガンシクロビル点滴静注は,免疫不全患者のサイトメガロウイルス肺炎,腸炎,網膜炎,中枢神経系感染症(脳室脳炎,神経根症)で使用されます.ガンシクロビル長期投与によりガンシクロビル耐性となったサイトメガロウイルス感染症の場合,ホスカルネット(ホスカビル®),シドホビル(国内未承認)が使用されます.

■使い方
● ガンシクロビル 5mg/kg 12時間ごと 14~21日
 その後5mg/kg 1回/日 点滴静注を免疫不全の程度によって継続します.
  例:50kgのとき,
  デノシン®500mg 1Vを注射用水20mLに溶かし,10mLを0.9%食塩水100mL混注
  1時間かけて点滴静注,12時間ごと

■副作用
ガンシクロビルの副作用として骨髄抑制と腎機能障害があります.とくに好中球減少(<500個)は25~40%にみられ,ガンシクロビル中止ないしはG-CSFが必要になります.また血小板数減少(<25,000/μL)が2~8%にみられます.そのため,ガンシクロビル投与開始後は2~3回/週での血液検査フォローを行います.

また腎機能障害があるため,ガンシクロビル投与中は腎機能のフォローアップと,他の腎毒性のある薬剤の変更・中止,腎機能に合わせたガンシクロビル投与量を調整します.

また中枢神経系症状として,頭痛,幻覚,振戦,痙攣が10~15%でみられます.

> **MEMO** ガンシクロビルの経口投与
>
> バルガンシクロビル(バリキサ®450mg/1錠)はガンシクロビルと同様の抗ウイルススペクトラムがあり,経口投与できるガンシクロビルのプロドラッグです.
>
> ガンシクロビル自体の内服薬が6~10%程度の吸収に対して,バルガンシクロビルは60%の腸管からの吸収率でありガンシクロビル静注と同等の効果が期待できます(バルガンシクロビル内服のときは吸収率を上昇させるために食事と一緒に内服させるのがポイントです).
>
> そのため,重症で経口摂取不可能なケースを除くと最近はバルガンシクロビル内服で多くのケースが治療されています(とくにHIVに合併したサイトメガロウイルス網膜炎).
>
> ガンシクロビル,バルガンシクロビルの腎機能低下時の投与量については最後にまとめます.

> **MEMO** ヘルペスウイルス属に効果のある抗ウイルス薬

単純ヘルペスウイルス(HSV), 水痘・帯状疱疹ウイルス(VZV), EBウイルス(EBV), サイトメガロウイルス(CMV), ヒトヘルペスウイルス(HHV)6-8への抗ウイルス薬の活性は表1のようになります.

表1 ヘルペスウイルスと抗ウイルス薬の選択

	HSV	VZV	EBV	CMV	HHV6-8
アシクロビル acyclovir (ゾビラックス®)	+++	+	+	-	-
ファムシクロビル famciclovir (ファムビル®)	+++	++	+	-	-
バラシクロビル valacyclovir (バルトレックス®)	+++	+++	+	-	-
ガンシクロビル ganciclovir (デノシン®)	++	+	++	+++	++
バルガンシクロビル valganciclovir(バリキサ®)	++	+	++	+++	++
ホスカルネット foscarnet (ホスカビル®)	++	++	++	+++	++
シドホビル cidofovir (国内未承認)	++	+	++	+++	++

+++: 第一選択(活性が強い), ++: 第二選択, +: 第三選択(活性が弱い)

抗ウイルス薬③: オセルタミビル (タミフル®) 75mg/1Cap

オセルタミビルはノイラミニダーゼ阻害薬に分類されます. インフルエンザウイルスのノイラミニダーゼ(NA)は宿主細胞から脱出・放出されるときに細胞とウイルスを切り離す働きのある酵素です. このNAを選択的に阻害し, 新しく形成されたウイ

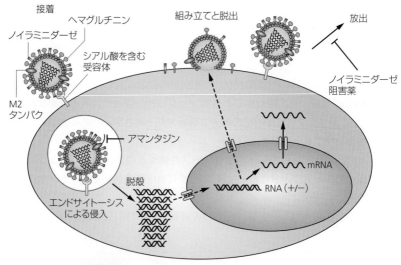

図4 抗インフルエンザ薬の作用部位 (文献3より)

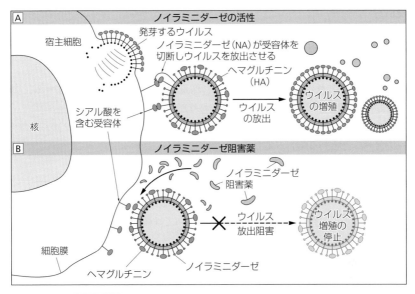

図5 ノイラミニダーゼ阻害薬の作用機序（文献7より）

ノイラミニダーゼ阻害薬によりノイラミニダーゼの作用が阻害され，細胞膜とウイルスの切断ができず，インフルエンザウイルス放出ができず，増殖を抑制する．

ルスの感染細胞からの脱出・放出できなくなることで抗ウイルス作用を発揮します（図4, 5）．

■スペクトラム

オセルタミビルは，インフルエンザA/Bウイルス，2009年に大流行した新型インフルエンザウイルスH1N1（2011年より季節性インフルエンザと同様の扱いになっています），鳥インフルエンザH5N1，H7N9に対して抗ウイルス活性があります．

経口投与によるバイオアベイラビリティは80％程度であり，半減期は6〜10時間です．オセルタミビルは体内で分解されずに腎から排泄されるため，腎機能低下時―とくにCCr≦30mL/分なら用量調整が必要です．

インフルエンザA/Bで使用する際は，発症48時間以内（可能な限り早期）に服用することでインフルエンザの重症度，罹病期間，呼吸器合併症，入院を減らすことができます．また新型インフルエンザや鳥インフルエンザで重症のケースでは発症からの経過時間にかかわらず投与されます．

またインフルエンザ感染で入院となったケースや合併症を伴うケース，重篤なケースでは発症5日までにノイラミニダーゼ阻害薬での治療を開始することで死亡率の改善が報告されています．

■使い方
① インフルエンザ治療のとき
　オセルタミビル 75mg経口×2回/日
　※インフルエンザA/B，鳥インフルエンザ(H5N1，H7N9)で5日間
　※重症例，超肥満では150mg×2回/日に増量を推奨する報告もありますが，効果としては通常量の75mg×2回/日と変わりがないとされています．
　※インフルエンザBによる重症インフルエンザ感染症では150mg×2回/日に増量で著効したという報告があります．
② インフルエンザ予防のとき
　オセルタミビル 75mg経口×1回/日 10日間～6週間
　血液透析患者では治療量も予防量も75mg 1回内服となります．
　オセルタミビルの腎機能低下時の投与量については最後にまとめます．

■副作用
　副作用は，下痢，悪心・嘔吐などの消化器症状があります．また頭痛，せん妄，異常行動があります．稀に皮疹，重篤なTEN(toxic epidermal necrosis)，Stevens-Johnson症候群，多形滲出性紅斑があります．

> **MEMO　現在使用可能な抗インフルエンザ薬**
>
> 　国内で使用可能な抗インフルエンザ薬は全部で5種類あります(リマンタジンは国内未承認)．
>
> **ウイルス脱殻阻害薬：**
> 　① アマンタジン(シンメトレル®)―内服
> 　　治療100mg×2回/日，予防100mg×1回/日
> 　② リマンタジン(国内未承認)―内服
> 　**作用機序**―インフルエンザウイルスAのM2タンパクに作用しウイルスゲノムの脱殻を阻害します(図4)．
> 　**スペクトラム**―インフルエンザAのみ(現在はウイルス耐性が多く第一選択薬ではない)．
> 　**副作用**―中枢神経系(せん妄，意識障害，痙攣など)．また腎機能により投与量の調整が必要です．
>
> **ウイルス放出阻害薬：ノイラミニダーゼ阻害薬**
> 　③ ザナミビル(リレンザ®)―吸入　　治療10mg×2回/日，予防10mg×1回/日
> 　④ オセルタミビル(タミフル®)―内服　治療75mg×2回/日，予防75mg×1回/日
> 　⑤ ペラミビル(ラピアクタ®)―点滴静注　治療300～600mg×1回/日
> 　⑥ ラニナビル(イナビル®)―吸入　　治療40mg×1回のみ

作用機序―ノイラミニダーゼ阻害によるウイルス放出を阻害する.
スペクトラム―インフルエンザA/B, 鳥インフルエンザ(H5N1, H7N9), 新型インフルエンザ(H1N1).
副作用―
- ザナミビル, ラニナビルは咳, 副鼻腔炎, 嘔気・嘔吐, 下痢.
- ノイラミニダーゼ阻害薬吸入は気道攣縮のリスクがあり, 喘息/COPDなど呼吸器疾患の既往あれば避ける.
- オセルタミビル, ペラミビル:消化器症状, 精神症状, 皮疹.

抗ウイルス薬④: ペラミビル (ラピアクタ®) 300mg/60mL 1バック

　オセルタミビルと同様ノイラミニダーゼ阻害薬に分類されます. そのため, インフルエンザウイルスが細胞に感染し, 増殖して細胞外に出ていく"脱出・放出"の段階を抑えて効果を発揮する抗ウイルス薬です.
　他の抗インフルエンザ薬が内服薬(オセルタミビル), 吸入薬(ザナミビル, ラニナビル)であったのに対し, ペラミビルは点滴静注薬であり, 重症インフルエンザ感染で経口投与での吸収が不確実なケースや吸入困難なケースでは優れた効果を発揮します.

■スペクトラム
　ペラミビルは, インフルエンザA/Bウイルス, 新型インフルエンザウイルス(H1N1), 鳥インフルエンザに対して抗ウイルス活性があります.
　とくに経口・吸入でのノイラミニダーゼ阻害薬投与ができない場合〔重症肺炎, 急性呼吸促迫症候群(ARDS)合併時など〕に点滴静注で用いることができます.

■使い方
- ペラミビル300mg/60mLを15分以上かけて点滴静注. 1回/日
  ※重症な場合は増量し, 1日1回600mgを15分以上かけて点滴静注.
  ※投与期間については5日間, または症状軽快するまでの投与とされています.
  ※重症インフルエンザ感染症で経口・吸入でのノイラミニダーゼ阻害薬投与困難な場合に使用します.
  ペラミビルの腎機能低下時の投与量については最後にまとめます.

■副作用
　白血球減少(好中球減少), 下痢, 肝機能障害, せん妄, 睡眠障害, 異常行動があります. 稀に皮疹, 重篤なTEN(toxic epidermal necrosis), Stevens-Johnson症候群, 多形滲出性紅斑があります.

4 インフルエンザ感染に対する抗インフルエンザ薬の選択(表2, 3, 図6)

季節性インフルエンザと新型インフルエンザ

　A型のインフルエンザはインフルエンザウイルスの抗原性が小さく変化しながら毎年世界中のヒトの間で流行しています．これを季節性インフルエンザといいます(H3N2, H3N2v)．

　抗原性が大きく異なったインフルエンザウイルスが現れると多くのヒトが免疫をもたないため，死亡率が高く医療・社会・経済全体に影響を与えることから，この場合に新型インフルエンザとよび，2009年にインフルエンザH1N1が発生しました．

　その後，世界的に流行し多くのヒトが免疫を獲得したため，新型インフルエンザも季節的な流行を繰り返すようになりました．そのため，2011年から季節性インフルエンザとして扱われています．

　インフルエンザウイルスはA型，B型，C型の3つに分類します．このなかで，大流行の原因となるのはA型とB型インフルエンザウイルスです．

　国内で流行しているインフルエンザウイルスはA(H1N1)亜型とA(H3N2)亜型(香港型)，B型の3種類です．A(H1N1)は2009年の新型インフルエンザの亜型です．

　インフルエンザの症状は発熱，咳，咽頭炎痛があります．季節性インフルエンザと比較して新型インフルエンザでは嘔気・嘔吐や下痢の症状が25%と多くみられることが特徴です．

　診断として鼻腔スワブによる迅速インフルエンザ検査がありますが，季節性インフルエンザでは20～50%で偽陰性であり，また新型インフルエンザでも感度40～69%と低いことがわかっています．そのため，インフルエンザ流行の時期では，症状では季節性・新型インフルエンザを疑うも迅速検査で陰性の場合は，①臨床的にインフルエンザの可能性が高いか，②基礎疾患の有無，③合併症および重症度でエンピリックに治療を開始するかどうかを判断します．

　とくに挿管・人工呼吸器管理となる呼吸不全を合併した新型インフルエンザの場合は，気管吸引物のPCRやウイルス分離の陽性率が高いため，可能ならば行います．

　とくに新型インフルエンザH1N1では細菌性肺炎を合併することが多く(重症インフルエンザ感染症の約30%)，肺炎球菌，MRSAを含む黄色ブドウ球菌，A群溶連菌，インフルエンザ桿菌の報告があります．季節性インフルエンザでも細菌性肺炎を合併した場合，同様の原因微生物をカバーするように抗菌薬を選択します．

　予防の面から考えると，季節性・新型インフルエンザの予防のためのインフルエンザワクチン接種に加え，細菌性肺炎予防のための肺炎球菌ワクチン接種も大切になります．

鳥インフルエンザ

　鳥インフルエンザH5N1は2003年にアジア，エジプト，ナイジェリア，ジブチで発生し，死亡率59%の報告があります．家畜との接触による感染であり，直接ヒトからヒトへの感染は稀とされています．

　また鳥インフルエンザH7N9は2013年に中国で多数の感染者が報告され死亡率33%と報告されています．養鶏場での鳥との接触による感染であり，直接ヒトからヒトへの感染は稀とされています．高齢者や基礎疾患のある患者での死亡率が高いことが示されています．オセルタミビルは有効ですが耐性株も指摘されています．ザナミビル耐性の報告は現在までありません．

　季節性インフルエンザ，新型インフルエンザおよび鳥インフルエンザ感染での抗ウイルス薬の選択は表2，3のように考えるとよいでしょう．

　実際の医療現場でのインフルエンザ感染でのアルゴリズムは図6のようになります．

表2　インフルエンザによる抗ウイルス薬の選択

インフルエンザウイルス	治療選択薬	耐性薬
A－H1N1（新型）	オセルタミビル，ザナミビル	アマンタジン
A－H3N2, H3N2v	オセルタミビル，ザナミビル	アマンタジン
B	オセルタミビル，ザナミビル	アマンタジン（内因性耐性）
鳥インフルエンザH5N1	オセルタミビル，ザナミビル	アマンタジン
鳥インフルエンザH7N9	オセルタミビル，ザナミビル	アマンタジン，稀にオセルタミビル

表3　免疫不全ケースでの抗インフルエンザ薬の選択

地域で流行しているインフルエンザウイルス株	合併症なし	合併症あり
オセルタミビル耐性リスク低い	オセルタミビル内服と経過フォロー（発症48時間以内か症状増悪の場合，遅れてからも内服開始）	①オセルタミビル内服 ②ザナミビル吸入（治療への反応が悪かったりH1N1の場合はザナミビルへの変更を考慮する）
オセルタミビル耐性リスク高い	ザナミビル吸入（発症36時間以内か症状増悪の場合，遅れてからも吸入開始） オセルタミビル内服と経過フォロー（発症48時間以内か症状増悪の場合，遅れてからも内服開始）	ザナミビル吸入（発症36時間以内か症状増悪の場合，遅れてからも吸入開始）

※どの場合でも，内服/吸入が困難な場合，ペラミビル点滴静注のオプションを考慮する．

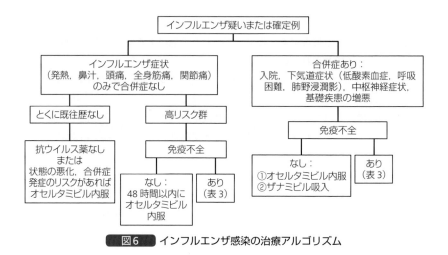

図6 インフルエンザ感染の治療アルゴリズム

5 クリティカルケアで用いる抗ウイルス薬の腎機能低下時の投与量調整

抗ヘルペス薬であるアシクロビル，バラシクロビル，抗CMV薬であるガンシクロビル，バルガンシクロビル，抗インフルエンザ薬であるオセルタミビル，ペラミビルの腎機能低下時の投与量調整について表4，5にまとめます．

表4 クリティカルケアで頻繁に使用する抗ウイルス薬

①腎機能低下時のアシクロビル，バラシクロビル投与量
アシクロビル：ヘルペス脳炎，重症帯状疱疹での使用時

クレアチニンクリアランス(CCr, mL/分)	投与量	
≧50	10mg/kg	8時間ごと
25〜50	5〜10mg/kg	12時間ごと
10〜25	5〜10mg/kg	24時間ごと
<10ないし血液透析	5mg/kg	24時間ごと

バラシクロビル：帯状疱疹での使用時

クレアチニンクリアランス(CCr, mL/分)	投与量	
≧50	1,000mg/kg	8時間ごと
25〜50	1,000mg/kg	12時間ごと
10〜25	1,000mg/kg	24時間ごと
<10ないし血液透析	500mg/kg	24時間ごと

CRRTでは1000mg 12〜24時間ごと

表4 つづき

②腎機能低下時のガンシクロビル，バルガンシクロビル投与量

ガンシクロビル：

クレアチニンクリアランス（CCr, mL/分）	投与量	
≧80	5mg/kg	12時間ごと
50〜79	2.5mg/kg	12時間ごと
25〜49	2.5mg/kg	24時間ごと
10〜24	1.25mg/kg	24時間ごと
＜10ないし血液透析	1.25mg/kg	3回/週

バルガンシクロビル：

クレアチニンクリアランス（CCr, mL/分）	投与量	
＞60	900mg	2回/日
40〜59	450mg	2回/日
25〜39	450mg	1回/日
10〜24	450mg	2〜3回/週
＜10ないし血液透析	推奨せず	

③腎機能低下時の抗インフルエンザ薬投与量

抗ウイルス薬	正常腎機能	クレアチニンクリアランス（CCr, mL/分）			持続腎代替療法（CRRT）時
		＞50〜90	10〜50	＜10	
オセルタミビル	75mg 2回/日	75mg 12時間ごと	30〜50：75mg 2回/日 10〜30：75mg 1回/日	データなし	75mg 2回/日
ペラミビル	600mg 1回/日	600mg 24時間ごと	31〜49：150mg 24時間ごと 10〜30：100mg 24時間ごと	初回100mg， 2回目より 24時間ごと に15mg	表5参照

表5 持続腎代替療法（CRRT）時のペラミビル投与量

クリアランス〔CL_{CRRT}＋残存腎クリアランス（CL）〕	投与量
軽度腎障害：　　50〜80mL/分	600mg 1回/日
中等度腎障害：31〜49mL/分	150mg 1回/日
高度腎障害：　　10〜30mL/分	100mg 1回/日

ケースの解説

Case1
　ヘルペス脳炎のケースであり，アシクロビル静注で治療します．アシクロビルは急速静注で腎機能障害を起こすため1時間以上かけて点滴静注します．また肥満のケースでは実体重で投与量を決定します（10mg/kg×3回/日）．HSVのPCRの結果はすぐに得られず，また治療可能なウイルス性脳炎はヘルペス脳炎のみのため疑ったら速やかに治療を行います．細菌性髄膜炎も否定できないケースでは培養結果が出るまで細菌性髄膜炎への抗菌薬併用も臨床ではよくみられます．

Case2
　サイトメガロウイルス肺炎のケースであり，他に急性肺炎（一般細菌，抗酸菌および真菌―ここではPCP）および非感染性疾患を否定することが大切です．ステロイド・免疫抑制薬使用で細胞性免疫低下がみられるケースの感染症診断には可能な限り感染臓器の組織診が大切です．BALでの巨細胞封入体がみられたこと，他の培養結果が陰性だったことからCMV肺炎としてガンシクロビルでの治療を行っています．

Case3
　季節性インフルエンザ肺炎および重症細菌性肺炎のケースであり，関節リウマチでステロイド内服中でもあるため，副腎不全ドースでのヒドロコルチゾン200mg/日投与とともに，インフルエンザ肺炎に対してノイラミニダーゼ阻害薬のオセルタミビルを使用し，細菌性肺炎についてはMRSA含むグラム陽性菌，緑膿菌を含むグラム陰性菌および非定型肺炎（レジオネラ，マイコプラズマ，クラミジア）をカバーするためにリネゾリド，第4世代セフェムのセフェピム，マクロライドでアジスロマイシンでの治療を行っています．とくにインフルエンザ罹患による細菌性肺炎の可能性があれば，肺炎球菌とMRSA含む黄色ブドウ球菌のカバーした抗菌薬をエンピリックに使用するようにします．

Case4
　新型インフルエンザ肺炎のケースであり，挿管・人工呼吸器管理となったため点滴静注でノイラミニダーゼ阻害薬のペラミビルを使用しています．細菌感染合併―この場合，市中肺炎―も否定できない場合には同時に治療を行います．このケースでは免疫不全が疑われるケースではないため，一般的な市中肺炎の原因微生物―肺炎球菌，インフルエンザ桿菌および非定型肺炎（レジオネラ，マイコプラズマ，クラミジア）のカバーおよびMRSA含む黄色ブドウ球菌を考慮した抗菌薬の組み合わせとなっています．

＊この章でのポイント＊

- ☑ 抗ウイルス薬の作用部位を理解する．
- ☑ クリティカルケアで重要なウイルス感染症である，①ヘルペス感染症（脳炎，水痘肺炎，播種性水痘），②サイトメガロウイルス感染症（肺炎，腸炎），③インフルエンザでの抗ウイルス薬の使い方を理解する．
- ☑ 抗インフルエンザ薬の使い分けについて理解する．

For Further Readings：さらに理解を深めるために

1. Balfour HH Jr. Antiviral drugs. N Engl J Med. 1999; 340: 1255.
2. Crumpacker CS. Ganciclovir. N Engl J Med. 1996; 335: 721.
3. De Clercq E. Antivirals and antiviral strategies. Nat Rev Microbiol. 2004; 2: 704.
4. Gilbert DN, RC, Chambers HF, Eliopoulos GM, et al. The Sanford guide to antimicrobial therapy. 44th ed. Vienna, VA: Antimicrobial Therapy; 2014.
5. Tunkel AR, Glaser CA, Bloch KC, et al. The management of encephalitis: clinical practice guidelines by the Infectious Diseases Society of America. Clin Infect Dis. 2008; 47: 303.
6. Biron KK. Antiviral drugs for cytomegalovirus diseases. Antiviral Res. 2006; 71: 154.
7. Moscona A. Neuraminidase inhibitors for influenza. N Engl J Med. 2005; 353: 1363.
8. Hata A, Akashi-Ueda R, Takamatsu K, et al. Safety and efficacy of peramivir for influenza treatment. Drug Des Devel Ther. 2014; 8: 2017.
9. Hui DS, Lee N, Chan PKS. Clinical management of pandemic 2009 influenza A (H1N1) infection. Chest. 2010; 137: 916.
10. Rothberg MB, Haessler SD. Complications of seasonal and pandemic influenza. Crit Care Med. 2010; 38(4 Suppl): e91.

各論

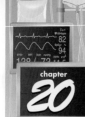

chapter 20 クリティカルケアでの栄養管理 ①：原則

臨床栄養にまつわる質問

この章では，クリティカルケアでの栄養管理について，臨床栄養の観点からとりあげます．以下の質問についてまずは考えてみましょう．

> **質問1**
> 一般のヒトの妥当な栄養はどのくらいか？
> ①カロリーは？　②炭水化物vs. タンパクvs. 脂質の比率は？
>
> **質問2**
> 炭水化物1g，タンパク1g，脂質1gは何kcal？
>
> **質問3**
> クリティカルケアの栄養管理では，①高カロリー輸液を組む，②経腸栄養を行う，どちらを優先させるか？
>
> **質問4**
> クリティカルケアでは，どのタイミングで栄養療法を考えるか？
>
> **質問5**
> クリティカルケアでは，①炭水化物，②タンパク，③脂質のうち，どの栄養素を優先して考えるべきか？
>
> **質問6**
> 安定したら，①炭水化物，②タンパク，③脂質のうち，どのように優先順位を決めるか？
>
> **質問7**
> クリティカルケアでは，①過剰なカロリー，②少なめのカロリー，のどちらからはじめるのがよいか？

この章の終わりに上記の質問に対して自分なりの答えをみつけられることを目標としたいと思います．

クリティカルケアでの栄養サポートの考え方

　一般的に，入院患者の40%に明らかな低栄養がみられ，8%で重度低栄養といわれています．著者の勤務する一般市中病院はとくに高齢者の療養施設を関連施設としていることもあり，高齢者・超高齢者および基礎疾患多数のケースのICU/CCU入室は多く，約半数に低栄養，10%前後で重度低栄養がみられます．

　重症疾患への根本的治療は非常に大切ですが，それとともに超急性期を乗り切った時点(または超急性期でも呼吸・循環がいったん安定した時点)での基礎体力を維持するための早期栄養管理は全身状態を改善させるためにもっと注目されるべきです．

　重症患者の栄養管理において，消化管は栄養投与経路としても，そして免疫能の面からも重要であると年々強調されています．そして，クリティカルケアにおける外科系および重症患者には早期の経腸栄養が望ましいとされています．早期の経腸栄養を開始することで，疾患の重症度が低下し，合併症率の低下，ICU入室期間短縮につながります．しかし，経腸栄養が早期に行えないケースもあり，その場合は静脈栄養法による合併症を十分に考慮した上で中心静脈栄養・完全静脈栄養(TPN)および末梢静脈栄養(PPN)が選択されることもあります．

　この10年間で臨床栄養において世界的なさまざまなガイドラインが発表されました．

- Canadian Nutrition Guidelines
- American Diabetes Association Critical Care Guidelines
- ASPEN guidelines
- ESPEN guidelines
- SCCM Nutrition guidelines
- 日本呼吸療法学会：人工呼吸器患者の栄養管理

などです．ガイドラインごとに推奨が異なる点も多く，ここでは，上記ガイドラインをもとにして，コンセンサスが得られている点と議論のある点を意識しながら，日々の臨床で役に立つクリティカルケアにおける栄養法についての原則7つについてとりあげます．また，20章②では実際の現場での腸管栄養(EN)・中心静脈栄養(TPN)・末梢静脈栄養(PPN)の組み方の手順について考えていきます．

　栄養管理の目標カロリーの設定法として，ハリス・ベネディクトHarris-Benedictの式が有名ですが，この式による推定値が当てにならない疾患・病態として，①体組成の変化(低体重，高度肥満，四肢切断，浮腫・腹水，低アルブミン血症)，②人工呼吸器管理，③敗血症，④異化亢進状態(重症膵炎，熱傷，術後合併症併発時)などがあげられます．このときは大まかに見積もってあくまで，"過小栄養許容permissive underfeeding"として投与する目標を下げて開始することが栄養サポートを成功させる秘訣です．

❶ クリティカルケアでの重症患者の栄養法の7大原則

クリティカルケアでの重症患者の栄養サポートを成功させるための7つの原則があります．

> ▶ 原則①
> クリティカルケアでは蘇生が必ず優先される，栄養サポートは2番目．Resuscitation 1st！
> ▶ 原則②
> クリティカルケアでの"ストレス侵襲下"は"飢餓状態"とはまったく異なる！ 飢餓状態とは異なる栄養サポートの考え方が必要
> ▶ 原則③
> ストレス侵襲下での必要熱量(カロリー)は概算式を適宜用いて見積もる！
> ▶ 原則④
> クリティカルケア・急性期は栄養過剰投与は必ず避ける！ キーワード"permissive underfeeding(過小栄養投与の許容)"を重視
> ▶ 原則⑤
> 血糖コントロールは注意する！ 目標―140～200mg/dL(非糖尿病患者)，160～220mg/dL(糖尿病患者)
> ▶ 原則⑥
> どの方法を使っても可能な限り早期に経腸栄養を選択すべきである！
> ▶ 原則⑦
> 急性期の栄養素の重要度："タンパク＞糖質(炭水化物)≫脂質"
> ▶ 原則：番外編
> 主要栄養素，ビタミン，微量元素など実はまだまだ適切な投与量がわかっていない部分，誰が最も恩恵を受けるか不明な部分も臨床栄養では多い

7大原則①：クリティカルケアでは蘇生が必ず優先される，栄養サポートは2番目．Resuscitation 1st！

栄養よりも急性期は循環・呼吸を落ち着かせることを最優先させることが重要です．そのためには，ストレス侵襲による炎症反応，高サイトカイン血症の状態では循環不全を改善させ，蘇生期をいち早く抜け出すことが優先される目標となります．

クリティカルケアでの超急性期は，①輸液(晶質液・膠質液，血液製剤)＋血管収縮薬・強心薬による循環管理，②酸素投与，非侵襲的人工呼吸器(NIV)，気管挿管・人工呼吸器による呼吸管理など，早期に患者の呼吸・循環を安定化させることが重要です．

逆に循環・呼吸が落ち着いていない蘇生期の時期に，プラスアルファで栄養投与を行うことは心臓・肺・肝臓・腎臓にとって負担が増すだけとなり，多臓器機能不全症候群（MODS）から脱却できなくなる可能性も示唆されています．

そのため不安定な呼吸・循環動態といった蘇生期を早期に乗り越え，栄養投与開始─とくに早期経腸栄養にもちこむことが重要です．可能ならば24〜72時間以内には蘇生期から安定期・利尿期に移行するか，蘇生期であっても輸液負荷・循環作動薬増量のない状態になることが目標です．安定・利尿期または蘇生期でも血行動態が安定し始め輸液負荷・循環作動薬増量がない状態ならば腸管を使用でき，腸管栄養（EN）による早期栄養療法を考慮できる状態にもっていくようにします．

くれぐれも呼吸・循環を安定させる必要のある血行動態不安定な蘇生の時期に，目標量の経腸栄養や経静脈的に高カロリー輸液などの投与はすべきではありません．

7大原則②：クリティカルケアでの"ストレス侵襲下"は"飢餓状態"とはまったく異なる！　飢餓状態とは異なる栄養サポートの考え方が必要

多くの人が誤る2番目のポイントとして，「クリティカルケアの重症患者＝飢餓状態と同様の栄養不良状態」と考える点です．そのため，「クリティカルケアの重症患者⇒食事摂取できないので初期から十分な高カロリー輸液投与」という短絡的に考えてしまいます．これは大きな間違いであり，ストレス侵襲下の状態と飢餓状態では体内で起こっていることは大きく異なります．

まずストレス侵襲下，炎症反応の状態では，体内では，

- 代謝の亢進
- タンパク異化亢進
- 交感神経系亢進
- インスリン分泌亢進（相対的に抑制）
- 糖新生亢進
- 高血糖
- グルココルチコイド分泌亢進

の状態となっています．

つまり，体内の代謝・内分泌はストレスにより「フル回転」しています．

一方，飢餓状態では体内は，

- エネルギー代謝低下
- タンパク異化低下
- 糖新生低下

が起こり，そして飢餓状態が続くと，最終的には脂肪酸，ケトン体が栄養源となります．

つまり，飢餓状態では可能な限り体内は"働かない，無駄をしない"ような代謝・内分泌バランスとなり「回転していない」のです．

そう考えると，クリティカルケアの重症患者は飢餓状態同様の栄養不良状態というのは適切ではなく，飢餓に伴う低栄養とは異なる栄養管理のアプローチが必要となります．
　つまり，ストレス侵襲，炎症反応，高サイトカイン血症の状態を改善させてフル回転状態に歯止めをかけない限り栄養状態は改善しません．
　飢餓状態では目標カロリーおよびタンパク投与で栄養状態が改善しますが（後述するrefeeding症候群には十分に注意します），クリティカルケアではストレス侵襲，炎症反応の改善なくして栄養状態の十分な改善は見込めないため，ストレス侵襲下では最初から理想の栄養投与量を追求しない，追求してはいけないことの認識は重要です．
　ストレス侵襲下，炎症反応があるときの体内の窒素バランスについて図1をみてください．

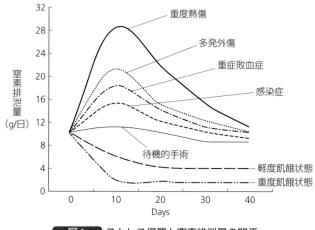

図1 ストレス侵襲と窒素排泄量の関係

　これはストレス侵襲・炎症反応では，持続的なタンパク分解／異化亢進が起こっていることを示しています．
　またタンパクの生体での機能として，

- タンパクは筋肉の主要構成成分であり，筋収縮に重要である．
- 生体内の酵素はタンパクであり，代謝・エネルギー産生に必須である．
- 免疫グロブリン，オプソニン化など免疫機能に関係するタンパクがある．
- 肝臓から産生されるタンパクには脂溶性物質運搬に重要な働きがある〔ホルモン（サイロキシン運搬のトランスサイレチン），ビタミン（ビタミンA運搬のレチノール結

合タンパク），栄養（遊離脂肪酸やトリプトファン運搬のアルブミン），薬剤（アルブミン）など〕．
- アルブミンはとくに血管内の膠質浸透圧に関係する．
- タンパクは生理的にエネルギー消費の12～15%を占め，消化管でアミノ酸に分解後に吸収される．

があり，非常に重要な役割を担っています．そのため，ストレス侵襲・炎症反応での持続的なタンパク分解/異化亢進によるタンパク喪失がどれほど生体に大きな障害を与えるか理解できると思います．

以上よりクリティカルケアでの栄養管理ではタンパク異化亢進によるタンパク喪失を抑え，タンパクを早期から補充できるかが重要になります．

一般的には20章②でとりあげるNPC/N比，つまり非タンパク熱量・カロリーを十分に摂取することが筋肉でのタンパク異化亢進・タンパク喪失の抑制に最も重要と考えられています（そのため一般的に健康な状態でのタンパク必要量は0.8g/kg/日と低い割合です）．しかし，クリティカルケアではカロリー投与も大切ですが，それ以上に異化亢進・タンパク喪失に対するタンパク補充が優先されます．そのため各種ガイドラインでは1.2～1.5g/kg/日と高い目標値が設定されています．

つまり，

- クリティカルケアでの栄養管理の重要度：タンパク＞総カロリー

を優先させます．

現時点では，最低1g/kg/日以上，ガイドラインでは1.2～1.5g/kg/日のタンパク投与が推奨されています．

MEMO 特殊アミノ酸による栄養サポート

① アルギニン

アルギニンはホルモン分泌の促進を介して一酸化窒素（NO）合成酵素を代謝し，NO産生を促します．NO分泌過剰は不安定な血行動態や免疫抑制，細胞毒性に関係していると考えられており，クリティカルケアでの炎症反応・高サイトカイン血症の状態にある重症患者ではアルギニン投与は推奨されていません．

一方で，消化管悪性腫瘍術後患者や心臓血管外科周術期患者の軽症例での予定手術では，術前アルギニン投与による術後感染症発症率低下と入院期間短縮の報告があります．

そのため，予定手術患者では周術期感染症予防・入院期間短縮の面から周術期にアルギニン，抗酸化ビタミンによる栄養サポートを考慮します．

② グルタミン

クリティカルケアの重症患者では血中グルタミン濃度低下と死亡率上昇の関係が指摘されています．ICU入室患者の約1/3で血中グルタミン濃度が低下しています．

理論的には，グルタミン投与により消化管粘膜バリア機能とリンパ球機能改善により感染性合併症低下につながると考えられています．またグルタミンには除脂肪体重の維持および抗酸化作用の増強があります．

しかし，グルタミンの迅速な血中濃度測定が困難であり，またグルタミン血中濃度高値が肝障害による利用障害の可能性もあり，どのケースにグルタミンの腸管・静脈投与による補充を行えば予後改善につながるかどうかまだはっきりわかっていません．

7 大原則③：ストレス侵襲下での必要熱量(カロリー)は概算式を適宜用いて見積もる！

正確な必要熱量を求めるためには一般的には間接熱量計(IC)が必要です．しかしクリティカルケアの現場で必ずしもICが使用可能でなく(とくに人工呼吸器管理中など)，実際のクリティカルケアの現場では代わりに対応可能な概算式を頻繁に用います．

逆にいうと，ICがないから栄養サポートができないということではなく，ICを用いることは望ましいものの，概算式があるため，いつでも，どのような患者状態でも主治医が認識すれば栄養サポート開始可能であることを意味します．

そのため，クリティカルケアの状況で，患者が蘇生期を抜け出したら，主治医は常に患者の"栄養サポート"に注意を払うことを奨めます．

概算式を使いこなすために，必要熱量で重要な3つのキーワードを理解しなければいけません．

それは，

① 基礎エネルギー消費量 basal energy expenditure (BEE)
② 安静時エネルギー消費量 resting energy expenditure (REE)
③ 1日必要エネルギー量

です．

BEEは，ヒトが生きていくためになにもしていない状態でも必要となる毎日のエネルギー消費量を意味します．

REEはBEEにストレス係数をかけ合わせて求めます．

- **REE＝BEE×ストレス係数**
  ストレス係数：
  - 大きい手術，合併症なし→1.0〜1.1
  - 中等度の外傷，中等度の腹膜炎→1.25
  - 重症外傷・感染症・臓器不全→1.3〜1.6
  - 体表面積の40％以上の熱傷→2.0

1日必要エネルギー量は，REEに活動係数を掛けあわせて求めます．

- **1日必要エネルギー量＝REE×（活動係数）**
  活動係数：
  - 寝たきり1.0〜1.1　●ベッド上安静1.2　●歩行可能1.3

BEEを計算するための概算式として，Harris-Benedictの式，代替値，簡便法などがありますが，Harris-Benedictの式では高い数字になり目標栄養量として投与することが困難であることが多く，過剰栄養を避ける傾向にあるクリティカルケアの現場では代替値のほうが実際には有用な印象があります．

- **基礎エネルギー消費量（BEE）**
  ① Harris-Benedictの式：
  - 男性：BEE(kcal/日)＝66.47＋[13.75×W]＋[5.0×H]－[6.75×A]
  - 女性：BEE(kcal/日)＝655.1＋[9.56×W]＋[1.85×H]－[4.68×A]
  W＝体重(kg)，H＝身長(cm)，A＝年齢(歳)
  ② 代替値：
  - 15〜35kcal/kg/日→「クリティカルケアでは，25kcal/kg/日×(体重)」として使用
  ③ 簡便法：
  体重＝50kg→1,300kcal/日，60kg→1,500kcal/日
  　　　70kg→1,700kcal/日，80kg→1,900kcal/日

7大原則④：クリティカルケア・急性期は栄養過剰投与は必ず避ける！
キーワード"permissive underfeeding（過小栄養投与の許容）"を重視

急性期の栄養過剰投与は，メリット以上にデメリットのほうが大きくなります．

まず糖負荷により，クリティカルケア・急性期はインスリン拮抗ホルモン（ステロイド，成長ホルモン，グルカゴン）と交感神経刺激により高血糖の状態が作り出されます．

高血糖により，①白血球貪食能低下，②高浸透圧性利尿，③感染リスク増加，④電解質の細胞内移動（とくにカリウム，リン）が起こります．

また栄養過剰投与は酸素消費が上昇し，過剰なCO_2産生を起こします．過剰なCO_2産生により呼吸不全の進行や人工呼吸器管理の長期化のリスクが上がります．

全身の臓器としては，多臓器不全の進行のリスクも上昇します．具体的には，

- 肝臓—脂肪肝：過剰な栄養を代謝しなければいけない分，肝臓への負担が増え肝機能障害
- 心臓—refeeding：ビタミンB_1欠乏，電解質異常による心不全
- 呼吸器—refeeding：電解質異常による呼吸筋疲労からの呼吸不全
- 神経系—refeeding：ビタミンB_1欠乏によるWernicke-Korsakoff症候群からの意識障害

などがあげられます．

そのため，蘇生の時期を過ぎたら栄養投与開始を考慮するとともに，栄養投与開始時は少ない投与量からはじめることが推奨されます．これを，"permissive underfeeding(過小栄養投与の許容)"といいます．

permissive underfeedingのポイントは，

① 栄養療法開始72〜96時間で目標カロリーの60〜80％を目指す
② その後，ストレス侵襲による炎症反応の改善とともに100％を目指す

ことです．

あくまで"栄養サポート開始初期のみ過小栄養を許容する"ことがポイントであり常に過小栄養のままではいけません．なぜなら栄養不良・過小栄養では予後が悪くなることがわかっており，とくに目標カロリーの80％投与で生命予後が最もよいことも示されています．

このとき，急性期の栄養管理を理解する3つの時期があることを重視する必要があり，①蘇生期，②過小栄養許容期"permissive underfeeding"，③安定期，があります（図2）．

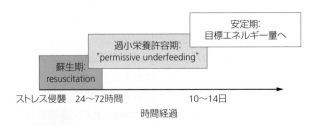

図2 急性期の栄養管理を理解するための3つの時期

時間経過の中での3つの時期を意識する！
蘇生 resuscitation → permissive underfeeding → 安定期は十分な目標量

①蘇生期は，栄養投与ではなくむしろ循環・呼吸を安定させることが重要であり，不用意に栄養投与を行うべきではない時期です．この蘇生期を可能な限り12〜24時間以内（場合によっては24〜72時間程度まで）で乗りきれることを目標とします．②過小栄養許容期"permissive underfeeding"は，今まで述べたとおりです．

原疾患がコントロールされ，クリティカルケアセッティングから一般病棟，療養病棟へと移行するにつれて，③安定期に入ります．この時期は本来の目標エネルギー量になるように栄養サポートを行っていきます．

急性期の栄養サポートの3つの時期と循環・呼吸管理を一元的にとらえると図3のようになります．栄養サポートを考える際には，常に循環・呼吸管理がどのようになっているかを意識することが大切です．

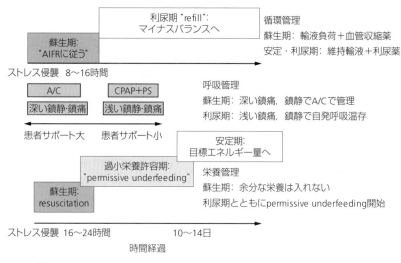

図3 循環・呼吸・栄養サポートを可能な限り時間経過の中で一元的にとらえることが大切

7大原則⑤：血糖コントロールは注意する！　目標─140〜200mg/dL（非糖尿病患者），160〜220mg/dL（糖尿病患者）

ストレス侵襲下，重症疾患時に内分泌・代謝系では，

① ストレスホルモン（グルココルチコイド，グルカゴン，成長ホルモン）によるインスリン拮抗
② 交感神経系の亢進により，糖新生↑，末梢インスリン抵抗↑，インスリン（相対的な）分泌↓，タンパク分解↑

が起こり，結果として，

> ① 糖尿病患者での血糖コントロール不良
> ② "ストレス"糖尿病の出現

という状態になります．

そのため，インスリンの経静脈的投与により積極的に血糖コントロールを行う必要があります．

著者の勤務するICU/CCUには，絶飲絶食時のインスリン持続静注スライディングスケールメニューがあります(表1)．

もともとの糖尿病の既往やその時点での時間あたりの糖分の投与量を考えた上で，インスリン持続静注メニューを選択し従うことにより，多くのケースで血糖が150前後で推移するようになっています(スケール1は一般的なスケール，スケール2は血糖コントロール不良時に用いるスケール)．

またインスリン持続静注スライディングメニューを使うにあたって，

> ① 低血糖・低Kを避けるためメインに一定量のブドウ糖・カリウム混注を忘れない．
> ② メインの輸液3～4本の中の時間あたりのブドウ糖投与量を可能な限り一定にさせる．

ことについては注意を払います．

また安定し，食事摂取/経腸栄養投与可能となったら，持続静注での1日のインスリン必要量に合わせて，①ベースのインスリン持続静注＋経腸栄養後に適宜インスリンフラッシュ(全身浮腫の改善がない場合)，②インスリン皮下注決め打ち(とくに全身浮腫が改善した後)の2つのオプションを使いこなして血糖コントロールを行うとよいでしょう．

> **例**
> ● ヒューマリンR® 50単位 / 0.9%食塩水49.5mLを，1.5mL/時(＝1.5単位/時)持続静注を行いながら，経腸栄養後に5mL(＝5単位)フラッシュ
> または
> ● ヒューマリンR®×3回毎食前＋ヒューマリンN®×眠前1回皮下注
> ● ヒューマログ®×3回毎食直前＋ランタス®(またはレベミル®)×眠前1回皮下注

が比較的頻繁に使用される決め打ちのメニューです．入院患者の血糖コントロールの詳細については成書にゆずります．

実際にインスリン皮下注で用いる製剤として国内では表2のようなインスリン製剤があります．

インスリンの超速効型，速効型，中間型，持続型の血中濃度変化は図4のようになります．

表1 洛和会音羽病院ICU/CCUの絶食・周術期インスリン持続静注スライディングメニュー

ICUでのスライディングメニューを作りました。主治医・担当医は特殊なケースを除いて以下のスケール1、2を選んでください。
※糖フリーの輸液製剤をメインとして使用する場合は低血糖にも十分注意してください。

血糖値 (mg/dL)	インスリン(mL/時)			
開始、再開指示	スケール1		スケール2	
	○開始：血糖（　）で（　）mL/時スタート ○再開：血糖（　）で（　）mL/時スタート	（　）mLフラッシュ。	○開始：血糖（　）で（　）mL/時スタート ○再開：血糖（　）で（　）mL/時スタート	（　）mLフラッシュ。
血糖チェック	（　）時間ごと		（　）時間ごと	
<60	中止＋50%ブドウ糖(20mL)2A iv＋Dr. コール		中止＋50%ブドウ糖(20mL)2A iv＋Dr. コール	
60〜90	0.5mL/時↓ ＋50%ブドウ糖(20)1A iv		1.0mL/時↓ ＋50%ブドウ糖(20)1A iv	
91〜120	0.5mL/時↓ ＋20%ブドウ糖(20)1A iv		0.5mL/時↓ ＋20%ブドウ糖(20)1A iv	
121〜130	0.3mL/時↓		0.3mL/時↓	
131〜140	0.1mL/時↓		0.1mL/時↓	
141〜170	そのまま		そのまま	
171〜185	0.1mL/時↑		0.2mL/時↑	
186〜200	0.2mL/時↑		0.4mL/時↑	
201〜215	0.3mL/時↑		0.6mL/時↑	
216〜230	0.4mL/時↑		0.8mL/時↑	
231〜245	0.5mL/時↑		1.0mL/時↑	
246〜260	0.6mL/時↑		1.2mL/時↑	
261〜280	0.7mL/時↑		1.4mL/時↑	
281〜300	0.8mL/時↑		1.6mL/時↑	
301〜320	0.9mL/時↑		1.8mL/時↑	
321〜	1.0mL/時↑ ＋Dr. コール		2.0mL/時↑ ＋Dr. コール	

※インスリンポンプ：ヒューマリンR® 50単位 / 0.9%食塩水49.5mL

Chapter 20　クリティカルケアでの栄養管理①

表2 国内で使用可能なインスリン製剤

● 食後の追加分泌（ボーラス）に対応するインスリン製剤

製品名	一般名（総単位数/内容量）	作用発現時間	最大作用時間	作用持続時間
超速効型インスリンアナログ製剤				
ノボラピッド注フレックスタッチ	インスリンアスパルト（300単位/3mL）	10～20分	1～3時間	3～5時間
ノボラピッド注フレックスペン	インスリンアスパルト（300単位/3mL）	10～20分	1～3時間	3～5時間
ノボラピッド注イノレット	インスリンアスパルト（300単位/3mL）	10～20分	1～3時間	3～5時間
ヒューマログ注ミリオペン	インスリンリスプロ（300単位/3mL）	15分未満	0.5～1.5時間	3～5時間
アピドラ注ソロスター	インスリングルリジン（300単位/3mL）	15分未満	30分～1.5時間	3～5時間
速効型ヒトインスリン製剤				
ノボリンR注フレックスペン	生合成ヒト中性インスリン（300単位/3mL）	約0.5時間	1～3時間	約8時間
ヒューマリンR注ミリオペン	ヒトインスリン（300単位/3mL）	0.5～1時間	1～3時間	5～7時間

● 常時分泌する基礎分泌（ベーサル）に対応するインスリン製剤

製品名	一般名（総単位数/内容量）	作用発現時間	最大作用時間	作用持続時間
持続型溶解インスリンアナログ製剤				
トレシーバ注フレックスタッチ	インスリンデグルデク（300単位/3mL）	該当なし（定常状態）[※1]	明らかなピークなし	>42時間
レベミル注フレックスペン	インスリンデテミル（300単位/3mL）	約1時間	3～14時間	約24時間
レベミル注イノレット	インスリンデテミル（300単位/3mL）	約1時間	3～14時間	約24時間
ランタス注ソロスター	インスリングラルギン（300単位/3mL）	1～2時間	明らかなピークなし	約24時間
中間型インスリンアナログ製剤				
ヒューマログN注ミリオペン	中間型インスリンリスプロ（300単位/3mL）	0.5～1時間	2～6時間	18～24時間
中間型ヒトインスリン製剤				
ノボリンN注フレックスペン	生合成ヒトイソフェンインスリン（300単位/3mL）	約1.5時間	4～12時間	約24時間
ヒューマリンN注ミリオペン	ヒトイソフェンインスリン（300単位/3mL）	1～3時間	8～10時間	18～24時間

[※1] 定常状態において作用が持続するため

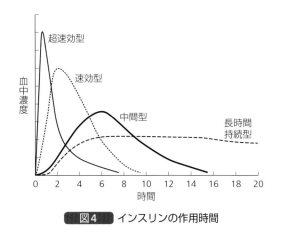

図4 インスリンの作用時間

　クリティカルケアで腸管栄養(EN)±維持輸液/アミノ酸製剤による末梢静脈栄養(PPN)で皮膚の浮腫も改善しインスリン皮下注射では，腸管栄養(EN)の吸収が一般的に遅れるため，とくに朝昼夕EN直後に超速効型，そして眠前に持続型皮下注でコントロールする場合は図5のようになります．

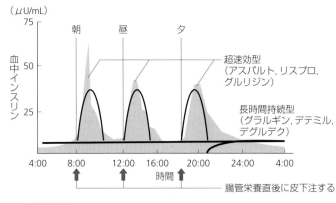

図5 超速効型＋持続型インスリンによる血糖コントロール

　以前よく用いられていた，そのときの血糖値に合わせてインスリン投与量を決めるスライディングスケールでは，

- 後追い"低血糖"＋"高血糖"と乱高下するジェットコースター血糖コントロール

となるため，現時点では推奨されていません．

そのため，どうしてもスライディングスケールを用いる場合は，「ランタス®，レベミル®など長時間作用型・ピークを生じないインスリン」でベースを作り，＋αスライディングスケール追加とすると，血糖値が乱高下しなくなります．

厳格な血糖コントロールから寛容な血糖コントロールへ

クリティカルケアでの血糖コントロールについては，以前は厳格な血糖コントロールが推奨され，積極的なインスリン使用が打ち出されていました．

この背景には，

- critically illな状態ではインスリン抵抗性により高血糖になる．
- 相対的副腎不全へのステロイド補充療法でも高血糖になる．

ことがあり，2001年に外科系ICUでの血糖：80～110mg/dLと180～200mg/dLコントロール群で，死亡率：4.6％ vs. 20.2％と大きな差があり，厳格な血糖コントロールで死亡率以上に合併症（とくに急性腎不全）が減少したことから，クリティカルケアでの厳格な血糖コントロールが推奨された時期がありました．

しかし，その後の内科系での厳格な血糖コントロール，そしてクリティカルケア一般での厳格な血糖コントロールの多施設スタディではむしろ死亡率・低血糖による合併症率が増えたこと，ICU入室期間により生存率に差が出たことから，2015年の時点では，著明な高血糖を放置してはいけませんが，厳格に血糖コントロールすることは推奨されていません．

現在の血糖コントロールの目標としては，

- 非糖尿病患者─140～200mg/dL
- 糖尿病患者─160～220mg/dL

とし，ストレス侵襲による血糖高値を許容しながらも低血糖の状態にしない血糖コントロールを行うことが重要です．

7大原則⑥：どの方法を使っても可能な限り早期に経腸栄養を選択すべきである！

腸管は栄養学的にも，免疫学的にも重要な役割があり，外科系およびクリティカルケアでの患者にとって早期の経腸栄養の重要性が最近とくに指摘されるようになりました．

そのため，腸管が使用可能ならば早期に腸管栄養を開始することが重要です．英語では，"If the gut works, use it!"といいます．目標は24～48時間で"腸管"使用を開始する，つまり，時期でいうと蘇生期を越えて，"過小栄養許容permissive underfeeding"に入り次第ということになります．

その一方で，静脈栄養（TPN/PPN）の開始や腸管栄養（EN）との併用についてはも

もともと栄養状態が問題ない患者では5〜7日遅らせても予後が変わらないことがわかっており，静脈栄養(TPN/PPN)以上に腸管使用による栄養投与の重要性が最近とくにいわれるようになっています．

ENのメリットとしては，

> **腸管栄養法(EN)のメリット**
> - 腸管粘膜の維持(腸管粘膜萎縮の予防)
> - 免疫能の維持，バクテリアルトランスロケーションの回避
> - 代謝反応の亢進抑制(侵襲からの早期回復)
> - 胆汁うっ滞の回避
> - 消化管の生理機能の維持(腸管蠕動運動，消化管ホルモン分泌)
> - TPNに比較して合併症が少ない：カテーテル関連血流感染(CRBSI)は皆無
> - 長期管理が容易
> - 安価

があります．

栄養投与経路決定のためのアルゴリズムは図6のようになります．

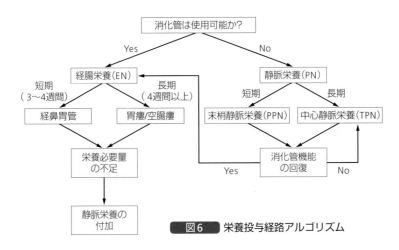

図6　栄養投与経路アルゴリズム

ENの投与ルートとして，①経口栄養法と②経腸栄養法があります．

経腸栄養法には，

① 経口法
② 経鼻法：経鼻胃管，経鼻十二指腸・空腸チューブ
③ 経瘻孔法：食道瘻(PTEG)，胃瘻(PEG)，経胃空腸瘻(PEG-J)，空腸瘻(PEJ)

にそれぞれ分類されます．また長期化する場合，鼻腔・口腔内不快の面から径が短く軟らかいもの(EDチューブなど)が望ましいでしょう．

クリティカルケアでの重症患者は炎症反応・高サイトカイン血症による臓器機能不全から一般的に食欲不振のため，経口摂取での栄養投与は限られています．そのため，経鼻・経口胃管からの腸管栄養を使用することになります．その際に胃残量(GRV)が多いと経腸栄養を継続することも投与量の増量も困難な場合があります．

その場合，エリスロマイシン(エリスロシン®)，メトクロプラミド(プリンペラン®)，モサプリド(ガスモチン®)，大建中湯など腸管蠕動薬を考慮します．腸管蠕動薬を用いても胃管からの経腸栄養継続・投与量増量が難しい場合に十二指腸チューブや空腸チューブ留置による腸管栄養を考慮します．

> **POINT！**
> - 可能な限り早期に腸管栄養を開始する．
> - 一般的には経鼻・経口胃管を使用して経腸栄養を行う．
> - 胃残量が多く胃管による経腸栄養継続・投与量増量が困難な場合は腸管蠕動薬を使用する．
> - 腸管蠕動薬使用しても胃残量が多い場合に，十二指腸チューブ，空腸チューブを使用した経腸栄養を考慮する．

経腸栄養法と経静脈栄養法を比較すると表3のようになります．

表3　経腸栄養法と経静脈栄養法の比較

	経腸栄養法(EN)	末梢静脈栄養(PPN)	中心静脈栄養(TPN)
長期間の管理	可能	困難	可能
栄養学的効果	大きい	制限される	大きい
生理的度合い	生理的	非生理的	非生理的
投与可能カロリー	1,500～2,000 kcal程度	400～1,400 kcal程度	1,500～3,000 kcal程度
重篤な合併症	少ない	少ない	比較的多い
管理	比較的簡便	比較的簡便	注意を要する
費用	比較的安価	比較的安価	高価

優先順位：EN＞PPN＞TPN

また経腸栄養と経静脈栄養は互いに分けて考えるのではなく，とくにクリティカルケア・急性期の患者では，十分な経腸栄養を行えないことも多いため，とくに安定期に十分な経腸栄養・経口摂取が可能となるまでの"過小栄養許容期permissive underfeeding"には適宜両方を併用することは，とくにもともと低栄養である患者では大切です．

しかし，そのような低栄養のケースにいつから経腸栄養に追加して経静脈栄養を行

えばよいかは明確にはわかっていません．ガイドラインでは可能な限り早期に静脈栄養(TPN/PPN)併用での目標カロリー，タンパク量の投与を推奨しています．また静脈栄養使用による合併症にも十分な注意が必要です．

とくに経腸栄養：腸管栄養(EN)(腸管粘膜機能維持GFO®，少量半消化態E-3®，少量成分栄養ペプチーノ®，製剤は20章②を参照)に静脈栄養(TPN/PPN)—とくにPPN併用での栄養サポート開始は，もともと低栄養であるケースでは著者の施設ではよく行っています．

クリティカルケア・急性期の患者で腸管循環が低下しているケースや蘇生期直後で腸管浮腫が残っているケースでは，経腸栄養を増やしていくと下痢や嘔吐が頻繁に起こるため，経腸・経静脈を併用した栄養管理は重要であると考えています．

一般的にクリティカルケアでの経腸栄養時の下痢へのアプローチは図7のようになります．

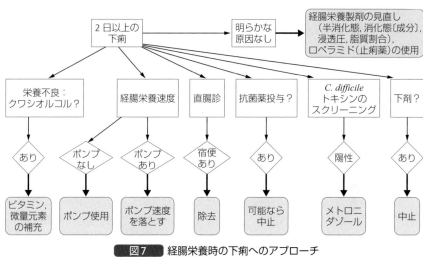

図7　経腸栄養時の下痢へのアプローチ

そして，経腸栄養の投与量アップとともに静脈栄養(TPN/PPN)を減らしていくという形で，最終的には経腸栄養にすべて移行するようにしていきます．

また腸管が少しでも使えるならば，腸管栄養素として重要なグルタミンを含む，GFO®の製剤の使用をまずは奨めます．

GFO®は腸管粘膜維持のための道具であり，グルタミン，水溶性ファイバー，オリゴ糖を含むサプリメントです．

投与目的は，①腸管絨毛上皮の萎縮を抑制・増殖を促進，②腸管粘膜維持により免疫能を促進することがあげられます．

1袋あたりグルタミン3g，ファイバー5g，オリゴ糖2.5gを含み，1袋を30～50mLの水に溶解して1日3回投与で使用します．

著者の勤務するICU/CCUでは，

- GFO® 1パック/白湯30mL×3　15～30分で開始

をルーチンにしています．

GFO®を早期に開始することで，MRSA感染の減少，便秘・下痢の改善，*Clostridium difficile*感染（CDI）の改善などが指摘されています．

また半消化態流動食による経腸栄養で投与速度，浸透圧を考慮しても下痢が改善せず消化管からの吸収に問題がある場合，消化態栄養・成分栄養剤を使用することも考慮します．

MEMO　胃残量（GRV）と経腸栄養経路と腸管蠕動薬

経腸栄養開始および継続の指標として胃残量 gastric residual volume（GRV）があります．GRVが多いと経腸栄養投与量を増量できず栄養サポートが不十分となります．またGRVが多いと胃内容物逆流による誤嚥性肺炎につながるため，多量の胃残量の場合，胃管からの経腸栄養中止も考慮しなければいけません．

しかし，GRVが500mLまでならば安全に経腸栄養継続が可能であること，そしてGRV測定なしに経腸栄養増量を行っても誤嚥の合併症が増加しないことを示すデータもあります．

GRVモニタリングをルーチンに行う必要はありませんが，GRVがあまりに多い場合や消化管術後やイレウス後での腸管栄養（EN）時にはGRVモニタリングは有用だと考えられます．

またGRVを減らすために，腸管蠕動薬としてエリスロマイシン，メトクロプラミドを使用します．エリスロマイシンのほうがメトクロプラミドよりも効果があります．

腸管蠕動薬の使い方：

① エリスロシン®（エリスロマイシン）500mg/V / 5%ブドウ糖250mLで250mg×2回/日，1時間以上かけて点滴静注
- 胃腸のモチリン受容体刺激により，GRVを約60%減少させる
- メトクロプラミドと併用で用いることもある
- 薬剤性QTc延長と薬物相互作用が多数あることに注意
- 耐性菌誘導のリスクあり

② プリンペラン®（メトクロプラミド）10mg/2mL 1A×4回/日
- 胃腸のドパミン受容体拮抗により，GRVを約30%減少させる

- 内服よりも静注のほうが効果がある
- 薬剤性パーキンソン症候群に注意

　腸管蠕動薬エリスロマイシン，メトクロプラミドは使用継続により効果が減弱します．腸管蠕動薬を使用してもGRVが著明で経腸栄養増量が困難なケースでは，経腸栄養投与経路として十二指腸チューブや空腸チューブを用いることを考慮します．

> **MEMO　プロバイオティクス**
>
> 　プロバイオティクスprobioticsとは腸内細菌叢のバランスを改善し，生体によい影響を与える生きた微生物のことを指し，乳酸菌製剤などがあります．
>
> 　クリティカルケアの重症ケースでは正常腸内細菌叢が変化し，病原性微生物の増殖が起こりバクテリアルトランスロケーションの誘因となります．プロバイオティクスを投与することで正常腸内細菌叢の維持と免疫能・腸管機能の改善効果があるといわれています．現時点では，プロバイオティクス投与により抗菌薬起因性下痢や肺炎合併の低下，ICU入室期間短縮がスタディで示されています．しかし人工呼吸器管理期間や死亡率改善にはつながらないとされています．

7大原則⑦：急性期の栄養素の重要度："タンパク＞糖質（炭水化物）≫脂質"

　最後に各栄養成分について考えてみます．

　最初に述べたように，クリティカルケア・急性期には窒素排出が増加します．これは異化亢進によるものであり，蘇生の時期を過ぎたら積極的にタンパク補充を行います．タンパク投与量は最低1g/kg/日以上とし，可能ならば1g/kg/日×（ストレス係数）を目標とします．

　各栄養成分：タンパク，糖（炭水化物），脂質はそれぞれ，

- タンパク1g＝4kcal，糖1g＝4(3.4)kcal，脂質1g＝9kcal

の熱量が得られるため，状態安定したら最終的には，

- タンパク10～20％，糖質60～70％，脂質10～20％

の比率を安定期には目指すようにするとよいでしょう．

　酸素消費に対する二酸化炭素産生の割合を示す呼吸商respiratory ratio（RQ）は，

- 糖1.0，脂質0.7，タンパク0.8

となります．

そう考えると糖(炭水化物)が多い食事内容ではCO_2産生が増加し，とくに肺気腫/COPDなど慢性呼吸不全の患者では呼吸不全の進行ないし呼吸不全からの回復が遅れる可能性があります．

そのため，慢性呼吸不全—とくにII型呼吸不全で二酸化炭素貯留するケースでは，呼吸商を考え脂質を多くすることでCO_2産生を抑えるような食事内容を選択することもあります．慢性呼吸不全のケースでよく使われるプルモケア®は脂質含有の割合が高く，呼吸商を抑えるような経腸栄養製剤です．またプルモケア®は脂質含有率が高く，糖質(炭水化物)含有率が低いためストレス性高血糖となるケースでは血糖コントロールの面からも使いやすい濃厚流動食製剤です．

一方で，急性期・クリティカルケアでの栄養管理において，脂質には十分注意を払う必要があります．

とくに脂質に含まれるω6脂肪酸の投与により，炎症性サイトカイン分泌上昇の可能性が指摘されており，急性期に脂質を投与したことで外傷患者では感染症合併率上昇の報告があり，また人工呼吸器管理上も有用性は示されていません．

脂質は一般的にクリティカルケア・急性期においては，10〜14日間投与しなくても大丈夫と考えられています．そのため，"過小栄養許容permissive underfeeding"の時期は無理に脂質を投与しなくてもよいと思われます．しかし糖質(炭水化物)，アミノ酸だけでの長期栄養管理では必須脂肪酸欠乏のリスク上昇があるため10〜14日以降での脂肪酸投与は必要になります．

一方，抗炎症作用がいわれているω3脂肪酸，抗酸化ビタミンが豊富に含まれる濃厚流動食製剤のオキシーパ®は，ARDSでの積極的な投与がされてきましたが，多施設でのRCTにより人工呼吸器管理期間延長，ICU入室期間延長，死亡率上昇の報告により早期にスタディが終了しました．また魚油の経静脈投与やオリーブ油(ω9脂肪酸)投与の有効性も示されておらず，理論的には抗炎症作用も含め効果が期待されますが，現時点では特定の脂質製剤による栄養サポートは積極的には推奨されていません．

また脂質製剤でとりあげる必要がある薬剤としてプロポフォールがあります．

プロポフォールはダイズ油でできており，クリティカルケア，急性期の隠れた栄養源であることに注意します．栄養価としては1.1kcal/mLです．そのため，中期〜長期に鎮静を行うケースでは投与しているプロポフォールも栄養管理の際の熱量計算に加味します．

大量長期投与でプロポフォール注入症候群(PRIS)誘発の可能性も指摘されているため，2日以上プロポフォールを使用する場合は適切にモニタリングを行わなければいけません(第2，14章参照)．

> **POINT !**
> - 栄養サポートの上では鎮静薬・抗痙攣薬のプロポフォール使用時は投与量に注意する.
> - プロポフォール1mL＝1.1kcal.
> - プロポフォールの長期大量投与が行われている場合は，プロポフォールによる脂質投与量を必ず栄養サポートの際には考慮する.

7大原則・番外編： 主要栄養素，ビタミン，微量元素など実はまだまだ適切な投与量がわかっていない部分，誰が最も恩恵を受けるか不明な部分も臨床栄養では多い

現時点では，臨床栄養の世界で話題になっていることとして，

> ① 抗酸化ビタミン(ビタミンC，ビタミンE)は呼吸不全によいか？
> ② 鉄の酸化毒性を急性期・クリティカルケアではどのように考えるか？
> ③ 急性期・クリティカルケアではセレンは補充すべきか？ 補充するならどの程度の量をどのように補充するか？
> ④ 急性期・クリティカルケアでは，脂質(ω3脂肪酸)は本当によいのか？
> ⑤ 急性期・クリティカルケアでは，アミノ酸成分のグルタミンは本当によいのか？ アルギニンは本当によいのか？ その投与量はどうしたらよいか？

などがあげられます.

アミノ酸製剤，脂質製剤および抗酸化ビタミン，微量元素についても理論的にはクリティカルケアでの有効性が考えられていますが，投与により有効性が期待される患者群，投与量，効果判定も含め大規模スタディが行われていない現状があります.

クリティカルケアでの栄養サポートは厳密にはまだまだ不明な点が多いため，現時点では大原則を重視した上で，最終的にはケースごとに病態をふまえて選択していくという柔軟な姿勢が求められるといえるでしょう.

❷ 最近の大規模スタディでわかってきたこと

クリティカルケアでの早期に腸管栄養を開始することの重要性が認識されてきていますが，以下のような疑問点について大規模のスタディが行われました.

> - もともと栄養状態がよかった重症患者で早期腸管栄養(EN)開始でも推定必要栄養量にならない場合，ヨーロッパのガイドライン推奨の48時間以内に静脈栄養(PN)併用の場合とアメリカ・カナダのガイドライン推奨の7日後まで遅らせてPN併用

の場合のどちらがよいか(EPaNIC Trial 2011).
- 人工呼吸器管理の重症患者に間接熱量計で推定栄養量を決定しENに加え不足分をPN併用投与した場合と推定式25kcal/kg/日で栄養量を決定しENのみ投与した場合のどちらがよいか(TICACOS 2011).
- 重症患者にEN初期から推定必要栄養量を投与する場合と少量栄養量を許容する場合のどちらがよいか(EDEN Trial 2012).
- 早期経腸栄養困難な重症患者に2,3日遅れでPN開始する場合と初期からPN開始する場合のどちらがよいか(Early PN Trial 2013).
- 早期EN後に投与量増加ができない重症患者に,少量ENのみ継続する場合と4日目から腸管栄養不足分をPN併用で補充する場合のどちらがよいか(SPN Trial 2013).

これらについて最近の大規模スタディの結果は表4のようになります.

表4 大規模スタディによる比較

	EPaNIC Trial	TICACOS	EDEN Trial	Early PN Trial	SPN Trial
患者群	内科・外科混合	内科・外科混合	内科系,急性呼吸不全	内科・外科混合	内科・外科混合
ICU感染発症率	早期静脈栄養群で増加	静脈栄養併用で増加	変わらず	変わらず	変わらず
人工呼吸器管理期間	早期静脈栄養群で延長	静脈栄養併用で延長	変わらず	早期静脈栄養群で短縮	変わらず
ICU入室期間	早期静脈栄養群で延長	静脈栄養併用で延長	変わらず	変わらず	変わらず
ICU死亡率	変わらず	変わらず(静脈栄養併用で病院死亡率は低下)	変わらず	変わらず	変わらず

　これらのスタディでとくに早期に行われたEPaNIC Trialにより早期静脈栄養群で感染合併,人工呼吸器・ICU入室期間延長が示されたことで早期静脈栄養開始が敬遠される流れになりました.しかしEPaNIC Trialでは,①慢性低栄養患者が除外されている,②タンパク投与量が少ない(0.8g/kg/日),③ICU低死亡群の患者が選択されている,④厳格に血糖コントロールされている問題点があり,結果の解釈には注意が必要です.

　同時期に行われたTICACOSでは,間接熱量計を用い目標カロリーを到達するためにENにPNを併用した群で感染合併,人工呼吸器・ICU入室期間延長が示されましたがICU死亡率は変わらず,さらに病院内死亡率はむしろ低下するという結果でした.とくにICU入室2〜3日でのタンパク・カロリーの十分な投与量が病院内死亡率低下につながる可能性が示唆されました.

　その後に発表されたEDEN Trial, Early PN Trial, SPN Trialでは比較対照群ど

うしで大きな差が出ていません．これらのスタディの問題点としては，①患者のもともとの栄養状態，②ICU入室時の高死亡率患者群を選んでいるかどうか，③投与タンパク量が推奨量であるか，④投与カロリー量が推定目標量であるかどうかによる違いが厳密に考慮されていない点があげられています．

現時点ではこれらのスタディからは，

① ENは過小栄養の許容 permissive underfeeding で開始してもよいこと
② もともと栄養状態がよいケースでは7日間は経静脈栄養の必要がないこと

がわかってきました．

一方で，①患者のもともとの栄養状態，②ICU入室時に死亡率が高い患者群かどうか，③投与タンパク量が推奨量であるか，④投与カロリー量の計算法を考慮した上で，早期EN開始とともに早期TPN/PPN併用が有効である患者群を見分けることも重要であることが指摘されています．

今後はもともと低栄養状態であり，ICU高死亡率群で，適切なタンパク・カロリー量としたENとTPN/PPN併用群と，過小栄養許容 permissive underfeeding によるEN群との大規模スタディが望まれます．

それまでの間は次のように栄養サポートを考えるのが妥当かと考えます．

① 低死亡率群でもともと栄養状態が良好な患者では早期静脈栄養（PN）併用は適応にならない．
② 高死亡率群の患者では48時間以内に腸管栄養（EN）で目標タンパク・カロリー投与量が達成できない場合，早期PN併用を考慮する．
③ 高死亡率群でもともと低栄養の患者では48時間以内にENとPN併用により目標タンパク・カロリー投与量の達成を考慮する．
④ もともと栄養状態が良好な患者ではICU入室5〜7日以降で目標タンパク・カロリー投与量が達成できない場合にのみPN併用を考慮する．
⑤ 高死亡率群の患者ではタンパク投与量が重要であり，推奨されている1.2〜1.5g/kg/日（状態に応じて1.3〜2.0g/kg/日）を目標量とする．また急性血液浄化療法施行中では体外タンパク喪失量が増加するため，2.0〜2.5g/kg/日と高用量のタンパク投与量を目標とする．
⑥ 使用可能ならば間接熱量計を用いた目標投与エネルギー量を決定する．

そのためICU入室時点で栄養サポート—とくに早期ENにTPN/PPN併用により恩恵を受ける患者群を判断することが大切になります．

早期ENとPN併用による栄養サポートが必要と考えられる患者としては，

- 低栄養状態：BMI＜25，BMI＞35kg/m²
- ICU入室期間＞5日
- 人工呼吸器管理＞48時間
- ICU死亡率，入院死亡率＞20%

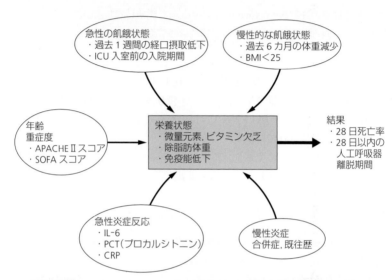

図8 クリティカルケアでの栄養サポートが必要な患者群の評価項目

表5 NUTRIC（Nutrition Risk in the Critically Ill）スコア

項目		点数
年齢	＜50	0
	50〜＜75	1
	≧75	2
APACHE II	＜15	0
	15〜＜20	1
	20〜28	2
	≧28	3
SOFA	＜6	0
	6〜＜10	1
	≧10	2
合併症，既往	0〜1	0
	≧2	1
ICU入室までの入院期間	＜1日	0
	≧1日	1
IL-6	0〜＜400	0
	≧400	1

が考えられており，①年齢，重症度，②急性・慢性飢餓状態，③急性・慢性炎症反応，を考慮した栄養サポートにより予後改善が期待できる患者群をみつけ出すことが大切です（図8）．

そのため栄養サポートが必要な低栄養患者を見つけ出すツールとしてNUTRICスコアが作られています（表5）．NUTRICスコアと28日死亡率が相関することも示されています．

またPN併用を適宜考慮するものの，早期にENを開始しENのみで目標とする栄養必要量まで増加させるためのヒントとして，

- クリティカルケアでは栄養サポートが重要であり，飢餓状態や低栄養で放置しないこと
- TPN/PPNは合併症が多く，ENが第一選択であること
- 循環作動薬（強心薬，血管収縮薬）使用中も減量できているなら経腸栄養は禁忌ではないこと
- 人工呼吸器管理中もENは可能であること
- 胃残量（GRV）が多くても胃管投与や十二指腸／空腸チューブ投与でENは可能であること
- 術後イレウスでもENは可能であること
- 急性重症膵炎でも空腸チューブを使用することでENは可能であること
- ベッド上臥床でも十二指腸／空腸チューブ投与でENは可能であること
- 必ずしもギャッジアップ45度でなくても（20〜30度でも）ENは可能であること

を認識し，可能な限り腸管を使用しての栄養管理を心がけるようにすべきです．

③ クリティカルケアでの栄養療法のピットフォール

ここではクリティカルケアでの栄養サポートを行う上で，知っておかなければいけない疾患についてとりあげます．

Case

糖尿病，高血圧，肺気腫/COPD，脳梗塞後遺症のある75歳男性．ADLはベッド上寝たきり．施設長期入所中．誤嚥後の発熱，呼吸困難，喀痰，咳嗽で来院．
O_2 10L/分でSpO_2 90%，血圧70/40，心拍数140不整，呼吸数25，体温39.5℃．
両肺野喘鳴著明．粘稠な喀痰あり．肺炎，敗血症性ショックの診断で挿管・人工呼吸器管理となりICU入室．自発呼吸温存するため，CPAPモードでの管理を行ったが，るいそう著明で低栄養状態もあり，抗菌薬，昇圧薬，大量輸液に加え，低栄養を加味して高カロリー輸液も組んだ．

2病日に自発呼吸消失，酸素化不良が進行．A/C PCにモード変更し，昇圧薬投与量も増えた．このとき採血でK 1.8, P 0.3, Mg 1.0.
なにが起こったのだろうか？

解説

　このケースでは，状態不良であり，自発呼吸を残す呼吸器設定を行い，誤嚥性肺炎・敗血症の治療で輸液負荷を行い最善な治療を行ったが，もともとの状態が悪かったため2日目に，①状態が悪化した，②心不全合併した，③急性呼吸促迫症候群（ARDS）を合併した，という考え方もあるでしょう．

　しかし，注目したいポイントはそのときの電解質カリウム，リン，マグネシウムの値と，もともと著明なるいそう（低栄養状態）があり，そのような患者への蘇生期からの高カロリー輸液投与という治療介入の後での悪化という経過です．

　クリティカルケアの現場で，心不全発症や意識障害進行があり，低カリウム血症，低リン血症，低マグネシウム血症が同時に起こったときには，まずはrefeeding症候群を頭に思い浮かべなければいけません．

　低栄養状態の患者への栄養投与を行う際には，常にrefeeding症候群に注意しなければいけません．refeeding症候群は，このケースのように高カロリー輸液に限らず，①経口摂取，②経腸栄養，③経静脈栄養（PPN/TPNともに），どの経路からの栄養投与でも起こりうるという認識も大切です．

　とくに低栄養状態が予想される患者を前もって理解しておくと，入院後に状態悪化した場合にrefeeding症候群が鑑別疾患として想起することが重要です．

▶低栄養状態が予想される患者
- 長期臥床，経腸栄養
- 嚥下障害，消化器疾患があるも経口摂取していたケース
- BMI＜18
- 慢性呼吸器疾患，肝疾患，腎疾患
- 薬物中毒：とくにアルコール多飲
- 利尿薬投与中：利尿薬はビタミンB類の尿中排泄を促進する！

　refeeding症候群は低栄養状態の患者に急激に栄養投与を行うと起こり，症状としては以下のようなものがあります．

▶refeeding症候群の症状
① うっ血性心不全
② 電解質異常（低K，低Mg，低P）

③ 高血糖
④ 水分貯留による全身浮腫
⑤ 意識障害
⑥ 発熱
⑦ 乳酸アシドーシス，など

とくに他の原因で説明がつかない発熱，乳酸アシドーシスには注意が必要です．

refeeding症候群とビタミンB_1欠乏によって起こるWernicke-Korsakoff症候群は密接な関係があります．

これらの病態生理を理解するためには，ブドウ糖とビタミンB_1であるチアミン，電解質マグネシウム，リン，カリウムがどのように互いに関係しているかを知らないといけません．

生化学でとりあげられる糖代謝の流れを振り返ってみましょう．

糖代謝は，有酸素状態では①解糖系⇒②TCA回路⇒③電子伝達系の順番で代謝されます．一方，嫌気的状態(酸素が十分ない場合)やTCA回路に入る前の補酵素(とくにビタミンB_1，マグネシウム)が欠乏している状態では，解糖系からTCA回路に進めず，嫌気性解糖が進み乳酸が産生されます．

糖代謝の大まかな流れ

解糖系
↓　TCA回路に進まなければ，嫌気性解糖といって乳酸が産生される
　　ピルビン酸デヒドロゲナーゼ(補酵素としてチアミン，Mgが必要)

TCA回路
↓

電子伝達系

低栄養状態の患者に糖が大量に投与されると，まず膵臓が刺激されインスリンが血中に分泌されます．

インスリンは各細胞レベルで糖代謝の解糖系を動かすように作用しますが，長期の低栄養状態ではビタミンB欠乏(ビタミンB_1は水溶性ビタミンであり，ふつうのヒトで約21日，重症患者では7〜10日程度で枯渇する)およびMg欠乏状態となっており，TCA回路が回らず嫌気性解糖が進み，大量の乳酸が産生されます．

そのため，循環不全でなくても乳酸アシドーシスが進行することになり，また限られたビタミンB_1，Mgが消費されていくため，ビタミンB_1欠乏のWernicke-Korsakoff症候群，または心臓や末梢神経系では脚気心(高心拍出量の心不全)とそれに伴う全身浮腫や脚気により末梢神経ニューロパチーが起こり，低マグネシウム血症となります．

またインスリンが分泌されると，血管内から細胞内へブドウ糖の取り込みが起こり，このときにカリウム，リンも同時に細胞内に取り込まれる．そのため，低カリウム血症，低リン血症が起こります．低マグネシウム血症も存在するため，このときの低カリウム血症はカリウム補正のみでは改善せず，マグネシウムの補充が大切になります．

また，refeeding症候群でのとくに心肺機能への悪影響について理解することも必須であり，以下のようなことが心肺機能に起こります．

- チアミン欠乏→心不全（脚気心）
- マグネシウム欠乏→不整脈 *Torsades de pointes*，呼吸筋低下
- リン欠乏→心筋症，呼吸筋低下
- カリウム欠乏→不整脈 *Torsades de pointes*，心筋障害

以上をふまえて，低栄養患者の入院後フォローアップのポイントは，

① 低栄養状態でブドウ糖投与する場合は注意深い経過観察が必要であり，常にrefeeding症候群を疑わせるような臨床症状，検査異常が生じないかどうかを確認する．
② 低栄養状態にブドウ糖を投与する際には，
　　ⅰ）十分量のビタミンB群を投与しておく
　　　―とくにB_1（Wernicke-Korsakoff症候群での現時点で推奨されるビタミンB_1投与量は1,500mg/日を最低3～5日，その後も十分量を補充）．
　　ⅱ）電解質フォロー：K，Mg，P
　　　―とくに低リン血症はrefeeding症候群の検査異常として重要
　　ⅲ）IN-OUTバランス，に注意を払う
③ 徐々にカロリーアップ："過小栄養許容permissive underfeeding"
④ 可能な限り最初の1週間は，連日①体液量，②電解質フォロー

となります．

質問の解説

質問1

一般のヒトの妥当な栄養として，最終的なカロリーは25～35kcal/kgあたりといわれています．

炭水化物，タンパク，脂質の比率は，タンパク10～20%，糖質（炭水化物）60～70%，脂質10～20%となります．

質問2

炭水化物1g＝4kcal，タンパク1g＝4kcal，脂質1g＝9kcal

質問3

クリティカルケアの栄養管理では，可能な限り経腸栄養を行い，もともと低栄養がある患者には足りない分を経静脈栄養（TPN/PPN）で補充するという姿勢がよいでしょう．

質問4

クリティカルケアでは栄養療法開始のタイミングは，蘇生の時期を過ぎてからであり，可能な限り12〜24時間後，遅くても24〜48時間後あたりには少量でも腸管を使用できようにGFO®などで開始するようにします．

質問5

クリティカルケアでは，タンパク＞炭水化物≫脂質の順番で優先するとよいでしょう．

質問6

安定したら，炭水化物，脂質の割合を増やしていき，総カロリーを増やしていくとよいでしょう．

質問7

クリティカルケアでは少なめのカロリー，タンパクは可能な限り最低1g/kg/日の投与から開始し，過剰なカロリーとならないように目標とするカロリー（約25kcal/kg/日），1.2〜1.5g/kg/日のタンパク投与量となるようにするとよいでしょう．

＊この章でのポイント＊

- ☑ クリティカルケアでの栄養療法開始のタイミングを理解する．
- ☑ 栄養サポートにおける過小栄養許容permissive underfeedingを理解する．
- ☑ 急性期の栄養素・カロリーの求め方を理解する．
- ☑ クリティカルケアでの栄養サポートでの経腸栄養，経静脈栄養の選択の仕方を理解する．
- ☑ クリティカルケアでのrefeeding症候群の診断・治療について理解する．

📖 For Further Readings：さらに理解を深めるために

1. McClave SA, Martindale RG, Vanek VW, et al. Guidelines for the Provision and Assessment of Nutrition Support Therapy in the Adults Critically Ill Patient: Society of Critical Care Medicine (SCCM) and American Society for Parenteral and Enteral Nutrition (ASPEN). J Parenter Enteral Nutr. 2009: 33; 277.

2. Martindale RG, McClave SA, Vanek VW, et al. Guidelines for the provision and assessment of nutrition support therapy in the adult critically ill patient: Society of Critical Care Medicine and American Society for Parenteral and Enteral Nutrition: Executive Summary. Crit Care Med. 2009: 37; 1757.
3. Kreymann KG, Berger MM, Deutz NE, et al; ESPEN (European Society for Parenteral and Enteral Nutrition). ESPEN guidelines on enteral nutrition: intensive care. Clin Nutr. 2006; 25: 210.
4. Singer P, Berger MM, Van den Berghe G, et al. ESPEN guidelines on parenteral nutrition: intensive care. Clin Nutr. 2009; 28: 387.
5. Heyland DK, Dhaliwal R, Drover JW, et al. Canadian clinical practice guidelines for nutrition support in mechanically ventilated, critically ill adult, JPEN. J Parenter Enteral Nutr. 2003; 27: 355.
6. 氏家良人, 海塚安郎, 佐藤格夫, 他. 急性呼吸不全による人工呼吸患者の栄養管理ガイドライン2011年版, 日本呼吸療法医学会栄養管理ガイドライン作成委員会. 人工呼吸. 2012; 29: 75.
7. Ziegler TR. Parenteral nutrition in the critically ill patient. N Engl J Med. 2009; 361: 1099.
8. Weijs PJ, Wischmeyer PE. Optimizing energy and protein balance in the ICU. Curr Opin Clin Nutr Metab Care. 2013; 16: 194.
9. The National Heart, Lung, and Blood Institute Acute Respiratory Distress Syndrome (ARDS) Clinical Trials Network. Initial trophic vs full enteral feeding in patients with acute lung injury: the EDEN randomized trial. JAMA. 2012; 307: 795.
10. Doig GS, Simpson F, Sweetman EA, et al. Early parenteral nutrition in critically ill patients with short-term relative contraindications to early enteral nutrition: a randomized controlled trial. JAMA. 2013; 309: 2130.
11. Rice TW, Wheeler AP, Thompson BT, et al. Enteral omega-3 fatty acid, gamma-linolenic acid, and antioxidant supplementation in acute lung injury. JAMA. 2011; 306: 1574.
12. Hermans G, Casaer MP, Clerckx B, et al. Effect of tolerating macronutrient deficit on the development of intensive-care unit acquired weakness: a subanalysis of the EPaNIC trial. Lancet Respir Med. 2013; 1: 621.
13. Heidegger CP, Berger MM, Graf S, et al. Optimisation of energy provision with supplemental parenteral nutrition in critically ill patients: randomized controlled clinical trial. Lancet. 2013; 381: 385.
14. Singer P, Anbar R, Cohen J, et al. The Tight Calorie Control Study (TICACOS): a prospective, randomized, controlled pilot study of nutritional support in critically ill patients. Intensive Care Med. 2011; 37: 601.
15. Casaer MP, Van den Berghe G. Nutrition in the acute phase of critical illness. N Engl J Med. 2014; 370: 1227.
16. Preiser JC, van Zanten AR, Berger MM, et al. Metabolic and nutritional support of critically ill patients: consensus and controversies. Crit Care. 2015; 19: 35.
17. Berger MM, Pichard C. Best timing for energy provision during critical illness. Crit Care. 2012; 16: 215.

18. Hegazi RA, Wischmeyer PE. Clinical review: optimizing enteral nutrition for critically ill patients- a simple data-driven formula. Crit Care. 2011; 15: 234.
19. Weijs PJ, Cynober L, DeLegge M, et al. Proteins and amino acids are fundamental to optimal nutrition support in critically ill patients. Crit Care. 2014; 18: 591.
20. Marik PE, Bedigian MK. Refeeding hypophosphatemia in critically ill patients in an intensive care unit: a prospective study. Arch Surg. 1996; 131: 1043.
21. Mehanna HM, Moledina J, Travis J. Refeeding syndrome: what it is, and how to prevent and treat it. BMJ. 2008; 336: 1495.
22. Marik PE. Enteral nutrition in the critically ill: myths and misconceptions. Crit Care Med. 2014; 42: 962.
23. van den Berghe G, Wounters P, Weekers F, et al. Intensive insulin therapy in critically ill patients. N Engl J Med. 2001; 345: 1359.
24. Finfer S, Chittock DR, Su SY, et al; NICE-SUGAR Study Investigators. Intensive versus conventional glucose control in critically ill patients. N Engl J Med. 2009; 360: 1283.
25. Egi M, Finfer S, Bellomo R. Glycemic control in the ICU. Chest. 2011; 140: 212.
26. Haykyard CV, Koerner RJ. The use of erythromycin as a gastrointestinal prokinetic agent in adult critical care: benefits and risks. J Antimicrob Chemother. 2007; 59: 347.
27. Nguyen NO, Chapman MJ, Fraser RJ, et al. Erythromycin is more effective than metoclopramide in the treatment of feed intolerance in critical illness. Crit Care Med. 2007; 35: 483.
28. Heyland D, Muscedere J, Wischmeyer PE, et al, Canadian Critical Care trials Group: A randomized trial of glutamine and antioxydants in critically ill patients. N Engl J Med. 2013; 368: 1489.
29. Bollhaldeer L, Pfeil AM, Tomonaga Y, et al. A systematic literature review and meta-analysis of randomized clinical trials of parenteral glutamine supplementation. Clin Nutr. 2013; 32: 213.
30. Heyland DK, Dhaliwal R, Jiang X, et al. Identifying critically ill patients who benefit the most from nutrition therapy: the development and initial validation of a novel risk assessment tool. Crit Care. 2011; 15: R268.
31. Hirsch IB. Insulin analogues. N Engl J Med. 2005; 352: 174.
32. Mayfield JA, White RD. Insulin therapy for type 2 diabetes: rescue, augmentation, and replacement of beta-cell function. Am Fam Physician. 2004; 70: 489.
33. Brateanu A, Russo-Alvarez G, Nielsen C. Starting insulin in patients with type 2 diabetes: an individualized approach. Cleve Clin J Med. 2015; 82: 513.
34. Bavanagh BP, McCowen KC. Glycemic control in the ICU. N Engl J Med. 2010; 363: 2540.
35. Sebranek JJ, Lugli AK, Coursin DB. Glycaemic control in the perioperative period. Br J Anaesth. 2013; 111 Suppl 1: i18.
36. Jacobi J, Bircher N, Krinsley J, et al. Guidelines for the use of an insulin infusion for the management of hyperglycemia in critically ill patients. Crit Care Med. 2012; 40: 3251.

各論

chapter 20 クリティカルケアでの栄養管理②：腸管栄養(EN), 静脈栄養(TPN/PPN)の実践的な組み方

> **この章でとりあげる薬剤**
>
> 末梢静脈輸液製剤(ソルデム3AG®, アミグランド®), 栄養成分製剤(糖液：50%ブドウ糖200mL, 70%ブドウ糖350mL, アミノ酸製剤：プロテアミン12®, アミゼットB®, テルフィス®, キドミン®, 脂質：イントラリポス20%®, ビタミン：ビタジェクト®, 微量元素：エレジェクト®), 経腸栄養製剤(成分栄養：ペプチーノ®, 半消化態：E-3®, メイバランス®, テルミール2.0α®, リーナレンMP®, プルモケア®, オキシーパ®, イムン®, ラコール®)
> ※各自の施設で製剤を確認してほしい

ケース

以下のCase1～3において, 腸管栄養(EN)/完全静脈(中心静脈)栄養(TPN)/末梢静脈栄養(PPN)を組んでみよう！

Case1

45歳男性. アルコール大酒家. 心窩部痛でER搬送. 造影腹部CTで急性膵炎の所見あり, 血行動態不安定で炎症反応高値あり, 重症急性膵炎の診断で全身管理目的にICU入室. 身長165cm, 体重60kg.

フェンタニル持続静注で鎮痛し, 輸液負荷, 血管収縮薬ノルアドレナリンを使用し, 血行動態はDay2には安定した. 早期腸管栄養のために透視下で空腸チューブを留置した.

EN/TPN/PPNを組んでみよう！

Case2

76歳女性. 肺気腫/COPD, 高血圧の既往および大腸癌にて左半結腸切除術歴あり. ここ3カ月で徐々にADL低下, 体重減少あり. 身長155cm, 体重36kg.

前日からの腹痛があり, 徐々に増悪したためER受診. 癒着性イレウスの絞扼で緊急手術となり小腸部分切除術を施行した. 術前に右内頸静脈よりダブルルーメン中心静脈カテーテルを挿入された.

術後Day1に輸液負荷と血管収縮薬ノルアドレナリン，広域抗菌薬を使用し，Day2に血管収縮薬終了となり，利尿薬による反応も良好であり蘇生期を脱した．しかし胃管からの逆流が多い状態である．早期経腸栄養に追加し経静脈栄養併用を検討することとなった．

EN/TPN/PPNを組んでみよう！

Case3

糖尿病，高血圧，肺気腫/COPD，脳梗塞後遺症のある85歳男性．ADLはベッド上長期臥床．施設長期入所中．誤嚥後の発熱，呼吸困難，喀痰，咳嗽で来院．身長160cm，体重42kg．

誤嚥性肺炎，急性呼吸不全の診断で酸素・抗菌薬投与の上，入院加療となった．Day2に解熱し，初日に乳酸加リンゲル液2,000mL/日負荷，Day2に維持液1,000mL/日投与した．Day3より栄養サポートを考えている．

現在のルートは末梢ルートと経鼻胃管が挿入されている．早期経腸栄養に追加し経静脈栄養併用を検討することとなった．

EN/TPN/PPNを組んでみよう！

クリティカルケアでの実践的な腸管栄養，静脈栄養の組み方

プロローグ－病院内での栄養サポートは今までどうだっただろうか？
－どこの病院のどこの病棟にでもあるよくある光景をふりかえって－

まず以下のケースをみてください．

ケース①

40歳男性．虫垂炎からの腹腔内膿瘍形成で外科入院．虫垂切除後3日目に中心静脈ラインから高カロリー輸液開始．フルカリック1号® 900mL×2本/日でスタート．

ケース②

80歳女性．脳梗塞後遺症で長期臥床．今回誤嚥性肺炎で入院．低栄養，嚥下障害あり，2日目より中心静脈ラインから高カロリー輸液開始．フルカリック1号® 900mL×2本/日でスタート．

※フルカリック1号®：総合ビタミン，糖・アミノ酸・電解質が混合されている高カロリー輸液製剤であり，TPNで開始時によく用いられる．

ここで問題提起したいことは，既製の高カロリー輸液を使用することがいけない，ということではありません．

年齢も病態も異なる2つのケースで，「高カロリー輸液＝既製品をきちんとすべて

投与する」というような患者ごとの状態をまったく無視した中心静脈栄養法が安易に用いられていることが本当に妥当な栄養サポートかどうか考えるべきです．

異なる疾患で異なる患者群を考慮したら，同じ栄養製剤を選択し投与量もまったく同じでよいはずはありません．

患者ごとに評価を行い，腸管栄養（EN）／静脈栄養（TPN/PPN）による栄養サポートができることが目標です．

1 急性期の栄養管理の実践：原則

栄養管理の原則でも触れたとおり，まずは以下の3点を頭に入れることが大切です．

① 患者に害のないように栄養療法を組む："Do no harm!"
- 蘇生の時期に栄養投与はしない．
- permissive underfeeding "過小栄養許容"の姿勢で．最初から完全を目指さない（高タンパク・アミノ酸，低カロリーで開始する）（図1）．
- 合併症が増加するため過剰栄養 overfeeding は行わない（高血糖，脂肪肝，BUN上昇，CO_2産生増加）．
- 可能な限り静脈栄養（TPN/PPN）は避ける
- 高血糖状態を作り出さない，放置しない―とくにTPN/PPNの場合．

② カロリー摂取を目指すよりもまずは適切なタンパク投与を意識する．最低1g/kg/日をクリアできるように栄養サポートを開始する（可能ならば1.2〜1.5g/kg/日，急性血液浄化療法中では2.0〜2.5g/kg/日）．

③ 腸管栄養（EN）が第一選択であり，少量でも可能なかぎり腸管を使う："If the gut works use it!（, if it doesn't work, make it work!）"
優先順位：①経口摂取，②胃管（経鼻・経口），③十二指腸・空腸チューブ

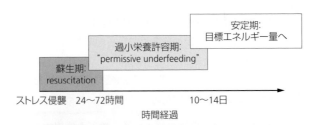

図1 急性期の栄養管理を理解する3つの時期

時間経過の中で3つの時期を意識する！
蘇生 resuscitation → permissive underfeeding → 安定期は十分な目標量

上記を守った上で，栄養サポート—とくにENを優先しEN/TPN/PPNを組むことを考えていきます．

2 腸管栄養(EN)のための製剤をまずは理解しよう

腸管栄養(EN)を行うためには読者のみなさんの施設ごとに準備されている栄養補助食品，腸管栄養剤について整理してください．

一般的に必要な腸管・経腸栄養で用いる濃厚流動食としては，使用目的も含め次の5つがあればまずは十分だと考えます．

① 標準的な製剤(タンパク質，微量元素を適切量含む)
② うっ血性心不全など水分制限が必要な高エネルギー製剤
③ 慢性腎臓病(CKD)でタンパク制限・低K/Pが必要な高エネルギー製剤
④ 外科周術期・外傷で用いるアルギニン，ω3脂肪酸を多く含む製剤
⑤ 大量プロポフォール使用時や消化管病変・吸収低下(重症急性膵炎，短腸症候群，小腸ストーマなど)の際の脂質を含まない成分栄養製剤

また以下の5つの製剤について追加で検討してもよいでしょう．

⑥ 炎症反応，高サイトカイン血症でのω3脂肪酸，抗酸化ビタミンを多く含む製剤
⑦ ストレス性高血糖や慢性呼吸不全に対する糖質(炭水化物)を減らし脂質を多く含む製剤
⑧ 腸管での脂質吸収・異常での吸収改善目的でMCT(中鎖脂肪酸)，食物繊維を多く含む製剤
⑨ 腸管栄養開始時に腸管免疫・腸管蠕動で用いるグルタミン・ファイバー・オリゴ糖製剤
⑩ 筋肉構成タンパクであり分枝鎖アミノ酸〔BCAA：ロイシンを多く含むタンパク粉末(濃厚流動食使用時に不足したタンパク量の補助で用いる)〕

著者が勤務する病院で使用可能な濃厚流動食，栄養補助食品の一覧とその特徴は次頁の表1，2のようになります．

表1 洛和会音羽病院で使用可能な濃厚流動食（2016年12月現在）

製品名	容量(mL)	エネルギー(kcal)	タンパク(g)	脂質(g)	炭水化物(g)	水分(g)	浸透圧(mOms/L)	コメント
メイバランスHP1.0Z®	300	300	15	7.5	42.3	252.9	390	キット製剤，標準的
メイバランスHP1.0Z®	400	400	20	10	56.4	337	390	キット製剤，標準的
ペプチーノ®	200	200	7.2	0.0	42.8	170	460	脂質制限，ペプチド
E-3®	200	200	10.0	4.4	31.0	169	300	脂質MCT，食物繊維
リーナレンMP®	125	200	7.0	5.63	31.9	94.4	730	腎不全用（タンパク制限，低K/P/Na）
テルミールル2.0α®	200	400	14.5	15.0	52.0	140	450	水分制限，高エネルギー
プルモケアEx®	240	360	15.0	22.1	25.3	189	384	COPD用（高脂質・低炭水化物）
ラコール®	200	200	8.76	4.46	31.24	170	330～360	医薬品
イムン®	200	250	13.0	7.6	33	160	380	外傷・周術期用：ω3脂肪酸，アルギニン，グルタミン
オキシーパ®	250	375	15.6	23.4	26.5	196.5	384	ARDS用：ω3脂肪酸，EPA，GLA，抗酸化ビタミン配合

MCT: medium-chain triglycerides（中鎖脂肪酸）．EPA: eicosapentaenoic acid（エイコサペンタエン酸）．GLA: gamma linolenic acid（γリノレン酸）

表2 洛和会音羽病院で使用可能な栄養補助食品（2016年12月現在）

種類	容量	エネルギー(kcal)	タンパク(g)	脂質(g)	炭水化物(g)	水分(g)
お茶ゼリー	100g	2	0	0	0	100
フルーツゼリー	60g	53	0.1	0.1	14.1	46
タンパクゼリー	58g	80	4.0	1.8	12.0	40
アガロリーゼリー	83g	150	0	0	37	45
GFO®（グルタミン・ファイバー・オリゴ糖）	15g	36	3.6	0	11	―
メイプロテイン®	12.5g	46	10	0.15	1.25	―
メイバランスミニ®	125mL	200	7.5	7.5	25.0	94.5

① 標準的な製剤⇒メイバランスHP1.0Z®
② 水分制限が必要な高エネルギー製剤⇒テルミール2.0α®
③ タンパク制限・低K/Pが必要な高エネルギー製剤⇒リーナレンMP®
④ アルギニン,ω3脂肪酸を多く含む製剤⇒イムンα®
⑤ 脂質なしの成分栄養製剤⇒ペプチーノ®
⑥ ω3脂肪酸,抗酸化ビタミンを多く含む製剤⇒オキシーパ®
⑦ 炭水化物を減らし,脂質を多く含む製剤⇒プルモケア®
⑧ MCT(中鎖脂肪酸),食物繊維を多く含む製剤⇒E-3®
⑨ グルタミン・ファイバー・オリゴ糖製剤⇒GFO®
⑩ 筋肉構成タンパクBCAA:ロイシンを多く含むタンパク粉末⇒メイプロテイン®

3 TPN/PPNのための製剤をまずは理解しよう

次に末梢静脈栄養(PPN),中心静脈栄養(TPN)を組み立てるために使用される栄養成分製剤,電解質製剤,ビタミン製剤について確認します.著者の勤務する病院に準備されている製剤について取り上げます.

末梢静脈栄養(PPN)のための2つの製剤

カロリーの面,そしてアミノ酸配合の有無からPPNに使用する製剤としてソルデム3AG®とアミグランド®があります.

ソルデム3AG®に適宜50%ブドウ糖20mLを追加して糖質メインの維持輸液として使用します.

また,アミグランド®はPPNでありながら,3〜4本/日使用することで1g/kg/日の必要タンパクを補うことができる優れた製剤です.これらに適宜脂質製剤(脂質製剤も浸透圧比1.0でありPPNとして使用可能)およびアミノ酸製剤(一部のアミノ酸製剤はPPNとして使用可能)を組み合わせると,とくに"過小栄養許容permissive underfeeding"の時期を適切なタンパク量で低カロリーの状態で,多くのケースでPPNのみで乗りきることができます.つまり,合併症の多い中心静脈栄養(TPN)に頼らなくてもよいことを意味します.

ソルデム3AG®
容量: 500mL,浸透圧比: 1
電解質(/500mL): Na 17.5mEq, K 10mEq, Cl 17.5mEq
糖7.5%(37.5g), タンパクなし, 150kcal/500mL

- **アミグランド®**
  容量：500mL，浸透圧比：3
  電解質(/500mL)：Na 17.5mEq，K 10mEq，Cl 17.6mEq，Mg 2.5mEq，
    Ca 2.5mEq，P 5mmol，Zn 2.4μmol，ビタミンB_1 1mg
  糖7.5%(37.5g)，タンパク3g/100mL，210kcal/500mL，NPC/N比64

中心静脈栄養(TPN)のための製剤

ブドウ糖製剤（表3）

ブドウ糖製剤には50%ブドウ糖200mL，70%ブドウ糖350mLの2種類があり，ともに浸透圧が高いため中心静脈から投与する必要があります．

表3　ブドウ糖製剤の組成

組成	濃度 (g/L)	カロリー力価 (kcal/L)	浸透圧
50%ブドウ糖200mL	500	1,700	2,525
70%ブドウ糖350mL	700	2,380	3,530

ブドウ糖：4(3.4)kcal/g

アミノ酸製剤（表4）

アミノ酸製剤には，標準TPNのプロテアミン12®，異化亢進時のタンパク補給にアミゼットB®，肝不全・肝性脳症にテルフィス®，腎不全にキドミン®といった製剤があります．

浸透圧比より，アミゼットB®，テルフィス®，キドミン®はPPNとしての投与も可能です．

標準アミノ酸製剤は，必須アミノ酸と非必須アミノ酸が半分ずつ混合されており，1Lあたり12gのタンパク投与が可能となっています．

肝不全および異化亢進のための特殊アミノ酸製剤は，分枝鎖アミノ酸（BCAA：イソロイシン，バリン，ロイシン）が豊富であり，これらは骨格筋の燃料として望ましいとされています．その一方で，BCAAが豊富であることで肝性脳症での血液脳関門への芳香族アミノ酸の移動を遮断し，肝性脳症に効果が認められることも指摘されています．しかし，肝性脳症の治療には，誘因の除去（脱水改善，排便誘導，感染症治療など）が必要であり，またBCAAが豊富なアミノ酸製剤を使用しても肝性脳症が悪化するならば，タンパク・アミノ酸なしの輸液を組み直す必要もあります．

慢性腎臓病（CKD）（透析導入されていない）のための特殊アミノ酸製剤は，必須アミノ酸の占める割合が高く，タンパク制限がかかるようになっています．

注意すべき点は，あくまで透析導入されていない腎不全患者のための製剤であり，透析導入されているケースではむしろタンパク制限(＝アミノ酸制限)はしてはいけないため，標準的な製剤を用いてかまいません．透析患者で食事摂取不可能な場合やクリティカルケアでの連日の急性血液浄化療法のケースでは十分なタンパク投与(2.0〜3.0g/kg/日)が必要になります．

特殊アミノ酸製剤の特徴は以上のようになりますが，実際にはこれらの特殊アミノ酸製剤が標準製剤に比べ臨床上明らかに効果的であるかどうかはまだよくわかっていません．そのため，ケースごとに考えて選択していくべきです．

表4 アミノ酸製剤の組成

成分	プロテアミン12®	アミゼットB®	テルフィス®	キドミン®
適応	標準TPN	異化亢進	肝不全・肝性脳症	腎不全
アミノ酸量 (g/dL)	11.36 (約12)	10.0	7.99 (約8)	7.2 (約7)
総窒素 (g/dL)	1.815	1.56	1.22	1
必須アミノ酸 (%総アミノ酸)	47%	57%	52%	72%
分枝鎖アミノ酸 (%総アミノ酸)	21.3%	31.0%	35.5%	45.8%
浸透圧比	約5	約3	約3	約2
容量 (mL)	200	200	200, 500	200, 300
含有電解質	Na 約150mEq/L Cl 約150mEq/L	Na − Cl −	Na 約14mEq/L Cl 約94mEq/L	Na 約2mEq/L Cl −

脂肪製剤(表5)

脂質製剤には，イントラリポス®20% 100mL，250mLの2種類があります．末梢ルートからも投与可能であるため，PPNとしてカロリーが十分摂取できないケースでは経腸栄養に併用する形で補充することがあります．

長期の糖質(炭水化物)，アミノ酸製剤のみの投与で必須脂肪酸欠乏となるため，ENを施行できないケースでTPN/PPNの長期投与が必要な場合，TPN/PPN開始7〜14日から脂肪製剤投与を検討します．

脂肪製剤はアミノ酸，ブドウ糖よりも9kcal/gと高カロリーであり輸液量を減らせ

表5 脂肪製剤の組成

組成	イントラリポス®20%
カロリー (kcal/mL)	2
%必須脂肪酸(脂肪酸組成)	63% (リノール酸55%，リノレン酸8%)
浸透圧比	約1 (末梢ルートから投与可能)
容量 (mL)	100, 250

ること，そして浸透圧比が低いため末梢静脈栄養として投与可能な点が特徴です．

一方で，脂質製剤は血栓形成や呼吸不全進行，不飽和脂肪酸の分解による酸化ストレス亢進・臓器不全を起こす可能性が指摘されています．また急速投与で呼吸状態の悪化の報告があり(炎症惹起の可能性)，投与速度に注意し25mL/時以下を守るようにします．

ビタミン

総合ビタミン製剤としてビタジェクト®があり，ビタミンの1日推奨量とともに組成は表6のようになります．

急性期・クリティカルケアでは，炎症反応・高サイトカイン血症の状態であるため，とくに水溶性ビタミンはターンオーバーが早くなっていると考えられます．そのため，これらの推奨量では不足する可能性があり，とくにビタミンBなど水溶性ビタミンはさらに追加投与すべきだと考えます．

表6 ビタミンの1日推奨量とビタジェクト®の組成

ビタミン	1日推奨量(静脈投与)	ビタジェクト®	ビタジェクトの成分
脂溶性ビタミン			
A (IU)	3,300	2,200	パルミチン酸レチノール
D (IU)	400	D2 400	エルゴカルシフェロール
E (mg)	30	15	酢酸トコフェロール
K (mg)	$1\mu g/kg$	K1 2	フィトナジオン
水溶性ビタミン			
B_1(mg)	1.5	3	塩酸チアミン
B_2(mg)	1.7	4	リン酸リボフラビン
B_6(mg)	2	4	塩酸ピリドキシン
B_{12}(μg)	2	10	シアノコバラミン
C (mg)	60	100	アスコルビン酸
ニコチン酸アミド(mg)	20	40	ニコチン酸アミド
パントテン酸(mg)	10	15	パンテノール
葉酸(μg)	400	400	葉酸
ビオチン(μg)	100	100	ビオチン

微量元素

微量元素製剤として，エレジェクト® 2mLがあり，1日点滴必要量とともに組成は表7の通りです．

ここで注意したいのは，国内の微量元素製剤にはセレンが含まれていない点です．クリティカルケア・急性期の栄養サポートで，セレンの抗酸化作用が注目されており，とくに敗血症性ショックなど炎症反応・高サイトカイン血症の状態での予後改善効果が指摘されています．

表7　微量元素の1日点滴必要量とエレジェクト®の成分

微量元素	1日点滴必要量	エレジェクト®	エレジェクト®の成分
クロム	10〜15μg	—	なし
銅	0.3〜0.5mg	5μmol	硫酸銅 1.248mg (0.317mg)
ヨウ素	0.15mg	1μmol	ヨウ化カリウム0.166mg (0.1269mg)
鉄	2.5〜8mg	35μmol	塩化第二鉄9.46mg (1.955mg)
マンガン	60〜100μg	1μmol	塩化マンガン0.1979mg (0.054mg)
セレン	20〜60μg	—	なし
亜鉛	2.5〜5mg	60μmol	硫酸亜鉛17.25mg (3.923mg)

POINT!

- 国内で使用可能なTPN用総合ビタミン製剤のみでは，とくに水溶性ビタミンであるビタミンB_1はクリティカルケアでは不足する可能性がある．
- 国内で使用可能なTPN用微量元素製剤には抗酸化作用，抗炎症作用があるセレンが含有されていない．

電解質

電解質補正として，10%塩化ナトリウム®，塩化ナトリウム1モル®，KCl®20mEq，カルチコール8.5%®5mL，塩化カルシウム®20mEq，リン酸Na補正液®0.5mmol/mL，硫酸Mg補正液®1mEq/mLがあり表8のような組成になっています．

表8　電解質補正に用いる製剤

製品	組成	容量	浸透圧比
10%塩化ナトリウム	塩化ナトリウム 2g Na^+ 34mEq Cl^- 34mEq	20mL	約10
塩化ナトリウム1モル	塩化ナトリウム 1.169g Na^+ 20mEq Cl^- 20mEq	20mL	約7
KCL20mEq	塩化カリウム 1.491g K^+ 20mEq Cl^- 20mEq	20mL	約6
カルチコール8.5%5mL	グルコン酸カルシウム 425mg カルシウム 39.25mg (1.95mEq)	5mL	約0.9
塩化カルシウム20mEq	塩化カルシウム 1.47g Ca^{2+} 20mEq Cl^- 20mEq	20mL	約5
リン酸Na補正液0.5mmol/mL	リン酸ナトリウム 2.57g Na^+ 15mEq PO_4^{2-} 10mmol	20mL	約3
硫酸Mg補正液 1mEq/mL	硫酸マグネシウム 2.46g Mg^{2+} 20mEq SO_4^{2-} 20mEq	20mL	約2

※浸透圧比よりカルチコール，リン酸Na補正液，硫酸Mg補正液は末梢ルートから投与可能．

4 腸管栄養(EN),静脈栄養(PN)の適応と合併症

腸管栄養(EN)の適応

炎症反応・高サイトカイン血症による食欲不振で経口摂取が不十分な場合,胃管や十二指腸・空腸チューブ留置により腸管栄養(EN)を行います.

常に消化管が利用可能ならばENが優先されます.

> 腸管が使用可能ならば優先して使用する(使用できないならば使用できるよう試みる)
> "If the gut works use it! (, if it doesn't work, make it work!)"

また,EN継続による逆流・誤嚥のリスクが上がる場合や下痢といった合併症が出た場合には継続可能となるよう対処することが大切です.

例:
- 逆流・誤嚥への対応—
  ①腸管蠕動薬使用,②胃管⇒十二指腸・空腸チューブへの変更など
- 下痢への対応—
  ①原因の検索,②投与時間の延長,③浸透圧・成分組成を考慮し濃厚流動食の種類変更など

ENの禁忌は,①腸閉塞,②腸管虚血,③イレウス,④高用量の循環作動薬を必要とする循環不全,⑤EN継続で腹部膨満著明となり腹部コンパートメント症候群(ACS)合併の可能性がある場合,があげられます.これらの禁忌がありENが行えない場合は静脈栄養(TPN/PPN)を考慮します.

腸管栄養(EN)の合併症

合併症として,①胃管位置異常,②チューブ閉塞,③逆流・誤嚥,④下痢があります.

胃管位置異常については,気管内迷入が問題となるため挿入後は必ず胸部X線で胃管位置確認を行います.

チューブ閉塞は濃厚流動食のタンパク成分が凝集することが起こります.そのため定期的に水でチューブ内をフラッシュすることで閉塞が起こらないように注意します.

逆流・誤嚥については,①胃管を細いチューブに変更(例:細径のEDチューブなど),②胃管から十二指腸・空腸チューブに変更,③胃残量(GRV)モニタリング,を行っても誤嚥のリスクは大きく減らないことがわかっています.そのため,腸管栄養時の45度以上ベッド挙上およびポジショニングや,腸管蠕動薬使用および逆流・誤嚥した場合に速やかに対応できるように腸管栄養中のモニタリングが重要になります.

下痢については20章①のp.779を参照してください．

静脈栄養(PN)の適応

　静脈栄養(PN)の適応は，腸管栄養(EN)が禁忌の場合があげられます．
　ENで目標タンパク・カロリー量に到達できない場合に静脈栄養—とくに末梢静脈栄養(PPN)を併用するオプションがあります．
　とくに2週間以上の長期にわたってPNが必要な場合は，PPNでは投与カロリーが制限されるため，完全静脈栄養・高カロリー輸液(TPN)を考慮します．
　静脈栄養—とくにTPNの禁忌としては，①消化管機能が良好，②静脈栄養による輸液負荷に耐えられない場合，③重度の高血糖，④重度の電解質異常，⑤菌血症やカテーテル関連血流感染が持続しカテーテル留置が困難な場合，があげられます．

静脈栄養(PN)の合併症

　静脈栄養—とくに完全静脈栄養・高カロリー輸液(TPN)の合併症としては，①機械的合併症，②感染性合併症，③代謝性合併症があります．

① 機械的合併症

　カテーテル挿入に伴う機械的合併症としては気胸，出血，血栓形成があります．

② 感染性合併症

　感染症としてカテーテル関連血流感染(中心静脈，末梢静脈ともに)と腸管栄養(EN)を併用しない場合にはとくに腸管からのバクテリアルトランスロケーションが問題になります．また静脈栄養による高血糖・脂質製剤の炎症惹起による免疫能低下・易感染性があります．

③ 代謝性合併症

　代謝性合併症としては高血糖，refeeding症候群，脂肪肝，肝機能障害，電解質異常(とくに高血糖へのインスリン投与量増加による低K血症，低P血症，低Mg血症)，必須脂肪酸欠乏(糖質，アミノ酸製剤のみ継続投与した場合)があります．

MEMO　末梢静脈栄養(PPN)の合併症

血栓性静脈炎

　末梢静脈栄養(PPN)では投与する製剤の浸透圧とpHにより血栓性静脈炎が合併症として起こります．そのため，浸透圧600～900mOsm，pH7.2～7.4の製剤を用いるようにします．また血栓性静脈炎の予防にポリウレタン製の末梢静脈ルートを用い，屈曲部を避け太い静脈を選択することも大切です．ステロイド，ヘパリンの使用や局所硝酸薬貼付により予防できるとする報告もあります．

末梢静脈カテーテル感染症

　発生頻度は稀ですが，アミグランド®など末梢静脈栄養(PPN)中に，発熱があ

り血液培養で2セット以上から*Bacillus*陽性があれば，必ず末梢静脈カテーテル感染を疑います．

　速やかにPPNを中止し，末梢ルート抜去および血液培養をフォローアップしバンコマイシン投与を行います．*Bacillus*の感受性結果によっては，ペニシリン，クリンダマイシン，フルオロキノロン系抗菌薬にde-escalationを考慮します．

　本来血液培養陽性でもコンタミネーションと考えるべき*Bacillus*が分離された場合，PPNによる末梢静脈カテーテル感染を考えることが大切です．しばしば化膿性血栓性静脈炎を合併するため，抗菌薬投与のみで改善がない場合，ヘパリン，フォンダパリヌクスによる抗凝固や静脈結紮を行うことがあります．

5 末梢静脈栄養（PPN）でどこまで栄養サポートが可能か

　本章「③ TPN/PPNのための製剤をまずは理解しよう」(p.799)で紹介した製剤で，末梢ルートしかないケースでPPNによりどの程度まで栄養サポートができるか考えてみます．

　以下のようなメニューならば，50～60kgのヒトで過小栄養許容permissive underfeedingから安定期あたりの10～14日程度を乗りきることが可能です．

■処方例

- アミグランド® 1,500mL　ソルデム3AG® 500mL＋50%ブドウ糖 20mL
- 20%イントラリポス® 250mL　ナイロジン® 1V　総水分量：2,290mL/日

※上記メニューでのエネルギー：

- 総エネルギー量1,320kcal　非タンパク熱量1,140kcal　アミノ酸量45g
  NPC/N比：158
- Na 70mEq　Cl 70mEq　K 40mEq　Ca 7.5mEq　Mg 7.5mEq　P 15mmol

> ▶アミグランド®，ソルデム3AG®，イントラリポス®の内訳
> - アミグランド®　糖質7.5%，アミノ酸3%，630kcal/1,500mL，浸透圧比3
> - ソルデム3AG®＋50%ブドウ糖20cc1A　糖質約9.1%，190kcal/520mL，浸透圧比1～2
> - イントラリポス20%®　脂質20%，500kcal/250mL，浸透圧比1

6 急性期の栄養サポートプランニングの流れ

　急性期の栄養サポートで，栄養投与量決定の順序としては以下の順番で行っていくとよいでしょう．

① 基礎エネルギー消費量(BEE)を求める．
② 安静時エネルギー消費量(REE)を求める．
③ 必要エネルギー量を求める．
④ 投与ルートを決める：腸管栄養〔経口，経腸(胃管，十二指腸・小腸チューブ)〕，静脈栄養(TPN/PPN)．
⑤ タンパク必要量を決める．
⑥ 非タンパクエネルギー量を決める．
⑦ インスリンを決める．
⑧ 電解質・ビタミン・ミネラル・微量元素を決める．
⑨ 総カロリー，総輸液量を計算し，目標量を設定する．

　また栄養サポートプランニングの前に，可能な限り身長，体重を必ず記載するようにします．実際の体重を用いるか理想体重(IBW)より25%以上体重が重い場合は補正体重を計算します．
　実際の体重ないし理想体重25%以上ならば補正体重から基礎エネルギー消費量(BEE)を求めます．

- 理想体重(IBW)は，
  男性：50＋0.91×(身長cm－152.4)
  女性：45.5＋0.91×(身長cm－152.4)

- 補正体重は，
  (実際の体重－理想体重)×0.25＋理想体重　kg

で求めます．

① 基礎エネルギー消費量(BEE)を求める

　間接熱量計(IC)が使用可能な施設では全身の酸素消費量(V_{O_2})と二酸化炭素産生量(V_{CO_2})から安静時エネルギー量(REE)を求めることができます．

- REE(kcal/分)＝(3.6×V_{O_2})＋(1.1×V_{CO_2})－61

　1分あたりのREEのため1日当たりでは1,440(60分×24時間)をかけて求めます．
　ICによるエネルギー量の計算は，安定した状態では呼吸ガス交換が細胞内でのミトコンドリアでのガス交換と同等であるいう前提で計算されます．しかし，クリティカルケアでの不安定な状態にある患者では，①循環作動薬による血行動態の変動，②人工呼吸器での高濃度酸素投与量F_IO_2＞60%，③悪寒戦慄を伴う発熱，④酸塩基平衡異常，⑤CO_2貯留，⑥患者の体動などによりICで求めた値が不正確になる可能性が

指摘されています.

ICを使用できない場合は体重から以下の式を用いて基礎エネルギー消費量(BEE)を求めます.著者は25kcal/kg/日の代替値を頻繁に用いています.

▶ **Harris-Benedictの式**
男性：BEE(kcal/日)＝66.47＋[13.75×W]＋[5.0×H]－[6.75×A]
女性：BEE(kcal/日)＝655.1＋[9.56×W]＋[1.85×H]－[4.68×A]
(W＝体重(kg),H＝身長(cm),A＝年齢(歳))

▶ 代替値：
15～35kcal/kg/日→「ICU患者では,25kcal/kg/日×(体重)」

▶ 簡便法：
体重＝50kg→1,300kcal/日,60kg→1,500kcal/日
　　　70kg→1,700kcal/日,80kg→1,900kcal/日

※体重はICU入室時点での実際の体重を用いるか,理想体重の25％以上では補正体重を用いる.

② 安静時エネルギー消費量(REE)を求める

REEは基礎エネルギー消費量(BEE)にストレス因子をかけることで求めます.

▶ **REE＝(BEE)×(ストレス因子)**
ストレス因子：
- 大きい手術,合併症なし→1.0～1.1
- 中等度の外傷,中等度の腹膜炎→1.25
- 重症外傷・感染症・臓器不全→1.3～1.6
- 体表面積の40％以上の熱傷→2.0

※クリティカルケアでは1.2～1.5程度を目安とする

③ 必要エネルギー量を求める

カロリー必要量は安静時エネルギー消費量(REE)に活動・発熱因子をかけることで求めます.クリティカルケアではベッド上安静のため活動因子は多くは1とします.

▶ **必要エネルギー量＝(REE)×(活動,発熱因子)**
筋肉活動(離床,歩行,暴れるとき,興奮時)は必要量を10～25％増加する
発熱は必要量を5～10％/℃/日で増加する

④ 投与ルートの決定：腸管栄養，静脈栄養法

次に経腸か経静脈か投与ルートを決めますが，あくまで腸管栄養（EN）が原則であり第一選択となります（p.777，20章①の図6参照）．

経腸的に必要量を補給できない場合でも可能な限りENで投与し，不足分を静脈栄養（PN）で補うという姿勢が重要であり，最初から経腸栄養をあきらめることは推奨されません．

とくに腸管の吸収低下や循環低下によりEN投与量が制限されるケースでは腸管・静脈栄養を併用した栄養管理は重要であり，GFO®やペプチーノ®，E-3®など腸管粘膜維持の目的で投与しながら，PN—とくに末梢静脈栄養（PPN）併用を行います．

腸管栄養のポイントとしては，患者と病態に基づいた適切な経腸栄養製剤を選択すること，必要カロリー量に投与速度を合わせること（とくに持続投与の場合），とくに浸透圧や脂肪の割合に注意すること（浸透圧が高い，脂肪分が高いと下痢の頻度が高くなる）が重要になります．

> **MEMO　少量でも腸管栄養（EN）を行う目的**
>
> 腸管を使用せずに絶食期間が延びると，消化管粘膜が菲薄化し脱落します．そして消化管粘膜バリアが破綻しバクテリアルトランスロケーションを起こすと考えられています．
>
> 栄養サポートで静脈栄養（TPN/PPN）によりタンパクおよび総カロリー投与を適切に行ったとしても，この消化管粘膜の菲薄化・脱落は抑制できません．食物や流動食の腸管栄養（EN）を行った場合のみ消化管粘膜の菲薄化・脱落が起こらないことがわかっています．
>
> ENとTPN/PPNを比較すると，ENを行うことで明らかに感染性合併症が減少することが示されています．
>
> この理由として，消化管からのバクテリアルトランスロケーションを予防すること，そして静脈栄養の合併症である中心静脈・末梢静脈カテーテル感染症の発生がENでは皆無であることの2つがあげられます．
>
> そのため，目標とするカロリー，タンパク摂取量を満たさない場合でも，少量のENは継続し腸管粘膜の破綻を予防し腸管免疫を維持することが大切です．

> **MEMO　実際の腸管栄養（EN）開始にあたって**
>
> 著者が実際に腸管栄養（EN）を開始するのは，蘇生期が落ち着き次第，または循環作動薬増量・輸液負荷継続の必要がなくなった時期であり，おおむねICU入室12〜48時間以内としています．
>
> そしてENでは，腸管粘膜維持でのGFO®と病態に合わせた濃厚流動食でタンパ

ク投与量には注意を払いながら低カロリーによる"過小栄養投与の許容permissive underfeeding"で，基本的には経腸栄養は間欠的投与（約60分）とします．

徐々にEN投与量をアップさせながら，経口摂取可能かどうかを言語療法士（ST）と確認し，ゼリー類で経口摂取併用とし，経口摂取状況をみながらGFO®や濃厚流動食を減らしていくという流れで対応しています．

また，もともと低栄養状態ではENと併用する形でPPNを早期に行い，栄養状態がとくに問題ないケースではICU入室5〜7日程度までPNは行わないようにしています．

ENの設定：
① 1日必要総カロリーとタンパク量を決定する．
② 濃厚流動食の種類を決める．
③ 1日3回投与（朝・昼・夕），1回1〜1.5時間を目安とする（投与量200〜300mL/時）．
④ タンパク量が足りない場合，GFO®1パック（＝タンパク3.6g），メイプロテイン®（＝タンパク10g）を最大朝昼夕3回追加する．
⑤ ICU入室3〜4日で総カロリーの80〜90％，目標タンパク量となるようにする．

MEMO 腸管栄養（EN）：間欠的投与 vs. 持続的投与

腸管栄養（EN）中の血行動態が不安定になるのを予防し下痢の頻度を減らす目的でポンプを用いて持続的に腸管栄養を行う場合があります．また胃残量（GRV）が減り，口腔内・食道逆流の頻度低下，誤嚥の予防につながる可能性も考慮して持続的投与が行われます．

しかし，濃厚流動食の間欠的投与と持続的投与で誤嚥性肺炎の頻度が変わらないことが示されています．

持続的投与は血行動態に配慮し，下痢の頻度を減らしますが，その一方で持続的投与は間欠的投与と比較して，非生理的であるだけでなく，

① 骨格筋でのタンパク合成低下
② 内分泌異常：高血糖，インスリン分泌低下，インスリン抵抗性，消化管ホルモン分泌低下（GIP，GLP-1，コレシストキニン）
③ 消化管異常：脂肪肝，肝機能障害，胆嚢腫大，小腸粘膜萎縮

といった合併症が指摘されています．そのため，可能な限りENは生理的な投与法である間欠的投与を選択すべきです．間欠的投与が困難な場合に限り投与時間の延長，持続的投与を検討します．

国内ではENの多くは1日に必要な濃厚流動食を朝昼夕3回に分けて1〜2時間程

度で間欠的投与しますが，欧米での間欠的投与では4～6回に分けて4～6時間ごとにボーラスに近い100～400mL/時の速度で投与する方法が設定されます（表9）.

表9　腸管栄養の間欠的投与

時間(時)	投与量(mL)	投与時間(分)
0	100	20
4	150	20
8	150	20
12	200	30
16	200	30
20	250	40
24	目標量	

そのため，国内で一般的に行われる間欠的投与と欧米での方法は異なることに注意し，日常臨床での実践的な栄養サポートとして間欠的投与をどのように行うかについて施設ごとに検討する必要があります.

とくにENの開始の判断および用いる濃厚流動食の選択については図2のように考えるとよいでしょう．しかし特定の濃厚流動食による明らかな生命予後の改善は示されていないため，あくまで病態に応じた選択肢として考慮することが大切です．

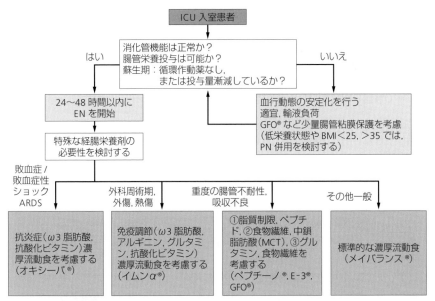

図2　ICUでの腸管栄養（EN）開始時期と濃厚流動食の選択の仕方

⑤ タンパク必要量を決める

次にタンパク必要量を求めますが，原則として，

- 正常時：タンパク1g/kg/日
- 必要タンパク量＝正常時×(ストレス因子)　クリティカルケアでは1.2〜1.5g/kg/日
- 最大投与量：2〜2.5g/kg/日　とくに熱傷，多発外傷や血液浄化療法〔持続的血液濾過(CVVH)，持続的血液濾過透析(CHDF)〕を施行している場合

を守ります。

そのため，まずは最低1g/kg/日を目指します。

また窒素1グラム＝タンパク6.25gに相当することも次のNPC/N比を求める際に必要になるため知っておきましょう。

熱傷や開放創では創部から多くのタンパク質が喪失し，また急性血液浄化療法でも体外へのタンパク質喪失が大きいため，タンパク投与量を多くする必要があります。

必要タンパク量を求めるその他の方法としては，

① 必要窒素量＝[カロリー必要量(kcal)]/150
② 必要タンパク量＝6.25×[カロリー必要量(kcal)]/150

などもあります。

⑥ 非タンパクエネルギー量を決める

非タンパクエネルギー量 non-protein calorie (NPC)は，総エネルギー量からタンパク質(アミノ酸)のエネルギー量を引いたものであり，糖質〔1g=4(3.4)kcal〕と脂質(1g=9kcal)によるエネルギー熱量(kcal)を表します。

> **NPC/N比：NPCを投与される窒素の量で割った比**
>
> $$\mathrm{NPC/N} = \frac{\text{非タンパク熱量(kcal)}}{\text{窒素(g)〔タンパク(g)} \div 6.25\text{〕}}$$

NPC/N比はタンパク以外(糖質，脂質)とタンパクとのバランスをみており，NPC/N比が高い場合(＝非タンパクによるカロリー↑)に，非タンパクが主なエネルギー源となるため，筋肉からのタンパク分解・喪失が減ると考えられています。

一方，NPC/N比が低い場合，つまりタンパク由来のエネルギー供給の割合が増えると，タンパク合成が効率よく行えず，筋肉のタンパク喪失が増加すると考えられています。

クリティカルケアでの重症患者での最適なNPC/N比はまだはっきりしてはいません。また，タンパクを急性期に十分量投与することで理論的には喪失するタンパクを

補給することになるものの，生命予後を改善するかについて示したスタディはまだありません．

NPC/N比の目安は以下の通りです．

- 平常時：150～180
- 侵襲が加わった状態：60～120
- 血液透析導入前の慢性腎臓病（CKD）ではNPC/N比：180～300

そのため，クリティカルケア・急性期では，多くのケースで最低タンパク1g/kg/日を守りながら，NPC/N比を80前後から開始します（場合によっては60前後からスタートすることもしばしばあります）．

糖質と脂肪については，糖質は最終的には約60%，とくに重症患者での中心静脈栄養・高カロリー輸液（TPN）では最大ブドウ糖投与量約400～500g/日，最大投与速度5mg/kg/分を守るようにします．

脂肪については，総カロリーの3%以上，30%以下としますが，20%脂肪製剤を経静脈的に使用する場合は25mL/時以下の投与速度を守るようにします．一般的には至適な糖質脂肪カロリー比＝70：30といわれており，状態が安定したらこの割合を意識して栄養サポートを行うようにします．

急性期を乗りきった後の栄養プランニングでの栄養投与量決定の順序としては，

① 水分：35mL/kg/日
② 必要エネルギー量：25～35kcal/kg/日

となります．

この必要エネルギー量の中での糖質，タンパク，脂質の比率は，

- タンパク質（アミノ酸）4kcal/gで10～20%，
- 糖質（炭水化物）4kcal/gで60～70%，
- 脂質 9kcal/gで10～20%

となるように栄養サポートを考えるようにします．

⑦ インスリンを決める

高カロリー輸液でのインスリン投与の原則は速効型インスリンであるヒューマリンR®をメインに混注することであり，
「ブドウ糖5～10gあたり速効型インスリン1単位」
を目安とします．

その上で，血糖値に合わせて以下のように調整します．

> **調整するためのインスリン必要量**
> ① 血糖＞150mg/dL⇒ヒューマリンR® 10U/糖質250gをメインに混注
> ② 血糖＞200mg/dL⇒ヒューマリンR® 20〜25U/糖質250gをメインに混注
> ③ 血糖＞250mg/dL⇒ヒューマリンR® 30〜50U/糖質250gをメインに混注

　上記でうまくいかない場合，適宜インスリン持続静注メニューを併用して血糖値をコントロールします（p.773，20章①原則の「インスリン持続静注スライディングメニュー」参照）．

⑧ 電解質・ビタミン・ミネラル・微量元素を決める

　急性期・クリティカルケアでは輸液負荷や利尿薬の使用により電解質は大きく連日変化していきますが，一般的な電解質の1日必要量は以下のとおりです．

> **電解質の1日必要量**
> Na： 1.5〜2mEq/kg/日　　　K： 1〜2mEq/kg/日
> 　　（ふつう60〜120mEq）　　　（最高濃度80mEq/L）
> Cl： 1.5〜2mEq/kg/日　　　P： 0.5〜1mEq/kg/日
> Ca： 0.5〜1mEq/kg/日　　　Mg：0.5〜1mEq/kg/日

　電解質に加えて，ビタミン，微量元素投与も考慮しますが，濃厚流動食には最初からビタミン，ミネラル，微量元素が含まれる点，静脈栄養製剤にはビタミン，微量元素をそれぞれ加える必要があること―ビタジェクト®およびエレジェクト®―を押さえておきましょう．

⑨ 総カロリー，総輸液量を計算し，目標量を設定する

　投与ペースは10〜14日程度で目標量になるように設定しますが，あくまで過小栄養投与許容 permissive underfeeding の原則を守り，過剰栄養 overfeeding にならないように注意し可能な限り腸管栄養優先とします．
　もともと低栄養の状態ならば早期から静脈栄養（PN）併用とし，例えば以下のような栄養アップの流れで考えるとよいでしょう．

> - Day1〜3：　目標カロリー量の30〜50％＋腸管がつかえる場合はGFO®，E-3®で慣らす
> - Day4〜6：　目標カロリー量の50〜70％（TPN/PPN±EN）
> - Day7〜10：目標カロリー量の70〜90％（TPN/PPN±EN）
> - Day11〜：　目標カロリー量の100％（TPN/PPN±EN）
> 　ENの投与量を増やしながら，TPN/PNを減らし早期に終了とする

栄養状態が問題ないケースでは以下のような栄養アップの流れで考えるとよいでしょう.

- Day1〜3： 腸管が使える場合はGFO®，E-3®で慣らす
- Day4〜6： 目標カロリー量の50〜70％ EN（タンパク不足はメイプロテイン®併用する）
- Day7〜10： 目標カロリー量の70〜90％（ENのみで60％以下ならばTPN/PPN併用考慮）
- Day11〜： 目標カロリー量の100％（ENのみで60％以下ならばTPN/PPN併用考慮）

上記を守って順番に評価していけば，誰でもしっかりとした栄養サポートのプランニングが可能となります．

クリティカルケアでのPNの投与量を再度確認しておきましょう（表10）．

一般的な日本人の栄養所要量は表11のようになります．

表10 静脈栄養（TPN/PPN）の推奨される必要量

	必要量，コメント
水分	1〜2L/日
エネルギー	必要エネルギー消費量REE×1.0〜1.2kcal/日，または20〜25kcal/kg/日
タンパク，アミノ酸 　肝・腎機能正常 　肝不全 　肝性脳症 　腎代替療法（RRT）未導入の急性腎傷害（AKI） 　腎代替療法（RRT）導入した急性腎傷害（AKI）	必要エネルギー全体の3〜8％ 1.2〜1.5g/kg/日 0.6〜1.2g/kg/日 0.6g/kg/日，または投与しない 0.6〜1.0g/kg/日 1.2〜1.5g/kg/日，高用量置換では2.0〜2.5g/kg/日
糖質	必要エネルギー全体の10〜25％ 非タンパクカロリーの60〜70％ ※糖質投与量が増えるとカリウム，マグネシウム，リン補充を増量する必要がある
脂質	必要エネルギー全体の2.5〜5％ 非タンパクカロリーの30〜40％
電解質 　ナトリウム 　カリウム 　リン 　マグネシウム 　カルシウム	 40〜150mmol/L 30〜50mmol/L 10〜30mmol/L 5〜10mmol/L 1.5〜2.5mmol/L
ビタミン	ビタミンA，B_1，B_2，B_3，B_6，B_{12}，C，D，E ビオチン，葉酸，パントテン酸，ビタミンKを加える
微量元素	クロム，銅，マンガン，セレン，亜鉛を加える

表11 日本人の栄養所要量〔生活活動強度(III)18歳以上男性と(I)50〜69歳男性〕

① エネルギー

項目	生活活動強度(III)18歳以上男性	生活活動強度(I)50〜69歳男性
エネルギー (kcal)	2,050〜2,650	2,050
タンパク質 (g)	65〜70	60 エネルギー比20%未満
脂質 (g)	エネルギー比20〜25%	エネルギー比20〜25%
糖質 (g)	エネルギー比50〜70%	エネルギー比50〜70%

② ビタミン

ビタミンA (μg)	600 (2,000IU)	700 (2,350IU)
ビタミンD (IU)	100	250
ビタミンE (mg)	10.0	9.0
ビタミンK (μg)	55〜65	75
ビタミンB_1 (mg)	1.1	1.3
ビタミンB_2 (mg)	1.2	1.4
ナイアシン (mg)	16〜17	14
ビタミンB_6 (mg)	1.6	1.4
葉酸 (μg)	200	240
ビタミンB_{12} (μg)	2.4	2.4
ビオチン (μg)	30	45
パントテン酸 (mg)	5.0	6.0
ビタミンC (mg)	100	100
コリン (mg)	—	—

③ ミネラル

ナトリウム (mg)	—	—
食塩換算量 (g)	10g未満	10g未満
カルシウム (mg)	600〜700	600〜700
鉄 (mg)	10.0	7.5
リン (mg)	700	1,050
マグネシウム (mg)	280〜320	350
カリウム (mg)	2,000	2,000
銅 (mg)	1.6〜1.8	0.8
ヨウ素 (μg)	150	150
マンガン (mg)	3.5〜4.0	4.0
セレン (μg)	45〜60	30
亜鉛 (mg)	10〜12	9
クロム (μg)	25〜35	35
モリブデン (μg)	25〜30	25
塩素 (mg)	—	—

7 栄養サポート―とくに静脈栄養(TPN/PPN)施行中のモニタリング

栄養サポートで腸管栄養(EN)に併用で末梢静脈栄養(PPN)を行っている場合や，ENが行えず完全静脈栄養・高カロリー輸液(TPN)を行っている場合の電解質・代謝バランスについて表12のようにモニタリングを行います．

表12 1週間での栄養サポートの電解質・代謝モニタリング

項目	月	火	水	木	金	土	日	月	コメント，判断
エネルギーバランス(毎日，累積)．電解質(Na, K, Ca, Mg, P)	○	○	○	○	○	○	○	○	処方量の>110%または<80%の投与量の場合，EN投与量も含め調整する 累積エネルギーの3〜6日での目標値との差：<−4,000kcal：投与量を増やす，<−8,000kcal(−100kcal/kg)低栄養の危険性高い
血糖	4〜6回	4〜6回	4〜6回	4回	4回	4回	4回	4回	上昇：栄養過剰または感染症合併を疑う 変化なし：現在の栄養サポートを継続する 低下：状態の改善
必要インスリン量/24時間	○	○	○	○	○	○	○	○	
中性脂肪	1回				1回			1回	上昇：脂肪製剤過剰(栄養剤，プロポフォール)
肝機能検査	1回				1回			1回	上昇：敗血症？薬剤性？栄養過剰なら血糖上昇に注意する 正常：現在の栄養サポート継続する
プレアルブミン	1回							1回	上昇：炎症の低下かタンパク合成改善 低下：炎症の増悪か不十分な栄養サポート
アルブミン，CRP	1回							1回	炎症と疾患の重症度を反映
実際の体重	○	○	○	○	○	○	○	○	体重↑：体液貯留の可能性 体重↓：体液減少，除脂肪体重減少の可能性
セレン，亜鉛	○								低栄養高リスク群で測定(CRRT, 腸管ストーマ，長期TPN/PPN)

クリティカルケアでの栄養管理②

ケースの解説

Case1はアルコール大酒家であり，refeeding症候群，Wernicke-Korsacoff症候群の高リスク群であり，またCase2, Case3ともにもともとの低栄養状態が考えられるため，早期から栄養サポートが必要になります．

腸管栄養(EN)を優先させますが，目標量に到達するまでの間は静脈栄養(TPN/PPN)を併用することが大切です．

Case1

45歳男性．身長165cm，体重60kg．

① **基礎エネルギー消費量(BEE)を求める**

理想体重は，

$50+0.91×(165−152.4)=61.5$kg

そのため実体重でBEEを求めると，

BEE=$60×25$kcal/kg=1,500kcal

② **安静時エネルギー消費量(REE)を求める**

ストレス係数1.5として，

REE=$1,500×1.5=2,250$kcal

③ **必要エネルギー量を求める**

必要エネルギー量は，

$2,250×1.1=2,475$kcal

そのため，術後10日程度で**2,500kcal**を目標とします．

④ **投与ルートの決定：腸管，静脈栄養法**

このケースでは，空腸チューブが留置されており，また末梢静脈ラインがあるため，ENをメインとして，もともと低栄養・高死亡率群であるためPPN併用を早期から行います．そのため，EN+PPNが選択肢となります

⑤ **タンパク必要量を決める**

$60×1.2〜2.0=72〜120$g/日程度のタンパク摂取を目標とします．

腸管栄養ENでの濃厚流動食の種類を決める：

1日必要総カロリー2,500kcal，タンパク必要量72〜120g/日です．重症急性膵炎では腸管からの脂肪吸収が低下しているため，著者が勤務するICU/CCUでは脂肪を含まない成分栄養であるペプチーノ®を選択します．

1日3回投与(朝・昼・夕)，1回1〜1.5時間を目安とする(投与量200〜300mL/時)

- ペプチーノ® 200kcal/200mL×3朝昼夕 タンパク21.6g(7.2g×3)，カロリー600kcal

開始時は200mL×3ではじめますが，これでは，「タンパク21.6g，カロリー600kcal（目標の24%）」であるため，タンパク目標量および過小栄養の許容permissive underfeedingでも総カロリーともに不十分であるため，腸管粘膜維持でGFO®およびタンパク補充でメイプロテイン®を併用します．

タンパク量が足りない場合，GFO®1パック，メイプロテイン®1パックを朝昼夕3回追加する

- GFO®/白湯30mL×3朝昼夕—タンパク10.8g（3.6g×3），カロリー108kcal（36kcal×3）
- メイプロテイン®/白湯100mL×3朝昼夕—タンパク30g（10g×3），カロリー138kcal（46kcal×3）

上記により腸管栄養ENで投与するタンパク，カロリー量は，
- タンパク62.4g（21.6g＋10.8g＋30g）
- カロリー846kcal（600kcal＋108kcal＋138kcal）

上記で不足しているタンパク量を補充するために，

- アミグランド®500mL（タンパク15g，カロリー210kcal）2本—タンパク30g，カロリー420kcal

を追加します．

⑥ 非タンパクエネルギー量を決める

NPC＝1,266kcal（総カロリー846kcal＋420kcal）−92.4（タンパク62.4g＋30g）×4
　≒900kcal

これを用いてNPC/N比を求めます
- NPC/N：900/92.4/6.25＝60.9

⑦ インスリンを決める

アミグランド®2本のブドウ糖75g（37.5g×2）であり，10g/1単位として，

- 速効型インスリン　ヒューマリンR7.5単位をアミグランド®1本に混注

⑧ 電解質・ビタミン・ミネラル・微量元素を決める

1日必要なNa，K，Clを計算します．

またビタミンはアミグランド®でのビタミンB_1に追加して，アルコール大酒家であり，Wernicke-Korsakoff症候群の高リスク群であり，ビタミンB_1は最初の数日は1,500mg/日を目標に追加するとよいでしょう．

- アミグランド®にアリナミンF® 10A混注

微量元素は濃厚流動食のペプチーノ®に含まれていますが，状況に応じて，

> ・エレジェクト®1Aをアミグランド®1本に混注

を行い補充します．

⑨ **総カロリー，総輸液量を計算し，目標量を設定する**

以上より，最終的には腸管栄養(EN)と末梢静脈栄養(PPN)として次のようになります．

> ▶ 腸管栄養(EN)：タンパク62.4g，カロリー 846kcal
> - ペプチーノ®200kcal/200mL×3朝昼夕─タンパク21.6g，カロリー 600kcal
> - GFO®/白湯 30mL×3朝昼夕─タンパク10.8g，カロリー 108kcal
> - メイプロテイン®/白湯 100mL×3朝昼夕─タンパク30g，カロリー 138kcal
>
> ▶ 末梢静脈栄養(PPN)：タンパク30g，カロリー 420kcal
> - アミグランド® 500mL×2本/日
> - ヒューマリンR® 7.5単位　アミグランド® 1本ずつ混注
> - アリナミンF® 10A　アミグランド® 1本ずつ混注
> - エレジェクト® 1A　アミグランド® 1本に混注
>
> 上記を合わせるとタンパク92.4g，総カロリー約1,270kcalとなります．
> 目標カロリーが2,500kcalであるため，PNでペプチーノ®投与で腸管吸収が問題ないことを確認しE-3®，オキシーパ®などに変更した上で，投与量を増やしていきます．
> ENがなかなか増量できない場合はPPNでのアミグランド®を2→4本(タンパク60g，カロリー 840kcal)と増やすことや末梢静脈から投与可能なイントラリポス20%® 250mL(500kcal)を10日前後に追加して対応することも考慮します．

上記に日々のデータをみながら，リン酸Na補正液®，カルチコール®，硫酸Mg補正液®で電解質を調整します．カリウム，リンについてはKCL製剤スローケー®，リン酸水素ナトリウム製剤ホスリボン®による経口での補正も可能です．

Case2

76歳女性．身長155cm，体重36kg．

① **基礎エネルギー消費量(BEE)を求める**

理想体重は，

$45.5+0.91\times(155-152.4)=47.9$ kg

そのため実体重でBEEを求めると，

BEE＝36×25kcal/kg＝900kcal

② **安静時エネルギー消費量(REE)を求める**

ストレス係数1.25として，

REE＝900×1.25＝1,125kcal

③ 必要エネルギー量を求める

必要エネルギー量は,

$1,125 \times 1.1 = 1,250$ kcal

そのため，術後10日程度で **1,200kcal** を目標とします.

④ 投与ルートの決定：腸管，静脈栄養法

このケースでは，中心静脈ラインがありTPN/PPNどちらも可能です．また術後数日で腸管使用可能となりますが，腸管機能改善には長期間を要するため，TPN/PPN±少量ENが選択肢となります.

⑤ タンパク必要量を決める

$36 \times 1.0 \sim 1.25 = 36 \sim 45$ g/日程度のタンパク摂取を目標とします.

プロテアミン12®（24g/200mL）を使用すると，

- プロテアミン12® 400mL（2本）　タンパク48g/日

⑥ 非タンパクエネルギー量を決める

$NPC = 1200 - 48 \times 4 = 1,008$ kcal

これを用いてNPC/N比を求めます.

- NPC/N：$1,008/48/6.25 = 131.25$

急性期には脂質は必ずしも投与する必要がないため，NPCを50%ブドウ糖（200mL）のみで組むと,

- 50%ブドウ糖600mL（3本）　ブドウ糖300g/日

⑦ インスリンを決める

ブドウ糖300gであり，10g/1単位として,

- 速効型インスリン　ヒューマリン® 30単位

⑧ 電解質・ビタミン・ミネラル・微量元素を決める

1日必要なNa，K，Clを計算してプロテアミン12（NaとClがそれぞれ約150mEq/L入っている）に追加します.

また今後利尿期が訪れることと，低栄養状態が想定されrefeeding症候群も考えるべきであるため，K，P，Mgは開始後毎日電解質モニタリングを行い，適宜追加投与にするとよいでしょう.

またビタミン・微量元素は，

- ビタジェクト® 1A
- エレジェクト® 1A

に追加して，ビタミンB_1を追加するとよいでしょう.

- アリナミンF® 1〜2A，ないしは，総合ビタミンBとしてナイロジン® 1〜2A

⑨ **総カロリー，総輸液量を計算し，目標量を設定する**

以上より，最終的にはTPNとして次のようになります．

- プロテアミン12® 400mL（2本）　タンパク48g/日
- 50%ブドウ糖600mL（3本）　ブドウ糖300g/日
- ヒューマリンR® 30単位
- 塩化ナトリウム1モル®（20mEq）1A
- KCl® 20mEq3A
- メドレニック® 1A
- エレジェクト® 1A
- アリナミンF® 2A

水分量1,120mL，総カロリー約1,250kcal，電解質：Na約80mEq，Cl約80mEq，K60mEq

上記に日々のデータをみながら，リン酸Na補正液®，カルチコール®，硫酸Mg補正液®で電解質を調整します．またrefeeding症候群±Wernicke-Korsakoff症候群が疑われる場合はビタミンB製剤をさらに増量していく必要があります．

上記のメニューが10日前後で到達できるようにするとよいでしょう．術後の経過から術翌日以降に腸管使用可能となればGFO®を開始し濃厚流動食を徐々に増量していくとよいでしょう．

- GFO®1パック/白湯30mL×3　15〜30分
  カロリー 108kcal，水分量90cc，タンパク10.9g，糖質33g

Case3

85歳男性．身長160cm，体重42kg．

① **基礎エネルギー消費量（BEE）を求める**

理想体重は，

$50+0.91\times(160-152.4)=56.9$ kg

そのため実体重でBEEを計算すると，

BEE＝42×25kcal/kg＝1,050kcal

② **安静時エネルギー消費量（REE）を求める**

ストレス係数1.3として，

REE＝1,050×1.3＝1,365kcal

③ **必要エネルギー量を求める**

必要エネルギー量は,

$1,365 \times 1.0 = 1,365 \mathrm{kcal}$

そのため，入院10日程度で**1,400kcal**を目標とします．

④ **投与ルートの決定：腸管，静脈栄養法**

このケースでは，末梢ルートがあるためPPNが可能であり，また誤嚥があるためすぐに目標量を腸管栄養のみで投与することは困難です．しかし誤嚥に気をつければ腸管は使用可能であるためEN＋PPNが選択肢となります．

⑤ **タンパク必要量を決める**

$42 \times 1.0 \sim 1.3 = 42 \sim 55 \mathrm{g}$/日程度のタンパク摂取を目標とします．

GFO®で約11g/日補充でき，さらにPPNではアミグランド®を使用します．

- アミグランド®1,500mL (3本)　タンパク45g/日
- GFO®1袋/白湯30mL×3　タンパク11g/日

(合計タンパク約55g/日となる)

(または腸管栄養としてメイプロテイン®1袋/白湯100mL×3追加でタンパク30g補充としアミグランド®の本数を減らす方法もあります)

⑥ **非タンパクエネルギー量を決める**

$\mathrm{NPC} = 1,400 - 55 \times 4 = 1,180 \mathrm{kcal}$

これを用いてNPC/N比を求めます．

- NPC/N：$1,180/55/6.25 = 134$

NPCをアミグランド®，GFO®，イントラリポス®で補充すると考えると，

- アミグランド®630kcal (3本)
- GFO®110kcal (3パック)
- 20%イントラリポス®250mL 500kcal (1本)

水分負荷にならないならば，これにソルデム3AG®＋50%ブドウ糖20mLを追加してもよいでしょう．

⑦ **インスリンを決める**

ブドウ糖約140g/日(アミグランド®110g，GFO® 33g)であり，10g/1単位として，

- 速効型インスリン　ヒューマリンR15単位

⑧ **電解質・ビタミン・ミネラル・微量元素を決める**

1日必要なNa, K, Clは，アミグランド® 3本でほぼ足ります．

低栄養状態が想定されrefeeding症候群も考えるべきであるため，K, P, Mgは開始後数日は毎日電解質モニタリングを行い適宜追加投与にするとよいでしょう．リン，マグネシウム補正に用いるリン酸Na補正液®，硫酸Mg補正液®はともに末梢静

脈から投与が可能です．

またビタミンは，refeeding症候群合併としてアミグランド®中のビタミンBを多めに入れておくとよいでしょう．

- アリナミンF® 30A/日（＝チアミン1,500mg/日）

GFO®に加えて他の濃厚流動食を早期に開始するならば必ずしも微量元素を追加する必要はありません．

⑨ 総カロリー，総輸液量を計算し，目標量を設定する

以上より，最終的にはEN＋PPNを行うこととして，以下のようなメニューとなります．

- アミグランド® 1,500mL（3本）　タンパク45g/日
- 20％イントラリポス® 250mL（1本）
- ヒューマリンR15単位　5単位ずつアミグランド® 1本に混注
- アリナミンF® 30A：10Aずつアミグランド® 1本に混注
- 経腸栄養で，GFO® 1パック/白湯30mL×3/日　タンパク11g/日

水分量2,300mL，総カロリー約1,240kcal，電解質：Na52.5mEq，Cl52.5mEq，K30mEq

上記のメニューが10日前後で到達できるようにしたらよいでしょう．当然，誤嚥のリスクが少なくなるにつれて，GFO®以上の濃厚流動食の併用および嚥下評価次第では経口摂取に徐々に移行していくとよいと思います．

ここまでで読者のあなたも自分なりに栄養のプランニング（EN/TPN/PPN）が組めるようになると思います．がんばってください．

＊この章でのポイント＊

- ☑ 患者に害のない栄養管理を行う"Do No Harm!"
- ☑ 腸管栄養（EN）が基本であり，ENが行えない場合，ENで不足する場合に静脈栄養（TPN/PPN）を行う．
- ☑ 院内で使用可能なEN/TPN/PPNを組むための製剤の特徴を理解する．
- ☑ 栄養サポートの流れを理解し，EN/TPN/PNの組み方を理解する．
- ☑ とくにENとTPN/PPNの併用について使いこなせるようにする．

📖 For Further Readings：さらに理解を深めるために

1. Marik PE, Pinsky M. Death by parenteral nutrition. Intensive Care Med. 2003; 29: 867.
2. Ziegler TR. Parenteral nutrition in the critically ill patient. N Engl J Med. 2009; 361: 1088.
3. Wischmeyer P. Parenteral nutrition and calorie delivery in the ICU: controversy, clarity, or call to action? Curr Opin Crit Care. 2012; 18: 164.
4. Jeejeebhoy KN. Total parenteral nutrition: potion or poison? Am J Clin Nutr. 2001; 74: 160.
5. Berger MM, Pichard C. Best timing for energy provision during critical illness. Crit Care. 2012; 16: 215.
6. Berger MM, Pichard C. Development and current use of parenteral nutrition in critical care—an opinion paper. Crit Care. 2014; 18: 478.
7. Weekes EC. Controversies in the determination of energy requirements. Proc Nutri Soc. 2007; 66: 367.
8. Marik PE. Feeding critically ill patients the right 'whey': thinking outside of the box. a personal view. Ann Intensive Care. 2015; 5: 11.
9. Hegazi RA, Wischmeyer PE. Clinical review: optimizing enteral nutrition for critically ill patients- a simple data-driven formula. Crit Care. 2011; 15: 234.
10. Marik PE, Zaloga GP. Gastric versus post-pyloric feeding: a systematic review. Crit Care. 2003; 7: 46.
11. Culebras JM, Martin-Peña G, Garcia-de-Lorenzo A, et al. Practical aspects of peripheral parenteral nutrition. Curr Opin Clin Nutr Metab Care. 2004; 7: 303.
12. Singer P, Berger MM, Van den Berghe G, et al. ESPEN Guidelines on Parenteral nutrition: intensive care. Clin Nutr. 2009; 28: 387.
13. McClave SA, Martindale RG, Vanek VW, et al. Guidelines for the Provision and Assessment of Nutrition Support Therapy in the Adults Critically Ill Patient: Society of Critical Care Medicine (SCCM) and American Society for Parenteral and Enteral Nutrition (ASPEN). J Parenter Enteral Nutr. 2009: 33; 277.
14. Martindale RG, McClave SA, Vanek VW, et al. Guidelines for the provision and assessment of nutrition support therapy in the adult critically ill patient: Society of Critical Care Medicine and American Society for Parenteral and Enteral Nutrition: Executive Summary. Crit Care Med. 2009; 37; 1757.
15. Heyland DK, Dhaliwal R, Drover JW, et al. Canadian clinical practice guidelines for nutrition support in mechanically ventilated, critically ill adult, JPEN. J Parenter Enteral Nutr. 2003; 27: 355.
16. Marik PE, Zaloga GP. Early enteral nutrition in acutely ill patients: a systematic review. Crit Care Med. 2001; 29: 2264.
17. Marik PE, Zaloga GP. Immunonutrition in high risk surgical patients: a systematic review and analysis of the literature. JPEN J Parenter Enteral Nutr. 2010; 34: 378.
18. Metheny NA. Preventing respiratory complications of tube feedings: evidence-based practice. Am J Crit Care. 2006; 15: 360.

19. Montejo JC, Minambres E, Bordeje L, et al. Gastric residual volume during enteral nutrition in ICU patients: the REGANE study. Intensive Care Med. 2010; 36: 1386.
20. MacLeod JB, Lefton J, Houghton D, et al. Prospective randomized control trial of intermittent versus continuous gastric feeds for critically ill trauma patients. J Trauma. 2007; 63: 57.
21. Kavanagh BP, McCowen KC. Glycemic control in the ICU. N Engl J Med. 2010; 363: 2540.
22. Bost RB, Tjan DH, van Zanten AR. Timing of (supplemental) parenteral nutrition in critically ill patients: a systematic review. Ann Intensive Care. 2014; 4: 31.

付録

クリティカルケアで重要な薬物相互作用

薬剤（A）（五十音順）	その他の薬剤（B）（五十音順）	薬物相互作用
アシクロビル	ジドブジン	意識障害↑
	腎毒性のある薬剤（アミノ配糖体，シクロスポリン，ホスカルネット，ペンタミジン）	腎毒性↑
	テオフィリン	B 濃度↑
	プロベネシド	A 濃度↑
アジスロマイシン	シクロスポリン	B 濃度↑
	ジゴキシン	B 濃度↑
	Ca 拮抗薬	B 濃度↑
アスピリン	アセタゾラミド	B 作用増強↑
	経口血糖降下薬	B 作用増強↑
	タクロリムス	腎毒性↑
	バルプロ酸	B 作用増強↑
	フェニトイン	B 作用増強↑
	フロセミド	B 作用減弱↓
	プロベネシド	B 作用減弱↓
	メトトレキサート	B 作用増強↑，骨髄抑制↑
	リチウム	B 作用増強↑
アセタゾラミド	カルバマゼピン	B 濃度↑
	ジゴキシン	カリウム↓により B 毒性↑
アセトアミノフェン	アルコール	肝障害↑
	イソニアジド	肝障害↑
	カルバマゼピン	肝障害↑
	フェニトイン	肝障害↑
	フェノバルビタール	肝障害↑
	リファンピシン	肝障害↑
	ワルファリン	B 作用増強↑，抗凝固作用↑
アトルバスタチン	イトラコナゾール	A 濃度↑，横紋筋融解症↑
	エリスロマイシン	A 濃度↑，横紋筋融解症↑
	クラリスロマイシン	A 濃度↑
	シクロスポリン	A 濃度↑，横紋筋融解症↑
	ジゴキシン	B 濃度↑
	プロテアーゼ阻害薬	A 濃度↑
	リファンピシン	A 濃度↓
アピキサバン	イトラコナゾール	A 濃度↑
	エリスロマイシン	A 濃度↑
	カルバマゼピン	A 濃度↓
	クラリスロマイシン	A 濃度↑

薬剤(A)(五十音順)	その他の薬剤(B)(五十音順)	薬物相互作用
アピキサバン (つづき)	ジルチアゼム フェニトイン フルコナゾール プロテアーゼ阻害薬 ボリコナゾール リファンピシン	A 濃度↑ A 濃度↓ A 濃度↑ A 濃度↑ A 濃度↑ A 濃度↓
アミオダロン	エドキサバン キノロン(レボフロキサシン,シプロフロキサシン,モキシフロキサシン) シクロスポリン ジゴキシン シンバスタチン タクロリムス ダビガトラン テオフィリン フェニトイン フレカイニド プロテアーゼ阻害薬 マクロライド(エリスロマイシン,クラリスロマイシン) ミダゾラム,トリアゾラム ワルファリン Ia 群抗不整脈薬(プロカインアミド,ジソピラミド)	B 濃度↑,抗凝固活性↑ QTc 延長↑ B 濃度↑ B 濃度↑ B 濃度↑,横紋筋融解症↑ B 濃度↑ B 濃度↑,抗凝固活性↑ B 濃度↑ B 濃度↑ B 濃度↑ A 濃度↑ QTc 延長↑ B 濃度↑ B 濃度↑,抗凝固活性↑ QTc 延長↑
アミカシン	アムホテリシン B 筋弛緩薬 シクロスポリン シスプラチン 造影剤 バンコマイシン ループ利尿薬(フロセミド) NSAIDs(ジクロフェナク)	腎毒性↑ 無呼吸・呼吸麻痺↑ 腎毒性↑ 腎・聴器毒性↑ 腎毒性↑ 腎・聴器毒性↑ A 濃度↑,腎・聴器毒性↑ 腎毒性↑
アムホテリシン B 脂質製剤	ジゴキシン 腎毒性のある薬剤(アミノ配糖体,シクロスポリン,ホスカルネット,ペンタミジン,シスプラチン)	低 K 血症による心収縮力↑,不整脈↑ 腎毒性↑
アルガトロバン	なし	
アルプロスタジル	なし	
アンピシリン・スルバクタム	アロプリノール プロベネシド メトトレキサート	発疹↑ A 濃度↑ B 濃度↑
遺伝子組換え活性型第Ⅶ因子	トラネキサム酸	血栓傾向↑
イトラコナゾール	アミトリプチリン イグザレルト イソニアジド	B 濃度↑ B 濃度↑(併用禁忌) A 濃度↓

薬剤(A)(五十音順)	その他の薬剤(B)(五十音順)	薬物相互作用
イトラコナゾール （つづき）	エファビレンツ	A濃度↓，B濃度↑
	カルバマゼピン	A濃度↓
	経口血糖降下薬	B濃度↑
	シクロスポリン	B濃度↑，腎毒性↑
	ジダノシン	A吸収↓
	シンバスタチン	B濃度↑，横紋筋融解症↑ （併用禁忌）
	ダビガトラン	B濃度↑（併用禁忌）
	フェニトイン	B濃度↑，A濃度↓
	プロテアーゼ阻害薬	B濃度↑
	プロトンポンプ阻害薬	A濃度↓，B濃度↑
	ミダゾラム，トリアゾラム	B濃度↑
	リツキシマブ	B作用阻害
	リファンピシン	A濃度↓，B濃度↑
	ワルファリン	B濃度↑
	Ca拮抗薬	B濃度↑
	H_2ブロッカー，スクラルファート	A吸収↓
イプラトロピウム	なし	
エドキサバン	アジスロマイシン	A濃度↑
	アミオダロン	A濃度↑
	イトラコナゾール	A濃度↑
	エリスロマイシン	A濃度↑
	クラリスロマイシン	A濃度↑
	シクロスポリン	A濃度↑
	ジルチアゼム	A濃度↑
	プロテアーゼ阻害薬	A濃度↑
	ベラパミル	A濃度↑
エポプロステノール	なし	
エリスロマイシン	アミオダロン，プロカインアミド，ソタロール	QTc延長↑
	カルバマゼピン	B濃度↑
	コルチコステロイド	B濃度↑
	シクロスポリン	B濃度↑
	ジゴキシン	B濃度↑
	スタチン	横紋筋融解症頻度↑
	タクロリムス	B濃度↑
	テオフィリン	B濃度↑
	バルプロ酸	B濃度↑
	フェニトイン	B濃度↑
	ミダゾラム	B濃度↑
	ワルファリン	抗凝固効果↑
オクトレオチド	インスリン	血糖値↑↓
	シクロスポリン	B濃度↓
オザグレル	なし	
オセルタミビル	なし	
オメプラゾール， エソメプラゾール	アタザナビル	B吸収↓（併用禁忌）
	イトラコナゾール	B吸収↓
	クロピドグレル	B濃度↓，活性低下 ※エソメプラゾールでも考慮

薬剤(A)(五十音順)	その他の薬剤(B)(五十音順)	薬物相互作用
オメプラゾール，エソメプラゾール（つづき）	ジアゼパム	B濃度↑
	ジゴキシン	B濃度↑
	シロスタゾール	B濃度↑
	タクロリムス	B濃度↑
	フェニトイン	B濃度↑
	プロテアーゼ阻害薬	B濃度↓↑
	ボリコナゾール	B濃度↑
	メトトレキサート	B濃度↑
	ワルファリン	B濃度↑，抗凝固活性↑
オランザピン	オメプラゾール	A濃度↓
	カルバマゼピン	A濃度↓
	シプロフロキサシン	A濃度↑
	フルボキサミン(SSRI)	A濃度↑
	リファンピシン	A濃度↓
カスポファンギン	カルバマゼピン，デキサメタゾン，エファビレンツ，ネビラピン，フェニトイン，リファンピシン	A濃度↓，カスポファンギン70mg/日に増量
	シクロスポリン	A濃度↑
	タクロリムス	B濃度↓
活性型プロトロンビン複合体濃縮製剤(aPCC)	血小板	血栓傾向↑
	トラネキサム酸	血栓傾向↑
カルペリチド	なし	
ガンシクロビル	イミペネム	痙攣↑
	ジドブジン	A濃度↓，B濃度↑
	テオフィリン	B濃度↑
	プロベネシド	A濃度↑
クエチアピン	イトラコナゾール	A濃度↑
	カルバマゼピン	A濃度↓
	フェニトイン	A濃度↓
	フェノバルビタール	A濃度↓
	リファンピシン	A濃度↓
クロピドグレル	オメプラゾール	A濃度↓
	選択的セロトニン再取り込み阻害薬(SSRI)	A作用増強
ケタミン	なし	
サルブタモール	なし	
ジアゼパム	オメプラゾール	A濃度↑
	シプロフロキサシン	A濃度↑
	フルボキサミン(SSRI)	A濃度↑
	プロテアーゼ阻害薬	A濃度↑
ジゴキシン	アトルバスタチン	A濃度↑
	アミオダロン	A濃度↑
	アムホテリシンB	カリウム↓によるA毒性↑
	イトラコナゾール	A濃度↑
	カルシウム注射薬	A作用↑（併用禁忌）
	カルバマゼピン	A濃度↓
	クラリスロマイシン	A濃度↑

薬剤(A)(五十音順)	その他の薬剤(B)(五十音順)	薬物相互作用
ジゴキシン (つづき)	甲状腺ホルモン	A 濃度↓
	サイアザイド利尿薬	カリウム↓による A 毒性↑
	シクロスポリン	A 濃度↑
	スキサメトニウム	不整脈↑(併用禁忌)
	トルバプタン	A 濃度↑
	フレカイニド	A 濃度↑
	プロテアーゼ阻害薬	A 濃度↑
	メチマゾール	A 濃度↑
	リファンピシン	A 濃度↓
	ループ利尿薬	カリウム↓による A 毒性↑
	Ca 拮抗薬	A 濃度↑
	ST 合剤	A 濃度↑
ジルチアゼム	カルバマゼピン	B 濃度↑
	シクロスポリン	B 濃度↑
	シロスタゾール	B 濃度↑
	シンバスタチン	B 濃度↑,横紋筋融解症↑
	タクロリムス	B 濃度↑
	テオフィリン	B 濃度↑
	フェニトイン	B 濃度↑
	プロテアーゼ阻害薬	A 濃度↑
	ミダゾラム,トリアゾラム	B 濃度↑
	リファンピシン	A 濃度↓
	Ca 拮抗薬	B 濃度↑
シロスタゾール	イトラコナゾール	A 濃度↑
	エリスロマイシン	A 濃度↑
	オメプラゾール	A 濃度↑
	ジルチアゼム	A 濃度↑
	プロテアーゼ阻害薬	A 濃度↑
スガマデクス	ピル経口避妊薬	B 濃度↓
スキサメトニウム	アミノ配糖体	筋弛緩作用増強↑
	吸入麻酔薬	筋弛緩作用増強↑
	クリンダマイシン	筋弛緩作用増強↑
	抗コリンエステラーゼ阻害薬(ネオスチグミン)	筋弛緩作用増強↑
	ジゴキシン	不整脈発現↑(併用禁忌)
スクラルファート	ウルソデオキシコール酸	B 吸収↓
	キノロン(レボフロキサシン,シプロフロキサシン,モキシフロキサシン)	B 吸収↓
	ジゴキシン	B 吸収↓
	テオフィリン	B 吸収↓
	フェニトイン	B 吸収↓
	レボチロキシン(甲状腺ホルモン)	B 吸収↓
スピロノラクトン	ジゴキシン	B 濃度↑
	タクロリムス	相加的にカリウム↑(併用禁忌)
	リチウム	B 濃度↑
	ACE 阻害薬,ARB	相加的にカリウム↑
セファゾリン	なし	
セフェピム	なし	

薬剤（A）（五十音順）	その他の薬剤（B）（五十音順）	薬物相互作用
セフトリアキソン	Ca 含有輸液製剤	ルート内結晶化リスク↑
ダナパロイド	ペニシリン系抗菌薬	A 作用増強↑（併用禁忌）
ダビガトラン	アミオダロン	A 濃度↑
	イトラコナゾール	A 濃度↑
	カルバマゼピン	A 濃度↓
	クラリスロマイシン	A 濃度↑
	シクロスポリン	A 濃度↑
	タクロリムス	A 濃度↑
	プロテアーゼ阻害薬	A 濃度↑
	ベラパミル	A 濃度↑
	リファンピシン	A 濃度↓
チアマゾール，プロピルチオウラシル	ジゴキシン	B 濃度↑
	ワルファリン	B 濃度↑
チアミラール，チオペンタール	ジスルフィラム	A 濃度↑
	ワルファリン	B 濃度↓
デクスメデトミジン	なし	
デスモプレシン	なし	
トラネキサム酸	遺伝子組換え活性型第Ⅶ因子	血栓形成↑
トリクロルメチアジド	ジゴキシン	カリウム↓により B 毒性↑
トルバプタン	イトラコナゾール	A 濃度↑
	クラリスロマイシン	A 濃度↑
	シクロスポリン	A 濃度↑
	ジゴキシン	B 濃度↑
	リファンピシン	A 濃度↓
ナロキソン	なし	
ニカルジピン	アドレナリン	B 作用増強↑（併用禁忌）
	イトラコナゾール	A 濃度↑
	シクロスポリン	B 濃度↑
	ジゴキシン	B 濃度↑
	タクロリムス	B 濃度↑
	フェニトイン	B 濃度↑，A 濃度↓
	プロテアーゼ阻害薬	A 濃度↑
	リファンピシン	A 濃度↓
ニトログリセリン，ニトロプルシド，ニコランジル	PDE V 阻害薬（シルデナフィル，タダラフィル，リオシグアト）	相加的に血圧↓（併用禁忌）
パパベリン	なし	
ハロペリドール	アドレナリン	B 作用増強↑（併用禁忌）
	イトラコナゾール	A 濃度↑
	カルバマゼピン	A 濃度↓
	ドパミン作動薬（レボドパ，ブロモクリプチン）	B 作用拮抗
	メトクロプラミド	B 作用増強，錐体外路症状↑
	リファンピシン	A 濃度↓
バンコマイシン	アミノ配糖体	腎毒性↑
ピタバスタチン	エリスロマイシン	A 濃度↑，横紋筋融解症↑

薬剤(A)(五十音順)	その他の薬剤(B)(五十音順)	薬物相互作用
ピタバスタチン（つづき）	シクロスポリン	A 濃度↑(併用禁忌)
	リファンピシン	A 濃度↑
ビタミン K	なし	
ピペラシリン・タゾバクタム	プロベネシド	A 濃度↑
	メトトレキサート	B 濃度↑
ファモチジン	イトラコナゾール	B 濃度↓
フェニトイン，ホスフェニトイン	アセトアミノフェン	肝障害↑
	アミオダロン	A 濃度↑
	アロプリノール	A 濃度↑
	イソニアジド	A 濃度↑
	イトラコナゾール	B 濃度↓
	オメプラゾール	A 濃度↑
	カスポファンギン	B 濃度↓
	カルバマゼピン	A 濃度↑↓，B 濃度↓
	クエチアピン	B 濃度↓
	コルチコステロイド	B 濃度↓
	シクロスポリン	B 濃度↓
	タクロリムス	A 濃度↑，B 濃度↓
	テオフィリン	A 濃度↑，B 濃度↓
	ニフェジピン	B 濃度↓
	バルプロ酸	A 濃度↑↓，B 濃度↓
	パロキセチン(SSRI)	B 濃度↓
	フルコナゾール	A 濃度↑
	フルボキサミン(SSRI)	A 濃度↑
	フレカイニド	B 濃度↓
	プロテアーゼ阻害薬	B 濃度↓
	ベラパミル	B 濃度↓
	ボリコナゾール	A 濃度↑，B 濃度↓
	リファンピシン	A 濃度↓
	ワルファリン	A 濃度↑，抗凝固活性↑↓
	ST 合剤	A 濃度↑
フェノバルビタール	アセトアミノフェン	肝障害↑
	カルバマゼピン	B 濃度↓
	コルチコステロイド	B 濃度↓
	シクロスポリン	B 濃度↓
	タクロリムス	B 濃度↓
	テオフィリン	B 濃度↓
	バルプロ酸	A 濃度↑，B 濃度↓
	パロキセチン(SSRI)	B 濃度↓
	フレカイニド	B 濃度↓
	プロテアーゼ阻害薬	B 濃度↓
	ベラパミル	B 濃度↓
	ボリコナゾール	B 濃度↓(併用禁忌)
	モンテルカスト	B 濃度↓
	ワルファリン	B 濃度↓
フェンタニル	カルバマゼピン	A 濃度↓
	フェニトイン	A 濃度↓
	フェノバルビタール	A 濃度↓

薬剤(A)(五十音順)	その他の薬剤(B)(五十音順)	薬物相互作用
フェンタニル（つづき）	フルコナゾール	A濃度↑
	ボリコナゾール	A濃度↑
	リファンピシン	A濃度↓
フォンダパリヌクス	なし	
プラスグレル	なし	
プランルカスト	イトラコナゾール	A濃度↑
	エリスロマイシン	A濃度↑
フルコナゾール	経口血糖降下薬	B濃度↑, 血糖↓
	シクロスポリン	B濃度↑
	ジドブジン	B濃度↑
	タクロリムス	B濃度↑
	テオフィリン	B濃度↑
	トリアゾラム	B濃度↑（併用禁忌）
	フェニトイン	A濃度↑
	リファンピシン	A濃度↓
	ワルファリン	抗凝固効果↑
フルシトシン	シタラビン	A濃度↑
	ジドブジン	腎毒性↑, 骨髄抑制↑
フルマゼニル	三環系抗うつ薬, ベンゾジアゼピン同時服薬	三環系抗うつ薬濃度↑
フルルビプロフェン（NSAIDs）	キノロン（レボフロキサシン, シプロフロキサシン, モキシフロキサシン）	中枢神経刺激, 痙攣↑（併用禁忌）
	フルコナゾール	A濃度↑
	メトトレキサート	B濃度↑
	リチウム	B濃度↑
	ワルファリン	抗凝固活性↑
フレカイニド	カルバマゼピン	A濃度↓
	フェニトイン	A濃度↓
	フェノバルビタール	A濃度↓
	リトナビル	A濃度↑
	SSRI（パロキセチン）	A濃度↑
プロカインアミド	アミオダロン	A濃度↑, QTc延長↑
	キノロン（レボフロキサシン, シプロフロキサシン, モキシフロキサシン）	QTc延長↑
	ST合剤	A濃度↓
フロセミド	アミノ配糖体	腎毒性↑
	経口血糖降下薬	B作用↓
	シクロスポリン	相対的に尿酸濃度↑
	ジゴキシン	カリウム↓によりB毒性↑
	リチウム	B濃度↑
	NSAIDs	利尿作用↓
	SGLT2阻害薬	利尿作用↑
プロタミン	なし	
プロプラノロール	クロルプロマジン	A濃度↑, B濃度↑
	リファンピシン	A濃度↓
	ワルファリン	B濃度↑, 抗凝固活性↑
プロポフォール	ミダゾラム	鎮静作用↑

薬剤(A)(五十音順)	その他の薬剤(B)(五十音順)	薬物相互作用
ベクロニウム，ロクロニウム	アミノ配糖体	筋弛緩作用増強↑
	アムホテリシンB	筋弛緩作用増強↑
	カルシウム拮抗薬	筋弛緩作用増強↑
	吸入麻酔薬	筋弛緩作用増強↑
	局所麻酔薬(リドカイン)	筋弛緩作用増強↑
	クリンダマイシン	筋弛緩作用増強↑
	コルチコステロイド	筋弛緩作用減弱↓
	フェニトイン	筋弛緩作用減弱↓
	フロセミド	筋弛緩作用増強↑
	メトロニダゾール	筋弛緩作用増強↑
ヘパリン，低分子ヘパリン	なし	
ベラパミル	イトラコナゾール	A濃度↑
	カルバマゼピン	B濃度↑
	シクロスポリン	B濃度↑
	ジゴキシン	B濃度↑
	ダビガトラン	B濃度↑
	テオフィリン	B濃度↑
	フェニトイン	A濃度↓
	フェノバルビタール	A濃度↓
	ミダゾラム	B濃度↑
	リファンピシン	A濃度↓
ペラミビル	なし	
ボリコナゾール	エファビレンツ	A濃度↓, B濃度↑(併用禁忌)
	カルバマゼピン	A濃度↑(併用禁忌)
	経口血糖降下薬	B濃度↑
	シクロスポリン	B濃度↑, 腎毒性↑
	シロリムス	B濃度↑
	シンバスタチン	B濃度↑, 横紋筋融解症↑
	タクロリムス	B濃度↑, 毒性↑
	フェニトイン	A濃度↓, B濃度↑
	プロテアーゼ阻害薬	A濃度↑, B濃度↑
	プロトンポンプ阻害薬	B濃度↑
	ミダゾラム，トリアゾラム	B濃度↑
	リファンピシン	A濃度↓, B濃度↑(併用禁忌)
	ワルファリン	B濃度↑, 抗凝固活性↑
	Ca拮抗薬	B濃度↑
マンニトール	なし	
ミカファンギン	シロリムス	B濃度↑
	ニフェジピン	B濃度↑
ミダゾラム	イトラコナゾール	A濃度↑
	エリスロマイシン	A濃度↑
	カルバマゼピン	A濃度↓
	クラリスロマイシン	A濃度↑
	ジルチアゼム	A濃度↑
	ダルホプリスチン・キヌプリスチン	A濃度↑
	フルコナゾール	A濃度↑

薬剤(A)(五十音順)	その他の薬剤(B)(五十音順)	薬物相互作用
ミダゾラム（つづき）	プロテアーゼ阻害薬	A 濃度↑（併用禁忌）
	プロポフォール	A 濃度↑
	ベラパミル	A 濃度↑
	リファンピシン	A 濃度↓
メチルプレドニゾロン，ハイドロコルチゾン	イトラコナゾール	A 濃度↑
	インスリン	血糖↑
	エリスロマイシン	A 濃度↑
	カルバマゼピン	A 濃度↓
	経口血糖降下薬	血糖↑
	シクロスポリン	A 濃度↑，B 濃度↑
	ジゴキシン	カリウム↓による B 毒性↑
	ダルホプリスチン・キヌプリスチン	A 濃度↑
	フェニトイン	A 濃度↓
	フェノバルビタール	A 濃度↓
	リファンピシン	A 濃度↓
	ワルファリン	B 作用↑↓
メトクロプラミド	抗精神病薬（フェノチアジン，ブチロフェノン系）	薬剤性パーキンソニズム，錐体外路症状↑
メトロニダゾール	アルコール	ジスルフィラム様反応
	シクロスポリン	B 濃度↑
	ジスルフィラム	急性中毒性精神病
	フェニトイン，ホスフェニトイン	B 濃度↑
	フェノバルビタール	A 濃度↓
	リチウム	B 濃度↑
	ワルファリン	B 濃度↑，抗凝固効果↑
メロペネム	ガンシクロビル	痙攣↑
	バルプロ酸	B 濃度↓，痙攣↑（併用禁忌）
	プロベネシド	A 濃度↑
モンテルカスト	フェノバルビタール	A 濃度↓
ヨウ化カリウム	チアマゾール，プロピルチオウラシル	相加的に甲状腺機能↓
	リチウム	相加的に甲状腺機能↓
ラニチジン	トリアゾラム	B 濃度↑
	プロテアーゼ阻害薬	B 濃度↓
	ワルファリン	B 濃度↑，抗凝固活性↑
ラベプラゾール	アタザナビル	B 吸収↓（併用禁忌）
	イトラコナゾール	B 吸収↓
	ジゴキシン	B 濃度↑
	メトトレキサート	B 濃度↑
ランジオロール，エスモロール	なし	
ランソプラゾール	アタザナビル	B 吸収↓（併用禁忌）
	イトラコナゾール	B 吸収↓
	ジゴキシン	B 濃度↑
	タクロリムス	B 濃度↑
	テオフィリン	B 濃度↑
	メトトレキサート	B 濃度↑

薬剤(A)(五十音順)	その他の薬剤(B)(五十音順)	薬物相互作用
リスペリドン	イトラコナゾール	A 濃度 ↑
	カルバマゼピン	A 濃度 ↓
	パロキセチン(SSRI)	A 濃度 ↑
	フェニトイン	A 濃度 ↓
	フェノバルビタール	A 濃度 ↓
	リファンピシン	A 濃度 ↓
リチウム	アンギオテンシンⅡ受容体拮抗薬(ARB)	A 濃度 ↑
	サイアザイド利尿薬	A 濃度 ↑
	メトロニダゾール	リチウム中毒 ↑
	ループ利尿薬	A 濃度 ↑
	ACE 阻害薬	A 濃度 ↑
	NSAIDs	A 濃度 ↑
リドカイン	アミオダロン	A 濃度 ↑, 心抑制 ↑
	プロテアーゼ阻害薬	A 濃度 ↑(併用禁忌)
リバーロキサバン	イトラコナゾール	A 濃度 ↑
	エリスロマイシン	A 濃度 ↑
	カルバマゼピン	A 濃度 ↓
	クラリスロマイシン	A 濃度 ↑
	フェニトイン	A 濃度 ↓
	フェノバルビタール	A 濃度 ↓
	フルコナゾール	A 濃度 ↑
	プロテアーゼ阻害薬	A 濃度 ↑(併用禁忌)
	ボリコナゾール	A 濃度 ↑(併用禁忌)
	リファンピシン	A 濃度 ↓
レベチラセタム	なし	
レボチロキシン	インスリン, 血糖降下薬	血糖値 ↑↓
	ジゴキシン	B 濃度 ↓
	スクラルファート	A 吸収 ↓
	フェニトイン	A 濃度 ↓
	ワルファリン	B 作用 ↑, 抗凝固活性 ↑
レボフロキサシン	経口血糖降下薬	血糖 ↑↓
	スクラルファート	A 吸収 ↓
	プロカインアミド, アミオダロン	QTc 延長 ↑
	ワルファリン	抗凝固効果 ↑
	2・3 価陽イオン(Al^{3+}, Ca^{2+}, Fe^{2+}, Mg^{2+}, Zn^{2+})	A 吸収 ↓
	NSAIDs	中枢神経刺激, 痙攣
ロスバスタチン	イトラコナゾール	A 濃度 ↑, 横紋筋融解症 ↑
	エリスロマイシン	A 濃度 ↑, 横紋筋融解症 ↑
	シクロスポリン	A 濃度 ↑(併用禁忌)
	プロテアーゼ阻害薬	A 濃度 ↑
	ワルファリン	抗凝固活性 ↑
ワルファリン	アスピリン, NSAIDs	A 作用増強 ↑, 抗凝固活性 ↑
	アセトアミノフェン	A 作用増強 ↑, 抗凝固活性 ↑
	アミオダロン	A 濃度 ↑, 抗凝固活性 ↑
	カルバマゼピン	A 濃度 ↓
	抗菌薬(シプロフロキサシン, メトロニダゾール, エリスロマイシン)	A 作用増強 ↑, 抗凝固活性 ↑

薬剤(A)(五十音順)	その他の薬剤(B)(五十音順)	薬物相互作用
ワルファリン (つづき)	ジソピラミド フェニトイン，ホスフェニトイン プロトンポンプ阻害薬 フェノバルビタール ベラパミル リファンピシン H_2 ブロッカー	A濃度↓ A濃度↓ A濃度↑，抗凝固活性↑ A濃度↓ A濃度↑，抗凝固活性↑ A濃度↓ A濃度↑，抗凝固活性↑
ATP	ジピリダモール	A濃度↑

※ここに掲載した薬物相互作用は代表的なものであり，不明な点があれば各自で添付文書および最新の情報入手に努めてください．

あとがき

　単独執筆による本は，医学書といえどもその内容はともかく，ロードムービーのようにその時点・その瞬間をきりとった著者の心情や出来事が反映された記録であり，力が入りすぎたり，粗削りで力及ばずながらも，そのとき考えたことをパッケージした作品だと考えています．そのため，前著を見直し『ICU/CCUの薬の考え方，使い方』に手を加えて第2版を作ることに躊躇していました．

　しかし5年という月日の中で自分が，そして当院ICU/CCUがどのように成長してきたかを再度記録することも大切な作業だと思い直し，タイトルこそ同じですが，全面改訂という形をとることで自分自身わくわくした気持ちで新しく生まれ変わった本書をこうして作り上げることができました．この本も2015年40過ぎの時点での自分のそして当院ICU/CCUで実際に行っている診療内容となっています．書き終わって全体を眺めてみると，

- クリティカルケアでの全身管理の視点が薬剤を使用するうえでやはり重要であること
- 最新文献，ガイドラインを参考にしつつも状況に応じた実際の使い方を心がけたこと
- あらゆる病態の循環管理に輸液・循環作動薬・血管拡張薬の理解が必須であること
- クリティカルケアでは痛み・不穏・せん妄への対応を常に意識すること
- 成人クリティカルケアでは全身の血管病変・動脈硬化に対する管理：虚血性心疾患，脳血管障害，末梢動脈疾患へのアプローチ・治療を理解しなければいけないこと
- あらゆる病態で出血リスクと血栓リスクをてんびんにかけなければいけないこと
- 重症感染症の理解とともに治療奏功には急性期栄養管理が重要であること

を意識した内容となりました．

　京都は2015年世界で最も訪れたい都市No.1に選ばれました．その京都の一般市中病院のクリティカルケアで働く立場として，他の京都・滋賀の施設と協力しながら標準的な集中治療を意識し日々実践することで，生命の危機に瀕した患者さんがこのICUでよかったと思えるような，国内・世界でも優れたICU/CCUでありたいと願い，努力してきました．

　「はじめに」でふれたとおり，本書は日々のプラクティス，そしてICU/CCUナースとの勉強会が発展していく中で生まれました．本書が実際の現場で有用であるかどうかは最終的には読者のみなさんの判断におまかせするとして，現場での実践を意識

して書き続けることができたのは，なんといってもICU/CCUナース，コメディカルの日々のベッドサイドでの患者ケアから得た，いくつものフィードバックがあったからです．

岸田敬子師長，田中秀美主任，森末千春，石田美穂，山口剛史副主任ら，そして今井毅，香林悟，舩田紗葉，堀内美希，山本綾，山﨑香菜恵，東あずさ，松尾恵梨，倉愛香，丸山裕士，堂山貢司，伊志嶺美香，多田麻由，岡山由貴，大鐘由晴，山内優里，仲村真夕，大平莉生，楊立潔，奥村早矢，土山あすか，畑田志穂，田邉安啓，松尾衿佳，福田真也，江南悦子，林京美，立川志帆，出川和佳，日下部桐子，中間友美，田川和香奈さんらスタッフのみなさん，本書を一生懸命執筆していた2015年とともに働いてきたうちの最高のメンバーであるナースのみなさんからは多くのインスピレーションをもらいました．

そして急性期呼吸リハビリテーションに関わる理学療法士の伊左治良太，山﨑岳志，藤吉耕太郎，萩尾敦史さんらにも常にお世話になりました．

この10年以上にわたり，ともにICUで病に立ち向かい，死の淵にいる患者さんのベッドサイドにこだわり続けた医師たちがいました．今では全国各地・世界で大きく飛躍し活躍している医師，また今も日々の仕事の中でともに病に苦しむ患者さんに寄り添い続ける医師のみなさん：

西崎大輔，林篤志，菅原政貴，宇佐美清英，住田鋼一，水野克彦，宮前伸啓，鈴木学，藤本寛太，秋野桂，二階堂光洋，三橋一輝，碓井文隆，遠藤功二，近藤猛，林理生，稗田道成，俵望，吉川美喜子，岩田啓芳，生野真嗣，川口慎治，中妻賢志，板垣亮平，山田登紀子，藤井友実，渡部寛，岩切正樹，張耀明，夜久英憲，夜久愛，福留賢二，牛丸俊平，堀哲雄，南卓馬，藤本冴子，小南亮太，塚原珠里，加賀屋沙永子，野本英俊，吉田敬晋，武藤亮，西山聖也，泉谷梓，そして中村嘉

彼らとともに切磋琢磨した日々を思い返しながら，そして人生の転機にともに素晴らしい時間を過ごせたことを感謝しています．

そして30代最後から40過ぎてなお，厳しくやりがいのある心臓血管外科術後管理という仕事を委ねてくれ，未完である自分を奮い立たせさらに新しい扉を開かせてくれた福本淳先生にも深謝します．

また薬物相互作用，薬剤ファイルのチェックをしてくれた当院薬剤部 三浦誠さん，尾濱直子さん，岩内大佑さんにもこの場を借りてお礼の言葉とさせてください．

10年前に当時5年目のシニアレジデントをICU/CCUに大抜擢し，今もずっと夢を追いかけ続けるチャンスを与えてくれた矢野一郎理事長，松村理司総長にも感謝します．

ここには書ききれない多くの友人たちの絶え間ない励ましと，弱いこころの人間でもつらく厳しいクリティカルケアの現場で"自分がやらなきゃだれがやるんだ"，

"自分にこの人の命がかかっているんだ"と気持ちを常に奮い立たせ，ここまで医師として自分を生かし続けてくれた多くの重症患者さんとその家族には何度も合掌したいと思います．

　最後に，40を過ぎてもなおやりたいことをやりとおし，わがままに生きてきた自分をここまで育ててくれ，陰で常に支え続けてくれた父と母，姉と兄に．そして日差しの強い晴れの日も雨の日も風の強い日も，昼も夜も，笑顔で見守り続けてくれる妻 有美に．どこにでもある平凡な家族でも自分にとってはかけがえのない存在―日々の仕事に打ちのめされてもあきらめず，そしてもう一度立ち上がる勇気を与え続けてくれたあなたたちがいなければ今の自分はいませんでした．本当にありがとう．

2015年晩秋　いつものICU/CCU奥にて

大　野　博　司

事項索引

あ

アクチン-ミオシン相互作用	287
アシクロビル脳症	749
アシストコントロール	229
アシネトバクター	693, 700
亜硝酸塩試験	701
アスペルギルス	728, 729
アゾール系	727, 728, 731, 732
圧換気	229
圧支持	227, 235
圧制御換気	226
流速パターン	226
圧トリガー	236
圧肺損傷	223
アデノシン受容体	505
アドレナリン受容体	294
アナフィラキシー	712
アフターロードミスマッチ	372
アミノ酸製剤	800, 801
アミノ配糖体	684, 711
アメリカ麻酔学会	206
アラキドン酸	391
アルギニン	767
アルコール離脱／ベンゾジアゼピン離脱症候群	696
アルドステロン	355, 356
アルドステロン拮抗薬	545, 551
アレルギー性肉芽腫性血管炎	620
アンギオテンシンⅡ	355
アンギオテンシン受容体拮抗薬	545
アンギオテンシン変換酵素阻害薬	545
安静時エネルギー消費量	768, 808
アンチトロンビン	425
アンチトロンビンⅢ	164
抗凝固作用	428
アンチバイオグラム	707
安定・利尿期	112, 113
アンピシリン	677

い

イオン化Ca濃度維持	185
胃残量	778, 780, 810
維持液（3号液）	126
痛みの身体面・精神面への影響	28
痛みのメカニズム	32
一次止血	163, 387, 423
一次性全般発作	640
一酸化窒素合成酵素	767
遺伝子組換え活性型血液凝固第Ⅶ因子製剤	179, 413
イノシトール4,5-二リン酸	293
イノシトール1,4,5-三リン酸	293
イノシトール三リン酸受容体	293
医療関連感染症"6つ"の診断・治療・主な予防法	697
インスリン	813
国内で使用可能な製剤	774
作用時間	775
持続静注スライディングメニュー	772, 773
超速効型＋持続型による血糖コントロール	775
陰性適中率	701
インターフェース	270
咽頭上部気道確保	204
咽頭展開	198
院内肺炎における多剤耐性病原体のリスクファクター	704
インフルエンザウイルス	753
A（H1N1）	756
A（H3N2）	756
感染の治療アルゴリズム	758
抗ウイルス薬の選択	757
ワクチン	756
インフルエンザ桿菌	675

う

ウィーニング失敗	249
よくみられる原因	259
ウイルスゲノム複製阻害薬	747
ウイルス成熟阻害薬	747
ウイルス接着・侵入阻害薬	747
ウイルス脱殻阻害薬	747, 754
ウイルスの感染様式	746
ウイルス放出阻害薬	747
うっ血性心不全	239, 566
増悪のメカニズム	566
右房圧	331, 332, 339, 340
ウロキナーゼの作用機序	447

え

エアロチャンバー®	626
エアロベント®	626
栄養管理	762
急性期の栄養サポート	806

急性期の実践	796
急性期を理解する3つの時期	796
栄養サポート	763
栄養投与経路アルゴリズム	777
栄養療法のピットフォール	787
液性免疫不全	707
エキノキャンディン系	727, 728, 733
壊死性筋膜炎	705
壊死性蜂窩織炎	706
エプレレン	355
エボラウイルス	745
エルゴステロール	727
遠位尿細管	549, 560
作用する利尿薬	560
遠位部深部静脈血栓症	481
炎症性肺損傷	223
延長したウィーニング	249

▶ お

黄色ブドウ球菌	700
オープンラング	232
オキサゾリジノン系	687
オピオイド拮抗性鎮痛薬	33
オピオイド麻薬	34
拮抗	36

▶ か

外因系経路	424
外傷性出血性ショック	181, 182, 183
凝固異常の治療	185
循環管理	183
分類	143
改定Starlingの法則	136
化学性髄膜炎	695
喀痰グラム染色	708
喀痰培養	699, 708
下肢静脈血栓	695, 696
下肢深部静脈血栓症	481
下肢深部静脈の解剖	481
過剰栄養	814
過小栄養許容	764, 770, 776, 778, 782, 785, 799, 806, 810, 814
片手法	197
脚気心	789
活性型プロテインC/プロテインS	164
活性型プロトロンビン複合体濃縮製剤	181
活性化部分トロンボプラスチン時間	164
活性化プロテインC/S	425
活性凝固時間	165
活動電位持続時間	502
カテーテル関連血流感染症	698, 697, 699, 706
カテーテル関連尿路感染症	698, 701, 706

カテコラミンα, β作用	295
過敏性症候群	695
カフリークテスト	259
ガムエラスティックブジ	205
カリウム保持性利尿薬	563, 564
カルシウムイオン	164
血管平滑筋細胞の収縮	354
カルシウム拮抗薬	356, 359, 361
カルバペネマーゼ産生クレブシエラ	691
カルバペネム	679, 680, 692, 709
カルバペネム耐性アシネトバクター	693
カルバペネム耐性腸内細菌科	693
カルペリチドhANP	355
カルモジュリン	292
間欠的投与	810
肝硬変	566
病態生理	602
腹水貯留のメカニズム	567
カンジダ	700, 728, 729
スコア	738
予測ルール	738
間質血管圧	131
間質膠質浸透圧	131
間質性腎炎	100
緩徐発症型重症喘息重積	613
環状デキストリン	89
環状リポペプチド系	682
肝腎症候群	602
間接視型喉頭鏡	205
間接的Xa阻害薬	436
間接的阻害薬	432
間接熱量計	768
感染性合併症	805
間代性痙攣	640
冠動脈拡張	350
冠動脈血流量	352
冠動脈スティール現象(症候群)	369, 370

▶ き

機械的合併症	805
機械的血栓除去術	448
飢餓状態	765
気管吸引喀痰培養	700
気管支拡張薬の治療効果判定	628
気管支鏡下ブラッシング	700
気管支肺胞洗浄液	700
気管挿管の適応	198
気管チューブイントロデューサ	205
危機的出血	167
偽性心室頻拍	499
季節性インフルエンザ	756

基礎エネルギー消費量	768, 769, 807
Harris-Benedictの式	769, 808
簡便法	769, 808
代替値	769, 808
基礎疾患に関連した感染症	697
気道抵抗	628
気道閉塞の指標	615
気道陽圧開放換気	232
キノロン系	688, 694, 711
吸気時間	235
球状帯	579
急性呼吸促迫症候群	223, 240
急性心筋梗塞発症時の急性期心原性	
ショック	316
急性発症心房細動へのアプローチ	529
急性薬物中毒・術後覚醒遅延	238
急性溶血性反応	174
吸入ステロイド薬	630, 631, 633, 635
胸腔内圧	337, 338
凝固異常	188
アプローチ	190
凝固カスケード	163, 424
凝固進行阻害	425
強心・血管拡張作用	340
強心薬	295, 340
強直間代性痙攣	640
強直性痙攣	640
局所血栓溶解療法	448
虚血性脳血管障害	450
虚脱性肺損傷	223
近位尿細管	549, 551
作用する利尿薬	551
近位部深部静脈血栓症	481
筋弛緩回復剤	89
筋弛緩薬	80, 82, 86
筋小胞体 Ca^{2+} ポンプ	289, 291
筋小胞体リアノジン受容体	290

▶く

矩形波	224
クラミドフィラ	675, 679, 694
グラム陰性球菌	675
グラム陰性桿菌	674
グラム染色	673, 674
細菌の分類	674
グラム陽性桿菌	700
グラム陽性球菌	674
グリコペプチド系	680, 681
グリシルサイクリン系	684
クリティカルケアでのルーチン"6"	2
クリプトコッカス	700, 728, 729
クリンダマイシン	692

グルカン合成酵素	727
グルココルチコイド	579
グルタミン	768
グルタミン酸受容体	643
クレアチニンクリアランス	711
クレブシエラ	700
クワシオルコル	779

▶け

経験的治療	738
経口 T_3 製剤	600
経口 Xa因子阻害薬	443
経口直接トロンビン阻害薬	441
経食道ドプラー	145
経腸栄養時の下痢へのアプローチ	779
経腸栄養法と経静脈栄養法の比較	778
経皮ドプラー	145
痙攣性てんかん重積状態	641
痙攣発作	640
血液型判定	166
血液脳関門	645
血液培養	699, 708
結果から考慮すべき感染臓器	700
菌血症かコンタミネーションかを	
判断する方法	700
血管外肺水分量	147
血管拡張薬	295
血管作動薬	309
血管収縮	287
血管収縮薬	295, 340, 341
血管内皮細胞間 tight junction	136
血管内皮表層 glycocalyxの重要性	136
血管内ボリューム調整	546
血管分布異常性ショック	310, 319, 336
血管平滑筋細胞の収縮と弛緩のメカニズム	354
血管平滑筋による血管トーヌス調整	353
嫌気性菌をカバーする抗菌薬	692
血漿交換	598
血漿膠質浸透圧	131
血小板減少	188
引き起こす薬剤	191
血小板輸血	412
閾値	171
欠神発作	640
血栓症の発生機序	476
血栓性血小板減少性紫斑病	172, 191, 347
血栓性静脈炎	655, 805
血栓性微小血管症	190
血栓溶解療法	447
血栓溶解療法と血管内治療法の	
メリットとデメリット	449
血栓溶解療法の適応	422

血糖コントロール	771	微生物学的にみた抗菌薬選択の考え方	706
ゲラニルゲラニルピロリン酸	605	抗痙攣薬	696
嫌気性菌	700	高血圧	377, 378
言語療法士	810	高血圧緊急症	375
検体保護ブラシ	700	降圧目標	376
原発性副腎不全	580	高血圧切迫症	375
健忘	68	抗甲状腺ペルオキシダーゼ抗体	589
▶こ		抗甲状腺薬	595
		作用部位	594
抗CMV薬	747	抗コリンエステラーゼ薬	87
抗MRSA静注薬	691	抗サイログロブリン抗体	589
抗MSSA静注ペニシリン	691	交差適合試験	166
高圧	232	膠質液	111
アラーム	241	分類	119
時間	232, 233	鉱質コルチコイド	579
降圧のスピード	375	甲状腺機能検査	590
口咽頭エアウェイ	196, 197	甲状腺機能亢進症	589, 590, 591
抗インフルエンザ薬	747	症状・身体所見	592
作用部位	752	甲状腺機能低下症	589, 598
使用可能薬	754	甲状腺クリーゼ	591
免疫不全ケース	757	診断基準	592
抗ウイルス薬	747	治療	593
ヘルペスウイルス属に効果のある	752	誘因	591
交感神経系による血管トーヌス調整	352	甲状腺中毒症	591
抗凝固薬	426	甲状腺ホルモン	587, 594, 598, 599
患者背景・基礎疾患での使い分け	459	心血管系への作用	590, 591
周術期の考え方，使い方	472	抗真菌薬	696
出血後の再開タイミング	468	カンジダ真菌血症治療の選択	739
内服中の出血への対応	463	作用機序	727
病態での使い分け	452	バイオフィルム形成のカンジダ感染へ	
抗凝固療法	427	の選択	740
再開	474	分類	726
再開にあたっての薬剤選択	471	後頭蓋窩症候群	695
再開に伴う再出血のリスク	469	合成Xa阻害薬	432
出血後の再開時期	471	抗精神病薬	62
中止による血栓リスク	472	合成ナトリウム利尿ホルモン	356
適応と血栓性合併症リスク	468	抗線溶薬	185
抗菌薬	696	好中球減少	707
感受性	707	高張食塩水	130, 555
作用機序	675	抗てんかん薬	665
時間依存性に基づく時間延長・24時		高二酸化炭素血症許容	238, 239, 240, 241
間持続静注	710	広範囲肺塞栓	422
重症感染症で推奨される投与量・投与		血栓溶解療法，血栓除去術	450
間隔（腎機能正常の場合）	710	後負荷	282, 283, 284, 286, 330, 351
重症感染症でのペニシリン，セフェム		抗不整脈薬	513
以外の選択	713	Ⅰ群	508, 510
選択	702	Ⅱ群	510, 511
耐性グラム陰性菌をカバーする	691	Ⅲ群	510, 511
耐性グラム陽性菌をカバーする	681	Ⅳ群	511, 512
投与量	708	抗ブドウ球菌ペニシリン	677
パラメータと"時間依存性"と"濃度依		抗ヘルペス薬	747
存性"	709	酵母	728, 729

酵母様真菌	700		シクロオキシゲナーゼ	391
硬膜外鎮痛法	40		シクロオキシゲナーゼ阻害薬	391
合併症	40		止血のメカニズム	423, 427
抗利尿ホルモン	542		ジゴキシンの使用する場面	308
高流量鼻カニュラ	261, 262		自己調節能	350
抗緑膿菌ペニシリン	677		視床下部-下垂体-甲状腺	588
呼吸筋機能の低下要因	258		視床下部-下垂体-副腎連関	580
呼吸仕事量の増加要因	258		糸状菌	728, 729
呼吸数	235		持続的投与	810
上昇アラーム	241		持続陽圧気道圧	231
低下アラーム	242		市中肺炎	705
コリン作動性受容体	82		自動能	507
コルチゾール	579		亢進	495
混合静脈血酸素飽和度	160, 161		シナプス小胞タンパク2A結合薬	651, 659
混合静脈血ヘモグロビン酸素飽和度	159		死の三徴(+α)	181, 182
困難気道	202		自発覚醒テスト	253
挿管手技	204		自発呼吸テスト	253
評価	202		失敗ケース	258
困難気道アルゴリズム(2013)	206		ジヒドロピリジン系カルシウム拮抗薬	358
困難なウィーニング	249		脂肪製剤	801
▶さ			脂肪塞栓	696
サイアザイド利尿薬	561		集合管	549, 562
最小発育阻止濃度	709		作用する利尿薬	562
再挿管	249		重症患者の栄養法の7大原則	764
死亡率	250		重症急性呼吸器症候群コロナウイルス	745
サイトメガロウイルス肺炎	751		重症疾患関連コルチコステロイド不全	
再分極	502			580, 581, 582
遅延	510		重症薬疹	712
細胞外液	117		重炭酸加リンゲル液	122
細胞性免疫不全	707		手術・検査による出血リスク	473
細胞内液	117		手術創部感染症	698, 699
細胞壁合成阻害薬	675, 676		出血時間	165
細胞膜阻害薬	682		出血性ショック	313
酢酸	122		術後の嘔気・嘔吐	56
左室圧-心拍出量曲線	285		術式による出血リスク	472
左室拡張末期容積	285		術前ワルファリンの取り扱い	474
左室収縮期末期圧	285		受動的下肢挙上テスト	147
左室収縮期末期容積	285		循環血液量喪失時のバイタルサインの反応	144
左室自由壁破裂	317		循環血液量過剰	176
酸素運搬量	158, 160, 161		循環血液量減少性ショック	310, 334
酸素消費量	158, 160, 161		上気道閉塞徴候	261
酸素摂取率	158, 160, 161		硝酸薬	354, 356
酸素毒性	223		使いこなすためのTips	370
酸素濃度	232, 235		晶質液	111
▶し			vs. 人工膠質液	136
ジアシルグリセロール	293		vs. ヒト膠質液	136
シアン中毒	368		分類	119
ジェットネブライザー	616		上室性頻拍	527
視覚アナログスケール	29		静注直接トロンビン阻害薬	433
時間依存性	709		静脈栄養	796, 804, 809
			合併症	805
			施行中のモニタリング	816

推奨される必要量	815	心室中隔穿孔	317
適応	805	心室頻拍	499
静脈拡張	350	心収縮力	282, 283, 284, 286, 324, 330
静脈還流量	146, 284, 331, 332, 333, 335, 337, 339, 340	侵襲性アスペルギルス症	735
		侵襲性カンジダ症	735
静脈血栓塞栓症	457, 459	アプローチ	738
発症時期による治療法	458	リスクファクター	736
予防	440	侵襲的陽圧換気	268
静脈路抵抗	331, 332, 335, 336, 337, 338, 339, 341	新鮮凍結血漿	169
		心臓人工弁置換術後の血栓形成予防	422
食道・胃静脈瘤破裂	601, 603	迅速ACTHテスト	582
ショック	309	浸透圧調整と血管内ボリューム調整の機序	539
血行動態プロファイル	313	浸透圧利尿薬	553
治療	313	心嚢圧	338
評価	311, 312	心拍出量	146, 158, 282, 312, 335, 339, 340
分類と代表的疾患	310	心拍数	282, 283, 330
徐脈性不整脈	493	深部静脈血栓症	2, 481, 624
徐脈・頻脈症候群	493	高リスク群	477
腎盂腎炎	705	治療	422, 476
新型インフルエンザ	756	予防	422, 440, 476, 477, 479, 480
H1N1	753	心不全増悪	372
心機能を規定する4つの因子	8	心房細動	452, 498, 527, 623
心筋	500	アプローチ	529
心筋細胞活動電位	501	実際の臨床現場での評価の流れ	454
心筋収縮	287	推奨される抗血栓(抗血小板、抗凝固) 療法	456
心筋収縮・拡張のメカニズム	288		
神経筋接合部	81	脳梗塞予防	422, 440
心血管トーヌス調整	350, 546	臨床状況による抗凝固薬選択の考え方	458
腎血流コントロール	539	心房粗動	498, 527
心原性ショック	310, 315, 335	心房頻拍	495, 527
アプローチ	319		
病態生理	316	▶す	
心原性肺水腫	274	髄液培養	708
腎交感神経	543	髄膜炎	706
人工膠質液	128	スケドスポリウム	728, 729
人工呼吸器	221	スタチン	604
合併症	222	作用機序	604
管理中の3つの目標	237	多面的な効果	605
管理中のモニタリング項目	242	分類	606
基本設定	234	スタチン誘発性ミオパチー	607
代表的病態での基本設定	238	ステノトロホモナス	689, 691, 694
代表的なモード	229	ステノトロホモナス・マルトフィリア	693, 714
抜管後喉頭浮腫予防	260		
抜管後の2つの観察ポイント	260	ステロイド	83, 596, 620
陽圧換気	338	ARDSでの使い方	585
人工呼吸器関連肺炎	697, 699	喉頭浮腫予防への使い方	585
多剤耐性病原体のリスクファクター	704	細菌性髄膜炎での使い方	584
人工呼吸器誘発性肺傷害	223, 228, 241	重症市中肺炎での使い方	584
心室筋細胞	502	重症ニューモシスチス肺炎での使い方	584
心室筋細胞活動電位	502	全身投与	620
心室筋収縮との関係	503	喘息、COPD急性増悪での使い方	585
心室細動	500	分類と力価・作用の比較	586

ステント内再狭窄	405
ストレス因子	808
ストレス潰瘍	95
予防	2, 95
リスクファクター	96, 97
ストレス関連粘膜障害	95
発生機序	96
予防	97
ストレス侵襲下	765
ストレプトグラミン系	686
スピロノラクトン	355

▶ せ

成人の体液量	117
赤血球液	168
接合菌感染症	736
接合菌糸	728, 729
接合部頻拍	527
セファマイシン	678, 679
セファロスポリン	678, 679
セフェム	678, 679, 709
第3世代	601
第5世代	691
セラチア	700
ゼラチン	128
セレン	802
線維性攣縮	82
漸減波	224
全身血管抵抗	282
全身性炎症反応症候群	581
先制治療	738
喘息重積	613, 620
治療	625
全般性強直間代発作	644
前負荷	282, 283, 284, 286, 324, 330
せん妄	68
活発型	69
混合型	69
治療	73
分類	67
評価のためのスケール	69
不活発型	69
予防	73
リスクファクター	69
線溶系のまとめ	446

▶ そ

早期後脱分極	507
相対的副腎不全	16, 581
挿入されたルートに関係する感染症	5
創部感染症	706
束状帯	579
組織因子経路インヒビター	425
蘇生期	112, 113
続く場合にチェックすること	116

▶ た

体液量過剰	540
体液量減少	540
代謝性アルカローシス	571, 572
代謝性合併症	805
大腸菌	700
大動脈解離 Stanford B型	347
大量輸血の合併症	186
多形滲出性紅斑	712
多源性心房頻拍	497, 623
多剤耐性アシネトバクター	691, 693
多剤耐性菌のリスクファクター	704
多剤耐性緑膿菌	691, 693
脱分極	502
脱分極性筋弛緩薬	82
脱力	91
炭酸脱水素酵素阻害薬	551
作用部位	552
短時間作用型 β_2 刺激薬	616, 633
短時間作用型抗コリン薬	617, 633
単純血漿交換	191, 347
単純なウィーニング	249
単純部分発作	640
胆道系感染	705
タンパク必要量	812

▶ ち

地域流行型真菌	728
チエノピリジン系	395
遅延後脱分極	507, 508
遅延性心原性ショック	317
チオシアン中毒	368
置換度	129
遅発性ステント血栓症	405
チミジンキナーゼ	748
チャーグ・ストラウス症候群	620
中心静脈圧	340
中心静脈栄養	799, 800
中心静脈血酸素飽和度	160
中東呼吸器症候群コロナウイルス	745
腸管栄養	796, 797, 804, 809, 810
合併症	804
適応	804
メリット	777
腸管内循環不全	96
腸球菌	700
超急性期脳梗塞	422

長時間作用型β₂刺激薬	630, 631, 632, 633, 635
長時間作用型抗コリン薬	630, 631, 632, 633, 635
超短時間作用型β遮断薬	362, 491
超遅発性ステント血栓症	405
張度	111, 118, 119
腸内細菌科	674, 700
超難治性てんかん重積状態	645, 648, 661
治療アルゴリズム	662
鎮静評価のためのスケール	65
鎮静薬	51
使い分け	65
鎮痛第一	50
鎮痛薬	33
種類	33
使い分け	44

▶て

低圧	232
アラーム	241
時間	232, 233
低1回換気	241
低酸素性肺血管攣縮	624
低体温予防	185
定着指数	738
低分子ヘパリン	430, 478, 479
拮抗	464
低用量未分画ヘパリン	479
定量噴霧式吸入器	616
デキストラン	128, 129
テトラサイクリン系	683
電位依存性L型Ca²⁺チャネル	287
電解質の1日必要量	814
てんかん	640
発作の分類	640, 641
てんかん重積状態	640, 641
アプローチ	648
合併症	663
抗痙攣薬の使い方	646
成人での原因と頻度	642
病態生理	643
モニタリング	662
転写・翻訳（タンパク合成）阻害薬	675, 676, 683
天井効果	34, 36, 88

▶と

頭蓋内圧	553
頭蓋内圧亢進	370, 555
治療法	553
同期式間欠的強制換気	230

洞結節機能不全	493
洞結節性	527
洞結節リエントリー	527
糖質コルチコイド	579
洞性徐脈	493
洞性頻脈	495, 527
疼痛，不穏，せん妄のケアバンドル	18
洞停止	493
洞房結節細胞活動電位	504
洞房出口ブロック	493
動脈拡張	350
動脈血酸素含量	158
動脈・静脈血栓症のリスク評価	469
トータルフェイスマスク	271
特殊アミノ酸	767
特発性細菌性腹膜炎	601
突然発症型重症喘息重積	613
鳥インフルエンザ	757
H5N1	753, 757
H7N9	753, 757
トリガー	236
トリガードアクティビティ	495
トリプルウェイマニューバー	196
努力肺活量	615
トロンビン	163, 164, 424
トロンビンバースト	424, 425
トロンボキサンA₂	391

▶な

内因系経路	424
内因性PEEP	240
内分泌系による血管トーヌス調整	355
ナトリウム利尿ペプチド	355, 356, 543
難治性ショック	323
難治性てんかん重積状態	645, 648

▶に

においをかぐ姿勢	199
ニコチン受容体	82
二次止血	163, 387, 423
二次性甲状腺機能低下症	589
二次性全般発作	640
二次性副腎不全	580
ニトロイミダゾール系	687
日本人の栄養所要量	816
入院期間	704
乳酸	122
乳酸値	312
乳頭筋断裂による僧帽弁閉鎖不全	317
ニューモシスチス	675, 689, 694, 715, 728
尿細管でのナトリウム・水の再吸収	550
尿培養	701

▶ね

ネガティブフィードバック	580, 588
ネブライザー	626
粘液水腫性昏睡	598, 599
粘膜保護薬	101

▶の

ノイラミニダーゼ	752
ノイラミニダーゼ阻害薬	752, 753, 754
脳灌流圧	553
濃厚血小板	171
濃度依存性	684, 709, 710
ノカルジア	689, 694

▶は

バークホルデリア	689, 691, 694
バークホルデリア・セパチア	714
バーストサプレッション	650
%1秒量	615
肺炎	706
肺炎球菌ワクチン	756
肺炎クラミドフィラ	676
バイオインピーダンス	145
バイオリアクタンス	145
肺血管外水分量	147
敗血症性ショック	319
肺血栓塞栓症	695
モンテプラーゼ使用の禁忌	451
肺塞栓	2, 624, 696
予防	440, 477, 479, 480
肺動脈血 (＝混合静脈血) での酸素含量	159
肺動脈性肺高血圧症	373
肺胞内圧	225
肺保護換気	228
肺保護戦略	228, 229, 232
破壊性甲状腺炎	591
バクテロイデス・フラジーリス	692
橋本病	598
バシラス	700
バソプレシン	355, 356, 542
集合管での作用機序	542
バソプレシン受容体の分布と作用	543
白血球エステラーゼ反応	701
白血球除去	168
発熱	694, 695
アプローチ	701, 702
感染症	696
非感染性疾患	694
発熱性好中球減少症	707
鼻マスク	271
バプタン	564

バラシクロビル脳症	749
ハリス・ベネディクトの式	763
バルビツレート	656, 657
バンコマイシン耐性腸球菌	681, 689, 714

▶ひ

非ST上昇型心筋梗塞	347
ピーク圧	226
鼻咽頭エアウェイ	196, 197
非オピオイド性鎮痛補助薬	37
"引き潮ebb"期	113
脾機能不全	707
非痙攣性てんかん重積状態	641, 647
非甲状腺疾患	589
非ジヒドロピリジン系	358, 361, 520
非侵襲的胸郭外陰圧人工呼吸器	267
非侵襲的人工呼吸器	262
非侵襲的陽圧換気	266
非侵襲的陽圧人工呼吸器	267
ヒスタミンH_2受容体拮抗薬	98, 100
微生物	673
微生物学的にみた抗菌薬選択の考え方	706
非脱分極性筋弛緩薬	83, 84
ビタミン	802
ビタミンK拮抗薬	437, 440
非タンパクエネルギー量	812
非チエノピリジン系	399
必須脂肪酸欠乏	801
必要エネルギー量	808
非定型抗精神病薬	63
せん妄での使い方	74
ビデオ喉頭鏡	205
ヒトの体液分布	117
ヒドロキシエチルでんぷん	128
非ペースメーカ細胞	500, 501, 502
非弁膜症性心房細動	440
病院関連肺炎・人工呼吸器関連肺炎予防	2
病院内肺炎	697
非溶血性発熱反応	174
微量元素	802
頻脈性不整脈	495
発生機序	506

▶ふ

ファルネシルピロリン酸	605
不安	67
フィブリノーゲン	163, 164, 424
フィブリン	163
フィブリン分解産物	165
フェーススケール	29
不応期	502

不穏		67	ヘモグロビン酸素解離曲線	156, 157
アプローチ		72	右方偏位	157
複雑性尿路感染症		699	左方偏位	157
複雑部分発作		640	ヘモグロビン酸素飽和度	156
副腎不全の原因		581	ヘルスケア関連肺炎における多剤耐性	
腹水貯留		566	病原体のリスクファクター	704
副鼻腔炎		697	ヘルメット	271
腹膜炎		706	ベンジルイソキノリン系	83
フサリウム		728, 729	ベンゾジアゼピン	52, 53, 54, 650, 651
浮腫		133, 566	ベンゾジアゼピン拮抗薬	55
不整脈		492	ヘンレループ	549, 555
ブチロフェノン系		62	作用する利尿薬	555
不適切洞性頻脈		527	▶ほ	
ブドウ糖製剤		800	ポアズイユの法則	140
ブドウ糖非発酵菌		674, 691	房室回帰性頻拍	496, 523
プラトー圧		225, 226	房室解離	528
ブランケット		600	房室結節機能不全	494
ブリッジングセラピー		411, 473	房室結節リエントリー性頻拍	497, 523
フルオロピリミジン系		727, 728, 733	房室ブロック	494
フルフェイスマスク		271	ボーン-ウイリアムス分類	508
フロー・時間曲線		629	補助因子	164
フロートリガー		236	ホスホジエステラーゼ阻害薬	291, 401
フロー・ボリュームカーブ		630	ホスホランバン	289
プロスタグランジン		356	補正血小板増加数	172
E_2		391	捕捉収縮	528
G_2		391	補体・免疫グロブリン異常	707
I_2		372	発作性上室性頻拍	496, 523
プロスタサイクリン		391	ポリエン系	727, 728, 730
プロテインキナーゼ		750	ポリペプチド系	682
プロテインキナーゼA		291	ボリュームオーバーロード	372
プロテウス		700	ホワイトカードテスト	259
プロトロンビン時間		165	▶ま	
プロトロンビン複合体濃縮製剤		171	マイコプラズマ	675, 676, 679, 694
プロトンポンプ		98	マクラ・デンサ	540
プロトンポンプ阻害薬		98, 100	マクロライド系	685, 694
プロバイオティクス		781	マスク換気	197
プロピルチオウラシルの副作用		596	末梢静脈栄養	799, 806
プロピレングリコール		655	合併症	805
プロポフォール注入症候群		56, 653, 782	末梢静脈カテーテル感染症	805
分枝鎖アミノ酸		800	末梢組織の酸素化	156
分子量		129	マンナンタンパク	727
▶へ			▶み	
平均体循環充満圧		331, 332, 334, 337	ミオクローヌス	640
平均動脈圧		282, 312	ミオシンL鎖	292
閉塞性ショック		310, 314, 337	ミオシンL鎖キナーゼ	292
ペースメーカ細胞		500, 504	ミオシン-アクチン活性複合体	288
ペニシリン		677, 709	水利尿薬	551, 564
βラクタマーゼ阻害薬との合剤		677	"満ち潮flow"期	113
ペニシリンアレルギー		712	密集斑	540
ペニシリン耐性肺炎球菌		689		
ヘパリン起因性血小板減少症		172, 190, 460		

ミニ移植	155
ミネラルコルチコイド	579
未分画ヘパリン	427, 478
拮抗	464

▶む

無顆粒球症	596
無症候性細菌尿	701
ムスカリン受容体	82
無石性胆嚢炎	696

▶め

メキシレチン	509
メチシリン耐性黄色ブドウ球菌	689
メチルキサンチン誘導体	621
メトヘモグロビン血症	365
免疫不全状態	707
抗インフルエンザ薬の選択	758
よくみられる病原体	707

▶も

毛細血管圧	131
網状帯	579
網膜炎	751
盲目的BAL	700
モードの設定	234
モノバクタム	680
モラキセラ	675
門脈圧亢進の病態生理	602

▶や

薬剤性QT延長	524
薬剤熱	696
薬物相互作用	100
薬物動態学	708
薬力学	708

▶ゆ

有効循環血液量	539
輸液製剤のメリット・デメリット	131
輸液反応性	145, 148, 149
輸液負荷	113, 140, 142
全血輸血投与	339
目標	142
輸液ボーラス	140, 142
輸液ミニチャレンジ	147, 148
輸血関連急性肺傷害	168, 170, 174, 175, 176, 177
輸血関連循環血液量過剰	174, 176, 177
輸血関連免疫修飾	177, 187
輸血後移植片体宿主病	168, 174, 177
輸血後紫斑病	174, 176
輸血準備にかかる時間	168
輸血による合併症	173
輸血目標	186
融合収縮	528

▶よ

陽陰圧体外式人工呼吸器	267
溶血性尿毒症症候群	172
容積モル浸透圧濃度	119
容量モル浸透圧濃度	119
腰椎穿刺	708

▶ら

ラリンジアルマスク	204
ランダムの血中コルチゾール値	582

▶り

リエントリー	495, 506
発生機序	506
リステリア	679, 689
理想体重	4
リドカイン	509
利尿期	113
利尿薬	261, 546, 550, 696
使用中の注意点	569, 571
リボソーム30Sサブユニット	683
リボソーム50Sサブユニット	685
硫酸アトロピン	696
量換気	229
量制御換気	224
流速パターン	225
両手法	197, 198
量肺損傷	223
緑色連鎖球菌	700
緑膿菌	700
リリース回数	232, 234
リンコサミド系	685
輪状甲状軟骨圧迫	206

▶る

ループ利尿薬	567
代謝性アルカローシス	556
併用する他の利尿薬の投与量	568

▶れ

レジオネラ	675, 676, 679, 694
レニン-アンギオテンシン-アルドステロン系	540, 541
作用する薬剤	544
レニン阻害薬	545

ろ

ロイコトリエン受容体拮抗薬	618, 633
作用部位	619

数字・ギリシア文字

1日必要エネルギー量	768, 769
1秒量	615
1回換気量	235
低下アラーム	242
1回吸気圧	235
1回拍出量	146, 147, 282, 284, 285, 312, 330
呼吸性変動	146
Ⅰ型アレルギー	712
Ⅰ群抗不整脈薬	508, 510
Ⅰ度房室ブロック	494
2,3ジホスホグリセリン酸	157
Ⅱa因子	164
Ⅱ群抗不整脈薬	510, 511
Ⅱ度高度房室ブロック	494
Ⅱ度房室ブロック	494
3%食塩水	120, 130
Ⅲ群抗不整脈薬	510, 511
Ⅲ度房室ブロック	494
4T's臨床スコア	462
4連刺激	86
Ⅳ群抗不整脈薬	511, 512
6S	135
6, 7番目のバイタルサイン	27
7.5%食塩水	120, 130, 555
Xa因子	164
α作動薬（刺激薬）	295, 340
α_1刺激	352
α_2作動薬	57
βグルカン	727
β遮断薬	356, 510, 513, 545, 597
βラクタム・βラクタマーゼ阻害薬	692
βラクタム系	676, 709
β_1作動薬（刺激薬）	291, 295
β_1刺激	352
β_2作動薬（刺激薬）	295, 616
β_2刺激	352
β-D-グルカン	739
γ-アミノ酪酸	643

A

A/B/C/G群溶連菌	700
"ABCアプローチ"+α	622
A/C（assist control ventilation）	229, 230
ACEI（angiotensin-converting enzyme inhibitor）	545
ACT（activated clotting time）	165
アルガトロバンのモニタリング	434
未分画ヘパリンのモニタリング	430
ADH（antidiuretic hormone）	542
ADP（P2Y$_{12}$）受容体拮抗薬（阻害薬）	395, 404
aEEG（amplitude integrated EEG）	662
AF（atrial fibrillation）	452, 498, 527, 623
AFL（atrial flutter）	498, 527
afterload	282, 283, 351
agitation	67
AIFR（adequate initial fluid resuscitation）	113
ALBIOS	135
amnesia	68
AMPA受容体	644
AMPA受容体拮抗薬	651
AmpC産生型腸内細菌科	691, 693
anxiety	67
aPCC（activated prothrombin complex concentrates）	181
APD（action potential duration）	502
APRV（airway pressure release ventilation）	232
aPTT（activated partial thromboplastin time）	164
アルガトロバンのモニタリング	435
未分画ヘパリンのモニタリング	429
ARB（angiotensin Ⅱ receptor blocker）	545
ARDS（acute respiratory distress syndrome）	223, 240
ARDS NET	240
ASA（American Society of Anesthesiologists）	206
AT（atrial tachycardia）	495, 527
atelectrauma	223
ATP感受性Kチャネル	366
ATP類似体	399
AUC/MIC	709
automaticity	507
auto-PEEP	628
autoregulation	350
AVNRT（atrioventricular nodal reentrant tachycardia）	497, 523, 527
AVRT（atrioventricular reciprocating tachycardia）	496, 523, 527

B

BAL（bronchoalveolar lavage）	700
barotrauma	223
Basedow病	589, 591
BBB（blood-brain barrier）	645
BCAA（branched-chain amino acid）	800
BCV（biphasic cuirass ventilation）	267

BEE (basal energy expenditure)	768, 769, 807
biotrauma	223
BiPAP Vision	266
BIS (bispectral index)	662
BISモニター	91
BMS (bare-metal stent)	404
BNP (B-type natriuretic peptide)	261
BPS (Behavioral Pain Scale)	29, 30, 31
BPS-NI	30
BURP法	202
burst-suppression	650

▶ C

Ca拮抗薬	354, 511, 513, 651, 659
Ca^{2+}-カルモジュリン複合体	292
(T型) Ca^{2+}受容体	644
Ca^{2+}チャネル	503
Candida albicans	736
CaO_2	158
cardiac output	282
cardiogenic shock	335
CAUTI (catheter-associated urinary tract infection)	698
CCI (corrected count increment)	172
CCr	711
ceiling effect	34
CHA_2DS_2-VAScスコア	454
$CHADS_2$スコア	453
CHEST	135
Child-Pughスコア	434
CICV (cannot intubate, cannot ventilate)	90
CIP (critical illness polyneuropathy) /CIM (critical illness myopathy)	91
CIRCI (critical illness-related corticosteroid insufficiency)	580, 581, 582
CLFM (conservative late fluid manament)	113
Clostridium difficile 感染症	681, 698, 699, 715
CO (cardiac output)	144, 146, 158, 282, 312, 335, 339, 340
Cockcroft & Gaultの式	710
contraction alkalosis	556
convulsion	640
COPD急性増悪	239, 273, 614, 620
病態生理	614
よくある誘因	614
CormacとLehane分類	203
CORTICUSスタディ	582
COX	391
COX阻害薬	391
CPAP (continuous positive airway pressure)	231, 269
±PS	231
CPOT (Critical-Care Pain Observation Tool)	29, 31
CPP (cerebral perfusion pressure)	553
CPTP (cyclopentyltriazolopyrimidine) 系	399
CRBSI (catheter-related bloodstream infection)	698, 699
CRISTAL	135
critical $\dot{D}O_2$	162
CSA (compressed spectral array)	662
CSE (convulsive status epilepticus)	641
CSS (Churg-Straus syndrome)	620
$C\bar{v}O_2$	159
CVP (central venous pressure)	340

▶ D

D-ダイマー	165
DAD (delayed after-depolarization)	507, 508
de-escalation	702, 707
derilium	68
DES (drug-eluting stent)	404
difficult airway	202
difficult weaning	249
distributive shock	336
DNA合成阻害薬	675, 676, 687
$\dot{D}O_2$ (oxygen delivery)	158, 160, 161
Donnan平衡	131, 133
downstream endpoint	322
Dressler症候群	695
DSM-5によるせん妄の診断基準	68
DVT (deep venous thrombosis)	2, 481, 624

▶ E

EAD (early after-depolarization)	507
Early PN Trial	784
EDEN Trial	784
EDV (end-diastolic volume)	285
EGDT (early-goal directed therapy)	320, 321
EN (enteral nutrition)	796, 797, 804, 809, 810
メリット	777
Enterobacteriaceae	674
EPaNIC Trial	784
epilepsy	640
ESBL産生型腸内細菌科	691, 693
ESP (end-systolic pressure)	285
ESV (end-systolic volume)	285
EVLW (extra-vascular lung water)	147

▶ F

f	235
fast pathway	372
FDP (fibrin degradation product)	165
$FEV_{1.0}$	615

Fever workup	3, 699, 702, 708	IC (indirect calorimetry)		768
適応	15	ICP (intracranial pressure)		553
FFP (fresh frozen plasma)	169	ICS (inhaled corticosteroid)	630, 631, 633, 635	
F_IO_2	232, 235	ICUAW (ICU-acquired weakness)		91
fluid responsiveness	145, 148, 149	ICU/CCUチェックシート		21
FPS (Face Pain Scale)	29	ICUでの処置に伴う痛みの強度		27
Frank-Starling曲線	147, 325, 329, 333, 334	IgA欠損症		175
front loaded	711	inappropriate sinus tachycardia		527
FVC (forced vital capacity)	615	IP_3		293
		IP_3受容体		293
▶ G		IPPV (invasive positive pressure ventilation)		268
GABA	643			
GABA受容体	643	▶ J		
GABA受容体作動薬	52, 650, 651	J-PADガイドライン		49
G-CSF	751			
GEB (gum-elastic bougie)	205	▶ K		
GIK (glucose-insulin-potassium) 療法	325	K^+チャネル		503
GPⅡb-Ⅲa拮抗薬 (阻害薬)	402, 404	Kent束		499
GPⅥ拮抗薬	404			
Graves病	589, 591	▶ L		
GRV (gastric residual volume)	778, 780, 810	L型電位依存性Ca^{2+}チャネル		289, 292
Guytonの静脈還流量曲線	325, 331, 333, 334	LABA	630, 631, 632, 633, 635	
		LAMA	630, 631, 632, 633, 635	
▶ H		LDUH (low dose unfractionated heparin)		479
H2RA	98, 100	left ventricular pressure-volume loop		285
注意すべき合併症	102	LMA (laryngeal mask)		204
Haldane効果	624	LMWH (low molecular weight heparin)		
HAP (hospital-associated pneumonia)	2, 697			430, 479
Harris-Benedictの式	763	lower tidal volume ventilation		241
HAS-BLEDスコア	455	LR (leukocyte reduced)		168
HES製剤	128, 129	LST (late stent thrombosis)		405
HFNC (high flow nasal cannula)	262	LTRA (leukotriene receptor antagonist)		
HIT (heparin induced thrombocytopenia)				618, 633
	172, 460			
発症の氷山モデル	461	▶ M		
HIT-Ⅰ	460, 461	MACOCHAスコア		203
HIT-Ⅱ	460, 461	Mallampatiスコア		202, 203
H^+-K^+ ATPase	98	MAP (mean arterial pressure)	144, 282, 312	
HMG-CoA還元酵素	605	massive transfusion		186
HPA (hypothalamus-pituitary-adrenal)		MAT (multifocal atrial tachycardia)	497, 623	
axis	580, 581	Maze術		489
HR (heart rate)	282	MDI (metered-dose inhaler)	616, 626	
HTS (hypertonic saline)	555	人工呼吸器管理中の吸入手技		627
HUS (hemolytic-uremic syndrome)	172	NIV管理中の吸入手技		627
hyperactive derilium	69	Merciリトリーバルシステム		448
hypertensive emergencies	375	MERS-CoV		745
hypertensive urgencies	375	MIC (minimal inhibitory concentration)		709
hypoactive derilium	69	mixed/ hypo&hyperactive derilium		69
hypovolemic shock	334	MLCK (myosin light chain kinase)		292
		Mobitz Ⅱ型		494
▶ I		Monro-Kellie頭蓋内容量・頭蓋内圧曲線		554
IBW (ideal body weight)	4			

MRSA	689

N

N-アセチルプロカインアミド	514
Na$^+$受容体拮抗薬	650, 654
Na$^+$チャネル	503
Na$^+$-Ca^{2+}交換系	289, 290, 307
Na$^+$-K$^+$ ATPase	289, 290, 307, 501
Na$^+$-K$^+$ ATPaseポンプ	501
narrow QRS tachycardia	527
NCSE (non-convulsive status epilepticus)	641, 647
negative predicted value	701
NINPV (noninvasive negative pressure ventilation)	267
NIV (noninvasive ventilation)	261, 262, 266
開始時のプロトコール	272
使用時のモニタリング	272
成功させるための10のポイント	275
適応	268
モード	269
NMDA受容体	644
NMDA受容体拮抗薬	61, 651, 658
NOACs	441, 443
拮抗	466
欠点	439
作用部位	440
術後の再開	476
投与中の出血の対応	467
臨床適応	440, 441
non-albicans	736
NO合成酵素	767
NO阻害薬	325
NPC/N比	812
NPPV (noninvasive positive pressure ventilation)	267
NRS (Numeric Rating Scale)	29
NSTEMI (non-ST elevation myocardial infarction)	347
NTI (nonthyroidal illness)	589
NUTRIC (Nutrition Risk in the Critically Ill) スコア	786

O

O$_2$ consumption	158
O$_2$ER (O$_2$ extraction ratio)	158, 160, 161
obstructive shock	337
osmolality	119
osmolarity	119
overfeeding	814
oxygen toxicity	223

P

P糖蛋白	645
P糖蛋白阻害薬	443
PADガイドライン	49
PAH (pulmonary arterial hypertension)	373
PAR1受容体拮抗薬	404
PAV (proportional assist ventilation)	269
PB (phospholamban)	289
PC (platelet component)	171
PCC (prothrombin complex concentrate)	171
PCV (pressure-controlled ventilation)	226, 229
PDE阻害薬	291, 295, 354, 401
PE (pulmonary embolism)	2, 624
PEEP	232, 236
Penumbraシステム	448, 449
permissive hypercapnea	238, 239, 240, 241
permissive underfeeding	764, 770, 776, 778, 782, 785, 799, 806, 810, 814
PGI$_2$	391
pharmacodynamics	708
pharmacokinetics	708
Pi	235
PIP$_2$	293
PKA	291
PLRテスト	147
P$_{ms}$	331, 332, 334, 337
PN (parenteral nutrition)	804
Pneumocystis jiroveci	728, 729
POBA (plain old balloon angioplasty)	404
poor metabolizer	397
PONV (postopeative nausea and vomiting)	56
P$_{per}$	338
PPI (proton pump inhibitor)	98, 100
注意すべき合併症	102
薬物相互作用	101
P$_{PL}$	337, 338
PPN (peripheral parenteral nutrition)	796, 799, 806, 809
施行中のモニタリング	816
推奨される必要量	815
PPV (pulse pressure variation)	146
P$_{RA}$	331, 332, 339, 340
preload	282, 283
PRES (posterior reversible encephalopathy syndrome)	347
PRIS (propofol infusion syndrome)	56, 653, 782
prolonged weaning	249
PRSP (penicillin-resistant *Streptococcus pneumoniae*)	689
PS (pressure support)	227, 235
pseudo VT	499

PSVT (paroxysmal supraventricular tachycardia)	523
PT (prothrombin time)	165
PTGVHD (post transfusion graft-versus-host disease)	177
PTP (post-transfusion purpura)	176
Pulse contour法	145
purple glove症候群	655
PVI (pleth variability index)	146

▶ Q

QT延長症候群	62, 523
引き起こす薬剤	62
"quiet" derilium	69

▶ R

RAA系	540, 541
RAI (relative adrenal insufficiency)	581
RASS (Rchimond Agitation-Sedation スケール)	65, 66
RBC (red blood cell component)	168
REE (resting energy expenditure)	768, 808
refeeding症候群	788, 789
rFVIIa	179, 413
Rh (D) 抗原	166
Rikerの鎮静・興奮状態評価スケール	65, 66
RSE (refractory status epilepticus)	645, 648
R_V	331, 332, 335, 336, 337, 338, 339, 341
RyR-2	290

▶ S

SABA	616, 633
SAMA	617, 633
sarcoendoplasmic reticulum Ca^{2+}ATPase	289
SARS-CoV	745
SAS (Sedation-Agitation Scale)	66
SAT (spontaneous awakening trial)	250, 253
SBP (spontaneous bacterial peritonitis)	601
SBT (spontaneous breathing trial)	250, 253
Schmidt症候群	600
scooping	630
$ScvO_2$	160, 312
seizure	640
selective relaxant binding agent	89
Sellick法	202, 206
SE (status epilepticus)	640, 641
SERCA	289, 290, 291
SGA (supraglottic airway)	204
Sicilian Gambit分類	508
simple weaning	249

SIMV (synchronized intermittent mandatory ventilation)	230
±PS	230, 231
SIRS (systemic inflammatory response syndrome)	581
slow pathway	372
sniffing position	199, 200
SO_2	156
splanchnic hypoperfusion	96
SPN Trial	784
SRMD (stress-related mucosal disease)	95, 96
SRSE (super-refractory status epilepticus)	645, 648, 661
治療アルゴリズム	662
SSI (surgical site infection)	698
ST (sinus tachycardia)	495, 527
ST (speech therapist)	810
ST合剤	689, 694, 715
S/T (spontaneous/timed) モード	269
Starlingの法則	131, 133
Stevens-Johnson症候群	712
strong statin	606
Surviving Sepsis Campaign 2012	320
SV (stroke volume)	146, 282, 284, 312
後負荷	286
心収縮力	286
前負荷	286
SV2A結合薬	651, 659
$S\bar{v}O_2$	159, 160, 161, 312
SVR (systemic vascular resistance)	144, 282
SVT (supraventricular tachycardia)	527
SVV (stroke volume variation)	146

▶ T

TACO (transfusion-associated circulatory overload)	174, 176, 177
TFPI (tissue factor pathway inhibitor)	164, 425
TgAb	589
T_{High}	232, 233
thyroid crisis	591
thyroid storm	591
Ti	235
TICACOS	784
T_{Low}	232, 233
TMA	190
TOF (train of four)	86
tonicity	111, 118, 119
Torsades de pointes	500, 523
t-PA	447
t-PA誘導体	447
TPE (therapeutic plasma exchange)	191, 347

TPEFR (termination peak expiratory flow rate)	233	VCV (volume controlled ventilation)	224, 225, 229
TPN (total parenteral nutrition)	796, 799, 800, 809	VF (ventricular fibrillation)	500
施行中のモニタリング	816	VILI (ventilator-induced lung injury)	223, 228, 241
推奨される必要量	815	Virchowの3徴	476
TPOAb	589	Visual Analog Scale	29
TRALI (transfusion-related acute lung injury)	168, 170, 174, 175, 176, 177	VLST (very late stent thrombosis)	405
triggered activity	495, 507	volutrauma	223
TRIM (transfusion-related immunomodulation)	177, 187	V_0 (unstressed blood volume)	331, 336
		$\dot{V}O_2$	158, 160, 161
TSH刺激抗体	589	VR (venous return)	331, 332, 333, 335, 337, 339, 340
TTP (thrombotic thrombocytopenic purpura)	172, 191, 347	VRE	681, 689, 714
TxA_2	391	V_S (stressed blood volume)	331, 336
TxA_2受容体拮抗薬	404	V_T (tidal volume)	235
		VT (ventricular tachycardia)	499
		VTE (venous thromboembolism)	457, 459

▶ U

upstream endpoint	322

▶ V

V_2受容体拮抗薬	564
VAP (ventilator-associated pneumonia)	2, 697, 699, 706
Vaughan-Williams分類	508, 509

▶ W

weak statin	606
weaning failure	249
Wenckebach/Mobitz Ⅰ型	494
Wernicke-Korsakoff症候群	789
wide QRS tachycardia	528
WPW症候群	499

薬剤名索引

▶あ

アイロミール®	616
アガロリーゼリー®	798
アザクタム®	680
アシクロビル	747, 748, 749
アジスロマイシン	685, 686, 714
アズトレオナム	680
アスピリン	391
アセタゾラミド	551, 552
アセトアミノフェン	37, 39
アセリオ®	39
アゾセミド	557, 560
アデホス®	522
アドシルカ®	373
アトラクリウム	84
アトルバスタチン	606
アドレナリン	301, 302, 620, 621
アドレナリン®	301
アトロベント®	617
アトワゴリバース®	87
アネキセート®	55, 213
アネメトロ®	687
アピキサバン	443, 444
アピスタンディン®	373
アピドラ注®ソロスター	774
アベロックス®	688
アマンタジン	754
アミオダロン	491, 510, 513, 517, 518, 519, 530
アミカシン	684, 714
アミカマイシン®	684
アミグランド®	799, 800
アミサリン®	514
アミゼットB®	800
アミノフィリン	621
アムビゾーム®	730
アムホテリシンB	730, 731
アリクストラ®	432
アリセプト®	526
アルガトロバン	433, 434, 435, 465
アルサルミン®	99
アルダクトン®	563
アルチパ®	34
アルテプラーゼ	446, 447, 450
アルブミナー®	120, 126
アルブミン	601
アルプロスタジル	373, 374, 403
アレビアチン®	642, 654
アンカロン®	517
アンコチル®	733
アンチレクス®	87
アンピシリン・スルバクタム	677
アンプラーグ®	403
アンブリセンタン	373

▶い

イーケプラ®	659, 665
イグザレルト®	443
イコサペント酸エチル	403
イソゾール®	211, 657
イソプロテレノール	299, 513, 524, 525
イトラコナゾール	731
イトリゾール®	731
イナビル®	754
イノバンシリンジ®	296
イブプロフェン	39
イプラトロピウム	617, 618
イミペネム・シラスタチン	679
イムン®	798
インスリンアスパルト	774
インスリングラルギン	774
インスリングルリジン	774
インスリンデグルデク	774
インスリンデテミル	774
インスリンリスプロ	774
インダパミド	561, 562
インデラル®	597
イントラリポス®20%	801

▶う

ヴォリブリス®	373

▶え

エスモロール	363, 364, 510, 513, 516, 517, 529, 530
エスラックス®	85, 210, 212
エソメプラゾール	99
エドキサバン	443, 444
エドキサバンの使い方	444
エドロホニウム	87
エノキサパリン	430, 478
エパデール®	403
エフィエント®	395
エプタコグα	179
エプレレノン	563, 564
エポプロステノール	372, 373, 403

エリキュース®	443
エリスロシン®	780
エリスロマイシン	778, 780
エルタシン®	684
エレジェクト®	802, 803, 814
塩化カルシウム	177, 803
塩化ナトリウム1モル®	803
塩酸バンコマイシン®	680
塩酸モルヒネ®	34

▶ お

オキサシリン	677, 691
オキシーパ®	782, 798
オクトレオチド	601, 602
オザグレル	391
オザグレル®	391
オセルタミビル	752, 753, 754
オノアクト®	362, 516, 517, 597
オノン®	618
オメプラール®	99
オメプラゾール	99
オランザピン	63
オルガラン®	436
オルドレブ®	682

▶ か

ガスター®	99
カスポファンギン	733
ガスモチン®	778
カタクロット®	391
ガバペン®	40
ガバペンチン	38, 40
カルチコール	803
カルチコール®	177
カルバマゼピン	38, 40
カルペリチド	370, 371
カングレロール	399
カンサイダス®	733
ガンシクロビル	750, 751
カンレノ酸	563, 564

▶ き

キサンボン®	391
キドミン®	800
キヌプリスチン・ダルホプリスチン	
	686, 687, 690
キプレス®	618
キュビシン®	682

▶ く

クエチアピン	63
クラビット®	688

クラリシッド®	685
クラリスロマイシン	685, 686
クリアクター®	446, 449
グリセレブ®	553
クリンダマイシン	685
グルコン酸カルシウム	177
グルトパ®	446
クレキサン®	430, 478
クロピドグレル	100, 395

▶ け

ケタミン	38, 39, 52, 61, 211, 212,
	622, 651, 658, 659
ケタラール®	39, 61, 211, 658
血液凝固因子抗体迂回活性複合体	181
ゲンタシン®	684
ゲンタマイシン	684

▶ こ

コリスチン	682, 683
コルチコステロイド	324

▶ さ

ザイボックス®	687
サイレース®	55
酢酸加リンゲル液	120, 123
サクシゾン®	583, 584, 586, 597
ザナミビル	754
サムスカ®	564
サリンヘス®	120
サルタノール®	616
サルブタモール	616, 617
サルポグレラート	403
ザンタック®	99
サンドスタチン®	601

▶ し

ジアゼパム	51, 55, 650, 651
シグマート®	366
ジゴキシン	307, 308, 513, 521,
	522, 529, 530
ジゴシン®	307, 521
シスアトラクリウム	84
ジスロマック®	685
シドホビル	751
シナシッド®	686
ジピリダモール	401
ジフルカン®	731
シプロキサン®	688
シプロフロキサシン	688
重炭酸加リンゲル液	120, 123

860

ジルチアゼム	358, 360, 361, 513, 520, 521, 529, 530, 531		タゴシッド®	680
			タダラフィル	373
ジルチアゼム®	360, 520		ダナパロイド	436
シルデナフィル	373		ダビガトラン	441, 442
シロスタゾール	401, 513, 514, 525		ダプトマイシン	681, 682, 690, 714
シングレア®	618		タミフル®	752, 754
シンバスタチン	606		ダラシン®	685
シンビット®	510, 518		ダルテパリン	430, 478
シンメトレル®	754		ダルホプリスチン・キヌプリスチン	681
			炭酸リチウム	598

▶す

			タンパクゼリー®	798
			タンボコール®	515
スガマデクス	89, 90, 213			
スキサメトニウム	83, 212		▶ち	
スキサメトニウム®	83, 212		チアミラール	211, 212, 651, 657, 658
スクラルファート	99, 101		チウラジール®	595
スピロノラクトン	563, 564		チエナム®	679
スロンノン®	433		チオペンタール	651, 657
			チカグレロール	399

▶せ

			チクロピジン	395
セファゾリン	679, 714		チゲサイクリン	684, 685, 690
セフェピム	679		チラーヂン	598
セフォゾプラン	679		チロナミン®	600
セフォタキシム	601, 679			
セフォチアム	679		▶て	
セフタジジム	679		テイコプラニン	680, 690
セフトビプロール	691		ディプリバン®	56, 211, 653
セフトラリン	691		低分子デキストラン糖注®	120, 128
セフトリアキソン	601, 679, 714		テオフィリン	616, 621
セフメタゾール	679, 692		デカドロン®	584, 586
セララ®	563		デキサメタゾン	584, 586
セルシン®	55, 651		デキストラン	128, 129
セレコキシブ	37		デキストラン 40	120, 129
セレコックス®	37		デクスメデトミジン	38, 51, 57, 58
セレネース®	62		テグレトール®	40
			デスモプレシン	180, 413

▶そ

			デスモプレシン注4®	180
ゾシン®	677		テトラサイクリン	694
ゾビラックス®	747		デノサリン1®	120, 125
ソルアセトF®	120, 123		デノシン®	750
ソルコーテフ®	586		デパケン®	642
ソルダクトン®	563		テラバンシン	680, 681, 691
ソルデム3AG®	799		テルフィス®	800
ソルデム3®	120, 126		テルミール2.0α®	798
ソル・メドロール®	586			
ソルメルコート®	586		▶と	

▶た

			ドキシサイクリン	683
ダイアート®	557, 560		ドネペジル	526
ダイアモックス®	551		ドパミン	296, 297
タイガシル®	684		ドブタミン	289, 298, 305, 322
大建中湯	778		ドブポンシリンジ®	298
タケプロン®	99		トブラシン®	684

トブラマイシン	684
トラクリア®	373
トラセミド	557
トラネキサム酸	178, 413
トランサミン®	413
トランサミン注®	178
トリアムテレン	563, 564
トリクロルメチアジド	561
トリテレン®	563
ドリペネム	679
トリメトプリム・スルファメトキサゾール	689
トルセミド	560
ドルナー®	403
トルバプタン	355, 551, 564, 565
ドルミカム®	52, 211, 652
トレシーバ注フレックスタッチ	774

▶な

ナトリックス®	561
ナフシリン	677, 691
ナロキソン	36, 213
ナロキソン®	37, 213

▶に

ニカルジピン	358, 359
ニカルジピン®	358
ニコランジル	366, 367, 370
ニコランジル®	366
ニトプロ®	367
ニトログリセリン	364, 365, 366, 367, 370
ニトログリセリン®	364
ニトロプルシド	367, 368, 370
ニフェカラント	510, 518
乳酸加リンゲル液	120, 123, 322

▶ね

ネオシネジンコーワ®	302
ネオスチグミン	87
ネオスチグミン・アトロピンキット	87
ネキシウム®	99

▶の

濃グリセリン	553
ノーベルバール®	656
ノボセブン®	179
ノボラピット注®イノレット	774
ノボラピット注®フレックスタッチ	774
ノボラピット注®フレックスペン	774
ノボリンN注®フレックスペン	774
ノボリンR注®フレックスペン	774
ノルアドレナリン	300, 341, 583
ノルアドリナリン®	300

▶は

バイアスピリン®	391
バクタ®	689
バソプレシン	306, 307, 322, 324, 340, 583
パナルジン®	395
パパベリン	374
パパベリン®	374
バファリン®	391
バラシクロビル	749
パリエット®	99
バリキサ®	751
バルガンシクロビル	751
バルトレックス®	749
バルプロ酸	642, 661
ハロペリドール	52, 62, 73
パンクロニウム	84
バンコマイシン	680, 681, 690, 714, 715
ハンプ®	370

▶ひ

ビカーボン®	120, 123
ビクシリン®	677
ビクロックス®	747
ピシリバクタ®	677
ビスカルツ®	731
ビタジェクト®	802, 814
ピタバスタチン	606
ピトレシン®	306
ヒドロクロロチアジド	561
ヒドロコルチゾン	322, 582, 583, 584, 586, 587, 597
ビブラマイシン®	683
ピペラシリン	677
ピペラシリン・タゾバクタム	677, 714
ヒューマリンN注®ミリオペン	774
ヒューマリンR注®ミリオペン	774
ヒューマログN注®ミリオペン	774
ヒューマログ注®ミリオペン	774

▶ふ

ファイバ®	181
ファムシクロビル	749
ファムビル®	749
ファモチジン	99, 100
ファモチジン®	99
ファンガード®	733
ファンギゾン®	730
フィニバックス®	679
ブイフェンド®	732
フェニトイン	642, 650, 654, 655, 656, 680
フェニレフリン	302, 303, 340

フェノバール®	642, 656		▶へ	
フェノバルビタール	642, 651, 656, 657		ベクロニウム	84, 90
フェンタニル	34, 35, 41, 210		ペニシリンG	677
フェンタニル®	34		ペニシリンGカリウム®	677
フェンタネスト®	34, 210		ヘパリン	427, 428, 430, 473
フォンダパリヌクス	432, 464, 479		ヘパリンNa®	427
ブプレノルフィン	33, 34		ヘパリンカルシウム	427
ブメタニド	557, 560		ヘパリンカルシウム®	427, 478
フラグミン®	430, 478		ヘパリンナトリウム	427
プラザキサ®	441		ペプチーノ®	798, 809
フラジール®	687		ベラパミル	358, 361, 513,
プラスグレル	395			520, 529, 530
プラバスタチン	606		ベラプロスト	403
プラビックス®	395		ペラミビル	754, 755
プランルカスト	618, 619		ペルサンチン®	401
ブリディオン®	90, 213		ペルジピン®	358
プリンペラン®	780		ヘルベッサー®	360, 520
フルーツゼリー®	798		ペンシクロビル	749
フルイトラン®	561, 562		ペンタジン®	33
フルコナゾール	731		ペンタゾシン	33
フルシトシン	733		ペントシリン®	677
フルドロコルチゾン	583, 586			
フルニトラゼパム	51, 55		▶ほ	
フルバスタチン	606		ポサコナゾール	732
ブルフェン®	39		ホスカビル®	751
フルマゼニル	55, 213		ホスカルネット	751
フルマゼニル®	55, 213		ホストイン®	654
プルモケア®	782, 798		ホスフェニトイン	650, 654, 656
フルルビプロフェン	37, 39		ホスホマイシン	681, 682
フレカイニド	513, 515, 530		ボスミン®	301, 620
プレセデックス®	57		ボセンタン	373
プレタール®	401, 525		ボリコナゾール	732
プレドニゾロン	584, 586, 587		ボルベン®	120, 128
プレドニゾロン®	584, 586			
プレドニン®	586		▶ま	
プレビブロック®	363, 516, 517		マグネシウム	513
フローラン®	372		マスキュラックス®	84
プロカインアミド	513, 514		マスキュレート®	84
プロジフ®	731		マンニットール®	553
プロスタンディン®	373		マンニトール	553
フロセミド	556, 558, 559			
プロタノール®	524		▶み	
プロタミン	428		ミオコール®	364
プロテアミン12®	800		ミオブロック®	84
プロノン®	515		ミカファンギン	733
プロパフェノン	513, 515, 530		ミダゾラム	41, 51, 52, 53, 211,
プロピルチオウラシル	595, 596			212, 650, 652
プロプラノロール	597, 598		ミダゾラム®	52, 652
プロポフォール	51, 56, 211, 212, 622,		ミダゾラム・ブプレノルフィン	41
	650, 653, 654, 782		ミドドリン	601
プロポフォール®	56		ミノサイクリン	683
フロリネフ®	583, 586			

ミノマイシン®	683
ミルリーラ®	303
ミルリノン	289, 303, 304, 305
ミルリノン®	303

▶め

メイバランスHP1.0Z®	798
メイバランスミニ®	798
メイプロテイン®	798, 810
メチマゾール	595, 596
メチルプレドニゾロン	260, 585, 586
メチレンブルー	325
メトクロプラミド	778, 780
メトリジン®	601
メトロニダゾール	687, 688, 692, 711, 714, 715
メルカゾール®	595
メロペネム	679, 712, 714
メロペン®	679

▶も

モキシフロキサシン	688
モサプリド	778
モルヒネ	34
モンテプラーゼ	446, 449, 450
モンテルカスト	618, 619, 620

▶ゆ

ユナシン®	677

▶よ

ヨードカリウム	596
ヨウ化カリウム丸®	596

▶ら

ラクテック®	120, 123
ラコール®	798
ラシックス®	556
ラニチジン	99, 100
ラニチジン®	99
ラニナビル	754
ラピアクタ®	754, 755
ラベプラゾール	99
ラボナール®	657
ランジオロール	362, 363, 510, 513, 516, 517, 529, 530, 531, 597, 598
ランソプラゾール	99
ランタス注®ソロスター	774

▶り

リーナレンMP®	798
リーマス®	598
リオチロニン	600
リクシアナ®	443
リスペリドン	63
リドカイン	210, 513, 514, 515
リドカイン®	210
リネゾリド	681, 687, 690, 714
リバーロキサバン	443
リバスタッチ®	526
リバスチグミン	526
リマンタジン	754
硫酸マグネシウム	513, 523, 621
硫酸Mg®	523, 621, 803
リレンザ®	754
リン酸Na補正液®0.5mmol/mL	803
リンタシン®	685

▶る

ルネトロン®	557, 560
ルプラック®	557, 560

▶れ

レバチオ®	373
レペタン®	33, 34, 41
レベチラセタム	651, 659, 660, 661, 665
レベミル注®イノレット	774
レベミル注®フレックスペン	774
レボチロキシン	598, 599
レボフロキサシン	688, 714
レミフェンタニル	34

▶ろ

ロクロニウム	84, 85, 90, 210, 212
ロスバスタチン	606
ロピオン®	37, 39
ロヒプノール®	55
ロラゼパム静注	660

▶わ

ワーファリン®	437
ワゴスチグミン®	87, 88
ワソラン®	361, 520
ワルファリン	435, 437, 438, 465, 466, 473, 479

▶数字

0.45%生理食塩水(＋2.5%ブドウ糖)	125
0.9%食塩水	120, 122
2%リドカイン®	514
5%アルブミン	120, 126, 322
5%ブドウ糖	120, 124
10%塩化ナトリウム	803
20%アルブミン	120, 127

50%ブドウ糖	800	clevidipine	359
70%ブドウ糖	800	E-3®	798, 809
▶欧文		eptifibatide	402
		GFO®	779, 798, 809, 810
abciximab	402	HES70/0.5	120
ATP	513, 522, 523	HES130/0.4	120
ATP®	522	KCL20mEq	803
bivalirudin	436	telavancin	690
cangrelor	399	ticagrelor	399
ceftaroline	690	tirofiban	402

薬剤名索引

著者略歴

大野博司
おおの ひろし

2001年	千葉大学医学部卒業
2001〜2003年	麻生飯塚病院研修医
2003〜2004年	舞鶴市民病院内科
2004年	米国ブリガム・アンド・ウィメンズホスピタル感染症科短期研修
2004〜2005年	洛和会音羽病院総合診療科
2005年〜	洛和会音羽病院ICU/CCU,感染症科,総合診療科,腎臓内科,トラベルクリニック

・現在，ICU/CCUでの内科系多臓器不全患者と心臓血管外科を含む術後患者の呼吸循環管理・急性血液浄化療法を中心にして，一般内科外来，感染症特殊外来をこなす．

ICU／CCUの薬の考え方，使い方 ver.2 ©
くすり かんが かた つか かた

発　行	2011年 2月25日　1版1刷
	2014年11月10日　1版7刷
	2016年 1月 5日　2版1刷
	2016年 3月10日　2版2刷
	2017年 2月 1日　2版3刷
	2018年 1月30日　2版4刷
	2019年 6月10日　2版5刷
	2021年 3月20日　2版6刷
	2023年10月20日　2版7刷

著　者　大野博司
おお の ひろ し

発行者　株式会社　中外医学社
　　　　代表取締役　青木　滋

〒162-0805　東京都新宿区矢来町62
電　話　(03) 3268-2701(代)
振替口座　00190-1-98814番

印刷・製本／三和印刷(株)　　＜HI・KN＞
ISBN978-4-498-06663-2　　Printed in Japan

JCOPY ＜(社)出版者著作権管理機構 委託出版物＞
本書の無断複製は著作権法上での例外を除き禁じられています．複製される場合は，そのつど事前に，(社)出版者著作権管理機構(電話 03-5244-5088, FAX 03-5244-5089, e-mail: info@jcopy.or.jp)の許諾を得てください．